J. Heisel
J. Jerosch

Schmerztherapie der Halte- und Bewegungsorgane

Allgemeine und spezielle Schmerztherapie

Unter Mitarbeit von M. Baum

Mit 247 Abbildungen und 116 Tabellen

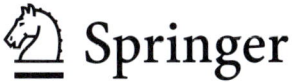

Prof. Dr. med. Dr. h.c. mult. J. Heisel,
m&i, Fachkliniken Hohenurach,
Immanuel-Kant-Straße 33, 72574 Bad Urach

Prof. Dr. med. Dr. h.c. mult. J. Jerosch,
Klinik für Orthopädie und Orthopädische Chirurgie, Johanna-Etienne-Krankenhaus
Am Hasenberg 46, 41462 Neuss

Dipl.-Psych. M. Baum,
m&i, Fachkliniken Hohenurach,
Immanuel-Kant-Straße 33, 72574 Bad Urach

ISBN-10   3-540-29890-8 Springer Medizin Verlag Heidelberg
ISBN-13   978-3-540-29890-8 Springer Medizin Verlag Heidelberg

Bibliografische Information der Deutschen Nationalbibliothek
Die Deutsche Nationalbibliothek verzeichnet diese Publikation in der Deutschen Nationalbibliografie;
detaillierte bibliografische Daten sind im Internet über http://dnb.d-nb.de abrufbar.

Dieses Werk ist urheberrechtlich geschützt. Die dadurch begründeten Rechte, insbesondere die der Übersetzung, des Nachdrucks, des Vortrags, der Entnahme von Abbildungen und Tabellen, der Funksendung, der Mikroverfilmung oder der Vervielfältigung auf anderen Wegen und der Speicherung in Datenverarbeitungsanlagen, bleiben, auch bei nur auszugsweiser Verwertung, vorbehalten. Eine Vervielfältigung dieses Werkes oder von Teilen dieses Werkes ist auch im Einzelfall nur in den Grenzen der gesetzlichen Bestimmungen des Urheberrechtsgesetzes der Bundesrepublik Deutschland vom 9. September 1965 in der jeweils geltenden Fassung zulässig. Sie ist grundsätzlich vergütungspflichtig. Zuwiderhandlungen unterliegen den Strafbestimmungen des Urheberrechtsgesetzes.

Springer Medizin Verlag
springer.de
© Springer Medizin Verlag Heidelberg 2007

Die Wiedergabe von Gebrauchsnamen, Warenbezeichnungen usw. in diesem Werk berechtigt auch ohne besondere Kennzeichnung nicht zu der Annahme, dass solche Namen im Sinne der Warenzeichen- und Markenschutzgesetzgebung als frei zu betrachten wären und daher von jedermann benutzt werden dürften.

Produkthaftung: Für Angaben über Dosierungsanweisungen und Applikationsformen kann vom Verlag keine Gewähr übernommen werden. Derartige Angaben müssen vom jeweiligen Anwender im Einzelfall anhand anderer Literaturstellen auf ihre Richtigkeit überprüft werden.

Planung: Antje Lenzen
Projektmanagement: Claudia Kiefer
Einbandgestaltung: deblik Berlin

SPIN 1091 9286
Satz: TypoStudio Tobias Schaedla, Heidelberg

Gedruckt auf säurefreiem Papier   106/ 2111/ck – 5 4 3 2 1 0

Geleitwort

Zwei erfahrene Orthopäden aus dem konservativen sowie operativen Bereich unseres Fachgebietes haben sich zusammengetan, um ein praxisnahes Buch zur allgemeinen und speziellen Schmerztherapie der Haltungs- und Bewegungsorgane zu verfassen. Dabei wird in anschaulichen Tabellen und Abbildungen das gesamte Spektrum der Behandlung – unter besonderer Berücksichtigung der Schmerztherapie – aller Haltungs- und Bewegungsorgane abgehandelt.

Die einführenden Kapitel zur Anatomie und Physiologie mit speziellem Hinweis auf die schmerzauslösenden Momente sind vor allem für Nichtorthopäden, aber auch für Orthopäden und Unfallchirurgen, die sich später in der Praxis niederlassen, von Bedeutung.

Patienten, mit Problemen im Knochen-, Muskel- und Gelenkbereich suchen den Arzt in erster Linie wegen ihrer Schmerzen auf und erwarten eine rasche und dauerhafte Schmerzbeseitigung oder wenigstens Linderung.

Dieses Buch vermittelt, wie im Rahmen der evidenzbasierten multimodalen Behandlung die verschiedenen schmerztherapeutischen Maßnahmen fachgerecht gesetzt werden. Beachtenswert ist die Tatsache, dass sich die Autoren auch einiger Krankheitsbilder, wie z. B. der Fibromyalgie, angenommen haben, die von der sog. Schulmedizin immer noch ignoriert werden.

Wegen seiner umfassenden Darstellung aller Aspekte der orthopädischen Schmerztherapie wünsche ich diesem Buch eine weite Verbreitung. Es ist zu hoffen, dass sich nicht nur in Weiterbildung befindliche und praktizierende Ärzte, sondern auch gesundheitspolitisch tätige Ärzte sich dieser Thematik annehmen, damit entsprechende Mittel zur Durchführung der vorgeschlagenen Behandlungsmaßnahmen bei unseren schmerzgeplagten Patienten auch angewandt werden können.

Bochum, im Herbst 2006
Prof. Dr. med. J. Krämer

Geleitwort

Zwei renommierte Professoren aus dem Fach der Orthopädie und Unfallchirurgie – Kliniker, die über fundierte Kenntnisse in der operativen und konservativen Orthopädie/Unfallchirurgie verfügen – widmen der allgemeinen und speziellen Schmerztherapie des Faches ein ganzes Buch. Schon diese Tatsache ist bemerkenswert und hervorzuheben, da ansonsten sich teilweise der Eindruck verbreitet, das Fach neigte immer mehr dazu, alleine kausale und operative Behandlungsansätze anzubieten, ohne die Patienten danach zu fragen, ob sich denn nach der Operation ihre Schmerzen und ihre Lebensqualität wesentlich und dauerhaft verändert haben.

Wir werden in diesem Fach alle gesundheitlichen Probleme des Haltungs- und Bewegungsorgans einer immer älter werdenden Gesellschaft mit hohem Anspruchsdenken bei deutlich zurückgehenden Mitteln im Gesundheitswesen nicht operativ lösen können und sollten dies auch nicht anstreben.

Eine allgemeine und spezielle Schmerztherapie – wie sie auch die IGOST seit Jahren propagiert – ist in der Lage – auch Kosten sparend – Operationen zu verhindern oder durch eine gute perioperative Therapie Operationsergebnisse deutlich zu verbessern. Bei der zunehmenden Altersstruktur unserer Bevölkerung muss auch die Schmerztherapie bei der Osteoporose und die spezielle Schmerztherapie bei onkologischen Erkrankungen des Haltungs- und Bewegungsorgans in den Vordergrund gerückt werden.

Gerade im Hinblick auf die Aus- und Weiterbildung des neuen Facharztes für Orthopädie und Unfallchirurgie dürfen die Erkenntnisse und die Erfahrungen einer konservativen und interventionellen Schmerztherapie mit allen ihren Möglichkeiten nicht verloren gehen und in Vergessenheit geraten.

Mit diesem Buch gelingt es in beeindruckender Weise, die Klammer zu schließen zwischen den neuen Erkenntnissen der Schmerzphysiologie unter Berücksichtigung der Veränderungen in der Schmerzwahrnehmung und in der Schmerzverarbeitung und den Möglichkeiten und Tugenden einer konservativen Orthopädie. Es zeigt Wege auf zur Schmerzdiagnostik, zur Schmerzdokumentation, zur allgemeinen und speziellen Therapie – bis hin zu alternativen Therapieverfahren.

Dieses Buch darf ich sorglos jedem Kollegen empfehlen, der darum bemüht ist, nicht nur »Röntgenbilder zu operieren«, sondern seine Patienten auch ganzheitlich zu behandeln ohne die Tugenden einer gelernten konservativen Orthopädie zu verlassen.

Kaarst, im Herbst 2006
Dr. med. Helmut E. Brunner (Präsident der IGOST)

Vorwort

Der Schmerz als unangenehmes Sinnes- und Gefühlserlebnis beinhaltet eine bedeutsame Warnfunktion für jeden lebenden Organismus. Andererseits können lang andauernde Schmerzen quälend sein und die Lebensqualität erheblich beeinträchtigen. In diesem Zusammenhang ist vor allem die Unterscheidung zwischen akuten und chronischen Schmerzen von grundlegender Bedeutung, gerade im Hinblick auf die einzuschlagenden Behandlungsstrategien.

Glaubt man überregionalen statistischen Erhebungen, so leiden in der Bundesrepublik Deutschland über 7 Millionen Menschen an chronischen Schmerzzuständen, hier vor allem im Bereich der Rumpfwirbelsäule; davon sind über 600 000 Patienten als problematische Fälle einzustufen, die einer individuellen speziellen algesiologischen Behandlung bedürfen. Unter Berücksichtigung der meist komplexen Problematik der Einzelfälle ist ein Schmerztherapeut allenfalls in der Lage, etwa 300 Patienten pro Quartal adäquat zu versorgen. Umgerechnet bedeutet dies die Notwendigkeit von über 2 000 speziellen schmerztherapeutischen Einrichtungen.

Betroffen von akuten und chronischen Schmerzbildern ist ganz überwiegend der Haltungs- und Bewegungsapparat. Aufgrund der Vielschichtigkeit der einzelnen Krankheitsbilder einerseits und der Problematik der Chronifizierung andererseits haben sich in den letzten Jahren wissenschaftlich anerkannte Therapiestandards bzw. -empfehlungen herauskristallisiert, die weit über die Behandlungsstrategien monosymptomatischer Schmerzsyndrome hinausgehen. Dies betrifft einerseits die Standardisierung der Pharmakotherapie, aber auch die sinnvolle Kombination physikalischer, bewegungstherapeutischer und psychologischer Maßnahmen mit dem Ziel eines multimodalen Behandlungskonzeptes.

Auf dem 99. Ärztetag wurde 1996 auf gemeinsamen Antrag der Deutschen Gesellschaft zum Studium des Schmerzes, des schmerztherapeutischen Kolloquiums und des Verbandes deutscher Ärzte für Algesiologie die Einführung der Zusatzbezeichnung »Spezielle Schmerztherapie« beschlossen, dies mit dem Ziel, überwiegend konservativ tätige Mediziner eine Leitlinie in der besonderen Ausbildung zur Behandlung des problematischen Patientengutes zu vermitteln.

Der Orthopäde beschäftigt sich mit den Haltungs- und Bewegungsorganen, er denkt funktionell. Ziel des hier vorliegenden Lehrbuches ist es, mögliche auslösende Ursachen akuter und chronischer Schmerzensyndrome im Bereich der Wirbelsäule und der Extremitäten zu beleuchten, klinische Bilder differenzialdiagnostisch einzuordnen und Richtlinien für eine sinnvolle Behandlung zu vermitteln.

Unter diesem Aspekt wurde der Inhalt des Werkes in zwei Hauptabschnitte geteilt: Im allgemeinen Teil wird ein Überblick gegeben über:
- die Pathomechanismen der Schmerzentstehung,
- die ärztliche Vorgehensweise zur adäquaten Diagnostik von Schmerzsyndromen und
- die einzelnen konservativen, medikamentösen, physikalischen, bewegungstherapeutischen und auch psychologischen Behandlungsmöglichkeiten.

Im zweiten speziellen Teil werden dann typische schmerzauslösende Krankheitsbilder im Bereich der Haltungs- und Bewegungsorgane körperregionspezifisch besprochen.

Abschließend möchten wir unseren besonderen Dank aussprechen an
- Herrn Dr. F. Kraemer und Frau A. Lenzen für die stets problemlose Verlagsbetreuung,
- Frau Dr. Seelmann-Eggebert für das hervorragende Lektorat,
- dem Springer-Verlag für die optimale Ausstattung des Buches,
- unseren Ehefrauen Antje und Monika für ihre Toleranz.

Im Herbst 2006
Jürgen Heisel, Bad Urach
Jörg Jerosch, Neuss

Widmung

Gewidmet meinem Vater, Dr. med. Manfred Heisel, langjährig niedergelassener Facharzt für Orthopädie in Merzig/Saar, der am 18. Januar 2006 verstorben ist.

Er hat den Werdegang dieses Buches mit großem Interesse vefolgt, seine endgültige Fertigstellung jedoch leider nicht mehr miterlebt.

Inhaltsverzeichnis

Teil I Allgemeiner Teil

1 Der Begriff Schmerz im medizinischen Alltag .. 3

2 Epidemiologie des Schmerzes 7
2.1 Wichtige Vorbemerkungen 7
2.2 Methodische Probleme in Studien zum Schmerz 7
2.3 Daten aus Studien zum Schmerz in Deutschland ... 9
2.4 Geschlechtsspezifische Besonderheiten 12
2.5 Besonderheiten im Kindes- und Jugendalter 12
2.6 Besonderheiten im höheren Lebensalter 13

3 Anatomie, Physiologie, Molekularbiologie und Pathologie des Schmerzes 17
3.1 Grundlagen der Schmerzempfindung 17
3.2 Anatomie und Biochemie des peripheren Nozizeptors 17
3.3 Spinale und zerebrale Nozizeption 17
3.4 Ausbildung eines Schmerzgedächtnisses 17
3.5 Präventionsmaßnahmen zur Verhinderung der Ausbildung eines Schmerzgedächtnisses 19

4 Diagnostik des Schmerzpatienten 21
4.1 Allgemeine medizinische Anamnese 21
4.2 Sozialanamnese 22
4.3 Methoden der Krankheitsanamnese 22
4.4 Spezielle Schmerzanamnese 24
4.5 Klinische Befunderhebung 28
4.5.1 Körperlicher Befund 29
4.5.2 Diagnostische Injektionen 33
4.5.3 Psychologische Untersuchung 33
4.6 Laborchemische Diagnostik 36
4.7 Bildgebende Verfahren 37
4.7.1 Röntgenuntersuchung 37
4.7.2 Sonographie 38
4.7.3 Szintigraphie (Scanning) 39
4.7.4 Computertomographie (CT) 39
4.7.5 Kernspintomographie (MRT, NMR) 40
4.7.6 Myelographie 41
4.7.7 Myelo-CT 42
4.7.8 Diskographie 42
4.7.9 Osteodensitometrie (Knochendichtebestimmung) 42
4.8 Invasive Diagnostik 43
4.9 Anhang 46

5 Dokumentation in der Schmerztherapie 59
5.1 Dokumentation der Behandlungseffizienz beim chronischen Schmerzpatienten 60

6 Qualitätssicherung 71
6.1 Abschnitt A – Allgemeine Bestimmungen 71
6.2 Abschnitt B – Ärztliche Qualifikationskriterien 72
6.3 Abschnitt C – Anforderungen an den schmerztherapeutisch tätigen Arzt 73
6.4 Abschnitt D – Verfahren 74
6.5 Abschnitt E – Zeitliche Vorgaben 75
6.6 Anlage 76

7 Medikamentöse Therapie 77
7.1 Grundlagen 77
7.1.1 WHO-Stufenschema 77
7.1.2 Dosierungsrichtlinien im Säuglings-, Kindes- und Jugendalter 78
7.2 Nicht-Opiod-Analgetika 78
7.3 Nicht-steroidale Antiphlogistika/Antirheumatika (NSAR, NSAID) 79
7.4 Schwache Opioide 82
7.5 Opiate 84
7.6 Botulinumtoxin 92
7.6.1 Mögliche orthopädische Indikationen 93
7.7 Ko-Analgetika und Adjuvanzien bei chronischen Schmerzpatienten 94
7.7.1 Phytotherapeutika 94
7.7.2 Muskelrelaxantien 95
7.7.3 Antikonvulsiva 96
7.7.4 Neuroleptika 97
7.7.5 Antidepressiva (Thymoleptika) 97
7.7.6 Bisphosphonate 98
7.7.7 Neurotrope Substanzen 98
7.7.8 Neurodestruktive Substanzen 98
7.7.9 Externa 99

8 Infiltrations- und Injektionstechniken, Nervenblockaden 101
8.1 Allgemeine Grundlagen 101
8.2 Triggerpunktinfiltration 105
8.3 Zervikale Injektionstherapie 106
8.3.1 Zervikale Facetteninfiltration 106
8.3.2 Zervikale Spinalnervenanalgesie 106
8.4 Thorakale Injektionstherapie 107
8.4.1 Thorakale Facetteninfiltrationen 107
8.4.2 Paravertebrale thorakale Spinalanalgesie (Interkostalblockade) 107
8.4.3 Intraspinale neurolytische Blockaden 107
8.5 Lumbale Injektionstherapie 108
8.5.1 Therapeutische selektive Facetteninjektion 108
8.5.2 Paravertebrale Spinalnervenanalgesie (PSA) 109
8.5.3 Epidurale Injektionstechniken 110
8.6 Sympathikusblockaden 113
8.6.1 Blockade des Ganglion cervicale superius 113

8.6.2	Blockade des Ganglion pterygopalatinum 114		14	Akupunktur................................ 173
8.6.3	Stellatumblockade (Ganglion cervicothoracicum) 114		15	Klimatherapie 177
8.6.4	Blockade des Plexus brachialis 116		16	Ergotherapie.............................. 179
8.6.5	Sympathikusblockade durch intravenöse Lokalanästhesie...............................116		16.1	Grundlagen...................................179
8.6.6	Blockade des Plexus coeliacus....................116		16.2	Spezielle Therapiemaßnahmen...............179
8.6.7	Lumbale Grenzstrangblockade 116		16.3	Hilfsmittelversorgung 180
8.7	Segmenttherapie 117		17	Psychologische Therapieverfahren.......... 183
8.8	Intraartikuläre Injektionsbehandlung............117		17.1	Kognitiv-behaviorale Therapie..................183
8.9	Verwendete Substanzen 120		17.2	Progressive Muskelrelaxation (PMR) nach Jacobsen 185
9	**Intradiskale elektrodermale Therapie (IDET)** 123		18	Stimulationsverfahren..................... 187
			18.1	Schröpfung...................................187
10	**Physikalische Behandlungsmaßnahmen** 125		18.1.1	Grundlagen...................................187
10.1	Thermotherapie 125		18.1.2	Methoden 187
10.1.1	Hydrotherapie 126		18.2	Zentrale Stimulationsverfahren.................189
10.1.2	Kälte- oder Kryotherapie 128		18.2.1	Spinale Stimulation 189
10.1.3	Wärmetherapie 130		18.2.2	Zentrale Stimulation 190
10.2	Massage.....................................131			
10.2.1	Grundlagen...................................131		19	**Naturheilverfahren – alternative Verfahren** .. 191
10.2.2	Anwendungsmöglichkeiten 132		19.1	Hautausleitende Verfahren 191
10.3	Elektrotherapie (s. ▶ Kap. 10.9) 135		19.2	Sonstige Methoden 193
10.3.1	Wichtige Grundlagen 135			
10.3.2	Therapie mit Gleichströmen 136		20	**Multimodales Behandlungskonzept**......... 195
10.3.3	Therapie mit niederfrequenten Wechselströmen 138			
10.3.4	Therapie mit mittelfrequenten Strömen 142			
10.3.5	Therapie mit hochfrequenten Wechselströmen ...144		**Teil II**	**Spezieller Teil**
10.4	Ultraschalltherapie 145			
10.4.1	Sonderformen der Ultraschalltherapie...........147			
10.5	Magnetfeldtherapie............................147		21	**Kopf- und Gesichtsschmerz**................ 199
10.5.1	Einsatz pulsierender elektro-magnetischer Felder (PEMP) 147		21.1	Spannungskopfschmerz 199
10.5.2	Pulsierende Signaltherapie.....................147		21.2	Migräne 200
10.6	Phototherapie (Lichttherapie) 148		21.3	Clusterkopfschmerz............................202
10.6.1	Rotlichttherapie (sichtbares Licht) 148		21.4	Zervikogener Kopfschmerz......................203
10.6.2	Infrarotlichttherapie............................148		21.5	Medikamenteninduzierter Dauerkopfschmerz....205
10.6.3	Behandlung mit ultravioletter Strahlung..........149		21.6	Trigeminus-Neuralgie 205
10.6.4	Lasertherapie 149		21.7	Atypischer Gesichtsschmerz....................207
10.7	Extrakorporale Stoßwellentherapie...............150		21.8	Schmerzbilder bei kraniomandibulärer Dysfunktion 208
10.8	Röntgenreizbetrahlung 150			
10.9	Indikationsspezifische Empfehlungen zum Einsatz der Elektrotherapie......................152		22	**Schmerzbilder bei krankhaften Störungen im Bereich der obere Extremität** 209
			22.1	Schmerzbilder im Bereich des Schultergelenkes ..209
11	**Bewegungs- und Mechanotherapie** 153		22.1.1	Historisches...................................209
11.1	Allgemeine Grundlagen........................153		22.1.2	Krankheitsbilder 209
11.2	Spezielle Behandlungsmethoden 156		22.2	Schmerzbilder im Bereich des Ellenbogengelenkes und Unterarmes............222
12	**Manuelle Medizin** 165		22.2.1	Krankheitsbilder 222
12.1	Allgemeine Grundlagen........................165		22.3	Schmerzbilder im Bereich der Hand und Finger ...229
12.2	Spezielle Behandlungsformen...................166		22.3.1	Krankheitsbilder 230
13	**Balneotherapie** 169		22.4	Zervikobrachialgie 230

23	Thoraxschmerzen 241	26.8	Besonderheiten einer perioperativen präemptiven Schmerztherapie 343
24	Schmerzsyndrome der Lendenwirbelsäule 247	26.9	Tumorschmerz 344
24.1	Definition und Klassifikation 247	26.10	Fibromyalgie(syndrom) 345
24.2	Epidemiologie und Verlauf 247	26.11	Myofasziales Schmerzsyndrom 349
24.3	Ätiopathogenese 247	26.12	Eosinophilie-Myalgie-Syndrom 351

24 Schmerzsyndrome der Lendenwirbelsäule 247

- 24.1 Definition und Klassifikation 247
- 24.2 Epidemiologie und Verlauf 247
- 24.3 Ätiopathogenese 247
- 24.4 Klinische Einteilung 249
- 24.4.1 Klinische Konstellationen 249
- 24.5 Diagnostik 250
- 24.5.1 Ziele und Struktur der Diagnostik 250
- 24.5.2 Untersuchungsgang zum Ausschluss ernsthafter und akut behandlungsbedürftiger Erkrankungen der Rumpfwirbelsäule 251
- 24.5.3 Abschätzung des Chronifizierungsrisikos mit dem Heidelberger Kurzfragebogen 251
- 24.5.4 Klassifikation von Patienten mit chronischen Schmerzen 252
- 24.5.5 Therapieziele und -optionen beim nichtradikulären Rückenschmerz 252
- 24.5.6 IGOST-Therapie-Algorithmus für den akuten unspezifischen Rückenschmerz 254
- 24.6 Spezielle Krankheitsbilder mit oft chronischen Schmerzen im Bereich der Rumpfwirbelsäule 254
- 24.6.1 Radikuläre lumbale Schmerzbilder 254
- 24.6.2 Lumbales Facettensyndrom 257
- 24.6.3 Lumbale Spinalkanalstenose 258
- 24.6.4 Lumbale Instabilität (Spondylolisthese) 261
- 24.6.5 Postdiskotomiesyndrom 262
- 24.6.6 Spondylitis 262
- 24.6.7 Rheumatische Affektionen der Wirbelsäule 264
- 24.7 Anhang 268

25 Schmerzbilder bei krankhaften Störungen im Bereich der unteren Extremität 277

- 25.1 Schmerzbilder im Bereich des Beckens, des Hüftgelenkes und des Oberschenkels 277
- 25.1.1 Krankheitsbilder 277
- 25.2 Schmerzbilder im Bereich des Kniegelenkes und Unterschenkels 291
- 25.2.1 Krankheitsbilder 291
- 25.3 Schmerzbilder im Bereich des Sprunggelenkes und Fußes 306
- 25.3.1 Krankheitsbilder 306
- 25.4 Restless-Legs-Syndrom 318

26 Nicht topographisch orientierte Schmerzbilder 321

- 26.1 Thalamusschmerz 321
- 26.2 Zosterneuralgie 322
- 26.3 Postamputationsschmerz 323
- 26.4 Peripherer Gelenkschmerz 324
- 26.5 Komplexes regionales Schmerzsyndrom Typ I 333
- 26.6 Komplexes regionales Schmerzsyndrom Typ II ... 338
- 26.7 Polyneuropathien 338
- 26.8 Besonderheiten einer perioperativen präemptiven Schmerztherapie 343
- 26.9 Tumorschmerz 344
- 26.10 Fibromyalgie(syndrom) 345
- 26.11 Myofasziales Schmerzsyndrom 349
- 26.12 Eosinophilie-Myalgie-Syndrom 351

27 Begutachtungsfragen in der Schmerztherapie 353

- 27.1 Gesetzliche Krankenversicherung 353
- 27.2 Private Krankenversicherung 357
- 27.3 Gesetzliche Rentenversicherung 357
- 27.4 Gesetzliche Unfallversicherung 358
- 27.5 Private Unfallversicherung 358
- 27.6 Schwerbehindertengesetz 358
- 27.7 Besonderheiten bei der Gutachtenerstellung 360

Teil III Literatur

Stichwortverzeichnis 375

Teil I Allgemeiner Teil

Kapitel 1   Der Begriff Schmerz im medizinischen Alltag – 3

Kapitel 2   Epidemiologie des Schmerzes – 7

Kapitel 3   Anatomie, Physiologie, Molekularbiologie und Pathologie des Schmerzes – 17

Kapitel 4   Diagnostik des Schmerzpatienten – 21

Kapitel 5   Dokumentation in der Schmerztherapie – 59

Kapitel 6   Qualitätssicherung – 71

Kapitel 7   Medikamentöse Therapie – 77

Kapitel 8   Infiltrations- und Injektionstechniken, Nervenblockaden – 101

Kapitel 9   Intradiskale elektrodermale Therapie (IDET) – 123

Kapitel 10 Physikalische Behandlungsmaßnahmen – 125

Kapitel 11 Bewegungs- und Mechanotherapie – 153

Kapitel 12 Manuelle Medizin – 165

Kapitel 13 Balneotherapie – 169

Kapitel 14 Akupunktur – 173

Kapitel 15 Klimatherapie – 177

Kapitel 16 Ergotherapie – 179

Kapitel 17 Psychologische Therapieverfahren – 183

Kapitel 18 Stimulationsverfahren – 187

Kapitel 19 Naturheilverfahren – alternative Verfahren – 191

Kapitel 20 Multimodales Behandlungskonzept – 195

Der Begriff Schmerz im medizinischen Alltag

Die internationale Gesellschaft zum Studium des Schmerzes (International Association for the study of pain, IASP) definiert den Begriff **Schmerz** als »unangenehmes Sinnes- und Gefühlserlebnis, das mit einer akuten oder potentiellen Gewebeschädigung einhergeht oder als solches beschrieben wird. Schmerz ist immer subjektiv« (IASP 1979).

Akuter Schmerz hat immer eine sinnvolle und lebenserhaltende Funktion. Er meldet intern oder extern ausgelöste Beschädigungen des Organismus, was dann entsprechende Schutzreaktionen nach sich zieht – wie z. B. das Wegziehen der Hand, die unter heißem Wasser verbrüht wurde. Weitere Beschädigungen des Organismus sollen durch dieses Abwehrverhalten vermieden werden. Akuter Schmerz fördert auch die Wundheilung, da die verletzte Extremität unwillkürlich geschont und ruhiggestellt wird. Da diese Empfindung in aller Regel vom Gehirn als sinnvoll erkannt wird, ist die psychische Verarbeitung akuter Schmerzen meist relativ einfach; auch die symptomatischen therapeutischen Verfahren bringen keine wesentlichen Probleme mit sich.

Im Falle **chronischer Schmerzen** sind die wertvollen Melde-, Schutz- und Heilfunktionen verloren gegangen. Die klinische Situation hat sich verselbstständigt, das bestehende Schmerzbild hat sich zu einem eigenständigen Leiden im Sinne einer **chronischen Schmerzkrankheit** entwickelt.

> **ℹ Kommentar**
> Von einer chronischen Schmerzkrankheit wird gesprochen, wenn ein subjektiv beeinträchtigender Schmerzzustand länger als 6 Monate besteht (◘ Tab. 1.1).

Typische Folgen einer chronischen Schmerzkrankheit sind physische und psychische Zermürbung mit zusätzlicher sozialer Komponente. Im Rahmen eines schmerzbedingten, sog. algogenen Psychosyndroms stehen depressive Zustandsbilder, vermehrte Reizbarkeit, auch körperliche Schwäche, eingeengte Interessen mit verminderten sozialen Kontakten und Aktivitäten im Vordergrund, was letztlich auch zu erheblichen sozioökonomischen Problemen führen kann: Der Kranke richtet alle Aufmerksamkeit nur noch auf sich selbst und sein Leiden, was für seine Umgebung kaum nachvollziehbar ist und zu Unverständnis Anlass gibt. Auch die adäquate Behandlung dieser Krankheitsbilder ist nicht unproblematisch und verlangt ärztlicherseits – neben einer umfangsreichen Sachkenntnis um diese Störungen – viel Geduld und psychologisches Einfühlungsvermögen.

Die IASP definiert im Rahmen der Nomenklatur der Schmerztherapie weitere Begriffe (s. auch ◘ Tab. 1.2):

- **Alloästhesie** (Allochirie): Empfindung eines taktilen Reizes an einer anderen als der Reizstelle.
- **Allodynie:** Schmerzauslösung (sog. evozierter Schmerz) durch einen nicht adäquaten (äußeren) Reiz (statischer Druck, punktueller Stich, Bewegung, Wärme, Kälte), der normalerweise keinen Schmerz nach sich zieht.
- **Analgesie:** Therapeutische oder krankhafte Aufhebung der Schmerzempfindung mit Unempfindlichkeit der Haut gegenüber einer somato- und/oder viszerosensiblen Reizung.
- **Anästhesie:** Zustand absoluter Temperatur-, Berührungs- und Schmerzunempfindlichkeit.
- **Dermatodynie:** Anatomisch nicht exakt lokalisierbare Schmerzen im Bereich der Hautoberfläche im Falle eines organischen Nervenleidens oder im Zuge eines viszero-kutanen Reflexes.

- **Dysästhesie:** Spontane oder provozierte verfälschte Wahrnehmung einer sensiblen Sinnesempfindung; Empfindung von äußeren Umweltreizen als unangenehm oder gar schmerzhaft.
- **Hypalgesie, Hypalgie:** Verminderte lokale Schmerzempfindlichkeit der Haut im Falle eines adäquaten äußeren Reizes; leichterer Grad der Analgesie. Im Sinne der manuellen Medizin im Gegensatz zur Hypästhesie streng segmental auftretend.
- **Hypästhesie:** Verminderte (Berührungs)Empfindlichkeit der Haut; leichterer Grad der Anästhesie. Im Sinne der manuellen Medizin im Gegensatz zur Hypalgesie nicht streng segmental auftretend, sondern die Segmentgrenzen überschreitend.
- **Hyperästhesie:** Übersteigerte Empfindlichkeit für Schmerz- und Berührungsreize.
- **Hyperalgesie, Hyperalgie:** Übersteigerte Schmerzempfindlichkeit auf einen adäquaten äußeren Reiz.
- **Hyperpathie:** Übersteigerte Schmerzreaktion auf einen äußeren (meist wiederholt auftretenden) Reiz.
- **Kausalgie:** Länger anhaltendes brennendes Schmerzbild im Bereich eines peripheren Nerven als typische Folge einer meist traumatisch-mechanischen Schädigung; sympathische Reflexdystrophie. Auftreten v. a. im Bereich der Hände und/oder Füße; bereits in Ruhe bestehend, verstärkt durch Bewegung und affektive Erregung.
- **Kryalgesie:** Kälteschmerz, Kältehyperpathie, Kältehyperästhesie; zonale Sensibilitätsstörung mit herabgesetzter Schmerzreizschwelle und schmerzhaft gesteigerter Kälteempfindlichkeit.
- **Kryhypästhesie, Kryanästhesie:** Herabgesetzte bzw. völlig fehlende Kälteempfindung (der Haut). Der Begriff wird auch in der Therapie verwendet: Lokalanästhesie durch äußere Anwendung von Kälte, z. B. im Zuge einer Chloräthylvereisung.

Tab. 1.1. Allgemeine Differenzierung akuter und chronischer Schmerzen

	Akuter Schmerz	Chronischer Schmerz
Klinische Bedeutung	Symptom einer speziellen Krankheit	Eigenständiges Krankheitsbild
Verlauf	Einige Tage bis eine Woche	Verlauf länger als ein halbes Jahr
Ätiologie	Eindeutige Ursache erkennbar	Multifaktorielle Genese
Physiologische Aufgabe	Warnfunktion	Keine
Therapie	Kausal und symptomatisch	Nur symptomatisch
Beispiele	Trauma, Infarkt, postoperativer Schmerz, Kolik	Kausalgie, Phantomschmerz, Kopfschmerz, Kreuzschmerz u. a.

Tab. 1.2. Differenzierung von Störungen der Schmerzempfindung

	Übersteigerte Schmerzempfindung	Fehlinterpretierte (Schmerz) Empfindung	Herabgesetzte (Schmerz) Empfindung	Fehlende (Schmerz) Empfindung
Allgemeine Begriffe	Hyperästhesie Hyperalgesie Hyperalgie Hyperpathie Spontanschmerz	Parästhesie Dysästhesie Alloästhesie Allochirie Allodynie	Hypästhesie Hypalgesie Hypalgie	Anästhesie Analgesie Analgie
Kälteempfindlichkeit	Kryalgesie Kryhyperästhesie	Kryparästhesie Krydysästhesie	Kryhypästhesie Kryhypalgesie	Kryästhesie Kryanalgesie
Wärmeempfindlichkeit	Thermhyperästhesie Thermhyperalgesie	Thermparästhesie Thermdysästhesie	Thermhypästhesie Thermhypalgesie	Thermanästhesie Thermanalgesie
Vibrationsempfinden	Pallhyperästhesie	Pallparästhesie Palldysästhesie	Pallhypästhesie	Pallanästhesie
Peripherer Nerv	Neuropathie Neuralgie	Parästhesie Dysästhesie	Periphere bzw. segmentale Hypästhesie	Periphere bzw. segmentale Anästhesie
Gliedmaßenamputation	Stumpfschmerz	Phantomschmerz	–	–

- **Neuralgie:** Peripherer Schmerz im Versorgungsgebiet eines oder mehrerer Extremitäten- oder Hirnnerven.
- **Neuropathie:** Funktionsstörungen oder pathologische morphologische Veränderungen eines oder verschiedener peripherer Nerven.
- **Pallanästhesie:** Völlig fehlendes Vibrationsempfinden der Haut.
- **Pallhypästhesie:** Herabgesetztes Vibrationsempfinden der Haut.
- **Parästhesie:** Fehlempfindung, Missempfindung. Spontan auftretende oder provozierte Störung des sensiblen Hautsinnes in Form einer anormalen Körperwahrnehmung; z. B. Kribbelgefühl, Ameisenlaufen (sog. Myrmezismus), Pelzigkeitsempfinden, Einschlafen u. ä.; evt. kombiniert mit zusätzlichen Schmerzattacken.
- **Phantomgefühl:** Empfinden des »Noch-Vorhandenseins« einer amputierten Extremität ohne Schmerzsensation; teilweise Phänomen des »Telescoping« im Sinne eines scheinbaren Schrumpfens des Phantoms (so wird z. B. die Hand direkt am Ellenbogen empfunden).
- **Phantomschmerz:** Krampfartige, oft als schnürend empfundene Schmerzbilder, bezogen auf eine abgetrennte Extremität oder einen Teil davon, die dann außerhalb des Körpers empfunden werden; auch nach Verlust der Zunge, von Zähnen u. a.
- **Spontanschmerz:** Brennende, meist oberflächlich lokalisierte Dauerschmerzen mit einschießendem Charakter von Sekundendauer ohne adäquate auslösende Ursache.
- **Stumpfschmerz:** Mechanische Allodynie am Stumpf einer amputierten Extremität, v.a. im Narbenbereich.
- **Thermalgesie:** Durch einen extrem hohen oder auch tiefen Temperaturreiz, der dann auch die Tast- und Schmerzrezeptoren erregt, ausgelöste Schmerzempfindung.
- **Thermhypästhesie, Thermanästhesie:** Herabgesetzte bzw. völlig fehlende Temperatur-, hier v.a. Wärmeempfindung (der Haut).
- **Thermhyperästhesie:** Erhöhte Empfindlichkeit der Haut für Wärmereize, oft mit einer Schmerzempfindung einhergehend.

Epidemiologie des Schmerzes

2.1 Wichtige Vorbemerkungen – 7

2.2 Methodische Probleme in Studien zum Schmerz – 7

2.3 Daten aus Studien zum Schmerz in Deutschland – 9

2.4 Geschlechtsspezifische Besonderheiten – 12

2.5 Besonderheiten im Kindes- und Jugendalter – 12

2.6 Besonderheiten im höheren Lebensalter – 13

2.1 Wichtige Vorbemerkungen

Im sog. Bundesgesundheitssurvey 1998 gaben von 7124 befragten Bundesbürgern 94% der Frauen und 88% der Männer an, in den vergangenen 12 Monaten zumindest ein Mal unter Schmerzen gelitten zu haben (Bellach et al. 2000). Diese hohen Prozentzahlen belegen in Übereinstimmung mit der internationalen Literatur, dass die meisten Erwachsenen wiederkehrender Schmerzen kennen gelernt haben. Glücklicherweise entwickelt jedoch nur eine Minderheit von ihnen ein sog. **chronisches Schmerzsyndrom**. Hier variieren die Häufigkeitseinschätzungen in der Literatur stark von 7–40% (Crombie 1999), vor allem aufgrund großer methodischer Unterschiede in den durchgeführten Untersuchungen. Niesert u. Zenz (2005) sprechen in diesem Zusammenhang von einer biopsychosozialen Erkrankung, etwa 5–8 Mio. Menschen seien in Deutschland betroffen.

Nur bei relativ wenig Personen führt die Symptomatik zu deutlichen Einschränkungen von Alltagsaktivitäten. Die großen Unterschiede bzgl. Frequenz und auch Auswirkungen chronischer Schmerzen konnten in der **Lübecker Rückenschmerzuntersuchung** eindeutig mit Zahlen belegt werden (Kohlmann 1991):
- 82% der Befragten berichteten über ein- oder mehrmalig aufgetretene Schmerzen in den 6 Monaten vor Beginn der Befragung.
- Von den Schmerzbetroffenen waren nur 20–25% länger als eine Woche und nur 8% länger als zwei Wochen in der Ausführung ihrer täglichen Aktivitäten beeinträchtigt.

Der deutliche Gradient in diesen Untersuchungen ändert sich ebenfalls in internationalen Studien. In einer nordamerikanischen Untersuchung berichteten 63% der Teilnehmer über Schmerzen in zumindest einer von fünf Körperregionen während der zurückliegenden 6 Monate; nur 8% gaben jedoch einen starken persistierenden Schmerz an, der bei weniger als 3% über mehr als 6 Tage anhielt und bei 1% der Studienteilnehmer zur deutlichen Einschränkung von Alltagsaktivitäten Anlass gab (von Korff et al. 1990). Diese große Varianz zwischen episodenhaftem ein- oder mehrmaligem Auftreten akuter Schmerzen, die sicherlich fast jeder Mensch erlebt, und der Manifestation eines klinisch relevanten chronischen Schmerzsyndroms mit deutlichen Einschränkungen von Alltagsfunktionen bei wenigen Personen verdeutlicht den großen Stellenwert methodischer Aspekte im Rahmen der Durchführung und Interpretation von Studien zum Schmerz in der Allgemeinbevölkerung.

2.2 Methodische Probleme in Studien zum Schmerz

Bevölkerungsbasierte Studien zum Erscheinungsbild des Schmerzes sind durch folgende methodische Probleme gekennzeichnet:
- Schmerz ist ein multidimensionales Konstrukt, definiert durch subjektive Angaben und Verhaltensweisen, die mit dem Schmerzerlebnis selbst einhergehen.
- Die Schmerzerhebung erfolgt in aller Regel durch individuelle Angaben des Betroffenen.

Epidemiologische Studien zur Erfassung des Schmerzes sind daher mit ähnlichen Problemen konfrontiert wie z. B. Untersuchungen zu psychischen Erkrankungen, bei denen ebenfalls vor allem das subjektive Erleben erfasst wird. Die Selbstangabe als Basis einer Datensammlung hat größere Bedeutung beim Versuch, Schmerz in möglichst homogene Gruppen Betroffener bzw. in unterschiedliche Schmerzsyndrome zu klassifizieren. In Ermangelung pathophysiologischer Kriterien werden dafür zumeist offensichtliche Faktoren wie klinische Symptome und persönliche Verhaltensweisen verwendet (Raspe u. Kohlmann 1994).

Aufgrund der Heterogenität der subjektiven Erlebensweisen kommt einer Standardisierung diagnostischer Kriterien bei der Erstellung einer Klassifikation verschiedener Schmerzsyndrome eine Schlüsselstellung zu. So ist z. B. durch die Erstellung einer Klassifikation für Kopfschmerzsyndrome (Headache Classification Commitee 1988) und auch für temporomandibuläre Erkrankungen (Dworkin u. Le Resche 1992) die Vergleichbarkeit und Referenzierbarkeit epidemiologischer Studienergebnisse für diese Schmerzformen erheblich verbessert worden. Der einfache Grund liegt darin, dass die Untersuchung einer Erkrankung innerhalb einer Bevölkerungs- oder Patientengruppe eine formale Krankheitsdefinition erfordert, die möglichst in allen Studien Verwendung finden kann.

> **Kommentar**
> Sinn einer Krankheitsdefinition ist es, eine möglichst homogene Fallgruppe zu erfassen.

Sobald eine Erkrankung klar beschrieben ist, können Daten zur Häufigkeit und auch assoziierte Risikofaktoren in Bevölkerungsstudien erhoben werden.

Beim Phänomen Schmerz wird eine eindeutige Klassifikation einheitlicher Krankheitsentitäten aufgrund der gegebenen Multidimensionalität deutlich erschwert. Daher sind zahlreiche Anstrengungen unternommen worden, eine einheitliche Definition auch des chronischen Schmerzes zu erarbeiten. Die weitestgehende Klassifikation stammt hier von der International Association for the Study of Pain (IASP) Subcommitee on Taxonomy (Merskey u. Bogduk 1994). Eine ihrer wesentlichen Eigenschaften ist die Verwendung der Körperregionen als Hauptklassifikationsfaktor. Diese anatomische Orientierung wurde allerdings kritisiert; denn auch sie kann zu heterogenen Gruppen Betroffener führen (Davies et al. 1998).

Bei Untersuchungen zur Häufigkeit von Schmerzen in der Bevölkerung gilt es, verschiedene epidemiologische Maßzahlen zu unterscheiden:
- **Prävalenz:** Erfasst die Häufigkeit eines Schmerzsyndroms zu einem bestimmten Zeitpunkt. Es wird differenziert zwischen:
  - **Punktprävalenz.** Häufigkeit eines Schmerzsyndroms an einem bestimmten Stichtag.
  - **Periodenprävalenz.** Häufigkeit des Auftretens eines Schmerzsyndroms zumindest einmal innerhalb eines Zeitraums, z. B. während der letzten 7 Tage oder der letzten 12 Monate.
  - **Lebenszeitprävalenz.** Der Zeitraum der Periodenprävalenz umfasst die gesamte bisherige Lebensspanne.

Innerhalb einer Bevölkerungsgruppe existiert eine große Spannbreite von Schmerzlokalisationen, Schmerzsyndromen und Schmerzschweregraden. Populationsbasierte Querschnittsuntersuchungen (sog. Surveys) können diese Daten bzgl. der Häufigkeit und auch des Schweregrades im Sinne einer Momentsituation abbilden (von Korff et al. 1992).

Als **Inzidenz** wird die Häufigkeit des Neuauftretens eines Schmerzsyndromes innerhalb einer bestimmten Bevölkerungsgruppe und eines vorgegebenen Zeitraumes (z. B. eines Jahres) bezeichnet. Zur Erhebung von Inzidenzen sollten prospektive **Kohortenstudien** durchgeführt werden.

In den allermeisten Fällen stellt das Auftreten von Schmerzen einen dynamischen Prozess dar, der nicht durch Variation in Charakter und Stärke gekennzeichnet ist, sondern vor allem durch Änderungen im zeitlichen Verlauf. Prospektive Studien können diese Änderungen exakt dokumentieren. Bei der Erfassung der Häufigkeit von Schmerzbildern mit epidemiologischen Maßzahlen spielen methodische Überlegungen eine wichtige Rolle. Wenn die meisten Schmerzzustände episodisch verlaufen, ergibt sich ihre Prävalenz als Funktion aus Inzidenz, Dauer und Zahl der einzelnen Episoden im Verlauf einer Erkrankung. Prävalenzunterschiede können deshalb sowohl durch unterschiedliche Inzidenzen entstehen als auch durch Faktoren, die Einfluss nehmen auf Dauer und Häufigkeit der Episoden. Auch werfen die Variationen im natürlichen Verlauf von Schmerzsyndromen erhebliche Probleme bei der Definition des Erkrankungsbeginns auf.

Aufgrund der hohen Prävalenz von Schmerzen in der Bevölkerung ist es entscheidend, vor Studienbeginn zu definieren, ob eine Querschnittsuntersuchung für Rückenschmerzen alle jemals aufgetretenen Fälle berücksichtigen sollte oder nur solche, die einen höheren Schweregrad aufweisen bzw. diejenigen, die z. B. mit Einschränkungen der Alltagsaktivitäten einhergehen. Die Wahl der Krankheits- bzw. Falldefinition hat hier somit entscheidenden Einfluss auf die Höhe der Prävalenz. Weitere methodische Probleme entstehen durch Ko-Morbiditäten: Schmerz tritt häufig bei verschiedenen, gleichzeitig bestehenden Erkrankungen auf; auch hier ergibt sich die Notwendigkeit eines standardisierten Vorgehens. Sollten z. B. Personen mit einer Migräne-Symptomatik in der Vorgeschichte in einer Studie über den Rückenschmerz als Kontrollen ein- oder ausgeschlossen werden? Beide Alternativen können zu unterschiedlichen Interpretationen der Studienergebnisse führen. Der Ausschluss von Personen mit anderen Schmerzkonditionen als der zu untersuchenden kann eine erhebliche Selektion der Teilnehmer mit sich bringen. Andererseits kann es von Vorteil sein, für bestimmte Schmerzsyndrome eine Ko-Morbidität mit andersartigen Schmerzbildern von vorne herein auszuschließen. Prävalenzunterschiede in bzw. zwischen verschiedenen Untersuchungen sollten deshalb immer mit großer Vorsicht interpretiert werden.

Prospektive epidemiologische Studien beinhalten die Möglichkeit, Schmerzen als dynamischen Prozess zu erfassen. Variationen im Schweregrad, der Qualität und der Lokalisation sowie Verlaufstypen können so im Zeitverlauf exakt dokumentiert werden. Prospektive bzw. Kohortenstudien ermöglichen ferner die eindeutige Analyse ursächlicher oder beitragender Risikofaktoren für das Auftreten von Krankheitssymptomen. Durch mehrmalige Untersuchungen, die dieses Studiendesign kennzeichnen, können eindeutige zeitliche Beziehungen zwischen dem Vorhandensein von Risikofaktoren und dem Neuauftreten von Schmerzsyndromen erkannt werden.

Die möglichst exakte Erhebung der Häufigkeit verschiedener Schmerzsyndrome in der Bevölkerung einschließlich der Erfassung, wie viele Betroffene nicht oder nur unzureichend behandelt werden, liefert essentielle, vor allem für die Gesundheitsversorgung notwendige Zahlen. Darüber hinaus besteht eines der Hauptziele der Schmerzepidemiologie in der Aufdeckung von Risikofaktoren und ggf. von Ursachen verschiedener Schmerzsyndrome, was dann erst geeignete Maßnahmen der Prävention ermöglicht.

In der Prävention von Schmerzsyndromen werden – ähnlich wie bei anderen Erkrankungen – drei verschiedene Ebenen unterschieden:

- Die Primärprävention will durch Beseitigung eines oder mehrerer bekannter ursächlicher Faktoren das Auftreten von Erkrankungen vermeiden. So dienen für das Beispiel »Rückenschmerz« Techniken des rückenschonenden Arbeitens, aber auch die Umstellung in der Arbeitsorganisation am Fließband, die das Auftreten von Schmerzen in verschiedenen Körperbereichen verhindern sollen, der Primärprävention.
- Ziel der Sekundärprävention ist es, bereits bestehende Krankheiten frühzeitig zu erkennen, um besser Einfluss auf ihre Behandlung und Prognose nehmen zu können. Bei Übertragung z. B. auf den akuten Rückenschmerz werden sekundäre Präventionsmaßnahmen immer versuchen, den Übergang in einen chronischen Schmerzstatus zu verhindern.
- Die Tertiärprävention schließlich will Folgeerkrankungen bzw. Behinderungen durch bereits bestehende chronische Schmerzzustände vermeiden.

Neben den verschiedenen Präventionsebenen ist auch eine Differenzierung in die Verhaltens- und Verhältnisprävention sinnvoll:

- Maßnahmen der Verhaltensprävention umfassen die Beeinflussung von Gewohnheiten und Handlungsweisen von Individuen.
- Als Verhältnisprävention bezeichnet man solche Maßnahmen von Betrieben, Institutionen, Gesetzgeber oder gesetzlichen Organisationen, die zum Ziel haben, Krankheiten zu vermeiden.

Ein Projekt, in dem die Mitarbeiter eines Krankenhauses zum rückenschonenden Arbeiten angeleitet werden, ist z. B. eine Maßnahme der Verhaltensprävention. Die Einrichtung eines Gymnastikraumes durch den Krankenhausträger hingegen stellt eine Maßnahme der Verhältnisprävention dar.

2.3 Daten aus Studien zum Schmerz in Deutschland

Zu diesem Themenbereich gibt es zur Zeit leider nur sehr wenig valide Untersuchungen. Zum einen ist die Anzahl der Studien klein; insbesondere ist die Zahl der Untersuchungen, die die oben genannten methodischen Probleme berücksichtigen oder adressieren, eher gering. In der Vergangenheit konnten nur in wenigen Teilbereichen, wie z. B. auf dem Gebiet des Rückenschmerzes oder bei Schmerzen rheumatischer Genese eine halbwegs valide Dokumentation erzielt wird. Auf diese schlechte Datenlage wurde wiederholt hingewiesen (Kohlmann 1991; Zimmermann 1994).

Das Fragenmodul zum Schmerz im Bundesgesundheitssurvey 1998 hat zur Verbesserung der Datenlage beigetragen und eine Möglichkeit geboten, die Auswirkung akuter und chronischer Schmerzen auf die Lebensqualität und den Alltag der betroffenen Patienten zu verdeutlichen. Die Studie wurde an insgesamt 7 124 repräsentativ ausgewählten Bundesbürgern zwischen dem 18. und 80. Lebensjahr durchgeführt; neben der Prävalenz und der Lokalisation von Schmerzen wurden auch deren Schweregrad erfasst.

Als häufigste Schmerzlokalisationen in den 7 Tagen der Volluntersuchung wurden von beiden Geschlechtern Kopf und Rücken angegeben; es folgten Nacken und Schultern. Am seltensten wurden von Frauen Brust-, von Männern Gesichtsschmerzen genannt. Die Häufigkeit des Auftretens unterschied sich dabei sowohl zwischen den Altersgruppen als auch zwischen Männern und Frauen. Während die Inzidenz von Kopfschmerzen mit zunehmendem Alter sank, nahm die von Rückenschmerzen in höherem Lebensalter deutlich zu.

6% der Männer und 13,7% der Frauen äußerten, in den letzten 7 Tagen unter starken Schmerzen gelitten zu haben (Bellach et al. 1998). Eine mittlere Schmerzstärke wurde von 41,4% der Frauen und von 33,6% der Männer angegeben; über geringe Schmerzen wurde von 17% der Studienteilnehmer berichtet (Frauen: 17,3%; Männer: 17,9%). Bzgl. der Erhebung der Schmerzintensität wurde ein deutlich sozialer Gradient beobachtet. Mit höherer sozialer Schicht sank bei beiden Geschlechtern die Prävalenz starker Schmerzen zugunsten eines größeren Anteils eher mäßig ausgeprägter Schmerzen. Die Beschwerdelast durch Schmerzen wurde in dieser Studie auch durch ihren Einfluss auf die Lebensqualität deutlich: Aktueller Schmerz beeinflusste alle Aspekte der Gesundheitsfunktion und der Lebensqualität. Daher ließ sich eine deutliche inverse Korrelation mit der Schmerzintensität erheben: Mit wachsender Schmerzstärke sank die Lebensqualität in allen 8 mit dem SF-36 erfassten gesundheitsbezogenen Teilbereichen.

In der **Lübecker Rückenschmerzstudie** (Kohlmann 1991) wurde die Lebenszeitprävalenz von Schmerzen in 11 Körperregionen mit der 6-Monats- und Punktprävalenz verglichen. Die Unterschiede zwischen den 3 erhobenen Prävalenzen spiegelt sehr deutlich die Bedeutung der eingangs beschriebenen methodischen Aspekte bei der Erhebung von Schmerzhäufigkeiten wider: Die Lebenszeitprävalenz von Kopfschmerzen in dieser Studie betrug 51%, die 6-Monats-Prävalenz 37% und die Punktprävalenzen 9%. Ähnliche Unterschiede fanden sich beispielsweise auch für den Rückenschmerz mit 70%, 56% bzw. 9% oder den Gesichtsschmerz mit 24%, 14% bzw. 5%.

Die Beeinträchtigung von Alltagsaktivitäten durch Schmerzen wurde in dieser Studie, deren Probanden eine systematische Stichprobe der Einwohnermeldekartei der Hansestadt Lübeck darstellte, ebenfalls untersucht. In Übereinstimmung mit internationalen Untersuchungen (von Korff et al. 1992) zeigte sich, dass 20–25% derjenigen mit Schmerzen innerhalb der letzten 6 Monate, 7 Tage oder länger in ihren Alltagsaktivitäten eingeschränkt waren. Nur eine kleine Minderheit von 2,4% war schmerzbedingt längerfristig zwischen 31 und 180 Tagen bzgl. ihrer Alltagsbelastung beeinträchtigt.

Ein Vergleich zwischen den neuen und alten Bundesländern zur Prävalenz von Rückenschmerzen und allgemeinen Gesundheitsstörungen wurde anhand von Daten des **nationalen Gesundheitssurveys Ost** (1991/92) und **regionaler Studien aus Westdeutschland** vorgenommen (Berger-Schmitt et al. 1996). Dabei zeigte sich, dass die Prävalenz von Schmerzen in Rücken, Nacken und großen Gelenken in der ostdeutschen Studie deutlich niedriger war als in den beiden westdeutschen Untersuchungen in Lübeck und Bad Säckingen. Ostdeutsche Betroffene mit Rückenschmerzen gaben im Durchschnitt eine leicht höhere Schmerzintensität an als Betroffene in den westdeutschen Studien. Interessanterweise war das Ausmaß von Beeinträchtigungen im Alltag bei Personen mit Rückenschmerzen im Westen deutlich stärker, auch unter Berücksichtigung von Schmerzintensität, Alter und Geschlecht.

Göbel et al. (1993) untersuchten die Prävalenz von **Kopfschmerzen in Deutschland** auf der Basis der Klassifikation der International Headache Society (IHS). Bezogen auf die Gesamtzahl von 4 061 Befragten erfüllten 27,5% der Studienteilnehmer die IHS-Kriterien der Migräne und 38,3% die des Kopfschmerzes vom Spannungstyp komplett oder mit nur einer einzigen Ausnahme. Die Dauer der Kopfschmerzen betrug bei der Migräne im Mittel 2,82 Tage pro Monat, beim Spannungskopfschmerz 2,89 Tage pro Monat. Es fanden sich signifikante Zusammenhänge zwischen den verschiedenen Kopfschmerzerkrankungen und den sozio-demographischen Variablen Alter und Geschlecht. Kritisch verbleibt anzumerken, dass die Studienteilnehmer dem Datensatz eines Marktforschungsunternehmens entnommen wurden. Zwar wurde die Studienpopulation (n = 5 000) als stratifizierte Zufallsstichprobe aus einem Gesamt-Panel (n = 30 000) zugezogen, um eine repräsentative Stichprobe deutscher Haushalte darzustellen; grundsätzlich muss aber bezweifelt werden, dass Teilnehmer einer Marktforschungsdatenbank hinsichtlich der Erkrankungshäufigkeit und auch der Art der Allgemeinbevölkerung vergleichbar sind. Insbesondere bestehen bei den Ergebnissen der Studie Einschränkungen in der Möglichkeit der Verallgemeinerung.

In einer weiteren mit Marktforschungsmethoden durchgeführten Studie, bei der sicherlich ebenso die oben aufgeführten Einschränkungen gelten, wurde die **Migräneprävalenz in den alten Bundesländern** untersucht (Ensink et al. 1994). Die Klassifikation der Kopfschmerzen erfolgte hierbei in Anlehnung an die IHS-Kriterien. Sporadisch auftretende Kopfschmerzen wurden von 23,4% der befragten 2 000 Teilnehmer angegeben. Die 12-Monatsprävalenz für die Migräne betrug 5,3% für Frauen, 1,7% für Männer; die Prävalenz im Alter von 40–49 Jahren war am höchsten. Bei 31,5% der Migränepatienten lag die Attackendauer über 24 Stunden. Die Unterschiede in der Migräneprävalenz zur vorangehenden Studie liegt im Wesentlichen darin, dass die Häufigkeit der letzten 12 Monate abgefragt wurde, während in der Studie von Göbel et al. (1993) die Lebenszeitprävalenz erfasst wurde.

In zwei unabhängigen **Querschnittuntersuchungen** wurde die **Prävalenz von Schmerzen in der deutschen Bevölkerung** zwischen 1975 und 1994 verglichen. In der ersten der beiden Erhebungen wurden durch ein Marktforschungsinstitut 1 601 Personen, die durch eine mehrstufig geschichtete Zufallsstichprobe in den alten Bundesländern und in Westberlin rekrutiert wurden, mit einer Langerfassung des Giessener Beschwerdebogens (57 Items) befragt. An der zweiten Untersuchung 1994 nahmen 3 047 Personen aus den alten und neuen Bundesländern teil. Sie wurden im Rahmen einer Mehrthemenumfrage nach einem bestimmten Zufallsprinzip (Random-Route-Verfahren) ausgewählt und mit Hilfe einer Kurzform des Gießener Beschwerdebogens (24 Items) befragt. Die prozentuale Häufigkeit von Schmerzsymptomen an 5 Lokalisationen war

1994 grundsätzlich größer als 1975; der Anteil starker Schmerzen jedoch war in der Untersuchung von 1994 niedriger. In der Rangfolge der Häufigkeit der Schmerzlokalisationen bei den 18- bis 60-jährigen Teilnehmern lag 1975 der Rückenschmerz an erster Stelle, gefolgt von Kopf-, Nacken-, Glieder- und Magenschmerzen. 1994 wurde der Kopfschmerz häufiger angegeben als der Rückenschmerz, die sonstige Rangfolge blieb unverändert. In beiden Untersuchungen fanden die Autoren signifikante Beziehungen einzelner Schmerzlokalisationen zu verschiedenen soziodemographischen Faktoren wie Alter, Geschlecht, Bildungsgrad und Berufstätigkeit. Kritisch zu den vergleichenden Untersuchungen anzumerken bleibt, dass weder das Auswahlverfahren noch die eingesetzten Fragebogeninstrumente identisch waren. Insofern ist ein Vergleich der Ergebnisse nur mit großem Vorbehalt möglich.

Als wichtiger Faktor für die individuelle Belastung durch chronische Schmerzen innerhalb einer Bevölkerung wird die Einnahmehäufigkeit von Schmerzmedikamenten angesehen. Auf einer aggregierten Datenebene bietet dazu der jährlich publizierte Arzneiverordnungsreport wichtige Angaben. Auf der individuellen Patientenebene liegen aus verschiedenen deutschen Studien Daten vor: Im Bundesgesundheitssurvey 1998 wurde auch die Häufigkeit der Medikamenteneinnahme erhoben: 0,5% der westdeutschen und 1,2% der ostdeutschen Frauen gaben an, täglich Schmerzmedikamente einzunehmen. Bei den Männern waren die entsprechenden Prozentzahlen 0,6% (West) bzw. 0,5% (Ost). Die Häufigkeit der Einnahme unterschied sich zwischen jungen 18- bis 45-jährigen und älteren 64- bis 79-jährigen Studienteilnehmern.

In der Augsburger Seniorenstudie (Rothdach et al. 2000), einer Nachfolgeuntersuchung des Augsburger MONICA-Surveys, wurde in einer umschriebenen älteren Bevölkerung in Süddeutschland die Medikamenteneinnahme in den Jahren 1997 und 1998 erfasst und anhand der Roten Liste klassifiziert. Von den 381 Studienteilnehmern im Alter zwischen 65 und 83 Jahren hatten 111 (29,1%) in den sieben Tagen vor der Untersuchung Analgetika in verschiedenen Applikationsformen eingenommen. Nur 2 dieser Probanden hatten zentral wirksame Schmerzmedikamente verwendet. Analgetika-Anwender waren im Mittel älter (73,6 versus 72,4 Jahre) und gaben signifikant niedrigere Werte in den untersuchten drei Lebensbereichen des SF-36 an (körperliche Funktionsfähigkeit, psychisches Wohlbefinden, allgemeine Gesundheit) als Nichtanwender. Patienten mit Schmerzmitteleinnahme waren signifikant häufiger in der Verrichtung instrumenteller Alltagsaktivitäten eingeschränkt; hierzu zählten vor allem komplexe Funktionen, wie Besuche empfangen, Finanzen regeln oder Briefe schreiben. Hingegen zeigten sich bei Durchführung einfacher Alltagsaktivitäten (baden, sich anziehen oder essen) keine Unterschiede. Auch in der Häufigkeit depressiver Symptome ergaben sich keine Unterschiede zwischen Anwendern und Nicht-Anwendern von Analgetika.

In einer Analyse des Verordnungsverhaltens für Analgetika, die der Betäubungsmittel-Verschreibungsverordnung (BTMVV) unterliegen, wurde für Versicherte der AOK Bochum (Willweber-Strumpf et al. 1992) gezeigt, dass in einem Zeitraum von sechs Monaten 0,078% aller Rezepte auf diese Analgetika-Gruppe entfielen. Der Anteil, der über niedergelassene Ärzte verschrieben wurde, war mit knapp 11% sehr klein. Von den Autoren wurden die Daten als Hinweis für eine unzureichende Versorgungssituation für Patienten mit schwersten Schmerzen angeführt.

Solche versorgungsrelevanten Fragestellungen bilden die Brücken zwischen Epidemiologie, Therapie und Diagnostik chronisch schmerzkranker Patienten. Der Schmerz stellt in Deutschland ein qualitativ und quantitativ bedeutsames Problem des Gesundheitswesens dar. Die Versorgungssituation von Schmerzpatienten wird dabei jedoch als deutlich defizitär eingeschätzt (Zimmermann 1984). Versorgungsepidemiologische Studien über Zugangs- und Behandlungsbedingungen von Schmerzpatienten in Deutschland sind ebenfalls selten. Eine der wenigen existierenden Untersuchungen analysierte die interdisziplinäre Schmerztherapieeinrichtung von Nordrhein-Westfalen im Jahr 1993 (Baune 1999). Zwischen 1992 und 1996 wurden hier verschiedene neue schmerztherapeutische Einrichtungen aufgebaut; dabei entstanden vorwiegend ambulante Versorgungsstrukturen. Im Vordergrund der in Einrichtungen behandelten Schmerzpatienten standen Rücken- und Wirbelsäulenbeschwerden, gefolgt von Kopf- und Nackenschmerzen. Der Autor schließt aus seinen Untersuchungen, dass die Analyse schmerztherapeutischer Versorgungsbedingungen und Strukturen zu einer bedarfsorientierten und qualifizierten Schmerztherapie in Deutschland beiträgt (Baune 1999).

> **Fazit**
>
> Die Bedeutung epidemiologischer Studien zum Schmerz als Methode für die Quantifizierung Betroffener und die Analyse ihrer Beschwerdelast wird zwar wiederholt betont; für Deutschland existieren aber nur wenig valide Daten. Der Bundesgesundheitssurvey 1998 hat diese Situation zwar verbessert, es fehlen jedoch weiterhin Untersuchungen, die einen klaren Bevölkerungsansatz haben. Dieser demographische Zugang ist bedeutsam, da nach bisherigem Wissen in unserem Gesundheitssystem ein erheblicher Teil der von chronischen Schmerzen Betroffenen nicht den Weg in eine adäquate Versorgung findet.

2.4 Geschlechtsspezifische Besonderheiten

Beim weiblichen Geschlecht scheint die Wahrnehmungsschwelle für Druckschmerzen deutlich unter der von Männern zu liegen; dieser Umstand ist einer Studie von Chesterton et al. (2003) zu entnehmen. Seit langem wird die experimentell induzierte Druckschmerzschwelle (PPT) zur Beurteilung der Schmerzwahrnehmung und zur Wirksamkeitsprüfung therapeutischer Maßnahmen der Schmerzbekämpfung eingesetzt. Frauen haben hier offensichtlich niedrigere PPT-Werte als Männer.

Zur genauen Quantifizierung dieser Differenz führten die Autoren zwei getrennte Studien durch. In beiden wurde zur Bestimmung der PPT ein Druckalgometer im ersten M. interosseus dorsalis verwendet; die lokale Kraft wurde in Schritten von 5 N/s erhöht. In Studie 1 wurden jeweils zwei Messungen bei 240 gesunden Freiwilligen vorgenommen (je 120 Männer und Frauen). Für Studie 2 wählte man randomisiert 30 Probanden (je 15 Männer und Frauen) aus der ersten Studie aus. 14 wiederholte PPT-Messungen wurden hier in 10-minütigem Abstand aufgezeichnet. Die durchschnittliche PPT für jede der beiden Messungen in Studie 1 zeigte eine signifikante Geschlechtsdifferenz von 12,2 N bzw. 12,8 N, was mit einer um durchschnittlich 28% niedrigere Schmerzschwelle bei Frauen gleichzusetzen ist. In Studie 2 betrug die aus den 14 PPT-Messungen errechnete Differenz 12,3 N; auch hier lag die PPT bei den Frauen niedriger.

2.5 Besonderheiten im Kindes- und Jugendalter

Die Beurteilung von Schmerzbildern bei Säuglingen und Kindern ist oft nicht einfach, da sich der Mensch in diesem Lebensabschnitt noch nicht oder für Erwachsene nicht ausreichend verständlich genug äußern kann; eine exakte Beschreibung der Schmerzqualität ist in aller Regel nicht zu erwarten. Mit verantwortlich hierfür ist darüber hinaus ein noch nicht ausgereiftes zentrales Nervensystem, eine noch mangelhafte Entwicklung der Körperwahrnehmung und des sprachlichen Ausdrucks; die Schmerzäußerungen selbst sind meist gefühlsbetont überlagert.

Mit dem 6.–7. Lebensjahr präzisiert sich die allgemeine Schmerzwahrnehmung, bis zum 12. Lebensjahr nähern sich Schmerzwahrnehmung und -verarbeitung den physiologischen Abläufen des erwachsenen Menschen.

Beim Kind sollte die ausführliche Erhebung der speziellen Anamnese immer über die Eltern erfolgen; beim Säugling sind zusätzlich gezielte Fremdbeobachtungen notwendig. Kleinkinder sind schon oft in der Lage – auch bei noch limitiertem Sprachvermögen – anhand von Farbskalen, Smiley-Symbolen (Abb. 2.1) o. ä. genauere Auskunft über das Schmerzausmaß und evtl. auch über die Schmerzqualität zu geben:

- **Unspezifische funktionelle Beschwerden.** Im Kindes- und Jugendalter wird relativ häufig über unspezifische funktionelle Beschwerden im Bereich der Haltungs- und Bewegungsorgane berichtet, vor allem nach körperlichen, in erster Linie sportlichen Überlastungen. Ursache hierfür ist meist ein temporäres Missverhältnis zwischen dem Körper(Längen)Wachstum einerseits und der aktuellen muskulären Situation andererseits; aufgrund langer muskulärer Hebelarme kommt es zu einer teilweisen unökonomischen Kraftübertragung, was dann letztendlich für die insgesamt doch harmlosen Beschwerden verantwortlich ist. Therapeutisch kommt eine sinnvolle Dosierung der sportlichen Belastung in Frage, Betreiben von Ausgleichssportarten. Eine medikamentöse Behandlung erübrigt sich in den allermeisten Fällen.
- **Gelenkbeschwerden.** Sie sind häufige Begleiterscheinungen von viralen und auch bakteriellen Infektionskrankheiten, wie sie im Kindesalter häufig auftreten. Das klinische Bild wird in diesen Fällen geprägt durch Fieber und Mattigkeit, im Hinblick auf die jeweilige Erkrankung auch durch typische Hauteffloreszenzen; bezüglich der Infektionsquellen besteht oft eine typische Anamnese.

Die Behandlung der Beschwerdebilder erfolgt ebenfalls rein symptomatisch:

- **Erkrankungen aus dem rheumatischen Formenkreis.** Die im Kindesalter doch relativ seltenen Erkrankungen aus dem rheumatischen Formenkreis, hier meist einhergehend mit Mon- oder Oligoarthritiden, sind hingegen problematischer. Typische klinische Zeichen sind Gelenkschwellungen (v. a. Kniegelenk betroffen), entsprechende Belastungs- und Bewegungsschmerzen, im Einzelfall auch laborserologische Veränderungen. Bei Vorliegen einer Monarthritis sollte eine Tuberkulose als auslösende Grunderkrankung ausgeschlossen werden (z. B. durch einen Tine-Test).
- Die Behandlung erfolgt hier rein symptomatisch mit körpergewichtsadaptierter Applikation nichtsteroidaler Antiphlogistika (evt. auch flüssig peroral), auch Anwendungen von Externa (Wickel, kühlende Verbände u. a.) sind hilfreich; nur in Einzelfällen persistierender rheumatischer Irritationen kommt der Einsatz von Steroiden intraartikulär oder gar systemisch in Frage.
- **Kopfschmerzen.** Im Kindes- und Jugendalter wird häufig über Kopfschmerzen geklagt. Ursächlich ist in seltenen Fällen eine genetische Disposition, z. B. im Falle einer familiär-hemiplegischen Migräne, bei der es während einzelner Attacken zu Hemiparesen und teilweise zu Bewusstseinsstörungen kommen kann. Eine chromosomale Störung (19p13-Variation) wird

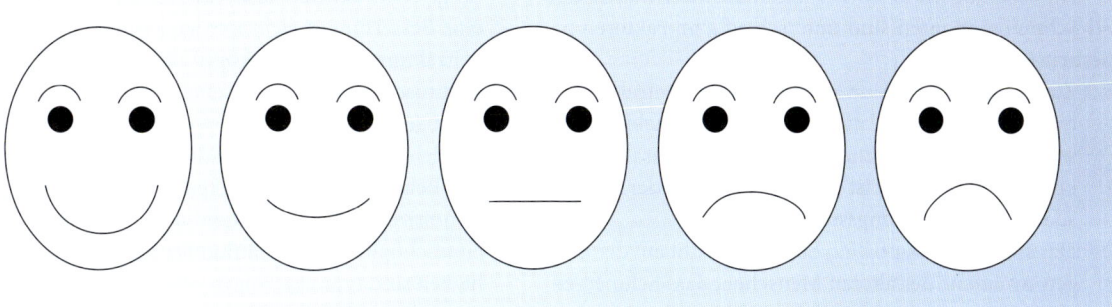

Abb. 2.1. Beispiel einer visuellen Analogskala (VAS) zur subjektiven Schmerzabschätzung im Kindesalter (ab dem 4. Lebensjahr)

hier vermutet. Im Falle einer idiopathischen Migräneattacke wird die zweistündige Zeitspanne des einzelnen Schmerzanfalles (wie beim Erwachsenen gefordert) nicht selten unterschritten (Dauer auch nur bis zu einer halben Stunde möglich). Für eine möglichst exakte **Differenzialdiagnose** sollte für einen Zeitraum von mindestens vier Wochen ein Kopfschmerz-Tagebuch geführt werden mit Angaben über die Häufigkeit, die Zeitdauer, die Stärke, auch die Lokalisation und die Begleitsymptomatik der Beschwerden (Ochs 2000). Eine psychosoziale Komponente wird in einer Vielzahl von Fällen vermutet (elterliche Partnerproblematik, Tod eines Elternteils, Wohnortwechsel u. a.).

In Industriestaaten ist das Auftreten von **Spannungskopfschmerzen** auch im Kindes- und Jugendalter in den letzten 20 Jahren stetig angestiegen. Die **Prävalenz** von 10% lässt sie heute zu den häufigsten neurologischen Erkrankungen im Kindesalter rechnen; knapp 90% aller Kinder und Jugendlichen im Alter von 8–16 Jahren habe Kopfschmerzerfahrungen.

Die medikamentöse **Behandlung** im akuten Stadium schwerer Migräneattacken im Kindes- und Jugendalter erfolgt mit Triptanen (Serotonin-Antagonist; evtl. als nasale Applikation), bei leichteren klinischen Bildern mit langsamem initialen Schmerzanstieg werden die bewährten Analgetika wie Paracetamol, Acetylsalicylsäure und Ibuprofen, aber auch Antiemetika wie Domperidon (Benzimidazolon-Derivat) empfohlen. Von Ergotamin-Derivaten wird zwischenzeitlich aufgrund der bekannten Nebenwirkungen abgeraten.

Jede medikamentöse Behandlung sollte von einem nicht medikamentösen Ansatz begleitet werden, wie z. B. Patienten- und Elternaufklärung, dem Führen von Kopfschmerz-Tagebüchern, körperlicher Bewegung, zusätzlicher Gabe von Vitaminen, evtl. auch psychologischer Verfahren wie Entspannungstraining.

2.6 Besonderheiten im höheren Lebensalter

Mit zunehmendem Lebensalter können die physiologischen Gleichgewichte des menschlichen Körpers, die der Aufrechterhaltung einwandfreier Organfunktionen dienen, durch Verschleiß und Aufbrauchsprozesse einerseits bzw. besondere Erkrankungen andererseits verschoben werden. Wird diesen pathophysiologischen Störungen nicht frühzeitig adäquat begegnet, so können im Weiteren persistierende Fehlfunktionen entstehen, die dann nicht selten auch mit chronischen Schmerzsyndromen einhergehen.

Von grundlegender Bedeutung für das deutliche Ansteigen schmerzhafter Erkrankungen im höheren Lebensalter sind degenerative Veränderungen der Haltungs- und Bewegungsorgane, nachgeordnet Gefäßkrankheiten sowie zerebrale Abbauprozesse, aber auch depressive Entwicklungen.

Zu den typischen **altersassoziierten Veränderungen des menschlichen Organismus** gehören:
- Atrophie des Knochens (Osteopenie, Osteoporose)
- Massenminderung der Muskulatur (Kraftverlust, Koordinationsstörungen)
- Schlaffheit der Haut (Abnahme elastischer Fasern)
- Schleimhautatrophie
- Erhöhter Anteil an Körperfett bei gleichzeitig vermindertem Anteil an Körperwasser
- Abnahme funktionsfähiger Nervenzellen (Reduktion der Gedächtnisleistung)
- Abnahme der Anzahl an Nephronen (eingeschränkte Nierenfunktion)

Die **Schmerzwahrnehmung** als subjektives Erleben in Folge eines nozizeptiven Reizes wird durch diese altersphysiologischen Veränderungen wesentlich beeinflusst. Hierzu kommen meist auch noch kognitive Störungen mit verlangsamter Informationsaufnahme und -weiterverarbeitung, auch psychische Altersprobleme mit der Neigung zur Depression u. a.

An wesentlichen **Besonderheiten des alten Menschen als Schmerzpatienten** sind unterschiedliche Faktoren zu berücksichtigen:

- Zunächst stellt die **Multimorbidität** ein zentrales Problem dar; der ältere Patient ist hierdurch nachhaltig in seiner Belastbarkeit und Stabilität eingeschränkt. Die klinische Diagnostik ist erschwert, ebenso der Einsatz adäquater Behandlungsstrategien.
- Das sog. »**underreporting of pain**« beruht auf der irrigen Annahme des älteren Menschen, dass Schmerzen als primäre typische Begleitstörungen des höheren Lebensalters aufzufassen seien (Defizitmodell), die erduldet werden müssen.
- Für das höhere Lebensalter ebenfalls pathognomonisch ist die **Veränderung des Organschmerzes**, der auf der langsam voranschreitenden Abnahme der Anzahl nozizeptiver Strukturen am Ort der Schmerzentstehung beruht, aber auch auf der Verminderung der zentralen Präsenz der einzelnen zerebralen Schmerzverarbeitungszentren. Gefördert wird dieses Phänomen durch eine Herabsetzung der Nervenleitgeschwindigkeit, aber auch durch die Folgen chronischer Erkrankungen wie Durchblutungsstörungen und Diabetes mellitus. Letztendlich bedingt diese Problematik das Phänomen des **Symptomenwandels** im Sinne einer nicht adäquaten, teilweise sogar fehlerhaften Reizantwort. Der ältere Mensch empfindet den Schmerz selbst nicht mehr als krankhaft, sondern berichtet eher diffuse sekundäre Symptome wie einen allgemeinen körperlichen Abbau mit Kraftverlust, aufkommende Schlaflosigkeit, nächtliches Schwitzen, Übelkeit u. a.
- Die zerebralen Veränderungen mit nachfolgenden bleibenden **Störungen des Sensoriums** führen zu einem teilweisen Verlust des Akutschmerzes als Warnsignal. Der ältere Mensch verschleppt somit primär gut behandelbare Störungen oft über viele Monate, bis dann bei manifestem Funktionsverlust (z. B. Fehlhaltung, Kontrakturen u. a.) therapeutisch kaum mehr eine Besserung erreicht werden kann (z. B. nach Wirbelfrakturen, Oberarmkopffrakturen, aber auch bei Arthrosen u. a.). Chronische Schmerzbilder werden nicht selten nur vermindert präsentiert, was den behandelnden Arzt zur Fehlannahme einer eher geringen Behandlungsbedürftigkeit veranlasst.
- **Kognitive Einschränkungen** mit nachfolgender Beeinträchtigung der Kommunikation und der Lernfähigkeit sind typische Folgen einer Demenz: Bereits die Formulierung einer Schmerzaussage bereitet diesen geriatrischen Patienten oft erhebliche Probleme. Überlagert wird diese Symptomatik dann noch durch Störungen wie eine **Depression** oder eine **Vereinsamung** mit einem dann protrahierten Schmerzerleben.

Diese vielfältigen pathophysiologischen Besonderheiten des älteren Patienten erfordern eine eingehende Auseinandersetzung mit einer möglicherweise bestehenden chronischen Schmerzsymptomatik. Der behandelnde Arzt hat oft Probleme, in diesen Fällen die organischen und technischen Untersuchungsbefunde einzuordnen, nicht selten ist er auf **zusätzliche Informationen aus dem persönlichen Umfeld** des Betroffenen angewiesen, vor allem im Hinblick auf bestehende funktionelle Störungen, die ebenfalls Ausdruck eines chronischen Schmerzbildes sein können.

Letztlich gibt es auch in der **Behandlung von Schmerzbildern älterer Patienten** wichtige Gegebenheiten zu beachten, insbesondere im Hinblick auf den Anpassungsbedarf einer medikamentösen Abdeckung (Abb. 2.2), die die Besonderheiten der Stoffwechselabläufe im Senium berücksichtigen muss. Vorsicht ist geboten bezüglich der erhöhten Nebenwirkungsrate der NSAR mit altersassoziierter Schleimhautatrophie im Gastrointestinaltrakt; niederpotente Opioide führen oft zu einer zusätzlichen

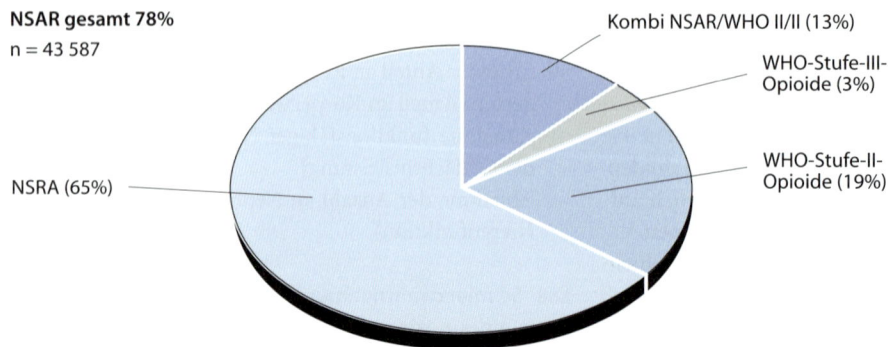

Abb. 2.2. Schmerztherapie bei Patienten über 70 Jahre. (Quelle: Längsschnittuntersuchung von Januar bis Dezember 2000 in 400 Arztpraxen mit insgesamt 890 000 Patienten)

Beeinträchtigung der Mobilität und bringen damit eine Erhöhung der Sturzgefahr mit sich.

Die **Pharmakokinetik** ist in hohem Alter typischerweise verändert mit:
- einer schnellen Konzentration hydrophiler Substanzen (z. B. Morphin),
- einer erhöhten Konzentration lipophiler Substanzen,
- einer verlangsamten Verstoffwechselung in der Leber,
- einer verlangsamten Ausscheidung über die Nieren.

Die **Pharmakodynamik** zeigt ebenfalls typische Veränderungen mit:
- einer gesteigerten Empfindlichkeit gegenüber autocholinergen Substanzen und
- einer gesteigerten Empfindlichkeit gegenüber zentral wirksamen Präparaten.

Gut verträglich für ältere Patienten sind in erster Linie vor allem die weitgehend nebenwirkungsfreien und subjektiv gut tolerierten **physikalisch-roborierenden** und auch **bewegungstherapeutischen Verfahren**, vor allem dann, wenn nur mit den noch vorhandenen körperlichen Reserven des Patienten gearbeitet wird. **Krankengymnastik** und **Ergotherapie** zielen auf eine Verbesserung der motorischen und funktionellen Defizite ab, die beim älteren Patienten nicht selten als Schmerzauslöser wirksam werden.

Letztlich spielen auch **psychotherapeutische Verfahren**, gerade in der Behandlung von Schmerzsyndromen des älteren Patienten eine große Rolle.

Globales Ziel aller therapeutischen Maßnahmen bleibt der Gewinn an Lebensqualität zu denen, vor allem bei fortgeschrittenen degenerativen Aufbrauchserscheinungen der Haltungs- und Bewegungsorgane, auch operative Maßnahmen, hier vor allem im Sinne des alloplastischen Gelenkersatzes zählen.

Anatomie, Physiologie, Molekularbiologie und Pathologie des Schmerzes

3.1　Grundlagen der Schmerzempfindung　– 17

3.2　Anatomie und Biochemie des peripheren Nozizeptors　– 17

3.3　Spinale und zerebrale Nozizeption　– 17

3.4　Ausbildung eines Schmerzgedächtnisses　– 17

3.5　Präventionsmaßnahmen zur Verhinderung der Ausbildung eines Schmerzgedächtnisses　– 19

3.1　Grundlagen der Schmerzempfindung

Zu den wichtigsten Sinnen des menschlichen Organismus, ohne dessen bedeutende Schutzfunktion kein Überleben möglich wäre, zählen neben Druck, Temperatur u. a. auch der Schmerz. Die einzelnen physikalischen und biochemischen Abläufe in den verschiedenen Geweben des Körpers sind zwischenzeitlich bis in die biochemischen Einzelschritte auf Molekülbasis geklärt.

3.2　Anatomie und Biochemie des peripheren Nozizeptors

Ein **drohender oder bereits eingetretener Gewebeschaden** (z. B. Prellung, Distorsion, Hautverletzung, Knochenbruch u.a.m.) wird durch entsprechende, im peripheren Gewebe liegende Sinnesfühler (Rezeptoren) für Schmerz (sog. Nozizeptoren) erkannt. Diese bestehen aus freien Nervenendigungen dünner afferenter A-δ-Fasern oder C-Nervenfasern. Sie sind im gesamten menschlichen Organismus – mit Ausnahme des Zentralnervensystems (Rückenmark, Gehirn) – lokalisiert und werden durch unterschiedliche Reize erregt:
- **Physikalisch** durch Druck oder Kompression
- Eine **veränderte Temperatur** (Kälte, Wärme)
- **Chemisch** durch diverse Entzündungsmediatoren im Gefolge lokaler Irritationen und Traumata

Die **periphere Reizaufnahme und -modulation** erfolgt durch spezielle endogene algetisch wirksame Substanzen (Abb. 3.1) mit anschließender direkter Weiterleitung ohne Umschaltung in die Hinterhörner des Rückenmarkes.

3.3　Spinale und zerebrale Nozizeption

Im Hinterhornbereich des Rückenmarkes angekommen, wird zunächst der Neurotransmitter **Glutamat** (sog. 1. Botenstoff) ausgeschüttet. Dieser bindet sich an spezielle Glutamatrezeptoren vom Subtyp der AMPA-Rezeptoren (α-Amino-3-Hydroxy-Methyl-4-Isoxazolpropionsäure-Rezeptoren), was eine synaptische Erregung von Neuronen der Hinterhörner nach sich zieht. Der Erregungsimpuls wird dann direkt oder aber über Zwischenneurone u. a. zum Thalamus und schließlich zum Kortex weitergeleitet, wo dann der Sinneneindruck »Schmerz« abgebildet wird. Die Entladungstätigkeit spinofugaler Neurone des Hinterhornes kann durch segmentale Interneurone und/oder absteigende inhibitorische Bahnsysteme gehemmt werden. Dieser Mechanismus wird durch afferente Stimulation aktiviert (sog. Schutzmechanismus vor Reizüberflutung durch die beschriebene Signalkaskade; s. ▶ Kap. 3.4).

3.4　Ausbildung eines Schmerzgedächtnisses

Bei sehr starken Schmerzreizen werden im Rückenmark größere Mengen des 1. Botenstoffes Glutamat freigesetzt. Das führt zu:
- einer kurz andauernden Erregung der Hinterhornneurone und
- zu lang anhaltenden Veränderungen im zentralen Nervensystem.

Es kommt v. a. zu einer Aktivierung der Glutamatrezeptoren vom Subtyp NMDA (N-Methyl-D-aspartat); hier

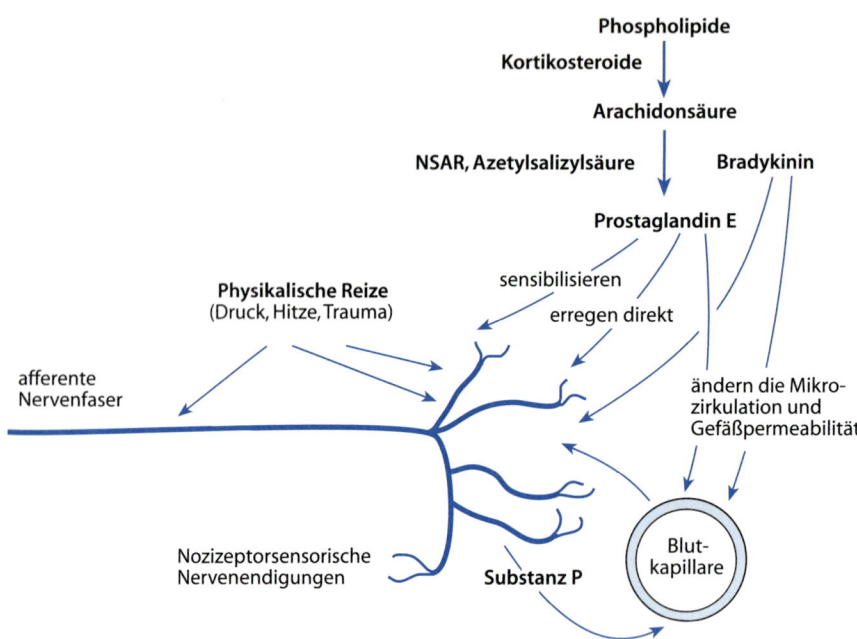

Abb. 3.1. Endogene algetisch wirksame Substanzen. Die Erregbarkeit der peripheren Nozizeptoren wird durch körpereigene Stoffe, aber auch durch andere Mechanismen (wie z. B. physikalische Reize, Medikamente) verändert

steuern als 2. wichtiger Botenstoff auch **Kalziumionen** eine Reihe von Zellfunktionen mit und sind für die anschließende zentrale Sensibilisierung mit verantwortlich.

Die synaptische Langzeitpotenzierung in den Hinterhornneuronen des Rückenmarkes durch den Kalziumsanstieg kann nun eine Reihe von Signaltransduktionswegen, u. a. auch Enzyme, aktivieren und entsprechend anhaltende Veränderungen der lokalen Zelleigenschaften nach sich ziehen. Dadurch kommt es zu einer erheblichen Steigerung der synaptischen Übertragungsstärke (»long-term potentiation« – **LPT**) zwischen den nozizeptiven A-δ- und C-Fasern und den Hinterhornneuronen. Auf diese Weise lösen im weiteren Verlauf dann bereits schwache äußere oder innere Schmerzreize eine starke Erregung der nozizeptiven Hinterhornneurone aus.

> **Kommentar**
> Die LPT ist als zellulärer Mechanismus der zentralen Sensibilisierung für Schmerzreize zu bewerten!

Durch den **lokalen Anstieg an Kalziumionen** in den nozizeptiven Neuronen des Rückenmarkes kann eine Genaktivierung induziert werden, die zu phänotypischen Veränderungen an nozizeptiven Neuronen führt (sog. neurogene Plastizität) (Woolf u. Salter 2000).

Eine **exzessive Erhöhung der Kalziumionenkonzentration** löst in den Neuronen den programmierten Zelltod (Apoptose) oder den nekrotischen Zelltod aus.

Körpereigene Schmerzabwehr. Der Mensch verfügt über eine sehr effektive körpereigene Schmerzabwehr, deren Ursprung im Hirnstamm liegt. Über lange absteigende Bahnen werden im Bereich des Rückenmarkes nozizeptive Neurone prä- und postsynaptisch gehemmt, indem der Organismus folgende Stoffe ausschüttet:
- Eigene Opioide
- Monoamine
- Hemmende Aminosäuren

Dieser Schutzmechanismus vor einer Reizüberflutung ist dauernd aktiv, durch akuten Stress oder durch Schmerzreize wird er weiter gesteigert. Andererseits sind diese hemmenden, antinozizeptiven Neurone mit deutlichen inter- und intraindividuellen Schwankungen für einen transsynaptisch ausgelösten Zelltod vulnerabel: So gehen z. B. nach ausgeprägter peripherer Nervenläsion, aber auch nach schweren Gewebstraumata, Neurone, die den hemmenden Neurotransmitter GABA (γ-Amino-Buttersäure) verwenden, deutlich zurück (Sandkühler 2000). Klinisch resultiert in diesen Fällen eine erhebliche Hyperalgesie und Allodynie mit spontanen Schmerzbildern (sog. insuffiziente körpereigene Schmerzabwehr).

Diese funktionellen Veränderungen mit Einflussnahme auf die synaptische Übertragungsstärke können sich spontan im Laufe der Zeit (Stunden bis Jahre) wieder zurückbilden. Bei wiederholten oder anhaltenden Schmerzreizen können die eingetretenen Gewebeveränderungen im Sinne eines sog. »**Schmerzgedächtnisses**«, aber auch bis an das Lebensende fortbestehen (Tab. 3.1), selbst wenn damit keinerlei kognitiven Inhalte verbunden sind. Bis heute liefert die Grundlagenforschung allerdings kei-

Tab. 3.1. Symptomatik eines sog. »Schmerzgedächtnisses«

Phänomen	Klinisches Bild
Hyperalgesie	Krankhaft gesteigerte Schmerzempfindlichkeit
Allodynie	Schmerzauslösung durch normalerweise harmlose, nicht schmerzhafte Reize
Spontanschmerz	Schmerzempfindung ohne jede auslösende Ursache, auch in Ruhe

nen Hinweis auf einen klar definierten Zeitpunkt für den Übergang von einem akuten in einen chronischen Schmerz.

> **Kommentar**
> Eine Apoptose und ein bereits eingetretener nekrotischer Zelltod sind immer irreversibel.

Je stärker die akuten Schmerzen sind, desto mehr Schmerzsignale erreichen das Gehirn und desto ausgeprägter sind dann die hier angelegten Engramme. Schmerzreize führen nicht nur im Thalamus und im Neokortex, sondern auch im limbischen System, vor allem der Amygdala, zu neuroplastischen Veränderungen. Letztere enthält zu etwa 50 % rein nozizeptive Fasern. Einmal empfundene Schmerzen werden hier gespeichert, bei erneuten Reizen reagiert der Patient dann zunehmend empfindlicher.

Warum werden nicht alle Schmerzen chronisch?

Ein **Schmerzgedächtnis kann verloren gehen**, da die im Falle chronischer Schmerzreize angelegten neuronalen Veränderungen im Gehirn langsam abgebaut werden können. Dieses Vergessen stellt einen weiteren Lernprozess dar, bei dem körpereigene Antichronifizierungssysteme helfen. Nach neueren Erkenntnissen spielen dabei nicht nur Endorphine, sondern auch Endocannabinoide eine wichtige Rolle. Außerdem wirken GABA/Glyzin, Monoamine sowie Neurosteroide einer Schmerzchronifizierung entgegen.

> **Kommentar**
> Durch Schmerzreize werden nicht nur WDR-Neurone (»wide dynamic range«) aktiviert, sondern über einen Feed-back-Mechanismus auch Interneurone angeregt, die dann die Produktion schmerzhemmender Substanzen fördern. Endocannabinoide etwa stimulieren Cannabis-Rezeptoren auf der präsynaptischen Seite und regulieren die Freisetzung von Transmittern.

Unter therapeutischen Gesichtspunkten erscheint es genauso wichtig, die aktiven neuralen Systeme herunterzuregeln, um damit die Ausbildung eines Schmerzgedächtnisses wirksam zu verhindern. Dies gelingt durch eine **effektive Therapie des akuten Schmerzes**:

- **Opiate oder Lokalanästhetika**. Im Gehirn wird der Bildung von Engrammen vorgebeugt.
- **Natriumkanal-Blocker**. Sie hemmen eine Überaktivierung des nozizeptiven Systems. Sie sind besonders bei langwierigen Entzündungsreaktionen von großer Bedeutung.
- **Ausschüttung der Gewebshormone**. Prostaglandine führen z. B. zu einer Phosphorylierung und Sensibilisierung der in den Nozizeptoren sitzenden Natriumkanäle, so dass die Frequenzen an Aktionspotentialen ansteigen. Diesem Mechanismus wirkt ein Natriumkanal-Blocker entgegen.

3.5 Präventionsmaßnahmen zur Verhinderung der Ausbildung eines Schmerzgedächtnisses

Um eine Schmerzchronifizierung zu verhindern, ist eine effiziente primäre Schmerztherapie gerade in der Akutphase von entscheidender Bedeutung. Darüber hinaus hängt es jedoch auch wesentlich von individuellen Faktoren ab, ob Schmerzen chronisch werden oder wieder verschwinden.

Für eine sog. präventive Analgesie existieren verschiedene Ansatzpunkte (Sandkühler 2001):

- **Frühzeitige Verminderung oder gar Vermeidung der Glutamatfreisetzung** aus nozizeptiven A-δ- und C-Fasern im Rückenmark. Dies ist z. B. möglich durch:
  - konsequente periphere Nervenblockade (Infiltrations-, Leitungs- oder Plexusanästhesie),
  - Hemmung der unphysiologischen Übererregbarkeit afferenter Nervenfasern im Falle einer peripheren Neuropathie oder
  - präsynaptische Hemmung der Transmitterfreisetzung (im Falle einer Spinalanalgesie mit Opioiden, die die präsynaptischen Opioidrezeptoren binden).
- **Verminderung oder gar Vermeidung der Glutamatwirkung am NMDA-Rezeptor** durch:
  - direkte pharmakologische Blockade (z. B. mit Ketamin oder Memantine) oder
  - durch postsynaptische Hemmung der nozizeptiven Hinterhornneurone.

An weiteren Präparaten werden empfohlen (Zieglgänsberger 2003):
- Cannabioide
- Antiepileptika oder auch Natriumkanalblocker
- Kaliumkanalöffner
- Antidepressiva
- Cox-Hemmer

Die Entstehung eines Schmerzgedächtnisses aufgrund der erkannten biochemischen Abläufe auf molekularer Ebene kann durch eine tiefe Allgemeinanästhesie nicht verhindert werden. Ebenso unwirksam sind Sedativa.

Auf der anderen Seite ist, trotz subjektiv teilweise erheblich beeinträchtigender klinischer Verläufe, meist eine gute Schmerzverarbeitung gegeben, die Patienten sind trotz ihrer Symptome körperlich weiter aktiv, z. B. bei:
- einer rheumatoiden Arthritis,
- einer Spondylitis ankylosans oder
- nach einer endoprothetischen Versorgung eines Hüft- oder Kniegelenkes.

> **Kommentar**
> Nur bei voraussehbaren Schmerzereignissen gibt es therapeutische Möglichkeiten zur präventiven Analgesie.

Im Falle bereits gegebener chronischer Schmerzen kann keines der heute zugelassenen Analgetika ein bereits entstandenes Schmerzgedächtnis wieder »löschen«, was eine Unumkehrbarkeit der zellulären Signaltransduktionswege unterstreicht. Hier bieten einige **Verfahren der Gegenirritation** mit synaptischer Langzeithemmung zwischen peripheren Nozizeptoren (v. a. A-δ-Fasern) und Neuronen im Rückenmark Behandlungsansätze:
- **TENS**. Frequenz: 1–3 Hz. Eine geringere Reizintensität mit nur niederschwelliger Erregung der A-β-Fasern wird vom Patienten als nicht schmerzhafte Parästhesien empfunden (Beeinflussung antinozizeptiver Zwischenneurone im Rückenmark im Sinne des Gate control-Mechanismus); hierdurch ist ein Langzeiteffekt jedoch nicht gegeben (Johnson et al. 1991) (▶ Kap. 8.3.3).
- Physikalische Strategien (Wärme- bzw. Kälteanwendung).
- (Elektro)Akupunktur.

Diagnostik des Schmerzpatienten

4.1 Allgemeine medizinische Anamnese – 21

4.2 Sozialanamnese – 22

4.3 Methoden der Krankheitsanamnese – 22

4.4 Spezielle Schmerzanamnese – 24

4.5 Klinische Befunderhebung – 28
4.5.1 Körperlicher Befund – 29
4.5.2 Diagnostische Injektionen – 33
4.5.3 Psychologische Untersuchung – 33

4.6 Laborchemische Diagnostik – 36

4.7 Bildgebende Verfahren – 37
4.7.1 Röntgenuntersuchung – 37
4.7.2 Sonographie – 38
4.7.3 Szintigraphie (Scanning) – 39
4.7.4 Computertomographie (CT) – 39
4.7.5 Kernspintomographie (MRT, NMR) – 40
4.7.6 Myelographie – 41
4.7.7 Myelo-CT – 42
4.7.8 Diskographie – 42
4.7.9 Osteodensitometrie (Knochendichtebestimmung) – 42

4.8 Invasive Diagnostik – 43

4.9 Anhang – 46

4.1 Allgemeine medizinische Anamnese

Patienten mit akut auftretender Schmerzsymptomatik können das Schmerzsyndrom in der Regel lokalisieren und charakterisieren. Somit lässt sich der Auslöser des Schmerzes meist auf eine fassbare Situation zurückführen.

> **Kommentar**
> Eine akut einsetzende Therapie hat in den meisten Fällen gute Erfolgsaussichten.

Anders stellt sich die Situation bei Patienten mit chronischen Schmerzzuständen dar: Hier hat der Schmerz seine Warn- und Schutzfunktion verloren, denn die meisten Schmerzpatienten:
- sind bereits über einen längeren Zeitraum vorbehandelt,
- haben oft schon einige erfolglose Behandlungsversuche hinter sich.

Deshalb sollte bei chronisch Schmerzkranken eine sorgfältige und konsequent durchgeführte Anamnese und klinische Befunderhebung schon beim ersten Patientenkontakt durchgeführt werden. Durch Eruierung der allgemeinen medizinischen Vorgeschichte sollen begleitende oder zugrundeliegende Krankheiten, die mit dem chronischen Schmerzsyndrom in Zusammenhang stehen können, differenziert werden – wie z. B. eine Leber- und Niereninsuffizienz, aber auch kardiovaskuläre Erkrankungen, die Auswirkungen auf die Schmerzsymptomatik zeitigen können.

Im Rahmen eines »doctor's shopping« hat der Patient oft schon vielfältige diagnostische und therapeutische Maßnahmen erfahren. Eine hierauf beruhende Vielzahl gestellter Diagnosen und abgegebener Therapieempfehlungen führt nicht selten zur Verunsicherung und damit auch zu einer Verfestigung eigener, häufig inadäquater Krankheitsmodelle. Skepsis und Resignation, aber auch überhöhte Erwartungen an die »letzte Chance« prägen seine Vorstellung. Vor diesem Hintergrund bedeutet die Zusammenstellung der Anamnese beim chronischen Schmerzpatienten mehr als nur eine Erhebung der Krankengeschichte (▶ Übersicht 4.1). Im Zuge eines interaktiven Prozesses sind alle relevanten Informationen zur Entwicklung, Art und Ausmaß der geklagten Beschwerden zur Aufrechterhaltung der Bedingungen sowie Einstellungen, Erwartungen und Überzeugungen zu Krankheit und Befinden des Patienten zu erfragen. Dieser Ansatz mit dem gezielten Eingehen auf alle Probleme des Patienten unterscheidet sich von der oft fragmentarischen Beschäftigung mit der angegebenen Symptomatik, die sich aus der Beschränkung der einzelnen Fachgebietsgrenzen ergibt (Bonica u. Loeser 1990). Er bietet vor allem eine gute Grundlage für die Entwicklung einer tragfähigen, vertrauensvollen Arzt-Patient-Beziehung. Die multidimensionale Bedingtheit chronischer Schmerzen erfordert es schon von Beginn an, neben den somatischen Aspekten auch mögliche psychologische und soziale Einflussfaktoren zu thematisieren und sie nicht als Restkategorie abzuhandeln.

> **Übersicht 4.1.** Wichtige Themenbereiche im Anamnesegespräch
> - Spezielle Schmerzanamnese
>   – Lokalisation
>   – Charakter
>   – Intensität
>   – Häufigkeit und Dauer
>   – Zeitliche Entwicklung
>   – Verstärkungs- und Linderungsfaktoren
>   – Begleitsymptomatik
> - Art und Umfang der bisher durchgeführten Diagnostik
> - Bisher eingesetzte Therapiemaßnahmen und deren Einfluss auf das Schmerzbild
> - Erhebung der allgemeinen medizinischen Vorgeschichte und aktueller medizinischer Begleiterkrankungen
> - Eine sorgfältige psychosoziale Evaluation
> - Einschätzung der Schmerzchronifizierung und der Schwere der Erkrankung

Erst die ärztliche Bewertung und die zusammenfassende Beurteilung aller Einzelaspekte erlauben dann die adäquate Planung weiterer diagnostischer Schritte und die Erstellung eines realistischen Behandlungskonzeptes des Schmerzbildes.

4.2 Sozialanamnese

In der Sozialanamnese soll in erster Linie auf die **berufliche Tätigkeit** mit den dort aufscheinenden spezifischen körperlichen und psychischen Belastungen eingegangen werden. Weiterhin muss geklärt werden, ob und wie lange Arbeitsunfähigkeit besteht und/oder ob ein Rentenantrag gestellt wurde, des Weiteren, wie der Patient seinen eigenen Status innerhalb der Familie und seine individuellen Lebensumstände einschätzt. Vor allem Patienten mit chronischen Krankheitsverläufen sind aufgrund zahlreicher und dann auch noch unzureichend wirksamer Behandlungsversuche oft niedergeschlagen und depressiv, was sich auf ihre eigene soziale Bewertung und auf ihre berufliche Belastbarkeit auswirken kann.

Gerade dieses Patientenkollektiv, das dann auch die aufkommenden Beschwerden in aller Regel als somatisches Problem begreift, steht einer Exploration sozialer und insbesondere auch psychologischer Einflussfaktoren meist eher skeptisch und ablehnend gegenüber. Die chronisch Schmerzkranken haben häufig schon erfahren, dass ihre Beschwerden von den Mitmenschen und auch vom behandelnden Arzt als »nur eingebildet« angesehen wurden und befürchten, als psychisch krank eingeschätzt zu werden. Diese mehr oder weniger deutlich vorgebrachten Ängste sollten daher ernst genommen werden und erfordern ein behutsames und sensibles ärztliches Vorgehen.

> **ⓘ Kommentar**
> Es kann sinnvoll sein, somatische, psychologische und soziale Aspekte der Schmerzerkrankung parallel und gleichrangig zu erfassen.

Einen guten Ausgangspunkt bildet in diesem Zusammenhang die spezielle Schmerzanamnese. Im Gespräch über schmerzverstärkende Faktoren können erste Zusammenhänge zwischen Befinden, sozialer Situation und Schmerz deutlich werden. So können beispielsweise der verstärkende Einfluss einer beruflichen Belastung und Anspannung oder der positive Effekt einer Ablenkung auch den Patienten nachvollziehbar gemacht werden. Gleichzeitig erhält der Therapeut Informationen über das subjektive Krankheitsmodell des Patienten.

Ein Schmerzkranker, der z. B. eine übermäßige körperliche Belastung und die bildgebend fassbare Abnutzung der Wirbelsäule als Ursache für seine Rückenschmerzen ansieht, wird versuchen, sich entsprechend körperlich zu schonen. So resultiert ein ängstliches Vermeiden körperlicher Aktivitäten, was für die Aufrechterhaltung seiner Beschwerden von entscheidender Bedeutung sein kann.

Soziale Belastungsformen spielen bei chronischen Schmerzbildern als aufrechterhaltende und verstärkende Bedingungen eine wesentliche Rolle und stellen meist einen prognostisch ungünstigen Faktor dar. Hierzu zählen:
- Aktuelle berufliche Situation
- Die Zufriedenheit am Arbeitsplatz
- Arbeitsfähigkeit
- Rentenstatus
- Mögliche familiäre Belastung
- Sonstige persönliche Probleme

4.3 Methoden der Krankheitsanamnese

In der klinischen Praxis existiert keine einheitliche Methode in der Erhebung der Krankheitsvorgeschichte; in aller Regel werden offene Anamnesegespräche ohne wesentliche Standardisierung durchgeführt. Im Vergleich zu strukturierten Interviews kann hierbei flexibel und individuell auf den Patienten reagiert werden; Themen, die sich als wesentlich herausstellen, sind so leichter zu fokussieren. Zudem erlaubt das Gespräch einen besseren Einblick in die Art der verbalen und non-verbalen Kommunikation des Patienten; emotionale Beeinträchtigungen und besondere Leidensaspekte des Schmerzes werden deutlicher.

> **ⓘ Kommentar**
> Das freie Gespräch ist für den Aufbau einer vertrauensvollen Arzt-Patienten-Beziehung unerlässlich.

Andererseits birgt bei der Komplexität des Schmerzgeschehens der Verzicht auf eine Strukturierung und Standardisierung der Anamneseerhebung die Gefahr, dass wichtige Teilbereiche nicht oder nur ungenügend behandelt werden und so lediglich vorbestehende Hypothesen ihre Bestätigung finden.

Um eine Vergleichbarkeit und Vollständigkeit der gebotenen Informationen zu gewährleisten, sollten daher ergänzend standardisierte Erhebungsbögen eingesetzt werden. Mit dem speziellen Schmerzfragebogen der Arbeitsgruppe Dokumentation der Deutschen Gesellschaft zum Studium des Schmerzes (DGSS; s. ▶ Kap. 4.9, ▶ Anhang 4.1) bzw. dem Fragebogen zur ärztlichen Erfassung der Intensitäts- und Beeinträchtigungsgrade aller Schmerzen (DRK-Schmerz-Zentrum Mainz; s. ▶ Kap. 4.9, ▶ Anhang 4.2) stehen hierfür beispielsweise überprüfte und validierte Instrumente zur Verfügung.

Seit 1993 wurde vom Arbeitskreis der Deutschen Gesellschaft für Standardisierung und Ökonomisierung in der Schmerztherapie (DGSS) schrittweise ein **spezieller »Schmerzfragebogen«** (s. ▶ Kap. 4.9, ▶ Anhang 4.1) entwickelt. Primäres Ziel dieses gemeinsamen Erhebungsbogens mehrerer Arbeitsgruppen war die Vereinheitlichung und Qualitätssicherung in der Diagnostik und der Therapie von Patienten mit chronischen Schmerzerkrankungen.

Der Fragebogen beinhaltet neben biographischen Daten auch Angaben über relevante somatische, psychische und soziale Aspekte der Schmerzkrankheit. Neben einer ausführlichen Beschreibung des individuellen Schmerzerlebens werden auslösende oder das Verhalten des Schmerzpatienten modulierende bzw. aufrechterhaltende psychologische und soziale Umstände im Sinne eines Screenings erfasst. Die psychosoziale Diagnostik erfolgt dabei parallel zur somatischen, beide ergänzen sich zu einem Gesamtbild der Störung.

Im Einzelnen beruht der Fragebogen auf einer modularen Konzeption mit den folgenden wesentlichen Komponenten des Schmerzes:
- Identifizierende Daten zur Person; Krankenversicherung; Hausarzt u. a.
- Eine ausführliche subjektive Schmerzbeschreibung (Lokalisation, Charakteristik, zeitlicher Verlauf, Intensität u. a.)
- Schmerzlindernde und -verstärkende Bedingungen, Begleitsymptomatik
- Die subjektive Bewertung anhand der Schmerzempfindungsskala (SES) von Geissner
- Den bisherigen Krankheitsverlauf mit erfolgten Behandlungen, Art und Umfang der Medikation und die behandelnden Institutionen
- Die medizinischen Komorbiditäten
- Das Ausmaß einer depressiven Symptomatik, bewertet anhand der allgemeinen Depressionsskala (ADS) von Hauzinger und Bailer
- Die Erfassung schmerzbedingter Beeinträchtigungen anhand des Pain Disability Index (BDI) von Dillmann et al. 1994
- Die Schul-/Berufsausbildung, die derzeitige Arbeitssituation oder den Rentenstatus; den privaten sozialen Status
- Einschränkungen der gesundheitsbezogenen Lebensqualität (Short-Form-36; revidierte Version des Fragebogens 1996)

Nach der Auswertung der Ergebnisse des 1. Fragebogenkonzeptes (1994–1996) wurden missverständliche Fragen überarbeitet, Items ohne diagnostische Trennschärfe entfernt und eine Ergänzung zur gesundheitsbezogenen Lebensqualität (Short-Form-36; SF-36) neu aufgenommen.

Die Überprüfung dieser neuen Version erfolgte schließlich in der Zeit von April 1996 bis Mai 1997 im Rahmen einer Multicenterstudie (13 Zentren, 3 294 Patienten). Die Validität dieses überarbeiteten Erhebungsbogens wurde erneut bestätigt.

Nach Sichtung der umfangreichen Daten erfolgte wiederum eine Kürzung im Umfang, vor allem um Fragen mit nur geringer Trennschärfe. Außerdem wurden im Rahmen der Studie 1 935 Patienten erneut zur subjektiv empfundenen Schwierigkeit, Übersichtlichkeit, Vollständigkeit und auch der benötigten Zeit zum Ausfüllen des Bogens befragt. Hier war die überwiegende Mehrheit (85,2%) der Meinung, dass mit dem Fragebogen die individuelle Schmerzkrankengeschichte vollständig erfasst wurde; die Gestaltung wurde von 93,1% als übersichtlich bewertet. 53,4% empfanden die Beantwortung des Fragebogens als leicht (0–3 auf einer numerischen Ratingskala; 0 = sehr leicht – 10 = schwierig), im Durchschnitt wurde die Schwierigkeit mit 3,7 bewertet. Insgesamt 17% der Patienten beschrieben einzelne Fragen als nur schwer verständlich; die Fragen mit den häufigsten Nennungen wurden dann nochmals überarbeitet. Die Zeitdauer für die Bearbeitung des Fragebogens war sehr variabel, sie lag im Median bei 90 Minuten.

Dieser Deutsche Schmerzfragebogen der DGSS ist zwischenzeitlich ein gut überprüftes Instrument zur Erfassung der wesentlichen Aspekte chronischer Schmerzerkrankungen. Modular aufgebaut soll er als Screening die individuelle persönliche Schmerzanamnese nicht ersetzen, sondern eine rationale Grundlage für eine weitergehende diagnostische Abklärung bilden. Bisher kam er bei mehr als 5 000 Patienten zum Einsatz, hier konnte eine gute inhaltliche Validität und Praktikabilität nachgewiesen werden. Neben dieser guten empirischen Fundierung bietet der Fragebogen gegenüber anderen Instrumenten weitere Vorteile:
- Die Einbindung standardisierter psychometrischer Tests (SES, ADS, PDI, SF 36) erlaubt einen Vergleich mit Normalpopulationen und zwischen unterschiedlichen Schmerzpatientengruppen.

- Eine Mehrzahl chronischer Schmerzpatienten leidet unter mehr als einer Schmerzproblematik. Die Konzentration im Fragebogen auf den derzeitigen Hauptschmerz vermindert die Gefahr der Konfusion von Schmerzcharakteristika der einzelnen unterschiedlichen Schmerzbilder.
- Die Bestimmung des Ausmaßes der Schmerzchronifizierung ist in der Diagnostik und Therapieplanung von entscheidender Bedeutung. Der Fragebogen erlaubt hier eine Abschätzung der Chronifizierung entsprechend den Kriterien des Mainzer Stadienmodells (MPSS) nach Gerbershagen.
- Neben der Schmerzchronifizierung ist die »Schwere der Schmerzerkrankung« nach dem Konzept von v. Korff et al. (1990, 1192) sowie Kohlmann u. Raspe (1994) ein weiteres wesentliches Merkmal in der Beurteilung chronischer Schmerzzustände. Durch Anpassung der entsprechenden Fragen zur Intensität und zur empfundenen Behinderung wird eine standardisierte Abschätzung der Erkrankungsschwere ermöglicht.
- Der Fragebogen erfasst umfangreich die medizinische Komorbidität; die Angaben bilden eine solide Grundlage für die notwendige ausführliche medizinische Anamnese.
- Die Formulierung der Fragen erlaubt stets eine Unterscheidung, ob der Patient die Frage nicht beantwortet hat oder ob er sie als für sich nicht zutreffend erachtete.
- Behinderungen und Einschränkungen durch die Schmerzerkrankung (z. B. Arbeitsunfähigkeit) werden, ebenso wie Art und Umfang bereits stattgehabter ambulanter oder stationärer Behandlungsmaßnahmen, bezogen auf einen definierten Zeitraum erfragt. Nur so ist einerseits eine reelle Einordnung des Ausmaßes der Konsequenzen der Schmerzerkrankung möglich, andererseits auch eine Vergleichbarkeit mit anderen Patientenkollektiven gegeben.
- Mit dem Short-Form-36 wurde der Fragebogen in der revidierten Version und das zunehmend bedeutender werdende Konzept der gesundheitsbezogenen Lebensqualität ergänzt. Hier werden physische wie auch mentale und psychische Aspekte der Schmerzerkrankung eruiert; darüber hinaus ist diese Erweiterung vor allem auch als wichtiger und sensibler Verlaufsparameter von Bedeutung. Inzwischen wurde von Mitgliedern des Arbeitskreises die Bedeutung des SF-36 als wertvolles Screening-Instrument an mehr als 7 000 Patienten nachgewiesen.
- Im Rahmen des Qualitätssicherungsprogramms QUAST der DGSS steht eine PC-gestützte Version des Fragebogens zur Verfügung. Auswertung und Verfügbarkeit der umfangreichen Informationen des Erhebungsbogens wurden damit wesentlich erleichtert.

4.4 Spezielle Schmerzanamnese

Die Erhebung einer eingehenden speziellen Schmerzanamnese ist Grundlage jeder weiterführenden Diagnostik. An wesentlichen Einzelpunkten sind hier zu nennen:
- Wo tut es weh?
- Wann tut es weh?
- Wie stark sind die Schmerzen?
- Mit welchen zusätzlichen Ereignissen bzw. äußeren Einflüssen ist der Schmerz verbunden?
- Womit kann der Schmerz beeinflusst werden?

Schmerzlokalisation – Wo tut es weh? (Topographie)

Der Patient soll zu Beginn der strukturierten Schmerzanamnese möglichst genau das oder die Schmerzareale bezeichnen. Die Erfassung von Lokalisation und Ausstrahlung der Beschwerden kann Auskunft über die Schmerzursache geben:
- Ein gut zu lokalisierender Schmerz spricht für eine aus oberflächlichen Gewebestrukturen stammende Rezeptorirritation.
- Ein übertragener Schmerz kann einer auf tieferen Gewebestrukturen stammenden Rezeptorstimulation beruhen.

Zur Objektivierung dieser subjektiven Angaben sollten Lokalisation und Ausdehnung der Schmerzen in ein spezielles Körperschema eingezeichnet werden, das eine segmentale Zuordnung und die Versorgungsgebiete der wichtigsten peripheren Nerven beinhaltet (Abb. 4.1). So können auch unterschiedliche, gleichzeitig auftretende Schmerzbilder differenziert werden, die im Körperschema dann in verschiedenen Farben zu kennzeichnen sind.

Der typische Quadrantenschmerz (Schmerz im Bereich der linken Körperhälfte, des linken Hemithorax, der linken Schulter und des linken Armes) spricht vor allem für die Beteiligung des vegetativen Nervensystems, z. B. im Sinne einer sympathischen Reflexdystrophie. Ein Halbseitenschmerz deutet auf eine zentrale Ursache, z. B. einen Thalamusschmerz hin.

> **Tipps**
> Eine Differenzierung zwischen einem überwiegend organischen und einem nicht-organischen Schmerz lässt sich in einigen Fällen schon bei der Schmerzlokalisation treffen.

Während im Falle eines organischen Schmerzes die Schmerzlokalisation eindeutig angegeben werden kann, macht der nicht-organisch erkrankte Schmerzpatient eher unklare, häufig wechselnde Angaben zur Schmerzlokalisation.

4.4 · Spezielle Schmerzanamnese

> **Beispiel**
>
> Der Rückenschmerz ist ein Beispiel für die Wichtigkeit einer genauen Schmerzlokalisation schon zu Anfang der Schmerzanamnese. Im Falle einer radikulären Irritation folgt der Schmerz der segmentalen Versorgung eines Spinalnerven, beim nicht-radikulären Rückenschmerz ist keine Zuordnung zu einer segmentalen Innervation möglich.

Zeitliches Schmerzmuster – Wann tut es weh? (Zeitlicher Aspekt)

Viele chronisch schmerzkranke Patienten leiden oft seit vielen Jahren unter ihrer Krankheit und haben viele nutzlose und belastende Therapieversuche hinter sich. Anamnestisch differenziert werden muss hier zwischen:
- Dauer der Erkrankung
- Beginn der Schmerzsymptomatik
- Zeitlicher Verlauf der Schmerzen
- Zeitweilig völliges Verschwinden der Schmerzen

> **Kommentar**
>
> Vereinfacht kann gesagt werden:
> Die Erfolgsaussichten einer Therapie sind direkt abhängig von der Erkrankungsdauer.

> **Beispiel**
>
> Eine erst kurz gegebene sympathische Reflexdystrophie zeigt eine eher gute Prognose, während langjährig bestehende Phantomschmerzen therapeutisch außerordentlich schwer anzugehen sind.

Hinsichtlich des Beginns der Schmerzsymptomatik ist zu unterscheiden zwischen:
- einem plötzlichen schlagartigen Schmerzbeginn (z. B. bei Trigeminusneuralgie, Clusterkopfschmerz etc.),
- einer akut und rasch auftretenden Symptomatik (z. B. bei einer Spondylodiszitis),
- einem eher schleichenden Beginn (z. B. beim nicht-radikulären Rückenschmerz etc.) und schließlich
- einem nicht zu definierenden Schmerzbeginn (z. B. beim Medikamenten-induzierten Kopfschmerz, auch beim nicht-radikulären Rückenschmerz).

Weitere wichtige Aspekte bei der Anamnese:
- Genau zwischen Dauerschmerz und intermittierend aufscheinender Schmerzsymptomatik unterscheiden.
- Nimmt der Schmerz unter Belastung zu?
- Bestehen tages- oder jahreszeitliche Schwankungen?
- Innerhalb welcher Zeit erreicht der Schmerz sein Maximum?

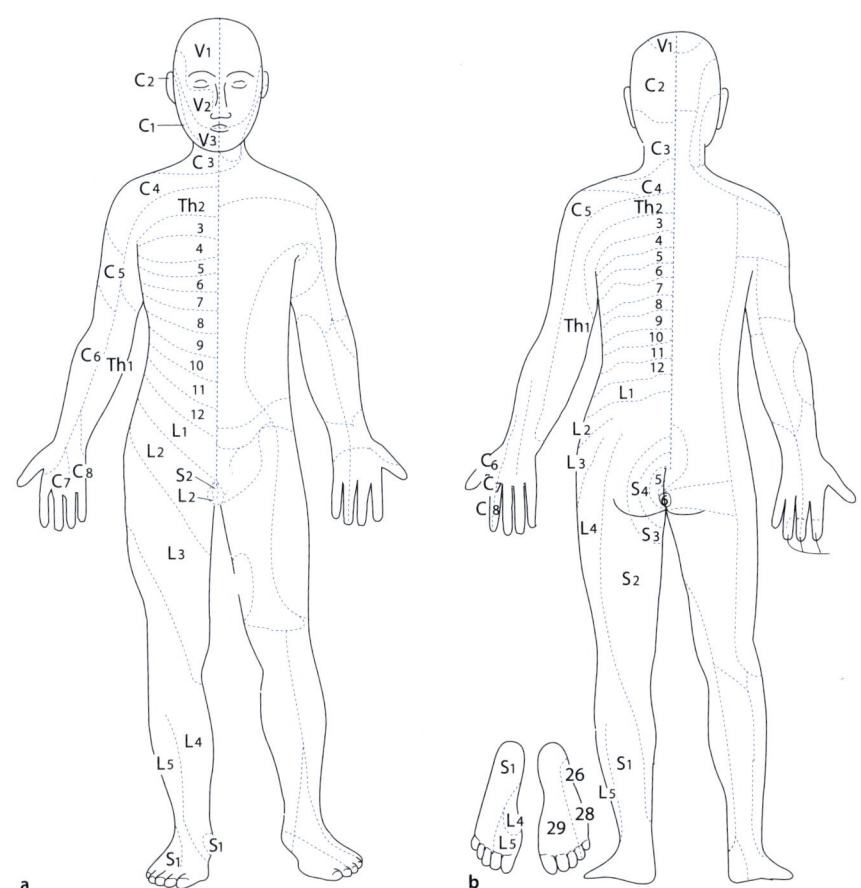

Abb. 4.1 a, b. Körperschema. **a** Linke Ansicht von vorne: linker Bildanteil=segmentale Innervation, rechter Bildanteil=periphere sensible Versorgung. **b** Rechte Ansicht von hinten: linker Bildanteil=segmentale Innervation, rechter Bildanteil=periphere sensible Versorgung

Art des Schmerzes – Wie ist der Schmerz? (Schmerzcharakteristik)

Art und klinische Erscheinungsbilder von Schmerzen erlauben weitere Rückschlüsse auf zugrunde liegende Pathomechanismen. Viszerale Schmerzen, kolikartig oder auch dumpf in der Tiefe empfunden und nur schwer lokalisierbar, differenzieren sich in der Beschwerdeschilderung meist von somatischen Schmerzen aus oberflächlichen Gewebestrukturen. Diese sind eher umschrieben, meist besser lokalisierbar, von stechendem, ziehendem oder auch drückendem Charakter.

Neuropathische Schmerzen können attackenartig, hell einschießend auftreten oder als brennende Dauerschmerzen von nahezu konstant hoher Intensität imponieren.

In der Diagnostik chronischer Kopfschmerzen ist die spezielle klinische Symptomatik Teil der operationalisierten diagnostischen Kriterien der International Headache Society (IHS).

Die affektive Beschwerdeschilderung (Attribute wie z. B. quälend, furchtbar, entnervend) kann Hinweise geben auf das Ausmaß der psychischen Beeinträchtigung des Patienten. Neben der freien Schilderung seiner Schmerzempfindung sollten in der Anamnese Objektivlisten verwendet werden, da sie eine quantitative Erfassung und Differenzierung des sensorisch deskriptiven vom affektiv emotionalen Anteil des Schmerzerlebens erlauben. Die im Deutschen Schmerzfragebogen (DSF) als Adjektivliste verwendete Schmerzempfindungsskala (SES) ist im deutschsprachigen Raum hinsichtlich der empirischen Überprüfbarkeit das sicherlich am besten geeignete Instrument.

Schmerzintensität – Wie stark ist der Schmerz?

Gerade beim chronischen Schmerzsyndrom kann es im Verlauf der Erkrankung zu einem typischen Symptomwechsel kommen, wodurch sich die ursprüngliche Schmerzsymptomatik grundlegend verändern kann. So geht nicht selten der Spannungskopfschmerz oder eine Migräne in einen Medikamenten-induzierten Kopfschmerz über.

> **Kommentar**
> Die Schmerzqualität sollte vom Patienten möglichst mit seinen eigenen Worten beschrieben, die Schmerzintensität anhand objektiver Schmerzskalierungen festgestellt werden.

Zu den typischen Beschreibungen der Schmerzqualität gehören:
- einschießend, elektrisierend, wie ein Blitz (z. B. im Falle einer Trigeminusneuralgie),
- dumpf, drückend, bohrend, quälend (z. B. als viszeraler Schmerz),
- brennend, schneidend, drückend, wie rohes Fleisch (z. B. im Falle einer sympathischen Reflexdystrophie),
- kribbelnd, taub, vereist (z. B. bei einer Polyneuropathie).

Die Schmerzintensität sollte mittels einer visuellen Analogskala (VAS) oder einer numerischen Rating-Skala (0 = kein Schmerz; 10 = stärkster vorstellbarer Schmerz) erfragt werden. Schmerzmaximum, durchschnittlicher Schmerz und vor allem die Schwankungsbreite zwischen geringsten und maximalen Schmerzen sind hier von Bedeutung und können durch das Führen eines speziellen Schmerztagebuches zuverlässig bestimmt werden (s. ▶ Kap. 4.9, ▶ Anhang 4.3 und ▶ Anhang 4.4).

Für einzelne Kopf-Gesichts-Schmerzen ist die Schmerzintensität Teil der diagnostischen Kriterien der IHS. Ein niedriges Beschwerdeausmaß schließt die Diagnose einer Trigeminusneuralgie oder eines Clusterkopfschmerzes von vorne herein aus.

Begleitende Symptomatik

Für einige Erkrankungen im Rahmen einer chronischen Schmerzsymptomatik sind besondere Begleitsymptome typisch. Hierzu gehören:
- Übelkeit und Erbrechen
- Lärm- und Lichtempfindlichkeit (z. B. für die Migräne)
- typische motorische und/oder sensible Ausfälle (z. B. bei radikulär bedingten Rückenschmerzen)
- Hautveränderungen, Hautverfärbungen, Schwellungen, Kältegefühl, Minderdurchblutung (z. B. im Rahmen der sympathischen Reflexdystrophie)

Im Zuge der differenzialdiagnostischen Abklärung spezieller Schmerzerkrankungen sind charakteristische Auslöser und Verstärkungsbedingungen oft eine nicht zu unterschätzende Hilfe. An dieser Stelle können nur einige Beispiele dazu genannt werden:

> **Beispiel**
> - Eine Schmerzverstärkung bei längerem Sitzen und Stehen verbunden mit einem »Durchbrechgefühl« mit Linderung durch Haltungs- und Lagewechsel kennzeichnen einen ligamentär bedingten Kreuzschmerz.
> - Pathognomonisch ist eine Claudicatio-Symptomatik beim Ischämieschmerz und im Falle einer Spinalkanalstenose.
> - Der Bericht des Patienten über eine Schmerzauslösung durch die Berührung intakter Haut (Allodynie) muss zur weiteren diagnostischen Abklärung einer neuropathischen Schmerzgenese führen.
> - Ein Patient mit Symptomen einer Migräne wird Helligkeit und laute Umgebung meiden.
> - Ein rheumakranker Patient erfährt eine Schmerzlinderung durch eine mäßige Muskeltätigkeit.
> - Ein Patient mit Trigeminusneuralgie wird jede Berührung und jeden Luftzug im Bereich seiner Triggerzonen zu vermeiden versuchen.

Auslösende oder verstärkende psychosoziale Belastungsfaktoren sind gleichrangig und gleichzeitig zu erfragen. Das Fehlen jeglicher Möglichkeiten einer Schmerzlinderung und das Nichtansprechen auf alle bisher durchgeführten Therapiemaßnahmen kennzeichnen eine hoch chronifizierte Schmerzerkrankung. Nach Waddell (1992) sind sie beim Rückenschmerz zusammen mit einer anatomisch nicht adäquaten Schmerzverteilung und pseudoneurologischen Störungen typische Merkmale eines nicht adäquaten Schmerzverhaltens. Eine entsprechende Wertung ist jedoch erst nach einer ausführlichen organischen Diagnostik zulässig.

Schmerzbeeinflussung (Verstärkungs- bzw. Linderungsfaktoren)

Auch die Frage nach einer Schmerzbeeinflussung kann ganz entscheidend sein für die differenzialdiagnostischen Überlegungen beim Schmerzpatienten. Hier gilt es abzuklären, welche Faktoren den Schmerz besonders beeinträchtigen. Hierzu zählen:
- Besondere Körperstellungen
- Spezielle Tätigkeiten und Bewegungsabläufe
- Spezielle Medikamente
- Sonstige äußere Einflüsse (z. B. Witterung)

Stadieneinteilung

Zur abschließenden **Stadieneinteilung (Klassifikation I–III)** des chronisch schmerzkranken Patienten wurde von Gerbershagen (1997) ein übersichtliches und nachvollziehbares Schema aufgestellt, das zur Dokumentation der individuellen Situation unverzichtbar erscheint (s. ▶ Kap. 4.9, ▶ Anhang 4.5 und ◘ Tab. 4.1).

> **Fazit**
> Eine **umfassende Schmerzanamnese** ist die wichtigste Grundlage für alle hierauf aufbauenden diagnostischen und therapeutischen Maßnahmen. Begleitende symptomatische, psychologische und soziale Aspekte der Schmerzerkrankung sind dabei gleichzeitig und gleichrangig zu beleuchten (▶ Übersicht 4.1).
> Die Komplexität und Multimodalität erfordert als Screening und ergänzend zum ausführlichen Anamnesegespräch die Anwendung standardisierter Schmerzfragebögen und psychometrischer Testverfahren.

◘ Tab. 4.1. Stadieneinteilung des Schmerzes. (Nach Gerbershagen 1997)

Komponente/Achse	Stadium 1	Stadium 2	Stadium 3
Zeitliche Aspekte (Schmerzverlauf)	Intermittierender, zeitlich begrenzter Schmerz mit wechselnden Intensitäten	Lang anhaltender, fast kontinuierlicher Schmerz, mit seltenem Stärkewechsel	Dauerschmerz ohne oder mit seltenem Intensitätswechsel
Räumliche Aspekte (Schmerzlokalisation)	Umschriebene, zumeist zuordbare Schmerzlokalisation. Zumeist monolokuläres Schmerzsyndrom. Multilokuläres Syndrom, fast nur posttraumatisch	Ausdehnung des Schmerzes auf benachbarte Körpergebiete, multilokuläres Schmerzsyndrom (70%) mit 2 oder mehr differenzierbaren Lokalisationen mit verschiedenen Schmerzqualitäten und -intensitäten oder Beteiligung von über 40% der Körperoberfläche	Schmerzausbreitung auf entfernt liegende Areale. Oft Schmerzortswechsel, monolokuläres Schmerzbild über 70% der Körperoberfläche. Multilokuläres Bild mit 3 oder mehr separaten Schmerzrepräsentationen mit gleicher Schmerzqualität und fast gleicher Schmerzintensität
Medikamenten-Einnahmeverhalten	Zumeist angemessene Selbstmedikation oder Einnahme nach ärztlicher Verordnung	1–2 Medikamentenmissbrauchepisoden 1–2 Medikamentenentzugsbehandlungen; derzeit unangemessene Medikation (80%)	Langjähriger Medikamentenmissbrauch, oft Polytoxikomanie, oft 3 und mehr Medikamentenentzugsbehandlungen, besonders Narkotika
Beanspruchung der Einrichtungen des Gesundheitswesens	Aufsuchen des persönlichen Arztes, Konsultation empfohlener Spezialisten, besonders gleicher Disziplinen. 1 schmerzbedingter Krankenhausaufenthalt Evtl. 1 Aufenthalt in einem Schmerzzentrum 1 schmerzbedingte Operation	2- bis 3-maliger Wechsel des persönlichen Arztes, ziellose Konsultationen. 2–3 schmerzbedingte Krankenhausaufenthalte 1–2 Aufenthalte in Rehabilitations- oder Schmerzzentren 2–3 schmerzbedingte Operationen	Mehr als 3-maliger Wechsel des persönlichen Arztes, zielloser Arzt- und Heilpraktikerbesuch (»doctor shopping«). Mehr als 3 Krankenhausaufenthalte wegen der geklagten Schmerzen. Mehr als 2 Rehabilitationsmaßnahmen. Mehr als 3 schmerzbezogene operative Maßnahmen
Psychosoziale Belastungsfaktoren	Übliche familiäre, berufliche und psychophysiologische Probleme. Bewältigungsmöglichkeiten werden voll eingesetzt (»akute Krankenkontrolle«)	Konsequenzen der Schmerzen für die familiäre, berufliche und psychophysiologische Stabilität. Bewältigungsstrategien noch vorhanden, aber fehleingesetzt (»beginnende Invalidenrolle«)	Versagen in der Familie, im Beruf und in der Gesellschaft. Bewältigungsmechanismen nicht analysierbar, nicht nachweisbar (»learned helplessness«)

> **Übersicht 4.1. Merkmale von Schmerz (anamnestische Angaben)**
> - **Lokalisation.** Körperregion, punctum maximum, oberflächlich, tiefsitzend, einseitig, bilateral.
> - **Qualität.** Hell (oberflächlich), dumpf (tiefsitzend), scharf, brennend, stechend, klopfend, pochend, quälend, bohrend, einschießend, ziehend, krampfartig, elektrisierend u. a.
> - **Quantität.** Vage, kaum, gering, schwach, mäßig, stark, sehr stark, invalidisierend, unerträglich; evt. Graduierung (VAS 0–10).
> - **Häufigkeit.** Akut, plötzlich, anfallsartig, subakut, schleichend, langsam progredient, remittierend, rezidivierend, gelegentlich, schubweise, schmerzfreie Intervalle, gleich bleibend, zunehmend u. a.
> - **Einflussnahme auf die äußeren Lebensumstände.** Die ADL nicht wesentlich beeinträchtigend; die Selbstversorgung beeinträchtigend; die berufliche Tätigkeit beeinflussend, die Geh- bzw. Stehfähigkeit, Mobilität, Gelenkfunktionalität beeinträchtigend; spezielle Hilfsmittel (Schuhwerk, Gehstock, Orthese u. a.) erforderlich.
> - **Äußere Umstände für die Auslösung.** Intensivierende oder lindernde Faktoren;, Abhängigkeit von Belastung, Bewegungsmuster, Körperhaltung, Tageszeit, Witterung, Außentemperatur; Anlaufschmerz (sog. Startschmerz), Endphasenschmerz, Besserung unter mechanischer Belastung, Ruheschmerz, Nachtschmerz.

4.5 Klinische Befunderhebung

Inhalte und Ziele der körperlichen Untersuchung in der Schmerztherapie

Patienten mit chronischen Schmerzen haben sich in der Regel bereits in der Vorgeschichte zahlreichen körperlichen Untersuchungen unterzogen. Dennoch sollte sich die klinische Befunderhebung auch im Rahmen der orthopädischen Abklärung nicht alleine auf den aktuellen lokalen Schmerzaspekt beschränken, sondern folgende Bereiche umfassen:
- eine sorgfältige allgemeine klinische Befunddokumentation,
- eine neurologische Untersuchung,
- eine Untersuchung der Haltungs- und Bewegungsorgane.

> **Kommentar**
> Ziel: Sämtliche klinischen Befunde unter besonderen Schmerzaspekten bewerten.

In diesem Zusammenhang ist besonders die Differenzierung von Funktionsstörungen wichtig. Dies kann ausschließlich klinisch erfolgen, da keine sonstigen objektivierbaren Befunde durch Bildgebung oder ähnliches erstellt werden können. Aus der körperlichen Untersuchung ergeben sich vor allem folgende Gesichtspunkte:
- Stellenwert anamnestischer Angaben,
- Aufdeckung unbekannter Befunde, z. B. neurogener Defizite und asymptomatischer Funktionsstörungen.
- Bewertung des Patientenverhaltens unter den definierten Belastungen besonderer Untersuchungstests.

Schmerzmuster

Bei der Untersuchung des Patienten geht es speziell um die pathophysiologische Zuordnung von Schmerzen entsprechend ihrer in der Anamnese erhobenen Lokalisation und Ausbreitung. Es sind die in ▶ Übersicht 4.1 genannten Muster zu unterscheiden.

Lokale Schmerzen. Umschriebene somatische Schmerzen können auch mit einer kutanen Hyperalgesie oder Hyperästhesie über dem Ursprungsgebiet einhergehen, was als primäre Hyperalgesie bezeichnet wird (z. B. Arthritis, Bursitis).

Ausstrahlende Schmerzen. Fortgeleitete Schmerzen finden sich vor allem im Ausbreitungsgebiet von Nerven der Nervenwurzeln, z. B. als Neuralgie eines Nerven bzw. eines Plexus oder aber als Radikulopathie an der Wurzel im Falle einer mechanischen Kompression.

Übertragender Schmerz (»referred pain«). Dieser Schmerz stammt von tiefen somatischen oder viszeralen Strukturen und wird in eine entfernte Region stets des gleichen Segmentes projiziert. Er beruht auf dem Konvergenzmodell simultaner Afferenzen aus Neurotom, Viszerotom, Myotom, Dermatom etc. an der Hinterhornzelle (Head-Zonen). Hier kann es zwar zu einer Hyperalgesie, einer Muskelverspannung und auch autonomen Veränderungen kommen – letztere durch Erregung somatischer Afferenzen – jedoch nicht zu Reflexausfällen oder Muskelatrophien wie beim fortgeleiteten Schmerz. Bei unklarem Untersuchungsphänomen ist an die jeweiligen segmentalen Zusammenhänge zu denken.

Myofasziale Triggerpunkte. Die myofaszialen Triggerpunkte mit Triggerzonen (Travell u. Simons 1983) dienen als Beispiele einer heterogenen Gruppe umschriebener Schmerzen mit Ausstrahlungszonen, die bisher im Wesentlichen klinisch charakterisiert sind. Neben myofaszialen Triggerpunkten finden sich ähnliche Auslöser auch an Gelenkkapseln, Ligamenten und Insertionen, wie u. a. Kellgren (1938) in Simulationsversuchen gezeigt hat. Im Gegensatz zum oben genannten Mechanismus erfolgt hier die Übertragung nicht in die gleichen Segmente, sondern in mehr oder weniger nahe anatomische Abschnitte, im Einzelfall sogar auf die andere Körperseite. Außerdem verläuft sie in tiefen somatischen Schichten, nicht aber in die Haut. Oft entwickelt sich die Übertragung langsam, offenbar als Ausdruck einer zunehmenden zentralen Sensibilisierung und Ausbreitung rezeptiver Felder im Rückenmark (Mense 1999). Diese **sekundäre Hyperalgesie** stellt ein nicht-nozizeptives, neuropathisches Geschehen dar mit Erniedrigung der Schmerzschwelle, dies im Unterschied zur primären Hyperalgesie, die akut durch Gewebeschädigung als lokaler nozizeptiver Schmerz auftritt.

Gefäßzonen. Weitere Schmerzmuster können die Gefäßzonen (Quadrantensyndrom) sein, deren Ausbreitung angiotom unter Beteiligung des autonomen Nervensystems entspricht. Diese Symptomatik steht auch bei sympathisch vermittelten Schmerzen und dem CRPS 1 (»chronic regional pain syndrome«; s. ▶ Kap. 26.5) im Vordergrund. Hier finden sich charakteristische, distal betonte Schmerzzustände mit neuropathischen und entzündlichen Erscheinungen an den Extremitäten ohne nervale oder segmentale Muster.

Halbseitenschmerz. Er tritt als zentraler Schmerz nach apoplektischem Insult oder bei Thalamusprozessen auf.

4.5.1 Körperlicher Befund

Untersuchungsablauf

Ein monomaner schematischer Ablauf kann nicht vorgeschrieben werden, da der Schwerpunkt auf der klinischen Präsentation des Patienten liegt und der Untersuchungsumfang auch von dessen Gesamtzustand abhängt. Trotzdem sollte eine gewisse Systematik eingehalten werden, um eine vollständige Befunderhebung zu gewährleisten. Die Untersuchung erfolgt nach anatomischen Körperregionen unter Zusammenfassung der jeweiligen Organsysteme, um dem Patienten einen unnötigen Positionswechsel zu ersparen:

- **Im Stehen:**
  - Haltung, Gang und Stand
  - Gleichgewichts- und Koordinationstests
  - Beweglichkeitsprüfung für Lendenwirbelsäule und den lumbosakralen Übergang
- **Im Sitzen:**
  - Kopf
  - Gesicht
  - Halswirbelsäule
  - Thorax einschließlich der oberen Extremitäten
- **In Rücken- und Bauchlage:**
  - Die verbleibenden Regionen, vor allem die unteren Extremitäten

> **Tipps**
> - Provokationstests, bei denen Schmerzen zu erwarten sind, sollten stets an das Ende des jeweiligen Untersuchungsblocks gelegt werden.
> - Manche Patienten können die körperlichen Untersuchungen nicht als ärztliche Routinemaßnahme empfinden, sondern bewerten diese eher als Durchbrechung ihrer Integrität. Ein zurückhaltendes Vorgehen und beruhigende Informationen über die geplanten einzelnen Maßnahmen sind deshalb wichtig.

Inspektion

Bereits beim ersten Kontakt mit dem Patienten und der anschließenden Anamneseerhebung beginnt der Prozess bewusster Beobachtungen, aber auch von Gefühlen, die der Arzt bei sich selbst feststellt. Sie betreffen den Patienten als Ganzes:

- Sein Auftreten und Reagieren
- Die Ausführung von Alltagsbewegungen wie Gang, Hinsetzen und Aufstehen
- Den Klang und die Art zu sprechen
- Den Gesichtsausdruck
- Gesten und anderes nonverbales Verhalten
- Die emotionale Beteiligung, besonders am Gespräch über die belastenden Lebensereignisse

Insgesamt handelt es sich dabei um wichtige Hinweise auf Wesen, Verhalten und emotionalen Zustand des Patienten (Bonica u. Loeser 1990).

Die Inspektion wird am ausgekleideten Patienten fortgesetzt mit der Beobachtung von:

- Körperhabitus
- Körperkonturen
- Deformitäten
- Asymmetrien
- Schwellungen
- Fettverteilungsmustern u.a.m.

Haltung

- Verlauf der Wirbelsäule (Kyphose der BWS, Lordose der LWS, Skoliose/Skoliosierung)
- Ptotische Schultern
- Adipöses Abdomen
- Bein- und Fußstellung

Haut

- Farbe
- Narben
- Abnorme Falten als Hinweis auf Gewichtsverlust
- Exzematöse Veränderungen
- Kratzspuren, exogenes Pigment u. a.

Besondere Aufmerksamkeit gilt dem lokalen Erscheinungsbild der Haut in den angegebenen Schmerzregionen:

- Rötung oder Zyanose
- Lokalisierte trophische Störungen wie Schwellung, Atrophie, Pigmentstörungen, Änderung des Faltenreliefs, Behaarung und Nagelwachstum

Palpation

Mit der manuellen Untersuchung werden bestimmte Gewebeeigenschaften sowie die örtliche Schmerzauslösung überprüft.

Oberflächlich beim Strich über die Haut werden registriert:
- Äußere Beschaffenheit
- Temperatur
- Feuchtigkeit
- Verschieblichkeit

Bei der **Palpation tieferer Schichten** erfolgt ein flaches Aufsetzen der Finger mit einem minimal zunehmenden Druck, dessen Stärke jeweils leicht variiert wird. Ziel ist hier die Differenzierung der Schichten:
- Subkutis
- Faszie
- Muskulatur, ggf. viszerale und retroperitoneale Muskulatur

Bei der Schmerzauslösung geht es vor allem um die Wahrnehmung lokal veränderter Spannungszustände in den einzelnen Gewebeschichten, die auf Funktionsstörungen hinweisen können. In einem Körperschema werden dann folgende Auffälligkeiten dokumentiert:
- Subjektive Angaben des Patienten über Gefühlsstörungen als Verminderung oder Steigerung der Wahrnehmung, z. B. Schmerzauslösung durch eine leichte Berührung oder durch Applikation von mäßiger Wärme oder Kälte (Allodynie) im Falle neuropathischer Prozesse.
- Die objektive Feststellung von Verdickungen oder einer verminderten Verschieblichkeit von Haut und Unterhaut, z. B. beim Trophoedem.
- Die Erfassung unterschiedlicher Spannungsverhältnisse besonders im myofaszialen Bereich, die für die Befunderhebung einer somatischen Dysfunktion in der Osteopathie bedeutsam sind.
- Die lokalisierte Schmerzauslösung an typischen Stellen des Muskelbauches als myofasziale Triggerpunkte (Travell u. Simons 1983); diese sind zu unterscheiden von tender points im Falle einer Fibromyalgie (beidseits systematisiert an definierten Stellen von Muskel-Sehnen-Übergängen) und weiteren lokalisierten Irritationen an Insertionen, Ligamenten und am Periost als typische Triggerpunkte bei Funktionsstörungen des muskulo-skelettalen Systems (Dvorak et al. 1997).

Die Kontrolle der palpatorisch gesicherten Befunde erfolgt:
- Bei subjektiven Angaben des Patienten durch Modifizierung und Wiederholung der Tests in einem anderen Zusammenhang.
- Bei objektiver Befunderhebung durch Palpation der kontralateralen Körperseite; bei symmetrischem Auftreten, z. B. tender points bei Fibromyalgie an Kontrollpunkten anderer Körperregionen (nach Genth 1990).

Funktionelle Untersuchung der Haltungs- und Bewegungsorgane

Bei der Inspektion registrierte Auffälligkeiten werden weiter differenziert, besonders:
- Asymmetrien beim Stand und bei der Gangabwicklung (Hinken, Rotationsfehler, Schrittlänge, Fuß-Abrollen, Mitschwingen der Arme u.a.m.),
- Achsabweichungen,
- einseitige Belastungen und Bewegungsabfolgen,
- auffällige Muskel- und Gelenkkonturen,
- muskuläre Atrophien, Hypertrophien und Fibrillationen.

Nach bewährtem Schema werden die Wirbelsäule und die Extremitäten mit sämtlichen Gelenken untersucht (Hoppenfeld 1982; Frisch 1991; Jerosch u. Castro 2000).

Aktive Prüfung der Simulationsbeweglichkeit der Wirbelsäulenabstände
- Schober-Zeichen (LWS)
- Ott-Zeichen (BWS)
- Kinn-Jugulum-Abstand (HWS)
- Vermessung der Flexion, Extension, Seitneigung und Rotation (bei jeweils fixiertem Becken)

Dabei ist auf die Veränderung von Skoliosen zu achten, bei der Seitlagerung auf eine mögliche mangelhafte Ausbildung eines harmonischen Bogens.

Passive Prüfung der segmentalen Beweglichkeit der Wirbelsäule. Zur Beurteilung segmentaler Dysfunktionen der Wirbelsäule bedarf es manual-medizinischer Kenntnisse. Auch wenn von den einzelnen Fachverbänden keine standardisierten Untersuchungskriterien vorgelegt werden, lassen sich bei sorgfältiger Anwendung sinnvolle Handlungsanweisungen für die Therapie erarbeiten.

Aktive und passive Beweglichkeit der Extremitäten und Gelenke. Während bei der aktiven Beweglichkeit eine globale Beurteilung aller Strukturen der Gelenke gemeinsam durchgeführt wird, dient die passiv geführte Bewegung der Differenzierung des Endgefühls zur Erfassung muskulärer oder arthrogener Funktionsstörungen (▶ Übersicht 4.2).

> **Übersicht 4.2.** Typische klinische Symptomatik zur Differenzierung spezieller Strukturstörungen. (Aus Heisel 2005)
>
> **Kapsuläre Irritation**
> - Eine Annäherung der gelenkumspannenden Muskulatur führt nicht zu einer Verbesserung des Bewegungsspieles.
> - Nach isometrischer muskulärer Anspannung keine Erweiterung des Bewegungsspieles.
> - Fest-elastisches Endgefühl.
> - Aktive und passive Bewegungen sind in die gleiche Richtung schmerzhaft.
>
> **Muskuläre Irritation**
> - Positive Widerstandstests in mittlerer Annäherung.
> - Positive Provokationstests in maximaler Dehnung.
> - Weiterbewegung nach isometrischer muskulärer Anspannung möglich.
> - Distales Weiterbewegen des Gelenkes bei proximal angenähertem Muskel möglich (zweigelenkig arbeitender Muskel).
> - Weich-elastisches Endgefühl.
> - Aktive und passive Bewegungen sind in entgegengesetzter Richtung schmerzhaft.
>
> **Artikuläre Irritation**
> - Eine veränderte Muskelspannung sowie die einer isometrischen Muskelanspannung folgende Entspannung haben keinen wesentlichen Einfluss auf die Bewegungsamplitude des betroffenen Gelenkes.
> - Hart-elastisches Endgefühl.
> - Aktive und passive Bewegungen sind in die gleiche Richtung schmerzhaft bzw. eingeschränkt.
>
> **Nervale Irritation**
> - Im Falle einer Dehnung des Nerven kommt es zu einem plötzlich einschießenden Spontanschmerz.
> - Evtl. Druckdolenz im anatomischen Verlauf des Nerven (sog. Ringing-Bell-Phänomen).
> - Verringerung der Bewegungsamplitude des betroffenen Gelenkes im Falle einer klinischen Vorspannung des Nerven.

Translatorische Gelenktests erfolgen passiv geführt in den paraphysiologischen, nicht den angulären Ebenen der Willkürbewegung, ebenso die Traktion in axialer Richtung, die die Gelenkenden von einander abhebt. Diese Funktionstests aus der manuellen Medizin erlauben eine ergänzende Beurteilung des Gelenkspiels (sog. joint play) und bieten unmittelbar therapeutische Ansätze zur Schmerzreduktion. Die Kompression eines Gelenkes stellt dagegen ein Provokationsmanöver unter Druckerhöhung dar.

Untersuchung der Muskulatur

Palpatorisch wird die Muskulatur in Ruhe und Bewegung geprüft, ob ein **Hartspann** und/oder ein schmerzhafter myofaszialer **Triggerpunkt** vorliegen. Diese finden sich meist im Verlauf straffer bandartiger Verdickungen an typischer Stelle im Muskelbauch. Der umschriebene Druckschmerz wird quer zur Faserrichtung des straffen Bandes getestet und löst gelegentlich einen entfernt liegenden übertragenden Schmerz aus. Die passive Dehnbarkeit ist verringert, ebenso die aktive Beweglichkeit gegen Widerstand. Gelegentlich finden sich autonome Fehlregulationen mit subkutanem Trophödem und lokalen vasomotorischen Störungen.

> **Kommentar**
> Myofasziale Triggerpunkte stellen eine wichtige Kodiagnose bei allen Störungen der Haltungs- und Bewegungsorgane dar, aber auch bei Spannungskopfschmerz und der temporo-mandibulären Dysfunktion (Travell u. Simons 1983).

Funktionelle Muskeltests sind wichtig für die Beurteilung der zur Verkürzung neigenden tonischen Haltemuskulatur (Janda 1994). Hierzu zählen u. a. die Mm. trapezius, pectoralis, erector spinae, iliopsoas und rectus femoris, die Adduktoren und die ischiokrurale Muskulatur. Im Gegensatz zur tonischen Haltemuskulatur neigt die phasische Bewegungsmuskulatur zur Abschwächung, so z. B. die Mm. glutaeus und rectus abdominis sowie die unteren Schulterblattfixatoren. Die unterschiedlichen Eigenschaften finden sich vermehrt bei Fehlhaltungen, im Falle einer muskulären Dysbalance und auch bei Gelenkfehlstellungen. Diese klinischen Besonderheiten sind bei vielen Störungen des Bewegungssystems wichtig, da z. B. ohne eine Dehnung der verkürzten tonischen Muskulatur und ohne eine Kräftigung der abgeschwächten phasischen Muskulatur eine sinnvolle und effektive Rehabilitation nicht gelingt.

Dysfunktionen der Bewegungsorgane zeigen bei längerem Stehen eine Tendenz zur Ausbreitung, die meist gut nachvollziehbar ist: Aus Bewegungsstudien der funktionellen Anatomie ist das Körperregionen übergreifende Zusammenspiel muskulo-skelettaler Funktionseinheiten bekannt. Die Ausbreitung erfolgt nach Janda (1994) über zwei Mechanismen: Zum einen als horizontale, biomechanische Generalisation über weiträumige, myofasziale Verkettungen (z. B. Kiefergelenk-Atlas-Ileosakralgelenk), zum anderen als vertikale Generalisation, bei der zur Kompensation einer lokalen Läsion zentralnervös veränderte Bewegungsmuster ausgelöst werden können. Derartige Zusammenhänge können nur durch eine exakte klinische Befunderhebung aufgedeckt werden, wozu intensive Kenntnisse der Untersuchungstechniken erforderlich sind. Wegen der bereits genannten unzureichenden Standardisierung der Verfahren besteht zu den vorliegenden Hypothesen bisher wissenschaftlich keine einhellige Meinung (Bogduk 1997; Dvorak et al. 1997).

Internistische Untersuchung

> **ⓘ Kommentar**
> Eine vollständige klinische internistische Untersuchung ist im Regelfall nicht erforderlich.

Symptombezogen sollte sie aber stets in der Schmerzregion und zur Differenzialdiagnose erfolgen (z. B. Lagerungsprobe nach Ratschow bei Beinschmerzen), ebenso bei Neuauftreten oder Veränderung der Schmerzsymptomatik. Größere Bedeutung hat die klinische Kontrolle internistischer Befunde in der Palliativmedizin und bei Tumorpatienten, wo es um die Beherrschung der gesamten Symptomatik des Patienten und nicht isoliert um die Schmerzsituation geht.

Neurologische Untersuchung

Zu Beginn der Behandlung wird bei jedem Patienten auch ein orientierender neurologischer Befund erhoben; bei Auffälligkeiten sollte fachneurologische Kompetenz hinzugezogen werden.

Orientierende neurologische Untersuchung

Überprüft werden grundsätzlich die angegebene Schmerzregion, ihre Umgebung sowie die dazugehörigen Segmente. Eine schematische Reihenfolge ist sinnvoll:
- Motorik und Reflexe
- Sensorik
- Koordination
- Stand und Gang
- Zerebellerer Status

Die Beachtung sensibler und autonomer Veränderungen ist als empfindliches Zeichen besonders wichtig. Ziel ist es, für eine aufgefundene Störung zentrale radikuläre oder peripher-nervöse Ursachen zu finden oder auszuschließen.

Differenzierende neurologische Untersuchung zur Schmerzdiagnostik

Neuralgien und schmerzhafte Neuropathien sind durch vier Schmerztypen gekennzeichnet, die auch kombiniert auftreten können (Baron 1997):
- **Dauerschmerz.** Spontan auftretend, brennend, elektrisierend
- **Schmerzattacken.** Spontan oder provozierbar (z. B. Trigeminusneuralgie)
- **Dysästhesie.** Missempfindung wie Ameisenlaufen
- **Allodynie.** Schmerzhafte Wahrnehmung nicht noxischer Reize (mechanisch, wie eine leichte Berührung oder Druck; thermisch durch geringe Kälte oder Wärme)

Die Sensibilitätsprüfung von Neuropathien kann neben der Allodynie auch eine Hypästhesie, eine Hypalgesie und zusätzliche autonome Störungen aufzeigen. Von großer Bedeutung ist eine differenzierte Hyperalgesieprüfung: Diese erfolgt in allen Regionen spontan angegebener oder palpatorisch auslösbarer Schmerzen und den zugehörigen Segmenten, gerade auch dann, wenn keine sonstigen neuropathischen Komponenten vorliegen, sondern lediglich schwer objektivierbare Funktionsstörungen.

> **ⓘ Kommentar**
> Der Provokationstest erfolgt zunächst erst in einem schmerzfreien, nach Möglichkeit exakt kontralateralen Gebiet.

Haut. Neben der üblichen Prüfung mit Nadel/Nadelrad wird auch die Durchführung der klassischen Dermographie vorgenommen, die im positiven Fall neben einer Schmerzangabe zu einer intensiven verbreiterten Rötung führt, die gelegentlich urtikariell verändert ist und länger anhält.

Subkutis. Skin-rolling-Test oder **Kiblertest** (Gunn u. Milbrandt 1978). Mit beiden Daumen und Zeigefingern wird im schrägen Dermatomverlauf eine Falte aus Haut und Unterhaut gebildet und aus der dem Schmerzgebiet benachbarten Regionen über die schmerzhafte Stelle hinaus in den jenseitig schmerzfreien Bereich gerollt. Bei positivem Testausfall zeigt sich objektiv das Vorliegen eines Trophoedems in der Verdickung oder mangelnden Verschieblichkeit/Abhebbarkeit der Hautfalte, auch unter Bildung einer Peau d'orange, weiterhin eine deutliche, länger anhaltende Rötung (Bonica u. Loeser 1990). Die subjektive Reaktion sollte in offener Fragestellung erhoben werden: Sie reicht von der Angabe eines veränderten Gefühls bis hin zu einer intensiven Schmerzantwort, welche semiqualifizierbar ist mit dem Tissue Compliance-Messer (Fischer 1994).

Muskel. Zum Nachweis einer muskulären Hyperalgesie oder myofaszialer Triggerpunkte wird mit dem Finger oder semiquantitativ mit vier Kilopond (kp) durch ein Druckalgometer (Fischer 1994) an den vorgegebenen Stellen ein umschriebener Druck ausgeübt.

Bedeutung: Eine Hyperalgesie der Haut tritt üblicherweise kombiniert mit anderen Befunden bei Neuropathien auf, ferner bei CRPS und bei lokalen entzündlichen Prozessen in darunter gelegenen Geweben. Im Unterschied dazu sind radikuläre Prozesse, aber auch die klinisch wesentlich häufiger auftretenden pseudoradikulären Schmerzübertragungen eher mit Hyperalgesie in Subkutis und Muskel verbunden (Gunn u. Milbrandt 1978; Dvorak et al. 1997). Hierzu zählen:
- Vertebralgien
- Vertebrale Segmentstörungen
- Ligamentäre Störungen

- Myofasziale Triggerpunkt-Syndrome
- Chronische viszerosomatische Übertragungen

Hier haben Schmerzschwellenmessungen Erniedrigungen in der Subkutis und in der Muskulatur, nicht aber in der Haut ergeben (Giamberardino 1994). Gerade bei der Beurteilung dieser sonst kaum objektivierbaren Befundstörungen sind deutliche Zeichen einer Gewebsverdickung, einer Rötung oder eines positiven Kiblertests von Bedeutung, im Übrigen vor allem die durch viele Faktoren beeinflussten verbalen Schmerzangaben des Patienten.

Vegetative Funktion

Eine komplexe vegetative Störung stellt das bereits erwähnte Trophoedem dar. Weitere sind ablesbar an trophischen Störungen von Haut, Haaren und Nägeln, auch an pilomotorischen Reflexen. Quantifizierbar jedoch sind lediglich:
- Die **Vasomotorik.** Messung der Durchblutung mittels Laser-Doppler oder der Hauttemperatur mittels Infrarotthermometer, Thermographie.
- Die **Sudomotorik.** Orientierende Schweißmessung durch Bestimmung des Hautwiderstandes oder mit dem Ninhydrintest, verschiedene quantitative sudomotorische Bestimmungen.

Fazit
- Die Ergebnisse der klinischen Befunderhebung sollten möglichst zu therapeutischen Handlungsanweisungen führen.
- Bei Diskrepanzen von klinischem Befund und subjektivem Befinden des Patienten sind vorhandene Dysbalancen, Fehlspannungen und Funktionsstörungen innerhalb der späteren multimodalen Behandlung zu interpretieren.

4.5.2 Diagnostische Injektionen

Der probatorische Einsatz lokaler Infiltrationen von Lokalanästhetika zur temporären Nervenblockade kann wichtige Aufschlüsse über die Art und die Ausdehnung krankhafter peripherer und – als Rückschluss – auch zentraler nervaler Prozesse geben. Unter diesem Gesichtspunkt sind diese minimal-invasiven Verfahren als wichtige und unverzichtbare Ergänzung der Diagnostik schmerzbedingter Prozesse anzusehen. Gleichzeitig beinhaltet eine lokale Injektion aber auch bereits einen therapeutischen Ansatz in der Behandlung lokaler Schmerzstörungen.

Die einzelnen technischen Verfahren, ihre Effizienz, aber auch die jeweiligen Indikationen und Kontraindikationen werden deshalb in ▶ Kap. 8, »Infiltrations- und Injektionstechniken und Nervenblockaden«, beschrieben.

4.5.3 Psychologische Untersuchung

M. Baum

Es ist in der medizinischen und psychologischen Fachwelt inzwischen unbestritten, dass der Beachtung psychosozialer Faktoren bei der Behandlung von Schmerzen eine hohe Bedeutung zukommt. So wird vorgeschlagen (Pfingsten et al. 2000), dass der Arzt zunächst ein ökonomisches Screening durchführt, das es ihm erlaubt zu entscheiden, ob psychosoziale Risikofaktoren (»yellow flags«) vorhanden sind, die dann eine weitergehende psychologische Diagnostik (»assessment«) zur Entscheidungsfindung über notwendige psychologische Therapie erforderlich macht. Diese spezielle psychologische Diagnostik ist bei Risikopatienten dann integraler Teil der gesamten medizinischen Schmerzdiagnostik und sollte von einem Psychologen möglichst frühzeitig durchgeführt werden.

> **Kommentar**
> Überweisung zur psychologischen Untersuchung bzw. Erstkontakt mit einem psychologischen Behandler früh in den Untersuchungsablauf integrieren.

Im Falle einer verzögerten oder versäumten psychologischen Differenzialdiagnostk fehlen von Anfang an wichtige Informationen zu psychologischen Einflussfaktoren der Schmerzstörung, im Behandlungsverlauf werden dann die Möglichkeiten psychologischer Behandlung nicht wirksam eingesetzt.

Für die Einleitung einer psychologischen Untersuchung durch den Arzt gilt also:
- Frühzeitige Entscheidung aufgrund eines psychosozialen Screenings
- Selbstverständlicher Teil der interdisziplinären Diagnostik bei Risikopatienten
- Zeichen der ärztlichen Sorgfalt
- Auf der Basis des Vertrauens zwischen Arzt und Patient.

Der Orthopäde oder Allgemeinmediziner wird also die Risikofaktoren für die mögliche Chronifizierung eines Schmerzbildes erheben. In Studien zu diesen Risikofaktoren haben sich neben biologischen und mechanischen Faktoren vor allem psychologische Faktoren als wichtige Risiken herausgestellt (▶ Übersicht 4.3).

Die Überweisung zum Psychologen im ambulanten Behandlungsrahmen genauso wie der Ersttermin beim Psychologen in der stationären medizinischen Rehabilitation muss für den Patienten zumindest nachvollziehbar sein. Noch besser ist es, wenn dem Patienten auf der Grundlage eines bio-psycho-sozialen Krankheitsmodells vermittelt werden kann, dass das Einbeziehen psychologischer Diagnostik und ggf. Intervention selbstverständlich zur Gesamtbehandlung gehört (◘ Abb. 4.2).

> **Übersicht 4.3.** Risikofaktoren der Chronifizierung von Schmerzen. (Nach Basler 1994)
> - Mechanische Belastungen
>   - Schweres Heben/Tragen
>   - Erschütterungen
>   - Einseitige Körperhaltungen
> - Psychomentale Belastungen
>   - Arbeitsunzufriedenheit
>   - Geringe soziale Unterstützung
>   - Fehlende Entscheidungskompetenzen/ hohe Abhängigkeit bei der Arbeit
>   - Instabilitäten und Konflikte in Beziehungen
> - Vermeidungsverhalten
>   - Körperliche Aktivitäten
>   - Soziale Aktivitäten
> - Negative Emotionen
>   - Ängste
>   - Depressivität

ⓘ Kommentar
Die Überweisung an den Psychologen darf auf den Patienten nicht wie ein Ausdruck medizinischer Ratlosigkeit oder schwindenden Vertrauens zwischen Arzt und Patient wirken.

Anamnese. Die psychologische Untersuchung beginnt mit dem Erstkontakt und damit i.d.R. schon mit der Anamnese. Voraussetzung ist von Seiten des Psychologen, eine vertrauensvolle Atmosphäre (»unbedingte Wertschätzung«) zu schaffen, die es erlaubt, Informationen auf verbaler und non-verbaler Ebene zu sammeln. Auch der Interaktionsstil des Patienten in der Untersuchungssituation ist eine wichtige Informationsquelle.

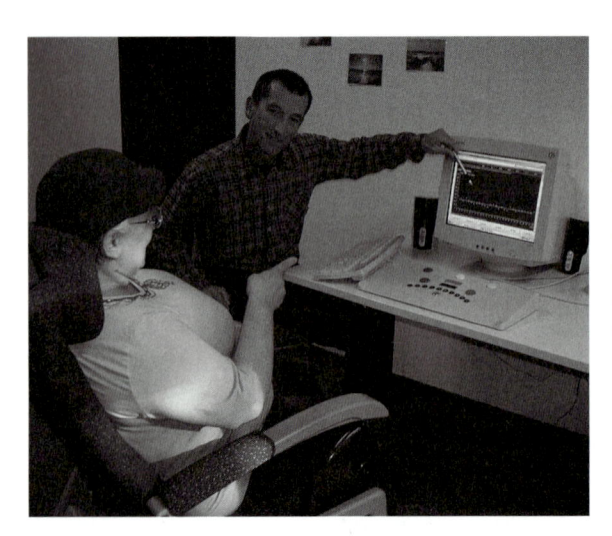

Abb. 4.2. Computerunterstützte psychologische Diagnostik

Die Anamnese sollte Informationen zusammentragen zu:
- Art, Umfang und Entwicklung von Beschwerden in Gegenwart und Vergangenheit
- Erfahrungen und Einstellungen des Patienten zu Entstehungsbedingungen seiner Schmerzstörung
- Einflüssen von Lebensverhältnissen und sozialen Beziehungen auf die Beschwerden
- Erfahrungen mit der bisherigen Behandlung der Schmerzstörung
- Zielen, Motiven und Möglichkeiten der Veränderung der Schmerzstörung
- Erwartungen des Patienten zu diesen Veränderungsmöglichkeiten
- Hinweise zu begleitenden psychischen Störungen

Ergänzt werden sollte die Anamnese nach Möglichkeit durch eine Fremdanamnese mit wichtigen Bezugspersonen. Der Austausch von Informationen zwischen den Behandlern ist vorteilhaft. In erster Linie ist hier im ambulanten Rahmen der Hausarzt zu nennen, der oft wichtige und langfristige Informationen über den psychosozialen Hintergrund zur Verfügung stellen kann. Vorbereitend auf die Anamnese sollten alle zur Verfügung stehenden Vorbefunde studiert werden, allerdings mit offener, vorurteilsfreier Haltung.

Ziel. Mit Hilfe der Anamnese soll ein möglichst vollständiges Bild der psychologischen Einflussfaktoren gewonnen werden. In erster Linie geht es dabei weniger, wie in der Vergangenheit oft in den Vordergrund gerückt, darum, eine Antwort darauf zu finden, was die Schmerzstörung verursacht hat, sondern welche Umstände dazu beitragen, dass der Schmerz nicht wieder verschwindet oder sich nicht zumindest bessert. Von Interesse sind in der Gewichtung mehr die aufrechterhaltenden Bedingungen, weniger die auslösenden.

Erstkontakt. Der Erstkontakt bzw. die Anamnese wird methodisch üblicherweise als offenes, nicht-standardisiertes klinisches Interview (»Gespräch«) durchgeführt. Dies bietet einige Vorteile:
- Freie Gesprächsführung
- Offenheit für Themenschwerpunkte des Patienten
- Möglichkeit der Fokussierung einzelner Inhalte
- Sensibilität für Erfahrungen des Patienten
- Zeitliche Variabilität
- Flexiblere Beziehungsgestaltung

Von Patienten wird im Erstkontakt ein offenes klinisches Interview gegenüber standardisierten Interviewformen bevorzugt. Sie fühlen sich weniger »ausgefragt« oder gar »verhört«. Nach dem Erstkontakt kann das offene Interview methodisch erweitert und ergänzt werden durch die Verwendung standardisierter Interviewinstrumente (u. a.

Tab. 4.2. Fragebögen zu Dimensionen des Schmerzerlebens

Dimension	Empfohlenes Verfahren	Autor
Schmerzerleben	Schmerz-Empfindungs-Skala (SES)	Geissner 1996
Schmerzverhalten	Tübinger Bogen zur Erfassung von Schmerzverhalten (TBS)	Flor et al. 1992
Schmerzintensität	Numerische Ratingskala (0–10)	Jensen 1991
Schmerzkognitionen	Fragebogen zur Erfassung schmerzbezogener Selbstinstruktionen (FSS)	Flor 1991
	Fragebogen zur Erfassung kognitiver Reaktionen auf Schmerz (KRSS)	Hasenbring 1994
	Inventar zur Erhebung von Kausal- und Kontrollatributionen bei chronischen Schmerzpatienten (KAUKON)	Kröner-Herwig 1993
Schmerzbewältigung	Fragebogen zur Erfassung von Coping-Reaktionen in Schmerzsituationen (CRSS)	Hasenbring 1994
Schmerzbezogene Beeinträchtigung	Pain Disability Index (PDI)	Pollard 1994, Dillmann et al. 1994

strukturiertes Klinisches Interview; SKID) und standardisierter Fragebögen (s. unten). Diese Instrumente bieten den Vorteil der besseren Vergleichbarkeit der erhobenen Daten, einer angemessenen Ökonomie der Datenerhebung und einer umfassenderen, weniger selektiven Erhebung bestimmter Aspekte der psychologischen Diagnostik.

Inhaltlicher Schwerpunkt. Zunächst stehen Schmerzen und sonstigen körperlichen Beschwerden (symptomatischer Zugang) im Vordergrund:
- Lokalisation (Schmerzort)
- Schmerzqualität oder Schmerzerleben
- Häufigkeit und Dauer der Schmerzen
- Intensität der Schmerzen
- Sonstige körperliche Beschwerden
- Beginn der Beschwerden
- Verlauf und Ergebnisse der bisherigen Behandlungen
- Subjektive Erklärung der Beschwerden (Krankheitskonzept)

Die Lokalisation der Beschwerden wird verbal beschrieben, ggf. am Körper gezeigt oder z. B. bildlich dargestellt (Schmerzmännchen). Es ist auch für den Psychologen wichtig, sich vom Patienten dessen »Bild« der Beschwerden auf verschiedene Arten schildern zu lassen. Er sollte das Verständnis des Patienten für seine Schmerzen kennen; für die Beziehung Psychologe – Patient ist dies zusätzlich eine grundlegende vertrauensbildende Maßnahme, ohne die sich häufig weitere psychische und soziale Informationen nicht gewinnen lassen.

Die Schmerzqualität oder das Schmerzerleben wird gemäß den 3 Dimensionen von Melzack (1965) erhoben:
- sensorisch
- affektiv
- evaluativ

Die sensorische Dimension beschreibt, wie sich die Beschwerden körperlich für den Patienten anfühlen, die affektive Dimension den dadurch erzeugten emotionalen Leidensdruck (Ängste, Depressivität, Hilflosigkeit). Die evaluative Dimension zielt auf die Auswirkungen der Beschwerden auf die Person und deren Lebensführung.

Bei der Erhebung der Häufigkeit und Dauer der Schmerzen ist die Frage nach weiteren körperlichen Beschwerden und Funktionsbeeinträchtigungen wichtig. Über mehrere Organsysteme hinweg bestehende Beschwerden v. a. seit der Jugend und dem frühen Erwachsenenalter können auf eine Somatisierungsstörung (DSM-IV) hinweisen.

Bei der Intensität der Schmerzen ist ein besonderes Augenmerk auf Schwankungen im Tagesverlauf und schmerzfreie Zeiträume zu richten. Hierzu können für einen festgelegten Zeitraum Schmerztagebücher eingesetzt werden, die in einer großen Vielzahl zur Verfügung stehen.

> **Tipps**
> Beim Einsatz von Schmerztagebüchern folgende Parameter beachten:
> - Ressourcen des Patienten
> - Aktive Bewältigung des Patienten

> **Kommentar**
> Der dauerhafte Einsatz eines Schmerztagebuches empfiehlt sich nicht. Es fördert die negative Fokussierung auf die Beschwerden.

Bei der Frage nach der subjektiven Erklärung der Beschwerden steht die Einschätzung im Vordergrund, ob der Patient seine Beschwerden ausschließlich somatischen Faktoren zuschreibt, oder ob er auch psychischen und sozialen Einflussgrößen Bedeutung beimisst.

Zur psychometrischen Erhebung verschiedener Dimensionen des Schmerzes schlägt die Arbeitsgruppe der DGSS u. a. die in Tab. 4.2 aufgelisteten Verfahren vor.

Nach dem symptomatischen Zugang und der Befragung zu den Schmerzdimensionen werden Informationen zu weiteren psychischen und sozialen Faktoren erhoben:
- Ängstliche Symptome
- Depressive Symptome

- Reaktionen wichtiger Bezugspersonen (Partner, Kinder, Kollegen etc.)
- Leistungs- und Stressverhalten
- Alltägliche Aktivitäten
- Persönliche Interessen
- Besondere Lebensereignisse und Belastungen in der Biographie
- Beziehungen (Familienanamnese)
- Soziale und wirtschaftliche Situation

Für eine Reihe dieser Faktoren stehen ergänzend zum klinischen Interview ökonomische, standardisierte Fragebögen zur Verfügung (Tab. 4.3).

Die Fragebögen zu Ängstlichkeit und Depressivität (ADS, STAI) geben auch Hinweise zur Differenzialdiagnostik bestehender komorbider psychischer Störungen nach DSM IV bzw. ICD-10. Eine Schmerzstörung rechtfertigt alleine nicht, von einer psychischen Störung auszugehen. Auf der anderen Seite werden vor allem Angststörungen häufig übersehen, weil sie durch das im Verlauf dieser Störung aufgebaute Vermeidungsverhalten im Alltag des Patienten nicht (mehr) offenkundig wirksam werden.

Methodisch gilt es selbstverständlich zu beachten, dass es sich bei den Angaben des Patienten zum Zeitpunkt der psychologischen Untersuchung immer um subjektive, selektive und mit persönlichen Bewertungen und Motiven ausgestattete Informationen handelt, die keinen Anspruch auf Vollständigkeit oder Objektivität beinhalten können. Nach Möglichkeit sollte, nicht aus Misstrauen gegenüber dem Patienten, sondern aus Gründen der phänomenologischen Breite der psychologischen Untersuchung, auch auf andere Informationsquellen (v. a. Angehörige, ggf. bei einem stationären Aufenthalt auch Mitglieder des Behandlungsteams) Wert gelegt werden, um keine wichtigen Faktoren zu übersehen.

Folgerichtig werden die erhobenen Daten aus den unterschiedlichen Quellen **zusammengefasst** und **bewertet**. Aus den Daten der Untersuchung sollten sich eine **diagnostische Schlussfolgerung** und sinnvolle **Ansätze zur Behandlung** ergeben.

4.6 Laborchemische Diagnostik

Eine **blutserologische Befundabklärung** im Rahmen der Schmerzdiagnostik dient im Wesentlichen dem Ausschluss eines akuten oder chronisch-entzündlichen Prozesses. Hilfreich sind hier die Bestimmung der Blutsenkungsgeschwindigkeit (BSG), des CRP (C-reaktives Protein) und ein kleines oder großes Blutbild. Zur Überprüfung der Art und vor allem der Aktivität von Erkrankungen aus dem rheumatischen Formenkreis stehen die qualitative und quantitative Bestimmung der Rheumafaktoren, die HLA-Typisierung, die Eiweißelektrophorese, die antinukleären Faktoren u.a.m. zur Verfügung. In Einzelfällen ist eine Kontrolle des Harnsäurespiegels (Gichtausschluss) und der Elektrolyte (Kalzium, Magnesium, Phosphat u. a.) sowie der alkalischen Phosphatase (AP) sinnvoll, z. B. zur Differenzierung von Störungen des Knochenstoffwechsels (Tab. 4.4).

Tab. 4.3. Fragebögen zu psychischen Faktoren, die mir Schmerz korreliert sein können

Verfahren	Psychischer Faktor
Allgemeine-Depressions-Skala (ADS)	Depressivität
Stait-Trait-Angstinventar (STAI)	Ängstlichkeit
Beschwerde-Liste (BL)	Sonstige psychosomatische Störungen
PVS	Partnerverhalten bei Schmerz
FESV	Schmerzbedingte Angst und Depression
SCL-R	Breites Spektrum psychosomatischer Symptome

Tab. 4.4. Kalzium- und Phosphatspiegel sowie alkalische Phosphatase im Blut bei unterschiedlichen Knochenstoffwechselerkrankungen

Krankheitsbild	Kalziumspiegel	Phosphatspiegel	Alkalische Phosphatase
Solitäre Knochenzyste	Normal	Normal	Normal
Osteoporose	Normal	Normal	Normal
Osteomalazie, Rachitis, Vitamin-D-Mangel	Normal bis leicht erniedrigt	Normal bis leicht erniedrigt	Deutlich erhöht
Vitamin-D-Überdosierung	Deutlich erhöht	Leicht erhöht	Normal bis leicht erhöht
Hyperparathyreoidismus	Deutlich erhöht	Deutlich erniedrigt	Deutlich erhöht
Hypoparathyreoidismus	Deutlich erniedrigt	Deutlich erhöht	Normal
Knochenmetastasen	Normal bis leicht erhöht	Leicht erhöht bis leicht leicht erniedrigt	Normal bis leicht erhöht
Multiples Myelom	Normal bis leicht erhöht	Leicht erhöht bis leicht leicht erniedrigt	Normal bis leicht erhöht
Morbus Paget	Normal	Normal bis leicht erniedrigt	Stark erhöht

Zum sicheren Ausschluss und auch zur Differenzialdiagnostik einer möglichen zerebralen oder spinalen Erkrankung kann eine Abklärung der Liquorbefunde notwendig werden (Tab. 4.5 und Tab. 4.6).

4.7 Bildgebende Verfahren

4.7.1 Röntgenuntersuchung

Definition
Bildgebende Darstellung v. a. knöcherner Gewebeanteile mit Hilfe ionisierender Strahlen (unterschiedliche Strahlendurchlässigkeit)

Technik. In aller Regel erfolgt in standardisierter Lagerung des Patienten die Fertigung von Nativaufnahmen in vorgegebenen Ebenen (meist im a.p.- und im seitlichen Strahlengang). Funktionsaufnahmen (z. B. unter axialer Belastung) dienen der Überprüfung pathophysiologischer Situationen, eine Durchleuchtung im Bildwandler der Erfassung dynamischer Abläufe. Eine Darstellung von Hohlräumen (z. B. Spinalkanal) ist durch Kontrastmittelinjektion möglich.

Vorteile
— Am häufigsten eingesetztes bildgebendes Verfahren zur Diagnostik und zur Verlaufsdokumentation knöcherner Veränderungen mit bisher noch unübertroffenem Auslösungsvermögen
— Hohe Spezifität bei teilweise begrenzter Sensibilität
— Nicht invasiv
— Kostengünstig
— Nahezu überall verfügbar

Nachteile. Ungenügende Darstellung von Weichgeweben ohne Differenzierungsmöglichkeit.

Tab. 4.5. Normalbefunde des lumbal gewonnenen Liquor cerebrospinalis

Qualität/untersuchter Parameter	Normalwert
Aussehen	Hell klar
Spezifisches Gewicht	1003–1009
Viskosität	1,06–1,09
pH-Wert	7,31–7,35
Zellzahl	4/3–12/3
Lymphozyten	50–70%
Monozyten	30–50%
Gesamteiweiß	0,15–0,25 g/l
Globuline	2,5–6,0 mg%
Rest-N	11,0–19,0 mg%
Lipoide	1,1–1,3 mg%
Laktat	1,5–1,9 mmol/l
Chlorid	116–133 mmol/l
Natrium	142–154 mmol/l

Tab. 4.6. Differenzialdiagnostik der Liquorbefunde. (Nach Heisel 2003)

Krankheit	Aussehen	Blutgehalt	Zellzahl	Eiweißgehalt	Glukosegehalt	Laktatgehalt	Chloridgehalt	Hirndruck	Mikrobiologische Untersuchung
Virale Meningitis	Klar	∅	Mäßig erhöht	Leicht erhöht	Deutlich erniedrigt	Deutlich erniedrigt	Normal	Evtl. leicht erhöht	Echo-Viren oft isolierbar
Tuberkulöse Meningitis	Evtl. opaleszent	∅	Mäßig erhöht	Mäßig erhöht	Evtl. erniedrigt	Leicht erhöht	Stark erniedrigt	Leicht erhöht	Evtl. direkter Nachweis von Tuberkelbakterien im Direktpräparat (Ziehl-Neelson-Färbung)
Bakterielle Meningitis	Trüb	(+)	Stark erhöht	Stark erhöht	Deutlich erniedrig	Stark erhöht	Evtl. leicht erniedrigt	Deutlich erhöht	Oft positives Direktpräparat (Gramfärbung)
Enzephalitis	Evtl. leicht trüb	(+)	Mäßig erhöht	Mäßig erhöht (Globuline)	Erhöht	Evtl. leicht erhöht	Evtl. erhöht	Leicht erhöht	Oft positives Direktpräparat (Gramfärbung)
Multiple Sklerose	Klar	∅	Normal	Evtl. leicht erhöht (Globuline)	Normal	Normal	Normal	Normal	Negativ
Hirntumoren	Klar	∅	Normal	Mäßig erhöht, evtl. auch stärker erhöht	Normal	Normal	Normal	Evtl. erhöht	Negativ

Hauptindikationen. Primäres bildgebendes Verfahren zur Klärung lokaler Schmerzprozesse mit Identifikation bzw. Ausschluss degenerativer Veränderungen oder einer knöchernen Läsion (◘ Abb. 4.3–4.6).

4.7.2 Sonographie

Definition
Anwendung von gebündeltem oder fokussiertem Ultraschall (1–5 MHz) zur Weichgewebedifferenzierung. Hohe Reflexionsquote der Schallwellen an Knochengrenzen und Luft, dahinter liegende Gewebeanteile werden nicht dargestellt.

Indikationen
- Nachweis und Größenbeurteilung flüssigkeitsgefüllter Hohlräume (Zysten, Hämatome, Serome)
- Weichteilabklärung (Sehnentextur, Muskulatur), v. a. im Bereich des Schultergelenkes (◘ Abb. 4.7), seltener im Bereich des Hüft- und Kniegelenkes, sehr selten im Bereich der Wirbelsäule

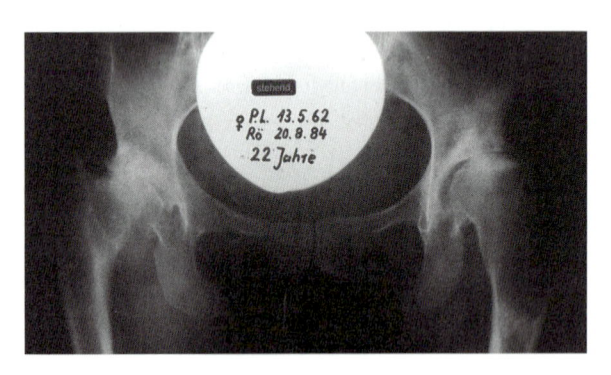

◘ **Abb. 4.3.** Röntgen-Nativaufnahme des Beckens (Übersicht) mit Darstellung einer schweren bilateralen Koxarthrose mit erheblichen Belastungsschmerzen im Leistenbereich bds. bei einer erst 22-jährigen Frau

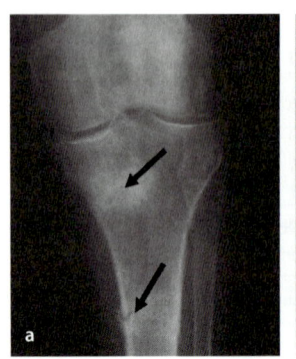

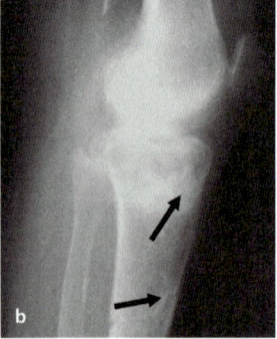

◘ **Abb. 4.4 a, b.** Röntgen-Nativaufnahmen des linken Kniegelenkes: Osteoporotische Spontanfrakurierungen im medialen Schienbeinkopf- sowie im medialen diapaphysären Bereich (→) mit Belastungs- und Ruheschmerz im medialen Unterschenkelbereich. **a** a.p.-Strahlengang, **b** seitlicher Strahlengang

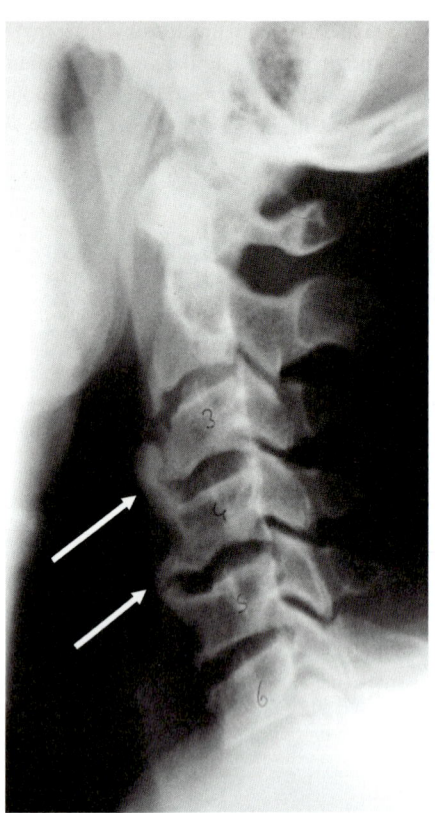

◘ **Abb. 4.5.** Röntgen-Nativbild der Halswirbelsäule im seitlichen Strahlengang: Darstellung einer hyperostotischen ventralen Spondylose mit überbrückenden Spangenbildungen (→) bei weitgehender Wahrung der Höhe der Zwischenwirbelräume; klinisch nur geringfügiges Schmerzbild bei auffallender Funktionsbeeinträchtigung in Entriegelung

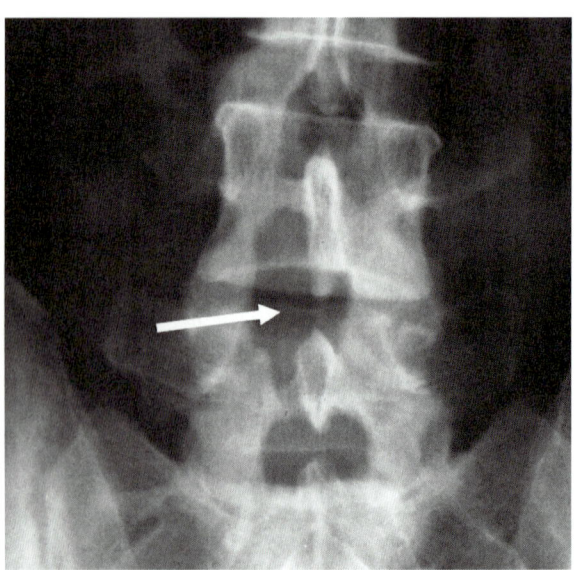

◘ **Abb. 4.6.** Röntgenausschnitt der unteren LWS a.p. mit Dokumentation eines Fenestrotomiefektes in Höhe L4/L5 rechtsseitig nach lumbaler Nukleotomie (→)

4.7 · Bildgebende Verfahren

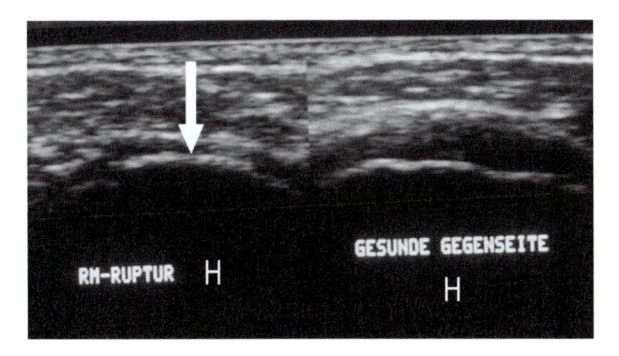

Abb. 4.7. Sonogramm beider Schultergelenke im direkten Seitenvergleich mit Darstellung einer Ausdünnung der Rotatorenmanschette auf der linken Seite (→) als Ausdruck einer Ruptur mit regelrechtem Befund rechts
H – Oberarmkopf

4.7.3 Szintigraphie (Scanning)

Definition
Verwendung radioaktiver osteotroper Pharmaka (z. B. Tc-Phosphat-Verbindung, Gallium u. a.) mit typischer Anreicherung in Zonen vermehrter Osteoblastentätigkeit (z. B. bei Entzündungen, Tumoren). Bezugspunkte der ROI (Regions of interest) werden mit entsprechenden Regionen der kontralateralen Seite verglichen; dynamische Untersuchungen durch Serien- und Mehrphasenszintigraphie möglich (Anflutung, Poolphase).

Bei Veränderungen, die primär vom Markraum ausgehen, kann der Knochenstoffwechsel allerdings erst relativ spät beeinträchtigt sein. 40–50% der radioaktiven Substanz werden innerhalb der ersten Stunde über den Urin wieder ausgeschieden.

Strahlenexposition
- Bei Erwachsenen: 4 mGy/370 MBq
- Bei Kindern: 1,4 mGy/37 MBq

Vorteile. Hohe Sensitivität (viel empfindlicher als eine Röntgennativaufnahme).

Nachteile. Nur geringe Spezifität ohne sichere Differenzierungsmöglichkeit entzündlicher, degenerativer und tumoröser Prozesse (keine Vermittlung morphologischer Kriterien).

Hauptindikationen
- Frühnachweis und Verlaufskontrolle bakteriell bedingter oder entzündlich-rheumatischer Veränderungen
- Tumor- oder Metastasenverdacht (Suchmethode, da hohe Sensitivität; **Abb. 4.8**)
- Suchmethode bei ungeklärten lokalen Schmerzzuständen

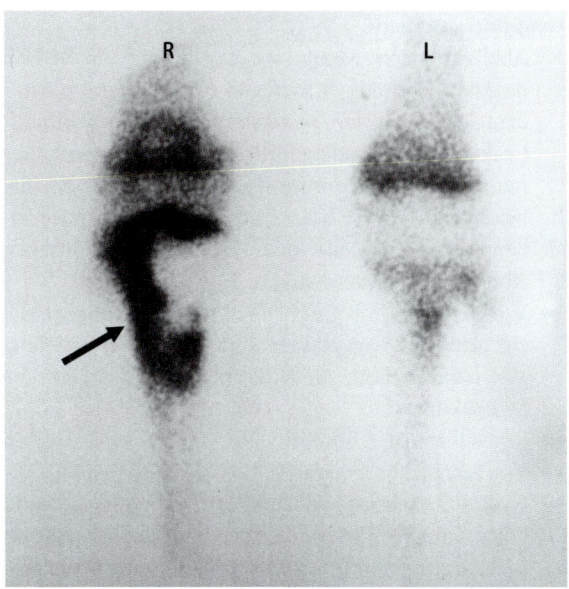

Abb. 4.8. Szintigramm beider Kniegelenke mit Darstellung einer pathologischen Anreicherung im Schienbeinkopf rechts bei malignem Tumor (→ linker Bildanteil) bei regelrechter Situation der kontralateralen Seite

4.7.4 Computertomographie (CT)

Definition
Spezielles röntgenologisches Querschichtaufnahmeverfahren zur überlagerungsfreien bildgebenden Darstellung beliebiger transversaler Körperschichten mit dreidimensionaler Rekonstruktionsmöglichkeit, wobei die Schichtdicke individuell einstellbar ist (0,1–1,5 cm). Die jeweilige Expositionszeit beträgt 1–10 s.

Vorteile
- Nicht-invasive, schmerzfreie, risikoarme Röntgendiagnostik
- Überlagerungsfreie Abbildungsmöglichkeit in der axialen Ebene
- Besonders gute Darstellung knöcherner Strukturen und ihrer Lagebeziehung zueinander
- Gute Abbildungsmöglichkeit von sonst nur schwer zugänglichen Körperregionen (z. B. Schädel, Wirbelsäule, Becken)
- Gute multiplanare Rekonstruktionsmöglichkeit (sog. Reformatierung) zusätzlicher (v. a. sagittaler) Ebenen mit dreidimensionaler Strukturdarstellung

Nachteile
- Relativ hohe Belastung durch ionisierende Strahlung
- Örtliches Auflösungsvermögen (Konturschärfe) teilweise begrenzt
- Eine sichere Beurteilung intramedullärer Veränderungen ist nicht möglich

Hauptindikationen
- Abklärung eines Kompressionssyndromes im Bereich der Halswirbelsäule (v. a. atlanto-okzipitale und atlanto-dentale Instabilitäten, zervikaler Bandscheibenvorfall)
- Exakte differenzialdiagnostische Abklärung unklarer raumfordernder Prozesse im Brust- und Lendenwirbelsäulenbereich (v. a. weit lateral liegende Bandscheibenprotrusionen, die sich einer myelographischen Abklärung oft entziehen)
- V. a. Reprolaps mit guter Differenzierungsmöglichkeit zur postoperativen Narbenbildung bzw. Verwachsung
- V. a. paravertebrale Abszedierung bzw. spondylitische Destruktion
- V. a. auf spinalen Tumor
- V. a. Spinalkanalstenose
- Exakte Abklärung knöcherner Traumafolgen, z. B. Lokalisation dislozierter Knochenfragmente, v. a. im Bereich der Hinterkante von Wirbelkörpern zur eindeutigen Frakturklassifikation (Abb. 4.9).
- Abklärung von Begleitverletzungen; hierfür ist eine Umlagerung des Patienten nicht erforderlich)
- Sichtsteuerung einer Biopsienadel

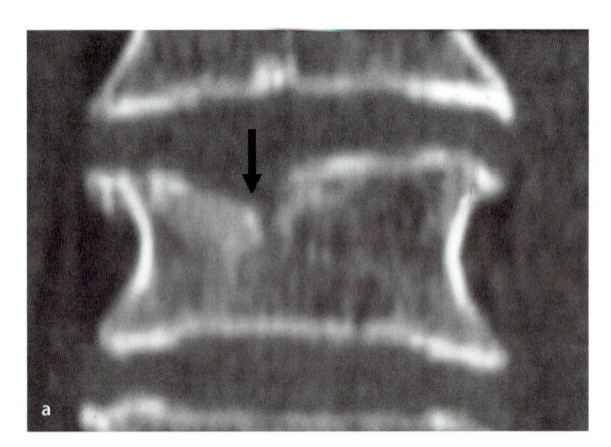

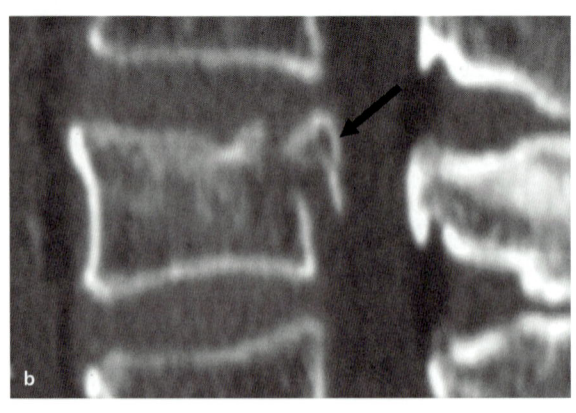

Abb. 4.9 a, b. Computertomogramm mit exakter Darstellung einer Kompressionsfraktur des 1. Lendenwirbelkörpers. **a** a.p.-Strahlengang mit Darstellung der Stauchung im Bereich der Deckplatte (→). **b** seitlicher Strahlengang mit deutlichem Nachweis eines dislozierten Fragmentes (→) der Wirbelkörperhinterkante in den Spinalkanal

4.7.5 Kernspintomographie (MRT, NMR)

Definition
Spezielles, nichtinvasives bildgebendes Verfahren zur Vermittlung eines überlagerungsfreien morphologischen Gewebebildes in jeder gewünschten (transversalen, sagittalen oder koronaren) Raumebene. Ausnutzung der sog. Kernspinresonanz (unterschiedliche magnetische Eigenschaften der Körpergewebe).

Gemessen wird die elektrische Spannung, die nach Abschaltung eines Hochfrequenzimpulses mit nachfolgender Umorientierung von Protonen der (wasserreichen) Gewebe auftritt:
- **T 1-Wichtung** mit guter anatomischer Detailauflösung
- **T 2-Wichtung** mit guter Kontrastgebung bei pathologischen Prozessen

Kontrastoptimierung durch apparative Manipulation; durch Gabe eines Kontrastmittels (Gadolinium-DTPA) ist eine bessere Differenzierbarkeit zwischen Tumor und Umgebung möglich

Vorteile
- Nicht-invasiv
- Risikolos ohne irgendeine Strahlenbelastung
- Freie Wählbarkeit einer beliebigen Schnittebene ohne Notwendigkeit einer Umlagerung des Patienten
- Hervorragende morphologische Weichteildifferenzierung (Neoplasien, Ödeme, Blutungen oder Nekrosen gegenüber der gesunden Umgebung)

Nachteile
- Aufwändig
- Kostenintensiv
- Lange Untersuchungsdauer
- Auflösung bei der Knochendarstellung nicht optimal
- Begrenzte Spezifität
- Artefaktanfälligkeit

Hauptindikationen
- Unklare Schmerzzustände von Weichgeweben und Gelenkbinnenstrukturen
- Nachweis tumoröser, aber auch entzündlicher und zum Teil infektiöser Weichteilveränderungen (sensibler als die Computertomographie)
- V. a. degenerative Bandscheibenveränderungen, v. a. der Hals- und Lendenwirbelsäule; Abgrenzung von Facettenganglien (Abb. 4.10)

Kontraindikationen
- Einliegender Herzschrittmacher
- Einliegende metallische Implantate wie Osteosynthesematerialien
- Hochschmerzhafte Zustände mit dem Problem einer ruhigen Lagerung

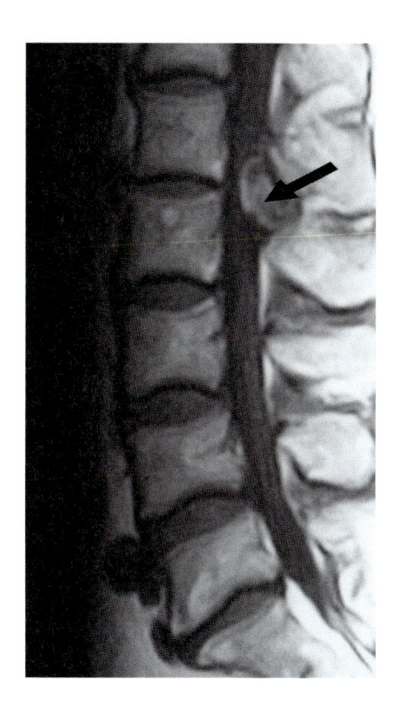

Abb. 4.10. Kernspintomogramm der Lendenwirbelsäule im seitlichen Strahlengang mit Darstellung eines Facettenganglions in Höhe L1/L2 (→), das in den Spinalkanal ragt und zu einer lokalen Enge führt

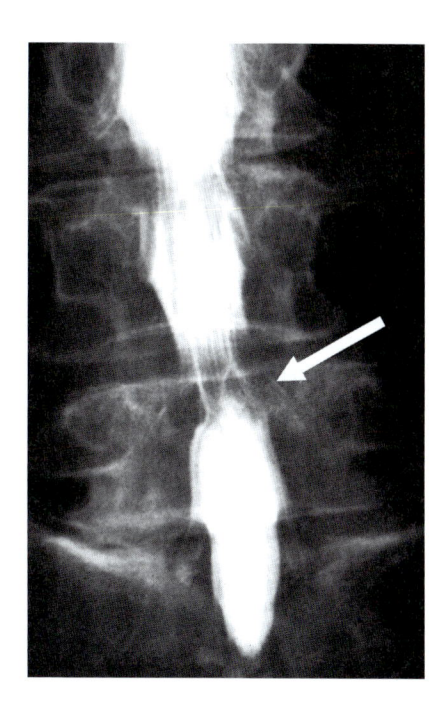

Abb. 4.11. Lumbales Myelogramm in der a.p.-Ansicht: Darstellung eines erheblichen Bandscheibenprolapses in Höhe L4/L5 mit deutlicher Unterbrechung der Kontrastmittelsäule (→)

4.7.6 Myelographie

Definition
Röntgenkontrastdarstellung des spinalen Epi-, Subdural- oder Subarachnoidalraumes und seiner Inhalte nach vorausgegangener Subokzipital- oder Lumbalpunktion mit Instillation eines öligen bzw. wasserhaltigen Kontrastmittels (positiv) oder mit Luft (negativ).

Vorgehen. Sterile Bedingungen. Im Bereich der HWS erfolgt die Punktion des Spinalkanales in Höhe C1/C2, im Bereich der LWS (Patient in Seitlagerung mit maximaler Kyphosierung der Wirbelsäule und angebeugten Hüft- und Kniegelenken bzw. in sitzender Position mit extremer Rumpfanteklination) in Höhe des Zwischenwirbelraumes L2/L3 oder L3/L4.

Lumbal wird in erster Linie wasserlösliches Kontrastmittel verwendet (sog. Radikulo-Sakkographie, da das Myelon bei Th12/L1 endet); zur optimalen Verteilung evtl. Umlagerung des Patienten oder Kippung des Röntgentisches. Anschließend wird der gewünschte Wirbelsäulenabschnitt unter Bildwandlerkontrolle eingestellt; Fertigung von Röntgenübersichts- oder -tomographieaufnahmen in unterschiedlichen Ebenen.

Nach der Untersuchung wird eine möglichst 24stündige Bettruhe mit 20–30° angehobenem Kopf und leicht erhobenem Oberkörper empfohlen.

Indikationen. Das Verfahren ist heutzutage durch die nicht-invasiven Untersuchungsmethoden des CT und NMR weitgehend abgelöst:
- Neurologisch nachweisbare radikuläre Symptomatik mit möglicher operativer Konsequenz (z. B. lumbaler Bandscheibenvorfall; ◘ Abb. 4.11)
- Verdacht auf raumfordernden tumorösen Prozess
- Anatomische Variation bzw. Missbildung des Spinalkanales
- Entzündlich bedingte Verwachsungen im Spinalkanal
- Knöcherne Enge im Spinanalkanal

Problematik. Laterale Spinalkanalstenosen und auch lateral gelegene Bandscheibenvorfälle entziehen sich nicht selten einer myelographischen Darstellung.

Nebenwirkungen
- Seltene spinale meningeale Reizsyndrome mit Übelkeit, Schwindelgefühl, Erbrechen, Kopfschmerzen, Faszikulieren, Muskelkrämpfen
- Infektion
- Liquorfistel
- Blutung

Sehr selten anaphylaktischer Schock oder Spätschäden aufgrund einer Diszitis bzw. einer Narbenbildung.

Kontraindikationen
- Vermehrte Blutungsbereitschaft (absolut)
- Neigung zu epileptischen Anfällen
- Jodallergie (relativ)

4.7.7 Myelo-CT

Definition
Kombination einer Myelographie mit einer anschließend durchgeführten Computertomographie.

Vorteile. Optimale Kontrastdarstellung mit guter Möglichkeit der Differenzierung von Weichgeweben im Spinalkanal.

Indikationen
- Abgrenzung intra- und extraduraler raumfordernder Prozesse
- Differenzierung Narbengewebe vs. Reprolaps nach vorausgegangener lumbaler Bandscheibenoperation

Wichtigstes bildgebendes Verfahren zur exakten Abklärung einer Spinalkanalstenose.

4.7.8 Diskographie

Definition
Invasive röntgenologische Darstellung der Morphologie einer lumbalen (evt. auch einer zervikalen) Bandscheibe durch Kontrastmittelinjektion mit gleichzeitiger Möglichkeit der Schmerzprovokation und -reproduktion (sog. Distensionstest).

Direkte Diskographie. Nukleographie.

Indirekte Diskographie. Peridurographie.

Vorgehen. Der Patient befindet sich in stabiler Seitenlage mit kyphosiertem Rücken und in den Hüft- und Kniegelenken angebeugten Beinen; Punktion der zu untersuchenden lumbalen Bandscheibe unter Bildwandlerkontrolle mit einer langen dünnen Nadel von schräg-dorsal mit anschließender Injektion von 0,3–3,0 ml eines Kontrastmittels (die Punktion einer zervikalen Bandscheibe erfolgt von ventral). Ein Kontrastmittelausfluss in den Spinalkanal (z. B. im Falle eines sequestrierten Bandscheibenvorfalles) bleibt im Allgemeinen ohne Nebenwirkungen. Eventuell zusätzlicher Einsatz der **Diskomanometrie** zur besseren Differenzierung zwischen Protrusion und Extrusion des Nucleus pulposus.

Befunde. Unauffällige Morphologie mit variabler Darstellung (Abb. 4.12); bei degenerativer Bandscheibenschädigung sternförmige Ausbreitung des Kontrastmittels (Einteilung nach Adams et al. 1986; Abb. 4.13).

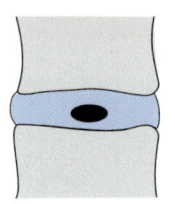

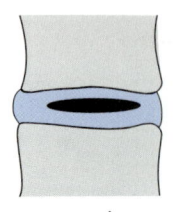

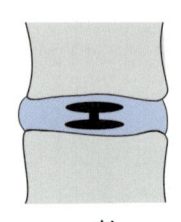

Abb. 4.12. Normalbefunde einer Diskographie (schematische Darstellung)

cottonball — pancake — cookie-sandwich

Treffsicherheit
- 58% bzgl. eines Bandscheibenvorfalles
- 18% falsch-negative Ergebnisse

Indikationen. Strenge Indikationsstellung; erst nach bereits erfolgter Abklärung durch CT, NMR und Myelographie; eine Kombination mit einem CT (Abb. 4.14) ist sinnvoll:
- Zur Ursachenfindung klinisch evidenter Kreuzschmerzen, die über 4 Monate bestehen und auf eine adäquate konservative Behandlung nicht ausreichend ansprechen (diagnostische Hilfe, wenn bei der Kontrastmittelinjektion eine Schmerzverstärkung auftritt)
- Bei Diskrepanzen zwischen klinischem und computertomographischem Befund
- Bei der Frage der Durchführbarkeit einer Chemonukleolyse bzw. einer perkutanen Diskotomie

Kontraindikationen
- Bekannte Allergieneigung
- Lokale Entzündung (Diszitis)

4.7.9 Osteodensitometrie (Knochendichtebestimmung)

Definition
Oberbegriff für verschiedene nicht-invasive Verfahren zur quantitativen Bestimmung des Knochenmineralsalzgehaltes, der konventionell röntgenologisch ja erst ab einem Verlustausmaß von etwa 30–40% fassbar wird.

Technik. Zur Anwendung kommt in erster Linie eine photoelektrische Registrierung mit direkter Messung der Knochendichte an speziellen Skelettabschnitten. Modernes Verfahren der dualen Röntgenabsorptiometrie (DRA bzw. DXA, DEXA) mit Messungen an der LWS und am proximalen Femur; Abb. 4.15) mit der Möglichkeit der differenzierten Erfassung der Spongiosa- und Kompaktastrukturen; gute Auflösung, relativ kurze Untersuchungsdauer von etwa 10 min (**Strahlenbelastung**: etwa 0,02 mGy).

Bandscheibentyp im Diskogramm	Röntgenologische Darstellung	Stadium der Bandscheibengeneration
1. Cottonball		*keine* Degeneration
2. Lobulär		*beginnende* Degeneration (fibrosierende Umwandlung des Nucleus pulposus)
3. Unregelmäßig		*mäßige* Degeneration mit Rissbildung innerhalb des Nucleus pulposus und des Anulus fibrosus
4. Fissuriert		*deutliche* Degeneration mit radiärer Rissbildung im Bereich des Anulus fibrosus
5. Rupturiert		*kopletter* radiärer Riss des Anulus fibrosus; Kontrastmittelausfluss (kann in jedem Stadium der Bandscheibendegeneration auftreten)

Abb. 4.13. Diskographische Stadien der Bandscheibendegeneration. (Nach Adams et al. 1986)

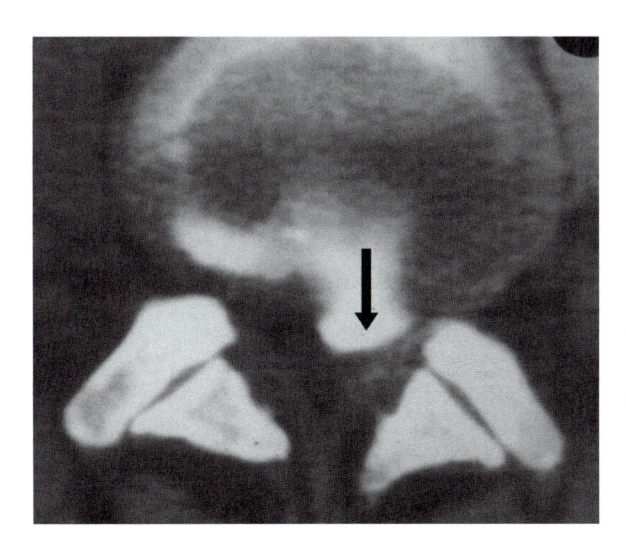

Abb. 4.14. Disko-CT mit Nachweis eines Bandscheibenvorfalles L4/L5 links (→)

Indikationen
- Objektivierung (Früherfassung) der Knochendichte zur Quantifizierung und Verlaufskontrolle einer Osteoporose (»slow« bzw. »fast looser«)
- Erfassung des Frakturrisikos von Wirbelkörpern
- Abklärung von Tumoren mit diffusem Skelettbefall (z. B. Plasmozytom)

4.8 Invasive Diagnostik

Heutzutage stehen im Bereich der großen und mittleren Körpergelenke zur optimierten bildgebenden Diagnostik und auch zum kontrollierten minimal-invasiven Vorgehen die **Arthroskopie** deutlich im Vordergrund, hier an erster Stelle beim Knie- und Schultergelenk (Abb. 4.16–4.18), in den letzten Jahren auch vermehrt am Hüft-, Ellenbogen-, Hand- und oberen Sprunggelenk. Auf diese Art

Fachkliniken Hohenurach
Immanuel-Kant-Str.33   72574 Bad Urach
Knochendichtemessung KHU 1

Patient:			Arzt:		
Geburtsdatum:	08.11.1922	82,4 Jahre	Patientenkennung:	KP Station 3A Zimmer 309	
Größe / Gewicht:	164,5 cm	64,0 kg	Gemessen:	18.04.2005 15:41:31	(8,80)
Geschl. / Ethn.:	Weiblich	Weiß	Analysiert:	18.04.2005 15:41:52	(8,80)

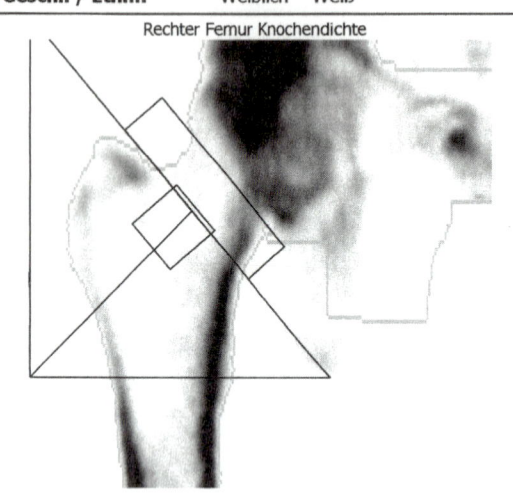

Rechter Femur Knochendichte

Referenz: Gesamt

Bereich	BMD (g/cm²) [1]	Junge Erw. T-Wert [2]	Altersvergl. Z-Wert [3]
Hals	0,489	-4,1	-2,1
Troch	0,390	-3,6	-2,2
Gesamt	0,438	-4,7	-2,7

Abb. 4.15. Standardisierter Papierausdruck nach osteodensitometrischer Untersuchung im Bereich des Schenkelhalses (DEXA) mit Angaben des T- und des Z-Score

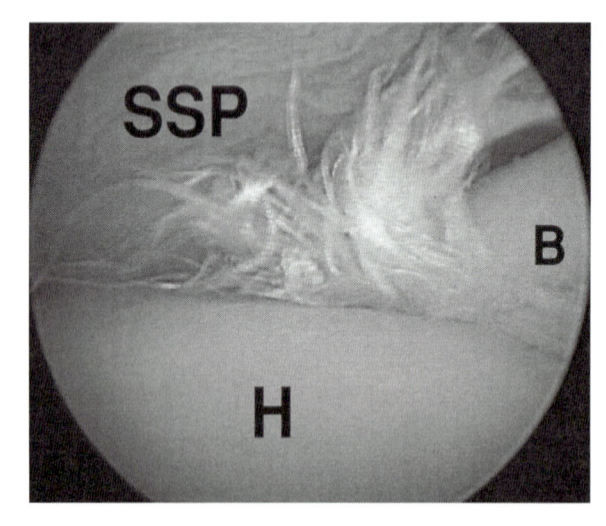

Abb. 4.16. Intraarthroskopischer Schulterbefund
SSP Suprasinatussehne
H Humeriuskopf
B Bursa subakromialis

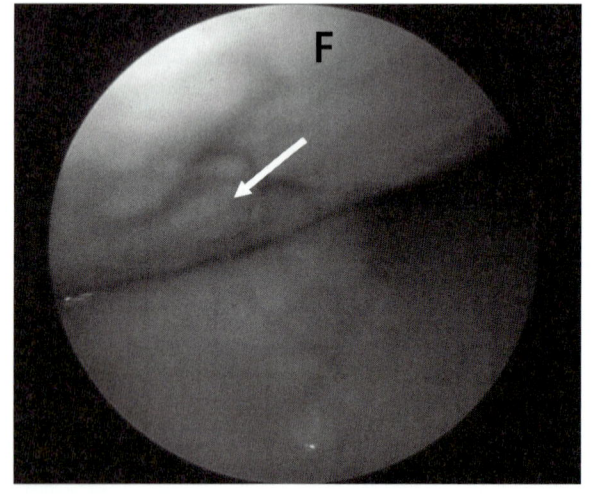

Abb. 4.17. Intraarthroskopischer Kniegelenksbefund: Schwerer Knorpelschaden der medialen Oberschenkelrolle (F) nach Innenmeniskusresektion

4.8 · Invasive Diagnostik

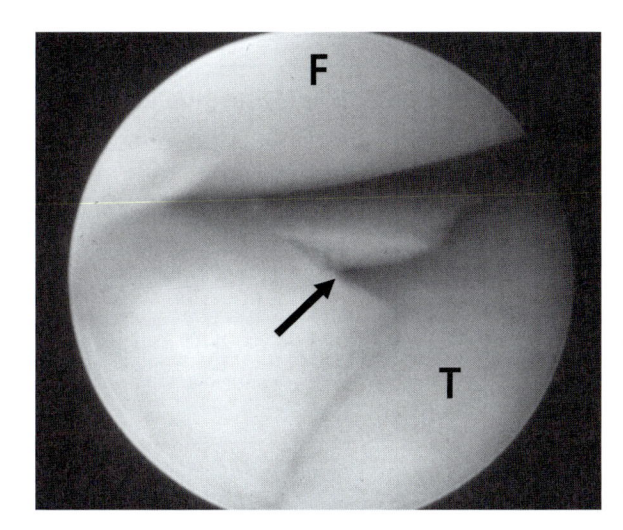

Abb. 4.18. Intraarthroskopischer Befund des Kniegelenkes mit Darstellung eines Innenmeniskus-Querrisses (→)
F Femurrolle
T Schienbeinkopf

und Weise ist es möglich, unklare Schmerzbefunde direkt unter Sicht mit hoher Treffsicherheit abzuklären und evt. gleichzeitig ohne aufwändige operative Gelenkeröffnung therapeutisch anzugehen.

Die **Epiduroskopie** (Spinoskopie) im Bereich des lumbalen Wirbelkanales erlaubt in ähnlicher Weise eine räumliche und farbige Abbildung anatomischer Strukturen wie die Dura mater spinalis, das Lig. flavum (Abb. 4.19), Blutgefäße, Bandscheibensequester, bindegewebige Verwachsungen, Nerven und Fettgewebe, auch knöcherne Engen.

Diese invasive Diagnostik wird in den allermeisten Fällen in Vollnarkose durchgeführt, die Verfahrensabläufe sind standardisiert und in der Hand eines erfahrenen Operateurs sehr risikoarm. Auf eine exakte Beschreibung der jeweiligen Operationstechnik, die Angabe der Indikationen und Kontraindikationen wird hier bewusst verzichtet; hier sei auf die entsprechenden Lehrbücher und Publikationen verwiesen.

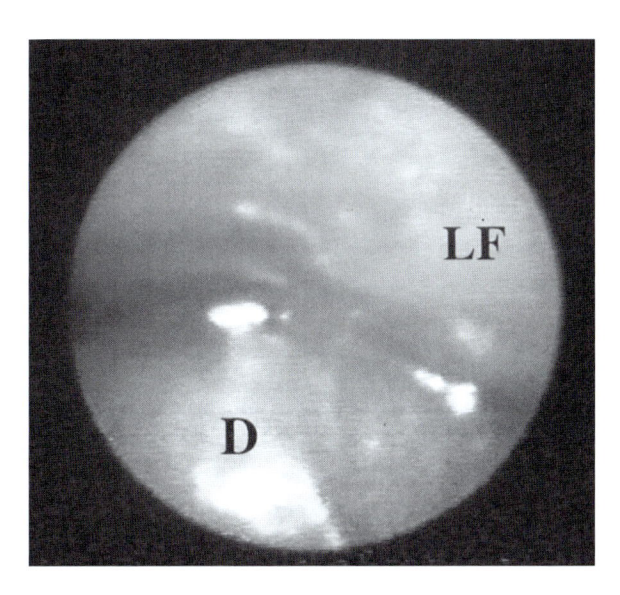

Abb. 4.19. Intraoperativer Befund bei Epiduroskopie
D Dura mater spinalis
LF Lig. flavum

4.9 Anhang

Anhang 4.1. Schmerzfragebogen der Arbeitsgruppe der Deutschen Gesellschaft zum Studium des Schmerzes (DGSS)

Fragebogen für Schmerz-Patienten

Schmerzfragebogen der Arbeitsgruppe Dokumentation der Deutschen Gesellschaft zum Studium des Schmerzes (DGSS)

Sehr geehrte Patientin, sehr geehrter Patient !

Die nachfolgenden Fragen betreffen Ihre Person und Ihre Krankengeschichte.
Sie dienen zusätzlich zu den vorhandenen medizinischen Berichten und Befunden der Klärung Ihres Krankheitsbildes und erleichtern uns die Planung Ihrer weiteren Diagnostik und Behandlung.

Die gewissenhafte und vollständige Beantwortung aller Fragen liegt daher in Ihrem eigenen Interesse.

Manche Fragen werden Ihnen unwichtig oder sogar 'indiskret' vorkommen und scheinen überhaupt nicht im Zusammenhang mit Ihren Schmerzen zu stehen. 'Schmerzen' sind jedoch ein so umfassendes Problem, daß wir möglichst viele Einzelheiten von Ihnen erfahren müssen.

Bitte füllen Sie den Fragebogen selbständig und ohne fremde Hilfe aus !

Alle Daten dieses Fragebogens unterliegen selbstverständlich der ärztlichen Schweigepflicht und sind den Bestimmungen des Bundesdatenschutzgesetzes unterworfen.

4.9 · Anhang

Bearbeitungsnummer: |_____| Datum: |__|__|__|__|__|
                                         Tag Monat Jahr

1. Nachname: _____ Vorname: _____

   Geburtsname: _____ Geburtsdatum: |__|__|__|__|__|
                                                  Tag Monat Jahr

2. Geschlecht: männlich ○   weiblich ○

3. PLZ: _____ Wohnort: _____ Straße: _____

   Tel., privat: _____ Tel., dienstl.: _____

4. Konfession: ev. ○   röm.-kath. ○   jüd. ○   moham. ○   sonstige ○

5. Personenstand: ledig ○   verh. ○   verw. ○   gesch. ○

6. Körpergröße (cm): |__|__|__| Körpergewicht (kg): |__|__|__|

7. Name, Adresse und Telefon-Nummer des **überweisenden Arztes**:
   _____

8. Name, Adresse und Telefon-Nummer des **Hausarztes**:
   _____

9. **Entfernung** von Ihrer Wohnung bis zu **unserer** Praxis / Klinik (in km):   ca. |__|__|__|

10. Krankenkasse für **ambulante** Behandlung: _____

11. Krankenkasse für **stationäre** Behandlung: _____

12. **Zusatzversicherung** für stationäre Behandlung: ja ○   nein ○

13. **Beihilfe**-Berechtigung: ja ○   nein ○

14. Name des **Stammversicherten**: _____ Vorname: _____

    Geburtsdatum: |__|__|__|__|__|
                  Tag Monat Jahr

15. Beruf: _____   arbeitslos ○   Rentner ○

16. Sind Sie zur Zeit **gehfähig**?   ja ○   nein ○

17. Sind Sie für Ihre eigene Versorgung (Körperpflege, Anziehen,
    Essen) **auf fremde Hilfe angewiesen**?   ja ○   nein ○

18. Malen Sie bitte in den nachfolgenden Körperschemata ein, **wo** Sie **überall** Schmerzen haben.

    Bitte kennzeichnen Sie das **ganze** Schmerzgebiet (durch Schraffierung mit Bleistift oder Kugelschreiber bzw. durch Malen mit Farbstiften oder Textmarkern etc.), damit wir wirklich wissen, wo Sie **überall** Schmerzen haben.

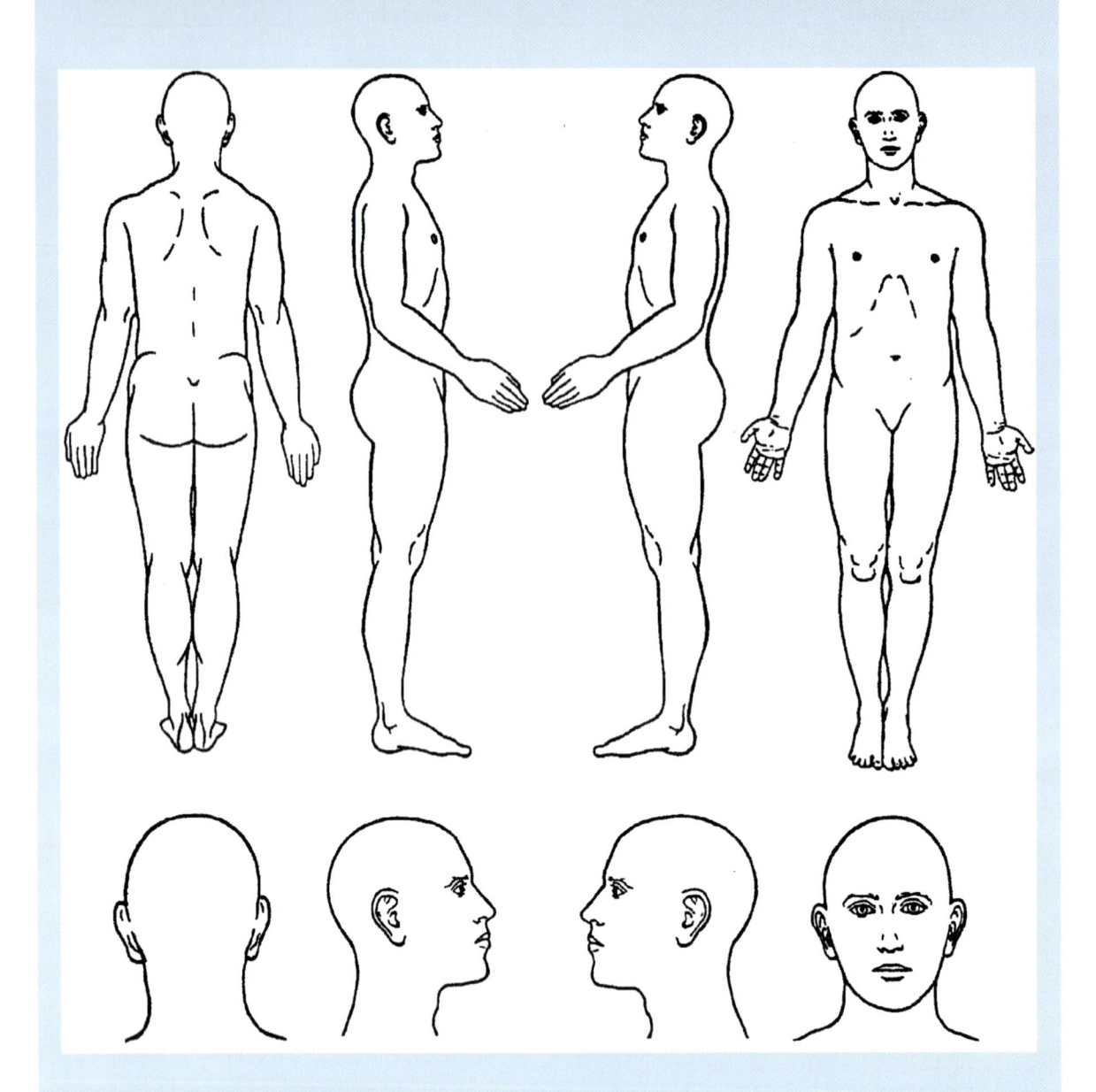

HABEN SIE AUCH WIRKLICH **ALLE** SCHMERZORTE EINGEZEICHNET?

19. Bitte versuchen Sie hier, Ihre Schmerzen **mit Ihren eigenen Worten** zu beschreiben (z.B. "ziehender oder brennender oder pochender Schmerz, in der Schulter beginnend, in den Unterarm ausstrahlend; verstärkt sich bei Bewegung der Schulter").

_____

_____

_____

_____

Bitte benutzen Sie für weitere Ausführungen ein Extrablatt

20. Bitte geben Sie anhand der folgenden **Liste** an, **wo Sie überall Schmerzen haben**.
    Bitte kreuzen Sie die zutreffenden Schmerzgebiete an. Für **beidseitige** Schmerzen markieren Sie bitte **links und rechts**.

	links	rechts	Mitte
Gesicht	O	O	O
Stirn	O	O	O
Auge	O	O	
Schläfe	O	O	
Ohr	O	O	
Oberkiefer	O	O	O
Unterkiefer	O	O	O
Mundhöhle / Zähne	O	O	O
Kopf	O	O	O
Nacken / Hinterkopf	O	O	O
untere Halswirbelsäule	O	O	O
obere Schulter	O	O	
Schultergelenk	O	O	
Oberarm	O	O	
Ellenbogen	O	O	
Unterarm	O	O	
Hand / Finger	O	O	
obere Rückenhälfte	O	O	O
Brustkorb vorn	O	O	O
Brustkorb seitlich	O	O	O
Oberbauch	O	O	O
Unterbauch	O	O	O
Bauch seitlich	O	O	
Leiste	O	O	
untere Rückenhälfte	O	O	O
Gesäß / Steißbein	O	O	O
Hüftgelenk	O	O	
Oberschenkel	O	O	
Knie	O	O	
Unterschenkel	O	O	
Fuß / Zehen	O	O	
Becken	O	O	O
Geschlechtsorgane	O	O	O
Afterbereich	O	O	O
mehrere Gelenke	O	O	

> **Die Fragen 21 - 34 beziehen sich ausschließlich auf Ihre Hauptschmerzen (Frage 21)**

Nachdem Sie in den bisherigen Fragen Angaben zu **allen** Ihren Schmerzorten gemacht haben, bitten wir Sie nun sich auf **einen Hauptschmerz** (siehe Frage 21) festzulegen. Die Fragen 22 bis 34 können von uns nur dann richtig beurteilt werden, wenn sich Ihre Angaben auf Ihren **Hauptschmerz** (Frage 21) beziehen.

21. Kreuzen Sie jetzt bitte bei dieser Frage ausschließlich Ihren **Hauptschmerz** an. **Legen Sie sich dabei auf einen Hauptschmerz fest.**

	links	rechts	Mitte
Mund/ Gesicht / Kopf	O	O	O
Hals- / Nackenbereich	O	O	O
Schulter / Arm / Hand	O	O	
Brustkorb / obere Rückenhälfte	O	O	O
Bauchbereich	O	O	O
untere Rückenhälfte / Gesäß	O	O	O
Hüfte / Bein / Fuß	O	O	
Beckenbereich	O	O	O
Geschlechtsorgane / After	O	O	O
mehrere Gelenke	O	O	
gesamter Körper	O	O	O

22. **Wo** fühlen Sie Ihre **Hauptschmerzen**? (Mehrfachnennungen sind möglich)

    in der Tiefe .... O
    oberflächlich (in der Haut, in der Schleimhaut) .... O
    außerhalb des Körpers (z.B. im Phantomglied) .... O

23. Wechselt Ihr Hauptschmerz oft die Seite?   ja O   nein O

24. Seit **wann** bestehen Ihre **Hauptschmerzen**?   Datum: |___|___|___|
                                                                                                           Tag Monat Jahr

25. Litt oder leidet in Ihrer **Familie** jemand an ähnlichen Schmerzen?   ja O   nein O

    Wenn ja, an welchen: _____

    _____

    _____

4.9 · Anhang

Die Fragen 21 - 34 beziehen sich ausschließlich auf Ihre Hauptschmerzen

26. Die nachfolgenden Aussagen beschreiben die Schmerzempfindung genauer. Bitte geben Sie bei jeder Aussage an, inwieweit die vorgegebene Empfindung für Ihre Schmerzen stimmt.

    Sie haben bei jeder Aussage 4 Antwortmöglichkeiten:

    4 = trifft genau zu   3 = trifft weitgehend zu   2 = trifft ein wenig zu   1 = trifft nicht zu

    Beurteilen Sie Ihre Schmerzen so, wie sie in der letzten Zeit typisch gewesen sind.
    Bitte machen Sie in jeder Zeile ein Kreuz und lassen Sie bei der Beantwortung keine Aussage aus.

	trifft genau zu	trifft weitgehend zu	trifft ein wenig zu	trifft nicht zu
ich empfinde meine Schmerzen als quälend	④	③	②	①
ich empfinde meine Schmerzen als grausam	④	③	②	①
ich empfinde meine Schmerzen als erschöpfend	④	③	②	①
ich empfinde meine Schmerzen als heftig	④	③	②	①
ich empfinde meine Schmerzen als mörderisch	④	③	②	①
ich empfinde meine Schmerzen als elend	④	③	②	①
ich empfinde meine Schmerzen als schauderhaft	④	③	②	①
ich empfinde meine Schmerzen als scheußlich	④	③	②	①
ich empfinde meine Schmerzen als schwer	④	③	②	①
ich empfinde meine Schmerzen als entnervend	④	③	②	①
ich empfinde meine Schmerzen als marternd	④	③	②	①
ich empfinde meine Schmerzen als furchtbar	④	③	②	①
ich empfinde meine Schmerzen als unerträglich	④	③	②	①
ich empfinde meine Schmerzen als lähmend	④	③	②	①
ich empfinde meine Schmerzen als schneidend	④	③	②	①
ich empfinde meine Schmerzen als klopfend	④	③	②	①
ich empfinde meine Schmerzen als brennend	④	③	②	①
ich empfinde meine Schmerzen als reißend	④	③	②	①
ich empfinde meine Schmerzen als pochend	④	③	②	①
ich empfinde meine Schmerzen als glühend	④	③	②	①
ich empfinde meine Schmerzen als stechend	④	③	②	①
ich empfinde meine Schmerzen als hämmernd	④	③	②	①
ich empfinde meine Schmerzen als heiß	④	③	②	①
ich empfinde meine Schmerzen als durchstoßend	④	③	②	①

SES © Hogrefe 1996

ich empfinde meine Schmerzen als dumpf	④	③	②	①
ich empfinde meine Schmerzen als drückend	④	③	②	①
ich empfinde meine Schmerzen als ziehend	④	③	②	①
ich empfinde meine Schmerzen als pulsierend	④	③	②	①

Die Fragen 21 - 34 beziehen sich ausschließlich auf Ihre Hauptschmerzen

27. Wie **häufig** treten Ihre **Hauptschmerzen** auf ? (Bitte nur **eine** Angabe machen)

    wenige Male pro Jahr .... ○
    wenige Male pro Monat .... ○
    mehrmals pro Woche .... ○
    einmal täglich .... ○
    mehrmals täglich .... ○
    meine Schmerzen sind dauernd vorhanden .... ○

28. Welche der Aussagen trifft auf Ihre **Hauptschmerzen** zu ? (Bitte nur **eine** Angabe machen)

    Meine Schmerzen treten nur **anfallsweise** auf, dazwischen bin ich schmerzfrei .... ○
    Meine Schmerzen sind **dauernd** vorhanden .... ○
    Meine Schmerzen sind **andauernd** vorhanden, aber **zusätzlich** treten Schmerzanfälle auf ... ○

29. Falls Sie **einzelne Schmerzanfälle** haben, geben Sie bitte an, wie lange **üblicherweise** ein Anfall dauert. (Bitte nur **eine** Angabe machen)

    Sekunden .... ○
    Minuten .... ○
    Stunden .... ○
    Tage .... ○
    länger als 1 Woche .... ○

30. Bitte geben Sie im folgenden die **Stärke Ihrer Hauptschmerzen** an. Kreuzen Sie bitte an, wie stark Sie Ihre Schmerzen empfinden. Ein Wert von 0 bedeutet dabei, Sie haben keine Schmerzen, ein Wert von 10 bedeutet, Sie leiden unter Schmerzen, wie sie für Sie nicht stärker vorstellbar sind.

    1. Geben Sie zunächst Ihre **durchschnittliche Schmerzstärke** während der letzten 4 Wochen an:

    [0]   [1]   [2]   [3]   [4]   [5]   [6]   [7]   [8]   [9]   [10]
    kein   stärkster
    Schmerz   vorstellbarer Schmerz

    2. Geben Sie jetzt bitte Ihre **größte Schmerzstärke** während der letzten 4 Wochen an:

    [0]   [1]   [2]   [3]   [4]   [5]   [6]   [7]   [8]   [9]   [10]
    kein   stärkster
    Schmerz   vorstellbarer Schmerz

    3. Geben Sie jetzt bitte Ihre **geringste Schmerzstärke** während der letzten 4 Wochen an:

    [0]   [1]   [2]   [3]   [4]   [5]   [6]   [7]   [8]   [9]   [10]
    kein   stärkster
    Schmerz   vorstellbarer Schmerz

    4. Geben Sie jetzt bitte Ihre **momentane Schmerzstärke** (beim Ausfüllen des Fragebogens) an:

    [0]   [1]   [2]   [3]   [4]   [5]   [6]   [7]   [8]   [9]   [10]
    kein   stärkster
    Schmerz   vorstellbarer Schmerz

    5. Geben Sie jetzt an, welche **Schmerzstärke** für Sie bei erfolgreicher Behandlung **erträglich** wäre:

    [0]   [1]   [2]   [3]   [4]   [5]   [6]   [7]   [8]   [9]   [10]
    kein   stärkster
    Schmerz   vorstellbarer Schmerz

4.9 · Anhang

Anhang 4.2. Fragebogen zur ärztlichen Erfassung der Intensitäts- und Beeinträchtigungsgrade aller Schmerzen (DRK-Schmerz-Zentrum Mainz)

DRK-Schmerz-Zentrum Mainz   **Deutsches Rotes Kreuz**

Fragebogen zur ärztliche Erfassung der Intensitäts- und Beeinträchtigungsgrade aller Schmerzen

Adressette

Instruktionen für den Patienten
Schätzen Sie bitte für jede Schmerzart die durchschnittliche Schmerzstärke in den vergangenen **4 Wochen** vor der Behandlung in unserem Hause ein. Wie stark wurden Sie in diesen 4 Wochen durch die jede Schmerzart in Ihrem Alltagsleben beeinträchtigt?

Unter wie vielen verschiedenen Schmerzarten haben Sie in den vergangenen 4 Wochen insgesamt gelitten? _____ Anzahl

[für den Arzt: obere Hälfte der Boxen ankreuzen für die Schmerzintensität; untere Boxenhälfte checken für die Beeinträchtigung. H = Hauptschmerzdiagnose; N = weitere Schmerzdiagnose falls der Patient zwei Diagnosen als „Hauptdiagnose" angibt, die Diagnose als „H" kennzeichnen, für die Medikamente eingenommen werden.]

Kopf und Gesicht
H kein Schmerz   stärkster vorstellbarer Schmerz
[0]   [1]   [2]   [3]   [4]   [5]   [6]   [7]   [8]   [9]   [10]
N keine Beeinträchtigung   völlige Beeinträchtigung

Kopfschmerz
H kein Schmerz   stärkster vorstellbarer Schmerz
[0]   [1]   [2]   [3]   [4]   [5]   [6]   [7]   [8]   [9]   [10]
N keine Beeinträchtigung   völlige Beeinträchtigung

Gesicht (Mund)
H kein Schmerz   stärkster vorstellbarer Schmerz
[0]   [1]   [2]   [3]   [4]   [5]   [6]   [7]   [8]   [9]   [10]
N keine Beeinträchtigung   völlige Beeinträchtigung

Nacken (alleine)
H kein Schmerz   stärkster vorstellbarer Schmerz
[0]   [1]   [2]   [3]   [4]   [5]   [6]   [7]   [8]   [9]   [10]
N keine Beeinträchtigung   völlige Beeinträchtigung

Nacken – Schulter – Arm - Hand
H kein Schmerz   stärkster vorstellbarer Schmerz
[0]   [1]   [2]   [3]   [4]   [5]   [6]   [7]   [8]   [9]   [10]
N keine Beeinträchtigung   völlige Beeinträchtigung

Nacken – Schulter (alleine)
H kein Schmerz   stärkster vorstellbarer Schmerz
[0]   [1]   [2]   [3]   [4]   [5]   [6]   [7]   [8]   [9]   [10]
N keine Beeinträchtigung   völlige Beeinträchtigung

Schulter (allein)

H kein Schmerz
[0] [1] [2] [3] [4] [5] [6] [7] [8] [9] [10] stärkster vorstellbarer Schmerz
N keine Beeinträchtigung — völlige Beeinträchtigung

Arm und / oder Hand

H kein Schmerz
[0] [1] [2] [3] [4] [5] [6] [7] [8] [9] [10] stärkster vorstellbarer Schmerz
N keine Beeinträchtigung — völlige Beeinträchtigung

Brust (ventral)

H kein Schmerz
[0] [1] [2] [3] [4] [5] [6] [7] [8] [9] [10] stärkster vorstellbarer Schmerz
N keine Beeinträchtigung — völlige Beeinträchtigung

Obere Rückenhälfte

H kein Schmerz
[0] [1] [2] [3] [4] [5] [6] [7] [8] [9] [10] stärkster vorstellbarer Schmerz
N keine Beeinträchtigung — völlige Beeinträchtigung

Bauch

H kein Schmerz
[0] [1] [2] [3] [4] [5] [6] [7] [8] [9] [10] stärkster vorstellbarer Schmerz
N keine Beeinträchtigung — völlige Beeinträchtigung

Geschlechtsorgane

H kein Schmerz
[0] [1] [2] [3] [4] [5] [6] [7] [8] [9] [10] stärkster vorstellbarer Schmerz
N keine Beeinträchtigung — völlige Beeinträchtigung

After

H kein Schmerz
[0] [1] [2] [3] [4] [5] [6] [7] [8] [9] [10] stärkster vorstellbarer Schmerz
N keine Beeinträchtigung — völlige Beeinträchtigung

Untere Rückenhälfte (= Kreuz alleine)

H kein Schmerz
[0] [1] [2] [3] [4] [5] [6] [7] [8] [9] [10] stärkster vorstellbarer Schmerz
N keine Beeinträchtigung — völlige Beeinträchtigung

Kreuz plus Bein

H kein Schmerz
[0] [1] [2] [3] [4] [5] [6] [7] [8] [9] [10] stärkster vorstellbarer Schmerz
N keine Beeinträchtigung — völlige Beeinträchtigung

Hüfte – Bein – Fuß

H kein Schmerz
[0] [1] [2] [3] [4] [5] [6] [7] [8] [9] [10] stärkster vorstellbarer Schmerz
N keine Beeinträchtigung — völlige Beeinträchtigung

Mehrere Gelenke

H kein Schmerz　　　　　　　　　　　　　　　　　　　　　　　stärkster vorstellbarer Schmerz
　[0]　　[1]　　[2]　　[3]　　[4]　　[5]　　[6]　　[7]　　[8]　　[9]　　[10]
N keine Beeinträchtigung　　　　　　　　　　　　　　　　　　völlige Beeinträchtigung

Gesamter Körper (Panalgesie)

H kein Schmerz　　　　　　　　　　　　　　　　　　　　　　　stärkster vorstellbarer Schmerz
　[0]　　[1]　　[2]　　[3]　　[4]　　[5]　　[6]　　[7]　　[8]　　[9]　　[10]
N keine Beeinträchtigung　　　　　　　　　　　　　　　　　　völlige Beeinträchtigung

Sonstiges:_____

H kein Schmerz　　　　　　　　　　　　　　　　　　　　　　　stärkster vorstellbarer Schmerz
　[0]　　[1]　　[2]　　[3]　　[4]　　[5]　　[6]　　[7]　　[8]　　[9]　　[10]
N keine Beeinträchtigung　　　　　　　　　　　　　　　　　　völlige Beeinträchtigung

Sonstiges:_____

H kein Schmerz　　　　　　　　　　　　　　　　　　　　　　　stärkster vorstellbarer Schmerz
　[0]　　[1]　　[2]　　[3]　　[4]　　[5]　　[6]　　[7]　　[8]　　[9]　　[10]
N keine Beeinträchtigung　　　　　　　　　　　　　　　　　　völlige Beeinträchtigung

Anhang 4.3. Schmerztagebuch des DRK-Schmerzzentrums Mainz

Schmerztagebuch des DRK-Schmerz-Zentrums Mainz

Name: _____   Woche vom: _____ bis: _____

Wochentag / Uhrzeit	Montag 22 7 12 18 / 7 12 18 22	Dienstag 22 7 12 18 / 7 12 18 22	Mittwoch 22 7 12 18 / 7 12 18 22	Donnerstag 22 7 12 18 / 7 12 18 22	Freitag 22 7 12 18 / 7 12 18 22	Samstag 22 7 12 18 / 7 12 18 22	Sonntag 22 7 12 18 / 7 12 18 22	Bemerkungen
stärkster vorstellbarer Schmerz >	10 10 10 10 / 9 9 9 9 / 8 8 8 8 / 7 7 7 7	10 10 10 10 / 9 9 9 9 / 8 8 8 8 / 7 7 7 7	10 10 10 10 / 9 9 9 9 / 8 8 8 8 / 7 7 7 7	10 10 10 10 / 9 9 9 9 / 8 8 8 8 / 7 7 7 7	10 10 10 10 / 9 9 9 9 / 8 8 8 8 / 7 7 7 7	10 10 10 10 / 9 9 9 9 / 8 8 8 8 / 7 7 7 7	10 10 10 10 / 9 9 9 9 / 8 8 8 8 / 7 7 7 7	
Schmerz-stärke	6 6 6 6 / 5 5 5 5 / 4 4 4 4 / 3 3 3 3 / 2 2 2 2	6 6 6 6 / 5 5 5 5 / 4 4 4 4 / 3 3 3 3 / 2 2 2 2	6 6 6 6 / 5 5 5 5 / 4 4 4 4 / 3 3 3 3 / 2 2 2 2	6 6 6 6 / 5 5 5 5 / 4 4 4 4 / 3 3 3 3 / 2 2 2 2	6 6 6 6 / 5 5 5 5 / 4 4 4 4 / 3 3 3 3 / 2 2 2 2	6 6 6 6 / 5 5 5 5 / 4 4 4 4 / 3 3 3 3 / 2 2 2 2	6 6 6 6 / 5 5 5 5 / 4 4 4 4 / 3 3 3 3 / 2 2 2 2	
kein Schmerz >	1 1 1 1 / 0 0 0 0	1 1 1 1 / 0 0 0 0	1 1 1 1 / 0 0 0 0	1 1 1 1 / 0 0 0 0	1 1 1 1 / 0 0 0 0	1 1 1 1 / 0 0 0 0	1 1 1 1 / 0 0 0 0	

Für weitere Notizen bitte die Rückseite benutzen.

Schmerztagebücher dienen der Verlaufsuntersuchung der Schmerzstärke. Mit der Schmerzskala (0 bis 10) soll die Schmerzstärke geschätzt werden. Um aussagekräftige Daten zu erhalten, müssen täglich die Schmerzintensitäten zumindest viermal bestimmt und eingetragen werden. Die Position 0 bedeutet Schmerzfreiheit, die Position 10 stärkster vorstellbarer Schmerz.

4.9 · Anhang

Anhang 4.4. Mainzer Schmerztagebuch für die Kopfschmerzdiagnostik (DRK-Schmerz-Zentrum Mainz)

DRK-Schmerz-Zentrum Mainz

Mainzer Schmerztagebuch für die Kopfschmerzdiagnostik

Datum Jahr: 1999																		
Schmerzort: in beiden Kopfhälften	O	O	O	O	O	O	O	O	O	O	O	O	O	O	O	O	O	O
Schmerzort: nur in einer Kopfhälfte	O	O	O	O	O	O	O	O	O	O	O	O	O	O	O	O	O	O
Art: bohrend	O	O	O	O	O	O	O	O	O	O	O	O	O	O	O	O	O	O
Art: drückend	O	O	O	O	O	O	O	O	O	O	O	O	O	O	O	O	O	O
Art: pochend	O	O	O	O	O	O	O	O	O	O	O	O	O	O	O	O	O	O
Art: pulsierend	O	O	O	O	O	O	O	O	O	O	O	O	O	O	O	O	O	O
Art: stechend	O	O	O	O	O	O	O	O	O	O	O	O	O	O	O	O	O	O
Art: ziehend	O	O	O	O	O	O	O	O	O	O	O	O	O	O	O	O	O	O
Schmerzstärke Einschätzung (0-10)																		
Lichtempfindlichkeit (0-10)																		
Geruchsempfindlichkeit (0-10)																		
Lärmempfindlichkeit (0-10)																		
Übelkeit (0-10)																		
Erbrechen (0-10)																		
Normale Tätigkeit: verstärkt Schmerzen	O	O	O	O	O	O	O	O	O	O	O	O	O	O	O	O	O	O
Einschränkung der Alltagstätigkeiten	O	O	O	O	O	O	O	O	O	O	O	O	O	O	O	O	O	O
Anfallsdauer in Stunden																		
Dauerkopfschmerzen	O	O	O	O	O	O	O	O	O	O	O	O	O	O	O	O	O	O
Dauerkopfschmerzen plus Anfälle	O	O	O	O	O	O	O	O	O	O	O	O	O	O	O	O	O	O
Schul-bzw. Arbeitsausfall in Stunden																		
Medikament:																		
Medikament:																		
Medikament:																		

Bitte kreuzen Sie die zutreffende Position (Kreise) einfach an. Bei der Schmerzstärke und bei den vegetativen Begleiterscheinungen tragen Sie bitte das Ausmaß der Beschwerde ein: hierbei bedeutet 0, ich bin schmerzfrei bzw. das Symptom liegt nicht vor; die 10 bedeutet das größtmögliche Ausmaß an Beschwerden. Also 0 bedeutet z.B. keine Übelkeit; 10 steht für extreme Übelkeit.
Benutzen Sie möglichst einen Rotstift, damit Sie die angekreuzten, zutreffenden Felder später leichter erkennen können.

Anhang 4.5. Das Mainzer Stadienmodell der Schmerz-Chronifizierung (MPSS). Auswertungsformular

Das Mainzer Stadienmodell der Schmerz-Chronifizierung (MPSS)
Auswertungsformular

Achse 1: Zeitliche Aspekte — Wert | Achsensumme | Achsenstadium

Auftretenshäufigkeit
- einmal täglich oder seltener — 1
- mehrmals täglich — 2
- dauernd — 3

Dauer
- bis zu mehreren Stunden — 1
- mehrere Tage — 2
- länger als eine Woche oder dauernd — 3

Achsensumme 3–9:
- 3 = I
- 4–6 = II
- 7–9 = III

Intensitätswechsel
- häufig — 1
- gelegentlich — 2
- nie — 3

Achse 2: Räumliche Aspekte

Schmerzbild
- monolokulär — 1
- bilokulär — 2
- multilokulär oder Panalgesie — 3

Achsensumme 1–3:
- 1 = I
- 2 = II
- 3 = III

Achse 3: Medikamenteneinnahmeverhalten

Medikamenteneinnahme
- unregelmäßiger Gebrauch von max. 2 peripheren Analgetika — 1
- max. 3 periphere Analgetika, höchstens 2 regelmäßig — 2
- regelmäßig mehr als 2 periphere Analgetika oder zentralwirkende Analgetika — 3

Anzahl der Entzugsbehandlungen
- keine — 1
- eine — 2
- mehr als eine Entzugsbehandlung — 3

Achsensumme 2–6:
- 2 = I
- 3–4 = II
- 5–6 = III

Achse 4: Patientenkarriere

Wechsel des persönlichen Arztes
- kein Wechsel — 1
- max 3 Wechsel — 2
- mehr als 3 Wechsel — 3

Achsensumme 4–12:
- 4 = I
- 5–8 = II
- 9–12 = III

Schmerzbedingte Krankenhausaufenthalte
- bis 1 — 1
- 2 bis 3 — 2
- mehr als 3 — 3

Schmerzbedingte Operationen
- bis 1 — 1
- 2 bis 3 — 2
- mehr als 3 — 3

Schmerzbedingte Rehabilitationsmaßnahmen
- keine — 1
- bis 2 — 2
- mehr als 2 — 3

Addition der Achsen-Stadien — Gesamt-Stadium
- I 4–6
- II 7–8
- III 9–12

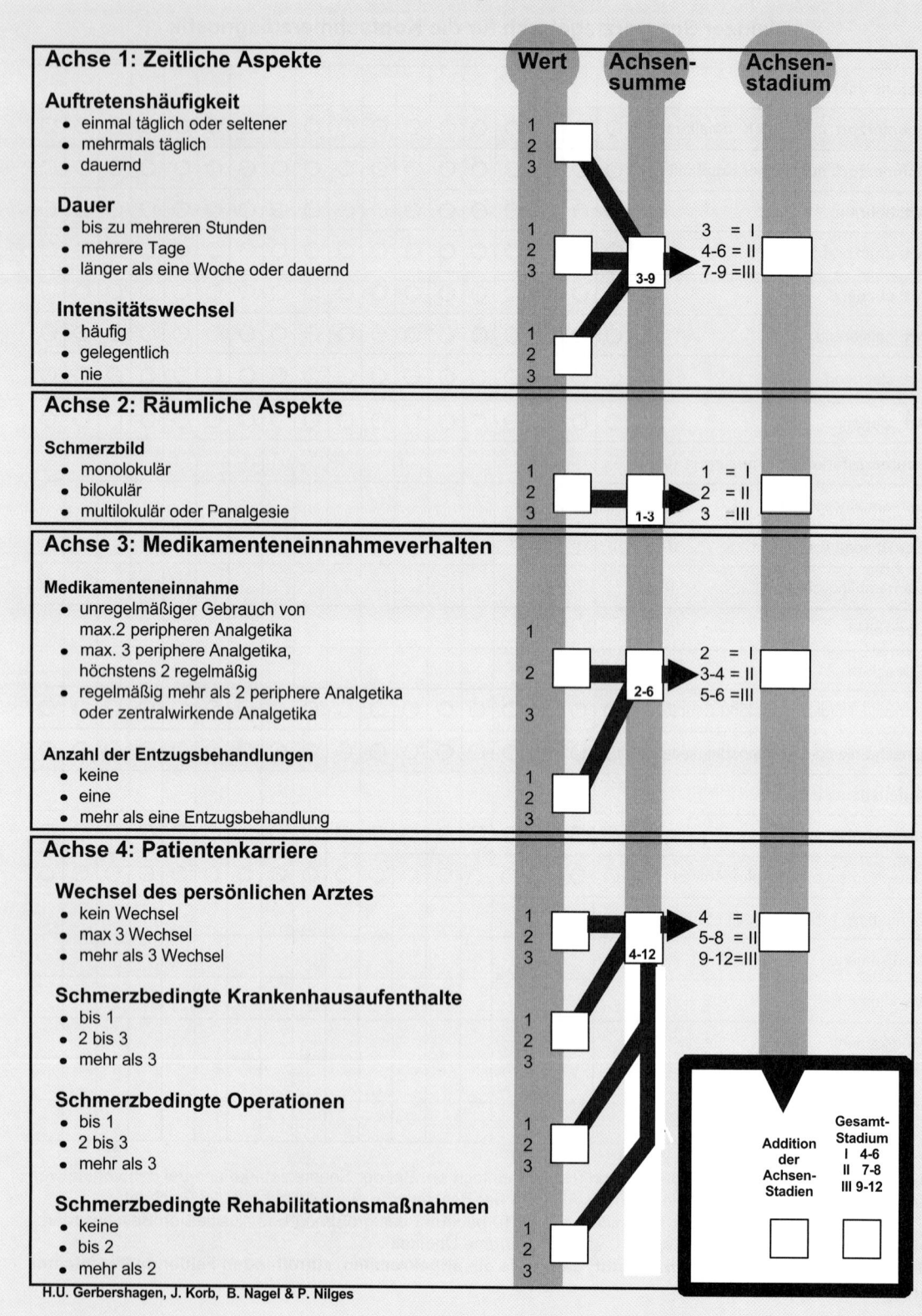

H.U. Gerbershagen, J. Korb, B. Nagel & P. Nilges

Dokumentation in der Schmerztherapie

5.1 Dokumentation der Behandlungseffizienz beim chronischen Schmerzpatienten – 60

Die wichtige standardisierte Erfassung der **anamnestischen Angaben** sollte in einem einheitlichen Erhebungsbogen dokumentiert werden (z. B. Fragebogen der DGSS oder Fragebogen des DRK-Schmerz-Zentrums Mainz; s. ▶ Kap. 1.4.4).

Das **Stadium der Schmerzchronifizierung** wird mit Hilfe des Auswertungsformulares zum Mainzer Stadienmodell (MPSS; ▶ Kap. 1.4.4) einheitlich und nachvollziehbar belegt.

Zur Dokumentation des weiteren **klinischen Verlaufes** unter der individuell abgestimmten ärztlichen Behandlung sollte vom Patienten ein Schmerztagebuch (▶ Kap. 1.4.4) geführt werden. Des Weiteren steht mit dem sehr ausführlichen Verlaufsfragebogen für Schmerzpatienten (Inaugurator ebenfalls DRK-Schmerz-Zentrum Mainz; ▶ Kap. 5.1) ein validiertes Instrument zur Verfügung.

5.1 Dokumentation der Behandlungseffizienz beim chronischen Schmerzpatienten

Verlaufs-Fragebogen für Schmerzpatienten

Name: _____ Vorname: _____

Bearbeitungsnummer: _____ Datum: |__|__|__|
                                            Tag Monat Jahr

Bitte bearbeiten Sie zunächst die beiden Aussagen in dem schattierten Feld

Ich habe keine Schmerzen mehr..................................ja........ ○   nein......... ○
Falls diese Aussage zutrifft, gehen Sie bitte weiter zur Frage **16** auf Seite **5** ⟹

Ich habe meine Schmerzen auch weiterhin....................ja........ ○   nein......... ○
Falls diese Aussage zutrifft, beantworten Sie bitte alle folgenden Fragen.

1. Bitte geben Sie an, in welchem Gebiet Sie Ihre Hauptschmerzen empfinden (legen Sie sich dabei auf einen Hauptschmerz fest).

Hauptschmerzgebiet	Links	Rechts	Mitte
Mund / Gesicht / Kopf	○	○	○
Hals / Nackenbereich	○	○	○
Schulter / Arm / Hand	○	○	○
Brustkorb / obere Rückenhälfte	○	○	○
Bauchbereich	○	○	○
Untere Rückenhälfte / Gesäß	○	○	○
Hüfte / Bein / Fuß	○	○	○
Beckenbereich	○	○	○
Geschlechtsorgane / After	○	○	○
Mehrere Gelenke	○	○	○
Gesamter Körper	○	○	○

2. Wie **häufig** treten Ihre Schmerzen **jetzt** gewöhnlich auf? (Bitte nur **eine** Angabe machen)

   wenige Male pro Jahr .... ○
   wenige Male pro Monat .... ○
   mehrmals pro Woche .... ○
   einmal täglich .... ○
   mehrmals täglich .... ○
   meine Schmerzen sind dauernd vorhanden .... ○

3. Welche Aussage trifft auf Ihre Schmerzen **jetzt** zu?
   Die Schmerzen treten nur **anfallsweise** auf, dazwischen bin ich schmerzfrei............ ○
   Die Schmerzen sind **dauernd** vorhanden... ○
   Die Schmerzen sind **andauernd** vorhanden, aber **zusätzlich** treten Schmerzanfälle auf.... ○

4. Falls Sie **Schmerzanfälle** haben, geben Sie bitte an, wie lange **üblicherweise** ein Anfall dauert.
   (Bitte nur **eine** Angabe machen)

   Sekunden .... ○
   Minuten .... ○
   Stunden .... ○
   Tage .... ○
   länger als 1 Woche .... ○

5. Wie beurteilen Sie **die Stärke Ihrer Schmerzen**?
   Kreuzen Sie bitte an, wie stark Sie Ihre Schmerzen jetzt empfinden. Ein Wert von 0 bedeutet dabei, Sie haben keine Schmerzen, ein Wert von 10 bedeutet, Sie haben Schmerzen, wie sie für Sie nicht stärker vorstellbar sind.

   1. Geben Sie zunächst Ihre **durchschnittliche Schmerzstärke** während der letzten 4 Wochen an:

   [0]   [1]   [2]   [3]   [4]   [5]   [6]   [7]   [8]   [9]   [10]
   kein   stärkster
   Schmerz   vorstellbarer Schmerz

   2. Geben Sie jetzt bitte Ihre **größte Schmerzstärke** während der letzten 4 Wochen an:

   [0]   [1]   [2]   [3]   [4]   [5]   [6]   [7]   [8]   [9]   [10]
   kein   stärkster
   Schmerz   vorstellbarer Schmerz

   3. Geben Sie jetzt bitte Ihre **geringste Schmerzstärke** während der letzten 4 Wochen an:

   [0]   [1]   [2]   [3]   [4]   [5]   [6]   [7]   [8]   [9]   [10]
   kein   stärkster
   Schmerz   vorstellbarer Schmerz

   4. Geben Sie jetzt bitte Ihre **momentane** Schmerzstärke (beim Ausfüllen des Fragebogens) an:

   [0]   [1]   [2]   [3]   [4]   [5]   [6]   [7]   [8]   [9]   [10]
   kein   stärkster
   Schmerz   vorstellbarer Schmerz

   5. Geben Sie bitte an, welche Schmerzstärke für Sie im allgemeinen erträglich wäre:

   [0]   [1]   [2]   [3]   [4]   [5]   [6]   [7]   [8]   [9]   [10]
   gut   sehr schlecht
   erträglich   erträglich

6. Wie beurteilen Sie die **Stärke** Ihrer Schmerzen?

   meine Schmerzen sind jetzt **schwächer** als vor der Behandlung .... ○
   meine Schmerzen sind jetzt **genauso stark** wie vor der Behandlung .... ○
   meine Schmerzen sind jetzt **stärker** als vor der Behandlung .... ○

7. Wie beurteilen Sie jetzt die **Erträglichkeit** Ihrer Schmerzen

   ich kann sie **besser ertragen** als vorher .... ○
   ich kann sie **genauso gut / genauso schlecht** ertragen wie vorher .... ○
   ich kann sie **schlechter** ertragen als vorher .... ○

8   Bitte geben Sie im folgenden an, wie stark Sie durch Ihre Schmerzen in den verschiedenen Bereichen Ihres Lebens beeinträchtigt sind. Das heißt: Wie sehr hindern die Schmerzen Sie daran, ein normales Leben zu führen? Kreuzen Sie bitte für jeden der sieben Lebensbereiche die Zahl an, die die für Sie **typische Stärke** der Behinderung durch Ihre Schmerzen beschreibt.
Ein Wert von 0 bedeutet dabei überhaupt keine Behinderung, und ein Wert von 10 gibt an, daß Sie in diesem Bereich durch die Schmerzen völlig beeinträchtigt sind.

1. **Familiäre und häusliche Verpflichtungen** (dieser Bereich bezieht sich auf Tätigkeiten, die das Zuhause oder die Familie betreffen. Er umfaßt Hausarbeit und Tätigkeiten rund um das Haus bzw. die Wohnung, auch Gartenarbeiten).

   [0]   [1]   [2]   [3]   [4]   [5]   [6]   [7]   [8]   [9]   [10]
   keine   völlige
   Beeinträchtigung   Beeinträchtigung

2. **Erholung** (dieser Bereich umfaßt Hobbies, Sport und Freizeitaktivitäten)

   [0]   [1]   [2]   [3]   [4]   [5]   [6]   [7]   [8]   [9]   [10]
   keine   völlige
   Beeinträchtigung   Beeinträchtigung

3. **Soziale Aktivitäten** (dieser Bereich bezieht sich auf das Zusammensein mit Freunden und Bekannten, wie z.B. Feste, Theater - und Konzertbesuche, Essen gehen und andere soziale Aktivitäten)

   [0]   [1]   [2]   [3]   [4]   [5]   [6]   [7]   [8]   [9]   [10]
   keine   völlige
   Beeinträchtigung   Beeinträchtigung

4. **Beruf** (dieser Bereich bezieht sich auf Aktivitäten, die ein Teil des Berufs sind oder unmittelbar mit dem Beruf zu tun haben; gemeint ist auch Hausfrauen(männer)tätigkeit)

   [0]   [1]   [2]   [3]   [4]   [5]   [6]   [7]   [8]   [9]   [10]
   keine   völlige
   Beeinträchtigung   Beeinträchtigung

5. **Sexualleben** (dieser Bereich bezieht sich auf die Häufigkeit und die Qualität des Sexuallebens)

   [0]   [1]   [2]   [3]   [4]   [5]   [6]   [7]   [8]   [9]   [10]
   keine   völlige
   Beeinträchtigung   Beeinträchtigung

6. **Selbstversorgung** (dieser Bereich umfaßt Aktivitäten, die Selbständigkeit und Unabhängigkeit im Alltag ermöglichen, wie z.B. sich waschen und anziehen, Autofahren, ohne dabei auf fremde Hilfe angewiesen zu sein)

   [0]   [1]   [2]   [3]   [4]   [5]   [6]   [7]   [8]   [9]   [10]
   keine   völlige
   Beeinträchtigung   Beeinträchtigung

7. **Lebensnotwendige Tätigkeiten** (dieser Bereich bezieht sich auf absolut lebensnotwendige Tätigkeiten wie Essen und Schlafen)

   [0]   [1]   [2]   [3]   [4]   [5]   [6]   [7]   [8]   [9]   [10]
   keine   völlige
   Beeinträchtigung   Beeinträchtigung

Bitte prüfen Sie nochmals, ob Sie alle 7 Feststellungen beantwortet haben.
PDI© - Dillmann, Nilges, Saile, Gerbershagen

5.1 · Dokumentation der Behandlungseffizienz beim chronischen Schmerzpatienten

9. Wieviele Ärzte haben Sie **wegen Ihrer Schmerzen in den letzten 4 Wochen** aufgesucht?

    keine ○ .... |⎵⎵| Anzahl

10. Wieviele Termine hatten Sie bei Ihrem Arzt **in den letzten 4 Wochen wegen Ihrer Schmerzen**?

    keine ○ .... ca.|⎵⎵| Anzahl

11. Wie häufig wurden bei Ihnen **in den letzten 4 Wochen wegen Ihrer Schmerzen** Behandlungen (z.B. Krankengymnastik, Massagen, Akupunktur, Lokalanästhesie etc.) durchgeführt?

    keine ○ .... ca.|⎵⎵| Anzahl

12. Wurden Sie **seit der Behandlung bei uns wegen Ihrer Schmerzen** im **Krankenhaus** behandelt?

    nein ○ .... ja ○ .... wenn ja, wie oft .... |⎵⎵| Anzahl

13. Haben Sie nach der Behandlung bei uns **wegen Ihrer Schmerzen eine Kur** (Rehabilitationsmaßnahme) durchgeführt?

    nein ○ .... ja ○ .... wenn ja, wie oft .... |⎵⎵| Anzahl

14. Wurden Sie nach der Behandlung bei uns wegen Ihrer **Schmerzen** operiert?

    nein ○ .... ja ○ .... wenn ja, wie oft .... |⎵⎵| Anzahl

15. Geben Sie möglichst **alle Medikamente** an, die Sie **in den letzten 4 Wochen** eingenommen haben.

    Ich habe in den letzten 4 Wochen Medikamente eingenommen .... nein ○ .... ja ○

    Wenn ja, welche?

Medikament	Art (Tabletten, Zäpfchen, Tropfen)	Dosierung	Zeitraum
Beispiel: Paracetamol	Tabl. 500 mg	3 x 1 pro Tag	Nov.-Dez. 1998

16. Wie ist Ihre derzeitige **berufliche Situation?**

    Bitte lesen Sie erst alle Angaben dieser Fragen durch und kreuzen Sie erst dann Ihre zutreffenden Aussagen an.

    Ich bin in einer Ausbildung (Schüler, Student, Umschüler) .... ja ○ .... nein ○

    Ich bin berufstätig .... ja ○ .... nein ○

    Wenn ja:

    Ich bin Vollzeit beschäftigt .... ja ○ .... nein ○

    Ich bin Vollzeit beschäftigt, aber unter erleichterten Bedingungen .... ja ○ .... nein ○
    (wegen der Schmerzen)

    Ich bin Teilzeit beschäftigt (aufgrund der Schmerzen) .... ja ○ .... nein ○

    Ich bin Teilzeit beschäftigt (andere Gründe) .... ja ○ .... nein ○

    Wegen der Schmerzen war ich in den letzten 4 Wochen arbeitsunfähig .... ja ○ ..... nein ○

    Wenn ja, an wieviel Tagen .... ca. |__|__| Tage

    Ich bin Hausfrau / Hausmann .... ja ○ ..... nein ○

    Ich konnte in den letzten 4 Wochen meine Hausarbeit selbst verrichten ...... ja ○   nein ○

    Wenn nein, an wieviel Tagen nicht? .... ca. |__|__| Tage

    Ich bin arbeitslos .... ja ○ .... nein ○

    Ich bin berentet .... ja ○ .... nein ○
    Wenn ja,
        Ich bin berentet auf Zeit .... ja ○ .... nein ○
        Ich bin endgültig berentet .... ja ○ .... nein ○

    Ich beziehe eine Erwerbsunfähigkeits-Rente .... ja ○ .... nein ○

    Ich erhalte eine Berufsunfähigkeits-Rente .... ja ○ .... nein ○

    Ich beziehe eine Altersrente .... ja ○ .... nein ○

5.1 · Dokumentation der Behandlungseffizienz beim chronischen Schmerzpatienten

17. Bitte kreuzen Sie bei den folgenden Aussagen die Antwort an, die Ihrem Befinden während der **letzten Woche** am besten entspricht / entsprochen hat.

   Antworten:
   selten = weniger als 1 Tag oder überhaupt nicht
   manchmal = 1 bis 2 Tage lang
   öfters = 3 bis 4 Tage lang
   meistens = die ganze Zeit (5 bis 7 Tage lang)

Während der letzten Woche ...

	selten	manchmal	öfters	meistens
1. ... haben mich Dinge beunruhigt, die mir sonst nichts ausmachen.	○	○	○	○
2. ... hatte ich kaum Appetit.	○	○	○	○
3. ... konnte ich meine trübsinnige Laune nicht loswerden, obwohl mich meine Freunde/Familie versuchten aufzumuntern.	○	○	○	○
4. ... kam ich mir genauso gut vor wie andere.	○	○	○	○
5. ... hatte ich Mühe, mich zu konzentrieren.	○	○	○	○
6. ... war ich deprimiert / niedergeschlagen.	○	○	○	○
7. ... war alles anstrengend für mich.	○	○	○	○
8. ... dachte ich voller Hoffnung an die Zukunft.	○	○	○	○
9. ... dachte ich, mein Leben ist ein einziger Fehlschlag.	○	○	○	○
10. ... hatte ich Angst.	○	○	○	○
11. ... habe ich schlecht geschlafen.	○	○	○	○
12. ... war ich fröhlich gestimmt.	○	○	○	○
13. ... habe ich weniger geredet als sonst.	○	○	○	○
14. ... fühlte ich mich einsam.	○	○	○	○
15. ... waren die Leute unfreundlich zu mir.	○	○	○	○
16. ... habe ich das Leben genossen.	○	○	○	○
17. ... mußte ich weinen.	○	○	○	○
18. ... war ich traurig.	○	○	○	○
19. ... hatte ich das Gefühl, daß die Leute mich nicht leiden können.	○	○	○	○
20. ... konnte ich mich zu nichts aufraffen.	○	○	○	○

Bitte prüfen Sie, ob Sie alle 20 Feststellungen beantwortet haben
ADS© 1993 Hogrefe

18. Patientenfragebogen zum Gesundheitszustand*

*SF-36 Health Survey, ©1992 Medical Outcomes Trust

In diesem Teil des Fragebogens geht es um die Beurteilung Ihres allgemeinen Gesundheitszustandes.

Bitte beantworten Sie jede der folgenden Fragen, indem Sie bei den Antwortmöglichkeiten die Zahl ankreuzen, die am besten auf Sie zutrifft.

Wie würden Sie Ihren Gesundheitszustand im Allgemeinen beschreiben?

(Bitte kreuzen Sie nur eine Zahl an)

ausgezeichnet	1
sehr gut	2
gut	3
weniger gut	4
schlecht	5

Im Vergleich zum vergangenen Jahr, wie würden Sie Ihren **derzeitigen** Gesundheitszustand beschreiben?

(Bitte kreuzen Sie nur eine Zahl an)

derzeit viel besser als vor einem Jahr	1
derzeit etwas besser als vor einem Jahr	2
etwa so wie vor einem Jahr	3
derzeit etwas schlechter als vor einem Jahr	4
derzeit viel schlechter als vor einem Jahr	5

Im folgenden sind einige Tätigkeiten beschrieben, die Sie vielleicht an einem normalen Tag ausüben. **Sind Sie durch Ihren derzeitigen Gesundheitszustand** bei diesen Tätigkeiten **eingeschränkt**?

Wenn ja, wie stark?
(Bitte kreuzen Sie in jeder Zeile nur eine Zahl an)

	TÄTIGKEITEN	Ja, stark eingeschränkt	Ja, etwas eingeschränkt	Nein, überhaupt nicht eingeschränkt
a)	anstrengende Tätigkeiten, z.B. schnell laufen, schwere Gegenstände heben, anstrengenden Sport treiben	1	2	3
b)	mittelschwere Tätigkeiten, z.B. einen Tisch verschieben, staubsaugen, kegeln, Golf spielen	1	2	3
c)	Einkaufstaschen heben oder tragen	1	2	3
d)	mehrere Treppenabsätze steigen	1	2	3
e)	einen Treppenabsatz steigen	1	2	3
f)	sich beugen, knien, bücken	1	2	3
g)	mehr als 1 Kilometer zu Fuß gehen	1	2	3
h)	mehrere Straßenkreuzungen weit zu Fuß gehen	1	2	3
i)	eine Straßenkreuzung weit zu Fuß gehen	1	2	3
j)	sich baden oder anziehen	1	2	3

Hatten Sie in den **vergangenen vier Wochen aufgrund Ihrer körperlichen Gesundheit** irgendwelche Schwierigkeiten bei der Arbeit oder anderen alltäglichen Tätigkeiten im Beruf bzw. zu Hause?

(Bitte kreuzen Sie in jeder Zeile nur eine Zahl an)

	SCHWIERIGKEITEN	Ja	Nein
a)	Ich konnte nicht so lange wie üblich tätig sein	1	2
b)	Ich habe weniger geschafft als ich wollte	1	2
c)	Ich konnte nur bestimmte Dinge tun	1	2
d)	Ich hatte Schwierigkeiten bei der Ausführung (z.B. ich mußte mich besonders anstrengen)	1	2

Hatten Sie in den **vergangenen vier Wochen aufgrund seelischer Probleme** irgendwelche Schwierigkeiten bei der Arbeit oder anderen alltäglichen Tätigkeiten im Beruf bzw. zu Hause (z.B. weil Sie sich niedergeschlagen oder ängstlich fühlten)?

(Bitte kreuzen Sie in jeder Zeile nur eine Zahl an)

	SCHWIERIGKEITEN	Ja	Nein
a)	Ich konnte nicht so lange wie üblich tätig sein	1	2
b)	Ich habe weniger geschafft als ich wollte	1	2
c)	Ich konnte nicht so sorgfältig wie üblich arbeiten	1	2

Wie sehr haben Ihre körperliche Gesundheit oder seelische Probleme in den **vergangenen vier Wochen** Ihre
normalen Kontakte zu Familienangehörigen, Freunden, Nachbarn oder im Bekanntenkreis beeinträchtigt?

(Bitte kreuzen Sie nur eine Zahl an)

überhaupt nicht	1
etwas	2
mäßig	3
ziemlich	4
sehr	5

Wie stark waren Ihre Schmerzen **in den vergangenen vier Wochen**?

(Bitte kreuzen Sie nur eine Zahl an)

ich hatte keine Schmerzen	1
sehr leicht	2
leicht	3
mäßig	4
stark	5
sehr stark	6

Inwieweit haben die **Schmerzen** Sie in den **vergangenen vier Wochen** bei der Ausübung Ihrer Alltagstätigkeiten zu Hause und im Beruf behindert?

(Bitte kreuzen Sie nur eine Zahl an)

überhaupt nicht	_____1
ein bißchen	_____2
mäßig	_____3
ziemlich	_____4
sehr	_____5

In diesen Fragen geht es darum, wie Sie sich fühlen und wie es Ihnen in den **vergangenen vier Wochen** gegangen ist (bitte kreuzen Sie in jeder Zeile die Zahl an, die Ihrem Befinden am ehesten entspricht). Wie oft waren Sie in den **vergangen vier Wochen**

(Bitte kreuzen Sie in jeder Zeile nur eine Zahl an)

	BEFINDEN	immer	meistens	ziemlich oft	manchmal	selten	Nie
a)	... voller Schwung?	1	2	3	4	5	6
b)	... sehr nervös?	1	2	3	4	5	6
c)	... so niedergeschlagen, daß Sie nichts aufheitern könnte?	1	2	3	4	5	6
d)	... ruhig und gelassen?	1	2	3	4	5	6
e)	... voller Energie?	1	2	3	4	5	6
f)	... entmutigt und traurig?	1	2	3	4	5	6
g)	... erschöpft?	1	2	3	4	5	6
h)	... glücklich	1	2	3	4	5	6
i)	... müde?	1	2	3	4	5	6

Wie häufig haben Ihre **körperliche Gesundheit oder seelischen Probleme** in den **vergangen vier Wochen** Ihre Kontakte zu anderen Menschen (Besuche bei Freunden, Verwandten usw.) beeinträchtigt?

(Bitte kreuzen Sie nur eine Zahl an)

immer	_____1
meistens	_____2
manchmal	_____3
selten	_____4
nie	_____5

Inwieweit trifft **jede** der folgenden Aussagen auf Sie zu?

(Bitte kreuzen Sie in jeder Zeile nur eine Zahl an)

	AUSSAGEN	trifft ganz zu	trifft weitgehend zu	weiß nicht	trifft weitgehend nicht zu	trifft überhaupt nicht zu
a)	Ich scheine etwas leichter als andere krank zu werden	1	2	3	4	5
b)	Ich bin genauso gesund wie alle anderen, die ich kenne	1	2	3	4	5
c)	Ich erwarte, daß meine Gesundheit nachläßt	1	2	3	4	5
d)	Ich erfreue mich ausgezeichneter Gesundheit	1	2	3	4	5

19. **Wenn Sie alles zusammen betrachten, wie beurteilen Sie den Erfolg Ihrer Behandlung bei uns?**

sehr gut	_____ 1
gut	_____ 2
zufriedenstellend	_____ 3
weniger gut	_____ 4
schlecht	_____ 5

Einverständniserklärung

Ich bin mit der Abspeicherung der in dem Fragebogen erhobenen Daten in einem EDV-Dokumentationssystem einverstanden.

Diese Daten sind nach den Vorschriften des Bundesdatenschutzgesetzes vor einem mutwilligen Zugriff geschützt und zu diesem System haben nur unsere Mitarbeiter direkten Zugang. Gemäß den Vorgaben des Gesetzes bitten wir Sie, sich mit einer Abspeicherung Ihrer persönlichen Daten einverstanden zu erklären.

_____   _____
Ort, Datum   Unterschrift

Qualitätssicherung

6.1 Abschnitt A – Allgemeine Bestimmungen – 71

6.2 Abschnitt B – Ärztliche Qualifikationskriterien – 72

6.3 Abschnitt C – Anforderungen an den schmerztherapeutisch tätigen Arzt – 73

6.4 Abschnitt D – Verfahren – 74

6.5 Abschnitt E – Zeitliche Vorgaben – 75

6.6 Anlage – 76

Im Auftrag der Deutschen Gesellschaft zum Studium des Schmerzes (DGSS) wurde an der Abteilung für Schmerztherapie des Bergmannsheil-Klinikums der Universität Bochum ein auswertungsorientiertes EDV-System zur Dokumentation und Qualitätssicherung in der Schmerztherapie entwickelt (QUAST): Hier wird einerseits die aufwändige Dokumentation berücksichtigt, andererseits werden aber auch die Indikatoren für die Prozess- und Qualitätssicherung miterfasst. Nach einer mehrjährigen Testphase befindet sich dieses System seit 2004 in der klinischen Anwendung, wobei hier etwa 30 beteiligte Institutionen integriert sind. Mittelfristiges Ziel ist es, eine übergreifende externe Qualitätssicherung aufzubauen.

Die Arbeitsgemeinschaft der wissenschaftlichen medizinischen Fachgesellschaften (AWMF) hat in ihrem Leitlinienregister (Nr. 041/001) eine Übersicht über die »Behandlung akuter perioperativer und posttraumatischer Schmerzen« publiziert. Hier werden neben der Schmerzmessung und -dokumentation auch Möglichkeiten der Schmerzprophylaxe, des Weiteren Maßnahmen der medikamentösen und regionalen Therapie einschließlich der Qualitätssicherung bewertet. Minimalanforderungen an die Qualitätssicherungen sind:
- schriftliche Festlegung von Therapie-Überwachungsstandards,
- Dokumentation von Nebenwirkungen und Komplikationen,
- regelmäßige Dokumantationen des Therapieerfolges (Analgesie-Qualität, Pateintenzufriedenheit etc.) durch z. B. repräsentative Stichproben.

Solange für Deutschland keine externe Qualitätssicherung mit einheitlichen Dokumentations- und Erfassungssystemen besteht, beschränken sich diese Maßnahmen lediglich auf die interne Qualitätssicherung.

Bereits im Jahr 1994 schlossen die kassenärztliche Bundesvereinigung (KBV) und die Verbände der Ersatzkassen u. a. eine Vereinbarung über die Strategie in der ambulanten Behandlung chronisch schmerzkranker Patienten (erste bundeseinheitliche Regelung). Dies führte u. a. auch zur Einführung der neuen ärztlichen Zusatzbezeichnung »Spezielle Schmerztherapie« (ärztliche Weiterbildungsordnung der Bundesärztekammer 1995); die Inhalte wurden dann 1997 inhaltlich überarbeitet und neu gefasst.

Darüber hinaus hat die KBV im Deutschen Ärzteblatt (2005) eine umfangreiche Qualitätssicherungsvereinbarung zur schmerztherapeutischen Versorgung chronisch schmerzkranker Patienten gemäß §135 Abs. 2 SGB V publiziert mit Inkrafttreten ab dem 01.04.2005:

6.1 Abschnitt A – Allgemeine Bestimmungen

Schmerzen stellen eine häufige Begleitsymptomatik bei den verschiedensten Krankheitsbildern dar. Ebenso können sie nach erfolgten therapeutischen Maßnahmen (z. B. operativen Eingriffen) oder vorangegangenen Traumen oder ohne erkennbare Ursachen auftreten. Symptomatische Schmerzen und Schmerzen im Frühstadium einer Chronifizierung können durch die bestehende medizinische Fachkompetenz der Vertragsärzte bereits in der Regelversorgung adäquat behandelt werden. Es gibt jedoch Patientengruppen, für die eine besondere schmerztherapeutische Versorgung erforderlich ist. Diese kann qualitätsgesichert und wirtschaftlich nur von solchen

Ärzten gewährleistet werden, die über eine besondere Qualifikation verfügen und bestimmte organisatorische Vorgaben erfüllen.

§1 – Ziel und Inhalt

(1) Diese Vereinbarung dient der Sicherung von Qualität und Wirtschaftlichkeit in der Versorgung chronisch Schmerzkranker im Rahmen der vertragsärztlichen Leistungserbringung. Die Vereinbarung regelt die Voraussetzungen für die Ausführung und Abrechnung von Leistungen der Schmerztherapie folgender Patientengruppen:

- Chronisch schmerzkranke Patienten, bei denen der Schmerz seine Leit- und Warnfunktion verloren und eigenständigen Krankheitswert erlangt hat. Diese Verselbstständigung des Schmerzleidens führt zu psychopathologischen Veränderungen. Der Schmerz wird für diese Patienten zum Mittelpunkt ihres Denkens und Verhaltens.
- Chronisch schmerzkranke Patienten, bei denen der Schmerz zu einem beherrschenden Krankheitssymptom geworden ist (z. B. bei einem inkurablen Grundleiden).

(2) Die Vereinbarung regelt die Anforderungen an die fachliche Befähigung, die Organisation sowie die räumliche und apparative Ausstattung als Voraussetzung für die Ausführung und Abrechnung von Leistungen zur schmerztherapeutischen Versorgung chronisch schmerzkranker Patienten nach den Nrn. 30700 und 30701 des einheitlichen Bewertungsmaßstabes (EBM).

§2 – Genehmigungspflicht

Die Ausführung und Abrechnung von Leistungen zur schmerztherapeutischen Versorgung chronisch schmerzkranker Patienten im Rahmen dieser Vereinbarung durch die an der vertragsärztlichen Versorgung teilnehmenden Ärzte ist erst nach Erteilung der Genehmigung durch die Kassenärztliche Vereinigung zulässig. Die Genehmigung ist zu erteilen, wenn der Arzt die nachstehenden Voraussetzungen gemäß Abschnitt B und C im Einzelnen erfüllt.

§3 – Genehmigungsvoraussetzung

Die Erfüllung der in §2 genannten Voraussetzungen ist gegenüber der Kassenärztlichen Vereinigung nachzuweisen. Das Verfahren richtet sich nach Abschnitt D dieser Vereinbarung. Das Nähere zur Durchführung des Genehmigungsverfahrens (z. B. Inhalte der Kolloquien, Zusammensetzung der Qualitätssicherungs-Kommissionen) bestimmt sich nach den Richtlinien der Kassenärztlichen Bundesvereinigung nach §75 Abs. 7 SGB V.

6.2 Abschnitt B – Ärztliche Qualifikationskriterien

§4 – Fachliche Befähigung

(1) Die fachliche Befähigung für die Ausführung und Abrechnung von Leistungen zur schmerztherapeutischen Versorgung chronisch schmerzkranker Patienten gilt als nachgewiesen, wenn folgende Voraussetzungen erfüllt und durch Zeugnisse und Bescheinigungen gemäß §10 nachgewiesen werden:

- Für alle Fachgebiete:
  - Berechtigung zum Führen der Gebietsbezeichnung für ein klinisches Fach.
  - Erhebung einer standardisierten Schmerzanamnese einschließlich der Auswertung von Fremdbefunden bei 100 Patienten.
  - Durchführung der Schmerzanalyse einschließlich der gebietsbezogenen differentialdiagnostischen Abklärung der Schmerzkrankheiten bei 100 Patienten.
  - Eingehende Beratung und gemeinsame Festlegung der Therapieziele bei 100 Patienten.
  - Aufstellung eines inhaltlich und zeitlich gestuften Therapieplanes einschließlich der zur Umsetzung des Therapieplanes erforderlichen interdisziplinären Koordination der Ärzte und sonstigen am Therapieplan zu beteiligenden Personen und Einrichtungen bei 50 Patienten.
  - Standardisierte Dokumentation des schmerztherapeutischen Behandlungsverlaufes bei 50 Patienten.
  - Medikamentöse Therapie über Kurzzeit, Langzeit und als Dauertherapie sowie in der terminalen Behandlungsphase bei jeweils 25 Patienten.
  - Spezifische Pharmakotherapie bei 50 Patienten.
  - Stimulationstechniken (z. B. TENS) bei 50 Patienten.
  - Diagnostische und therapeutische Lokal- und Leitungsanästhesie bei 200 Patienten.
  - Spezifische Verfahren der manuellen Diagnostik und physikalischen Therapie bei 50 Patienten.
  - Teilnahme an einem von der Ärztekammer anerkannten interdisziplinären Kurs über Schmerztherapie von 80 Stunden Dauer.
- Zusätzlich für Fachgebiete mit konservativen Weiterbildungsinhalten:
  - Entzugsbehandlung bei Medikamentenabhängigkeit bei 20 Patienten.
  - Spezifische psychosomatische und übende Verfahren bei 25 Patienten.
- Zusätzlich für Fachgebiete mit operativen Weiterbildungsinhalten:
  - Denervationsverfahren und/oder augmentative Verfahren (z. B. Neurolyse, zentrale Stimulation) bei 20 Patienten.
- Zusätzlich für Fachgebiete mit konservativ-interventionellen Weiterbildungsinhalten:

- Plexus- und rückenmarksnahe Analgesien bei 50 Patienten.
- Sympathikusblockaden bei 50 Patienten.

(2) Die in Absatz 1 geforderte Anzahl von Untersuchungen und Behandlungen muss selbstständig und unter der Anleitung eines Arztes, welcher die Voraussetzungen zur Erlangung der Weiterbildungsbefugnis nach dem Weiterbildungsrecht der Ärztekammern für die Zusatz-Weiterbildung »Spezielle Schmerztherapie« erfüllt, absolviert werden.

(3) Zusätzlich zu den Anforderungen nach Absatz 1 ist der Kassenärztlichen Vereinigung die Erfüllung der nachfolgend aufgeführten Anforderungsvoraussetzungen nachzuweisen:

- Ganztägige 12-monatige Tätigkeit in einer entsprechend qualifizierten Schmerzpraxis, Schmerzambulanz oder einem Schmerzkrankenhaus (vgl. ▶ Kap. 6.6). Tätigkeiten im Rahmen der Weiterbildung im Fachgebiet werden nicht anerkannt.
- Regelmäßige Teilnahme – mindestens achtmal – an einer interdisziplinären Schmerzkonferenz gem. §5 Abs. 3 innerhalb von 12 Monaten vor Antragsstellung.
- Genehmigung zur Teilnahme an der psychosomatischen Grundversorgung gem. §5 Abs. 6 der Psychotherapie-Vereinbarung (Anlage 1 BMV-Ä/EKV).
- Erfolgreiche Teilnahme an einem Kolloquium vor der Schmerztherapie-Kommission der Kassenärztlichen Vereinigung.

6.3 Abschnitt C – Anforderungen an den schmerztherapeutisch tätigen Arzt

§5 – Schmerztherapeutische Versorgung

(1) Der Arzt ist verpflichtet, die chronisch schmerzkranken Patienten umfassend ärztlich zu versorgen. Die schmerztherapeutische Versorgung nach dieser Vereinbarung umfasst insbesondere:

- Erhebung einer standardisierten Anamnese einschließlich Auswertung von Fremdbefunden, Durchführung einer Schmerzanalyse, differenzialdiagnostische Abklärung der Schmerzkrankheit,
- Aufstellung eines inhaltlich und zeitlich gestuften Therapieplans unter Berücksichtigung des ermittelten Chronifizierungsstadiums,
- eingehende Beratung des Patienten und gemeinsame Festlegung der Therapieziele sowie Vermittlung bio-psycho-sozialer Zusammenhänge und von Schmerzbewältigungsstrategien,
- indikationsbezogen den Einsatz der unter §6 festgelegten schmerztherapeutischen Behandlungsverfahren.

(2) Der Arzt muss an vier Tagen pro Woche mindestens je 4 Stunden schmerztherapeutische Sprechstunden vorhalten, in denen er ausschließlich Patienten mit chronischen Schmerzkrankheiten behandelt. Die ständige Rufbereitschaft während der Praxiszeiten zur Beratung der Schmerzpatienten muss gewährleistet sein. Der Arzt muss den zuständigen Hausarzt des Patienten über den Behandlungsverlauf zeitnah, mindestens aber halbjährlich informieren. Weiterhin steht er zur konsiliarischen Beratung der gem. §6 Abs. 2 kooperierenden Ärzte zur Verfügung.

(3) Der Arzt muss mindestens achtmal im Jahr an einer interdisziplinären Schmerzkonferenz teilnehmen. Folgende Anforderungen müssen von einer interdisziplinären Schmerzkonferenz erfüllt werden:

- die Konferenzen müssen mindestens achtmal im Jahr stattfinden,
- Ort, Daten und Uhrzeit der Schmerzkonferenzen stehen fest, so dass sich die Ärzte auf die regelmäßige Teilnahme einrichten können,
- die Konferenzleiter müssen die Voraussetzungen zur Teilnahme an der Schmerztherapie-Vereinbarung erfüllen,
- Vertreter mehrerer Fachgebiete sollen an den Sitzungen teilnehmen (können),
- ausgewählte Patienten sollen in den Sitzungen vorgestellt werden und anwesend sein,
- die Schmerzkonferenzen sind zu dokumentieren (Datum, Teilnehmer, vorgestellte Patienten mit Diagnosen und weiterem Vorgehen).

(4) Der Arzt muss nachweisen, dass er in seiner Praxis überwiegend chronisch schmerzkranke Patienten gemäß §1 Abs. 1 behandelt.

(5) Die Erfüllung der Anforderungen gemäß den Absätzen 3 und 4 ist gegenüber der Kassenärztlichen Vereinigung in jährlichen Abständen – erstmalig ein Jahr nach Erteilung der Schmerztherapie-Genehmigung – nachzuweisen.

(6) Kommt es im Verlauf der schmerztherapeutischen Behandlung nach sechs Monaten zu keiner nachweisbaren Verbesserung der Beschwerdesymptomatik, soll der Arzt prüfen, ob der Patient von einer psychiatrischen bzw. psychotherapeutischen Mitbehandlung profitiert.

(7) Die Behandlung von chronisch schmerzkranken Patienten (mit Ausnahme von Malignompatienten) nach den Vorgaben dieser Vereinbarung soll einen Zeitraum von zwei Jahren nicht überschreiten. Der Arzt benennt der Kassenärztlichen Vereinigung diejenigen Patienten, die sich über diesen Zeitraum hinaus in seiner schmerztherapeutischen Behandlung befinden. Die Kassenärztliche Vereinigung kann die weitere Behandlung dieser Patienten von der erfolgreichen Teilnahme an einem Kolloquium vor der Schmerztherapie-Kommission abhängig machen.

§6 – Schmerztherapeutische Behandlungsverfahren

(1) Der Einsatz der nachfolgenden schmerztherapeutischen Behandlungsverfahren ist für den an dieser Vereinbarung teilnehmenden Arzt verpflichtend. Diese Behandlungsverfahren sind nicht delegationsfähig (obligate schmerztherapeutische Behandlungsverfahren):

- Pharmakotherapie
- Therapeutische Lokalanästhesie
- Psychosomatische Grundversorgung gemäß der Vereinbarung über die Anwendung von Psychotherapie in der vertragsärztlichen Versorgung (Psychotherapie-Vereinbarung) (Anlage 1 BMV-Ä/EKV)
- Stimulationstechniken (z. B. TENS)
- Koordination und Einleitung von psycho- und physiotherapeutischen Maßnahmen

(2) Der an dieser Vereinbarung teilnehmende Arzt muss weiterhin die Einleitung und Koordination der nachstehenden flankierenden therapeutischen Maßnahmen bzw. deren Durchführung jeweils indikationsbezogen gewährleisten (fakultative schmerztherapeutische Behandlungsverfahren):

- Manuelle Untersuchungs- und Behandlungsverfahren,
- Physikalische Therapie,
- Therapeutische Leitungs-, Plexus- und rückenmarksnahe Anästhesien,
- Sympathikusblockaden,
- Rückenmarksnahe Opioidapplikation,
- Denervationsverfahren und/oder augmentative Verfahren (z. B. Neurolyse, zentrale Stimulation),
- Übende Verfahren (z. B. autogenes Training),
- Hypnose,
- Ernährungsberatung,
- minimal-invasive Interventionen,
- operative Therapie,
- Entzugsbehandlung bei Medikamentenabhängigkeit.

Der Arzt muss mindestens drei dieser Behandlungsverfahren vorhalten und in geeigneter Form gegenüber der Kassenärztlichen Vereinigung nachweisen. Die nicht vorgehaltenen fakultativen schmerztherapeutischen Behandlungsverfahren können in Kooperation mit anderen Vertragsärzten erbracht werden. Diese Vertragsärzte sind der Kassenärztlichen Vereinigung zu benennen.

§7 – Dokumentation

(1) Jeder Behandlungsfall muss mit folgenden Angaben, einschließlich Schmerzanamnese und Behandlungsverlauf, standardisiert dokumentiert sein:

- Art, Schwere und Ursache der zu Grunde liegenden Erkrankung und der bestehenden Komorbiditäten
- Zeitdauer des Schmerzleidens mit Angabe des Chronifizierungsstadiums
- psychosomatische bzw. psychopathologische Auswirkungen und Behandlungsverlauf
- therapeutische Maßnahmen
- Kontrolle des Verlaufes nach standardisierten Verfahren (Schmerzfragebogen)
- Verwendung von standardisierten und evaluierten Schmerztagebüchern

(2) Die Dokumentation ist der Kassenärztlichen Vereinigung auf Verlangen vorzulegen.

§8 – Räumliche und apparative Voraussetzungen

(1) Räumliche Voraussetzungen:
- Rollstuhlgeeignete Praxis,
- Überwachungs- und Liegeplätze.

(2) Apparative Voraussetzungen:
- Reanimationseinheit einschließlich Defibrillator,
- EKG- und Pulsmonitoring an jedem Behandlungsplatz, an dem invasive Verfahren durchgeführt werden.

6.4 Abschnitt D – Verfahren

§9 – Genehmigungsverfahren

(1) Anträge auf Genehmigung zur Ausführung und Abrechnung von Leistungen zur schmerztherapeutischen Versorgung chronisch schmerzkranker Patienten sind an die Kassenärztliche Vereinigung zu richten. Über die Anträge und über den Widerruf oder die Rücknahme einer erteilten Genehmigung entscheiden die zuständigen Stellen der Kassenärztlichen Vereinigung. Die Genehmigung ist zu erteilen, wenn:

- aus den vorgelegten Zeugnissen und Bescheinigungen hervorgeht, dass die in den Abschnitten B und C jeweils genannten fachlichen und organisatorischen räumlichen und apparativen Voraussetzungen erfüllt sind und
- der Arzt sich verpflichtet hat, die jeweiligen Anforderungen an die Leistungserbringung zu erfüllen.

(2) Die Genehmigung zur Teilnahme an der Vereinbarung ist mit einer Frist von zwei Monaten zum Ende eines Kalendervierteljahres durch die Kassenärztliche Vereinigung zu widerrufen, wenn der Arzt die Anforderungen an die Leistungserbringung nicht erfüllt oder den Nachweis nach §5 Abs. 5 nicht führen kann oder wenn aufgrund einer Qualitätsprüfung durch die Schmerztherapie-Kommission festgestellt wurde, dass die ordnungsgemäße Durchführung der Vereinbarung nicht gewährleistet ist.

(3) Die Kassenärztlichen Vereinigungen können die zuständigen Kommissionen beauftragen, die Abrechnungsunterlagen von den Teilnehmern an dieser Vereinbarung sowie die organisatorischen Gegebenheiten in der

Arztpraxis daraufhin zu überprüfen, ob sie den Bestimmungen gemäß dieser Vereinbarung entsprechen. Die Genehmigung für die Ausführung und Abrechnung von Leistungen der Schmerztherapie wird nur erteilt, wenn der Arzt in seinem Antrag sein Einverständnis zur Durchführung solcher Überprüfungen erklärt.

§10 – Zeugnisse und Bescheinigungen

Der Kassenärztlichen Vereinigung sind zum Nachweis über die Erfüllung der festgelegten Anforderungen an die fachliche Befähigung für die Durchführung der Schmerztherapie chronisch Schmerzkranker nach Abschnitt B folgende Bescheinigungen vorzulegen:
- Urkunde über die Berechtigung zum Führen der Gebietsbezeichnung für ein klinisches Fach.
- Zeugnisse, welche von dem zur Anleitung berechtigten Arzt nach §4 Abs. 2 unterzeichnet sind und mindestens folgende Angaben beinhalten:
  - Zahl der vom Antragsteller selbstständig durchgeführten Untersuchungen und Behandlungen unter Anleitung sowie absolvierte Tätigkeitszeiten (gemäß §4 Abs. 1 und Abs. 3 Nr. 1).
  - Bescheinigung, dass der Antragsteller alle schmerztherapeutischen Behandlungsverfahren gemäß §6 Abs. 1 und mindestens drei schmerztherapeutische Behandlungsverfahren gemäß §6 Abs. 2 erlernt und selbstständig durchgeführt hat.
  - Beurteilung der fachlichen Befähigung des Antragstellers zur selbstständigen Durchführung der Schmerztherapie chronisch Schmerzkranker.
- Zahl und Daten der Schmerzkonferenzen an denen der Antragsteller teilgenommen hat.
- Genehmigung zur Teilnahme an der psychosomatischen Grundversorgung gem. §5 Abs. 6 der Psychotherapie-Vereinbarung (Anlage 1 BMV-Ä/ EKV).
- Bescheinigung über die Teilnahme an einem von der Ärztekammer anerkannten interdisziplinären Kurs über Schmerztherapie von 80 Stunden Dauer.

§11 – Schmerztherapie-Kommission

(1) Für die Durchführung dieser Vereinbarung und zur Prüfung der in dieser Vereinbarung genannten Erfordernisse richtet die Kassenärztliche Vereinigung eine Kommission für Schmerztherapie ein. Mehrere Kassenärztliche Vereinigungen können gemeinsam eine Kommission für Schmerztherapie einrichten. Die Kommission soll interdisziplinär aus mindestens drei in der Schmerztherapie erfahrenen Ärzten, ggf. unter Hinzuziehung eines Psychiaters bzw. eines Psychotherapeuten, zusammengesetzt sein.

(2) Zur Durchführung ihrer Aufgaben kann die Kommission die Ausstattung der Praxis prüfen und den Nachweis der in den §§5–8 genannten Voraussetzungen verlangen.

§12 – Auswertung der Qualitätssicherungsmaßnahme

(1) Die im Rahmen dieser Vereinbarung durchgeführten Qualitätssicherungsmaßnahmen sind von den jeweiligen Kassenärztlichen Vereinigungen zu sammeln, zusammenzufassen und jährlich auszuwerten. Eine Zusammenstellung ist den Vertragspartnern auf Anforderung zur Verfügung zu stellen.

(2) In die jährliche Auswertung gem. Abs. 1 werden mindestens folgende Angaben einbezogen:
- Anzahl erteilter Genehmigungen gem. §2
- Anzahl durchgeführter Kolloquien gem. §4 Abs. 3 Nr. 4 und §5 Abs. 7
- Anzahl und Ergebnisse der Dokumentationsprüfung gem. §7 Abs. 2
- Anzahl der Genehmigungswiderrufe gem. §9 Abs. 2

6.5 Abschnitt E – Zeitliche Vorgaben

§13 - In-Kraft-Treten, Übergangsregelungen, Kündigung

(1) Diese Vereinbarung tritt am 1. April 2005 in Kraft*.

(2) Ärzte, die vor dem In-Kraft-Treten dieser Vereinbarung an der »Vereinbarung über die ambulante Behandlung chronisch schmerzkranker Patienten« (Anlage 12 des Arzt-/Ersatzkassen-Vertrages vom 1. Juli 1997) oder an anderen, gleichwertigen Schmerztherapie-Vereinbarungen im Rahmen der vertragsärztlichen Versorgung teilgenommen haben, erhalten eine Genehmigung zur Ausführung und Abrechnung von Leistungen zur schmerztherapeutischen Versorgung chronisch schmerzkranker Patienten, wenn sie:
- innerhalb von 3 Monaten nach dem In-Kraft-Treten dieser Vereinbarung einen Antrag auf Erteilung der Genehmigung an die zuständige Kassenärztliche Vereinigung gestellt haben sowie
- die in den Abschnitt C festgelegten Voraussetzungen gegenüber der Kassenärztlichen Vereinigung nachgewiesen haben.

(3) Ärzte, die einen Antrag nach Abs. 2 gestellt haben und die Voraussetzungen nach Abschnitt C nicht vollständig erfüllen, erhalten eine Genehmigung zur Ausführung und Abrechnung von Leistungen zur schmerztherapeutischen Versorgung chronisch Schmerzkranker Patienten unter der Auflage, diese Voraussetzungen innerhalb von 18 Monaten nach In-Kraft-Treten dieser Vereinbarung vollständig zu erfüllen und nachzuweisen. Bis zum Nach-

---

* Zeitgleich mit den Regelungen im Einheitlichen Bewertungsmaßstab (EBM). Sollte sich das In-Kraft-Treten zeitlich verschieben, sind die nachfolgenden Übergangsfristen entsprechend anzupassen.

weis ist die Kassenärztliche Vereinigung berechtigt, in Stichproben zu überprüfen, ob die Leistungserbringung in der erforderlichen Qualität erfolgt. Liegt die Genehmigung zur psychosomatischen Grundversorgung nicht vor, hat die Kassenärztliche Vereinigung bei der Überprüfung Psychiater oder Psychotherapeuten hinzuzuziehen.

(4) Die Vereinbarung kann mit einer Frist von 6 Monaten zum Ende des Kalenderjahres gekündigt werden.

6.6 Anlage

Anforderungen an eine schmerztherapeutische Einrichtung gem. §4 Abs. 3 Nr. 1

Als schmerztherapeutische Einrichtung gem. §4 Abs. 3 Nr. 1 gelten Schmerzkliniken, Schmerzabteilungen an Allgemeinkrankenhäusern, Schmerzambulanzen und Schmerzpraxen niedergelassener Vertragsärzte, welche diese Anforderungen nach Abschnitt C der Vereinbarung erfüllen und die ausschließlich bzw. weit überwiegend Schmerzpatienten behandeln.

Die Anerkennung wird auf Antrag von der Kassenärztlichen Vereinigung widerruflich erteilt. Zuständig ist jeweils die Kassenärztliche Vereinigung, in deren Bereich die Einrichtung gelegen ist. Die Anerkennung setzt die zusätzliche Erfüllung folgender Anforderungen voraus:

- Die Einrichtung muss von einem Arzt geleitet werden, der persönlich an der Schmerztherapie-Vereinbarung teilnimmt bzw. die Voraussetzungen für eine solche Teilnahme erfüllt.
- Die Einrichtung muss eine kontinuierliche interdisziplinäre Zusammenarbeit verschiedener Fachdisziplinen (Anästhesiologie, Neurologie, Neurochirurgie, Orthopädie/Chirurgie, Psychiatrie, Rheumatologie, interventionelle Radiologie) und mit Physiotherapeuten nachweisen.
Sofern diese in der Einrichtung nicht beschäftigt sind, sind die Kooperationspartner unter Angabe von Qualifikation, Name und Anschrift zu benennen.
- Das Patientengut muss ausschließlich bzw. weit überwiegend aus chronischen Schmerzkranken entsprechend der Definition der Präambel und des §1 Abs. 1 der Schmerztherapie-Vereinbarung bestehen. Es müssen regelmäßig mindestens 150 chronisch schmerzkranke Patienten im Quartal behandelt werden. Es müssen an mindestens 4 Tagen pro Woche jeweils mindestens 4 Stunden ausschließlich solche Schmerzpatienten betreut werden.
Die Kassenärztliche Vereinigung kann entsprechende Diagnosen- und Leistungsstatistiken anfordern.
Das Behandlungsspektrum muss die wichtigsten Schmerzkrankheiten umfassen, wie:
    - chronisch muskuloskelettale Schmerzen,
    - chronische Kopfschmerzen,
    - Gesichtsschmerzen,
    - Ischämieschmerzen,
    - medikamenteninduzierte Schmerzen,
    - Neuropathische Schmerzen,
    - sympathische Reflexdystrophien,
    - somatoforme Schmerzstörungen,
    - Tumorschmerzen.
- Es müssen mindestens zwölfmal im Jahr nach außen offene, interdisziplinäre Schmerzkonferenzen mit Patientenvorstellungen durchgeführt werden. Thema und Teilnehmer sind zu dokumentieren, die Patienten werden persönlich vorgestellt, die Teilnehmer unterliegen der Schweigepflicht; Ort, Daten und Uhrzeit dieser Konferenzen stehen fest.
- Die Einrichtung hat sicherzustellen, dass eingehende Kenntnisse und Erfahrungen in den in § 6 der Schmerztherapie-Vereinbarung genannten Behandlungsverfahren erworben werden können.
Hierzu sind die unter §6 Abs. 1 sowie zusätzlich mindestens 3 der unter §6 Abs. 3 der Schmerztherapie-Vereinbarung genannten Verfahren selbst vorzuhalten. Die übrigen Verfahren sind im Konsiliardienst sicherzustellen.
Tägliche interne Fallbesprechungen und wöchentliche interne Teamsitzungen sind gewährleistet.
- Die Einrichtung hat die Anwendung schmerztherapeutischer Standards sicherzustellen. Hierzu gehören:
    - die Erhebung einer standardisierten Schmerzanamnese einschließlich der Sichtung und Wertung aller verfügbaren Vorbefunde,
    - funktionelle Betrachtung der Röntgenbilder,
    - eingehende körperliche (mit Einschluss neurologisch-orthopädisch-funktioneller) Untersuchung und eingehende psychosoziale und psychiatrische Exploration,
    - Durchführung einer Schmerzanalyse,
    - Feststellung des Chronifizierungsstadiums (nach Gerbershagen – Mainzer Staging),
    - differenzialdiagnostische Abklärung der Schmerzkrankheit,
    - eingehende Beratung des Patienten,
    - gemeinsame Festlegung der Therapieziele,
    - Aufstellung eines zeitlich und inhaltlich abgestuften Therapieplanes (einschließlich der zu dessen Umsetzung erforderlichen interdisziplinären Koordination der Ärzte und komplementären Berufe),
    - Einsatz schmerztherapeutischer Behandlungsverfahren,
    - standardisierte Dokumentation mit Angaben zur psychosomatischen Auswirkung und Kontrolle des Verlaufes. Das in der Einrichtung eingesetzte Dokumentationsinstrumentarium ist vorzulegen.

Medikamentöse Therapie

7.1 Grundlagen – 77
7.1.1 WHO-Stufenschema – 77
7.1.2 Dosierungsrichtlinien im Säuglings-, Kindes- und Jugendalter – 78

7.2 Nicht-Opiod-Analgetika – 78

7.3 Nicht-steroidale Antiphlogistika/ Antirheumatika (NSAR, NSAID) – 79

7.4 Schwache Opioide – 82

7.5 Opiate – 84

7.6 Botulinumtoxin – 92
7.6.1 Mögliche orthopädische Indikationen – 93

7.7 Ko-Analgetika und Adjuvanzien bei chronischen Schmerzpatienten – 94
7.7.1 Phytotherapeutika – 94
7.7.2 Muskelrelaxantien – 95
7.7.3 Antikonvulsiva – 96
7.7.4 Neuroleptika – 97
7.7.5 Antidepressiva (Thymoleptika) – 97
7.7.6 Bisphosphonate – 98
7.7.7 Neurotrope Substanzen – 98
7.7.8 Neurodestruktive Substanzen – 98
7.7.9 Externa – 99

7.1 Grundlagen

7.1.1 WHO-Stufenschema

Die adäquate und vor allem in der Dosis suffiziente medikamentöse Abdeckung ist als einer der wichtigsten Bausteine überhaupt in der Behandlung akuter und chronischer Schmerzbilder im Bereich der Haltungs- und Bewegungsorgane anzusehen. Die Palette der industriell angebotenen Einzelsubstanzen ist sehr umfangreich und wirkt nicht selten unübersichtlich. Unter diesem Aspekt wurde bezüglich des Einsatzes der verschiedenen Präparate von der WHO 1996 ein standardisiertes 3-Stufenschema (◘ Abb. 7.1) vorgeschlagen, das in der Zwischenzeit weltweit als grundlegende Leitlinie akzeptiert wird.

Die Stufe eins des WHO-Schemas zur Behandlung vor allem akuter Schmerzen (posttraumatische, postoperative, aber auch spontan auftretende Beschwerdebilder) stellt die seit Jahrzehnten bekannte und verbreitete Abdeckung mit nichtsauren antipyretisch wirkenden Analgetika (v. a. Paracetamol und Metamizol) und/oder den sog. nichtsteroidalen Antiphlogistika (NSAR) dar, letztere mit peripherem therapeutischen Wirkungsbereich.

Ist diese medikamentöse Maßnahme subjektiv nicht ausreichend effizient oder bestehen Unverträglichkeiten oder gar Kontraindikationen, so kommen als Stufe 2 in erster Linie schwache Opioide (z. B. Tramadol, Tilidin) zum Einsatz. Ihr therapeutischer Angriffspunkt liegt hier im Gegensatz zu den Präparaten der Stufe 1 ausschließlich zentral; eine Kombination mit einem Nicht-Opioid-Analgetikum (NSAR) ist übliche Praxis v. a. bei stärkeren und anhaltenden Schmerzzuständen.

Welches Schmerzmittel wann?

Stufe 1
Nicht Opioidanalgetika
+ unterstützende Maßnahmen
+ Ko - Medikation

Stufe 2
Schwache Opioidanalgetika
+
Nicht-Opioidanalgetika
+ unterstützende Maßnahmen
+ Ko - Medikation

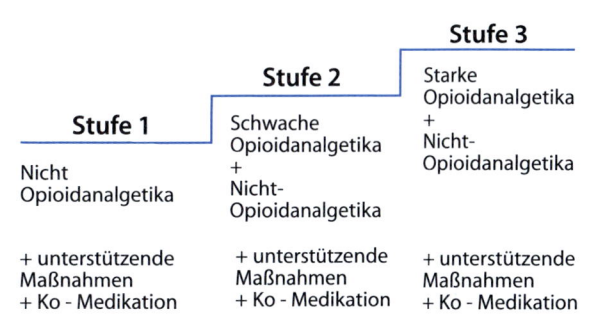

Stufe 3
Starke Opioidanalgetika
+
Nicht-Opioidanalgetika
+ unterstützende Maßnahmen
+ Ko - Medikation

◘ **Abb. 7.1.** Medikamentöses 3-Stufenschema der WHO in der Schmerztherapie (1996)

In der dritten Stufe der Schmerztherapie werden die ebenfalls zentral wirkenden starken Opioide (Opiate) als wichtige Stoffgruppe zusammengefasst; unterschieden werden hier das Buprenorphin, das Dihydrocodein, v. a. das Fentanyl (als transdermale Applikation), Morphin bzw. Morphinsulfat sowie Oxycodon.

Zu erwähnen bleiben außerdem unterschiedliche Präparategruppen wie Antikonvulsiva, Antidepressiva, Muskelrelaxantien, aber auch die volkstümlichen Phytopharmaka u.a.m als teilweise mit verabreichte Ko-Analgetika vor allem in Fällen starker chronischer Schmerzzustände.

Für den Schmerztherapeuten unerlässlich sind neben der Kenntnis der unterschiedlichen Wirkungsmechanismen der einzelnen Präparate und der hierauf beruhenden Indikationen zum therapeutischen Einsatz v. a. die Beachtung der Dosierungsrichtlinien, möglicher Nebenwirkungen im Organismus und auch der Interaktionen mit anderen Medikamenten.

7.1.2 Dosierungsrichtlinien im Säuglings-, Kindes- und Jugendalter

Im Rahmen der Dosierung von Analgetika bei Neugeborenen und im frühen Säuglingsalter muss der noch unreife Lebermetabolismus einiger Substanzen berücksichtigt werden mit teilweise deutlich verlängerten Halbwertzeiten und auch Kontraindikationen. In den ersten 4 Lebensjahren sollte auf Acetylsalicylsäure verzichtet werden, hier werden Paracetamol und auch Metamizol (Novalgin; ½ Tropfen/kg Körpergewicht) bevorzugt eingesetzt. Ab dem 1. Lebensjahr gut vertragen werden auch Tramadol, v. a. bei akuten und postoperatven Schmerzbildern in der Dosis von 1 mg/kg Körpergewicht), des weiteren Tilidin (Valoron N; 1 Tropfen/lebensjahr bzw. 1–1,5 mg/kg Körpergewicht).

Die Dosierung der einzelnen Präparate erfolgt in aller Regel oberflächenbezogen (◘ Tab. 7.1).

7.2 Nicht-Opiod-Analgetika

Diese Präparategruppe gehört zu den am häufigsten verschriebenen Arzneimitteln überhaupt; sie wirken rein analgetisch ohne anti-inflammatorischen Effekt; eingereiht werden sie in die Stufe I des WHO-Schemas. Durch Kombination dieser Medikamente mit NSAR wird ihre analgetische Effizienz gesteigert.

Unterschiedliche chemische Substanzen. Die gebräuchlichste Substanz überhaupt ist das Anilin-Derivat Paracetamol (◘ Tab. 7.2).

Therapeutische Wirkung im Organismus
- Schwache zentrale Analgesie (Hemmung der zentralen Prostaglandinsynthese)
- Fieber senkend
- Hemmung der Zyklooxygenase
- Aktivierung schmerzhemmender deszendierender Bahnen
- Tonussenkung der glatten Muskulatur (Ureter, Gallengang) durch Metamizol (Pyrazolderivat)

Applikation. V. a. per os als Tabletten oder Tropfen, auch parenteral als Zäpfchen; in Einzelfällen, z. B. bei gleichzeitig erhöhter Körpertemperatur, auch i.v. (Metamizol).

Dosierung. Abhängig vom jeweiligen Präparat (◘ Tab. 7.2); primäre Einzelgabe von etwa 1/5 bis 1/4 der Tagesmaximaldosis.

Wichtige Indikationen
- Leichte bis mäßige Schmerzen im Bereich der Haltungs- und Bewegungsorgane (v. a. nicht-entzündlicher Genese)
- Postoperative Schmerzbilder, v. a. nach kleineren Eingriffen
- Kolikartige Schmerzen (Metamizol)

Nebenwirkungen. Schwach ulkogen und nephrotoxisch (Paracetamol); seltene Agranulozytose bei Metamizol (5:1 000 000).

Antidot des Paracetamols bei Überdosierung. N-Acetylcystein.

Kontraindikationen. Bekannte Unverträglichkeit (selten).

◘ Tab. 7.1. Dosierungsrichtlinien von Analgetika bei Kindern

Lebensabschnitt	Mittlere Gebrauchsdosis von Analgetika	Beispiel (Einzeldosis Paracetamol)
Säuglinge	1/5–1/6	125 mg
Kleinkinder	1/4–1/3	250 mg
Schulkinder (ab 12. Lebensjahr)	2/3	500 mg

◘ Tab. 7.2. Übersicht über die nichtsauren antipyretischen Analgetika

Chemische Substanz	Handelsnamen (Auswahl)	Halbwertzeit (h)	Tageshöchstdosis
Paracetamol – Monosubstanz – mit Codein	 Ben-u-ron, Contac, Captin, Enelfa, Fensum, Mono Praecimed, Paedialgon, Togal, u.a.m. Gelonida, Lonarid, Nedolon, Optpyrin, Talvosilen, u. a.	1,5–2,5	50 mg/kp KG
Metamizol	Analgin, Baralgin, Berlosin, Metalgin, Noparin, Novalgin, Novalminsulfon	2–4	4000 mg bzw. 160 Tropfen
Nefopam	Silentan	2–4	300 mg

7.3 Nicht-steroidale Antiphlogistika/Antirheumatika (NSAR, NSAID)

Diese Präparate zählen ebenfalls aufgrund ihrer hohen Effizienz zu den gebräuchlichsten schmerz- und entzündungshemmenden Arzneimitteln; auch sie werden zur Stufe I des WHO-Schemas gerechnet.

Chemische Substanzen. Es handelt sich hierbei um verschiedene Stoffgruppen (schwache Säuren mit hydrophiler-lipophiler Polarität) wie Salicylate, Anthranilsäure-, Arylessigsäure- bzw. Arylpropionsäurederivate, Oxikame u.a.m. Ihre Unterschiede liegen vor allem in der jeweiligen Halbwertszeit im Organismus, was für ihre Dosierung und Steuerbarkeit von großer Bedeutung ist; hier gelten Ibuprofen (kurze Wirkdauer) und Piroxicam mit nur sehr zögerlicher Elimination als die beiden Extreme (◘ Tab. 7.3).

Therapeutische Wirkung im Organismus. Gemeinsam ist allen Substanzen ihr genereller Angriffsort im peripheren Arachidonsäure-Stoffwechsel mit Hemmung humoraler und zellulärer Entzündungsmechanismen (Reduktion der Bildung von Entzündungsmediatoren) und damit die Verhinderung der Stimulation der Nozizeptoren im Gewebe (◘ Abb. 7.2) mit konsekutivem analgetischen, antiexsudativen und antiproliferativen Effekt.

Die seit einiger Zeit im Handel befindlichen sog. selektiven COX-2-Hemmer (sog. Coxibe; ◘ Tab. 7.3) erlauben eine gezieltere Blockierung der lokalen Gewebeentzündung ohne wesentliche Beeinflussung der COX-1-Rezeptoren im Bereich des Magen-Darm-Traktes.

Applikation. In aller Regel oral in Tablettenform oder rektal als Zäpfchen; eine i.m.-Gabe bringt keine pharmakokinetischen Vorteile und sollte v. a. im Hinblick auf mögliche Komplikationen auf Ausnahmefälle beschränkt bleiben.

Dosierung. Initial- und Erhaltungsdosis abhängig vom jeweiligen Präparat (◘ Tab. 7.3); sinnvoll ist zu Beginn der Behandlung der Einsatz etwa der Hälfte der Tagesmaximaldosis, verteilt auf 2 (–3) Einzelapplikationen mit dann möglicher Dosissteigerung.

Nicht jeder Patient spricht auf die gleiche Stoffgruppe ähnlich gut an; daher ist bei subjektiv nicht ausreichender Wirkung evtl. ein Präparatewechsel zu überlegen (◘ Tab. 7.4).

Wichtige Indikationen
- Unspezifische leichtere bis mittelstarke Schmerzen im Bereich der Haltungs- und Bewegungsorgane (entzündlich-rheumatisch oder nicht-entzündlich)
- Schmerzbilder in der (frühen) postoperativen Phase nach kleineren und mittleren Eingriffen

Nebenwirkungen. Im Bereich des Magen-Darm-Traktes vor allem bei längerer Applikation über mehrere Wochen nicht selten; unabhängig davon, ob oral, rektal oder parenteral verabreicht jeweils Substanz-typisch, da meist sowohl eine COX-1- als auch eine COX-2-Hemmung besteht (◘ Tab. 7.5). Bei aufscheinenden Unverträglichkeiten Therapieabbruch zu empfehlen, dann Einsatz von Paracetamol oder Metamizol (◘ Tab. 7.3) oder aber von leichten Opioiden (s. ◘ Tab. 7.8).

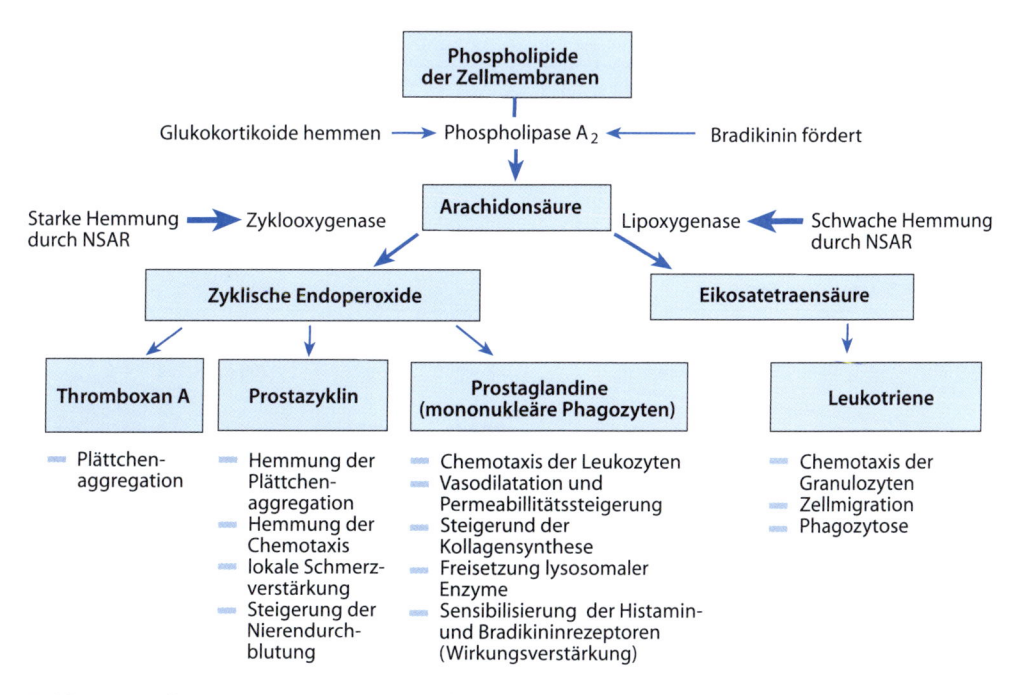

◘ Abb. 7.2. Angriffspunkte der NSAR im Gewebestoffwechsel

Tab. 7.3. Übersicht über die Stoffgruppen der nichtsteroidalen Antirheumatika (Stand: April 2006)

Stoffgruppen	Chemische Substanzen	Handelsnamen (Auswahl)	Tageshöchstdosis (mg)	Halbwertszeit (h)
Salizylate	Acetylsalicylsäure	Acesal, Aspirin, Aspro, ASS, Thomapyrin akut, Togal, u.a.m.	2000–6000	0,2–3
Anthranilsäure-Derivate (Fenamate)	Mefenaminsäure	Parkemed, Ponalar	1500	1–3
Arylessigsäure-Derivate (sog. Fenac-Verbindungen)	Acemetacin	Acemetacin-Heumann, Acemetacin-STADA, Acemetadoc, Acephlogont, Randutil, u. a.	180	2–5
	Diclofenac	Allvoran, Benfofen, Diclac, Diclo, Diclodoc, Diclofenac, Diclofenbeta, Diclophlogont, DICLO-PUREN, Dolgit-Diclo, duravolten, Effekton, Jenafenac, Monoflam, Myogit, Rewodina, Sigafenac, Voltaren, u.v.a.	200	1–4
	Aceclofenac	Beofenac	200	2–5
	Indometacin	Amuno, indo, indocontin, indomet, Indomisal, Indo-Phlogont, inflam, u. a.	150–200	2–5
	Lonazolac	Argun, arthro-akut	600	6
	Proglumetacin	Protaxon	600	2–5
Arylpropionsäure-Derivate (sog. Profene)	Ibuprofen	Aktren, Contraneural, Dismenol N, Dolgit, Dolodoc, DOLO-PUREN, Dolomin, dolo-sanol, Esprenit, Eudorlin, Gynofug, Gyno-Neuralgin, Ibu, ibu-acis, Ibubeta, ibudolor, ibuflam, Ibuhexal, Ibu-KD, Ibumerck, Ibuphlogont, ibuprof, ibu-TAD, ibutop, imbun, Jenaprofen, Kontragripp, Mensoton, Migränin, Novogent, Nurofen, Optalidon, Opturem, Parsal, Phamaprofen, ratioDolor, Spalt-Liqua, Tablaon, Tempil, Tispol, Togal-Ibuprofen, Urem, u.a.	2400	1–2,5
	Ketoprofen	Alrheumum, Gabrilen, Ketoprofen, Orudis, Spondylon, u. a.	300	1,5–2,5
	Dexketoprofen	Sympal 25	75	1,5–2,5
	Naproxen	Aleve, Dysmenalgit, Naproxen, Proxen	750–1000	12–15
	Tiaprofensäure	Surgam	600	1–32
Oxikame	Piroxicam	Brexidol, durapirox, Felden, Flexase, Jenaprox, Piro, Pirobeta, Piroflam, Piro KD, Piro-Phlogont, Pirorheum, pirox, Piroxicam, Rheumitin, u.v.a.	20(–40)	45–55
	Meloxicam	Mobec	15	18–30
	Lornoxicam	Telos	16	3–5
Coxibe	Celecoxib	Celebrex	400	8–12
	Etoricoxib	Arcoxia	90(–120)	22
Pyrazolon-Derivate	Azopropazon	Tolyprin	1800	12
	Mofebutazon	Mofesal	900	2
	Phenylbutazon	Ambene, exrheudon	600	70–75
Oxaceprol		AHP 200, danoprox	1200	4–8

Tab. 7.4. Wirkprofile spezieller Nicht-Opiodanalgetika

Wirkstoff	Analgesie	Antiphlogese	antipyretisch	Spasmolyse
Paracetamol	++	–	++	–
Metamizol	+++	+	+++	++
Ibuprofen	+++	++	+	–
Diclofenac	+++	+++	+	–

7.3 · Nicht-steroidale Antiphlogistika/Antirheumatika (NSAR, NSAID)

Minimierung der Nebenwirkungen durch gleichzeitige (prophylaktische) Verabreichung von Prostaglandinen bzw. von Protonenpumpenhemmern (◘ Tab. 7.6); immer dann erforderlich, wenn eine konsequente Dauermedikation eines NSAR beabsichtigt ist über mindestens eine Woche, außerdem bei einem Magen- oder Duodenalulkus in der Anamnese.

Differenzialtherapeutisches Handling bzgl. klassischer NSAR und Coxiben (◘ Abb. 7.3).

Die Präparate Arthotec, Arthotec akut und Arthotec forte sind Kombinationspräparate von 50 bzw. 75 mg Diclofenac mit jeweils 200 µg Misoprostol.

Interaktionen mit anderen Stoffgruppen. Siehe ◘ Tab. 7.7.

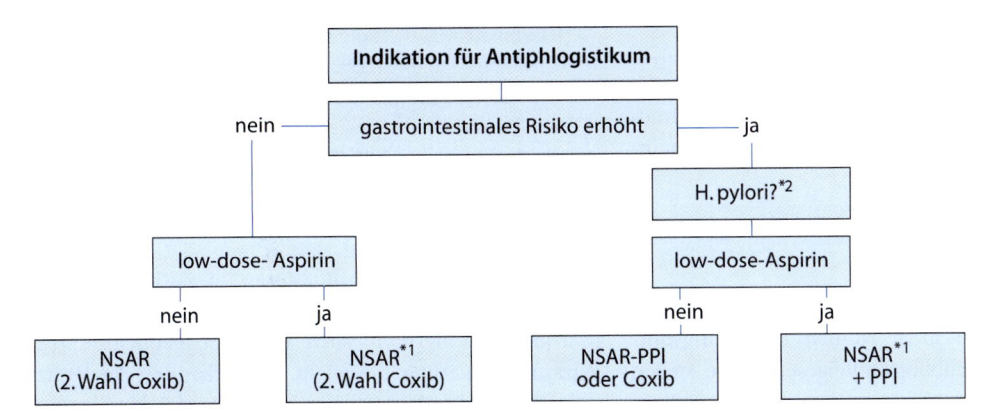

◘ **Abb. 7.3.** Schema der praktischen Anwendung konventioneller NSAR und von Coxiben. (Nach Koelz u. Michel 2004). Bei Zustand nach gastroduodenalem Ulkus sollte auf eine Heliobacter-pylori-Infektion untersucht und bei positivem Ergebnis auch behandelt werden. Auch ohne Ulkusanamnese wird die Behandlung einer bereits bekannten H.-pylori-Infektion empfohlen. *NSAR* beliebiges klassisches nichtsteroidales Antirheumatikum; *NSAR*[*1] nicht Ibuprofen; *H. pylori?*[*2] Test und Eradikation bei Ulkusanamnese; Eradikation, wenn als positiv bekannt

◘ **Tab. 7.5.** Übersicht über die wichtigsten Nebenwirkungen der NSAR (unabhängig von der chemischen Gruppe)

Klinische Störung	Häufigkeit
Hautüberempfindlichkeit, Allergie	Selten
Überkeit, Völlegefühl, Diarrhoe	Relativ häufig
Gastrointestinale Ulzerisierung/ gastrointestinale Blutung	Relativ selten
Blutbildungsstörung	Selten
Leberfunktionsstörung	Selten
Nierenfunktionsstörung	Selten

◘ **Tab. 7.7.** Wichtige Wechselwirkungen der NSAR mit anderen Stoffgruppen

Substanzgruppe	Klinische Auswirkung
Digoxin	Erhöhte Wirkspiegel
Lithium	Erhöhte Wirkspiegel
Phenytoin	Erhöhte Wirkspiegel
Methotrexat	Erhöhte Wirkspiegel
Diuretika	Hyperkaliämie, Wirkungsminderung
Antihypertonika	Wirkungsminderung
Glukokortikoide	Gastrointestinale Blutungsgefahr erhöht
Antikoagulantien	Blutungsgefahr
Orale Antidiabetika	Wirkungsverstärkung

◘ **Tab. 7.6.** Medikamentöse Prophylaxe von Magen-Darm-Nebenwirkungen der NSAR mit speziellen Pharmaka

Ausmaß des Nebenwirkungsrisikos	Chemische Substanzen	Handelsnamen (Auswahl)	Dosierung
Low risk	Misoprostol (Prostaglandinderivat)	Cytotec	2- bis 4-mal 200 µg/die
High risk	Omeprazol	Antra MUPS, Omebeta, OMEP, OME-PUREN, u. a.	2-mal 20 mg/die oder 1-mal 40 mg/die
	Pantoprazol	Pantozol, rifun	1(–2-mal) 20 mg/die
	Lansoprazol	Agopton, Lanzor	1(–2-mal) 15 mg/die
	Esomeprazol	Nexium	1-mal 20–40 mg/die

Kontraindikationen
- Bekannte Allergie
- Floride Magen-Darm-Ulzera
- Hämorrhagische Diathese
- Ungeklärte Leuko- und Thrombopenien
- Akute hepathische Porphyrie

COX-2-Hemmer sollten nicht bei Störungen der Leber- und Nierenfunktion, beim angioneurotischem Ödem und im 3. Trimenon einer Schwangerschaft und auch nicht in der Stillzeit verabreicht werden; außerdem sollten sie nicht in Fällen mit Beeinträchtigungen der kardiopulmonalen Leistungsfähigkeit (NYHA-Stadium II–IV; Anamnese!) eingesetzt werden.

7.4 Schwache Opioide

Diese Präparate zählen nicht zu den Betäubungsmitteln im Sinne des Betäubungsmittelgesetzes; sie stellen die Stufe II des WHO-Schemas in der medikamentösen Schmerzbekämpfung dar.

Unterschiedliche chemische Substanzen. Hier werden im Allgemeinen mittelstarke, ausschließlich zentral wirkende Stoffgruppen zusammengefasst (◘ Tab. 7.8).

Therapeutische Wirkung im Organismus. Mittelstarke zentrale Analgesie durch Beeinflussung der Opioidrezeptoren, Hemmung der Wiederaufnahme des Neurotransmitters Noradrenalin.

Applikation. V. a. oral in Tropfenform, aber auch als Tablette/Kapsel/Dragee oder rektal als Zäpfchen; auch i.m.- oder i.v. Gabe bei einigen Präparaten möglich.

Dosierung. Abhängig von der jeweiligen Substanz (◘ Tab. 7.8).

Wirkungsdauer und Potenz. Siehe ◘ Tab. 7.9.

❗ Cave
Überdosierung mit der Gefahr einer Intoxikation (► Übersicht 7.1 und ► Übersicht 7.2).

Übersicht 7.1. Klinische Symptomatik einer Intoxikation mit schwachen Opioiden oder Opiaten
- Atemdepression!
- Meist Miosis
- Oft Erbrechen, Kopfschmerz
- Harnverhalt, Obstipation
- Später Zyanose, Kreislaufkollaps

Übersicht 7.2. Therapie einer Intoxikation mit schwachen Opioiden oder Opiaten
- Wach halten (verbales Monitoring)
- Atemhilfe
- Antidot Naloxon (0,1–0,2 mg langsam i.v.)
- Evtl. Magenspülung

Wichtige Indikationen. Mittelstarke bis starke Schmerzbilder in der frühen postoperativen Phase nach mittleren und großen Eingriffen; auch als Zusatzmedikation zur Wirkungssteigerung bei nicht ausreichender Analgesie unter Paracetamol-, Metamizol- bzw. NSAR-Medikation (s. ► Kap. 7.3).

Nebenwirkungen. Betroffen sind in erster Linie die Haut, aber auch das Nervensystem und die Psyche sowie der Gastrointestinaltrakt (◘ Tab. 7.10), unabhängig vom jeweiligen Präparat. Bei Unverträglichkeitsreaktionen sollte die Medikation abgesetzt werden. Manifeste Nebenwirkungen wie Obstipation und Übelkeit sind evtl. medikamentös zu therapieren (s. ◘ Tab. 7.11 und ◘ Tab. 7.12).

Interaktionen mit anderen Stoffgruppen. V. a. mit dämpfenden Psychopharmaka und Alkohol (◘ Tab. 7.13).

◘ Tab. 7.9. Relative Potenz und Wirkungsdauer von Opioiden im Falle einer parenteralen Applikation (Auswahl)

Wirkstoff	Relative analgetische Potenz (Morphinsulfat = 1)	Wirkungsdauer (h)
Tilidin (mit Naloxon)	0,1–0,2	3–4
Tramadol – Tropfen – retardierte Tabletten	 0,1 0,1	 3–4 8–12

◘ Tab. 7.8. Übersicht über die mittelstark wirkenden zentralen Analgetika

Stoffgruppe Chemische Substanz	Handelsnamen	Auswahl	Tageshöchstdosis
Triamininopyridin	Flupirtinmaleat	Katadolon, Trancopal-Dolo	600 mg oral (900 mg rektal)
Schwache Opioide	Tramadol	Amadol, Jutadol, Tradol, Tramabeta, Tramadoc, Tramadolor, Tramagetic, Tramal, Tramal long, Tramundin, u.a.m.	400–600 mg per os bzw. bis zu 240 Tropfen
	Tilidin (mit Naloxon)	Andolor, Tilimerck, TILI-PUREN, Valoron-N, Valoron-N retard, u. a.	600 mg p.o. bzw. bis zu 240 Tropfen

7.4 · Schwache Opioide

Tab. 7.10. Wichtige Nebenwirkungen der schwachen Opioide oder Opiate bei oraler Gabe

Symptome	Auftreten/Verlauf	Behandlung
Häufig		
Übelkeit, Erbrechen	Initial, meist rückläufig	Nur in Einzelfällen antiemetischer Stufenplan: 1. Domperidon oral 3- bis 4-mal 10–20 mg bzw. Metoclopramid oral 3- bis 5-mal 10 mg 2. Neuroleptika (z. B. Haloperidol) oral 20–30 mg bzw. Antihistaminika (z. B. Triflupromazin) oral 10–50 mg 3. Ondansetron oral 2- bis 3-mal 4–8 mg
Mundtrockenheit, Kopfschmerzen, Schwindel	Nach 1–2 Wochen	
Obstipation	Meist chronisch im Verlauf der Therapie	1. Ballaststoffreiche Diät, ausreichend Flüssigkeit 2. Gabe von Laxantien (Quellstoffe, Laktulose, Na-Picosulfat, Gleitmittel u. a.)
Müdigkeit, Sedierung, Dysphorie	V. a. initial, später rückläufig	Evtl. Dosisreduktion, Präparatewechsel
Selten		
Juckreiz	V. a. bei Langzeitgabe	Präparatewechsel
Libidoverlust	V. a. bei Langzeitgabe	Präparatewechsel oder, wenn möglich, Präparatepause
Sehr selten		
Atemdepression	Nur im Falle einer respiratorischen Begleiterkrankung oder Intoxikation	Reduktion der Dosis und der Begleitmedikation
Periphere Ödeme	V. a. bei Langzeitgabe	V. a. bei Codein, Morphin bzw. Methadon; Präparatewechsel
Psychotische Syndrome	V. a. bei Intoxikation	Dosisreduktion
Myoklonie, Hyperalgesie	Nur bei Überdosierung von Morphin	Präparatewechsel

Tab. 7.11. Antiemetika bei Opiat-induzierter Obstipation

Substanz	Präparatenamen	Anfangsdosis	Wirkprinzip
Paraffin	Obstinol mild	1 EL abends; Supp./Klistier morgens	Emulsion als Gleitmittel
Glyzerin		1 Messbecher 2- bis 3-mal tgl.	Gleitmittel
Laktose	Bifiteral	10 g abends	Osmotisch, fermentativ
Na-Picosulfat	Laxoberal	2 Drg. abends	Darm stimulierend
Bisacodyl	Dulcolax	1 EL abends	Darm stimulierend
Sennoxid B	Liquide pur		Darm stimulierend

Tab. 7.12. Antiemetika bei Opiat-induzierter Übelkeit

Substanz	Anfangsdosis	Besonderheiten
Haloperidol	0,5 mg (8- bis 12-stündlich)	In dieser Dosis nicht sedierend
Levopromazine	5–10 mg abends	Evtl. sedierend
Metoclopramid	10 mg (4- bis 6-stündlich)	
Dimenhydrinat	50–100 mg (4- bis 6-stündlich)	

Tab. 7.13. Wichtige Wechselwirkungen der schwachen Opioide und Opiate mit anderen Stoffgruppen

Stoffgruppe	Klinischer Effekt
Dämpfende Psychopharmaka	Wirkungsverstärkung (Atemdepression!)
Alkohol	Wirkungsverstärkung (Atemdepression!)
Opiate	Eigene Wirkung abgeschwächt

Kontraindikationen
- Stillzeit
- Strenge Indikation in der Schwangerschaft

Eine gleichzeitige Gabe von Nicht-Opioid-Analgetika (z. B. NSAR, s. ▶ Kap. 7.3) ist in vielen Fällen durchaus sinnvoll, da sich die Effizienz auf Grund der unterschiedlichen Angriffspunkte im Sinne einer Wirkungssteigerung im Organismus summiert. Von der Industrie werden in der letzten Zeit daher auch Kombinationspräparate der Stufe I und II der WHO (z. B. Zaldiar-Filmtabletten mit 37,5 mg Tramadol und 325 mg Paracetamol) angeboten mit klinischer Einsatzmöglichkeit bevorzugt bei mittelstarken Schmerzen.

7.5 Opiate

Bei dieser Stoffgruppe handelt es sich um Schmerzmittel im Sinne des Betäubungsmittelgesetzes, die speziell rezeptpflichtig sind; sie stellen die Stufe III des WHO-Schemas dar.

Sämtliche Präparate unterliegen zum Schutz vor Missbrauch der gesetzlichen Betäubungsmittel-Verschreibungsverordnung (BtMVV); das Betäubungsmittelgesetz datiert vom 28.07.1981, letzte Änderung 1998 (zehnte Verordnung): Eine Abgabe von Betäubungsmitteln ist immer nur zeitlich und mengenmäßig begrenzt und nur an Berechtigte möglich; Dokumentation der Lieferung auf vierteiligem Lieferschein.

Ein BtM-Rezept oder ein BtM-Anforderungsschein hat zwei Durchschläge (s. ◘ Abb. 7.4), die vom verordnenden Arzt (Teil III) wie auch vom Apotheker (Teil II) 3 Jahre aufzubewahren sind. Zwischen dem Zeitpunkt der Ausstellung des BtM-Rezeptes und der Vorlage in der Apotheke dürfen nicht mehr als 7 Tage verstrichen sein.

Verschreibungsvorschriften (notwendige Angaben auf dem Spezialrezept) (◘ Abb. 7.4)
1. Name, Vorname, Geburtsdatum und Adresse des Patienten (entfällt bei Praxisbedarf)
2. Ausstellungsdatum
3. Bezeichnung des Arzneimittels, Darreichungsform, Gewichtsmenge je Packungseinheit, bei abgeteilten Zubereitungen (z. B. Tabletten) je abgeteilter Form; die Gewichtsmenge (in mg oder g) und die Stückzahl (in arabischen Ziffern) sind zusätzlich in Worten zu wiederholen
4. Gebrauchsanweisung mit Einzel- und Tagesangabe bzw. mit Vermerk »gem(äß) schriftl(icher) Anw(eisung)«
5. Name, Berufsbezeichnung, vollständige dienstliche Anschrift und Telefonnummer des verordnenden Arztes.
6. Unterschrift des verordnenden Arztes
7. Evtl. handschriftlicher Zusatz »in Vertretung«, wenn das personengebundene Rezept von einem anderen Arzt verwendet wird
8. Evtl. Zusatz (A) im Falle der Verordnung nach der Ausnahmeregelung

Unterschiedliche chemische Substanzen. Siehe ◘ Tab. 7.14.

Bioverfügbarkeit. Abhängig von der eingesetzten Substanz und vom Applikationsweg (◘ Tab. 7.15).

Therapeutische Wirkung im Organismus. Starke zentrale protopathische Analgesie über Hemmung der C-Fasern (Beeinflussung der emotionalen Schmerzempfindung), die epikritische Schmerzempfindung (A-δ-Fasern) wird deutlich weniger gehemmt.

Applikation. Meist p.o. in Form von Kapseln oder als Tropfen mit einer maximalen Wirkung über 24 h; bei hochakuten Schmerzzuständen, z. B. in der frühen postoperativen Phase auch i.v. oder i.m. Das Fentanyl- und

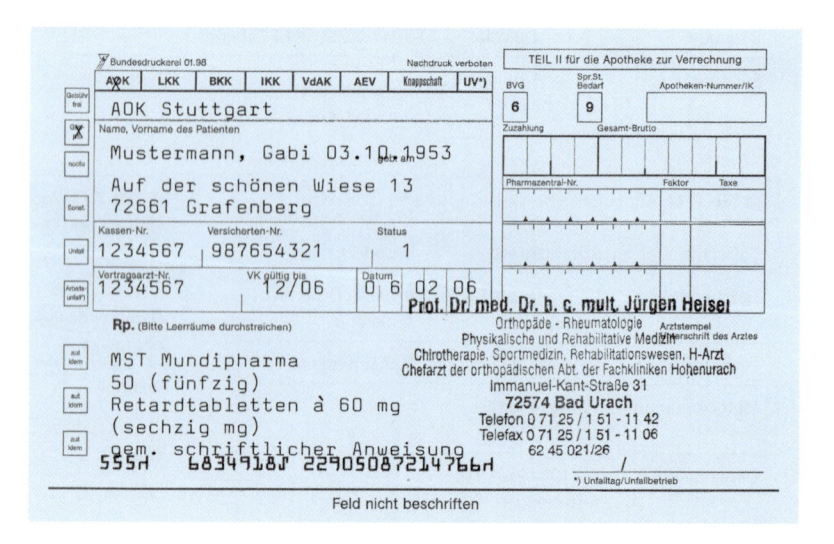

◘ Abb. 7.4. Korrekt ausgefülltes BTM-Rezept

7.5 · Opiate

das Buprenorphin-Pflaster bieten den Vorteil einer transdermalen Applikation (◘ Abb. 7.5): Hier besteht über drei Tage eine kontrollierte Wirkstofffreisetzung (konstanter Wirkspiegel mit gut steuerbarer und gleichbleibender Analgesie).

Dosierung. Die Verabreichung erfolgt mit unterschiedlichen initialen Einzeldosen (◘ Tab. 7.14), wobei dann eine stufenweise Aufsättigung bis zum optimalen Wirkungseffekt (ohne Höchstdosis) empfohlen wird (◘ Abb. 7.6). Beim Fentanyl-Pflaster erfolgt eine Substanzfreisetzung von 25–100 µg/h), effektive Wirksamkeit auch bei minimaler Wirkstoffmenge. Im Falle stärkster Durchbruchschmerzen (z. B. Tumorschmerz) ist auch eine transmukosale Fentanylapplikation über einen Kunststoff-Stick möglich.

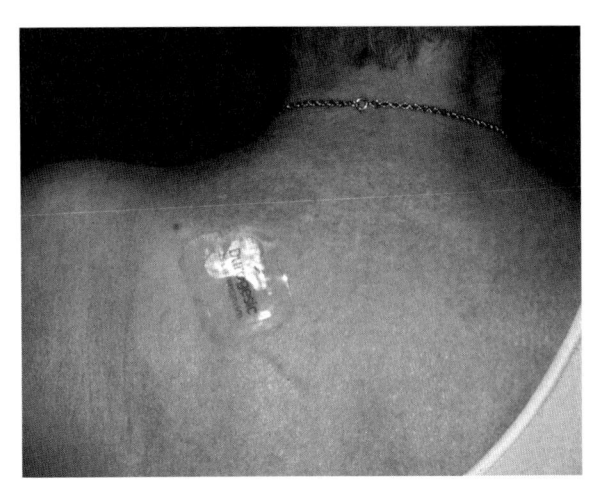

◘ **Abb. 7.5.** Opiat-Pflaster (Fentanyl) zur transdermalen Applikation

◘ **Tab. 7.14.** Übersicht über die Stoffgruppe der Opiate

Chemische Substanz	Handelsnamen (Auswahl)	Applikation	(Initiale) Einzeldosis
Buprenorphin	Temgesic, Sobutex	p.o. (sublingual)	0,2–0,4 mg
	Transtec	transdermales Pflaster	35 µg/h (für 3–4 Tage); Steigerung auf 52,5 bzw. 70 µg/h möglich
Dihydrocodein, Codeinphosphat (retardiert)	DHC-Mundipharma, codiOPT	p.o.	60 mg
Fentanyl	Durogesic SMAT	transdermales Pflaster	12,5–25 µg/h (für 3 Tage)
	Actiq (Fentanylcitrat-OTFC)	p.o. (transmukosal über einen Kunststoff-Applikator)	200–1600 µg
Hydromorphon	Dilaudid	i.m., s.c., (i.v.)	2 mg (in 1 ml NaCl-Lösung)
	Palladon	p.o.	4 mg
Levomethadon (Ausweichpräparat; v. a. zum Morphin-Entzug eingesetzt)	L-Polamidon	p.o., i.v.	initial 3- bis 4-mal 2,5–5,0 mg oral
Mophinhemisulfat (retardiert)	Capros, Kapanol, MSI, MSR, MST-Mundipharma, Onkomorphin, Sevredol	p.o.	10–30 mg
Morphinsulfat	Kapanol, M-beta, M-dolor, M-long, Mogetic, Morphaton, Morphin-Merck, MORPHIN-PUREN	p.o., Tropfen	10 mg
Oxycodon (retardiert)	Oxygesic	p.o.	10–20 mg
Pethidin	Dolantin, Pethidin-hameln	i.v., rektal, Tropfen	initial 100 mg, maximal 500 mg/die
Pentazocin	Fortral	i.v., i.m. (evt.s.c.)	Einzeldosis 0,5 mg/kp KG; maximal 360 mg/die
Piritramid	Dipidolor	i.m., i.v.	7,5–15 mg

Tab. 7.15. Bioverfügbarkeit von Opiaten in Abhängigkeit vom Appliaktionsweg

Substanz	Bioverfügbarkeit
Morphin p.o.	30%
Morphin rectal	40%
Hydromorphon p.o.	40%
L-Methadon p.o.	80%
Oxycodon p.o.	60–80%
Fentanyl transdermal	0,25 µg/h transdermal = 0,6 mg/d i.v.
Buprenorphin s.l.	90%

Tab. 7.16. Verschreibungsfähige Höchstmengen an Opiaten[a]

Wirkstoff	Maximale Tagesdosis (mg) (bis 1/10 der Höchstmenge)	Verschreibungsfähige Höchstmenge (mg)
Buprenorphin	15	150
Fentanyl (TTS)	100	1000
Levomethadon	150	1500
Morphin(sulfat)	2000	20000
Oxycodon	150	1500
Piritramid	600	6000

[a] Für den Bedarf von bis zu 30 Tagen, jedoch je Anwendungstag nicht mehr als ein Zehntel dieser Menge. Überschreitung der Dosis nur in begründeten Ausnahmefällen zulässig.

Maximale Tagesdosis und verschreibungsfähige Höchstmengen (für den Bedarf von bis zu 30 Tagen): Tab. 7.16. Im Falle einer Überschreitung der Höchstmenge oder des Verschreibungszeitraumes für einen Patienten muss dies als Ausnahme auf dem Rezept kenntlich gemacht werden (Tab. 7.17, Abb. 7.7).

Relative Potenz und Wirkungsdauer. Siehe Tab. 7.18 und Tab. 7.19.

Umrechnungsfaktoren bei Präparatewechsel. Siehe Tab. 7.20.

Wichtige Indikationen
- V. a. zur Langzeittherapie starker und stärkster Schmerzen, die auf eine sonstige Medikation nicht oder nur ungenügend ansprechen
- Starke Schmerzbilder in der frühen postoperativen Phase
- Tumorschmerzen
- Zentrale Schmerzen
- Neuralgien, Phantomschmerzen

Indikationen für Begleitmedikationen. Siehe Tab. 7.21 und Tab. 7.22.

Nebenwirkungen. Die Präparate sind meist gut verträglich, auch bei einer Daueranwendung (Tab. 7.23). Wich-

Tab. 7.17. Empfehlungen zur Therapie mit Analgetika bei Vorliegen einer Leber- und Niereninsuffizienz

Stufe	Substanz		Leberinsuffizienz	Niereninsuffizienz
Stufe I	COX I/II-Hemmer (NSAID)		⇓X	∅
	Paracetamol		∅	⇓
	Metamizol		(⇓)	(⇓)
Stufe II	Codein		⇔	⇓
	Dihydrocodein		Keine Daten	
	Tramadol		(⇓)	
	Tilidin/Naloxon		⇓X	⇔
Stufe III	Morphin	nicht-retard, retard, ultra-retard	⇓	⇓X
		pro inject.	(⇓)	
	Hydromorphon	nicht retard, retard	⇓	(⇓)
		pro inject.	(⇓)	
	Fentanyl		⇔	⇓
	L-Methadon		⇔	⇔
	Buprenorphin		Keine Daten	⇔
	Oxycodon		⇓	⇓

⇓ Dosisreduktion und/oder Dosisintervallverlängerung erforderlich
⇓X Bei ausgeprägter Insuffizienz meiden
⇔ Vermutlich kein Einfluss auf Wirkstärke oder Dauer
∅ Vermeiden
( ) Häufig klinisch nicht relevant

7.5 · Opiate

tig ist v. a. die Problematik der Atemdepression. Bei transdermaler Applikation sind gastrointestinale Störungen (Obstipationen) seltener gegeben (◘ Tab. 7.10, ◘ Tab. 7.24 und ◘ Tab. 7.25). Wenn eine Leber- bzw. Nierenfunktionsstörung vorliegt, muss eine Dosisanpassung erfolgen (nicht beim Buprenorphin!) (s. ◘ Tab. 7.17).

Bei der Therapie von Intoxikationen muss in erster Linie auf eine Optimierung der supprimierten Atmung geachtet werden; evtl. sind sogar eine Magenspülung und/oder die Verabreichung des Antidots Naloxon notwendig (s. ▶ Übersicht 7.2).

Interaktionen mit anderen Stoffgruppen. Siehe ◘ Tab. 7.13.

Kontraindikationen
- Lediglich leichtere bis mittelstarke Beschwerdebilder, die auf andere Präparate (Stufe I und II der WHO) ansprechen
- Bekannte Überempfindlichkeit
- Ausgeprägte bradykarde Rhythmusstörungen
- Schwere Beeinträchtigung der ZNS-Funktion
- Bestehender Ileus
- Behandlung von Entzugserscheinungen
- Hepathische Porphyrie (Pentazocin)

Wie bei den Opioiden ist auch bei diesen Präparaten eine zusätzliche Applikation von NSAR möglich.

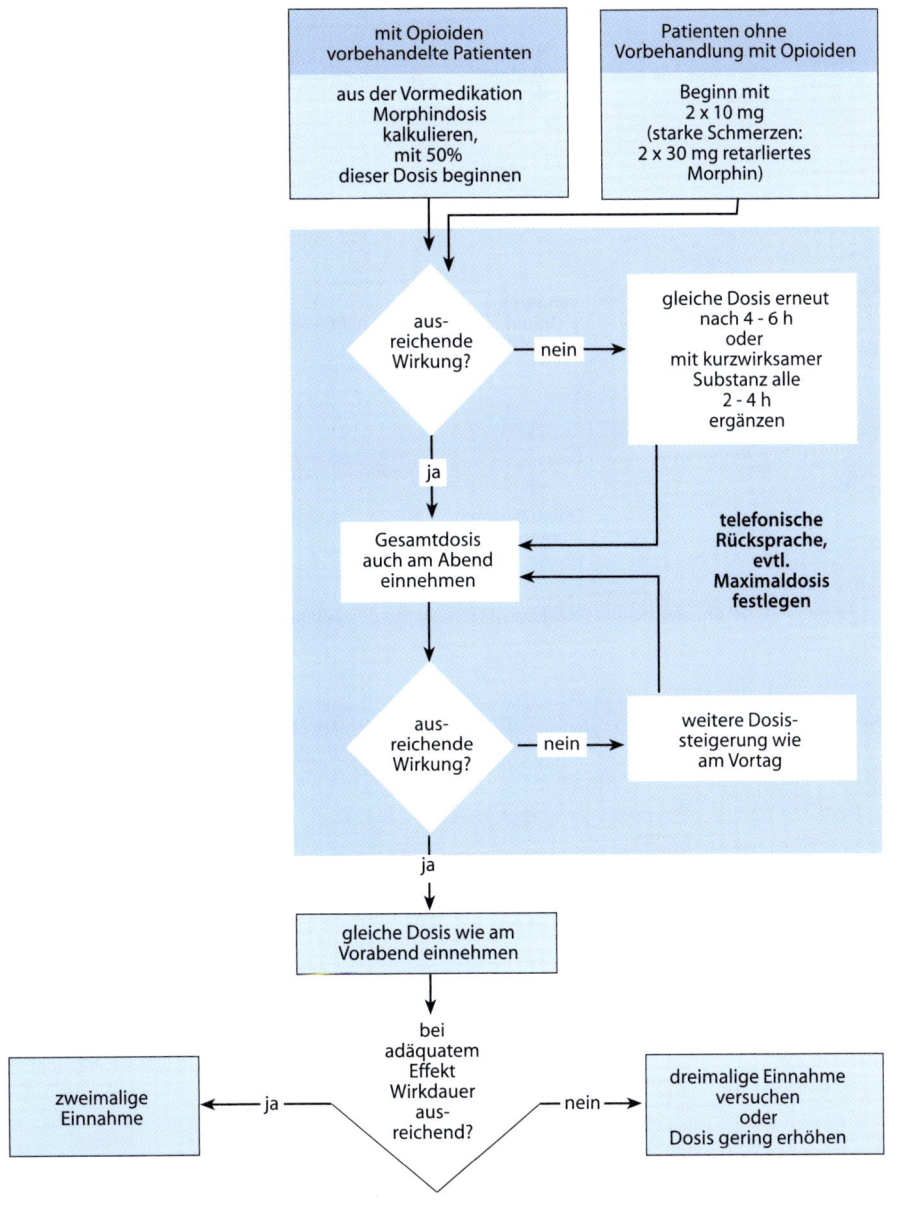

◘ **Abb. 7.6.** Algorithmus zur adäquaten Dosisfindung für orales retardiertes Morphin

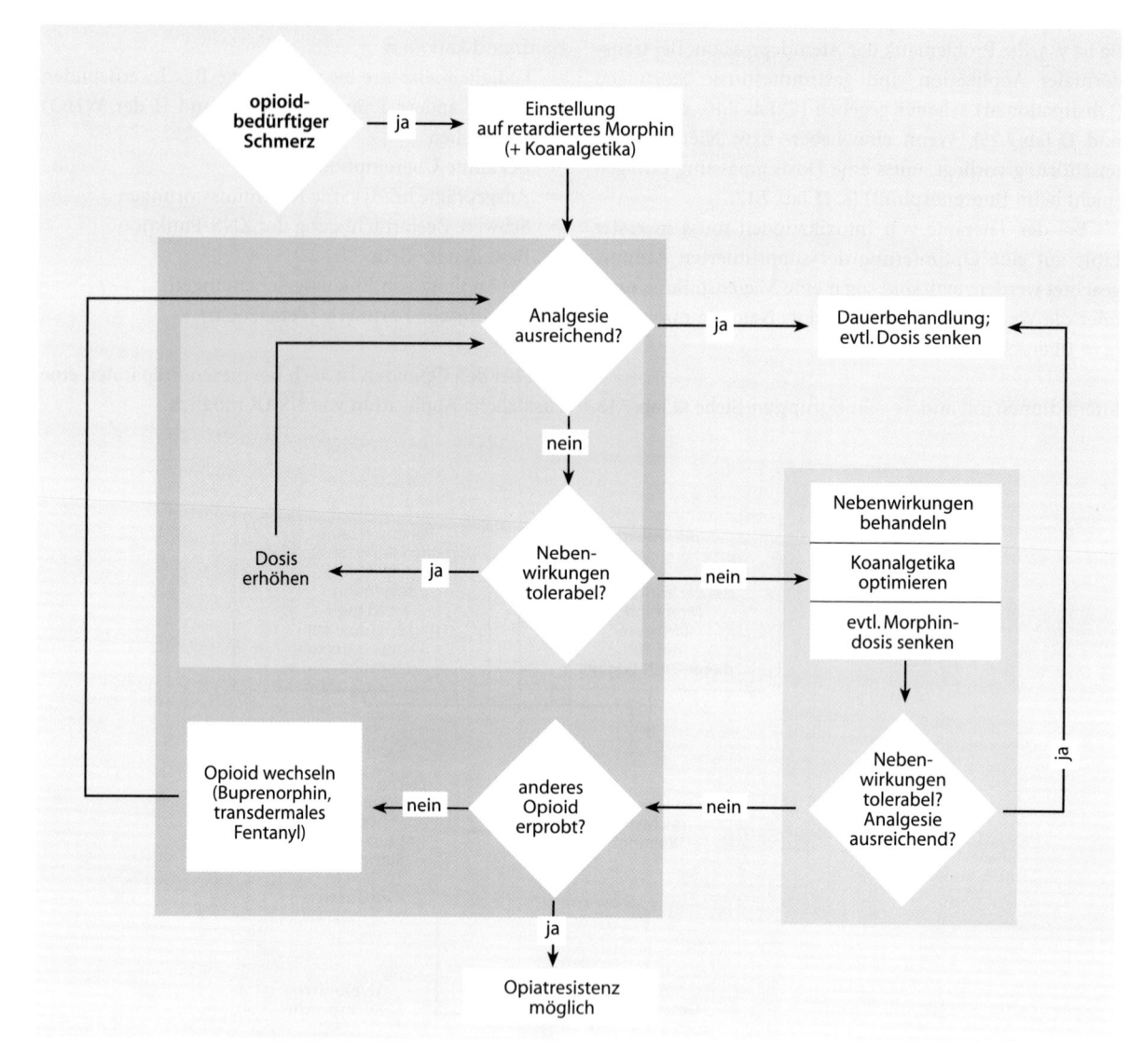

Abb. 7.7. Therapeutischer Algorithmus bei unzureichender Analgesie unter einer Morphinbehandlung

Tab. 7.18. Relative Potenz und Wirkungsdauer von Opiaten im Falle einer parenteralen Applikation (Auswahl)

Wirkstoff	Relative analgetische Potenz (Morphinsulfat=1)	Wirkungsdauer (h)
Fentanyl – i.v. – transdermal	 80–100 80–100	 0,5 72
Buprenorphin	40–50	6–8
Hydromorphon	6	3–4
Levomethadon	3–4	6–8
Oxycodon	0,7	12
Morphinsulfat, Morphinhemisulfat	1	3–12 (je nach Präparat)
Piritramid	0,7–1	6–8
Pentazocin	0,2–0,3	2–3
Pethidin	0,125	1,5–3
(Dihydro)Codein	0,2	8–12

7.5 · Opiate

Tab. 7.19. Umrechnungstabelle für Opioide (Dosierung mg über 24h)

Wirkstoff	Appliaktionsform	Tagesdosierung (mg)							
Tramadol	Oral	150	300	450	600				
Tramadol	s.c., i.v.	100	200	300	400	500			
Morphin	Oral	30	60	90	120	150	180	210	240
Morphin	s.c., i.v.	10	20	30	40	50	60	70	80
Oxycodon	Oral		30		60		90		120
Hydromorphon	Oral	4	8	12	16	20	24	28	32
Fentanyl TTS (µg/h)	Transdermal	12,5	25		50		75		100
Buprenorphin	s.c., i.v.	0,3	0,6	0,9	1,2	1,5	1,8	2,1	2,4
Buprenorphin	s.l.	0,4	0,8	1,2	1,6	2,0	2,4	2,8	3,2
Buprenorphin TTS (µg/h)	Transdermal	35		52,2	70	87,5	105	122,5	140

Tab. 7.20. Umrechnungsfaktoren bei Wechsel von Morphin auf ein anderes Opiat

Substanz	Faktor[a]	Zielopiod
Morphin p.o.	0,5	Oxycodon p.o.
	0,13–0,2	Hydromorphon p.o.
	0,01	Fentanyl transdermal[c]
	0,3[b]	L-Methadon p.o.
	0,03	Buprenorphin s.l.
Oxycodon p.o.	2	Morphin p.o.
Hydromorphon p.o.	5–7,5	Morphin p.o.
Fentanyl transdermal[c]	100	Morphin p.o.
L-Methadon p.o.	3[b]	Morphin p.o.
Buprenorphin s.l.	30	Morphin p.o.

[a] Die hier angegebenen Werte sind nur Näherungswerte. Bei Wechsel des Opioids wird die rechnerisch ermittelte Dosis um 30–50% reduziert und dann eine erneute Dosisfindung empfohlen
[b] Die Dosis von L-Methadon muss individuell gefunden werden
[c] Eine transdermale Freisetzung von 25 µg/h entspricht einer Morphintagesdosis von 60–90 mg p.o.

Tab. 7.21. Begleitmediaktion im Falle neuropathischer Schmerzen (dauerhaft, oft dyästhetisch)

Wirkstoff/-gruppe	Applikation	Startdosis (mg/die)	Höchstdosis (mg/die)
Amitryptilin	p.o.	10–25 zur Nacht	Selten >150
Doxepin			
Clomipramin		2-mal 10 (tagsüber)	
Imipramin			

Nebenwirkungen: Sedierung, anticholinerge Wirkung (Mundtrockenheit, Akkomodationsstörungen, Tachyarrhythmien Cave bei Glaukom und Prostatahypertrophie), orthostatische Dysregulation, Senkung der Krampfschwelle
Interaktionen: Wirkungsverstärkung von direkten Sympathomimetika, MAO-Hemmern; Verstärkung der anticholinergen Wirkung von Atropin, Antihistaminika, Neuroleptika, Parkinsontherapeutika und der sedierenden Wirkung von Alkohol und anderen sedativ-hypnotischen Wirkstoffen; Abschwächung der Wirkung von Clonidin

Tab. 7.22. Begleitmedikation im Falle neuropathischer Schmerzen (einschießend, stechend)

Wirkstoff/-gruppe	Applikation	Startdosis (mg/die)	Höchstdosis (mg/die)
Gabapentin[a]	p.o.	3-mal 10	500 (–2400)
Carbamazepin[b]		100–200 (ggf. retard)	1200
Clonazepam[c]		0,5–1 (zur Nacht)	4–8
Phenytoin[b]		100–200	400

Nebenwirkungen:
[a] Keine Organtoxizität, Müdigkeit, Ataxie, Verwirrtheit
[b] Sedierung, Schläfrigkeit, Ataxie, Verwirrung, Störung der Bewegungskoordiantion, Appetitlosigkeit, Blutbildveränderungen, Leberfunktionsstörungen; Herzrhythmusstörungen
[c] Wie Benzodiazepine
Interaktionen: Gabapentin so gut wie keine; Anpassung an Kreatininclearance erforderlich

Tab. 7.23. Aufstellung unerwünschter (Neben-)Wirkungen wichtiger Opiod-Analgetika (basierend auf Fachinformationen)

Klinische Problematik	Transtec FI 07/04	Durogesic SMAT FI 03/04	Oxygesic FI 06/04	M-long FI 05/04
Abhängigkeit	Sehr selten	Kann sich entwickeln	Kann sich entwickeln	Kann sich entwickeln
Angstzustände	Selten	Häufig	Häufig	k.A.
Benommenheit	Selten	k.A.	Sehr häufig	Dosisabhängig
Depression	k.A.	Häufig	Häufig	k.A.
Erbrechen	Häufig	Sehr häufig	Sehr häufig	Gelegentlich
Euphorie	k.A.	Gelegentlich	Häufig	Häufig
Halluzinationen	Selten	Häufig	Gelegentlich	Häufig
Miktionsst./Harnverhalten	Gelegentlich	Gelegentlich	Häufig	Gelegentlich
Kopfschmerzen	Häufig	Sehr häufig	Sehr häufig	Gelegentlich
Mundtrockenheit	Gelegentlich	Häufig	Häufig	Dosisabhängig
Parästhesie	Selten	Gelegentlich	Häufig	k.A.
Schwindel	Häufig	Sehr häufig	Sehr häufig	Gelegentlich
Sedierung	Gelegentlich	Häufig	Sehr häufig	Dosisabhängig
Somnolenz	Gelegentlich	Sehr häufig	k.A.	k.A.
Übelkeit	Sehr häufig	Sehr häufig	Sehr häufig	Dosisabhängig
Obstipation	Häufig	Sehr häufig	Sehr häufig	Typische Charakteristik

Definition der Häufigkeit von Nebenwirkungen:
Sehr häufig ≥10%
Häufig ≥1% und <10%
Gelegentlich ≥0,1% und <1%
Selten ≥0,01% und <0,1%
Sehr selten <0,01%

Tab. 7.24. Prophylaxe und Therpaieoptionen einer Opiat-induzierten Nausea und Emesis

Stellenwert	Substanz[a]	Dosis	Besonderheit
Basisbehandlung (Alternativen)	Haloperidol	3-mal tgl. 0,3–0,5 mg	Antiemetisch
	Metoclopramid	3-mal tgl. 10–20 mg	Antiemetisch und prokinetisch
	Domperidon	3-mal tgl. 10–20 mg	Prokinetisch
Bedarfsmedikation	Dimenhydrinat[b]	3-mal tgl. 50–100 mg	Aufhebung der prokinetischen Wirkung von Metoclopramid und anderen Neuroleptika
Ultima ratio	5 HT3-Antagonisten	Je nach Substanz	Bevorzugt bei chemotherapieinduzierter Nausea, obstipationsverstärkend
Breite unspezifische Wirkung	Kortikosteroide	Je nach Substanz	Gute Kombinationspartner, absteigende Dosierung
Zur Ergänzung	Scopolamin[b]	Je nach Zubereitung	Unterdrückung des Brechzentrums, obstipationsverstärkend, antisekretorisch
Zur Ergänzung	Neuroleptika	Je nach Zubereitung	Breiteste antiemetische Wirkung, aber nebenwirkungsträchtig

[a] Die Kombination verschiedener Substanzklassen kann zur Vermeidung von (zumeist dosisabhängigen) Nebenwirkungen und zur Erweiterung des Wirkspektrums sinnvoll sein.
[b] Hebt die prokinetische Wirkung anderer Substanzen auf.

Tab. 7.25. Prophylaxe und Therapieoptionen einer Opiat-induzierten Obstipation

Stellenwert	Substanz	Dosierung	Wirkungseintritt	Wirkweise[a]
Basislaxans	Macrogol	Ab 1 Beutel tgl.	6–8 h	Osmotisch, irritativ
	Lactulose	Ab 7 ml 1- bis 3-mal tgl.	2–10 h	Osmotisch
	Natriumpicosulfat	Ab 10 mg abends	6–8 h	Irritativ
Ergänzungslaxans	Bisacodyl	Ab 5 mg abends	6–10 h	Irritativ
	Paraffinemulsion	Ab 60 ml 1-mal tgl.	6–10 h	Gleitmittel
Als Ergänzung der p.o.-Laxantien	Mikroklysmen	Ab 1	20–30 min	Gleitmittel
	Bisacodyl Supp	(1–)2 Supp	20–30 min	Gleitmittel
	Glycerin Supp	2 Supp	30 min	Gleitmittel
Experimentell	Naloxonsaft	Individuell	?	µ-Rezep.-Antagonist
Ultima ratio	Amidotrizoat	Individuell	?	Osmotisch, irritativ

[a] Die Kombination verschiedener Substanzen kann zur Vermeidung von (zumeist dosisabhängigen) Nebenwirkungen der Laxantien sinnvoll sein.

7.6 Botulinumtoxin

Seit Mitte der achtziger Jahre wird das Nervengift Botulinumtoxin A (BTX-A) weltweit bei zahlreichen Erkrankungen, die vor allem durch eine krankhaft erhöhte Muskelaktivität charakterisiert sind, erfolgreich angewendet. In Deutschland bestehen Zulassungen derzeit für neurologisch geprägte Störungen wie den Blepharospasmus, Hemispasmus facialis, die Torticollis spasmodicus, den spastischen Spitzfuß bei infantiler Zerebralparese und die Armspastik nach Schlaganfall. Die aktuelle Forschung befasst sich jedoch mit einer Vielzahl weiterer Anwendungsgebiete, insbesondere im Rahmen der orthopädischen Schmerztherapie.

Wirkungsweise. Botulinumtoxin A greift an der Verbindungsstelle der neuromotorischen Endplatte an, die das Toxin präsynaptisch bindet und die Freisetzung des Neurotransmitters Acetylcholin verhindert (Abb. 7.8), was eine muskuläre Entspannung nach sich zieht. Die Schmerzreduktion kann hier teilweise stärker ausgeprägt sein als die muskuläre Relaxation. Diese klinischen Beobachtungen lassen einen komplexeren Wirkmechanismus des Botulinumtoxin A vermuten. So beeinflusst Botulinumtoxin A auch die sensorischen Muskeleigenschaften, indem die Muskelspindelaktivität reduziert wird. Zudem erlaubt die anhaltende Muskelentspannung eine Dekompression sensorischer Muskelfasern und muskulärer Blutgefäße. Weiterhin wird diskutiert, dass Botulinumtoxin A auch die lokale Ausschüttung von Neuropeptiden wie z. B. Substanz P hemmen könnte (Kelm et al. 2001, Göbel u. Jost 2003).

Die Wirkung setzt erst nach etwa 5–10 Tagen ein und hält 3–6 Monate an, bevor es zu einer Neuaussprossung der motorischen Endplatten kommt und die zuvor bestehende Störung erneut auflebt. Kontinuierliche erfolgreiche Behandlungen bei den o.g. neurologischen Erkrankungen sind bislang über 15 Jahre an mehreren 100 000 Patienten/Jahr beschrieben.

Botulinumtoxin A (BTX A) wird präsynaptisch an Rezeptoren der neuromuskulären Endplatte gebunden und internalisiert. Die proteolytisch aktive leichte Kette (L-Kette) des BTX-A spaltet das Protein SNAP-25; dadurch können die Vesikel nicht mehr an die Membran ankoppeln, was dann die Freisetzung von Acetylcholin inhibiert.

Verwendete Präparate. Dysport.

Anwendung. Die Lagerung der Trockensubstanz erfolgt im Kühlschrank bei 2–8°C. Eine Injektionsflasche Dysport enthält 500 Units (Abb. 7.9), die in 5,0 ml physiologischer Kochsalzlösung aufgelöst erden.

! Cave
Aufschütteln vermeiden!

Wenn Insulinspritzen eingesetzt werden, ist eine sehr exakte Dosisapplikation möglich. Bei der Entsorgung wird eine Verdünnung mit Hypochlorit (1% freies Chlor) empfohlen.

Dosierung. In der Behandlung der Torticollis werden 500 U Dysport (1 Ampulle), im Falle einer Spastik maximal 2000 U (4 Ampullen) eingesetzt. In der Schmerztherapie werden sogar nur 50–240 U im Rahmen einer Behandlung appliziert.

Therapeutische Sicherheit. Natürlich handelt es sich beim Botulinumtoxin A um ein hochpotentes Nervengift. Die therapeutische Sicherheit ist jedoch insbesondere bei der Anwendung im Rahmen der Schmerztherapie extrem groß So liegt die letale Dosis für einen 70 kp schweren Menschen bei 40 000–80 000 U Dysport (was 80–120 Ampullen der Substanz entspricht!).

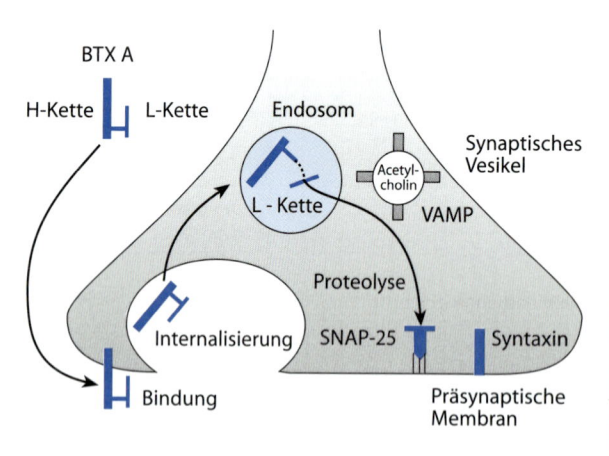

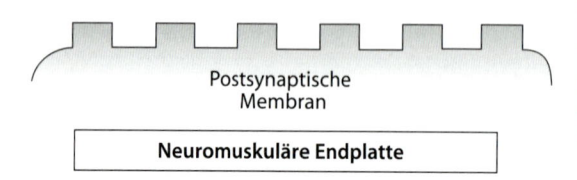

Abb. 7.8. Wirkmechanismus von Botulinumtoxin A (Fa. Ipsen)

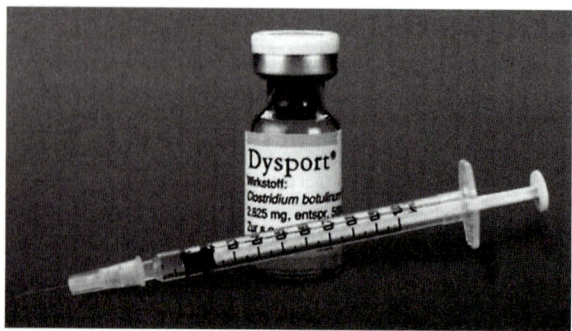

Abb. 7.9. Verwendete Botulinumsubstanz mit spezieller Applikationsspritze und feiner Nadel

> **Kommentar**
> Die intravasale oder gar intraspinale Injektion einer gesamten Ampulle (500 U) wird zu keinen Komplikationen führen.

Immunität. Neutralisierende Antikörper gegen Botulinumtoxin A können zu einem Verlust der Wirkung führen (sog. Sekundärresistenz). Häufige Injektionen und höhere Dosen (z. B. bei zervikaler Dystonie >600 U Dysport) fördern die Bildung von Antikörpern.

> **Kommentar**
> Immer so hoch wie nötig, aber so niedrig wie möglich dosieren.

Eine Zweitinjektion sollte frühestens nach 12 Wochen erfolgen.

7.6.1 Mögliche orthopädische Indikationen

Chronische regionale myofasziale Beschwerdebilder v. a. der Skelettmuskulatur

Beispiele
- Schmerzhaft palpierbare Muskelverhärtungen im Bereich der Schulter-Nacken-Region (Abb. 7.10), der Mm. piriformis, iliopsoas et scalenus
- Assoziierter Muskelschmerz nach zervikalem Schleudertrauma (Acquadro u. Borodic 1994, Cheshire et al. 1994, Porta 2000, Freund u. Schwartz 2000)
- Unspezifische sog. myofasziale Schmerzsyndrome

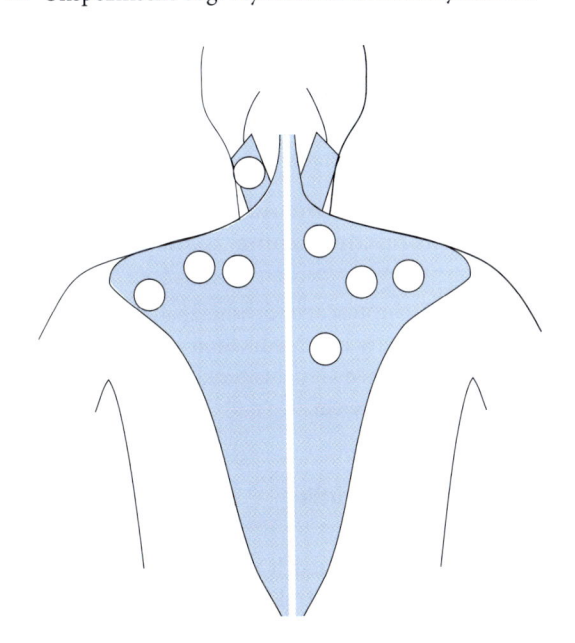

Abb. 7.10. Typische Applikationsorte für Botulinumtoxin bei unspezifischen myofaszialen Schmerzbildern der Schulter-Nacken-Muskulatur. Pro Körperseite jeweils maximal 4 Injektionen von 20–40 U; Gesamtdosis bis 320 U:
- 0–1 Injektion in den M. splenius
- 3–4 Injektionen in den M. trapezius

Die Schmerzminderung bewirkt einerseits einen reduzierten Schmerzmittelverbrauch, zum anderen können die Patienten die schmerzfreie Zeit nutzen, um mit individuellem Muskelaufbautraining Dysbalancen in den behandelten Regionen zu beheben und auch verloren gegangenes Körperempfinden wiederzuerlangen.

Chronischer (unspezifischer) Rückenschmerz

Beispiele
- Lumbalgieforme Beschwerden ohne Nervenwurzelkompression (Ischialgie).
- Muskuläre Dysbalancen zum Durchbrechen des Circulus vitiosus von Schmerz, Verspannung und wiederum Schmerz (Foster et al. 2001).

Therapie. Die Injektionen mit geringen Dosierungen erfolgen paravertebral in die muskulären Triggerpunkte.

Chronische Ansatztendinosen (Epikondylitis radialis humeri, Fasciitis plantaris)

Auch im Falle einer chronischen Überbeanspruchung mit Degeneration im Sehnenansatzbereich der periostal entspringenden Muskulatur mit Bildung eines degenerativen Granulationsgewebes bzw. der ligamentären Ansätze ist ein Einsatz des Präparates denkbar. Es resultieren eine biomechanische muskuläre Entlastung am Sehnenursprung, außerdem ein analgetischer Effekt durch die passagere Denervierung der entspringenden Muskulatur (Tarsy u. First 1999; Chalkiadaki et al. 2001, Kelm et al. 2001). Antinozizeptive Effekte auf inflammatorisch ausgelöste Schmerzen werden ebenfalls diskutiert.

Therapie. Die Injektionen erfolgen an die Sehnenansatzpunkte, z. B. an den Ursprung der Plantarfaszie (s. Abb. 7.11).

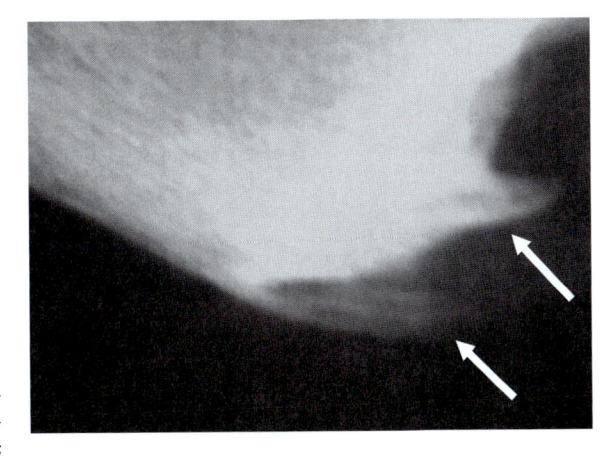

Abb. 7.11. Seitliches Röntgenbild (Ausschnitt) des unteren Anteils des Fersenbeines mit deutlichem knöchernen plantaren Fersensporn mit klinisch schmerzhafter Plantarfasziitis (→)

Chronische Schulter(teil)steife (adhäsive Kapsulitis)

Bei Therapieresistenz unter sonstigen üblichen Maßnahmen (Krankengymnastik, physikalische Therapie, analgetische Medikation).

Therapie. Injektion v. a. an den ventralen und medialen Kapselansatz.

Perioperative Therapie bei Rekonstruktion einer Rotatorenmanschettenruptur

Intraoperativ ist es nicht immer einfach, den degenerativ veränderten retrahierten Sehnenspiegel zu mobilisieren und zu readaptieren (z. B. durch transossäre Nähte, die in den ersten Wochen nach dem Eingriff möglichst spannungsarm/-frei gehalten werden müssen).

Eine präoperativ durchgeführte Relaxation des Muskels könnte zum einen die intraoperative Mobilisation erleichtern, zum anderen kann eine temporäre postoperative Muskelrelaxation die ungestörte Sehneneinheilung fördern. Außerdem bestehen in den ersten Tagen nach dem Eingriff lokal teilweise nicht unerhebliche Nachtschmerzen.

Therapie. Injektionen subakromial.

Spastische Bewegungsstörungen

In aller Regel bedingen Fehlstellungen der Gelenke und des Achsorgans mit hieraus resultierenden Kontrakturen, Gelenkluxationen (Hüftluxationen bei Kindern) und chronischen Schmerzen neben dem Funktionsverlust auch eine massive Einschränkung der Pflegefähigkeit. Die hypertone Muskulatur sollte gezielt entspannt werden (Simpson et al. 1996, Feve et al. 1998, Hesse et al. 1998, Richardson et al. 2000, Smith et al. 2000).

Therapie. Über die zugelassenen Indikationen (spastischer Spitzfuß, Armspastik nach Schlaganfall) hinaus gehören Botulinumtoxin A-Injektionen in den meisten Zentren mittlerweile für alle spastischen Muskelgruppen zur Standardtherapie.

Infantile Zerebralparese (im Kindes- und Jugendalter)

Die therapeutische Reduktion des Muskeltonus ermöglicht es, wichtige Gang- und Bewegungsmuster zu erlernen (Corry et al. 1997, Wissel et al. 1999, Fehlings et al. 2000, Koman et al. 2000, Ubhi et al. 2000). Daraus resultiert eine zusätzliche Prophylaxe einer oft eintretenden Hüftlateralisation/-subluxation mit möglicher Luxation im weiteren Krankheitsverlauf. Eine Botulinuminjektion führt auch zu einer Schmerzlinderung im Falle einer durch eine eingetretene Fraktur getriggerten Spastik.

Therapie. Injektion in die hypertone Muskulatur.

Sehnennähte und Muskeltransfers

Eine Anwendung des Präparates zur passageren Entlastung von Sehnennähten, z. B. nach Achillessehnenrupturen oder bei Transferoperationen wie etwa des M. tibialis posterior oder des M. tibialis anterior ist ebenfalls zu überlegen.

Therapie. Injektion in den betroffenen Muskel.

Nebenwirkungen
- Übliche Nebenwirkungen einer intramuskulären Injektion (Hämatome)
- Reversible Schwächung der Kopfhaltemuskulatur (bei Anwendung im Bereich der HWS)
- Reversible Schwächung der Hand- bzw. der Fingermuskulatur (bei Behandlung einer Epikondylitis humeri). Diese Symptomatiken sind jedoch bei Beachtung der exakten Dosierung ausgesprochen selten

Kontraindikationen
- Muskuläre Erkrankungen (Myasthenia gravis, Lambert-Eaton-Syndrom)
- Einnahme von Aminoglykosid-Antibiotika
- Blutgerinnungsstörungen, systemische Antikoagulanzientherapie, auch mit ASS
- Bekannte Überempfindlichkeit
- Lokale Infektionen
- Gravidität und Laktationsperiode

7.7 Ko-Analgetika und Adjuvanzien bei chronischen Schmerzpatienten

Vor allem bei chronischen Schmerzpatienten werden – neben der analgetischen Medikation – in vielen Fällen unter symptomatischen Gesichtspunkten zusätzliche weitere Wirkstoffe verabreicht.

7.7.1 Phytotherapeutika

Bei dieser Stoffgruppe handelt es sich in den allermeisten Fällen um Trockenextrakte spezieller Heilpflanzen (sog. Kräuterapotheke), die industriell speziell aufbereitet werden und in aller Regel in Kapselform zur Verfügung stehen (Tab. 7.26).

Im Gegensatz zu alkoholischen Extrakten führen wässrige Auszüge der Teufelskrallenwurzel (Harpagophytum procumberens; Herkunftsort: Sandfelder der Kalahari-Wüste in Südafrika; Wirkstoff: Harpagosid) zu einer gezielten Absenkung des zentralen Entzündungsmediators Interleukin II-1β (proinflammatorisches Zytokin aus LPS-stimulierenden Monozyten). Es resultiert eine auf der antiphlogistische Wirkung beruhende Schmerzreduktion (schwächer als bei den NSAR), auch ein chondroprotektiver Effekt wird diskutiert. Die klinische Wirkung setzt verzögert ein: Sie ist erst nach etwa einer Woche spürbar, der volle Effekt bei konsequenter Einnahme stellt sich nach ungefähr zwei Wochen ein.

Indikationen. Besonders geeignet zur unterstützenden Therapie im Falle einer Langzeitbehandlung, z. B. bei:
- degenerativen Gelenkveränderungen mit leichten bis mittelstarken chronischen Beschwerdebildern und evtl. mit leichterer entzündlicher Begleitreaktion,
- degenerativ bedingten (chronischen) Wirbelsäulenschmerzen.

Nebenwirkungen. Sehr seltene Überempfindlichkeit.

Interaktionen mit anderen Stoffgruppen. Keine bekannt!

Kontraindikationen
- Bekannte Überempfindlichkeit
- Floride Magen-Darm-Ulzera
- Cholelithiasis
- Gravidität

Einen ähnlichen therapeutischen Effekt haben Brennnesselextrakte (Urtica; Tab. 7.26). Die Inhaltsstoffe greifen sehr spezifisch in die Regulation von Entzündungsreaktionen bei rheumatischen Erkrankungen ein und hemmen Zytokine und knorpelzerstörende Kollagenasen.

> **Kommentar**
> Bei längerer Applikation ist eine mögliche Interaktion mit Vitamin-K-Antagonisten zu beachten.

Auszüge aus Weidenrinde (Cortex salicis mit dem Wirkstoff Salicin) haben einen ähnlichen antiphlogistischen Effekt wie ASS-Präparate (bei fehlender Thrombozyten-Aggregationshemmung und geringerer allergischer Potenz). Enzyme der Ananas (Bromelain) verfügen – hochdosiert appliziert – über eine proteolytische Wirkung (Auflösung von Immunkomplexen). Sie werden daher nicht selten in der frühen postoperativen Phase zur Ödemprotektion eingesetzt. Süßholzwurzelextrakte (Radix liquiritiae) mit dem Hauptwirkstoff Glyzyrrhetinsäure hemmen die Prostaglandinsynthese und die Lipoxygenase.

7.7.2 Muskelrelaxantien

Reaktive muskuläre Verspannungen im Schulter-Nacken- und auch im lumbalen Bereich treten oft im Gefolge von Fehlhaltungen und von degenerativen lokalen HWS- und LWS-Syndromen auf. Ursächlich hierfür ist eine Verschaltung der afferenten schmerzleitenden Fasern mit den α-Motoneuronen auf Rückenmarksebene. Zentral wirkende Muskelrelaxantien verstärken die Wirkung des hemmenden Neurotransmitters γ-Amino-Buttersäure (GABA). Die resultierende muskuläre Detonisierung ist meist mit einem gleichzeitigen analgetischen Effekt verbunden.

Präparate
- Schwächer wirkende Substanzen wie Diazepam (Benzodiazepin) bzw. Tetrazepam v. a. bei leichteren muskulären Störungen
- Baclofen mit einschleichender Dosierung bei schwerer chronischer Spastik (Tab. 7.27)

Indikationen
- Schmerzhafte reflektorische Muskelverspannungen als Folge von Wirbelsäulenerkrankungen
- (Ein)Schlafstörungen mit Angstzuständen
- Schwere muskuläre Spastik (z. B. bei Querschnittssyndromen)

Tab. 7.26. Übersicht über die Stoffgruppe der Phytotherapeutika (Auswahl)

Herkunft des Wirkstoffes	Handelsnamen
Teufelskralle(nwurzel)	Ajuta, Allya, Cefatec, Doloteffin, flexi-loges, HarpagoMega, Jacurba forte, Matal, Rheuma-Serm, Rivoltan, Sogoon, Teltonal 480 FT, u. a
Weidenrinde	Assalix, Assplant, Rheumakaps, Rheuma-tab Salias, Salix Burger,
Guajakholz (α-Methoxyphenol)	Cefadolor
Süßholzwurzel (Glyzyrrhetinsäure)	Z. Zt. nicht auf dem deutschen Arzneimittelmarkt erhältlich
Brennnessel	Hox alpha, Natu-lind, Rheuma-Hek, Urtica-Hevert
Ananas (Bromelain)	Monopräparate: Mucozym, traumanase forte, u. a. Mischpräparate: Phlogenzym, Wobenzym

Nebenwirkungen
- Evtl. Müdigkeit und Verlangsamung des Reaktionsvermögens; daher Einnahme der Präparate vorzugsweise abends
- Hypersalivation, Polydipsie.
- (allergische) Hautreaktionen

Kontraindikationen
- Dekompensierte respiratorische Insuffizienz
- Akutes Eckwinkelglaukom
- Eingeschränkte Nierenfunktion
- Psychosen
- Bekannte Abhängigkeitsanamnese
- Gravidität, Stillzeit

7.7.3 Antikonvulsiva

Antikonvulsiva in niedriger Dosierung werden als Begleitmedikation vor allem bei chronischen neuropathischen bzw. neuralgischen Schmerzbildern eingesetzt; die Dosierung erfolgt i.A. langsam einschleichend bis zum Erreichen der Enddosis nach etwa 3–4 Wochen (Tab. 7.28).

Indikationen
- Attackenartig exazerbierender neuropathischer Schmerz, evtl. mit triggerbarer Komponente
- Hartnäckiger Phantomschmerz (nach Gliedmaßenamputation)
- Neuralgien (Herpes zoster, Trigeminus, Radikulitis)
- Periphere Neuropathien

Nebenwirkungen
- Hautausschlag
- Müdigkeit, Gangunsicherheit
- Schwindelgefühl, Übelkeit
- Seltene Blutbild- und Leberenzymveränderungen

Kontraindikationen
- Reizleitungsstörungen (AV-Block)
- Leberfunktionsstörungen
- Gravidität

Tab. 7.27. Übersicht über die wichtigsten in der Schmerztherapie eingesetzten zentral wirkenden Muskelrelaxantien

Wirkstoff	Handelsnamen (Auswahl)	Einzeldosis	Tageshöchstdosis
Diazepam	diazep, Faustan, Lanira, Stesolid, Valium	(2), 5, 10 mg	40(–60) mg
Mephenesin	DoloVisano	250 mg	2000 mg
Methocarbamol	Ortolon	1 000 mg	6000 mg
Orphenadrin	Norflex	100 mg	120(–240) mg
Tetrazepam	Mobiforton, Musapram, Musaril, Myospasmal, Rilex, Spasmorelax, TetHEXAL, Tetra-saar, Tetrazep	50 mg	Einschleichend, 200(–400) mg
Tizanidin	Sirdalud	2, 4, 6 mg	Optimaler Dosisbereich: 12–24 mg (max: 36 mg)
Tolperison	Mydocalm	50 mg	450 mg
Pridinolmesilat	Myoson	2 mg	12 mg
Baclofen	LEBIC, Lioresal	Anfangsdosis:3-mal 5 mg/die	Optimaler Dosisbereich: 30–75 mg/die

Tab. 7.28. Übersicht über die wichtigsten in der Schmerztherapie eingesetzten Antikonvulsiva

Wirkstoff	Handelsname (Auswahl)	Einzeldosis (mg)	Wirksame Tagesdodis (mg)
Carbamazepin	Carbabeta, Carbium, espa-lepsin, Finlepsin, Fokalepsin, Sirtal, Tegretal, Timonil	100	600–1 200
Gabapentin	Neurontin	100	900–3 600
Pregabalin	Lyrica	150	600
Lamotrigin	Lamictal	25	200–400
Phenytoin	Epanutin, Phenhydan	100	300 (Blutspiegel: 10–20 µg)
Topiramat	Topamax	25	500

7.7.4 Neuroleptika

Die Hauptwirkung der Neuroleptika in der adjuvanten Schmerztherapie ist sedierend und anxiolytisch. Bis auf Levomepromazin ist ihre analgetisch Potenz eher unbedeutend. In Kombination mit Opioiden (s. ▶ Kap. 7.4 und 7.5) wirken sie auch antiemetisch. Aufgrund nicht seltener Nebenwirkungen sollte auf schwächer wirkende Präparate zurückgegriffen und die Behandlungsdauer auf weniger als 6 Monate begrenzt werden (◘ Tab. 7.29).

Indikationen
- Chronische neurogene Schmerzen
- Tumorschmerzen
- Schmerzbedingte Schlafstörungen
- Agitiertheit und Verwirrtheitszustände im Rahmen einer Opiattherapie

Nebenwirkungen
- Frühdyskinesien (Akinese, Tremor, Rigor); dann Gabe von Akineton
- Bei Langzeittherapie (therapierefraktäre) Spätdyskinesien
- Obstipation, evtl. Harnverhalt
- Akkomodationsstörungen
- Mundtrockenheit
- Herzrhythmusstörungen (Tachykardie)
- Endokrine Störungen (Gewichtszunahme, sekundäre Amenorrhoe, Gynäkomastie, Hyperprolaktinämie)

Kontraindikationen
- Leber- und Nierenfunktionsstörungen
- Herzinsuffizienz
- Glaukom
- Sucht (Alkoholkrankheit, Drogenmissbrauch)
- Epilepsie mit erhöhter Krampfbereitschaft
- Prostatahypertrophie
- Erkrankungen des extrapyramidalen Systems

7.7.5 Antidepressiva (Thymoleptika)

Vor allem die sog. trizyklischen Antidepressiva mit Einflussnahme auf das serotonerge und noradrenerge System verfügen auch über eine gute zentral-analgetische Potenz (Hemmung der zentral-aszendierenden Schmerzerregung). Gleichzeitig erfolgt zentral und auch im Rückenmark eine Fazilitation schmerzhemmender absteigender Bahnen mit Abschwächung der Schmerzsignale (Eintritt nicht selten zeitlich verzögert innerhalb von Tagen bis zu 2 Wochen). Im Falle gleichzeitiger Schlafstörungen sollte eher auf sedierende Präparate (Doxepin, Amitryptilin), bei Antriebsminderung und depressiver Stimmungslage auf antriebsteigernde Substanzen (Imipramin, Clomipramin, Desipramin, Nortriptylin, Mirtazepin) zurückgegriffen werden (s. ◘ Tab. 7.27).

> **ℹ Kommentar**
> Die modernen Serotonin-Wiederaufnahmehemmer und auch die selektiven MAO-Hemmer sind schmerztherapeutisch unwirksam!

Dosierung. Einschleichend (s. ◘ Tab. 7.30), immer angepasst an mögliche Nebenwirkungen. In aller Regel beträgt die analgetische Dosis nur 10–50% der antidepressiv wirksamen Dosis!

◘ Tab. 7.29. Übersicht über die wichtigsten in der Schmerztherapie eingesetzten Neuroleptika

Wirkstoff	Handelsname (Auswahl)	Einzeldosis (mg)	Maximale Tagesdosis (mg)
Haloperidol	Haldol, Haloneural, haloper, Sigaperidol	0,5	3
Levomepromazin	Levium, Neurocil	10	50

◘ Tab. 7.30. Übersicht über die wichtigsten in der Schmerztherapie eingesetzten Antidepressiva

Wirkstoff	Handelsnamen (Auswahl)	Initiale Einzeldosis (mg)	Therapeutischer Bereich (mg)
Amitryptilin	Amineurin, Novoprotect, Saroten, Syneudon	(10-)25	25–100
Amitryptilinoxid	Amioxid-neuraxpharm, Equilibrin	30	60–90
Clomipramin	Anafranil, Hydiphen	10	25–50
Desipramin	Petylyl	50–100	100–200
Doxepin	Aponal, Doneurin, espadox, Marren, Sinquan	10	50–100
Imipramin	Pryleugan, Tofranil	10	50–100 (morgens)
Mirtazapin	Remergil	15	30–45
Nortriptylin	Nortrilen	10–50	150–200

Indikationen
- Als Monotherapie:
  - Spannungskopfschmerz
  - chronischer posttraumatischer Kopfschmerz (z. B. nach Schädel-Hirn-Trauma)
- Als Adjuvans (Abb. 7.12):
  - neuropathische Schmerzbilder:
    - z. B. Deafferenzierungsschmerz, Polyneuropathie, Herpes zoster
  - Tumorschmerz
  - chronischer Rückenschmerz, Postnukleotomiesyndrom, Radikulopathie u. ä.

Nebenwirkungen
- Anfängliche Mundtrockenheit
- Obstipation, Harnverhalt
- Akkomodationsstörungen, Mydriasis
- Potenzstörungen
- Orthostatische Dysregulation mit Müdigkeit, Schwindel, Handtremor
- Selten: Senkung der Krampfschwelle, Allergien, Leberschäden, Blutbildveränderungen

Wechselwirkungen. Verstärkung der Wirkung von Benzodiazepinen, Barbituraten und Alkohol.

Kontraindikationen
- Keine Kombination mit MAO-Hemmern!
- Glaukom
- Prostatahypertophie
- Kardiale Dekompensation, schwere Herzrhythmustörungen
- Epilepsie, strukturelle Hirnschäden, manifeste Psychose
- Leber- und Nierenfunktionsstörungen
- Gravidität, Stillzeit

7.7.6 Bisphosphonate

Diese Präparate hemmen die Aktivität der Osteoklasten und damit auch das Wachstum osteolytischer Knochenmetastasen (z. B. beim Mamma-CA, Bronchial-CA, hypernephroiden Nieren-Ca, Schilddrüsen-CA) und vermindern damit auch die teilweise erheblich beeinträchtigenden Knochenschmerzen.

Präparate und Dosierungsschemata. Siehe Tab. 7.31.

7.7.7 Neurotrope Substanzen

Vitamin-B-Kombinationspräparate und Analoga (Tab. 7.32) besitzen selbst keinerlei analgetische Wirkung; sie werden ganz überwiegend als Begleitpräparate bei Folgezuständen mechanisch bedingter nervaler Kompressionssyndrome mit sensiblen und/oder motorischen neurologischen Defiziten (zervikale bzw. lumbale Nukleusprotrusion/Nukleusprolaps, Spinalkanalstenose u. ä.) verabreicht mit dem Ziel, die morphologische Rekonstitution der druckdedingten Schädigung der Myelinscheide zu unterstützen.

7.7.8 Neurodestruktive Substanzen

Das Wirkungsprinzip besteht in der Zerstörung von Nervengewebe durch Applikation definierter Volumina von

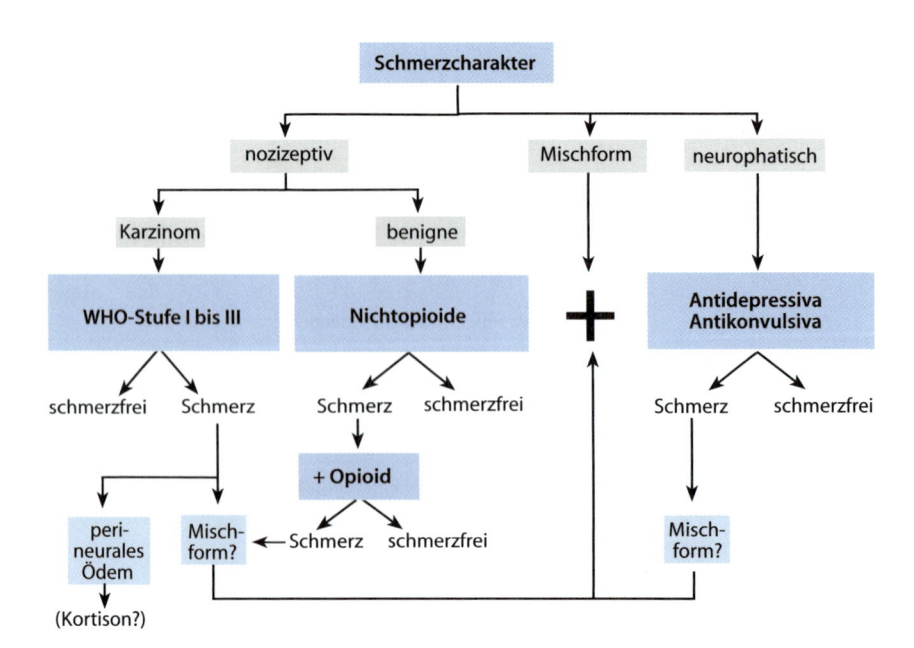

Abb. 7.12. Algorithmus einer multimodalen medikamentöse Schmerztherapie.

Tab. 7.31. Bisphophonate in der Tumorschmerztherapie

Präparat	Handelsname	Initialdosis	Erhaltungsdosis	Besonderheiten
Pamidronsäure	Aredia, Pamifos, PAMIDRO-cell, Pamidron HEXAL	30 mg in 500 ml NaCl i.v.	30–90 mg in 500 ml NaCl i.v.	4 Infusionen im Abstand von 1 Woche, evtl. monatlich wiederholen
Ibandronsäure	Bondronat	2 mg in 500 ml NaCl i.v.	2–4 mg in 500 ml NaCl i.v.	Evtl. im Abstand von 4–6 Wochen wiederholen

Tab. 7.32. Übersicht über neurotrope Substanzen zur adjuvanten Behandlung chronischer neuralgischer Schmerzsyndrome

Wirkstoffe	Handelsnamen (Auswahl)	Applikationsform
Kombinationen aus Vitamin-B_1-Derivaten (Thiamin) und Vitamin B_6 (Pyridoxin)	Bevit forte, Medivitan N Neuro, milgamma-100, Neuralysan S, Neuro-AS N, neuro-B forte, Neurobion N, Neuro-Effekton B, Neurogrisevit-N, Neuro-ratiopharm N, Neuro STADA, Neurotrat S forte, Neuro-Vibolex 200, Pleomix-B1+6, Vitamin B duo JENAPHARM	p.o.
Kombinationen aus Vitamin B_1 (Thiamin, Vitamin B_6 – Pyridoxin – und Vitamin B_{12} (Cyanocobalamin)	Milgamma N, Neurobion, Neuro-rationpharm, Neurotrat forte, Neuro-Vibolex, Vitamin-B-Komplex, Sanum	i.m. (evtl. s.c.)
Kombinationen aus Vitamin B_1 (Thiamin), Vitamin B_6 (Pyridoxin) und Lidocain	Hewedolor neuro	i.m.
Kombination aus Vitamin B_1 (Thiamin), Vitamin B_6 (Pyridoxin), Vitamin B_{12} (Cyanocobalamin) und Lidocain	Novirell	i.m.
Uridin-5-triphosphat, Uridin-5-diphosphat, Uridin-5-monophosphat und Cytidin-5-monophosphat	Keltican N	p.o., i.m.

Alkohol oder Phenol, appliziert entweder unter Bildwandler- oder CT-Kontrolle mit jeweils anatomisch exakter Platzierung.

Indikationen
- Neurolyse des Ganglion coeliacum: Unterbrechung der nozizeptiven Afferenzen für den Oberbauchbereich, die mit den sympathischen Efferenzen durch das Ganglion kreuzen (z. B. bei Tumoren des Pankreas u. a.).
- Neurolyse des lumbalen Grenzstranges: Partielle Zerstörung des Plexus lumbosacralis (bei infiltrierend ins kleine Becken wachsenden Tumoren).

7.7.9 Externa

Bei den äußerlich applizierbaren medikamentösen Substanzen sind zunächst entsprechend als Salben oder Gele aufgearbeitete nicht-steroidale Antiphlogistika (NSAR; ▶ Kap. 7.3) zu nennen. Eine transdermale Verabreichung bringt, vielleicht mit Ausnahme eines leicht kühlenden Effektes einzelner Aufbereitungsformen sowie einer psychologischen Wirkung gegenüber der peroralen Applikation keine Vorteile: Der pharmakologische Wirkstoff diffundiert in die oberflächlichen Hautgefäße und wird so auf dem Blutweg zum Wirkungsort gebracht; das Ausmaß der direkten Diffusion vor Ort zum entzündlich gereizten Prozess ist bei weitem zu gering.

Für die orthopädische Schmerztherapie sind vor allem einige extern verabreichbare Phytotherapeutika (s. auch ▶ Kap. 7.7.1) durchaus gut geeignet. So wirken erwärmte Kräutersäckchen bzw. -kissen aus Heublume (Graminis flos) als milde Segmenttherapeutika mit analgetisch-spasmolytischer Komponente. In der Balneologie haben sich Zusätze aus geschnittenen oder pulverisierten Ganzdrogen und auch ätherische Öle mit sedierender (Baldrian, Melisse, Kalmus, Rosmarin) und/oder spasmolytischer (Schafgarbe, Zinnkraut) Wirkung bewährt. In der Segmenttherapie wirken ätherische Öl-Präparate (z. B. Pfefferminzöl) lokal kühlend, durchblutungsfördernd und sekundär analgetisch (z. B. im Falle von Spannungskopfschmerzen). Auf ähnlichen Effekten beruht die lokale Anwendung von ABC-Pflaster (Rücken) und Senfmehl (Fußbäder).

Infiltrations- und Injektionstechniken, Nervenblockaden

8.1 Allgemeine Grundlagen – 101

8.2 Triggerpunktinfiltration – 105

8.3 Zervikale Injektionstherapie – 106
8.3.1 Zervikale Facetteninfiltration – 106
8.3.2 Zervikale Spinalnervenanalgesie – 106

8.4 Thorakale Injektionstherapie – 107
8.4.1 Thorakale Facetteninfiltrationen – 107
8.4.2 Paravertebrale thorakale Spinalanalgesie (Interkostalblockade) – 107
8.4.3 Intraspinale neurolytische Blockaden – 107

8.5 Lumbale Injektionstherapie – 108
8.5.1 Therapeutische selektive Facetteninjektion – 108
8.5.2 Paravertebrale Spinalnervenanalgesie (PSA) – 109
8.5.3 Epidurale Injektionstechniken – 110

8.6 Sympathikusblockaden – 113
8.6.1 Blockade des Ganglion cervicale superius – 113
8.6.2 Blockade des Ganglion pterygopalatinum – 114
8.6.3 Stellatumblockade (Ganglion cervicothoracicum) – 114
8.6.4 Blockade des Plexus brachialis – 116
8.6.5 Sympathikusblockade durch intravenöse Lokalanästhesie – 116
8.6.6 Blockade des Plexus coeliacus – 116
8.6.7 Lumbale Grenzstrangblockade – 116

8.7 Segmenttherapie – 117

8.8 Intraartikuläre Injektionsbehandlung – 117

8.9 Verwendete Substanzen – 120

Die perkutane Verabreichung medikamentöser Substanzen bei akuten und vor allem chronischen Schmerzbildern im Bereich der Haltungs- und Bewegungsorgane stellt eine wichtige konservative Behandlungsstrategie dar.

Kommentar
- Prinzipien der Sterilität streng beachten, um iatrogene Kompliaktionen zu vermeiden.
- In Abhängigkeit von der anatomischen Lokalisation sind die jeweiligen Zugangswege in aller Regel definiert und standardisiert.
- Verwendeten Substanzen sind vor allem Lokalanästhetika und Glukokortikoide.

8.1 Allgemeine Grundlagen

Die invasiven schmerztherapeutischen Maßnahmen können in diagnostische und therapeutische Blockaden differenziert werden.

Diagnostische Blockade. Hierbei werden einzelne neuronale Strukturen (periphere Nerven, Plexus, Ganglien, Rückenmarksanteile) für eine begrenzte Zeit betäubt, um ihre Beteiligung an den vom Patienten angegebenen Schmerzen nachzuweisen oder aber auszuschließen. Zu diesem Zweck werden Lokalanästhetika in der Regel als Einzelapplikation an ausgewählten anatomischen Orten injiziert, teilweise jedoch auch im Rahmen von Blockadeserien, evtl. sogar mit Plazebokontrollen. Die Kontrolle einer selektiven Ausschaltung der gewünschten nervalen Struktur lässt sich mit folgenden Möglichkeiten überprüfen:

- Bildgebenden Verfahren
- Differenzierte Überprüfung und Dokumentation des erreichten Blockadeerfolges

Diese Evaluationsphase, z. B. vor der Implantation einer Pumpe zur intrathekalen Medikamentenapplikation, reiht sich ebenfalls in dieses diagnostische Verfahren ein.

Invasive Schmerztherapie. Hierunter versteht man eine Vielzahl unterschiedlicher Maßnahmen, die von **subkutanen** oder **intramuskulären Injektionen** (»single shot«) bis hin zur **Implantation von Elektrostimulatoren** oder Medikamentenpumpen reichen. Ziel eines derartigen Vorgehens ist es, durch eine biochemisch wirksame Blockade eine anhaltende Linderung der schmerzhaften Reize herbeizuführen, evtl. auch durch eine direkte Einflussnahme auf die lokal auslösende Schmerzursache. Letzteres kann vor allem bei entzündungsbedingten Krankheitsbildern oder bei Störungen des vegetativen Nervensystems erreicht werden.

Bei einem Teil der Patienten führt bereits die Unterbrechung des Schmerzzyklus zu einer deutlichen subjektiven Schmerzlinderung, deren Dauer teilweise weit über das Zeitintervall der pharmakologischen Wirkung der verwendeten Substanz hinausgeht.

Im Falle einer zusätzlichen gerinnungshemmenden Medikation sind bei elektiven Blockaden zur Vermeidung von Blutungskomplikationen in aller Regel Zeitintervalle zu beachten (◘ Tab. 8.1).

Wichtige Empfehlungen im Falle einer elektiven Lokalanästhesie unter Gerinnungstherapie (◘ Tab. 8.2)

Grundsätzlich ist jeder Patient vor Durchführung einer Lokal- bzw. Regionalanästhesie über das Risiko einer Blutung aufzuklären (schriftliche Dokumentation erforderlich). Darüber hinaus ist im Falle einer großen Blockade eine postinterventionelle Nachbeobachtung durch den Arzt zwingend geboten (ebenfalls erforderliche Dokumentation).

Empfehlung 1. Blockaden mit leicht behandelbaren Folgen durch Blutungskomplikationen unter **gerinnungshemmender Prophylaxe mit geringem Blutungsrisiko** (Antithrombotika in prophylaktischer Dosierung; Zyklooxygenase-I-Hemmer; antiaggregatorische Postaglandine) müssen vor elektiven kleinen peripheren Blockaden nicht zwingend abgesetzt bzw. pausiert werden. In diesen Fällen kann davon ausgegangen werden, dass zum Zeitpunkt der Infiltration ein ausreichendes Gerinnungspotenzial zum Abdichten artefizieller Verletzungen kleinerer Gefäße besteht. Dies gilt allerdings nicht für Patienten mit vorbestehender Gerinnungsstörung.

Empfehlung 2. Blockaden mit möglichen schwerwiegenden Folgen durch Blutungskomplikationen unter **gerinnungshemmender Therapie mit hohem Blutungsrisiko** (Antithrombotika in therapeutischer Dosierung; Adenosindiphosphatrezeptor-Antagonisten, GP IIb/IIIa-Antagonisten, Medikamenten-Kombinationen) müssen vor Durchführung elektiver neuroaxialer Blockaden, vor großen Blockaden zur Schmerztherapie (z. B. sympathischer Grenzstrang; Plexus coeliacus) und auch vor Nervenblockaden im Kopf- und Halsbereich zwingend abgesetzt bzw. pausiert werden. Hier muss davon ausgegangen werden, dass zum Zeitpunkt der Infiltration kein ausreichendes Gerinnungspotenzial zum Abdichten artefizieller Verletzungen kleinerer bis großer Gefäße an zum Teil nicht komprimierbaren Lokalisationen mit dann teilweise katastrophalen Konsequenzen durch eine Hämatomentstehung zur Verfügung steht.

Empfehlung 3. Blockaden mit leicht behandelbaren Folgen durch Blutungskomplikationen unter **gerinnungshemmender Therapie mit hohem Blutungsrisiko** (Antithrombotika in therapeutischer Dosierung; Adenosindiphosphatrezeptor-Antagonisten, GP IIB//IIIa-Antagonisten, Medikamenten-Kombinationen) müssen vor elektiven kleinen peripheren Blockaden nicht zwingend abgesetzt bzw. pausiert werden. Dies gilt nicht für Patienten mit vorbestehender Gerinnungsstörung. Es kann zwar davon ausgegangen werden, dass zum Zeitpunkt der Blockade kein ausreichendes Gerinnungspotenzial zum Abdichten artefizieller Verletzungen kleinerer Gefäße besteht, wobei jedoch ein iatrogenes Hämatom in aller Regel leicht behandelbar ist. Da aber die Möglichkeit von Sekundärschäden im Bereich der Weichteile infolge einer lokalen Kompression durch das Hämatom oder aber einer lokalen Infektion besteht, ist in diesen Fällen zwingend:

- eine kritische individuelle strenge Nutzen-/Risikoabwägung vor der Blockade durchzuführen,
- die Möglichkeit nicht-invasiver Behandlungsalternativen auszuschöpfen (z. B. Laser anstatt Nadelakupunktur, nicht-medikamentöse Schmerztherapie anstatt Triggerpunktinfiltration; antineuropathische Medikation anstatt einer peripheren Nervenblockade),
- eine atraumatische Blockadetechnik erforderlich,
- eine engmaschige postinterventionelle Nachbeobachtung durch einen Arzt notwendig, der mögliche Komplikationen erkennen und behandeln kann.

Empfehlung 4. Blockaden mit schwerwiegenden Folgen durch Blutungskomplikationen unter **gerinnungshemmender Prophylaxe mit geringem Blutungsrisiko** (Antithrombotika in prophylaktischer Dosierung, Zyklooxygenasehemmer, antiaggregatorische Prostaglandine) müssen vor Durchführung elektiver neuroaxialer Blockaden, vor großen Blockaden zur Schmerztherapie (sympathischer Grenzstrang, Plexus coeliacus) und von Nervenblockaden im Kopf- und Halsbereich zwingend abgesetzt bzw. pausiert werden. Es kann zwar angenommen werden, dass zum Zeitpunkt der Blockade ein ausreichendes Gerinnungspotenzial zum Abdichten artefizieller Verletzungen kleinerer oder größerer Gefäße besteht; andererseits ist aber zu berücksichtigen, dass:

- ein mögliches Hämatom zu schwerwiegenden Komplikationen führen kann,
- das Auftreten neuroaxialer Hämatome nach Regionalanästhesie durch Blutgerinnungsstörungen begünstigt wird,
- die aktuelle Datenlage in der wissenschaftlichen Literatur aufgrund der untersuchten kleinen Patienten-

◘ **Tab. 8.1.** Elektive Lokalanästhesie unter Gerinnungstherapie (Übersicht)

	Thromboseprophylaxe		Antithrombotische Therapie	
	Anamnese bland	Anamnese auffällig	Anamnese bland	Anamnese auffällig
Kleine Blockade	Keine Therapiepause (Empfehlung 1)	Pause zwingend	Keine Therapiepause (Empfehlung 3)	Pause zwingend
Große Blockade	Therapiepause zwingend (Empfehlung 4)		Therapiepause zwingend (Empfehlung 2)	

kollektive bisher keine hinreichende Evidenz für die Sicherheit einer Blockade unter einer Thromboseprophylaxe liefert.

Diese Empfehlung mag hinsichtlich der häufig verordneten Einnahme von Acetylsalizylsäure restriktiv erscheinen. Die Inzidenz spontaner Blutungen unter diesem scheinbar harmlosen Medikament ist jedoch laut einer Metaanalyse klinisch relevant und nimmt dosisabhängig zu.

Periphere Nervenblockaden

Periphere Nervenblockaden werden besonders in der Therapie akuter Schmerzen, aber auch unter diagnostischen Gesichtspunkten eingesetzt. Die Wirksamkeit von Blockadeserien mit einem Lokalanästhetikum ist bei chronischen Schmerzen in vielen Fällen begrenzt. Sie können aber zur Unterbrechung akuter Schmerzexazerbationen oder bei Tumorschmerzen durchaus hilfreich sein. Eine zusätzliche Injektion von Steroiden ist möglich,

Tab. 8.2. Empfohlene Therapiepausen von gerinnungshemmenden Substanzen im Falle einer geplanten Lokal- oder Regionalanästhesie.

Substanz	Therapieende vor Punktion/Katheterentfernung	Therapiebeginn nach Punktion/Katheterentfernung
Medikamente mit Angriffspunkt in der plasmatischen Gerinnung		
Unfraktionierte Heparine		
– Prophylaktische Dosis	4 h	1 h
– Therapeutische Dosis	4 h	1 h
Niedermolekulare Heparine		
– Prophylaktische Dosis	12 h	4 h
– Therapeutische Dosis	24 h	4 h
Kumarine	1–2 Tage[c]	Sofort
Heparinoide	1–2 Tage[b]	4 h
Synthetisches Pentasaccharid		
Fondaparinux[a,d]	36 h[b]	4 h
Direkte Thrombininhibitoren		
Desirudin, Lepirudin[a]	10 h	4 h
(Xi-)Melagatran[a,e]	8 h	4 h
Medikamente mit Angrifspunkt in der zellulären Gerinnung		
ADP Rezeptorantagonisten		
Clopidogrel	7 Tage	Sofort
Ticlopidin	10 Tage	Sofort
Zyklooxygenasehemmer		
Acetylsalizylsäure	48 h[f]	Sofort
Nichtselektive COX-I-Hemmer	3-mal HWZ[g]	Sofort
Selektive COX-II-Hemmer	Nicht erforderlich	Sofort
GP IIb/IIIa-Inhibitoren		
Abciximab	48 h	4 h
Tirofiban	8 h	4h
Eptifibatid	8 h	4 h
Antiaggregatorische Prostaglandine		
Iloprost	2h	Sofort
Prostacyclin (Epoprostenol)	0,5 h	Sofort
Prostaglandine E$_1$	0,5 h	Sofort
Medikamentenkombination		
Generell gilt: Zeitintervall entsprechend dem Medikament mit längster empfohlener Therapiepause		
Phosphodiesterasehemmer		
Dipyridamol + Aceltylsalizylsäure	48 h	Sofort

[a] Dosisanpassung bzw. Absetzen bei Niereninsuffizienz erforderlich durch Verlängerung der Halbwertszeit und Akkumukation.
[b] Sobald Anti-Xa-Aktivität im Normbereich.
[c] Sobald INR<1,4 (abhängig von HWZ des verwendeten Kumarins und dem individuellem Ansprechen)
[d] Seit 2003 zugelassen, Phase-IV-Studie EXPERT läuft derzeit und wird Datenlage erweitern (20–36 h).
[e] Seit 2004 zugelassen, Fallzahlen von behandelten Patienten derzeit gering.
[f] Ausnahme bei neuroaxialen Blockaden: 48h gilt nur für single shot-Spinalanästhesie mit atraumatischer Nadel. Für alle anderen neuroaxialen Verfahren gilt ein Intervall von 72 h.
[g] Entsprechend der HWZ des verwendeten Präparates. Die präoperative Umstellung auf alternative Analgetika ohne Hemmung der Zyklooxygenase-I wird empfohlen.

sollte jedoch streng gehandhabt werden. Durch eine Beimischung von Clonidin, einem zentralen α-Sympathikomimetikum, kann die Wirkdauer der Anästhesie deutlich verlängert werden.

Bei chronischen Schmerzzuständen kommt auch eine kontinuierliche Blockade des Plexus brachialis in Frage. Bei herabgesetzter Lokalanästhetika-Konzentration (z. B. 10–15 ml Bupivacain 0,1–0,15 %) bleiben die motorischen Funktionen erhalten, so dass eine begleitende krankengymnastische Übungsbehandlung, z. B. für die Hände, möglich ist.

Häufig werden periphere Nervenblockaden im Bereich der Nn. occipitales, der Nn. intercostales und zur lumbalen Facettenblockade eingesetzt. Nach Sicherung der Diagnose durch derartige dignostische Injektionen kann dann als weiterer therapeutischer Schritt z. B. eine lokale Denervation zu einer deutlichen und vor allem länger anhaltenden Schmerzlinderung beitragen.

Vorteile
- Ungetrübte Vigilanz des Patienten, der wach, ansprechbar und voll kooperationsfähig bleibt.
- Temporäre oder bleibende nervale Schädigungen sind ausgeschlossen.

Neurolytische Blockaden

Während die Nervenblockaden unter Verwendung von Lokalanästhetika in ihrer Wirkung mehr oder weniger zeitlich deutlich begrenzt sind, zielen neurolytische Blockaden durch eine therapeutische Proteindenaturierung auf eine permanente, lokal begrenzte Funktionsschädigung des erkrankten peripher-somatischen, sympathischen oder intraspinalen Nerven ab, wobei hierbei eine selektive Beeinträchtigung nervaler Strukturen nicht möglich ist. Unter diesem Gesichtspunkt kommt einer möglichst exakten Kanülenpositionierung (unter Bildwandlerkontrolle und Kontrastmittelgabe) eine große Bedeutung zu. Aufgrund der meist nur begrenzten Wirkdauer wird die Indikation zu einem derartigen Vorgehen eher seltener gestellt (v. a. bei Nerven mit nur unbedeutendem motorischen Anteil wie die spinalen Hinterwurzeln, die Interkostalnerven oder der N. trigeminus).

Verwendete Substanzen
- Alokohollösung (50–60%)
- Phenollösung (5–10%; größere Toxizität, jedoch kein Injektionsschmerz!)

Komplikationen. Anästhesia dolorosa.

Nervenwurzelblockaden

Mit wachsendem Veständnis für die Neuroplastizität auf Rückenmarksebene und im Gehirn selbst als Ursache für persistierende neuropathische Schmerzsyndrome rücken Nervenwurzelblockaden in Höhe der in den Neuroforamina lokalisierten Hinterhornganglien (»dorsal root ganglion«; DRG) zunehmend in den Mittelpunkt des Interesses. In dieser für invasive Maßnahmen noch relativ einfach zugänglichen Region laufen bei Patienten mit chronischen Schmerzbildern im molekularen Bereich wesentliche funktionelle und strukturelle Prozesse ab.

Diagnostische Blockaden auf Rückenmarksebene können streng segmental begrenzte Informationen generieren. Im Falle einer akuten Wurzelreizung kann der Zusatz eines Steroids zum lokalen Abschwellen und damit zum Rückgang von Schmerzen, aber auch anderer neurologischer Störungen beitragen.

> **Exkurs**
> **Behandlungsalternativen**
> Eine neurolytische Behandlung mit einer Thermoläsion (Kryodenervierung, Hitzekoagulation) ist aufgrund der engen Nachbarschaft mit sensiblen und motorischen Nervenanteilen hier nicht möglich. Der Einsatz der gepulsten Radiofrequenztherapie, einer ebenfalls neurodestruktiven Methode, ist jedoch möglich und bietet für einen Teil der Patienten eine schonende und repetitiv anwendbare Behandlungsoption.

Rückenmarksnahe Blockaden

Bei den rückenmarksnahen Blockaden ist zwischen epiduralen und spinalen Verfahren, die jeweils spezifische Vor- und Nachteile mit sich bringen, zu unterscheiden. Diagnostische Injektionen, z. B. durch Einbringen eines spinalen (sog. diagnostische Spinalanästhesie) oder eines epiduralen Katheters (sog. Cherry-Blockade), erlauben eine Beurteilung der individuellen Effizienz verschiedener Medikamente, der notwendigen Medikamentenkonzentration und auch des Ausbreitungsgebietes.

Die diagniostische Aussagekraft einer epiduralen Blockade kann häufig, gerade im anatomisch interessierenden Bereich, durch Verklebungen oder Septen mit dann inadäquater Ausbreitung der applizierten Substanz beeinträchtigt werden. Andererseits ist die Einlage eines Spinalkatheters das invasivere und dann auch mit höherem Infektionsrisiko behaftete Verfahren. In Einzelfällen kann es zu einem postspinalen Syndrom mit ausgeprägten Kopfschmerzen und auch anderen neurologischen Störungen führen.

Beide Verfahren sind jedoch gut zur Akutbehandlung von Schmerzexazerbationen geeignet. Die einsetzende Analgesie kann bei Bedarf auch über eine längere Zeit aufrechterhalten werden (z. B. zur Behandlung prolongierter postoperativer Schmerzen). Für eine Dauertherapie sind allerdings nur intrathekale Katheter geeignet, da sich an der Spitze von Epiduralkathetern bereits nach kurzer Zeit Fibrinauflagerungen bilden, die die Ausbreitung des eingesetzten Medikamentes negativ beeinflussen.

Sympathikusblockaden

Eine Mitbeteiligung des sympathischen Nervensystemes gerade bei chonischen Schmerzsyndromen (sog. sympathisch unterhaltener Schmerz) lässt sowohl unter diagnostischen als auch unter therapeutischen Gesichtspunkten an spezielle **Sympathikusblockaden** denken:

— **Kopf, Hals**: Ganglion cervicale superius, Ganglion stellatum, Ganglion pterygopalatinum
— **Obere Extremitäten**: Ganglion stellatum, Plexus brachialis, i.v.-Lokalanästhesie
— **Abdomen**: Plexus coeliacus
— **Untere Extremitäten**: lumbaler Grenzstrang

Im Falle eines positiven Effektes unter probatorischem Einsatz eines Lokalanästhetikums können dann therapeutische Blockaden mit einem Opioid (ganglionäre Opioid-Analgesie; GLOA), eine Neurolyse mit Alkohol oder Phenol oder eine Thermoläsion mit Radiofrequenz versucht werden.

ℹ Kommentar
Wegen teilweise gravierender Komplikationsmöglichkeiten ist eine eindeutige Identifikation der antomischen Strukturen durch den Einsatz bildgebender Verfahren erforderlich.

Exkurs

Behandlungsalternativen

Für eine intrathekale oder in selteneren Fällen auch intraventrikuläre Dauertherapie mit Medikamenten kommt aus Gründen der Infektionsprophylaxe nur eine **implantierbare Medikamentenpumpe** in Frage. Es werden meist Opiode appliziert, teilweise unter Zusatz von Clonidin oder von Lokalanästhetika. Bei spastischen Problemen wird Baclofen eingesetzt.
Vorteilhaft bei dieser Applikationsart ist das deutlich günstigere Verhältnis zwischen Wirkung und Nebenwirkungen der Opiode. Die Probleme dieses Vorgehens bestehen in den üblichen operationsimmanenten Komplikationen (z. B. Infektionsrisiko) und der dauerhaften Abhängigkeit des Patienten von der Vefügbarkeit einer spezialisierten Behandlungseinheit.

8.2 Triggerpunktinfiltration

Bei einem **Triggerpunkt** handelt es sich um einen anatomisch eng umschriebenen muskulären Palpationspunkt, der evtl. auch als verhärtete Stelle in der Muskulatur oder im Unterhautgewebe imponieren kann (▶ Übersicht 8.1). Pathophysiologisch sind diese Maximalpunkte das Ergebnis der chronifizierten muskulären Reizbeantwortung; ihre Entstehung kann von unterschiedlichen, segmental zugehörigen Strukturen (Gelenke, Bänder, Muskelgruppen, auch organreflektorisch) angeregt werden. Die **Triggerzone** beschreibt einen anatomisch umschriebenen Hautbezirk im Bereich des sensiblen Innervationsgebietes eines Nerven, von dem aus sich durch Druck oder gar Berührung eine schmerzhafte (neuralgische) Reaktion auslösen lässt (◻ Abb. 8.1).

Übersicht 8.1. Klinische Eigenschaften von Triggerpunkten
- Bevorzugung tonischer Muskelgruppen
- Deutliche Druckempfindlichkeit
- Variable Sensitivität
- Umgebende vegetative Begleitsymptome (z. B. Verquellung des Bindegewebes, positiver Dermographismus)
- Verminderung der Kontraktionskraft des betroffenen Muskels
- Streckhemmung des betroffenen Muskels (Schmerzverminderung durch Stretching, Schmerzverstärkung durch muskuläre Aktivierung gegen Widerstand)
- Schmerzaktivierung bei muskulärer Überlastung oder lokaler Unterkühlung, auch reflektorisch (viszerogen, arthrogen, Stress)
- Schmerzerleichterung bei Ruhigstellung, lokalem Wärmefluss oder leichter passiver Dehnung der betroffenen Muskulatur

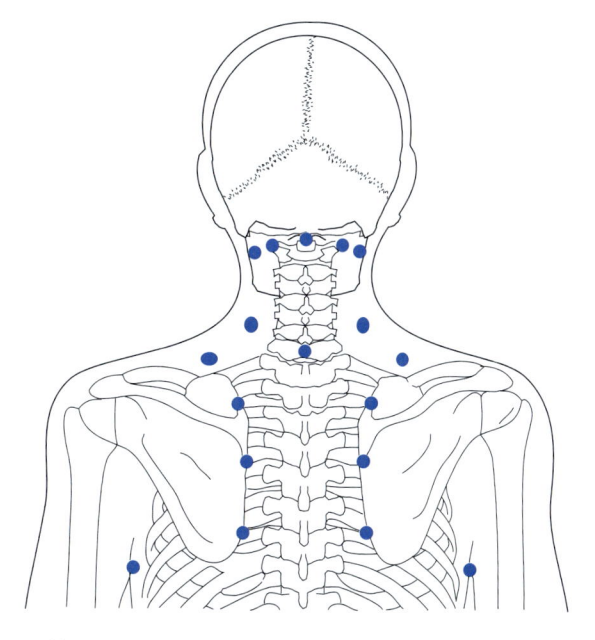

◻ **Abb. 8.1.** Typische Triggerpunkte im Bereich des Rückens im Rahmen der therapeutischen Lokalanästhesie (TLA) (schematische Darstellung)

Die lokale Infiltration von Lokalanästhetika (therapeutische Lokalanästhesie – TLA; Neuraltherapie) in die Triggerpunkte von Muskulatur, Sehnenansätzen oder auch Narbengewebe ist eine relativ einfach erlernbare und meist komplikationsarme Technik. Therapeutisches Ziel ist die Unterbrechung des Circulus vitiosus, primär ausgehend von einer nervalen Irritation mit nachfolgender muskulärer Verspannung und sympathomimetischen Begleitreaktionen. Die Lokalanästhesie führt zu einer vorübergehenden, somit nur kurzzeitigen Schmerzlinderung (bis hin zur Schmerzfreiheit), die reversible Blockierung der Kalium-Natrium-Pumpe (Beeinträchtigung der Repolarisation der Nervenfaser) reduziert die nervale Irritation und erhöht die Schmerzschwelle. Hier werden die dünneren A-δ und die C-Fasern früher funktionell ausgeschaltet als die dickeren, stärker myelinisierten Strukturen.

8.3 Zervikale Injektionstherapie

Injektionsbehandlungen im Bereich der Halswirbelsäule erfolgen in aller Regel ausschließlich unter therapeutischen Gesichtspunkten. Zielorte sind hier einerseits die kleinen Wirbelgelenke (Facetten) mit ihren sehr schmerzempfindlichen Gelenkkapseln, andererseits die seitlich austretenden Spinalnerven mit den typischen, durch mechanische Kompression bedingten radikulären Irritationen.

8.3.1 Zervikale Facetteninfiltration

Prinzip. Periartikuläre, polysegmentale Blockade des R. dorsalis eines zervikalen Spinalnerven mit einem Lokalanästhetikum.

Technisches Vorgehen. Der Patient nimmt eine sitzende Körperhaltung ein. Sein Kopf ist leicht rekliniert zur Verriegelung der interlaminären Fenster.
Zur Umflutung der Facetten C5–Th1 Verwendung einer zumindest 6-8 cm langen Nadel.
Vorgehen auf interspinöser Ebene: Punktion 1,5–2,0 cm paraspinal, dann zur Hautoberfläche senkrechtes Eingehen bis zum Knochenkontakt unter ständiger Aspiration. Injektion von etwa 1–2 ml Lokalanästhetikum, evtl. unter Zusatz von 5–10 mg Triamcinolon.

Effekt. Ausschaltung der Noziafferenzen im Bereich der dorsalen Gelenkkapsel der kleinen zervikalen Wirbelgelenke. Aufgrund der polysegmentalen Versorgung sollten auch die darüber und die darunter liegenden Facetten jeweils mitbehandelt werden.

Indikationen
- Chronische Funktionsstörungen der Wirbelbogengelenke mit anhaltenden pseudoradikulären Schmerzbildern
- Zervikobrachialgien
- Hyperlordotisch bedingte Zervikalgien
- Posttraumatische Zervikozephalsyndrome

8.3.2 Zervikale Spinalnervenanalgesie

Prinzip. Temporäre Blockade der Spinalnerven in der foramino-artikulären Region der unteren zervikalen Bewegungssegmente mit einem Lokalanästhetikum mit dem Ziel der Reduktion radikulär ausgelöster Schmerzbilder.

Technisches Vorgehen. Der Patient nimmt eine sitzende Körperhaltung ein. Seine Halswirbelsäule ist leicht anteflektiert. Verwendung einer 8 cm langen Kanüle.

Nervenwurzel C6. Einstich der Nadel zwischen den Dornfortsätzen C5 und C6, 3,5–4,0 cm paravertebral mit zur Hautoberfläche senkrechtem Vorgehen bis zum Knochenkontakt mit der zugehörigen Massa lateralis (unter ständiger Aspiration); Injektion von etwa 1 ml Lokalanästhetikum. Anschließend wird die Nadel zurückgezogen, bis deren Spitze von der Muskelfaszie wieder freigegeben ist. Die Nadel wird abgesenkt und um etwa 1,0 cm über die laterale Knochenbegrenzung hinaus vorgeschoben. Dann erst erfolgt die Injektion von 2–5 ml Lokalanästhetikum, evtl. unter Zusatz von 5–10 mg Triamcinolon.
Für die Nervenwurzeln C7 und C8 gleichartiges segmental angepasstes Vorgehen.

> **Tipps**
> Nach erfolgter Injektion ist eine engmaschige Überwachung über 2–3 Stunden ratsam.

Effekt. Temporäre Ausschaltung sämtlicher Afferenzen und Efferenzen einschließlich des Sympathikus. Der Patient verspürt in aller Regel nach einigen Minuten ein Wärmegefühl im Bereich des homolateralen Armes, evtl. auch in der betroffenen Kopfhälfte, das dann etwa 1–5 Stunden anhalten kann.

Indikationen
- Zervikale Wurzelreizsyndrome in Höhe C5, häufiger C6, C7 und C8 mit sensiblen bzw. sensomotorischem Defizit
- Posttraumatische Zervikalsyndrome
- Zervikozephalsyndrome
- Ausgeprägte pseudoradikuläre Zervikalsyndrome

Nebenwirkungen
- In Höhe C6/C7 und C7/Th1 ist eine Pleurapunktion mit Ausbildung eines Pneumothorax möglich
- Versehentliche intravasale Injektion (trotz Aspiration)

Kontraindikationen
- Lokal entzündliche Hautveränderungen, infizierte Talgdrüsen
- Neurologische Grunderkrankungen, bekanntes Anfallsleiden
- Bekannte Allergieneigung gegen Lokalanästhetika
- Schwere Allgemeinerkrankungen

8.4 Thorakale Injektionstherapie

Injektionsbehandlungen im Bereich der Brustwirbelsäule werden – wie auch im zervikalen Bereich – überwiegend als therapeutische Maßnahmen durchgeführt. Differenziert werden Infiltrationen der Facettengelenke von Blockaden der Spinalnerven.

8.4.1 Thorakale Facetteninfiltrationen

Leitsymptome. Eng zu lokalisierende Schmerzbilder paravertebral vor allem bei Rotations- und Seitneigebewegungen des Rumpfes und unter längerer statischer Belastung. Oft bestehen gleichzeitig chronische muskuläre Verspannungen mit teilweise atemabhängigen Beschwerden, verstärkt unter Palpation, Inspiration und/oder Rotation.
  Differenzialdiagnostisch ist an eine latente Pankreatitis bzw. Ösophagitis u. a. zu denken.

Technisches Vorgehen. Der Patient befindet sich in Bauchlage, evtl. Verstärkung der BWS-Kyphose durch Unterlage eines Kissens. Die Arme werden nach kranial gelagert bzw. hängen seitlich neben dem Untersuchungstisch locker herunter (zur Verstärkung einer Lateralabweichung der Schulterblätter). Palpation und Markierung der Oberkante der jeweiligen Dornfortsätze; streng 1,0 cm paravertebral davon liegt die vertikale Facettengelenkslinie.
  Eine etwa 6 cm langen Nadel wird in senkrechter Stichrichtung 1,0 cm paraspinal von der Oberkante des jeweiligen Dornfortsatzes bis zum Knochenkontakt vorgeschoben. Nach kurzer Aspiration erfolgt dann die Injektion von etwa 2–3 ml Lokalanästhetikum, evtl. mit Triamcinolon-Zusatz (10–20 mg).

Effekt. Ausschaltung der Noziafferenzen im Bereich der dorsalen Gelenkkapsel der kleinen thorakalen Wirbelgelenke; aufgrund ihrer polysegmentalen sensiblen Versorgung wird empfohlen, zumindest drei übereinander liegende Facettengelenke zu infiltrieren.

Indikationen
- Anhaltende pseudoradikuläre thorakale Schmerzbilder, evtl. mit interkostaler neuralgieformer Ausstrahlung (z. B. bei teilfixiertem Rundrücken der BWS, Skoliose u. a.)
- Chronischer paravertebraler Muskelhartspann ohne sensomotorisches Defizit
- Lokale Schmerzbilder mit gürtelförmiger Ausstrahlung

8.4.2 Paravertebrale thorakale Spinalanalgesie (Interkostalblockade)

Leitsymptome. Lokale radikuläre Reizzustände aufgrund einer äußeren Kompression (Protrusio oder Prolaps des Nucleus pulposus, knöcherne spinale Enge, Facettenganglion u. a.).

Technisches Vorgehen. Der Patient befindet sich in Bauchlage, evtl. Verstärkung der BWS-Kyphose durch Unterlage eines Kissens; beide Arme nach kranial bzw. seitlich von der Untersuchungsliege herabhängend gelagert.
- **Vorgehen zur Blockade der Nervenwurzeln Th1–Th4.** Zunächst wird die Unterkante des jeweiligen Dornfortsatzes aufgesucht und markiert; 3,0 cm lateral davon findet sich die jeweilige vertikale Querfortsatzlinie. Hier erfolgt das senkrechte Eingehen mit einer 6–10 cm langen Nadel. Nach erreichtem Knochenkontakt wird die Nadel zurückgezogen, bis sie von der Muskelfaszie wieder freigegeben ist. Anschließende Stichrichtung 20° nach kaudal und 30–40° nach medial. Nach Verlust des Knochenkontaktes wird die Nadel noch maximal 1–2 cm vorgeschoben. Abschließende kurze Aspiration und dann Injektion von etwa 2–3 ml Lokalanästhetikum.
- **Vorgehen zur Blockade der Nervenwurzeln Th5–Th9.** In dieser Höhe liegen die Querfortsätze 3 cm oberhalb der Hinterkante des zugehörigen Dornfortsatzes, ebenfalls 3,0 cm paraspinal. Stichrichtung und Injektion wie zuvor.

Typische Effekte. Temporäre Ausschaltung sämtlicher Afferenzen und Efferenzen einschließlich des Sympathikus (Rr. albus et griseus).

Indikationen
- Therapieresistente Interkostalneuralgien
- Interkostal-neuralgieforme Schmerzbilder mit gürtelförmiger (ein- bzw. auch beiderseitiger) Ausstrahlung

Komplikationen Pneumothorax (unter diesem Aspekt kein Nadelvorschub tiefer als 4,0 cm!); evtl. Orientierung unter radiologischer Kontrolle ratsam.

8.4.3 Intraspinale neurolytische Blockaden

Ziel. Dauerhafte Ausschaltung der afferenten Hinterwurzeln (in erster Linie Th3–Th12) bei Erhalt der Funktion der motorischen und sympathischen Vorderwurzeln.

Technisches Vorgehen. Bei Verwendung von Alkohol Lagerung des Patienten auf der gesunden, bei Verwendung von Phenol auf der erkrankten Seite mit jeweiliger ventraler Kippung um 45° (Hinterwurzeln an der höchsten bzw. an der tiefsten Stelle positioniert). Langsame Injektion des Neurolytikums unter Bildwandlerkontrolle über das Neuroforamen.

Verwendete Substanzen. Hyperbares Phenol (schwerer als Liquor; 5–10%), hypobarer Alkohol (leichter als Liquor; 40–50%).

Indikationen. Schwere, sonstig therapierefraktäre Interkostalneuralgie.

Komplikationen. Schädigung auch der Vorderwurzel mit motorischen Ausfällen. Deshalb äußerst zurückhaltende Indikationsstellung im lumbalen Bereich (nur bei bestehendem Anus präter und Blasenkatheter).

8.5 Lumbale Injektionstherapie

Die Anwendung einer Infiltrationsbehandlung im Bereich der Rumpfwirbelsäule kann zu diagnostischen wie auch zu therapeutischen Zwecken erfolgen (▶ Übersicht 8.2). Im Falle lumbaler Beschwerdebilder haben sich unterschiedliche Injektionstechniken (◘ Tab. 8.3) bewährt, die je nach Indikation einzeln oder in Kombination angewandt werden können. Die jeweiligen anatomischen Zugangswege sind standardisiert (◘ Abb. 8.2).

> **Übersicht 8.2.** Überblick über die Injektionsbehandlungen im Bereich der Wirbelsäule
> **Diagnostische lokale Injektionen (DLI)**
> — Diagnostische Lokalanästhesie (DLA)
> — Lokale Schmerzprovokation mit Kochsalzlösung
> — Kontrastmittel-Injektionen
>
> **Therapeutische lokale Injektionen (TLI)**
> — Therapeutische Lokalanästhesie (TLA)
> — Therapeutische Lokalanästhesie mit Steroidzusatz (TLAS)
> — Therapeutische Applikation von Steroiden (TLS)

8.5.1 Therapeutische selektive Facetteninjektion

Beschränkt sich die Schmerzproblematik eher auf ein nicht selten degenerativ verändertes lumbales Wirbelbogengelenk, sollte therapeutisch modifiziert vorgegangen werden. Die Infiltration kann am sitzenden oder am liegenden Patienten (Bauch- oder Seitlage) erfolgen.
— Für die Facetten L1–L4 werden zumindest 6–10 cm lange Nadeln verwendet. Auf der interspinösen Ebene wird 2 cm paraspinal und sagittal bis zum Knochenkontakt eingegangen. Nach kurzfristiger Aspiration erfolgt dann die Injektion.
— Die Facette L5 wird auf der Verbindungslinie zwischen Dornfortsatz L4 und Spina iliaca posterior superior aufgesucht. In der Mitte dieser Strecke wird die Nadel senkrecht bis zum Knochenkontakt vorgeschoben. Nach kurzer Aspiration erfolgt wiederum die Injektion.

Es werden jeweils 5–10 ml Lokalanästhetikum, ggf. mit 10–40 mg Triamcinolon zusammen, aufgezogen. Während bei der diagnostischen i.a.-Injektion aufgrund des begrenzten Volumens eines Facettengelenkes nicht mehr als 1 ml appliziert werden darf (sonst Gefahr der Ruptur der Gelenkkapsel!), können bei therapeutischen Infiltrationen auch größere Flüssigkeitsmengen verwendet werden. Der Effekt ist die Ausschaltung der Noziafferenzen im Bereich der dorsalen Gelenkkapsel.

> **ⓘ Tipps**
> Bei der therapeutischen Infiltration gilt die Empfehlung, aufgrund der polysegmentalen Versorgung 2 Facetten übereinander oder eine darüber und eine darunter liegende Gelenkverbindung gleichzeitig zu behandeln.

Die Langzeitwirkung der Facetteninjektion mit Lokalanästhetikum und/oder Kortikoiden ist nur schwer zu verstehen. Raymond u. Dumas (1984) geben als Erklärung für den therapeutischen Effekt die Ruptur bei adhäsiver

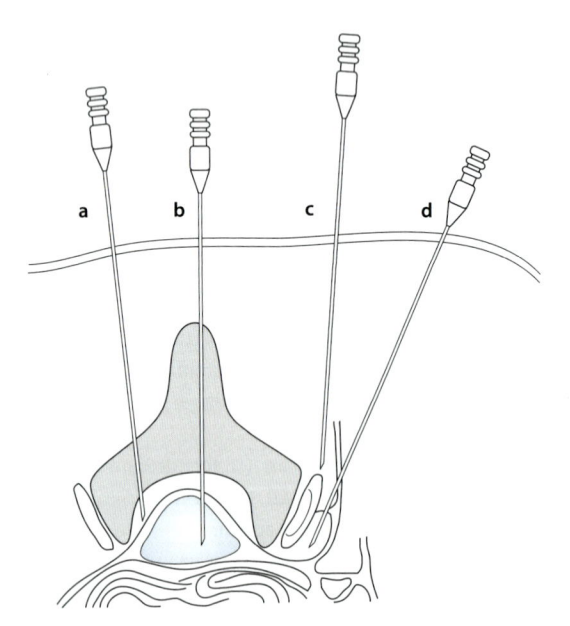

◘ **Abb. 8.2.** Unterschiedliche Injektionstechniken im Bereich der unteren Lendenwirbelsäule (schematische anatomische Darstellung der standardisierten Zugangswege in der Horizontalsicht): *a* epidural dorsale Injektion, *b* intrathekale Injektion, *c* Facetteninfiltration, *d* paravertebrale Spinalnervenanalgesie (PSA)

Tab. 8.3. Übersicht über die speziellen Injektionstechniken im Bereich der Lendenwirbelsäule

Art der Injektion (s. Abb. 8.2)	Indikationen	Art und Dosis der applizierten Substanz(en)
Lumbale segmentale Paravertebralanästhesie (LSPA)	Radikuläre Irritation	10 ml Mepivacain 0,5%
Epidural-perineural (evtl. unter CT-Kontrolle)	Radikuläre Irritation, therapieresistente LSPA	1,0 ml Bupivacain 0,25% mit 10 mg Triamcinolon
Epidural-dorsal (Abb. 8.2)	Radikuläre Irritation, pseudoradikuläre Störung	10 ml NaCl mit 20 mg Triamcinolon
Epidural-kaudal	Radikuläre Irritation (v.a Postdiskotomiesyndrom mit Narbenbildung)	10 ml NaCl mit 10 mg Triamcinolon
Epidural-sakral (Abb. 8.2)	Untere radikuläre Irritation (S1)	1,0 ml Bupivacain 0,25% mit 10 mg Triamcinolon
Facetteninfiltration	Pseudoradikuläre Störung, lumbale Spondylarthrose	Diagnostisch: 1,0–1,5 ml Bupivacain 0,25%, 1,0–1,5 ml Ropivacain 2 mg Therapeutisch: 2,5–3,0 ml Bupivacain 0,25%, 2,5–3,0 ml Ropivacain 2 mg
ISG-Infiltration	ISG-Irritation (Funktionsstörung), pseudoradikuläre Störung	2,5–3,0 ml Bupivacain 0,25%, 2,5–3,0 ml Ropivacain 2 mg

Kapsulitis oder einen Plazeboeffekt an. Die Facetteninjektion mit großen Injektionsvolumina führt zum Austritt der Injektionslösung am häufigsten in den Epiduralraum, auch in das Foramen intervertebrale oder aber in andere paravertebrale Gewebe.

Bekanntlich lässt sich auch das myofasziale lumbal betonte Schmerzsyndrom durchaus gut durch Kortisoninjektionen beeinflussen. Eine extraartikuläre Anästhetika- oder Kortisonausbreitung nach Facetteninfiltration kann deshalb bei derartigen Störungen durchaus zu anhaltender Schmerzfreiheit führen.

8.5.2 Paravertebrale Spinalnervenanalgesie (PSA)

Die primäre Indikation für eine paravertebrale Injektion/Spinalnervenanalgesie (PSA) sind akute oder chronische Wurzelreizsyndrome. Es lassen sich aber auch bei degenerativen Lumbalsyndromen gute Erfolge erzielen (Krämer 1986). Das Wirkprinzip besteht darin, dass ein Lokalanästhetikum in unmittelbarer Nachbarschaft zum Facettengelenk und zum Foramen intervertebrale appliziert wird (Abb. 8.3). Bei der häufig durchgeführten lumbalen Wurzelblockade (LSPA) werden Spinalnerv und die Rr. communicantes in Höhe der Foramina intervertebralia umflutet (klassische Indikation: hartnäckige radikuläre Irritation, z. B. im Falle einer Nukleusprotrusion).

Der Patient befindet sich in Bauch- oder Seitenlage. In aller Regel wird eine 8–12 cm lange Kanüle verwendet. Das anatomische Vorgehen ist jeweils exakt festgelegt:

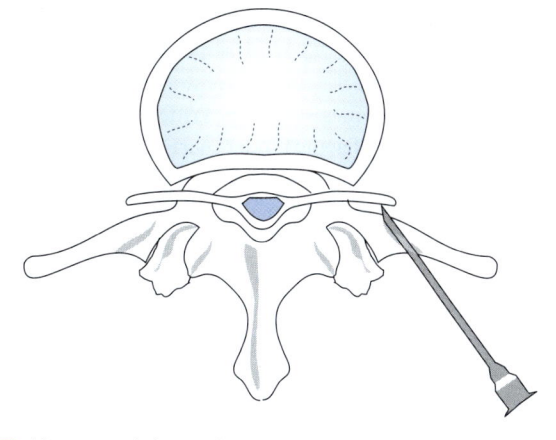

Abb. 8.3. Lumbale Spinalnervenanalgesie

— Die **Nervenwurzeln L1–L3** werden über der Oberkante des jeweils darunter liegenden Dornfortsatzes erreicht. Die Nadel wird etwa 4 cm paraspinal sagittal auf den zugehörigen Querfortsatz ausgerichtet; dann wird die Nadel wieder etwas zurückgezogen, bis die Nadelspitze von der Muskelfaszie freigegeben ist. Die Stichrichtung liegt jetzt 20° nach medial und 15° nach kranial, um die darüber liegende Nervenwurzel exakt zu erreichen. Die Nadel wird etwa 2 cm weiter vorgeschoben als die Länge, die bei Erreichen des Querfortsatzes noch frei zu sehen war.

— Für die **Nervenwurzeln L4, L5 und S1** wird jeweils an der Oberkante des Dornfortsatzes L5 etwa 4 cm paraspinal sagittal auf den Querfortsatz L5 eingegangen

(◘ Abb. 8.4); die Nadelspitze wird dann ebenfalls wieder etwas zurückgezogen, bis sie von der Muskelfaszie freigegeben ist (s. oben). Die weitere Stichrichtung erfolgt dann 20° nach medial:
- **L4-Wurzel**: etwa 15 ° nach kranial vorschieben, 2 cm länger als zum Querfortsatz
- **L5 Wurzel**: etwa 15° nach kaudal vorschieben, 2 cm länger als zum Querfortsatz
- **S1-Wurzel**: etwa 30° nach kaudal vorschieben, 3–4 cm länger als zum Querfortsatz

Nach jeweiliger Aspiration erfolgt nun die Injektion von 5–10 ml Lokalanästhetikum, evtl. in Kombination mit 10–40 mg Triamcinolon.

Der Effekt ist die temporäre Ausschaltung sämtlicher Afferenzen und Efferenzen einschließlich des Sympathikus (Rr. albus et griseus).

- Bei neurologisch gesichertem S1-Wurzelreizsyndrom mit postoperativen Narbenbildungen und erfolgloser Injektion über L5/S1 (s. oben) ist die **Injektion über das Foramen sacrale 1** indiziert:

Hierzu wird eine Nadel mit einer Länge von 6–12 cm verwendet. Der Patient befindet sich in Bauchlage. Auf der Verbindungslinie Dornfortsatz S1 und Spina iliaca posterior superior am Übergang vom medialen 2/3 zum lateralen 1/3 wird senkrecht eingegangen. Nach kurzer Strecke und Durchstoßen der Ligg. sacroiliaca posteriores wird ein Widerstand verspürt, der derb (Lig. flavum) oder hart (Knochen) sein kann. Wird das Lig. flavum sofort getroffen, so wird dieses vorsichtig in einem Winkel von etwa 10° nach medial penetriert; dann wird die Nadel noch um ca. 1–1,5 cm weiter vorgeschoben. Werden zunächst knöcherne Strukturen kontaktiert, tastet man sich nach Injektion von etwa 2 ml Lokalanästhetikum mit der Nadelspitze kreisförmig bis zum Foramen sacrale 1 vor. Nach kurzer Aspiration werden etwa 5–10 ml Lokalanästhetikum in Kombination mit 10–40 mg Triamcinolon injiziert. Der Patient wird anschließend etwa 30 Minuten auf der betroffenen Seite gelagert.

Durch die Miterfassung des R. meningeus, der in den Canalis vertebralis zurückläuft, ist nach Reischauer (1949) auch eine Beeinflussung von Strukturen im Wirbelkanal selbst möglich. Auch durch Diffusion des vor dem Foramen intervertebrale gesetzten Flüssigkeitsdepots werden zentrale Anteile der Wurzel sowie Rezeptoren des hinteren Längsbandes mit erreicht.

> **Cave**
> Langzeitanästhetika sollten wegen der möglichen inraspinalen Applikation mit entsprechend lang andauernder Spinalanästhesie zurückhaltend eingesetzt werden.

Im Allgemeinen ist eine Serie von 6–12 Injektionen sinnvoll. Die Injektion selbst kann in der Originaltechnik oder in der Modifikation Krämer (1986) erfolgen.

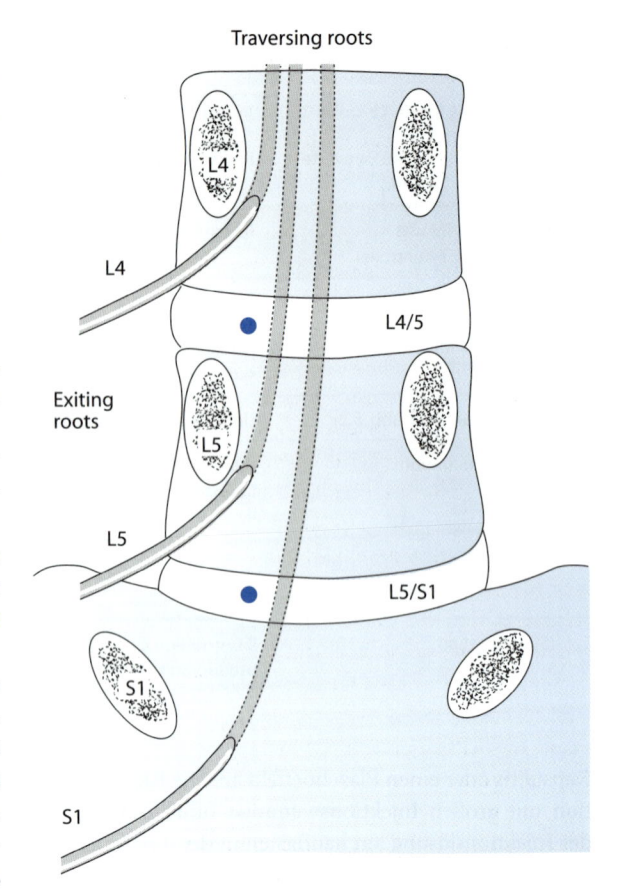

◘ **Abb. 8.4.** Topographie der Nervenwurzeln L4–S1 mit Kaudalisierung der Bogenwurzeln bezogen auf den Wirbelkörper von superior nach inferior

Komplikationen. Es können passagere motorische Störungen mit Stand- und Gangunsicherheit auftreten. Bei erfolgter lumbaler Grenzstrangblockade in Höhe von L3/4 können vegetative Erscheinungen ausgelöst werden. Die daraus resultierende Vasodilatation mit Erwärmung des betroffenen Beines wird vom Patienten oftmals jedoch als durchaus angenehm empfunden. Wegen dieser möglichen Nebenwirkungen ist in aller Regel eine Überwachung des Patienten für 30–60 Minuten nach der Injektion erforderlich.

> **Cave**
> Mehrere Stunden Fahrverbot!

8.5.3 Epidurale Injektionstechniken

Pseudoradikuläre Schmerzen, durch den rekurrenten N. sinuvertebralis (z. B. im Falle einer Bandscheibendegeneration mit -vorfall) verursacht, machen in aller Regel eine epidurale Injektionstechnik erforderlich. Das praktische Vorgehen ist hierbei wie folgt:

Epidural-dorsale Injektion. Diese erfolgt durch das interlaminäre Fenster in den hinteren Anteil des Epiduralraumes des betroffenen lumbalen Bewegungssegmentes (Abb. 8.5). Neben einer Ausschaltung der Schmerzweiterleitung ist es möglich, durch entsprechende Zusätze eine direkte Entzündungshemmung durchzuführen, was zur Schmerzunterdrückung führt; ähnliches wird erreicht durch eine direkte Blockade der Opiatrezeptoren.

Segmentale-epidurale Injektion. Für eine gezielte segmentale-epidurale Injektion wird wie bei einer Lumbalpunktion vorgegangen. Am sitzenden Patienten wird eine mandrinhaltige Nadel (z. B. Spinocan) zwischen den Dornfortsätzen des betroffenen Segmentes durch das Lig. flavum bis zum Periduralraum vorgeschoben. Um nicht den Durasack zu punktieren, wird kurz vor oder bei der Perforation des Lig. flavum der Mandrin entfernt, eine flüssigkeitsgefüllte (z. B. 0,9% NaCl) Spritze (2 ml) aufgesetzt und die Nadel unter fortgesetztem Stempelandruck weiter vorgeschoben, bis der Druck plötzlich nachlässt (»loss of resistance«). Bei gesicherter Nadellage werden beispielsweise Kochsalzlösung (0,9%), eine Kortikoid-Kristallsuspension, Opioide und/oder Lokalanästhetika verabreicht.

Dorsal-epidurale Injektion. Bei dieser Injektionstechnik werden größere Volumina (etwa 10–20 ml) appliziert, um u. a. zu gewährleisten, dass auch die betroffenen Nervenwurzeln, die im ventralen Epiduralraum liegen, in der gewünschten Konzentration mit umflutet werden.

Dorsal-interlaminäre Injektion. Mit der dorsal-interlaminären Injektionstechnik werden gleichzeitig mehrere Segmente erreicht, ggf. auch auf beiden Seiten. Hauptindikationen sind hier deshalb vor allem zentrale Spinalkanalstenosen und polyradikuläre Schmerzsyndrome. Je nach betroffener Wurzel wird der interlaminäre Zugang L5/S1, L4/L5 oder auch höher gewählt. Im Falle einer Spinalkanalstenose werden die Etagen L3/L4 oder L4/L5 – entsprechend der häufigsten Lokalisation einer knöchernen Enge im Spinalkanal – bevorzugt.

> **Kommentar**
> Um das interlaminäre Fenster des entsprechenden Segments sicher beurteilen zu können, sollten a.p.-Röntgenaufnahmen der LWS verfügbar sein.

Im Falle eines nicht vorhandenen Interlaminarspaltes, z. B. durch Überlappung der Laminae, sollte sofort die besser zugängliche Nachbaretage gewählt werden.

Insbesondere im Segment L4/L5 und in den darüber liegenden Etagen kann es beim interlaminären Zugang zu einer transduralen Passage mit zweimaliger Durapunktion (dorsal und ventral) kommen, bevor die Nadelspitze den anterolateralen Epiduralraum erreicht. Bei Verwendung von 29-G-Kanülen sind hierbei keine nennenswerten Folgen zu erwarten. Die Durasackpassage wird durch Aspiration von Liquor beim Zurückziehen der Nadel bemerkt. In diesen Fällen ist nach dem Eingriff in etwa 10% der Fälle mit mäßiggradigen Kopfschmerzen zu rechnen.

Sakrale Periduralanalgesie (SPA). Liegt eine L4–S1 (-S3)-Symptomatik vor, bestehen polysegmentale Degenerationen, aber auch bei Vorliegen eines Postdiskotomiesyndromes, einer Coccygodynie oder einer Spinalkanalstenose ist diese Technik, auch Kaudalanästhesie genannt, indiziert. In diesen Fällen wird auf eine 3-4 cm lange Nadel zurückgegriffen. Der Patient liegt bäuchlings über einer Liege oder befindet sich in Seitlage. Die Cornua sacralia werden an ihrem oberen Ende in Höhe der Rima ani getastet. Anschließend erfolgt ein senkrechter Einstich bis zum Knochenkontakt (Abb. 8.6 und Abb. 8.7). Die Nadel wird dann wieder etwas zurückgezogen und schließlich

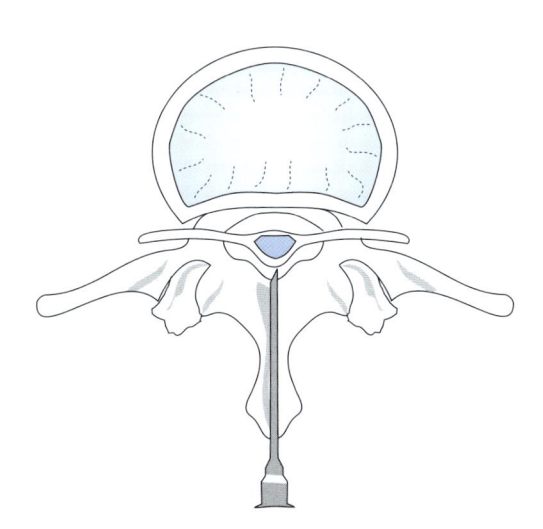

Abb. 8.5. Epidural-dorsale Injektion im Bereich der LWS (schematische Darstellung)

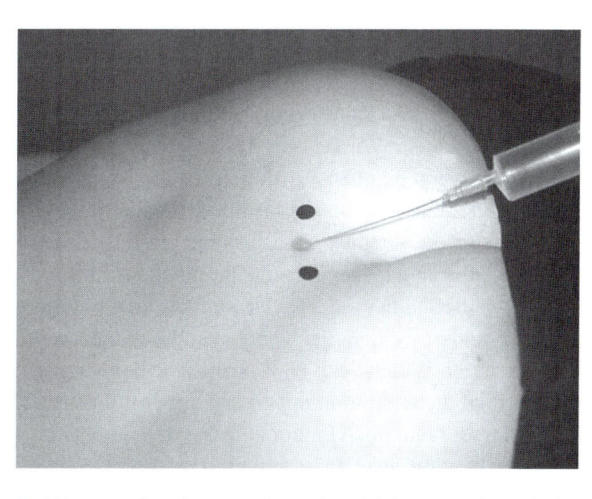

Abb. 8.6. Klinische Situation und Nadelplatzierung bei sakraler Periduralanalgesie (SPA) (die schwarzen Punkte markieren die Cornua sacralia, der graue Punkt die Nadeleinstichstelle)

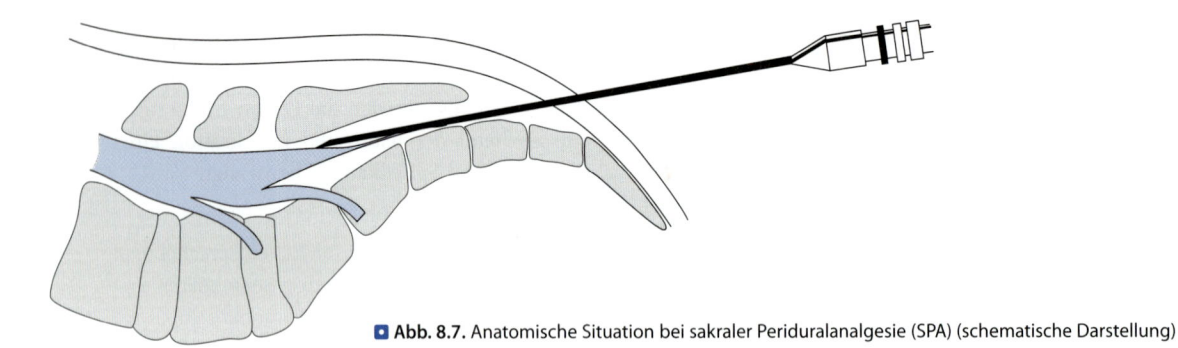

Abb. 8.7. Anatomische Situation bei sakraler Periduralanalgesie (SPA) (schematische Darstellung)

tangential 1–2 cm vorgeschoben. Nach kurzer Aspiration erfolgt die Injektion von 10–20 ml Lokalanästhetikum oder NaCl in Kombination mit 10–40 mg Triamcinolon.

Bei der sakralen Periduralanalgesie werden:
- mehrere Etagen umflutet (etwa L4–S5),
- Afferenzen und Efferenzen ausgeschaltet,
- Spinalganglien und sympathischen Fasern beeinflusst.

Epidural-perineurale Injektion nach Krämer. Noch wenig verbreitet, aber sehr effektiv ist die epidural-perineurale Injektion nach Krämer oder ihre Modifikation nach Steinhaus. Hierbei werden über einen interlaminären Zugang geringere Mengen von Steroiden und Lokalanästhetika in den ventrolateralen Epiduralraum in Zuge einer Doppelnadeltechnik injiziert. Dieses Vorgehen stellt den direkten Weg zu einer von einem Bandscheibenvorfall bedrängten Nervenwurzel einschließlich des Spinalganglions dar. Ziel dieses Vorgehens ist nicht die vollständige Analgesie und Paralyse des epidural verlaufenden Spinalnerven, sondern vielmehr eine Schmerzreduktion und Desensibilisierung (Entzündungshemmung) gereizter neuraler Strukturen im lumbalen Bewegungssegment, direkt an dem Ort, wo der Schmerz entsteht. Die klassische Indikation stellt somit die monoradikuläre lumbale Wurzelreizung unterschiedlicher Genese dar.

Die Injektion erfolgt am sitzenden Patienten (Abb. 8.8 und Abb. 8.9). Zunächst wird eine Introducerkanüle 1 cm unterhalb des Dornfortsatzes und 1–1,5 cm kontralateral in einem Winkel von 15–20° schräg bis zum Lig. flavum vorgeschoben. In diesen Trokar wird dann eine 29-G-Kanüle eingebracht, bis mit der Nadelspitze ein Knochenkontakt verspürt wird. Erfolgt diese Knochenkontaktierung an der Lamina zu früh, muss der Einstichwinkel – je nach Situation – in der Frontal- oder Sagittalebene verändert werden. Bei Knochenkontakt oder wenn ein weicherer Widerstand (z. B. Bandscheibe) verspürt wird, erfolgt die Aspiration mit einer 1-ml-Insulinspritze. Werden weder Blut noch Liquor aufgesogen, werden klassischerweise 1 ml Lokalanästhetikum (Lidocain 1% oder Bupivacain 0,25%) zusammen mit 10 mg Triamcinolon verabreicht. Etwa 20% der Patienten geben nach Krämer hierbei eine leichte Schmerzausstrahlung an.

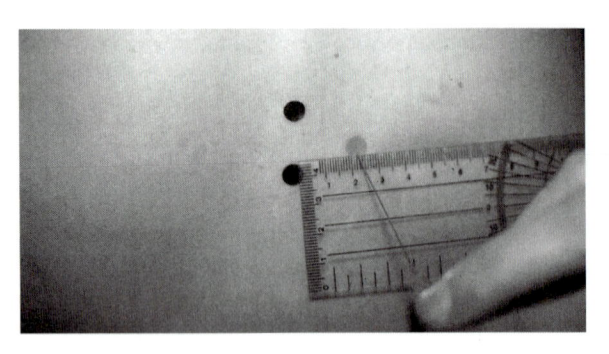

Abb. 8.8. Klinische Situation bei epidural-perineuraler Injektion nach Krämer (die schwarzen Punkte markieren die tastbaren Dornfortsätze L4 und L5, der graue Punkt die Nadeleinstichstelle)

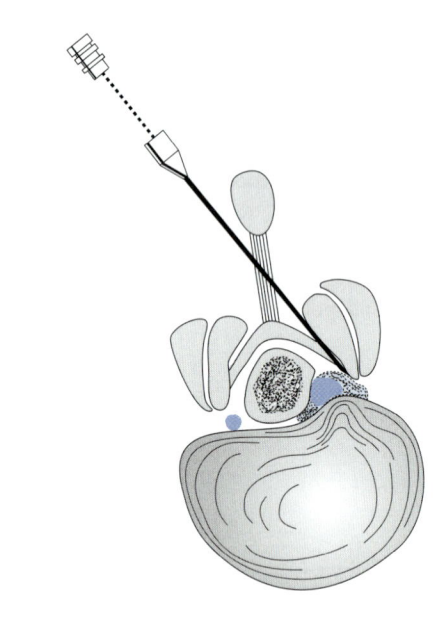

Abb. 8.9. Anatomische Situation bei epidural-perineuraler Injektion nach Krämer (schematische Darstellung)

Bei der Technik nach Steinhaus wird die Nadel (Typ 20 G, Länge ca. 15 cm) in Höhe der irritierten Wurzel auf der gleichen Seite an der Unterkante des Dornfortsatzes ca. 0,5 cm von der Mittellinie zur betroffenen Seite versetzt eingebracht; anschließend wird sie in sagittaler Ebene 10° nach lateral geneigt. Am medialen Rand der

Facette wird das Lig. flavum bis zum Knochenkontakt durchstoßen. Nach kurzer Aspiration erfolgt dann die Injektion von 1 (–2) ml Lokalanästhetikum oder NaCl und von 10 (–40) mg Triamcinolon.

Vorteile der epidural-perineuralen Injektion nach Krämer und der Technik nach Steinhaus:
- Die Inflammationskaskade lässt sich vor Ort mit Erreichen der Nozioafferenzen am vorderen Durablatt, des Lig. longitudinale posterius mit seinen Nozizeptoren, der Mechanorezeptoren (Golgi-, Ruffini-, Vater-Paccini-Körperchen) und auch des N. sinuvertebralis mit seinen sympathischen Fasern beeinflussen.
- Antiproliferative Wirkung (Narbenbildung).
- Dilution aller Entzündungsmediatoren (Substanz P, Kinine, Interleukine etc.).
- Segmentale Schmerzblockade durch geringe Mengen des niedrig konzentrierten Lokalanästhetikums ohne motorische oder sensible Störungen durch Blockierung der C-Fasern.

Mit vorübergehenden Lähmungserscheinungen bzw. Lähmungsgefühlen im Bereich der Zielnervenwurzel ist in weniger als 5% der Fälle zu rechnen. Hier stehen Blockierungen der A-1-Fasern mit Verlust der Berührungsempfindlichkeit, allerdings ohne motorische Ausfälle im Vordergrund.

> **Kommentar**
> Die Aufklärung des Patienten über Blockierungen der A-1-Fasern und entsprechende Vorkehrungen für diesen Fall sind Voraussetzung für die Anwendung dieser Technik.

Nebenwirkungen und **Komplikation** entsprechen denen der lumbalen paravertebralen Spinalnervenanalgesie (PSA). Da wesentlich geringere Mengen des Lokalanästhetikums verwendet werden (1 ml), sind die Allgemeinreaktionen meist nur unbedeutend. Die Vorbereitungen ähneln wegen der Applikation in den Wirbelkanal denen einer Operation:
- Drei Minuten Hautdesinfektion
- Verwendung steriler Handschuhe
- Apparatives Monitoring
- Ggf. Verwendung eines Mundschutzes

Eine versehentliche intrathekale Applikation des Lokalanästhetikum/Steroidgemisches ist bei dieser Injektionstechnik eher unwahrscheinlich, da erst dann injiziert wird, wenn ein Knochenkontakt erreicht ist. Sofern keine epiduralen Narben vorhanden sind, liegen Dura und Nervenwurzel nicht unmittelbar dem Knochen an.

Die **Kontraindikationen** entsprechen denen der PSA. Wegen der möglichen Infektionsgefahr bzw. der Möglichkeit des Wiederaufflackerns von Infektionen ist auf Sekundärheilungen nach Bandscheibenoperationen, Epiduralabszesse und Spondylitiden zu achten. Bei hochgradigen Lumbalskoliosen ist der interlaminäre Zugang in aller Regel erschwert. Epidural-perineurale Injektionen sollten dann – wenn überhaupt – unter Zuhilfenahme bildgebender Verfahren (CT) durchgeführt werden.

8.6 Sympathikusblockaden

Der Sympathikus als Teil des autonomen Nervensystemes besteht aus zentralen und peripheren Anteilen: Die zellulären Ursprünge liegen in der spinalen Pars intermedia (Th11–L2), der sympathische Grenzstrang ventrolateral beidseits an der Wirbelsäule von der Schädelbasis bis hin zum Steißbein. Dieses nervale System ist in nicht seltenen Fällen an der Entstehung, vor allem aber an der Unterhaltung chronischer Schmerzsyndrome beteiligt (sog. »**s**ympathically **m**aintained **p**ain«; SMP). Als typische Krankheitsbilder sind zu nennen:
- CRPS (komplexes regionales Schmerzsyndrom; früher: M. Sudeck)
- Kausalgie
- Postzosterische Neuralgie

Chronisches Schmerzbilder, hervorgerufen durch eine sympathisch unterhaltene Störung, sind klinisch charakterisiert durch:
- Typische brennende Beschwerden, meist Spontanschmerzen mit nächtlicher Verstärkung
- Allodynie, Hyperästhesie, Störungen der peripheren Temperaturregulation
- Sudomotorische Störungen
- Vasomotorische Störungen
- Trophische Störungen

Wenn eine Mitbeteiligung des sympathischen Nervensystemes belegt ist, können unter therapeutischen Gesichtspunkten spezielle sympathische Blockaden zervikaler Ganglien, des lumbalen Grenzstranges oder des Plexus coeliacus überlegt werden. Die marklosen postganglionären Nervenfasern sind gegenüber einer Applikation von Lokalanästhetika empfindlicher als die präganglionären markarmen nervalen Strukturen. Durch Unterbrechung der sympathischen Erregungsleitung wird der Circulus vitiosus der sympathogenen Schmerzverstärkung unterbrochen und damit eine Wiederherstellung einer physiologischen Steuerung der Durchblutung erreicht.

8.6.1 Blockade des Ganglion cervicale superius

Synonym. Oberes Halsganglion (des Grenzstranges).

Anatomische Grundlagen. Insgesamt 2,5 cm lang; Lage in Höhe des 2. und 3. HWK hinter der A. carotis interna und der V. jugularis interna 2 cm unter der Schädelbasis zwischen dem M. longus capitis und dem M. digastricus posterior.

Technisches Vorgehen
- **Transoraler Zugang.** Vorbereitende Schleimhautanästhesie durch Gurgeln mit einem Lokalanästhetikum. Senkrechter Nadeleinstich am Gaumensegelwinkel der Rachenhinterwand in Höhe der Uvula etwa 3 cm lateral der Mittellinie (lateral zur Rachenmandel) in Zielrichtung zum Querfortsatz C2; Stichtiefe maximal 10 mm (Nadelabstandshalter sinnvoll).
- **Lateraler Zugang.** Senkrechtes Vorgehen durch die Haut in der Mitte der Verbindungslinie zwischen dem Kinnwinkel und dem Processus mastoideus, dann schräg nach dorsal in Richtung Querfortsatz C2.

Dosis. 2 ml Lokalanästhetikum (z. B. Bupivacain 0,25%) oder 2 ml NaCl (0,9%) + 0,03 mg Buprenorphin. Anfänglich tägliche Applikation, dann Zeitintervalle strecken; maximal 25 Injektionen, bei fehlender Effizienz dann Therapieabbruch.

Bei Zusatz des Opiates Buprenorphin spricht man auch von einer **GCS-GLOA** (ganglionäre lokale Opioidapplikation).

Indikationen
- Chonische Neuralgien des 1. und 2. Trigeminusastes (V1 und V2)
- Postzosterische Neuralgien im Gesichtsbereich
- Atypischer Gesichtsschmerz
- SMP (»sympathically maintained pain«)
- HWS-bedingte Kopfschmerzen (z. B. auch nach einem oberen HWS-Distorsionstrauma)

Komplikationen. Seltene leichte Schluckstörungen bzw. Übelkeit.

Kontraindikationen
- Bekannte Gerinnungsstörungen
- Bekannte Allergieneigung gegen Lokalanästhetika

8.6.2 Blockade des Ganglion pterygopalatinum

Synonym. Meckel-Ganglion.

Anatomische Grundlagen. Parasympathisches Ganglion in das Fossa pterygopalatina etwas unterhalb und ventral des Jochbeinbogens; nervöse Äste zur Versorgung der Tränendrüsen und der Drüsen der Nasen- und Gaumenschleimhaut.

Technisches Vorgehen
- **Transnasaler Zugang:** Rückenlagerung des Patienten mit überstreckter HWS; Zugang zum Gaumen über das Foramen palatinum.
- **Seitlicher Zugang:** Nadeleinstichstelle zwischen der Incisura mandibulae und dem Jochbeinbogen mit Zielrichtung zum lateralen Orbitarand; Vorschieben um etwa 3–4 cm mit Stichrichtung von ca. 30° nach vorne unten.

Dosis. 3,0–5,0 ml Lokalanästhetikum (Bupivacain 0,25%; Ropivacain 2 mg/ml).

Klinischer Effekt. Warme, trockene Haut im Bereich der lateralen Gesichtshälte; lokale Hypästhesie bis hin zur Analgesie.

Indikationen
- Chronische Neuralgien des 2. und 3. Trigeminusastes (V2 und V3)
- Akute Migräne, Clusterkopfschmerz

Komplikationen. Nicht zu erwarten, wenn eine dorsale Stichrichtung (venöser Plexus pterygoideus) vermieden wird.

8.6.3 Stellatumblockade (Ganglion cervicothoracicum)

Anatomische Grundlagen. Lage auf dem 6. HWK-Querfortsatz bzw. ventral vor den Querfortsätzen C6 und C7.

Technisches Vorgehen (◘ Abb. 8.10)
- **Dorsaler Zugang nach Reischauer:** Sitzender Patient, Oberkörper leicht antekliniert, Geradehaltung des Kopfes. Senkrechter Nadeleinstich 2,0–3,0 cm lateral des Dornfortsatzes HWK 6; Vorbeigleiten über dem HWK-Querfortsatz 6 etwa 4 cm tief. Nach kurzer Aspiration Injektion des Lokalanästhetikums.
- **Lateraler Zugang nach LeRiche-Fontaine:** Sitzender Patient, der Kopf ist nach hinten flektiert und zur Gegenseite rotiert. Mit den Fingern II und III der kontralateralen Hand werden der M. sternocleidomastoideus im mittleren Drittel nach medial abgedrängt; Palpation des Köpfchens der 1. Rippe. Nadeleinstich oberhalb des an diesem Rippenköpfchen liegenden Tastfingers in Richtung der Dornfortsätze HWK 6 und 7 (maximal 2,0 cm). Nach kurzer Aspiration erfolgt dann die Injektion.
- **Ventraler (antero-paratrachealer) Zugang nach Herget** (am häufigsten verwendet; ◘ Abb. 8.11): Sitzender Patient, Kopf in Mittelstellung, leicht nach dorsal überstreckt. Verwendung einer Stahlkanüle (Gauge 22) mit angeschlossener Schlauchverbindung. Einstichstelle 3 cm lateral und 3 cm kranial der Fossa jugularis, 2 cm lateral des Ringknorpels. Kräftige Palpation mit dem Zeige- und Mittelfinger in der Tiefe, wobei der M. sternocleidomastoideus und die A. carotis interna konsequent nach lateral weggehalten werden (der

8.6 · Sympathikusblockaden

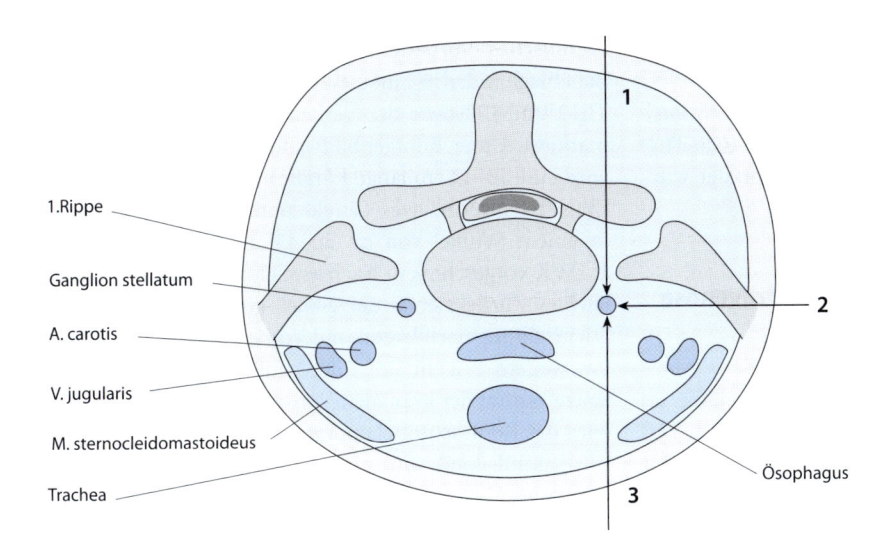

Abb. 8.10. Zugangswege zum Ganglion stellatum (schematische Darstellung im Horizontalschnitt)
1 nach Reischauer
2 nach LeRiche-Fontaine
3 nach Herget

Querfortsatz des 6. HWK kann so getastet werden!); sagttale, leicht kaudale Stichrichtung bis bis zum Knochenkontakt mit dem Querfortsatz 6. Dann leichtes Zurückziehen der Kanüle um etwa 2–3 m; kurze Aspiration in allen Richtungen; dann Injektion vor der Faszie des M. longus colli.

Unter Berücksichtigung möglicher Komplikationen sollte vorher kontralateral immer ein venöser Zugang gelegt werden!

Dosis: 5 ml Lokalanästhetikum (z. B. Bupivacain 0,25%) oder 2 ml NaCl (0,9%) + 0,03 mg Buprenorphin für eine Blockade im Bereich des Kopfes; 10–15 ml des Lokalanästhetikums bei gewünschtem therapeutischen Effekt im Bereich des Armes.

Bei Zusatz des Opiates Buprenorphin spricht man auch von einer **Stellatum-GLOA** (ganglionäre lokale Opiodapplikation).

Indikationen
- Chronische Neuralgien des 3. Trigeminusastes (V3)
- CRPS der oberen Extremität (sympathische Reflexdystrophie, M. Sudeck)
- Periphere postzosterische Neuralgien

Begleiterscheinungen/temporäre Nebenwirkungen
- Horner-Syndrom: homolaterale Ptosis, Miosis, Enophthalmus
- Auge: konjunktivale Injektion, verstärkter Tränenfluss
- Nase: Anschwellen der Schleimhäute (Schnupfen)
- Gesicht: einseitige Hyperämie mit Hautrötung, Ansteigen der Hauttemperatur, Anhidrosis
- Nervale Reaktionen: Rekurrensparese (Stimmbandlähmung, Heiserkeit, Schluckstörung); Phrenikusparese (Zwerchfell-Lähmung, Atemstörung, Hustenstörung)
- Obere Extremität: trockene warme Haut, Anhidrosis

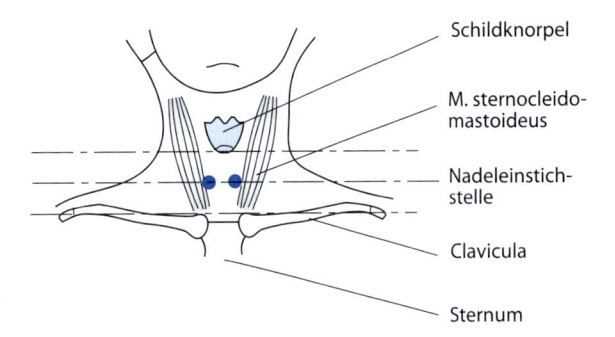

Abb. 8.11. Nadeleinstichstelle bei der anterioren Stellatumblocklade nach Herget. (Schematische Darstellung in der Aufsicht)

Ernsthafte Komplikationen
- Intravaskuläre Applikation (A. carotis, A. vertebralis)
- Spinalanästhesie
- Hohe Periduralanästhesie
- Plexus-Blockade
- Pneumothorax
- Perforation der Trachea oder des Ösophagus (dann Angabe einer »bitteren« Geschmacksempfindung; mögliche Spätfolge einer Mediastinitis, daher stationäre Aufnahme und antibiotische Abdeckung empfohlen)
- Paravertebrales Hämatom
- Zerebraler Krampfanfall

Kontraindikationen
- Kontralaterale Ventilationsstörungen
- AV-Block
- Gerinnungsstörungen

8.6.4 Blockade des Plexus brachialis

Als Alternative zur Stellatum-Blockade bietet sich auch eine Leitungsanästhesie des Plexus brachialis (C5–Th2) an, wobei hier der axilläre Zugangsweg bevorzugt wird; Kathetereinlage möglich.

8.6.5 Sympathikusblockade durch intravenöse Lokalanästhesie

Die i.v.-Lokalanästhesie, durchgeführt in erster Linie im Bereich der oberen Extremität, zählt zur peripheren Leitungsanästhesie (intravenöse Regionalanästhesie – IVRA).

Synonym. Intravenöse regionale Sympathikusblockade (IVRSB).

Vorgehen. Rückenlage des Patienten; venöser Zugang im Bereich der (kontralateralen) oberen Extremität; Monitorüberwachung.

Zunächst wird eine Blutleere mit einer elastischen Esmarch-Binde am betroffenen Oberarm (bzw. am Oberschenkel) angelegt. Nachdem die Extremität blutleer gewickelt wurde, wird die RR-Manschette mit mindestens 100 mmHg über dem systolischen Blutdruck aufgepumpt und die Esmarch-Binde wieder abgewickelt.

12,5–25 mg Guanethidin (Ismelin), verdünnt in 30–40 ml NaCl (0,9%) oder 0,5%igem Prilocain (Xylonest) für die obere Extremität (25–50 mg Guanethidin für die untere Extremität), werden über die Verweilkanüle intravenös appliziert. Nach einer Einwirkzeit von etwa 20 Minuten wird der Druck der Blutleerenmanschette schrittweise nachgelassen (das Guanethidin ist dann in das Gewebe diffundiert). Weitere engmaschige RR-Kontrolle über etwa eine Stunde erforderlich.

Effekt/Dosis. Guanethidin zieht eine Hemmung der Speicherfähigkeit adrenerger Neurone für Noradrealin nach sich mit hierdurch bedingtem sympathikolytischem Effekt. Typisch ist die ausgeschaltete Schweißsekretion mit dann trockener Haut im blockierten Bereich.

Die Wirkdauer der ersten i.v.-Lokale hält etwa 1–3 Tage an. Wiederholung anfänglich alle 3 Tage, dann in wöchentlichen Abständen bis zum Eintritt des gewünschten Erfolges.

8.6.6 Blockade des Plexus coeliacus

Anatomische Grundlagen. Größter prävertebraler Plexus in Höhe des 12. BWK und des 1. LWK.

Ziel. Ausschaltung der abdominalen viszeralen Afferenzen und der sympathischen Efferenzen.

Technisches Vorgehen. Der Patient befindet sich in Bauchlage (oder in Linksseitlage). Die Dornfortsätze von Th12 und L1 sowie des Verlaufes der 12. Rippe werden markiert. Unter Röntgenbildwandler- bzw. CT-Kontrolle wird eine 10–12 cm lange Kanüle etwa 5–7 cm lateral des LWK-1-Dornfortsatzes (direkt unterhalb der 12. Rippe) in einem Winkel von ca. 30–45° in Richtung auf den 1. LWK vorgeschoben. Nach erreichtem Knochenkontakt leichtes Zurückziehen der Nadel, geringe Korrektur der Stichrichtung nach lateral und Vorbeischieben am LWK 1 um weitere 1–2 cm (im Bildwandler liegt die Kanülenspitze ventral der kranialen Vorderseite des LWK 1). Nun wird das Kontrastmittel appliziert.

Anschließend wird eine 24-stündige Bettruhe empfohlen.

Dosis. Injektion von ca. 40 ml Bupivacain (0,25%) bzw. eines Gemisches aus hochprozentigem Alkohol (40–50 ml 50–70%; 40 ml 50%, 10 ml 96%) mit 1%igen Mepivacain (zur Neurolyse).

Typische klinische Effekte
- Periphere Gefäßdilatation mit Blutdruckabfall
- Zunahme der Peristaltik des Magen-Darm-Traktes (nicht selten mit Durchfall einhergehend); gute periphere Schmerzlinderung

Indikationen. Chronische Schmerzbilder bei Karzinomen im Oberbauch (Pankreas, distaler Ösophagus, Magen, Leber, Gallenblase, Colon ascendens und transversum), aber auch der Niere bzw. bei retroperitonealen Lymphomen.

Komplikationen. Intravasale, subarachnoidale oder peridurale Injektion (in seltenen Fällen bis hin zur Paraplegie).

8.6.7 Lumbale Grenzstrangblockade

Anatomische Grundlagen. Lage ventrolateral der Wirbelkörper Th12–L2 in einer Faszienhülle zwischen den Lendenwirbelkörpern und dem M. psoas.

Technisches Vorgehen. Der Patient befindet sich in entlordosierter Bauchlage, das Abdomen wird unterpolstert. Alternativ kann auch eine leicht gekrümmte Seitlage eingenommen werden. Es wird eine 10–15 cm lange Injektionsnadel (Gauge 22) verwendet, die etwa 5–7 cm lateral des unteren Endes des Dornfortsatzes von L2 um 30° medial geneigt eingebracht wird (in der Mitte des Abstandes zwischen der 12. Rippe und dem Beckenkamm, etwa 5–7 cm lateral der Medianlinie). Nach Knochenkontakt mit dem Querfortsatz L2 in 3–5 cm Tiefe wird die Kanüle etwas zurückgezogen und um 5–10° weiter nach kranial oder kaudal am Querfortsatz vorbei in leicht medialer Richtung bis zum Knochenkontakt mit dem Wirbelkörper weiter vorgeschoben. Dann erfolgt wiederum ein leichtes Zurückziehen der Nadel mit geringer lateraler Ausrichtung, so dass sie knapp am Wirbelkörper vorbeigleitet.

Die korrekte Nadellage wird unter Bildwandlerkontrolle in 2 Ebenen (oder im CT) überprüft und 0,5–1,0 ml Kontrastmittel vorinjiziert. Dann erst erfolgt die Applikation z. B. von 10–15 ml Bupivacain 0,25% oder NaCl (0,9%), evtl. noch unter Zugabe von 0,03 mg Buprenorphin.

Aufgrund der großen Gefahr des Setzens eines Pneumothorax besteht keinerlei Indikation für eine thorakale Grenzstrangblockade!

Klinischer Effekt. Peripherer Sympathikusblock mit trockener, warmer, geröteter Haut.

Indikationen
- Schmerzbilder infolge einer pAVK bzw. eines M. Raynaud
- CRPS I bzw. II der unteren Extremität (M. Sudeck)
- Phantomschmerz nach Amputation
- Chronische lumbale Wurzelreizsyndrome mit sympathischer Schmerzkomponente, Postdikotomiesyndrome, enger Spinalkanal mit sympathischer Schmerzkomponente
- Angiitiden (z. B. Thrombangitis obliterans)
- Chronische Schmerzen bei malignen Tumoren im Unterbauch (Colon descendens, Sigma, Rektum, Blase, Uterus)

Komplikationen
- Gefäßverletzung (Punktion der Aorta bei linksseitigem, der V. cava bei rechtsseitigem Zugang)
- i.v.- bzw. i.a.-Injektion
- Nierenverletzung (bei zu lateralem Vorgehen)
- Retroperitoneales Hämatom
- Pneumothorax (nur bei Vorgehen in Höhe Th12 bzw. L1)

> **Kommentar**
> Eine teilweise Blockade der homolateralen Spinalnervenwurzel ist nahezu immer gegeben!

Kontraindikationen
- Entzündliche Veränderungen der Haut im Zugangsgebiet
- Gerinnungsstörungen
- Problematische Compliance

8.7 Segmenttherapie

Bei der Segmenttherapie (in Anlehnung an die Neuraltherapie nach Huneke) handelt es sich um eine konservative Behandlungsstrategie, bei der kutisviszeraler Reflexe ausgenutzt werden: Durch eine der segmentalen Innervation entsprechenden Reizsetzung der Haut wird eine Beeinflussung des jeweils zugeordneten Organes oder eine Unterbrechung eines krankhaften Reflexgeschehens angestrebt. Neben den Anwendungsformen der Kälte- und Wärmetherapie und auch der Segmentmassage ist hier v. a. die intrakutane Hautquaddelung (Abb. 8.12) im hyperalgetischen Hautbereich (sog. Störfeld; Abb. 8.13) von Bedeutung (evtl. vorausgehende Überprüfung des Dermographismus).

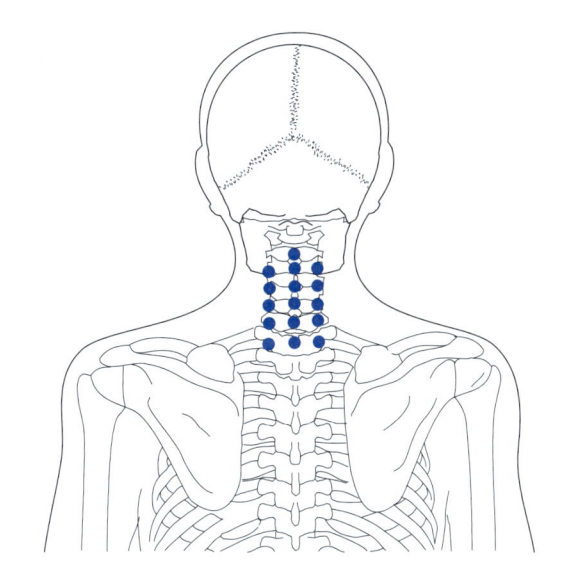

Abb. 8.12. Quaddelzonen im Bereich der unteren Nackenregion (schematische Darstellung)

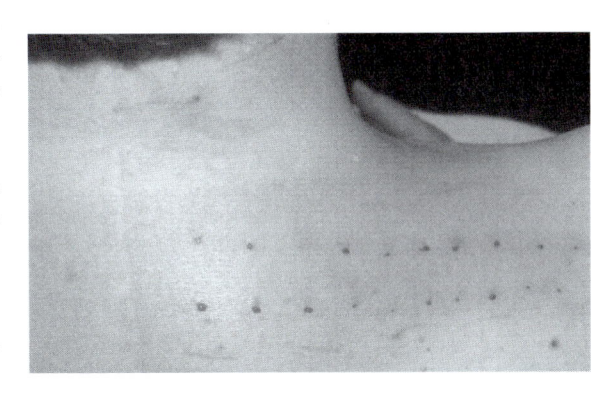

Abb. 8.13. Typische hyperämische Hautreaktion nach intrakutaner Quaddelung im Bereich der Triggerzone »oberer Trapeziusrand rechts«

8.8 Intraartikuläre Injektionsbehandlung

Weitere Anwendungsmöglichkeiten von Lokalanästhetika (s. Tab. 8.6) sind die intraartikuläre Applikation v. a. der großen Körpergelenke unter dann konsequent zu beachtenden sterilen Bedingungen, hier in den meisten Fällen mit einem Zusatz an Kristallkortikoiden (s. Tab. 8.7) zur Unterdrückung eines entzündlichen Binnenreizzustandes.

Anatomische Zugangswege: Tab. 8.4.

Tab. 8.4. Intraartikuläre Injektionstherapie – anatomische Zugangswege

Gelenk	Zugangsweg	Körperposition	Technisches Vorgehen
Schulterhauptgelenk	Dorsal	Sitzender Patient, aufgestützter, nach innen rotierter Oberarm	2 cm unterhalb und medial des lateralen Akromionendes; Kanüle leicht nach schräg unten geneigt (Richtung Korakoid)
	Ventral	Liegender oder sitzender Patient, Oberarm in leichter Außenrotation und Abduktion	Kanüle fingerbreit unterhalb und gering lateral des Korakoids nach medial geschoben
Ellenbogengelenk	Ventrolateral	Ellenbogen 90° gebeugt; Unterarm aufgelegt und proniert	1 cm ventral und proximal des prominenten radialen Humerusepikondylus im Verlauf der Beugefalte senkrecht zur Hautoberfläche
	Dorsal	Ellenbogen 90° gebeugt	Radial in der Mitte des Gelenkspaltes zwischen Olekranon und Trochlea humeri
Handgelenk	Dorsoradial	Handgelenk leicht flektiert und nach ulnar abduziert	Zwischen den beiden Sehnen des M. extensor indicis senkrecht zur Haut
	Dorsoulnar	Handgelenk leicht flektiert und nach ulnar abduziert	Radial des Proc. styloideus ulnae am ulnaren Rand der Sehne des Kleinfingerstreckers senkrecht zur Haut
Daumensattelgelenk	Dorsal	Hand volar aufliegend, Daumen leicht abduziert	Ulnar der Sehne des M. extensor pollicis longus senkrecht zur Haut zwischen den Metakarpalia I und II und dem Os trapezium (Nadel nicht zu weit vorschieben!)
	Über die Tabatière	Hand volar aufliegend, leichter distaler Zug am adduzierten Daumen	Knapp dorsal der Sehne des M. extensor pollicis brevis (Cave: Verletzung der A. radialis oder der Äste des R. superficialis n. radialis)
Langfingergelenke	Dorsal	Leichte Beugestellung	Jeweils knapp neben der Strecksehne
Hüftgelenk	Lateral	Rückenlage; Becken homolateral mit einem Sandsack unterlegt	Spitze des Trochanter majors senkrecht zur Körperlängsachse, dem Verlauf des Schenkelhalses folgend
	Ventral	Rückenlage	Knapp medial einer gedachten Vertikalen durch die Spina iliaca anterior superior, knapp distal einer horizontalen Verbindungslinie der Spitzen der beiden Trochanteres majores (etwa 2 cm lateral des tastbaren Pulses der A. femoralis kaudal des Leistenbandes in sagittaler Richtung)
Kniegelenk	Anteromedial	Sitzender Patient, hängender Unterschenkel mit 90° gebeugtem Kniegelenk	Knapp medial des Lig. patellae etwa 1 cm oberhalb der tastbaren Tibiavorderkante
	Anterolateral	Sitzender Patient, hängender Unterschenkel mit 90° gebeugtem Kniegelenk	Knapp lateral des Lig. patellae etwa 1 cm oberhalb der tastbaren Tibiavorderkante
	Lateral	Rückenlage, Kniegelenk evtl. leicht angebeugt (z. B. durch eine Knierolle)	Zwischen oberem lateralen Patellapol und distalem Femur, wobei die Patella lateralisiert wird. Einstich in geringgradig kaudaler Richtung (v. a. bei gleichzeitiger Punktion)
Oberes Sprunggelenk	Ventromedial	Rückenlage, Fuß auf einem dorsalen Polsterkissen in leichter Plantarflexion und Neutralrotation	Knapp medial der Sehne des M. tibialis anterior; Kanüle leicht nach proximal ansteigend
	Ventrolateral	Rückenlage, Fuß auf einem dorsalen Polsterkissen in leichter Plantarflexion und Neutralrotation	Knapp lateral der Sehne des M. extensor digitorum longus; Kanüle leicht nach proximal ansteigend
	Dorsolateral	Das betroffene Bein liegt auf der Medialseite, Neutralstellung im oberen Sprunggelenk	Ein Querfinger oberhalb der Außenknöchelspitze unmittelbar hinter der Fibula; Kanüle 1–1,5 cm waagrecht nach vorne geschoben
Großzehengrundgelenk	Dorsomedial	Sitzhaltung auf einer Liege, Fuß planar aufgesetzt	Medial der Strecksehnen in Höhe des tastbaren Gelenkspaltes
	Dorsolateral	Sitzhaltung auf einer Liege, Fuß plantar aufgesetzt	Lateral der Strecksehnen in Höhe des tastbaren Gelenkspaltes

8.8 · Intraartikuläre Injektionsbehandlung

Wichtige Indikationen
- Schmerzhafter Gelenkbinnenreizzustand, z. B. im Sinne einer aktivierten Arthrose
- Exsudative Synovialitis

Nadelgrößen. Siehe Tab. 8.5.

Dosierungen. Siehe Tab. 8.5.

Radiosynoviorthese. Im Rahmen einer Radiosynoviorthese werden – v. a. bei Vorliegen einer entzündlich-proliferierenden Erkrankung aus dem rheumatischen Formenkreis – als Alternative zur operativen Synovektomie in selteneren Fällen unter meist kurzfristig stationären Bedingungen spezielle Radiopharmaka intraartikulär appliziert (Tab. 8.8).

Anwendung
- Strenge Asepsis beachten
- Exakte intraartikuläre Applikation
- Zuvor völliges Abpunktieren des Ergusses

Tab. 8.5. Intra- und periartikuläre Injektionstherapie (Nadelgröße – Dosierungen)

Anatomische Körperregion/Gelenk	Nadelgröße (gg)	Menge an Lokalanästhetikum (Lidocain 1% in ml)	Menge an Glukokortikoid (Prednisolon in mg)
Schulter			
Humeroglenoidalgelenk	20	5(–7)	(20–)40
Akromioklavikulargelenk	22	2(–3)	5(–10)
Subakromialraum	20	5(–7)	(20–)40
Sulcus M. bicipitis	22	5–10	10–20
Ellenbogen			
Radiohumeralgelenk	22	3(–5)	(10–)20
Epicondylus humeri med./lat.	22	3–5	10–20
Bursa olecrani	22	2(–3)	10(–20)
Hand			
Radiokarpalgelenk	22	1–2	20(–40)
Karpaltunnel	25	(0,5–)1	20(–40)
Handgelenksganglion	18	0,25–0,5	5(–10)
Sehnenscheide (DeQuervain)	25	3–4	10–20
Hohlhand (Ringband)	25	0,25	5(–10)
Daumensattelgelenk	22	1,0–2,0	10–20
Daumen- und Langfingergelenke	22	0,5–1,0	5(–10)
Hüfte			
Hüftgelenk	20	5(–10)	(20–)40
Bursa trochanterica	22	5(–10)	(20–)40
Schambeinast (Adduktoren)	22	3–5	10–20
Knie			
Kniegelenk	20	5–7	40(–80)
Pes anserinus, Kapselansatz	22	3–5	20(–40)
Bursa praepatellaris	20	3–5	(20–)40
Fuß			
Oberes/unteres Sprunggelenk	22	3–5	20–40
Chopart-Gelenk/Fußwurzel	22	2–4	20(–40)
Bursa calcanei	22	3–5	20(–40)
Großzehengelenke	22	1–1,5	10–20
Langzehengelenke	22	0,5–1,0	5–10

Reihenfolge
1. Lokalanästhetikum
2. Radioisotop
3. Glukokortikoid
4. Lokalanästhetikum (v. a. zur Vermeidung von Strahlennekrosen im Bereich des Stichkanales).

Anschließende kurzfristige Gelenkruhigstellung und Immobilisation für 2–3 Tage; axiale Gelenkentlastung für 2–3 Wochen; nach 6 Monaten wiederholbar.

> **Exkurs**
> **Viskosesupplementation**
> Der intraartikuläre Einsatz von Hyaluronsäurederivaten im Rahmen der Viskosesupplementation erfolgt in erster Linie im Rahmen der sog. »Chondroprotektion« bei mehr oder weniger blanden arthrotischen Irritationen (v. a. des Kniegelenkes). Im Zuge der eigentlichen Schmerztherapie spielen diese Präparate keine tragende Rolle.

8.9 Verwendete Substanzen

In aller Regel erfolgen Infiltrationsbehandlungen mit unterschiedlichen Lokalanästhetika; hier handelt es sich seltener um Aminoester (z. B. Procain) mit höherer allergischer Potenz, meist um besser verträgliche Aminoamide (z. B. Lidocain); der jeweilige Basenanteil bestimmt die Möglichkeit der Penetration in die Nervenmembran (◘ Tab. 8.6). Je näher der pH-Wert im Bereich der physiologischen Norm liegt (7,4) desto weniger schmerzhaft ist die lokale Applikation. Die einzelnen Substanzen unterscheiden sich auch im Hinblick auf die Schnelligkeit des Wirkungseintritts sowie die Wirkdauer (◘ Abb. 8.14).

Darüber hinaus, v. a. bei gewünschtem antiphlogistischen Effekt, kann ein Zusatz von Glukokortikoiden (◘ Tab. 8.7) erfolgen. Das Lokalanästhetikum kann in diesen Fällen dann auch durch physiologische Kochsalzlösung ersetzt werden.

◘ Tab. 8.6. Wichtige Lokalanästethika

Wirkstoff	Konzentration	Handelsname (Beispiele)	Wirkungseintritt	Wirkdauer (min)
Bupivacain	0,25%, 0,5%	Bucain, Carbostesin	Langsam	360
Mepivacain	0,5%	Meaverin, Scandicain	Schnell	120
Lidocain	0,5%	Lidoject sine	Schnell	90
Prilocain	0,5%, 1,0%	Xylonest	Schnell	90
Ropivacain	2 mg/ml	Naropin	Schnell	720

◘ Tab. 8.7. Glukokortikoide zur lokalen und intraartikulären Injektion (Auswahl)

Wirkstoff	Handelsname (Auswahl)	Konzentration
Triamcinolon-diacetat	Delphicort 25/–40	25 mg, 40 mg
	Delphimix	40 mg
Triamcinolon-Acetonid	Berlicort Injekt	40 mg
	Kenalog Kristallsuspension	40 mg
	Triam Lichtenstein Kristallsuspension	10 mg, 40 mg
	Triamhexal Kristallsuspension	10 mg, 40 mg
	Triam-Inject Kristallsuspension	10 mg, 40 mg, 60 mg
	Volon A Kristallsuspension	10 mg, 40 mg, 80 mg
Triamcinolon-Hexacetonid	Lederlon	5 mg, 20 mg
Methylprednisolon-Acetat	Depo-Medrate	40 mg
Dexamethason-Acetat	Supertendin-Depot (mit 30 bzw. 60 mg Lidocain)	5 mg, 10 mg
Dexamethason-Palmitat	Lipotalon	4 mg (2,5 mg Dexamethason)
Betamethason	Celestan Depot	4 mg B-Hydrogenphosphat u. 3 mg B-Acetat

Dosierung. In der Regel 1,0–3,0 ml LA (0,5%) als Einzelgabe, abhängig vom Applikationsort. Bei Kortikoidzusatz im Falle einer hartnäckigen Irritation (v. a. bei radikulären Wirbelsäulenbeschwerdebildern) ebenfalls Serie von 3–5 Einzelanwendungen in 1- bis 2-tägigen Abständen sinnvoll. Bei chronischen Fällen sollte bis zu einer erneuten Kortikoidgabe zumindest 1–2 Wochen zugewartet werden.

> **Kommentar**
> Im Falle einer Hautquaddelung liegt die Injektionsmenge an LA pro Quaddel deutlich unter 0,5 ml!

Indikationen
- Spontan und druckschmerzhafte lokale Triggerpunkte im Weichgewebe, v. a. im Bereich von Sehnenansätzen am Knochen
- Schmerzhafte Myogelosen
- Zur Blockade jedes peripherer Nerven (z. B. N. occipitalis major, N. cutaneus femoris lateralis u.v.a.)
- Intraartikulär (v. a. bei synovitischem Reizzustand)
- Ganglion stellatum
- Zervikale radikuläre Irritation
- Zervikales Facettensyndrom
- Thorakale Interkostalneuralgie
- Lumbales Facettensyndrom
- Lumbale radikuläre Irritation u. a.

Nebenwirkungen
- Orthostatische Fehlreaktionen (bis hin zum seltenen Atemstillstand), v. a. bei akzidenteller intravasaler Applikation
- ZNS-toxische Wirkung (Erbrechen, Euphorie, Erregung, Angst, Unruhe, Schwindel u. a.)
- Chinidin-artige Wirkung (Abnahme der Herzfrequenz, Verlängerung der AV-Überleitungszeit bis hin zum Block, verminderte Erregbarkeit, verminderte Kontraktionskraft)
- Vasodilatation bis hin zum (seltenen) Kreislaufversagen
- Allgemeine allergische Reaktionen bis hin zum (seltenen) anaphylaktischen Schock

Kontraindikationen
- Lokal entzündlicher Prozess im Bereich der Einstichstelle
- Schwere Infektionskrankheiten
- Bekannte Allergieneigung auf Lokalanästhetika
- Gerinnungsstörungen, Antikoagulantientherapie
- Dekompensierte Herz-Kreislauf-Situation
- Leberfunktionsstörungen

Bei der **Radiosynoviorthese** stehen, in Abhängigkeit von der Größe des behandelten Gelenkes, unterschiedliche β-Strahler zur Verfügung (Tab. 8.8).

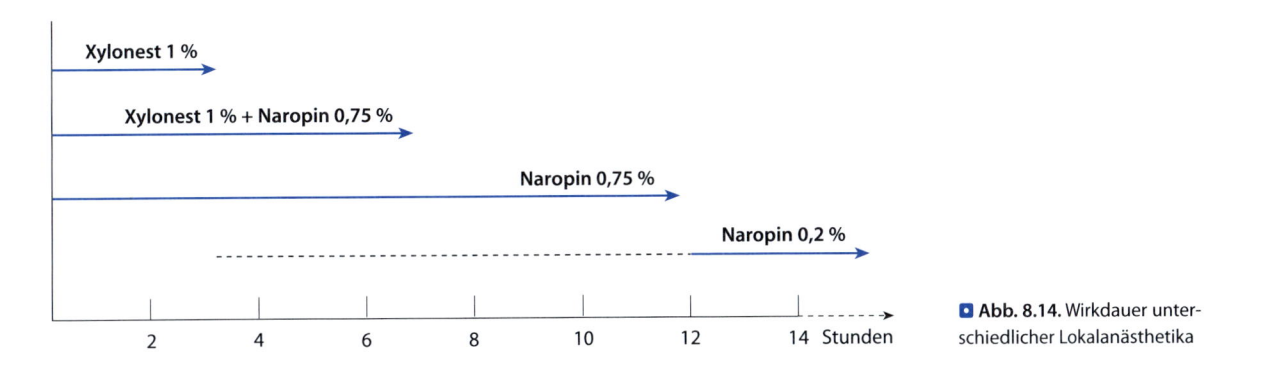

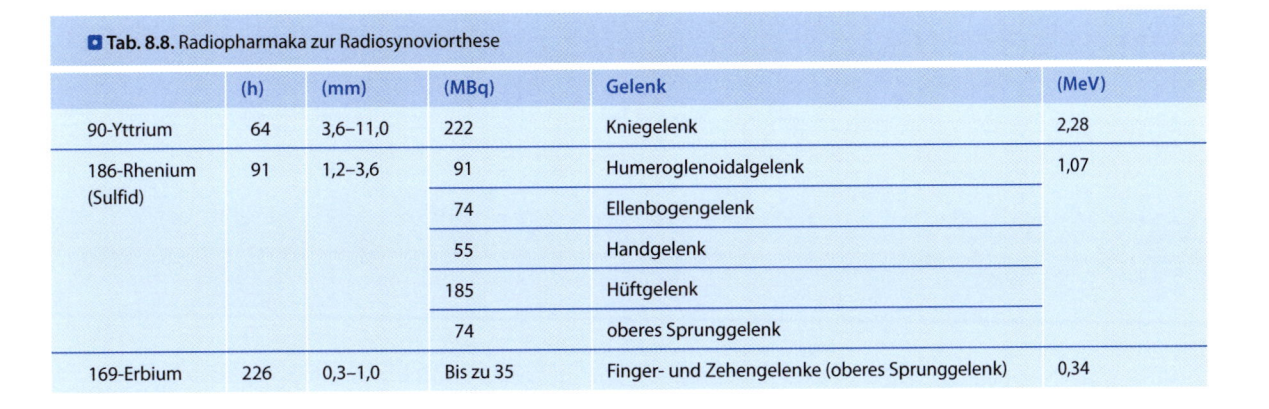

Abb. 8.14. Wirkdauer unterschiedlicher Lokalanästhetika

- Xylonest 1 %: ca. 2–4 Stunden
- Xylonest 1 % + Naropin 0,75 %: ca. 2–7 Stunden
- Naropin 0,75 %: ca. 5–12 Stunden
- Naropin 0,2 %: ca. 4–14 Stunden

Tab. 8.8. Radiopharmaka zur Radiosynoviorthese

	(h)	(mm)	(MBq)	Gelenk	(MeV)
90-Yttrium	64	3,6–11,0	222	Kniegelenk	2,28
186-Rhenium (Sulfid)	91	1,2–3,6	91	Humeroglenoidalgelenk	1,07
			74	Ellenbogengelenk	
			55	Handgelenk	
			185	Hüftgelenk	
			74	oberes Sprunggelenk	
169-Erbium	226	0,3–1,0	Bis zu 35	Finger- und Zehengelenke (oberes Sprunggelenk)	0,34

Intradiskale elektrodermale Therapie (IDET)

Bei der intradiskalen elektrodermalen Therapie (IDET) handelt es sich um eine minimal-invasive perkutane Operationstechnik, speziell eingesetzt bei chronischen Schmerzerkrankungen der mittleren und unteren Lendenwirbelsäule.

Therapeutisches Ziel. Lokale Erhitzung des Anulus fibrosus an der Stelle einer Ruptur, möglichst im peripheren äußeren Drittel mit gleichzeitiger Inaktivierung der hier vorhandenen Nozizeptoren und eventuell Stabilisierung des Kollagens.

Technisches Vorgehen
- Intravenöse Analgosedierung des Patienten, der jedoch jederzeit ansprechbar und auskunftsfähig bleiben muss. Er sollte in der Lage sein, die Sensomotorik der unteren Körperhälfte zu beurteilen.
- Bauchlagerung des Patienten; das angestrebte Bandscheibensegment wird unter Bildwandlerkontrolle dargestellt. Stichkanalinfiltration ohne zusätzliche Anästhesie des R. ventralis des Spinalnerven. Ein Trokar wird bis zum oberen Gelenkfortsatz eingebracht, anschließend wird er auf das Zentrum des betroffenen Diskus unter wiederholter bildgebender Kontrolle im a.p.-Strahlengang weiter vorgeschoben.

Anschließend wird die Elektrode durch den Trokar unter Sichtkontrolle vorgeschoben. Die jetzt durchgeführte Koagulation erstreckt sich meist über 17 Minuten (wobei zunächst über 13 Minuten eine Zieltemperatur von 80–90°C angestrebt und dann über 4 Minuten gehalten wird).

ⓘ Kommentar
Bei korrekter Technik darf dieses Vorgehen keine starken Schmerzen provozieren.

Nebenwirkungen. Gelegentliches Auftreten von Missempfindungen und mäßigen Schmerzen, die der Patient unbedingt bei voller Bewusstseinseinschätzung mitteilen muss.

Das Verfahren ist ambulant durchführbar. Der Patient kann bereits nach wenigen Stunden entlassen werden. Eine weitere kontinuierliche Nachsorge und Kontrolle sind sinnvoll, besonders die Abdeckung mit Analgetika und evtl. Opioiden.

Indikationen. Chronische Rückenschmerzen diskogenen Ursprungs mit Grad-III- bzw. Grad-IV-Fissur im Postdiskographie-Computertomogramm (◘ Abb. 9.1) mit er-

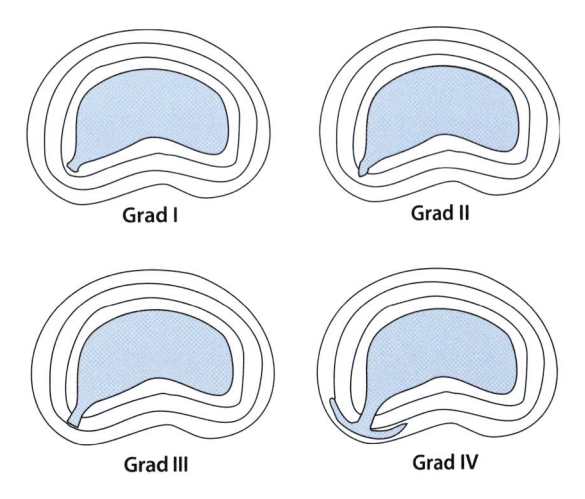

◘ **Abb. 9.1.** Stadieneinteilung der Fissuren des Anulus fibrosus im Postdiskographie-CT. (Schematische Darstellung, nach Bogduk 2002): Radiale Ausdehnung des Defektes bis in das:
- Innere Drittel (Grad I)
- Mittlere Drittel (Grad II)
- Äußere Drittel (Grad III)

Grad IV stellt die zusätzliche zirkumferenzielle Ausbreitung des Defektes im äußeren Drittel dar

haltener äußerer Bandscheibenkontur; maximal 20–25% Höhenverlust des Zwischenwirbelraumes im seitlichen Röntgenbild.

Komplikationen
- Nur in Einzelfällen Cauda equina-Läsion beschrieben
- Osteonekrose möglich

Kontraindikationen
- Infektionen
- Blutgerinnungsstörungen
- Antikoagulantien-Medikation
- Unkontrollierte Komorbiditäten (auch psychologische und psychiatrische Störungen)
- Schwangerschaft

Physikalische Behandlungsmaßnahmen

10.1 **Thermotherapie** – 125
10.1.1 Hydrotherapie – 126
10.1.2 Kälte- oder Kryotherapie – 128
10.1.3 Wärmetherapie – 130

10.2 **Massage** – 131
10.2.1 Grundlagen – 131
10.2.2 Anwendungsmöglichkeiten – 132

10.3 **Elektrotherapie** (s. ▶ Kap. 10.9) – 135
10.3.1 Wichtige Grundlagen – 135
10.3.2 Therapie mit Gleichströmen – 136
10.3.3 Therapie mit niederfrequenten Wechselströmen – 138
10.3.4 Therapie mit mittelfrequenten Strömen – 142
10.3.5 Therapie mit hochfrequenten Wechselströmen – 144

10.4 **Ultraschalltherapie** – 145
10.4.1 Sonderformen der Ultraschalltherapie – 147

10.5 **Magnetfeldtherapie** – 147
10.5.1 Einsatz pulsierender elektro-magnetischer Felder (PEMP) – 147
10.5.2 Pulsierende Signaltherapie – 147

10.6 **Phototherapie (Lichttherapie)** – 148
10.6.1 Rotlichttherapie (sichtbares Licht) – 148
10.6.2 Infrarotlichttherapie – 148
10.6.3 Behandlung mit ultravioletter Strahlung – 149
10.6.4 Lasertherapie – 149

10.7 **Extrakorporale Stoßwellentherapie** – 150

10.8 **Röntgenreizbetrahlung** – 150

10.9 **Indikationsspezifische Empfehlungen zum Einsatz der Elektrotherapie** – 152

Zu den wesentlichen Bausteinen in der Therapie akuter und chronischer Schmerzsyndrome im Bereich der Haltungs- und Bewegungsorgane zählen sog. passive Behandlungsmaßnahmen, z. B.:
- Kälte- und Wärmetherapie
- Hydrotherapie
- Elektrotherapie
- Ultraschalltherapie
- Unterschiedliche Anwendungsformen manueller Massagen

Unter diesem Aspekt werden diese Strategien auch systematisch in das multimodale Behandlungskonzept der orthopädischen Schmerztherapie mit eingebunden.

10.1 Thermotherapie

Definition
Therapeutische Anwendung von Kälte oder Wärme unter Einsatz unterschiedlicher temporärer Trägermedien wie Wasser, Peloiden u.a.m.

Kälte dringt wesentlich tiefer in das exponierte Gewebe ein als Wärme. Letztere wird bei weit gestellten Hautgefäßen konvektiv subkutan zügig nach zentral abtransportiert. Als wichtige **Einflussfaktoren auf die applizierte Reizstärke** gelten:
- Größe des behandelten Körperareales
- Höhe der einwirkenden Temperatur
- Dauer der Einwirkung

- Zusätzlich applizierte mechanische Reize wie Bürstungen oder eine Unterwassermassage und evtl. zugesetzte chemische Substanzen wie Badesalze u. ä.

> **Kommentar**
> - Art und Umfang der Thermotherapie sollten von der Schwere der Erkrankung und vom subjektiven Ausprägungsgrad des Beschwerdebildes abhängig gemacht werden.
> - Die Stärke der einzelnen Reizparameter sollte innerhalb einer Therapieserie schrittweise gesteigert werden.

Großflächige Anwendungen zielen in erster Linie ab auf eine systematische Veränderung der Körperkerntemperatur zur Anregung (und Normalisierung) regulativer Adaptationsprozesse v. a. des vegetativen Nerven-, des humoralen und des Herz-Kreislauf-Systems (sog. Kneipp-Verfahren):
- Hydrotherapie im Überwärmungsbad
- Einsatz der Kältekammer
- Saunagänge, u.a.m.

Hiervon differenziert werden **lokalen Applikationsformen** bei unterschiedlichen, auf einzelne Gliedmaßen- oder Wirbelsäulenabschnitte begrenzte Störungen der Haltungs- und Bewegungsorgane mit direkter oder reflektorischer Beeinflussung örtlicher Gewebeprozesse (Kryotherapie, Wärmetherapie, ◘ Tab. 10.1).

Tab. 10.1. Physiologische Wirkung einer Wärme- und Kältetherapie

Gewebestruktur bzw. -prozess	Wärmewirkung	Kältewirkung
Blutgefäße	Dilatation	Konstriktion
Kapillarpermeabilität	Steigerung	Herabsetzung
Zellstoffwechsel	Steigerung	Herabsetzung
Gewebeentzündung	Verstärkung	Abschwächung
Bindegewebsdehnbarkeit	Verbesserung	Verminderung
Muskeltonus	Herabsetzung	Erhöhung
Muskelkontraktilität	Erhöhung	Herabsetzung
Nervenleitgeschwindigkeit	Verbesserung	Verminderung
Viskosität der Synovialflüssigkeit	Herabsetzung	Erhöhung

10.1.1 Hydrotherapie

Definition
Anwendung von Kälte oder Wärme mit Wasser als Temperaturträger, evtl. mit zusätzlichem Einsatz mechanischer Reize.

Effekt
- Verbesserung der peripheren Durchblutung
- Training des vasomotorischen Regulationssystems
- Eutonisierung des Vegetativums
- Verbesserung von Hautturgor, -tonus, -trophik und -elastizität
- Muskuläre Relaxation (bei Temperaturen >36°C) mit Linderung von Gelenkbeschwerden
- Erhöhung des Gewebeinnendruckes durch den hydrostatischen Druck (Auspressung der venösen und lymphatischen Niederdrucksysteme mit konsekutiver Volumenverschiebung)

Durch den Wasserauftrieb wird in Abhängigkeit von der Wassertiefe die muskuläre Kraftentfaltung vor allem im Bereich der unteren Extremitäten im Zuge der aktiven Bewegungsabläufe um bis zu 90% reduziert, was v. a. im Rahmen der krankengymnastischen Behandlung (s. ▶ Kap. 11) von großer Bedeutung ist. Darüber hinaus kann der Wasserwiderstand auch für eine aktive Übungsbehandlung genutzt werden (mögliche Hilfsmittel: Paddel, Schwimmbrettchen, Bälle).

Anwendungsformen. Siehe ◘ Tab. 10.2.
- **Eistauchbad** von 6–12°C (etwa 30 l Eiswasser/Vollbad mit kaltem Wasser) für einige Minuten, anschließende Ruhepause im angewärmten Bett für etwa 1 h.
- **Eisteilbad bzw. Kaltwasserbad** v. a. in der Handchirurgie zur Verhinderung eines postoperativ nicht selten auftretenden stärkeren Ödemes. Nach frischen Sportverletzungen mit Eintauchen des zu behandelnden Körperabschnittes für etwa ½ min mit anschließender Durchführung einer funktionellen Übungsbehandlung.
- **Wärmeanwendungen** im Rahmen der Hydrotherapie erfolgen in aller Regel als Wannenbäder (s. unten), auch als Balneotherapie (s. ▶ Kap. 13) im Bewegungsbad.

Dosierung. Jede hydrotherapeutische Kälteanwendung sollte nur kurz durchgeführt werden mit evtl. anfänglich einschleichender Dosierung. Nach jeder Kälteanwendung sollte eine rasche Wiedererwärmung des Patienten erfolgen, eine adäquate Nachruhe ist sinnvoll. Keine Anwendung unmittelbar vor und nach den Mahlzeiten (Gefahr einer vagotonen Kreislaufreaktion). Wärme sollte im Rahmen der Hydrotherapie immer langsam ansteigend appliziert werden.

ⓘ Tipps
Kälteanwendungen werden vormittags, Wärmeanwendungen dagegen nachmittags schlechter toleriert!

Die Zeitdauer der jeweiligen Behandlungsmaßnahme ist der individuellen Situation, v. a. des Herz-Kreislauf-Systemes, anzupassen:

ⓘ Tipps
- Globale Kälteanwendungen sind vorsichtig zu steigern (beginnend mit 10–15 s auf dann 1–2 min).
- Bei warmen Bädern zu Beginn etwa 5–8 min mit anschließender schrittweiser Steigerung auf 20–30 min.
- Täglich ein bis maximal 2 Anwendungen.

Wichtige Indikationen
- Hydrotherapie mit Kälteanwendung:
  – Unspezifische Beschwerdebilder im Falle einer vegetativen Dysfunktion
  – Erkrankungen des rheumatischen Formenkreises im floriden Stadium

10.1 · Thermotherapie

Tab. 10.2. Anwendungsformen der Hydrotherapie

Behandlungsmaßnahme	Besonderheiten
Feuchte Kälte (s. auch Kryotherapie, ▶ Kap. 10.1.2)	
Eiswasser(teil)bad	Vollbad, Sitzbad oder Extremitäten(teil)bad (12–25°C), evtl. mit einem zusätzlichen mechanischen Reiz im Sinne einer Abreibung oder Abklatschung
Waschung	Milde flüchtige Reiztherapie des ganzen Körpers oder nur bestimmter Körperareale
Guss	Fast drucklose Anwendung eines gebundenen Wasserstrahles an unterschiedlichen Körperbereichen
Auflage	Lokale, nicht zirkuläre Applikation (evtl. auch mit Retterspitz oder Heilerde)
Packung	Lokaler zirkulärer Umschlag einer kleineren Körperregion
Wickel	Umschlag, der mehr als die Hälfte des gesamten Körpers umfasst
Feuchte Wärme (s. auch Wärmetherapie, ▶ Kap. 10.1.3)	
Heiße Rolle	Lokale Auflage eines trichter- oder zylinderförmig zusammengerollten und mit kochend heißem Wasser getränkten Frottee-Tuches (s. ◘ Abb. 10.1); 45 bis max. 67°C; 10–20 min; kein Hitzestau möglich
Heißer Wickel (nach Prießnitz)	Auflage wassergetränkter heißer Kompressen mit anschließender Behinderung des Wärmeabstromes durch zusätzliche zirkuläre Tücher; nach 20–30 min Auftreten eines Wärmestaues; milde Reizwirkung
Organische Peloide (Torf, Moorerde, Schlick)	Große Wärmehaltung (ca. 50°C); geringe Wärmeleitung
Anorganische mineralische Peloide (Fango, Sand, Lehm, Kreide)	Geringer Wassergehalt; geringe Wärmehaltung (ca. 45–50°C), höhere Wärmeleitung; Behandlungszeit 10–30 min mit anschließender Nachruhe oder funktioneller Übungsbehandlung (s. ◘ Abb. 10.2)
Wannenbad	Als Voll-, Sitz- oder auf- bzw. absteigendes Extremitäten-Teilbad von 36–38°C (evtl. mit Badezusatz); auch als Luftsprudelbad (hot jacuzzi) oder als Kohlensäurebad (Mikromassagewirkung)
Thermalbad, Bewegungsbad	32–36°C; v. a. zur axialen Mobilisation bei noch eingeschränkter Belastbarkeit (Abnahme der Eigenschwere)
Dampfbad, Dampfdusche	40–42°C; Strahldusche mit stärkerem mechanischen Reiz
Wechselbad	Alternierender Einsatz kalten und warmen Wassers

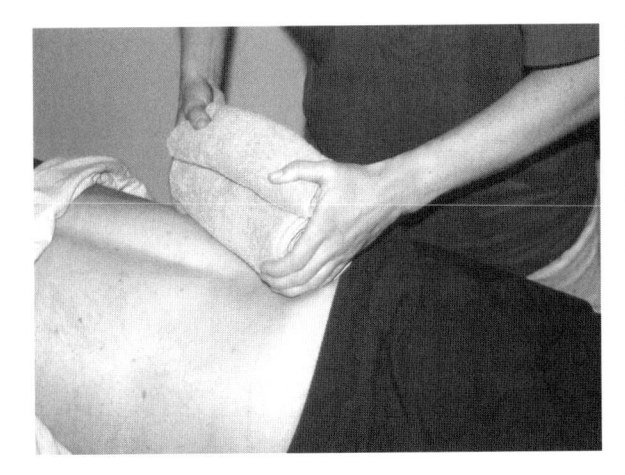

◘ **Abb. 10.1.** Anwendung einer heißen Rolle im Bereich der Rumpfwirbelsäule bei schmerzhaften Verspannungen der Rückenstreckmuskulatur

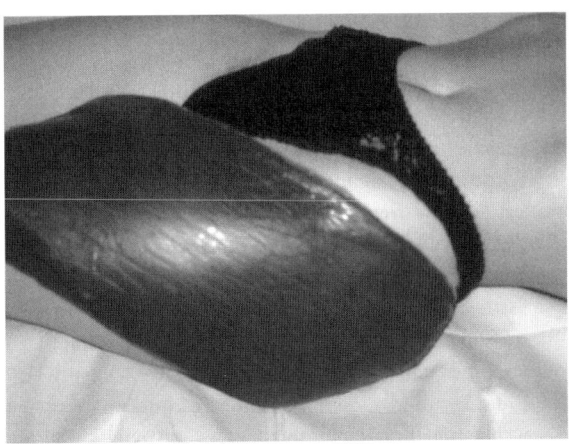

◘ **Abb. 10.2.** Fango-Anwendung im Bereich der linken Hüfte

- Hydrotherapie mit Wärmeanwendung:
  - Frühe postoperative Phase mit limitierter muskulärer Kraftentfaltung
  - Schmerzhafte multiple muskuläre Kontrakturen
  - Schmerzhafte degenerative Rumpfwirbelsäulensyndrome, Z.n. lumbaler Bandscheibenoperation bzw. nach lumbalen Fusionseingriffen

Kontraindikationen
- Akut-entzündliche oder fieberhafte Erkrankungen, Tuberkulose
- Entzündliche Hauterscheinungen (z. B. Erysipel)
- Dekompensierte Herzinsuffizienz
- Arterielle Durchblutungsstörungen, CRPS 1 (früher: M. Sudeck) Stadium I–II (Reflexdystrophie)

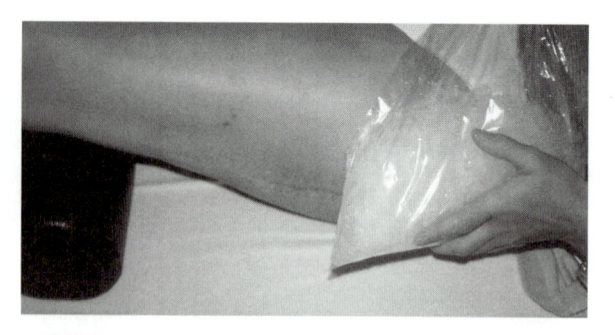

Abb. 10.3. Eisbeutelanwendung im Bereich der linken Hüfte bei Schmerzbildern in der frühen postoperativen Phase

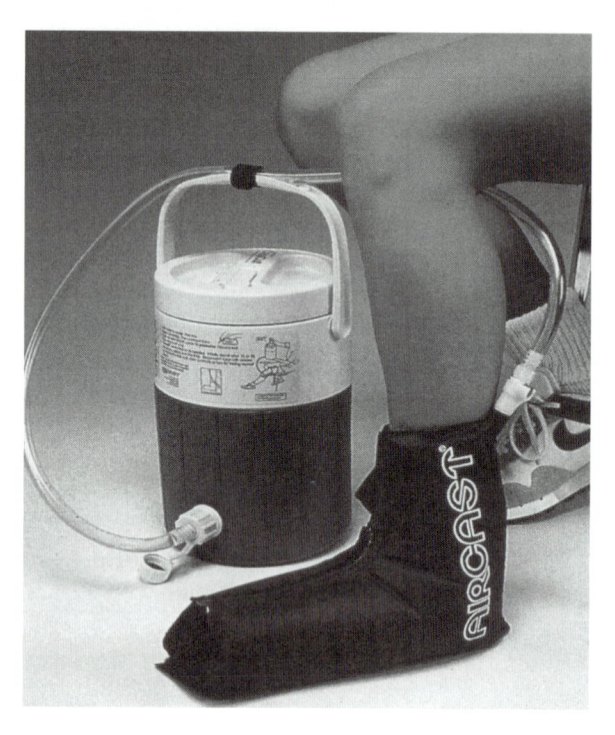

10.1.2 Kälte- oder Kryotherapie

Definition
Therapeutischer Einsatz von Kälte zum globalen systemischen (Kältetherapie) oder lokalen, auf einzelne anatomische Gewebeareale begrenzten (Kryotherapie) Wärmeentzug.

Effekte. Ein **kurzfristiger Einsatz** von etwa 5–10 min führt über eine initiale, zunächst oberflächliche, dann (erst nach 10–15 min) auch in tieferen muskulären Schichten auftretende Vasokonstriktion zu einer Herabsetzung der lokalen Durchblutung. Nach deren Absetzen folgt dann eine reaktive, anhaltende Hyperämie mit wellenförmigem Verlauf im Sinne einer sog. »hunting response« mit längerfristig um 20–30% erhöhtem Schmerzschwellenniveau.

Eine **Langzeitanwendung** von 1–2 h bewirkt eine:
- deutliche Herabsetzung der Gewebedurchblutung mit gleichzeitiger Stoffwechseldämpfung (Antiphlogese) und Abnahme der Aktivität enzymatischer Prozesse,
- kurzfristige Erhöhung des muskulären Tonus (bei einer Behandlungszeit von einigen wenigen Sekunden) mit anschließender länger anhaltender muskulärer Detonisierung (bei einer Behandlungszeit von 15–20 min Verminderung der Dehnreflexe, Auflösung spastischer antagonistischer Muster mit gleichzeitiger Förderung der agonistischen Willkürinnervation),
- ausgeprägte Schmerzlinderung durch Herabsetzung der nervalen Aktivität (Refraktärzeit, Nervenleitgeschwindigkeit; reflektorische Hemmung der Schmerzfortleitung auch auf spinaler Ebene), dadurch subjektiv höhere Schmerztoleranz (bei einer Hauttemperatur von etwa +15° besteht eine vollständige Analgesie!),
- Blutungs- und Ödemhemmung (Minderung der Gewebeexsudation, Herabsetzung des Schwellendruckes),
- Erhöhung des venösen Druckes,
- Erhöhung der Viskosität der Synovialflüssigkeit (s. Tab. 10.1).

Abb. 10.4. Lokale Kryotherapie des rechten Sprunggelenkes und Fußes bei posttraumatischem Schmerzbild und Schwellungszustand unter Verwendung eines industriell hergestellten geschlossenen Systemes

Anwendungsformen. Ganzkörperexposition (sog. Hypothermie) in einer Kältekammer (Stickstoff oder CO_2 von –110° bis –160°C; Kaltluft von –60° bis –110°) für einige Minuten unter adäquatem Schutz der Akren, z. B. bei aggressiven Erkrankungen des rheumatischen Formenkreises, in Einzelfällen auch bei ausgeprägter Spastik.

Lokale unmittelbare (direkte) oder mittelbare (indirekte) Behandlungsstrategien (Tab. 10.3) sind:
- Eisbeutel (Abb. 10.3)
- Speziell anmodellierbaren Gelpackungen
- Industriell vorgefertigten geschlossenen Kältesystemen (Abb. 10.4)
- Eiskompressen
- Eiswickel (in 20%iges Salzwasser getränkte Frotteetücher)

Tab. 10.3. Maßnahmen der lokalen Kryotherapie (s. auch Hydrotherapie, ▶ Kap. 10.1.1)

Applikationsformen	Lokale Temperatur	Besonderheiten
Sog. »starke« Kälte		
Eischips/Eisgranulat (bis etwa walnussgroß)	−0,5 bis −1,0°C	Nach etwa 20 min Hauttemperatur um 5–8°C; evtl. auch als Massage mit kräftigem Kältereiz gegenüber einer stationären Anwendung
Eisbeutel (mit Wasser)	0°C	Nach etwa 20 min Hauttemperatur 10–12°C; durch die Plastikhülle ist der Kältereiz etwas abgeschwächt
Gestielter Eisroller (mit Plastikbecher)	−0,5 bis −1,0°C	Zur lokalen Tupfung eingesetzt
Kältekompresse	1–3°C	Wassergetränkte tiefgefrorene Tücher, modellierbar; auch als Einmal-Fertigprodukt erhältlich
Gelpackung	−15 bis −20°C	Einsatz evtl. mit zwischengelagertem trockenem Tuch; auch im niedrigen Temperaturbereich noch gut modellierbar, wieder verwendbar; deutlich geringere Wärmeleitfähigkeit
Chemische Kompresse	0°C	Nach Öffnung der Verpackung kommt es zu einer Reaktion zweier chemischer Komponenten; Kältekapazität wie beim Eisbeutel
Kältespray (z. B. Chloräthyl)	−0,5 bis 1,0°C	Kurzfristige, aber starke Wirkung über Verdunstungskälte; Einsatz v. a. bei frischen Sportverletzungen
Kaltgase Kaltluft Stickstoff	ca. −30°C −110 bis −160°C	Einsatz v. a. bei Erkrankungen des rheumatischen Formenkreises
Sog. »milde« Kälte		
Stöckli-Wickel	0°C	Mit Eiswasser getränkte Tücher für großflächige Anwendungen (z. B. auch bei fortgeleiteten radikulären Schmerzbildern)
Kalte Wickel	+3 bis +5°C	Mit kaltem Wasser getränkte Tücher
Kalte Peloide	+3°C	Z. B. Kaltmoor, Retterspitz u. a.; große thermische Kapazität; gute Tiefenwirkung
Quark	+5 bis 15°C	Vor allem bei älteren Menschen mit pAVK

- Eismassagen
- Eisabtupfungen
- Einsatz leicht verdunstender Kältesprays (intermittierender Strahl in kreisenden Bewegungen bei einem Abstand von etwa 20 cm oder von Kaltgasen (handgeführte Düse) mit rascher und ausgeprägter, jedoch nur kurz anhaltender Abkühlung

Cave
Kontraindikation bei offenen Wunden!

- Kalte Wickel
- Kalte Peloide (z. B. Retterspitz)

Kommentar
Kälteanwendungen führen zu einer Herabsetzung der Schmerzschwelle und sind daher als einleitende Maßnahme vor Durchführung einer krankengymnastischen Mobilisationsbehandlung von großer Bedeutung (vor allem in der frühen postoperativen Phase).

Indikationen
- Postoperative lokale Gewebereizzustände
- Akute schmerzhafte Gelenkirritationen (traumatische oder rheumatische Arthritis, aktivierte Arthrose, Gichtarthritis)
- Akute Periarthritis, Bursitis, Tendovaginitis; Tendinose, Periostose
- Stumpfe Weichteilverletzungen (Prellungen, Kontusionen, Distorsionen, Hämatome)

Tipps
im Falle einer Zerreißblutung ist eine zusätzliche Kompression wichtig, da die kältebedingte Kontraktion der Blutgefäße nur kurzfristig anhält!

- Akute lumbovertebrale Syndrome mit schmerzhaftem Muskelhartspann
- Radikulopathische Schmerzausstrahlung
- Ödem(prophylaxe)
- Lokale Verbrennungen

Kontraindikationen
- Ungünstig bei chronischen Schmerzbildern
- Vorsicht auch bei peripheren arteriellen Durchblutungsstörungen, Angina pectoris, Raynaud-Syndrom (ab Stadium II)
- Kälteallergien (Kälteurtikaria), Kryoglobulinämie, Kältehämoglobinurie
- Akute Nieren- und Blasenerkrankungen
- Schädigungen des peripheren Lymphgefäßsystems
- Ältere Patienten, v. a. im Falle einer Anämie

10.1.3 Wärmetherapie

Definition
Therapeutischer Einsatz von Wärme, z. B. durch Wärmeleitung, Konvektion (Wärmeströmung) oder Wärmestrahlung.

Effekte
- Die Erwärmung der Haut führt zu einer Erhöhung der Schmerzschwelle, lokale Hitzereize können auch die darunter liegende Muskulatur fazilitieren (mit gleichzeitiger Hemmung des jeweiligen Antagonisten).
- Typische physiologische Reaktionen einer Vasodilatation der kapillaren Endstrombahn v. a. im Bereich der Hautoberfläche mit Steigerung der Durchblutung (Erhöhung des Parasympathikotonus mit lokaler Hyperämie) und des Stoffwechsels.
- Stimulation der Phagozytose (Antiphlogese).
- Vermehrte Flüssigkeitstranssudation (Ödemneigung!).
- Herabsetzung des Muskeltonus (in erster Linie reflektorisch über die Hautoberfläche!).
- Verbesserung der Dehnbarkeit (Elastizität) des Kollagengewebes.
- Herabsetzung der Viskosität der Synovialflüssigkeit.
- Primäre Analgesie durch maximale Erregung der kutanen Thermorezeptoren (spinal-reflektorisch).

Die klinische Wirkung, auch die sekundäre, über die Tonusherabsetzung der Muskulatur herbeigeführte Analgesie ist abhängig von den speziellen Reizparametern des jeweiligen Wärmeträgers wie Intensität, Dauer seiner Einwirkung, Dynamik, Größe der Reizfläche u.a.m.

Anwendungsformen
- Ganzkörperthermotherapie, z. B.
    - Saunagänge (sog. trocken-heißes Raumschwitzbad) oder
    - Heißluftganzbäder (sog. »irisch-römisches« bzw. »türkisches« Bad; Warmluftraum mit 40–45°C; Heißluftraum mit 65–75°C, wo bei mit Wasserdampf gesättigter Luft keine Schweißverdunstung mehr möglich ist und somit ein Wärmestau eintritt)
- Teilanwendungen, z. B.:
    - Kopfdampfbad (mit ätherischen Ölen) bei Affektionen der Nasennebenhöhlen
    - Dampfdusche, verabreicht über eine düsenförmig verengte Öffnung (Abstand: 0,5–1,0 m; Dauer: 10–15 min) bei Muskelverspannungen, Funktionseinschränkungen von Gelenken mit Kontrakturen, degenerativen Gelenkaffektionen u. a.
- **Umschriebener Einsatz** von trockener (Tab. 10.4) oder feuchter Wärme (s. Tab. 10.5)

Indikationen. Wärmetherapie wird in vielen Fällen als sog. (vorbereitender) Bewegungsstarter vor der Durchführung einer krankengymnastischen Übungsbehandlung

Tab. 10.4. Lokale Anwendungen trockener Wärme

Applikationsformen	Besonderheiten
Heizkissen, Wärmflasche	V. a. bei bettlägerigen Patienten
Wärme-Pad	Wieder verwendbarer, mit Gel gefüllter Plastikbeutel; Anwendung v. a. im Bereich des Handrückens
Heißluft	Leitung von Luft mittels eines Ventilators über ein Gerät mit elektrischen Heizwiderständen (sog. Glühlicht), dabei Erhitzung auf ca. 70–90°C; Behandlungsdauer: 15–30 min. Heutzutage gleichgesetzt mit Strahlungswärme durch einen Heizstrahler (z. B. Wolframfaden-Lampe); Einsatz v. a. für die Rückenmuskulatur als Vorbehandlung einer manuellen Massage
Wickel oder Packungen	Z. B. über Wasserdampf erhitzter Heublumensack (43–45°C) für etwa 10 min (Freisetzung aromatischer Stoffe mit vagotoner und schlafförderner Wirkung) Einwirkungsdauer: 10 min bis zu 1 h. In Leintuch eingewickelter Kartoffelbrei (10–15 min). In Wasser gekochter Leinsamen (in Leinensäckchen) für etwa 5 min
trockener heißer Sand	V. a. bei Erkrankungen aus dem rheumatischen Formenkreis
Infrarotstrahler	Absorption des langwelligen Lichtes mit Reizung der Wärmerezeptoren der Haut (rein oberflächlicher Effekt mit Eindringtiefe von nur etwa 0,2 bis max. 3,0 cm in das darunter liegende Gewebe; s. ▶ Kap. 10.6.2)
Laser-Strahler	Wellenlänge 632,8 mm (s. ▶ Kap. 10.6.4)
Aerodyn	Spezialgerät zur Verwirbelung von erwärmtem Maisschrot (40–42°) mittels eines Gebläses (Mikromassage v. a. im Bereich der Hände, z. B. bei schmerzhaften rheumatischen Affektionen)
Elektrotherapie	Diathermie mit hochfrequenten Kurzwellenströmen mit guter Tiefenwirkung (s. ▶ Kap. 10.3.5)
Ultraschalltherapie	Siehe ▶ Kap. 10.4

(s. ▶ Kap. 11) oder einer manuellen Massage (s. ▶ Kap. 10.2) eingesetzt.

Wärmetherapie ist wichtig in der Behandlung chronisch-entzündlicher Prozesse wie:
- Schmerzhafte degenerative Gelenkerkrankungen
- Krankheiten des rheumatischen Formenkreises (keine akuten Schübe!)
- Schmerzhafte Periarthropathien (Schulter, Hüfte), Tendinosen, Periostosen
- Schmerzhafte Wirbelsäulensyndrome mit Myalgien und/oder Myogelosen (Hartspann)

Kontraindikationen. In erster Linie bei allen Störungen mit bereits gesteigertem Metabolismus wie:
- Akute entzündliche Prozesse (aktivierte Arthrose, akuter Gichtanfall)
- Infektionskrankheiten
- Bursitis, Tendinitis, Tendovaginitis
- Frisches stumpfes Trauma (Distorsion oder Kontusion mit Blutung oder Hämatom)

Des Weiteren bei:
- Lokalem Ödem, chronisch venöser Insuffizienz, ausgeprägter Varikosis, Thrombophlebitis
- Arteriellen Durchblutungsstörungen, M. Sudeck Stadium I–II (Reflexdystrophie), akuten Neuritiden
- Blutenden Magen-Darm-Ulzera
- Neurogen beeinträchtigter Temperaturempfindung (z. B. im Falle einer Syringomyelie) mit der Gefahr der Verbrennung
- Spastik und Kontrakturen bei zerebralen Paresen

> **Cave**
> Vorsicht bei arterieller Hypertonie und bei Herzinsuffizienz!

10.2 Massage

10.2.1 Grundlagen

Die unterschiedlichen passiven manuellen Massageanwendungen stellen wichtige ergänzende Strategien im Rahmen der orthopädischen Schmerztherapie dar. Ihr Angriffspunkt liegt in Abhängigkeit von der jeweiligen Technik mehr oder weniger oberflächlich in der Körperdecke (Haut, subkutanes Bindegewebe, Muskulatur).

Unter therapeutischen Gesichtspunkten werden unterschiedliche globale Wirkungen einer Massage auf unterschiedliche Gewebestrukturen beschrieben:
- Haut
- Muskulatur
- Kreislauf
- Lymphsystem
- Psychologischer Effekt

Haut
- Überwiegend lokaler mechanischer Effekt mit Steigerung der Perspiration und der Talgdrüsenproduktion, was das Gewebe weicher und elastischer macht.
- Turgor und Trophik werden verbessert.
- Adhärentes Narbengewebe wird durch Dehnungen und Friktionen aufgebrochen.

Muskulatur
- Keine direkte Verbesserung der Kraftentfaltung.
- Intermittierende Aktivierung des Blut- und Lymphstromes (nutritiver Effekt v. a. des inaktiven und gelähmten kontraktilen Gewebes).
- Beseitigung einer Muskelermüdung während der Erholungsphase nach prolongierter Muskelarbeit oder längerer Inaktivität.

Der therapierte Muskel wird flexibler und dadurch auch leistungsstärker. Über nervale segmental-reflektorische Mechanismen (Fernwirkung) resultieren eine (auch im EMG nachweisbare) Tonussenkung und damit auch eine Schmerzreduktion. Unter diesem Aspekt sollte gerade in der Rehabilitation auf eine alternierende Anwendung aktiver und passiver Behandlungseinheiten geachtet werden.

Kreislauf
- Zirkulationshilfe durch eine Saug-Druck-Pumpwirkung.
- Reaktive lokale Hyperämie aufgrund der gesteigerten arteriellen Gewebedurchflutung.
- Die periphere Vasodilatation ist Ausdruck des mechanischen Druckes auf die Kapillaren und die reaktiv einsetzende Produktion gefäßerweiternder Substanzen (Bradykinin, Histamin, Serotonin). Diese auch schmerzauslösenden Wirkstoffe ziehen eine Deaktivierung der nozizeptiven Muskelafferenzen nach sich. Gleichzeitig normalisiert sich eine vorbestehende vegetative Dysregulation im therapierten Segment (sog. Eutonisierung des Vegetativums).

Lymphsystem. Durch gezieltes oberflächliches (nicht tiefes!) Streichen des Subkutangewebes (Lymphmassage) wird die Zirkulation der Gewebelymphe passiv, durch die gleichzeitig gegebene direkte mechanische Anregung der Lymphvasomotorik auch aktiv gefördert.

Psyche. Über eine vermehrte Ausschüttung körpereigener Analgetika (sog. Endorphine) sind folgende psychologische Effekte zu beobachten:
- Angstgefühle werden reduziert
- die Vitalität wird erhöht
- das Körperbewusstsein wird verbessert
- Allgemeine psychische Entspannung

10.2.2 Anwendungsmöglichkeiten

Definition
Meist manuell durchgeführte mechanische Manipulation bzw. Stimulation der Propriozeptoren der Weichteilgewebe in relativ monotoner, sich wiederholender Weise durch unterschiedliche, jeweils rhythmische, mit variabler Druck- oder sonstiger Kraftentfaltung (z. B. Zug, Verschiebung, Erschütterung) gezielt applizierte Handgriffe. Auch durch apparativen Einsatz (Massageliegen, Massagestühle) möglich.

Behandlungsziele
– Lokale und allgemeine Zirkulation verbessern
– Muskuläre Funktionalität verbessern
– Nervale Erregungsleitung verbessern
– Schmerzhafter Triggerpunkte inaktivieren

Technik und Durchführung. Die Behandlung beginnt m gesunden Bereich. Je nach Verträglichkeit erfolgt ein langsames Heranarbeiten an das gestörte Gebiet bis zum Maximalpunkt (Abb. 10.5). Die Intensität der Handgriffe ist einschleichend. Eventuell erfolgt eine kurzfristige Vorbehandlung durch Thermotherapie (Fangoanwendung, Heißluftapplikation).

ⓘ Tipps
Gleitmittel (z. B. Massageöl oder spezielle Emulsionen) nur bei sehr trockener, spröder oder schuppender, auch bei stark behaarter Haut erforderlich. Durch das Öl wird die Reibung herabgesetzt (die Haftwirkung der massierenden Hand und damit die therapeutisch gewollte Tiefenwirkung werden bei Einsatz lokaler Externa eher beeinträchtigt!).

Spezielle Techniken
– **Streichung, Drückung**
  – Wirkung lediglich auf die oberflächliche Muskulatur des Rückens
  – Globale beruhigende und entspannende Wirkung durch Reizung sensibler Nervenendigungen der Haut über das vegetative Nervensystem
  – Eventuell zusätzlicher mechanischer Reiz durch Einsatz eines Massagerollers (Abb. 10.6)
– **Knetung, Rollung, Walkung**
  – Lokale Hyperämisierung durch Kapillarerweiterung
  – Stoffwechselsteigerung
  – Reflektorische muskuläre Detonisierung
– **Friktion** als **Reibung** oder **Zirkelung**
  – Permeabilitätssteigerung der Gefäße (evtl. sogar Hämatombildung)
  – Steigerung der Wachreaktion
– **Klopfung**
  – Leichte Hyperämie
  – Eventuell leichte muskuläre Tonuserhöhung bei stärkerer Intensität; meist jedoch vorwiegend psychologische Wirkung ohne wesentlichen realen therapeutischen Wert
– **Vibration (Schüttelung)**
  – Tonussenkung bei verspannter Muskulatur (z. B. im Schulter-Nacken- oder im lumbalen Bereich)
  – Mild sedierend
  – Nur sehr geringe Haut-Hyperämisierung
– **Dehnung** als **Hautverschiebung**
  – Abheben der Haut und des Unterhautbindegewebes von der darunter liegenden Muskelfaszie, um beide Gewebeschichten gegeneinander verschiebbar zu machen

Spezielle Massageformen. Siehe Tab. 10.5.

Reizdosis. Die Reizdosis einer Massage ist von folgenden Parametern abhängig:
– **Größe der Behandlungsfläche.** Ein kleines umschriebenes Gebiet wird immer nur kurz, eine größere Fläche länger behandelt.

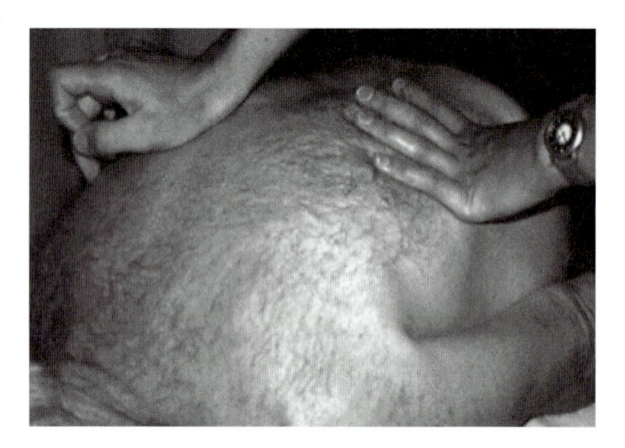

Abb. 10.5. Manuelle Massage im Bereich des Rückens bei chronischen Beschwerdebildern auf Grund muskulärer Dysfunktionen

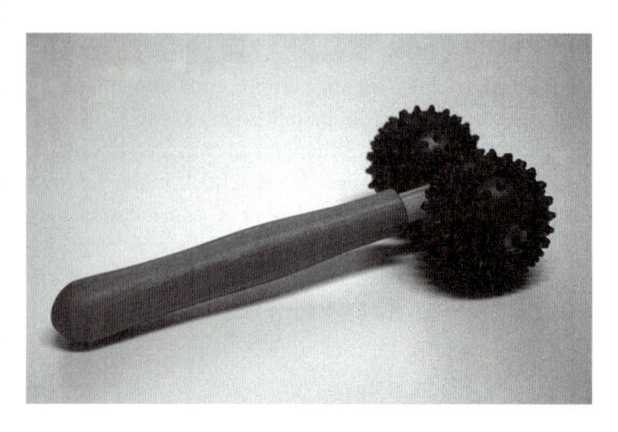

Abb. 10.6. Massageroller mit harten Noppen aus nicht flexiblem Kunststoff

- Dauer der Einzeltherapie. Reizsummation mit möglicher Abnahme der subjektiven Schmerzschwelle, so dass evtl. die Reizintensität im Verlauf einer längeren Behandlungsserie gesteigert werden muss.
- Häufigkeit der Wiederholung. In akuten Fälle: einmal täglich; chronische Fälle: 1- bis 3-mal/Woche.
- Art des applizierten Handgriffes
- Reizintensität des applizierten Handgriffes. Starker Druck und auch rasch ausgeführte Streichungen mit eher stimulierendem Effekt; ein schwacher Druck bzw. langsam durchgeführte Bewegungen wirken dagegen eher beruhigend.

Tab. 10.5. Spezielle Massageformen

Behandlungsart	Besonderheiten, Indikationen
Methode nach Cyriax (»deep friction«)	Transversale Massage von Muskulatur, Band- und Sehnenansätzen. Der Finger des Therapeuten behält festen Kontakt zur Haut des Patienten, wodurch die oberflächlichen gegen die tiefer gelegenen Gewebestrukturen mobilisiert werden (keine Hautreibung). V. a. zur Lösung schmerzhafter muskulärer Adhäsionen oder umschriebener Myogelosen bzw. narbiger Verwachsungen
Bindegewebsmassage	Manueller Zugreiz auf verspanntes Gewebe der Körperdecke zum segmentalen Abbau von Verspannungen
Segmentmassage	Kombinierte manuelle Behandlung aller Gewebeschichten, die in einem sog. reflektorischen segmentalen Störfeld liegen (z. B. das Bindegewebe, die darunter liegende Muskulatur und auch das Periost) Einsatz v. a. im paravertebralen Bereich der Austrittsstellen der Spinalnerven
Schlüsselzonenmassage	Besondere Form der Reflexzonentherapie mit manueller Bearbeitung reflektorisch auftretenden Veränderungen der oberflächlichen Gewebeschichten des Körpers im Bereich sog. Schlüsselzonen (Segmentgebiete ähnlich den sog. Head-Zonen)
Fußreflexzonenmassage	Manuelle Reflexzonenbehandlung, bei der v. a. die Fußsohle (Abb. 10.7) als therapeutischer Bezirk gewählt wird (tonisierende oder sedierende Griffe)
Akupunktmassage	Besondere Form der manuellen Reflextherapie (traditionelle chinesische Medizin) zum Ausgleich des gestörten Energieflusses Eingesetzt v. a. bei chronischen Schmerzbildern aller Art, auch bei funktionellen Störungen am Bewegungsapparat
Münzmassage	Aus Japan stammende lokale Druckmassage mit einer großen gelochten Münze über hartem, zuvor eingeöltem (schmerzhaftem) Gewebe (sog. diagnostischer Strich) mit Erzeugung reaktiver Extravasate (s. ▶ Kap. 18.1, »Schröpfen«) und konsekutiver lokaler Hyperämie
Periostmassage	Punktförmig umschriebene rhythmische Druckapplikation (zirkelnde Friktion) auf das Periost oberflächlich gelegener und damit anatomisch gut zugänglicher Knochenflächen und -vorsprünge zur reflektorischen Inaktivierung schmerzhafter Maximalpunkte
Bürstenmassage	Mechanische Reizung der Haut der Extremitäten bzw. des Rückens mit verschiedenen Hilfsmitteln (Bürste, Massagehandschuh u. a.) zur reflektorischen kapillären Hyperämisierung und Stoffwechselsteigerung; auch in der Frühphase der Rehabilitation nach Gliedmaßenamputation eingesetzt
Lymphdrainage	Peripher entstauende manuelle Therapie durch weiche gewebeschonende Massagehandgriffe überwiegend an der Körperoberfläche (von proximal nach distal); auch als apparative Maßnahme möglich (sog. Lymphomat)
Druckwellenmassage	Apparativ durchgeführte Kompressionsmassage unter Einsatz intermittierend applizierter Druckwellen
Vakuummassage	Einwirken eines Unterdruckes durch ein an- und abschwellendes Vakuum zur mechanischen Massage (z. B. durch eine Saugglocke) mit Reizung der Hautoberfläche und der darunter liegenden Gewebeschichten
Traktionsmassage	Kombinierte passive Behandlung der Halswirbelsäule mit primärer manueller Extension und anschließender Massage der (Schulter-/)Nackenmuskulatur
Extensionsmassage (nach Domnik)	Kombinierte Behandlungsform; im Gegensatz zur Traktionsmassage werden die Massage- und Traktionshandgriffe nicht nacheinander durchgeführt sondern gehen ineinander über
Kombinationsmassage (nach Schoberth)	Kombination aus klassischer Massage, Stäbchenmassage, Vakuummassage und lokaler Kryotherapie
Unterwasser(druckstrahl)massage	Kombination aus Hydro- bzw. Wärmetherapie und einer Massagebehandlung in einer Spezialwanne oder im Bewegungsbad; Einsatz eines gebündelten Wasserstrahles von 50–600 Kpa aus 10–20 cm Entfernung mit nachfolgender lokaler Hyperämisierung und muskulärer Detonisierung *Sonderform:* Wirbelbad (Hot Jacuzzi)

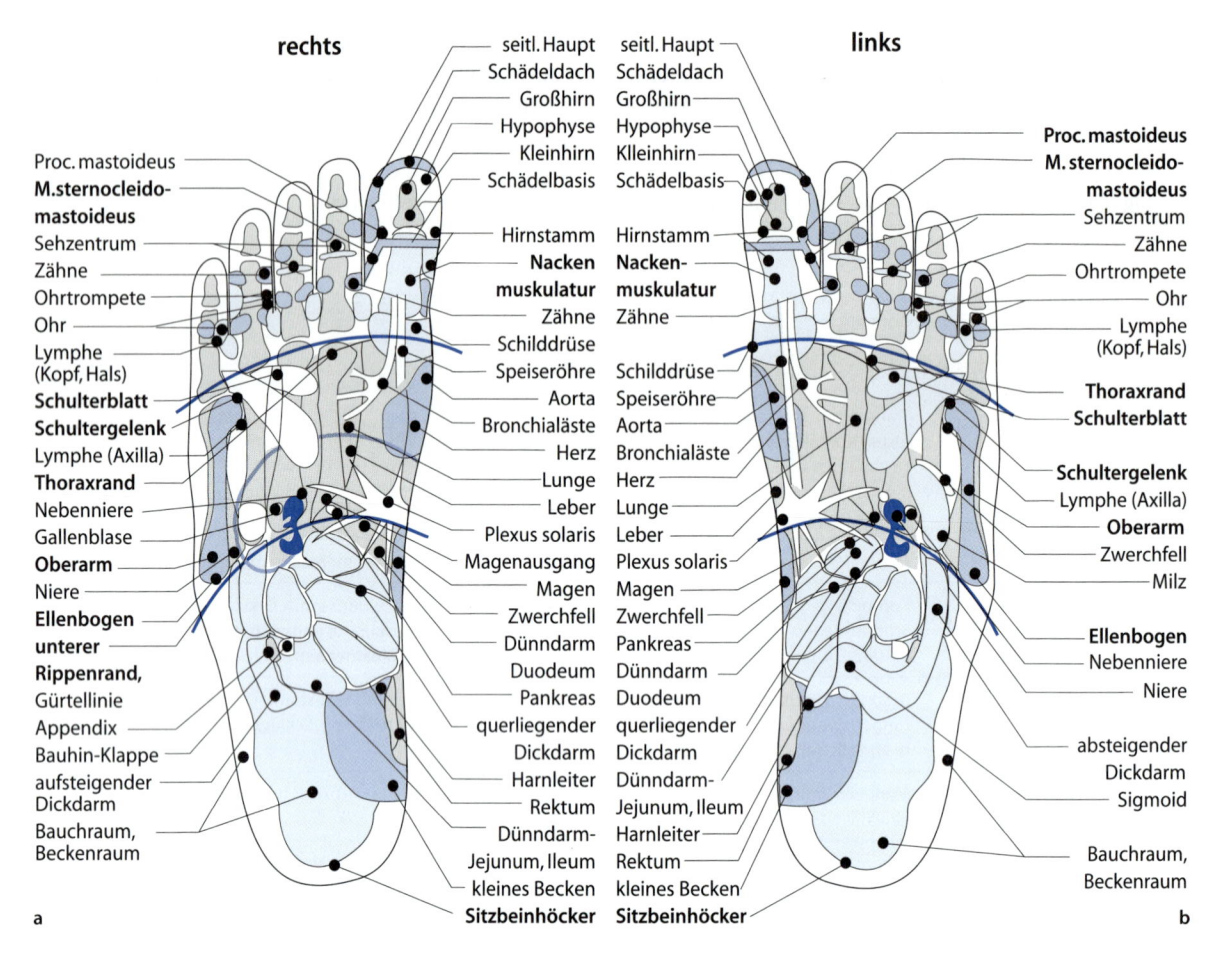

Abb. 10.7 a, b. Fußreflexzonen nach Fitzgerald (schematische Darstellung). **a** Rechte Fußsohle, **b** linke Fußsohle. Die orthopädisch relevanten Zonen sind fett dargestellt

Dosierung und Behandlungsdauer

ⓘ Kommentar
Grundregel: So stark wie nötig, um den gewünschten Behandlungserfolg zu erzielen, so schwach wie möglich, um lokale Unverträglichkeitsreaktionen zu vermeiden.

Kurze, dafür häufigere Einzelanwendungen sind therapeutisch effizienter als eine lang andauernde Behandlungsmaßnahme. In aller Regel Verordnung von 6–12 Einzelanwendungen als Serie (2- bis 3-mal/Woche).

Indikationen
- Schmerzhafte Tonuserhöhung der Muskulatur (strang- oder spindelförmiger Hypertonus, Myogelosen) v. a. im Bereich der Wirbelsäule (Schulter-Nacken-Region; paravertebrale Rückenstrecker der BWS und LWS)
- Schmerzhafte lokale Weichteilverklebungen
- Tendomyosen, Insertionstendopathien, Myalgien, Periarthropathien, schmerzhafte myofasziale Triggerpunkte
- Funktionsbeeinträchtigungen von Gelenken (v. a. degenerativ bedingte Binnenreizzustände mit reflektorischen Tendomyosen der umspannenden Weichteile). Im Falle einer entzündlichen Komponente erst nach Abklingen der akuten Schmerzsymptomatik. Auch vor Einleitung einer krankengymnastischen Mobilisationsbehandlung als sog. Bewegungsstarter
- Beeinträchtigungen des Gewebestoffwechsels (z. B. Pannikulose)
- Durchblutungsstörungen

Eine Massage bringt **keinen Vorteil** bei schmerzlosen neurologischen Bewegungsstörungen und einer Spastik. Bei letzterer führt der gesetzte Hautreiz (Ausnahme: Vibration) sogar zu einer Tonuserhöhung.

Kontraindikationen
- **Allgemein**:
  - Akute fieberhafte Allgemeinerkrankungen
  - Akute Entzündungen innerer Organe
  - Blutungsneigung (z. B. im Rahmen einer Antikoagulanzientherapie)
  - Schwere (dekompensierte) Herz-/Kreislauferkrankungen

- Lokal:
  - (Entzündliche) Haut- und/oder Muskelerkrankungen im Behandlungsgebiet, Thrombophlebitiden und Phlebothrombosen
  - Ausgeprägte frische Hämatome
  - Frische Verletzungen, die einer Immobilisation bedürfen
  - M. Sudeck Stadium I
  - Arterielle Verschlusserkrankung im betroffenen Gebiet
  - Schwere knöcherne Affektionen (Osteomalazie, erhebliche Osteoporose, akute Osteomyelitis), auch periphere Weichteilverkalkungen (z. B. Myositis ossificans)
  - Kardiale oder nephrogene Ödeme
  - Bösartige Tumoren (im Behandlungsgebiet)

10.3 Elektrotherapie (s. ▶ Kap. 10.9)

10.3.1 Wichtige Grundlagen

Stromarten

Elektrische Ströme entfalten – abhängig von ihrer Frequenz – im menschlichen Organismus völlig unterschiedliche Wirkungen. Differenziert werden drei großen Hauptgruppen:
- Niederfrequenzbereich (Gleichströme, Wechselströme)
- Mittelfrequente Wechselströme
- Hochfrequente (Wechsel-)Ströme

Niederfrequenzbereich. Im Niederfrequenzbereich erfolgt beim Gleichstrom ein kontinuierlicher Ionenfluss gleich bleibender Intensität in nur eine Richtung (beschränkt auf das durchströmte Körperareal), ohne dass hierbei am exponierten nervösen und muskulären Gewebe eine fortgeleitete Erregung zustande kommt.

Ändert sich jedoch die Flussrichtung – wie z. B. beim Wechselstrom – bedarf es einer Mindestzeitdauer des Stromflusses in einer bestimmten Richtung, um einen Reiz auszulösen. Je häufiger der Strom seine Richtung ändert, d. h. je höher seine Frequenz ist, desto geringer ist seine elektrochemische Reizwirkung. So führen niederfrequente Impuls- oder auch Reizströme (z. B. als Resultat eines unterbrochenen Gleichstromes) zu einer gewollten Erregung der Nervenmembran und auch zu einer muskulären Reaktion (Schwellenströme, Exponentialströme).

Mittelfrequente Wechselströme. Sie lösen im betroffenen Nervenausbreitungsgebiet Parästhesien aus mit konsekutiver »Verdeckung« einer subjektiven Schmerzempfindung.

Hochfrequente (Wechsel-)Ströme. Sie entfalten als elektromagnetische Schwingungen im durchflossenen Gewebe auf Grund ihrer nur sehr kurzen Impulsdauer keine eigentliche chemische Wirkung mehr. Sie besitzen im Hinblick auf die lokal freigesetzte Energie lediglich einen hohen (Widerstands-)Wärmeeffekt (auch Thermotherapie; s. ▶ Kap. 10.1.3).

Applikationsformen

Querdurchströmung. Transversale Stromapplikation quer zur Körperlängsachse.

Längsdurchströmung. Stromapplikation parallel zur Körperlängsachse:
- Absteigende Applikation (Anode kranial, Kathode kaudal) mit beruhigendem Effekt auf das nervale System
- Aufsteigende Behandlung bei gewünschtem nerval stimulierendem Effekt

Schmerzpunktbehandlung (»tender points«). Differente Elektrode im Bereich des Hauptschmerzpunktes. Bezugselektrode proximal bei Reizstromanwendung, distal bei Gleichstromapplikation.

Statische Applikation. V. a. bei posttraumatischen Störungen (Querdurchströmung) oder zur peripheren nervalen Analgesie (absteigende Längsdurchströmung).

Mobile Applikation
- Zur Schmerz- bzw. Triggerpunktsuche
- Zur dynamischen Behandlung eines größeren Areales (v. a. des Rückens)

Typische Wirkeffekte und Behandlungsziele

Die Therapie mit elektrischen Strömen zielt darauf ab, die subjektiv beeinträchtigenden Sekundärsymptome einer Erkrankung oder eines Traumas zu beeinflussen. Ihr Effekt besteht in einem lokal wirksamen oder fortgeleiteten Reiz, wobei dieser abhängig ist von der Reizstärke, der Reizdauer sowie vom Reizintervall. Einen modifizierenden Einfluss haben die individuelle Reaktionsbereitschaft des menschlichen Organismus, die vorliegende spezielle (Grund-)Erkrankung sowie auch das Lebensalter des betroffenen Patienten.

Therapeutisch genutzt werden zunächst die analgetischen, die hyperämisierenden, die Resorption fördernden bzw. die Trophik steigernden und die muskulär detonisierenden oder tonisierenden Wirkungen. Infolge einer reaktiven Durchblutungssteigerung erfolgt ein beschleunigter Abtransport der Gewebshormone Bradykinin, Histamin, der Prostaglandine und auch des Serotonins aus dem geschädigten Gewebe, was die sensiblen Schmerzrezeptoren zumindest vorübergehend entlastet. Gleichzeitig erhöht im Falle einer Gleichstromapplikation der Anelektrotonus unter der positiv geladenen Anode das sog. kritische

Membranpotential der Schmerzrezeptoren und damit die individuelle Schmerzschwelle, wobei dieser Effekt auch für eine längere Zeit nach Absetzen der Stromapplikation fortbestehen kann.

Der gute analgetische Effekt bei Anwendung von Reizströmen wird durch den sog. Verdeckungseffekt (sog »gate control theory«) erklärt. Der Strom führt hier zu einer Erregung der Mechano- und Vibrationsrezeptoren des Unterhautgewebes. Die Reizweitergabe zum Rückenmark erfolgt über schnell leitende Aβ-Fasern mit nachfolgender Aktivierung von Zwischenneuronen in der Substantia gelatinosa, was dann eine gleichzeitige (langsamere) Weiterleitung von Schmerzimpulsen zumindest teilweise blockiert. Einem Gewöhnungseffekt kann durch einen Frequenzwechsel des jeweiligen Reizstromes begegnet werden.

Allgemeine Dosierungsrichtlinien

Hier gilt ganz allgemein die Grundregel:

> **Kommentar**
> Je **akuter** der Prozess, desto kürzer sind die Einzelbehandlungszeit (mit jeweils einschleichender Dosierung) und das Behandlungsintervall, aber um so häufiger sollte behandelt werden (bei insgesamt kürzerer Behandlungsserie).
> Je **chronischer** der Prozess, desto länger und öfter kann behandelt werden, wobei Gewöhnungseffekte der Strom durchflossenen Gewebe zu beachten sind.

Die verwendeten Spannungen des elektrischen Stromes bewegen sich meist in einer Größenordnung von 10–100 Volt, die Stromstärken (Intensität) liegen in aller Regel zwischen 1–50 mA.

Kontraindikationen

Relative Kontraindikationen
- Einliegende Osteosynthesematerialien
- Stärkere Beeinträchtigung der Oberflächen- und/oder Tiefensensibilität
- Lokale Hautaffektionen (offene Verletzungen, Verbrennungen, Ekzeme, Entzündungen)
- Thrombophlebitiden oder frische Thrombosen
- Gutartige Tumoren
- Noch offene Wachstumsfugen (bei Kindern und Jugendlichen)
- Gravidität

Absolute Kontraindikationen
- Einliegender Herzschrittmacher
- Herzrhythmusstörungen
- Hoch fieberhafte akute oder subakute Allgemeininfektionen, auch akute Schübe von Erkrankungen aus dem rheumatischen Formenkreis
- Gerinnungsstörungen (Hämophilie)
- Metastasierende Tumoren
- Schwere periphere Arteriosklerose
- Nach hoch dosierter Analgetikagabe

10.3.2 Therapie mit Gleichströmen

Stabile Galvanisation

Bei der Applikation konstanter Ströme mit gleich bleibender Stromstärke, kontinuierlichem Fluss und monodirektionaler Flussrichtung kommt es am Pluspol (Anode) zu einer Erregung der Hautrezeptoren mit gleichzeitiger Herabsetzung der Leitgeschwindigkeit efferenter Schmerzfasern. Am Minuspol (Kathode) resultiert eine Steigerung der Reaktions- und Funktionsfähigkeit v. a. der motorischen Nerven durch Erniedrigung ihrer Reizschwelle. Während diese Hyperämisierung nach einigen Stunden wieder weitgehend abklingt, bleibt die erhöhte Ansprechbarkeit der Gefäßnerven noch tagelang bestehen.

Nur im Falle einer arthralgischen Störung und bei schmerzhaften posttraumatischen Zustandsbildern ist eine Quergalvanisation (2 Elektroden von etwa 90×8 cm) anzuraten, sonst ist in aller Regel die Längsgalvanisation (Abb. 10.8) Behandlungsmethode der Wahl: Ist eine erregungsdämpfende Wirkung (Schmerzbehandlung) gewünscht, dann absteigende Galvanisation, zur Erregungssteigerung (z. B. bei motorischer Schädigung) aufsteigende Galvanisation sinnvoll.

Dosierung. Beim Einsatz von Plattenelektroden beträgt die Stromstärke minimal $0{,}1\ mA/cm^2$, vorzugsweise $0{,}3$–$0{,}5\ mA/cm^2$ Elektrodenfläche. Stromstärke (in aller Regel

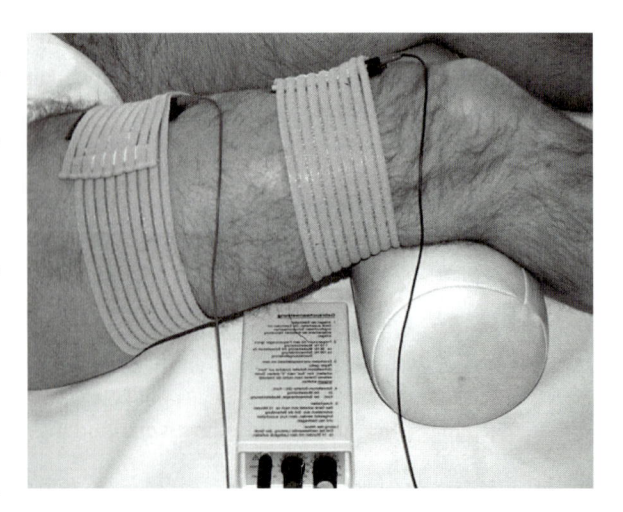

Abb. 10.8. Anwendung eines stabilen Gleichstroms zur Analgesie im Bereich des rechten Oberschenkels

stufenlos einstellbar) ein- und ausschleichen. In Abhängigkeit vom subjektiven Stromgefühl des Patienten und der Krankheitsphase meist 3–10 mA, in Ausnahmefällen bis zu 50 mA.

Anwendungen 1- bis 3-mal/Woche, insgesamt 8–12 Einzelbehandlungen.

Behandlungsdauer
- Bei **akuter** Symptomatik 3–5 min
- Bei **chronischen** Schmerzbildern 5–30 min (Steigerung pro Behandlung um 1–2 min)

Wichtige Indikationen
- Periphere Neuralgien (interkostal, radikulär, Trigeminus, Herpes zoster)
- Muskuläre Verspannungen (Lumbago), Myalgien, Myogelosen
- Frische Verletzungen (Distorsionen, Prellungen mit Hämatomen u. a.)
- Periphere Durchblutungsstörungen (im Frühstadium), auch Angioneuropathien, Endangitis obliterans, M. Raynaud, Angiospasmen, Zustände nach Erfrierungen; M. Sudeck Stadium I–II
- Gelenk- und Wirbelsäulenreizzustände bei degenerativen Veränderungen (Ursprungs- und Ansatztendinosen, Ligamentosen, Arthrosen, Spondylosen)
- Periphere Hypo- und Parästhesien, sensibilitätsgestörte Hautareale (z. B. nach größeren operativen Eingriffen oder nach Hauttransplantationen)
- Schmerzzustände bei Poliomyelitis
- Schmerzhafte rheumatische Affektionen

Gefahren. Bei hoher Stromdichte und zu klein gewählten Elektroden besteht Verätzungsgefahr der Haut. Daher sollte nach etwa der Hälfte der Behandlungszeit unter den Elektroden nach möglichen kleinen, braunen, nicht schmerzhaften Flecken gefahndet werden, die sich später rötlich verfärben und einen Schorf bilden.

Iontophorese

Bei dieser Behandlung erfolgt eine transkutane Applikation ionisierter oder undissoziierter Wirkstoffe (entzündungshemmende Substanzen, Lokalanästhetika, u. a. als wässrige Lösungen, Salben oder Gele; ▶ Übersicht 10.1) unter Einsatz eines konstanten galvanischen Gleichstromes (◘ Abb. 10.9). Unter dem Einfluss einer elektromotorischen Kraft kommt es zu einer Ionenwanderung vom Pol gleicher Ladung zum Pol entgegengesetzter Ladung. An der Anode resultieren eine Muskeldetonisierung und Analgesie, an der Kathode eine Durchblutungssteigerung mit besonders starker Hyperämisierung und Antiphlogese. Das transkutan applizierte Pharmakon wird außerdem über die Blutgefäße der Haut aufgenommen und im ganzen Körper verbreitet.

Übersicht 10.1. Iontophorese und externe Begleitmedikation
- **Platzierung unter der Kathode** (negative Ladung der Präparate)
  - Salizylsäure (3%; z. B. Mobilat aktiv, Rheumasan)
  - Hydroxyethylsalizylat (z. B. Dolo-Arthrosenex, Mobilat akut, HES Gel)
  - Diclofenac (z. B. Voltaren-Emulgel)
  - Nikotinsäure (3%)
  - Ascorbinsäure (Vitamin C)
  - Metamizol (Metalgin, Novalgin, Novaminsulfon)
  - Heparin (z. B. Essaven, Hepathrombin, Thrombophob 30 000–60 000)
  - Hirudin (z. B Exhirud)
  - Kaliumjodat u. a.
- **Platzierung unter der Anode** (positive Ladung der Präparate)
  - Lokalanästhetika
  - Histamin (1:10 000 - 3:100 000), Bienengift Nicoboxil (Finalgon)
  - Acetylcholin (z. B. Benerva)
  - Hyaluronidase (Hyalase Dessau)
  - Vitamin B u. a.

Dosierung
- **Stromstärke:** 0,1–1 mA/cm² Elektrodenfläche
- **Gesamtstromstärke:** 5–20 mA

Behandlungsdauer
- **Akute Erkrankungen:** täglich
- **Chronische Prozesse:** 3-mal/Woche über 5–30 min, Steigerung pro Behandlungseinheit um 2–3 min

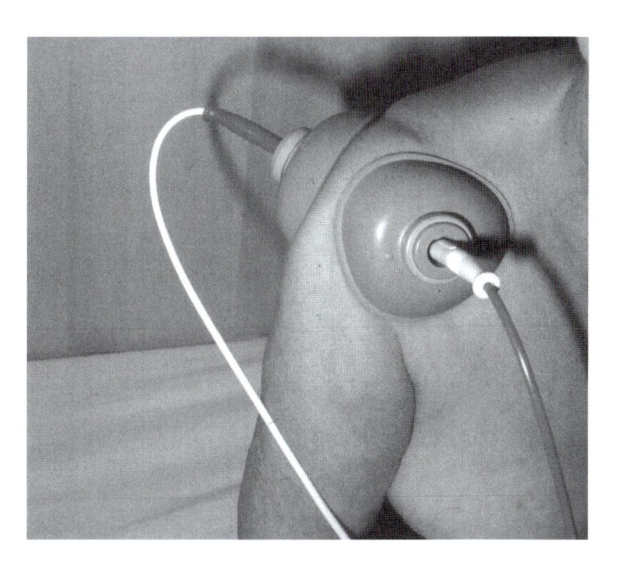

◘ **Abb. 10.9.** Iontophoreseanwendung im Bereich der rechten Schulter bei schmerzhaftem degenerativen subakromialen Schmerzsyndrom

Wichtige Indikationen
- Schmerzhafte oberflächliche weichteilrheumatische Prozesse (Tendinitiden, Neuralgien, Myalgien, Periarthropathien, Epikondylopathien u. ä.)
- Arthralgische Reizzustände, degenerative Veränderungen v. a. großer und gut zugänglicher Gelenke (z. B. Kniegelenk)
- Lumbago, Lumboischialgien
- Periphere Nerven-Engpass-Syndrome (z. B. Karpaltunnelsyndrom)
- Oberflächliche posttraumatische Störungen (Prellung, Distorsion, Hämatom)

Kommentar
Kombination einer Iontophorese mit einer Ultraschall-Applikation (s. ► Kap. 10.4) möglich (Phonoiontophorese, s. ► Kap. 10.4.1).

Gefahren. Nur im Falle einer unkontrollierten Stromanwendung lokale Verätzungsgefahr der Haut gegeben.

Hydrogalvanische Bäder
Hierzu zählen das **Teilbad** (Zwei- bzw. Vierzellenbad; Abb. 10.10) oder **Vollbad** (Stangerbad) im Sinne einer Hydrotherapie (s. ► Kap. 10.1.1) unter gleichzeitigem Einsatz eines stabilen galvanischen Stromes:
- **Absteigender Stromfluss**: schmerzdämpfende Wirkung
- **Aufsteigender Stromfluss**: muskuläre Tonussteigerung

Dosierung. Individuelle Einstellung der Stromstärke, bis sich ein vom betroffenen Patienten gut toleriertes Kribbelgefühl einstellt.

Behandlungsdauer: 10–20 min.

Wichtige Indikationen
- Lumboischialgien
- Zervikobrachialgien
- Periphere arterielle Durchblutungsstörungen, M. Sudeck Stadium I–II
- Sensible Dysfunktionen wie Polyneuropathien u. ä.
- Degenerative Arthralgien
- Rheumatoide Arthritiden mit multilokulären Beschwerdebildern

10.3.3 Therapie mit niederfrequenten Wechselströmen

Im Rahmen der niederfrequenten (NF-)Reiz- bzw. Impulsstrom-Therapie werden Rechteck-, Dreieck-, sinusförmige oder auch **Exponentialströme** und **Schwellenströme** (sog. faradische Ströme) eingesetzt, um eine selektive neuromuskuläre Reizwirkung auf die quergestreifte Skelettmuskulatur zu erzielen. Diese Stromformen spielen in der orthopädischen Schmerztherapie keine Rolle.

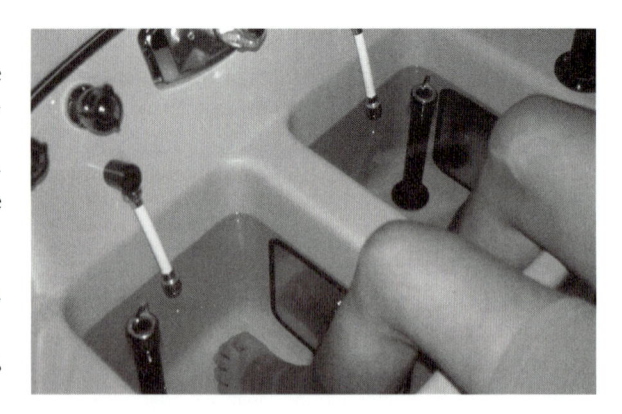

Abb. 10.10. Zweizellenbad der unteren Extremitäten in Sitzwanne

Diadynamische Ströme (Bernard)
Es handelt sich um Einweg- oder Zweiweg-gleichgerichtete niederfrequente Impulsströme, die in Frequenz-modulierter Form von einem konstanten Gleichstrom überlagert sind:
- **Impulsdauer**: 10 ms
- **Frequenz**: 50 oder 100 Hz

Die Impulsströme werden zusätzlich entweder im rhythmischen Wechsel unterbrochen, fortlaufend in der Frequenz verändert oder auch phasenverschoben mit geschwelltem einphasigen Sinusstrom kombiniert. Gleichzeitig wird ein untergelagerter, in seiner Intensität frei einstellbarer Gleichstrom (sog. Basisstrom mit verhältnismäßig niedriger Stromstärke von 2–3 mA) appliziert, der nur über eine kurze Zeitspanne, evtl. mit mehrfachen Polwechseln während jeder einzelnen Behandlung mit einwirkt (Tab. 10.6). Es resultiert eine starke Analgesie und eine kräftige Hyperämisierung mit Resorptionsförderung (proportional dem Gleichstromanteil). An **typischen Effekten** sind festzustellen:
- Reizwirkung auf geschädigte, aber auch auf intakte Skelettmuskulatur (proportional zum Anteil an Impuls-Wechselstrom)
- Beschleunigter Abtransport lokaler Gewebeödeme und Hämatome (Folge des Gleichstrom-Anteiles)
- Detonisierung der quergestreiften Muskulatur
- Zentral wirksamer Verdeckungseffekt mit nachfolgender beträchtlicher Erhöhung der Schmerzschwelle

Kommentar
Aufgrund des ständigen automatischen Wechsels der Frequenz und der Stromform bzw. der Modulation resultiert kaum ein Gewöhnungseffekt!

Tab. 10.6. Verschiedene Formen diadynamischer Ströme und ihre besonderen Wirkungen und Einsatzmöglichkeiten

Abkürzung	Exkate Bezeichnung	Stromqualität	Pausendauer	Vorwiegender Effekt im Gewebe	Hauptindiaktionen in der Therapie
DF	Courant diphasé fixe (Modulation I)	Sinusstrom, 100 Hz, Vollweg-gleichgerichtet, Impulsdauer 10 ms	–	Analgesie, Hyperämisierung, auch Sympathikusdämpfend	Periphere Schmerzsyndrome
MF	Courant monophasé fixe (Modulation II)	Sinusstrom, 50 Hz, Einweg-gleichgerichtet, Impulsdauer 10 ms	10 ms	Tonisierung des Bindegewebes, stärkere muskuläre Reizwirkung, bester effektiver Verdeckungseffekt	Periphere Schmerzsyndrome mit begleitenden muskulären Dysfunktionen
CP	Courant modulé en courtes périodes (Modulation III)	Sinusstrom, 50/100 Hz (Kombination von DF und MF, die sich nach einer Flusszeit von 1 s abwechseln)	–	Starke Analgesie und Resorptionsförderung, Steigerung der peripheren Durchblutung, muskeldetonisierend	Akute posttraumatische Störungen, periphere Neuralgien, periphere Durchblutungsstörungen (Akrozyanose, Varikosis, Erfrierungen) Periarthropathien der Schulter
LP	Courant modulé en longues périodes (Modulation IV)	Sinusstrom, 50/100 Hz (Kombination von MF konstant und MF geschwellt, die um eine Phase gegeneinander verschoben sind)	–	Länger anhaltende Analgesie, muskeldetonisierend	Radikuläre Schmerzsyndrome, Myalgien, Myogelosen, Lumbago, Arthralgien
RS	Courant rythme syncopé (Modulation V)	MF mit einer Flusszeit von jeweils 1 s	1 s	Steigerung der peripheren Durchblutung, ähnlich einer Reizung eines faradischen Schwellstromes	Elektrogymnastik bei inaktivitätsbedingter Muskelatrophie (in der Schmerztherapie nicht eingesetzt)

Im Bereich schmerzhafter Triggerpunkte werden kleinere runde Handbügelelektroden verwendet. An Applikationsformen werden differenziert:
- **Längsdurchflutung** im Falle einer Erkrankung peripherer Nerven oder einer Ischialgie.
- **Paravertebrale** oder **segmentale** Applikation (Längs- und/oder Querdurchflutung der Rückenmuskulatur) durch Einsatz großer Elektrodenschalen.
- **Gangliotrope** Applikation im Bereich der Halswirbelsäule, wobei hier die direkte Anode stets kranial angelegt wird (keine Umpolung während der Behandlung).

> **Kommentar**
> Kombination mit Ultraschalltherapie (s. ▶ Kap. 10.4.1) möglich.

Dosierung. Stromstärke jeweils langsam zunehmend erhöhen, bis der Strom als zwar kräftig (kribbelnde Sensationen, zartes lokales Vibrieren), aber noch nicht als schmerzhaft empfunden wird. Dauerkontraktionen der Muskulatur sollten stets vermieden werden.

Behandlungsdauer
- **Frische traumatische Affektion** und bei **hochakuten Schmerzbildern**: möglichst 2-mal/Tag für dann 3–6 min, in Einzelfällen bis zu 15 min. Im Allgemeinen Steigerung pro Einzelbehandlung um 1–2 min
- **Chronische Krankheitsbilder:** 3- bis 5-mal/Woche über 6–10 min
- **Herpes zoster:** bis zu 3-mal/Tag für 20–30 min

Wichtige Indikationen
- Frische Traumata, v. a. mit begleitendem Hämatom (Distorsionen, Kontusionen, Zerrungen u. a.)
- Arthrogene, myogene und auch postoperative Schmerzzustände, auch bei peripheren Triggerpunkten
- Neuritiden, Neuralgien (auch beim Herpes zoster), radikuläre Schmerzsyndrome mit dann Längs- bzw. aufsteigender Galvanisation
- Muskuläre Verspannungen und Verhärtungen, v. a. der Rumpfwirbelsäule, osteoporotisch bedingte Dorsolumbalgien
- Schmerzhafte Periarthropathien, v. a. des Schultergelenkes
- Erkrankungen des rheumatischen Formenkreises (v. a. Spondylitis ankylosans)

Gefahren
- Verminderte sensible Irritationen der Haut im Vergleich zur reinen Galvanisation.
- Prinzipiell sind lokale Verbrennungen und Verätzungen unter den Elektroden bei nicht sachgerechter Anwendung möglich.

Ultrareizstrom

Es handelt sich um einen neofaradischen Strom mit monophasischen Dreieck- oder Rechteckimpulsen:
- Impulsdauer: 2 ms
- Pausendauer: 5 ms (was einer Frequenz von 142,8 Hz entspricht)

Nach dem Prinzip des Gegenreizes erfolgt eine Stimulation der Rezeptoren mit hoher Intensität direkt unter oder gerade über der Schmerzschwelle, was zu einer starken Analgesie und einer lokalen Hyperämie/Antiphlogese führt. In aller Regel resultiert eine rasche Beschwerdelinderung meist schon unter der Behandlung. Eingesetzt werden großflächige Elektroden (aktive Elektrode: Kathode) mit ausreichend großer Unterlage (z. B. im paravertebralen Bereich oder an den Extremitäten) als senkrechte oder waagerechte Längsanlage. Der **Elektrodenabstand** beträgt mindestens 3 cm.

> **Tipps**
> Nervenverläufe, Sehnenstrukturen und oberflächliche Anteile von Gelenkkapseln sollten ausgespart bleiben.

Dosierung. Einsatz höherer Stromstärken, bis ein deutlich vibrierendes, aber noch erträgliches Kribbeln einsetzt. Die Stromstärke wird am Anfang der Behandlung relativ zügig hochgeregelt. Nachregelung dann nach 1–2 min (Gewöhnungseffekt).

> **Cave**
> Dauerkontraktionen der Muskulatur vermeiden.

Behandlungsdauer
Tägliche Anwendungen über 5–15 min. Steigerung pro Behandlung um 1–2 min. Behandlungsserie von 10 Einzelanwendungen.

Wichtige Indikationen
- Posttraumatische Beschwerdebilder
- Degenerative, v. a. radikuläre Wirbelsäulensyndrome, Lumboischialgien
- Spondylitis ankylosans (im Anfangsstadium)
- Arthralgische Reizzustände im Zuge degenerativer Veränderungen
- Myalgien, Myogelosen
- Neuralgien

Gefahren. Nur geringe therapeutische Breite zwischen Unter- und Überdosierung!

TENS (Abk. für **t**ranskutane **e**lektrische **N**erven**s**timulation)

> **Definition**
> *Transkutan (extern) eingesetztes Analgesieverfahren mit Applikation niederfrequenter Nulllinien-symmetrischer bidirektionaler Impuls- und Gleichströme (leicht bedienbare, Batterie-betriebene Taschengeräte mit Ein- oder Zweikanaltechnik mit aufklebbaren Elektroden;* Abb. 10.11*).*

Die lokale analgetische Effizienz resultiert aus dem Verdeckungseffekt über die Reizung peripherer Nervenendigungen (Vibrationsrezeptoren der Unterhaut). Durch den zwischen den Elektroden stattfindenden lokalen Stromfluss kommt es zu einer Verstärkung neuronaler Hemmungsvorgänge (Gegenirritation) mit sekundärer Blockade der Schmerzweiterleitung in die Hinterhornneurone des Rückenmarkes. Die sensible Reizschwelle liegt unter der motorischen; verspürt wird eine deutliche, aber noch keinen motorischen Effekt auslösende Gewebeirritation mit subjektiv empfundener Schmerzlinderung, die dann in aller Regel etwa 2–4 h anhält. Zur Applikation in Körperbereichen über einliegenden Metallimplantaten gibt es biphasische Rechteckströme, deren Impulse ständig die Polarität wechseln. Um den nicht ausbleibenden Gewöhnungseffekt zu reduzieren, besitzen manche Geräte eine Frequenzmodulation (stochastische Ströme, s. ▶ S. 142) mit ständig wechselnder Reizfrequenz zwischen 80 und 100 Hz; auch die Impulsbreite ist teilweise intervallmäßig zu variieren (30–220 μm).

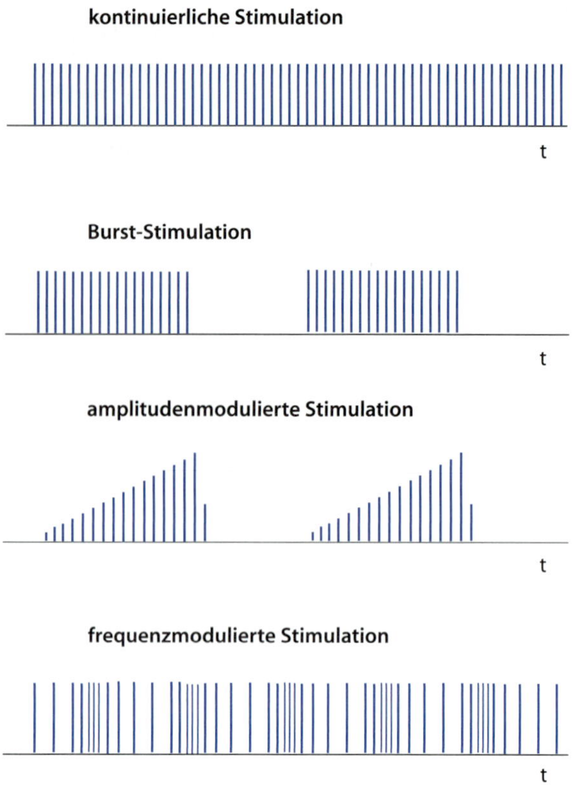

Anwendung. Die Elektroden mit hoher Frequenz (»high«) werden direkt über dem Hauptschmerzpunkt, der entsprechenden Nervenwurzel oder über dem Hautareal (Dermatom), das vom jeweilig betroffenen Nerven sensibel versorgt wird, platziert (Abb. 10.12). Der Mindestabstand zwischen den Elektroden soll 1,0 cm betragen. Im Falle einer niederfrequenten Reizung (»low«), z. B. wenn die analgetische Nachwirkung einer hochfrequenten Reizung nur kurz anhält, wird das entsprechende Myotom

Abb. 10.11. Stimulationsmuster im Rahmen der TENS (schematische Darstellung)

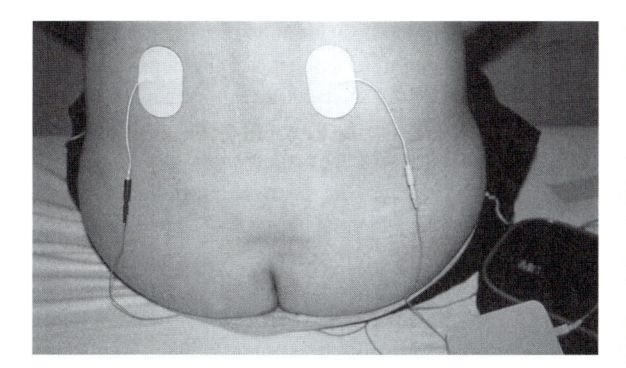

Abb. 10.12. TENS-Anwendung im Bereich der Lendenwirbelsäule bei chronischen Schmerzbildern

elektrisch stimuliert; auch Akupunkturpunkte kommen als Stimulationsorte in Frage.

Tipps
In Einzelfällen ist eine geduldige Einstellungs- und Platzierungsarbeit erforderlich, bis die optimale Position der Elektroden und die adäquate Stromqualität bestimmt sind.

Kriterium für den Reizerfolg ist ein deutlich spürbares Stromgefühl mit anschließend subjektiv empfundener Besserung der Schmerzempfindung.

Dosierung. Mit der Kathode soll der Hauptschmerzpunkt mehrmals täglich für etwa 20–60 min stimuliert werden. Die Stromstärke (mit 10–85 mA extrem schwach) und die Frequenz (40–120 Hz) können (bei unterschiedlichen Impulsfolgen) vom Patienten selbst individuell eingestellt werden

Sehr niedrige Reizfrequenzen von 1–3 Hz zeigen gemäß neuerer Untersuchungen eine synaptische Langzeithemmung chronischer Schmerzen durch Erregung der nozizeptiven A-γ-Fasern (Johnson et al. 1991) mit Einflussnahme auf das Langzeitschmerzgedächtnis im Rückenmark (s. ▶ Kap. 1.3.5).

Behandlungsdauer. 20–30 min, in Einzelfällen auch über mehrere Stunden.

Wichtige Indikationen. Generell bei chronischen, kausal sonst nicht ausreichend behandelbaren Schmerzzuständen wie z. B. bei:
- Peripheren Neuralgien
- Radikulären Irritationen wie Zervikobrachialgien, Interkostalneuralgien, (chronischen) Lumboischialgien
- Spannungskopfschmerz, chronischem Rückenschmerz (z. B. auch beim Postdiskotomiesyndrom)
- Periarthropathien, chronischen Gelenkprozessen
- Posttraumatischen oder postoperativen Schmerzbildern, durchblutungsbedingten peripheren Schmerzen
- Stumpf- und Phantomschmerzen nach Gliedmaßenamputation
- Tumorschmerzen
- Schmerzhaften Gelenkmobilisationen im Falle von Kontrakturen

TENS wird vor allem dann eingesetzt, wenn eine Kontraindikation für eine (längere) medikamentöse Schmerztherapie besteht. Bei TENS handelt es sich um eine kassenübliche, rezeptierfähige Leistung, die nach gründlicher Unterweisung durch den Arzt und/oder den Physiotherapeuten vom Patienten selbst zu Hause ohne jede zeitliche Limitierung durchführbar ist.

Kommentar
Unbefriedigende Behandlungsergebnisse bei:
- Postherpetischer Neuralgie
- Neurotischen, psychotischen und hysterischen Patienten

Gefahren
- Seltene allergische Hautreaktionen auf das verwendete fixierende Pflaster.
- Nach mehrstündiger ununterbrochener Stromapplikation evtl. harmlose lokale oberflächliche Erythembildung der Haut.

Kommentar
Örtlich begrenzte Stromverätzungen treten nur bei groben Applikationsfehlern auf.

Nadelimpulsströme
Monophasisch (gleichgerichtet) konstante oder wechselnde (stochastische) Ströme mit biphasisch (wechselnde Stromrichtung) konstanter oder wechselnder Frequenz (◘ Tab. 10.7) und äußerst kurzer Impulszeit von nur 0,1–1,0 ms.

Vorteil. Sehr gute sensible Verträglichkeit mit nur sehr geringer Gefahr der Verätzung.

Tab. 10.7. Frequenzabhängige Effekte von Nadelimpuls-Reizströmen

Stromfrequenz (Hz)	Wirkung
0,5–10	Aktivierung des Sympathikus
5–20	Analgesie, Hyperämisierung (Schüttelfrequenzen)
20–25	Aktivierung des Parasympathikus
50	Optimal zur Reizung der quergestreiften Muskulatur
100	Dämpfung des Sympathikus, Analgesie bei akuten Störungen, Hyperämisierung

Stochastische Reizströme

Es handelt sich um Reizströme mit periodisch veränderter Frequenzabfolge und hierdurch deutlich reduziertem Gewöhnungseffekt.

Anwendung, Dosierung, Indikationen. Wie bei allen anderen Reizströmen.

Hochvolttherapie

Bei dieser Form der Elektrotherapie erfolgen extrem kurze polare Doppelimpulse:
- Stromspannung: 350–550 V
- Stromstärke: <1,5 mA bis zu 220 mA
- Frequenz: 10–150 Hz
- Impulsdauer 20–80 µs

Hier sind keine elektrolytischen Gewebewirkungen mehr festzustellen, es kommt lediglich zu einer lokalen Analgesie und Hyperämisierung (mit Verbesserung der Wundheilung) sowie zu einer Detonisierung der darunter liegenden Muskulatur.

Dosierung
- **Akute Affektionen**: täglich
- **Chronische Beschwerdebilder**: 2- bis 3-mal/Woche

Behandlungsdauer. 5–15(20) min, Steigerung von 1 min pro Behandlung, wobei der Patient die Stromstärke selbst regulieren kann.

Wichtige Indikationen
- Posttraumatische Schmerzzustände
- Schmerzhafte degenerative (und rheumatische) Gelenkaffektionen
- Chronische Epikondylopathien, Achillodynien
- Trophische Hautulzera (auch beim Diabetes mellitus), Algodystrophie (M. Sudeck), Gewebeödeme
- Myogelosen (auch im Bereich des Rückens), periphere Neuralgien (v. a. nach Herpes zoster)

> **Tipps**
> Auch bei einliegenden Metallimplantaten (Osteosynthesematerial, Endoprothesen) einsetzbar!

10.3.4 Therapie mit mittelfrequenten Strömen

Bei lokaler Applikation eines höherfrequenten Wechselstromes erfolgt die neuromuskuläre Reizantwort asynchron, d. h. erst nach Reizsummation aus einer Vielzahl von Einzelimpulsen.

Mittelfrequente Wechselströme (Frequenzumfang: 1 000–300 000 Hz) mit einer therapeutischen Breite von etwa 3 000–20 000 Hz wirken bei weitgehend störungsfreier Durchdringung der Gewebeoberschichten in erster Linie auf die Zellen der zwischen den beiden Elektroden liegenden Muskulatur (Nervenzellen dagegen benötigen zur elektrischen Anregung eine höhere Stromfrequenz!). Die Wirksamkeit hängt vor allem von der Stärke der lokalen Stromdichte ab, die sich wiederum aus der Größe der verwendeten Elektroden ergibt. Die Reizwirkung eines kontinuierlichen Stromflusses mit gleich bleibender Amplitude klingt bereits nach Bruchteilen einer Sekunde wieder ab. Ein sinusoidaler, Nulllinien-symmetrischer Mittelfrequenzstrom entfaltet unter beiden Elektroden dieselbe apolare Wirkung, es kommt daher auch nicht zu einer Bildung von Elektrolyseprodukten.

Beim Wechselstrom sollte die Gesamtstromstärke möglichst unter 60 mA liegen.

> **Kommentar**
> Je kleiner die Elektrodenfläche, desto höher wird die lokale Stromdichte, dann mit der Gefahr unerwünschter (Haut-)Nebenwirkungen!

Aus der Interferenz oder der Phasenverschiebung zweier oder dreier Stromkreise am gewünschten Wirkungsort resultiert die angestrebte lokale biologische Reaktion bei gleichzeitig reduzierter lokaler Hautbelastung.

Konventioneller Interferenzstrom (Nemec-Verfahren)

Bei dieser Stromform handelt es sich um eine Mischung zweier mittelfrequenter sinusförmiger Wechselströme (4 000–5 000), die sich in der Frequenz jeweils nur geringfügig unterscheiden oder aber phasenverschoben sind. In ihrem Überlappungsgebiet resultiert in tiefer gelegenen Gewebeschichten eine Reizerhöhung, an der Kreuzungsstelle beider Stromkreise kommt es zu zwei neuen Stromfrequenzen:
- **Niederfrequenter Anteil** in Form von Schwebungen (rhythmische Stromstärkeschwankungen wie im Falle eines Schwellstromes; Tab. 10.8) und
- **Mittelfrequenter Anteil** (Trägerfrequenz), der die biologisch wirksame Schwebungen »trägt«.

> **Kommentar**
> Zur optimalen Ausnutzung der Interferenzwirkung sollten die beiden Stromkreise die gleiche Intensität besitzen.

In den meisten Fällen erfogt eine statische Stromzuführung über 4 fest angebrachte (in der Regel 2 jeweils gegenüberliegende) Saugelektrodenpaare (Abb. 10.13). Bei einer bipolaren Interferenz sind nur 2 Elektroden im Einsatz.

Die mittelfrequenten Ströme zeigen:
- Gute Tiefenwirkung
- Sympathikusdämpfung (Gefäßnervensystem)
- Gute Analgesie
- Muskuläre Detonisierung
- Muskelstimulation

10.3 · Elektrotherapie

Tab. 10.8. Indikationsabhängige Schwebungsfrequenzen im Rahmen der Interferenzstromtherapie

Indikationen	Frequenzen des Schwebungsstromes
Lokale Analgesie	100 Hz konstant oder 90–100 Hz rhythmisch wechselnd
Sympathikusdämpfung	Bis zu 200 Hz
Muskuläre Detonisierung	25 Hz
Motorische Reizung	50 Hz

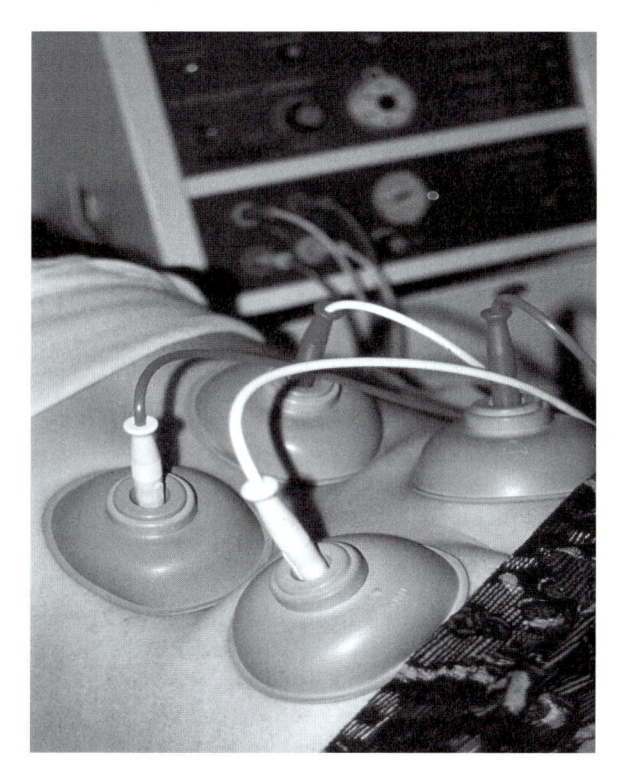

Abb. 10.13. Interferenzstromapplikation bei schmerzhafter Verspannung der lumbalen Rückenstreckmuskulatur

Bei höherer Schwebungsfrequenz kommt es auch zu einer Hyperämisierung mit Resorptionsförderung. Die Trägerfrequenz vermittelt die gute sensible Verträglichkeit des Stromes und die Senkung des Hautwiderstandes (tiefer liegende Gewebeschichten werden ohne Hautreizung erreicht). Durch den Einsatz rhythmischer Frequenzen (sog. Amplitudenmodulation, was einem ständigen Ein- und Ausschalten des elektrischen Stromes entspricht) gelingt die Vermeidung eines Gewöhnungseffektes.

Dosierung und Behandlungsdauer
- **Akute Symptomatik**: Einzelbehandlungszeit 5–10 min, 3- bis 5-mal/Woche (Steigerung pro Sitzung um 1–2 min sinnvoll).
- **Chronische Beschwerdebilder**: Einzelbehandlungszeit 12–15 min, 2- bis 3-mal/Woche. Insgesamt etwa 6–12 Einzelapplikationen.

Frequenzwahl
- **Akute Symptomatik**: konstant 100 Hz oder 200 Hz
- **Subakute Symptomatik**: 80–100 Hz oder 100–200 Hz
- **Chronische Symptomatik**: wechselnd 1–100 Hz oder 1–200 Hz

> **Tipps**
> Je akuter das klinische Bild, desto langsamer sollte der Frequenzwechsel erfolgen.

Wichtige Indikationen
- Chronische degenerative lumbale Wirbelsäulensyndrome mit (reflektorischen) muskulären Dysfunktionen, Involutionsosteoporosen
- Chronische Zervikalsyndrome mit Verspannungen der Schulter-/Nackenmuskulatur
- Schmerzhafte Periarthropathien (v. a. der Schulter und des Hüftgelenkes), Epikondylopathien
- Arthralgien im Zuge degenerativer Gelenkerkrankungen (v. a. des Hüft- und Kniegelenkes)
- Neuralgien, Neuritiden
- Frische Kontusionen und Distorsionen

> **Kommentar**
> Kein Verätzungsrisiko der Haut; Lokalbehandlung auch über einliegenden Metallimplantaten möglich.

Bipolare Interferenz
Die Mischung der beiden Stromkreise erfolgt bei der bipolaren Interferenz nicht in der therapierten Körperregion, sondern bereits im Gerät und wird anschließend über zwei Elektroden abgegeben.

> **Kommentar**
> **Vorteil**: Interferenzwirkung bereits unter den Elektroden.

Stereodynamischer Interferenzstrom
Es handelt sich um eine Weiterentwicklung der klassischen Interferenzstromanwendung: Statt der 2 Stromkreise des Nemec-Verfahrens werden hier 3 einzelne, voneinander unabhängige Stromkreise mit um 120° verschobenen Phasen verwendet, die über drei großflächige Elektroden zugeführt werden. Der Wechselstrom ist hinsichtlich seines Modulationsgrades variierbar (Frequenz 11 000 Hz). Außerdem wird noch ein niederfrequenter Wechselstrom beigegeben (Frequenz 250 Hz), der lediglich sensibel schwellig und motorisch unterschwellig dosiert ist (ständige rhythmische Phasenverschiebungen der beiden mittelfrequenten Stromkreise bei konstanter Amplitude des dritten Stromkreises).

> **Kommentar**
> **Vorteile**:
> - Anatomisch relativ großräumiges, therapeutisch wirksames Reizgebiet mit hoher und gleichmäßiger Durchblutung der Stromdurchflossenen Muskulatur.
> - Gleichzeitige Erhöhung der Permeabilität der Zellmembranen mit verbesserter Gewebetrophik und Steigerung der Resorption.

10.3.5 Therapie mit hochfrequenten Wechselströmen

Bei der therapeutischen Anwendung hochfrequenter elektrischer Wechselströme handelt es sich um eine spezielle selektive (Tiefen)Thermotherapie (s. ▶ Kap. 10.1.3), bei der die lokale Wärmewirkung im Gewebe einerseits durch elektrische und magnetische Felder (s. ▶ Abschn. »Kurzwelle«), andererseits durch elektromagnetische Wellen (s. ▶ Abschn. »Dezimeterwelle« und »Mikrowelle«) hervorgerufen wird. Bei letzteren beiden Behandlungsstrategien arbeitet das Therapiegerät als Sender, die Ausbreitungsgeschwindigkeit der Wellen entspricht derjenigen des sichtbaren Lichts.

Die verwendete Stromfrequenz liegt bei über 300 000 Hz. Aufgrund der sehr **kurzen Impulsdauer** von nur wenigen Millisekunden kommt es nicht mehr zu einer direkten Reaktion der Nerven- und/oder Muskelzellen (keine eigentliche elektrische Stromwirkung mehr!), sondern lediglich zu einem lokalen chemischen Reiz mit anschließend einsetzendem Wärmeeffekt (sog. **Diathermie**), wobei die Kreislaufbelastung im Gegensatz zu anderen Spielarten der Thermotherapie deutlich geringer ist.

> **Kommentar**
> Ein unmittelbarer Hautkontakt der Elektroden – wie bei der Nieder- und Mittelfrequenztherapie – ist nicht erforderlich.

Im durchflossenen Gewebe kommt es v. a. zu einer lokalen Hyperämie mit Stoffwechselsteigerung (Phagozytose, Leukodiapedese). Hierdurch ist eine gute Analgesie und Relaxation der glatten und quergestreiften Muskulatur sowie eine Bindegewebsauflockerung gegeben. Während der Behandlung tritt nicht selten eine als angenehm empfundene Müdigkeit auf.

Dosierung und Behandlungsdauer. Einfache Grundregel: Wärmeintensität und Dauer der Anwendung umgekehrt proportional zur Aktivität des Prozesses:
- **Akute Erkrankung**
  - Dosis I–II
  - Behandlungszeit: 2–5 min/Tag
- **Chronische Erkrankung**
  - Dosis III–IV
  - Behandlungszeit: 10–15 min 2- bis 3-mal/Woche

Es wird mit einer schwächeren Dosis begonnen, dann allmähliche, individuell angepasste (einschleichende) Steigerung (möglichst ständige Rücksprache mit dem Patienten) sinnvoll (◘ Tab. 10.9).

Indikationen
- Alle Erkrankungen, bei denen lokal unterhalb der Körperoberfläche Wärme erzeugt werden soll, v. a. bei schmerzhaften chronisch degenerativen Prozessen des Haltungs- und Bewegungsapparates (Arthrosen, Wirbelsäulensyndrome mit muskulären Verspannungen, Tendinosen, Insertionstendopathien, Periarthropathien).
- Myalgien und Myogelosen.
- Erkrankungen des rheumatischen Formenkreises (allerdings nicht im Falle eines akut-entzündlichen Schubes!)
- Entzündliche eitrige Prozesse wie Furunkel, Karbunkel, Panaritien, Schweißdrüsenabszesse u. ä.

Gefahren
- Liegen metallische Implantate oder große Granatsplitter in der Nähe des Wirkbereiches ein, besteht Aufheiz- und Verbrennungsgefahr.
- Bei Kindern möglichst keine Anwendung in der Nähe noch offener Epiphysenfugen.

> **Cave**
> Wachstumsstörung!

- Bei Applikationen im Kopfbereich sollten Kontaktlinsen herausgenommen werden, darüber hinaus sollte immer eine Drahtschutzbrille getragen werden (Prävention einer Linsentrübung).

◘ Tab. 10.9.

Dosisstufe	Stärke	Subjektiv empfundener lokaler Effekt
I	Sehr schwach	Sensibel unterschwellig, keine Wärme zu spüren. Zunächst erfolgt ein Hochregeln der Stromstärke bis zum gerade eben empfundenen Wärmereiz; anschließende Dosisreduktion, bis dieses Wärmegefühl wieder verschwindet
II	Schwach	Sensibel schwellig, leichte Wärme gerade eben zu verspüren
III	Mäßig	Angenehm empfundenes mittleres (deutliches) Wärmegefühl
IV	Stark	Sehr starkes, als gerade eben noch erträglich angegebenes Wärmegefühl (nicht unangenehm)

> **! Cave**
> Eine zu starke Erwärmung (selten) kann zu einer zunehmenden Vasokonstriktion bis hin zur völligen Stase und kompletten Ischämie führen (**cave**: pAVK).

Kurzwelle
- Stromfrequenz: 27,12 MHz
- Wellenlänge: 11,062 m

Kondensatorfeldbehandlung. Die Behandlung erfolgt mit 2 isolierten Plattenelektroden parallel zur Körperoberfläche (Abstand 1–4 cm) mit dazwischen liegendem, zu behandelndem Areal (Körper und Elektroden bilden dabei zusammen einen Kondensator).

Wasserreiches Gewebe wie die Muskulatur und die inneren Organe werden weniger stark erwärmt als wasserarme Gewebestrukturen wie Knochen und v. a. das Fettgewebe (sog. Fettbelastung). Die Effizienz ist abhängig:
- vom Elektroden-Haut-Abstand,
- der Größe der Plattenelektroden,
- der Stellung der Plattenelektroden (je größer der Abstand, desto bessere Tiefenwirkung und desto geringere Belastung des Fettgewebes!).

Spulenfeldbehandlung. Ein isolierter Draht (sog. Induktionskabel) wird um eine Extremität oder auch um die HWS gewickelt bzw. eine einzige als Spule ausgebildete Elektrode verwendet. Absorption v. a. in gut leitendem Körpergewebe mit bevorzugter Erwärmung der muskulären Bereiche und des Bindegewebes, Belastung der Oberhaut und des subkutanen Fettgewebes (subjektive Wärmeempfindung) geringer. Nur spärliche Tiefenwirkung, daher nur bei sehr oberflächlichen Prozessen sinnvoll einsetzbar.

Dezimeterwelle
- Stromfrequenz: 433,92 MHz
- Wellenlänge: 0,69 m

Die Applikation erfolgt über besonders geformte Rundfeld-, Langfeld- oder Großfeldstrahler. Hohlfeldstrahler (umgreifende Muldenelektroden) zur Behandlung des Rumpfes oder auch beider Kniegelenke gleichzeitig. Bevorzugte Absorption v. a. im wasserhaltigen Gewebe (Muskulatur, Blut); thermische Fettgewebsentlastung.

> **ℹ Kommentar**
> **Vorteil** einer nur kurzen Einzelbehandlungszeit und kurzer Behandlungsserien. V. a. bei tiefer gelegenen Irritationen und Reizzuständen im Gefolge degenerativer Prozesse der großen Körpergelenke und größerer Muskelschichten (z. B. Rückenstrecker).

Mikrowelle
- Stromfrequenz: 2 450 MHz
- Wellenlänge: 0,122 m

Die Energieerzeugung erfolgt mit Generatoren (Sender, Magnetron). Anschließend wird diese Energie durch Hohlleiter bzw. Koaxialkabel weitergeleitet.

Verwendet werden Distanz- oder Kontaktstrahler mit ausreichendem Abstand zur Haut (10 cm). In Abhängigkeit von der Form des Strahlers (Antenne) wird die abgegebene Energie mehr oder weniger stark gebündelt.

Diese Stromform besitzt nur eine geringe Eindringtiefe von bis zu etwa 3–4 mm. Der Wärmeumsatz erfolgt v. a. in flüssigkeitsreichen oberflächlichen Gewebeschichten (Haut, Muskulatur, Bänder, Gelenke), deutlich weniger stark im subkutanen Fettgewebe (sog. Fettentlastung).

> **! Cave**
> An Grenzflächen zweier elektrisch unterschiedlicher Gewebestrukturen kommt es zu einer nicht unerheblichen Reflexion der elektromagnetischen Wellen!

Indikation. Schmerzhafte muskuläre Prozesse.

10.4 Ultraschalltherapie

> **Definition**
> *Gezielter lokaler Einsatz mechanischer Wellen im Ultraschallbereich (außerhalb der Wahrnehmungsmöglichkeit des menschlichen Ohres. Frequenz: 800 KHz–1 MHz).*

Technik. Applikation mechanischer Druckwellen über einen Schallkopf (Abstrahlungsfläche 1 cm² oder 4 cm²), wobei ein Luftspalt nicht überwunden wird (direkter Kontakt mit der Hautoberfläche erforderlich). Kegelförmige Ausbreitung der Schallwellen mit guter Fokussierbarkeit und Richtfähigkeit; Eindringtiefe in das Gewebe von etwa 3–8 cm (je homogener das beschallte Gewebe, desto tiefer). Trifft der Schall auf ein Medium anderer Dichte, z. B. auf eine Grenzfläche am Übergang von Weichteilgewebe zum Knochen, kommt es zu einer teilweisen Schallreflexion; der übrige Wellenanteil wird gebrochen (Umwandlung von longitudinalen in Transversal- oder Scherwellen mit Energieabsorption).

Effekte
- **Physikalisch**: piezoelektrischer Effekt
- **Thermisch**: lokale Wärmewirkung durch absorbierte Ultraschallenergie
- **Biologisch**: mechanisch (Vibration) mit Lösung lokaler Verklebungen des Bindegewebes; muskuläre Detonisierung (Analgesie)
- **Chemisch**: Steigerung des lokalen Gewebestoffwechsels

Anwendung
- **Gleitschall:** Kontinuierliche Beschallung mit überwiegend mechanischer und thermischer Wirkung.
- **Impulsschall:** Intermittierende Beschallung (1:1 bis 1:10 mit hierdurch reduzierter wirksamer Dosis) mit überwiegend physiko-chemischem (Stoffwechsel)Effekt.

Die Applikation erfolgt durch den daneben sitzenden Therapeuten (Abb. 10.14), aber auch durch den Patienten selbst: Der planparallel aufliegende Schallkopf wird in aller Regel *dynamisch* langsam über dem krankhaften Areal kreisförmig oder in Längsrichtung auf- und abstreichend bewegt. Auf ebenen Hautflächen (Schulter, LWS) ist ein Kontaktgel bzw. ein Öl (Paraffin, Glyzerin) ausreichend; auf unebenen kleineren Flächen (Ellenbogen, Hand. Finger, Fuß, Zehen) ist eine subaquale (»indirekte«) Anwendung im Wasserbad sinnvoller. Wasserbadeinsatz auch bei Hauterkrankungen (z. B. bei Pyodermien, Ulzera u. a.) möglich.

Seltene *statische* (und dann kontinuierliche) Anwendung mit ruhendem Schallkopf mit deutlich reduzierter Dosis und einer Zeitdauer von nur 2–3 min mit dann eher thermischer und mechanischer Wirkung.

> **Cave**
> Erhöhte Verbrennungsgefahr durch stehende Wellen (ruhender Schallkopf).

Dosierung. Je *akuter* die klinische Symptomatik, desto geringer die Intensität und kürzer die Applikationsdauer (3–7 min). Je *chronischer* der Prozess, desto höher die Intensität und die Einwirkungsdauer mit häufigeren Anwendungen hintereinander; auch abhängig vom Applikationsort (Tab. 10.10).

Behandlungsdauer. Serie von insgesamt 6–12 Einzelanwendungen, täglich 5–15 min/Behandlung (Steigerung um 1–2 min pro Behandlung möglich).

Indikationen
- Oberflächlich liegende Sehnenansatz-Irritationen und -Degenerosen
- Periostosen, Periarthropathien wie z. B.:
  – am Schultergelenk bei Supraspinatustendopathie
  – am Ellenbogengelenk bei radialer oder ulnarer Epikondylitis
  – am Hüftgelenk bei Ansatztendopathien am Trochanter major oder der Adduktoren
  – am Sprunggelenk bei Achillodynie u. a.
- Sekundäre gelenkumspannende Myalgien und Myotendinosen im Gefolge von Arthrosen
- Arthralgien bei degenerativen Veränderungen oberflächlich liegender Gelenke (Finger, Zehen)
- Schmerzhafte degenerative Wirbelsäulensyndrome (Spondylosen und Spondylarthrosen, v. a. im Bereich der Halswirbelsäule)
- Schmerzzustände bei Sakroiliitis, Spondylitis ankylosans
- Lokale Beschwerden bei umschriebenen Sklerodermien und Narbenkontrakturen (z. B. bei M. Dupuytren bzw. M. Ledderhose im Anfangsstadium)
- Schmerzbilder bei neurologischen Engpasssyndromen (Supinatorloge, Guyon-Loge, Karpaltunnel, u. a.)
- Neuralgien, Neuritiden, Herpes zoster (evtl. mit zusätzlicher paravertebraler Beschallung der betroffenen Nervenwurzel)
- Beschwerdebilder bei traumatischen Affektionen (Kontusionen, Distorsionen)

Gefahren. Ein lokaler stechender oder brennender Schmerz ist Ausdruck einer übermäßigen Periostirritation (Überdosierung mit Überhitzung!), dagegen ist ein leichtes lokales Wärmegefühl normal. Vorsicht bei der Beschallung der Kopfgelenke im oberen Halswirbelsäulenbereich bzw. des Ganglion stellatum (vegetative Fehl-

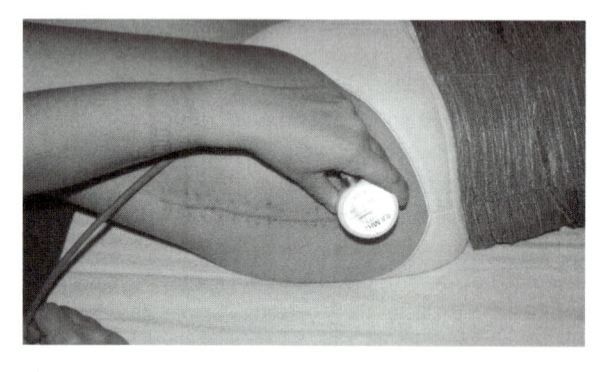

Abb. 10.14. Ultraschallapplikation im Bereich der linken Hüfte bei schmerzhafter Pericoxalgie mit Sehnenansatztendopathie im Bereich der Trochanterregion

Tab. 10.10.

Applikationsstärke (Watt/cm²)	Behandelte Körperregion
0,05–0,2	Kleine Gelenke (Finger-, Zehen-, Sternoklavikulargelenke)
0,2–0,5	Mittelgroße Gelenke (Schulter-, Hand-, Knie-, Sprunggelenke), oberflächliche Sehnenprozesse
0,5–3,0	Hüftgelenk, tiefer liegende Krankheitsprozesse

regulationen sind möglich) oder der oberen Brustwirbelsäule bei Koronarsklerose (Herzsensationen bis hin zum Angina-pectoris-Anfall möglich).

Bei der Applikation von Ultraschall am wachsenden Skelett im Bereich noch offener Epiphysenfugen sind Wachstumsstörungen beschrieben. Im Falle einliegender Metallimplantate ist die Dosis um 30–50% zu reduzieren!

Kontraindikationen
- Keine Beschallung innerer (parenchymatöser) Organe oder des (graviden) Uterus
- Lokalisierte Infektionen und Thrombophlebitiden
- Hohe generelle Entzündungsbereitschaft
- Dekompensierte arterielle Durchblutungsstörungen
- Phlebothrombosen
- Gerinnungsstörungen

10.4.1 Sonderformen der Ultraschalltherapie

Ultraphonophorese
Technik und Anwendung. Kombination der Ultraschallanwendung mit antiphlogistischen Salben (NSAR) oder Gelen, mit denen die Hautoberfläche zuvor eingerieben wurde (s. ▶ Kap. 10.3.2, Abschn. »Iontophorese«).

Dosis. Bis zu 0,5 Watt/cm² Hautoberfläche.

Indikationen. Siehe ▶ Kap. 10.3.2, Abschn. »Iontophorese«.

Phonoiontophorese
Technik. Simultane, synchrone Kombination einer meist kontinuierlichen Ultraschallanwendung mit unterschiedlichen (Reiz)Strömen (s. ▶ Kap. 10.3.3); hier fungiert der Schallkopf als differente Elektrode, die Plattenelektrode in der Nähe des Beschallungsortes als Bezugselektrode.

Effekte
- Lokale Analgesie
- Hyperämie
- Muskuläre Relaxation

Dosis. Bis zu 0,5 Watt/cm² Hautoberfläche möglich. Applikation des Ultraschalles meist kontinuierlich (800–1 000 KHz).

Indikationen
- Identifikation hyperalgetischer Triggerpunkte (Schmerzpunktsuche)
- Ischialgieforme Schmerzbilder
- Muskuläre Wirbelsäulensyndrome
- Schmerzhafte Schultersteife
- Hüftbeugekontraktur, u.a.m.

10.5 Magnetfeldtherapie

Bei dieser Behandlungsform handelt es sich um den gezielten therapeutischen Einsatz niederfrequenter elektromagnetischer Felder zur Steigerung der Aktivität von Fibro-, Chondro- und Osteoblasten. Ihre Effizienz wird – auch nach einigen durchaus positiv verlaufenen prospektiv angelegten Studien – immer noch sehr kontrovers diskutiert und bleibt umstritten; eine Übernahme der Behandlungskosten durch die gesetzliche Krankenversicherung ist daher bisher nicht gegeben.

10.5.1 Einsatz pulsierender elektromagnetischer Felder (PEMP)

Definition
Therapeutischer Einsatz extrem niederfrequenter, nieder-energetischer, gepulster Magnetfelder (Einsatz von Wechselströmen):
- *Impulsfrequenz: 5–100 Hz*
- *Feldstärke: 1–600 Gauß*

Effekte
- Gewebewirkung mit Erhöhung der Kristallisationsgeschwindigkeit
- Anregung mesenchymaler Zellen
- Verstärkung der Vernetzung von Kollagenfasern

Behandlungsdauer. 10–30 min; tägliche Anwendungen (insgesamt 10–20 Einzelsitzungen).

Vorgeschlagene Indikationen. Im Rahmen der orthopädischen Schmerztherapie (teilweise umstritten).
- Algodystrophie/arterielle Durchblutungsstörungen
- Zervikales/lumbales Wurzelreizsyndrom
- Akutes HWS-Syndrom, HWS-Distorsion

Kontraindikationen
- Fieberhafte Allgemeinerkrankungen
- Hyperthyreose
- Magen-/Darmblutungen
- koronare Herzerkrankungen/einliegender Herzschrittmacher
- Epilepsie
- Gravidität

10.5.2 Pulsierende Signaltherapie

Definition
Gezielter lokaler therapeutischer Einsatz elektromagnetischer Felder eines pulsierenden Gleichstromes:
- *Feldstärke: 12,5 Gauß*
- *Modulation: 1–30 Hz*

Eine weitere ähnliche Alternative ist die sog. MultiBioSignal-Therapie (MBST), auch als Kernspin-Resonanztherapie bezeichnet.

Effekt: Sog. mechano-elektro-chemische Reizumwandlung mit Stimulation von Fibrochondrozyten und Chondrozyten degenerativ veränderten Gelenkknorpels durch ein imitiertes biologisches Signal. Es resultiert eine vermehrte Bildung von Proteoglykanen, v. a von Hydroxyprolin (Kollagenmarker) mit dann verbesserter Wasserbindungsfähigkeit des Knorpels und damit eine verbesserte Elastizität; Beschleunigung der Regeneration der Knorpelmatrix.

> **Kommentar**
> Der Patient selbst spürt die Behandlung nicht. Die Schmerzlinderung stellt sich gemäß Mitteilungen in neueren Publikationen meist erst Wochen nach Behandlungsende ein.

Behandlungsdauer. Täglich; Einzelanwendung über 10–30 min (im Einzelfall auch bis zu 1 h); insgesamt etwa 9–12 Einzelsitzungen.

Vorgeschlagene Indikationen. Im Rahmen der orthopädischen Schmerztherapie (teilweise umstritten):
- Binnenreizzustände bei degenerativen Gelenkveränderungen im Stadium 2 und 3 (v. a. Hüft- und Kniegelenk)
- Fingerpolyarthrose, Fußwurzelarthrose
- Zervikogene und lumbalgieforme Beschwerdebilder auf Grund einer Spondylarthrose (sog. Facettensyndrome)
- Weichteilverletzungen
- Überlastungsschäden und/oder Insertionstendopathien (u. a. beim Hochleistungssportler)

Kontraindikationen
- Einliegender Herzschrittmacher
- Fieberhafte (bakterielle) Allgemeinerkrankungen
- Gravidität (dann keine Behandlung von LWS und Becken)
- Hyperthyreose
- Magen-/Darmblutungen
- Tumorerkrankungen vor der 5-Jahres-Heilung (wenn Behandlung im Ausbreitungsgebiet)

10.6 Phototherapie (Lichttherapie)

Im medizinischen Sprachgebrauch versteht man unter Lichttherapie den Einsatz des von der Sonne ausgestrahlten optischen Strahlenspektrums, das die niederenergetische Wärmestrahlung, das sichtbare Licht selbst und die höherenergetische ultraviolette Strahlung umfasst. Unter technischen Gesichtspunkten kommen nahezu ausschließlich künstliche Strahlungsquellen (industriell gefertigte Geräte) zum Einsatz. Therapeutisch bedeutend ist die von der Wellenlänge der eingesetzten Strahlung abhängige Eindringtiefe in das exponierte Areal. Quantitativ vermag nur der von den einzelnen Gewebeanteilen tatsächlich absorbierte Strahlungsanteil lokal ablaufende biochemische Prozesse anzuregen (sog. Grotthus-Draper-Regel).

10.6.1 Rotlichttherapie (sichtbares Licht)

> **Definition**
> Therapeutischer Einsatz der (längerwelligen) Rotanteile des natürlichen sichtbaren Lichtes:
> - Wellenlänge: etwa 1 µm
> - Strahlungsfrequenz: 10^{14}

Effekt. Im Vergleich zum normalen »weißen« Licht geringere lokale Wärmeentwicklung im bestrahlten Hautareal, jedoch größere Eindringtiefe.

Behandlungsdauer. Je Einzelanwendung etwa 15 min.

Indikationen. Im Rahmen der orthopädischen Schmerztherapie:
- Weichteilaffektionen (Myalgien, Myogelosen, Myotendopathien, Fibrositiden)
- Arthralgien bei Arthrosen, Periarthropathien (v. a. Schultergelenk)
- Rheumatische Gelenkaffektionen (nicht im entzündlichen Schub)
- Schmerzhafte Wirbelsäulenaffektionen bei degenerativen Veränderungen, auch Wurzelreizsyndrome
- Neuritiden

Gefahren. Vorsicht mit einer großflächigen Erwärmung im Falle kardialer Probleme.

Kontraindikationen
- Akute rheumatoide Arthritiden
- Infektarthritiden
- Dekompensierte Herzinsuffizienz, schwere Herzrhythmusstörungen, akuter oder erst kürzlich zurückliegender Myokardinfarkt
- Entgleister Diabetes mellitus, Hyperthyreose, Nebennierenrindensuffizienz

10.6.2 Infrarotlichttherapie

> **Definition**
> Therapeutischer Einsatz der im elektromagnetischen Spektrum sich dem Rot des sichtbaren Lichtes anschließenden, nicht mehr sichtbaren niederenergetischen (längerwelligen) Wärmestrahlung:
> - Wellenlänge: >780 nm,
> - Strahlungsfrequenz: 10^{10} bis 10^{12}
> - Photonenenergie: ca. 10^{-3} eV

Effekt. Im Zeitverlauf allmählich auftretende Temperaturerhöhung nur der oberflächlichen Hautschichten (im Gegensatz zur Diathermie, s. ▶ Kap. 10.3.5, durch hochfrequente Elektrotherapie, s. ▶ Kap. 10.3.3). Es resultiert ein Wärmerückstau (v. a. beim IR-B- und IR-C-Anteil) bis in tiefe Gewebeschichten, da der Abtransport der körpereigenen Wärme vermindert wird. Sekundär kommt es durch den Wärmetransport zwischen der Haut und dem tiefer liegenden, geringer temperierten Fett-, Muskel- und Sehnengewebe ebenfalls zu einem lokalen Anstieg der Temperatur.

Zu den typischen **klinischen Reaktionen des Gewebes** gehören:
- Förderung lokaler metabolischer Prozesse
- Lokale Steigerung der Durchblutung
- Detonisierung der Muskulatur
- Herabsetzung der Synovialviskosität

Indikationen/Kontraindikationen. Siehe ▶ Kap. 8.6.1.

10.6.3 Behandlung mit ultravioletter Strahlung

Definition
Therapeutischer Einsatz der im elektromagnetischen Spektrum sich dem Violett des sichtbaren Lichtes anschließenden, nicht mehr sichtbaren, höherenergetischen, nicht-ionisiernden (kürzerwelligen) sog. ultravioletten Strahlung.

Effekte
- **UV-A-Strahlung**
  - Anregung der Fluoreszenz (Fluorochrome, Luminophoren)
  - Dunkelfärbung der Pigmentkörperchen (sog. Bräunungsstrahlung)
- **UV-B-Strahlung**
  - Entzündliches Erythem
  - Stimulation der Melanozyten
  - Photosynthese des Vitamin D
- **UV-C-Strahlung**
  - Lichtkonjunktivitis
  - Beeinträchtigung der Bakterienflora der Haut
  - Erythem

Dosierung und Behandlungsdauer. Möglichst anfängliches individuelles kleinflächiges Austesten der voraussichtlichen Therapiereaktionen an einer sog. Lichttreppe mit Überprüfung der Erythemwirkung (Beugeseite des Unterarmes, Rücken, Gesäß).

> ❗ **Cave**
> Photosensibilisierende Substanzen (z. B. Cyclamat, Östrogene, Sulfonamide), die die individuelle Strahlungsdosis beeinträchtigen können.

Indikationen. Mit einer UV-Licht-Therapie ist eine nicht unerhebliche Wärmestrahlung (durch die Verwendung der sog. Hochdruckstrahler) verbunden. Unter diesem Aspekt erfolgt teilweise der therapeutische Einsatz im Falle generalisierter Tendoperiostosen.

Gefahren/Nebenwirkungen
- Mögliche Verbrennungen der Haut durch UV-B- (evtl. auch durch UV-C-) Strahlung
- Reversible Ophthalmia electrica

Kontraindikationen
- Lichtdermatosen
- Hyperthyreose
- Entgleister Diabetes mellitus
- Akuter Schub einer rheumatoiden Arthritis
- Akute Nierenaffektionen
- Myokarditis u. a.

10.6.4 Lasertherapie

Definition
Einsatz eines durch induzierte Emission zeitlich und räumlich gebündelten Lichtstrahles (Monochromasie mit einer Wellenlänge von 904 nm).

Effekte
- Förderung des Zellwachstums und der Zellregeneration (sog. Biostimulator)
- Verbesserung der Immunabwehr (antibakterielle Wirkung)
- Beste Tiefenwirkung (Eindringtiefe: 3–10 mm) mit guter optischer Fokussierung

Anwendung. Applikation mittels senkrecht aufgesetzter Punktelektrode (bessere Eindringtiefe), die auf den lokalen Schmerzpunkt aufgesetzt oder im Sinne einer Strichführung über das betroffene Hautareal geführt wird.

Dosierung. Die Intensität der Strahlung wird vom jeweiligen Gerät standardisiert vorgegeben; Variabilität der Frequenz von 500–1 400 Hz.

Behandlungsdauer
- **Akute Affektionen**: tägliche Anwendung über 10–20 min (1 400 Hz).
- **Chronische Krankheitsbilder**: alle 2–3 Tage über 2–10 min (Beginn mit 500 Hz, dann schrittweise Steigerung um 100 Hz pro Sitzung).

Indikationen
- Proliferative Gelenk- und Sehnenprozesse bei (floriden) Erkrankungen des rheumatischen Formenkreises
- Frische Verletzungen mit Gewebeexsudation

- Affektionen der Haut wie Ulcera cruris, Herpes zoster, Akne, Verbrennungen

Gefahren
- Keine Applikation im Bereich parenchymatöser Organe
- Kein Kontakt zum Augapfel

Kontraindikationen
- Schwere Arteriosklerose/dekompensierte pAVK
- Offene Epiphysenfugen (Kinder, Jugendliche)
- Frische Thrombose/Thrombophlebitis
- Herzrhythmusstörungen/einliegender Herzschrittmacher
- Hochakute fieberhafte Krankheitsprozesse
- Metastasierende Tumoren
- Gerinnungsstörungen/Hämophilie
- Hochdosierte Daueranalgetikatherapie
- Ausgeprägte Beeinträchtigung der Schmerzempfindung
- Einliegendes Osteosynthesematerial im Behandlungsgebiet
- Gravidität

10.7 Extrakorporale Stoßwellentherapie

Definition
Perkutane Applikation niedrig-, mittel- oder hochenergetischer Ultraschall(stoß)wellen zu therapeutischen Zwecken.

Effekt. An der Grenzfläche zweier Medien mit deutlich unterschiedlich ausgeprägten Schallleitungseigenschaften (Sehne/Knochen; Flüssigkeit/Konkrement) wird die akustische Energie in lokale Zug- und Dehnungskräfte umgewandelt.

> **Kommentar**
> **Vorteil**
> - Fokussierung der Energie auf ein nur kleines Volumen
> - Leichte Steuerbarkeit

Der exakte feingewebliche Effekt ist letztlich in allen Einzelheiten noch nicht geklärt.

Im Falle einer **niedrig-energetischen Anwendung** ist eine Schmerzbeeinflussung über Gegenirritation oder Hyperstimulationsanalgesie (»gate control-theory«) wahrscheinlich, ein induktiver Resorptionseffekt auf Kalkdepots wird vermutet.

Bei **suffizienter Energiedichte (mittel-energetischer Bereich)** wird vermutet, dass Risse in den Kalkkonkrementen mit Ruptur der Pseudokapsel entstehen, was zum Abtransport bzw. körpereigenem Abbau Anlass geben mag.

Bei **hochenergetischer Anwendung** werden im Bereich des Knochengewebes dosisabhängige aseptische Nekrosen, Schädigungen der Osteozyten und Hämatome beobachtet. Vermutet wird eine Induktion der Osteogenese durch Mikrofissurierung mit Schädigung der Fibroblasten und konsekutiver Transformation in Osteoblasten (Anregung der Kallusformation und damit Beschleunigung der Knochenheilung).

Anwendung
- **Niedrig-energetischer Bereich**: Die Applikation erfolgt direkt über dem Hauptschmerzpunkt; eine Lokalanästhesie ist nicht erforderlich.
- **Mittel-** und **hochenergetischer Bereich**: In den meisten Fällen wird eine vorausgehende Lokal- oder Regionalanästhesie empfohlen (dann auch Behandlung unter kurzfristig stationären Bedingungen).

Dosierung und Behandlungsdauer. 1–3 Einzelanwendungen (bis insgesamt zu etwa 3 000 Einzelimpulsen), 2–4 Hz.

Komplikationen. Nebenwirkungsarm:
- Seltene passagere Hautrötungen
- Temporäre lokale Beschwerden
- Petechiale Hautblutungen
- Kleinere Hämatome (v. a. bei hochenergetischer Stoßwelle)

Indikationen. Im Rahmen der orthopädischen Schmerztherapie v. a. bei chronischen, sonstig therapierefraktären Weichteilirritationen wie:
- Symptomatischer plantarer Fersensporn (niedrig-energetisch)
- Epicondylitis humeri radialis (niedrig-energetisch)
- Tendinosis calcarea der Rotatorenmanschette (mittel-energetisch)

> **Kommentar**
> Seit dem Entscheid des Bundesausschusses der Ärzte und Krankenkassen vom 25.07.1998 dürfen gesetzliche Krankenkassen wegen des aus Sicht der Krankenkassen ausstehenden Wirksamkeitsnachweises für die ESWT am Bewegungsapparat keine Kosten mehr übernehmen. In Einzelfällen werden die Kosten jedoch zwischenzeitlich in allerdings nur geringem Umfang erstattet.

10.8 Röntgenreizbetrahlung

Definition
Lokaler Einsatz von Röntgenstrahlen mit Spannungen von <200 kV zur Behandlung lokaler, sonstig therapierefraktärer Beschwerdebilder.

Effekt. Im Falle einer lokalen Gewebeentzündung führt deren veränderte Stoffwechsellage (Alkalose) zu einer Erhöhung der Strahlenempfindlichkeit.

Anwendung. Örtliche Begrenzung der Strahlungsexposition durch Verwendung entsprechender Blenden. Stehfeldbestrahlung (d. h. die Strahlenquelle wird relativ zum Patienten während der Behandlung nicht bewegt).

Dosierung. Einzel-Energiedosen von etwa 0,5 Gy (50 rd).

Behandlungsdauer. 6–10 Applikationen (fraktioniert) in 2- bis 3-tägigen Abständen.

Indikationen. Im Rahmen der orthopädischen Schmerztherapie: Behandlungsmethode der 2. Wahl, wenn sonstige Alternativen nicht zum ausreichenden Erfolg führen:
- Persistierende arthritische Reizzustände v. a. degenerativer Genese (Koxarthrose, Gonarthrose)
- Chronische Bursitiden, Tendinosen, Tendopathien (plantarer Fersenbereich), Epikondylopathien, Periarthropathien (Schultergelenk)
- Hartnäckige Zervikalsyndrome bei ausgeprägter Osteochondrose der HWS
- Spondylosis deformans mit ausgeprägten lumbalen Schmerzbildern, Spondylitis ankylosans

Gefahren. Nebenwirkungen auf das hämatopoetische System und die Keimzellen; evtl. Auftreten einer neuroregulatorischen Reaktionsstarre des behandelten Gewebes.

Kontraindikationen. Zurückhaltung bzgl. der Anwendung im Bereich der Gonaden und bei Frauen im gebärfähigen Alter.

10.9 Indikationsspezifische Empfehlungen zum Einsatz der Elektrotherapie

Hier seien exemplarisch einige Behandlungsmöglichkeiten der Elektrotherapie bei unterschiedlichen Diagnosen im Bereich der Haltungs- und Bewegungsorgane tabellarisch aufgelistet:

Indikationen	Maßnahmen der		
	1. Wahl	2. Wahl	3. Wahl
Ubiqitär			
Degenerativer arthrotischer Reizzustand	KW-K	UR (quer)	IF (quer)
Gelenkerguss	DF/CP (quer)	IF	UR (quer)
Frische traumatische Gelenkdistorsion	DF/CP (quer)	IF	UR (quer)
Bursitis	Ionto	Uph	–
Tendovaginitis	Ionto	Uph	US
Myalgie	G-lokal	US + UR	KW-Mo/-Di
Myogelosen	US-lokal	KW-Mi	–
Frische traumatische Muskelzerrung	US + DF/CP/LP (lokal)	Ionto	KW-Mo MW-R
Muskelatrophie (nach Immobilisierung)	NF	TENS	IF (50 Hz)
Pseudarthrose	US	Magnetfeld	–
Periphere Lähmung	Exp	–	–
Kausalgie	G (längs/quer)	TENS	IF
Neuralgie	G (längs/lokal)	IF (100 Hz)	
M. Sudeck – Stadium I/II – Stadium III/IV	– DF (GA+CP)(quer) – US	– IF (100 Hz) + GA (quer) – KW-K/-Mo	– US – MW-R
Obere Extremität			
Impingement Schulter	US+DF/CP/LP	IF, FM	Ionto
Epicondylitis humeri	US, Uph	Ionto	US+DF/CP
M. Dupuytren	Ionto	US	Uph
Wirbelsäule			
Akutes HWS-Syndrom	DF/CP/LP	US+UR	IF
Chronisches HWS-Syndrom	US (lokal)	DF/CP (segm.-quer)	UR (segm.-quer)
Zervikobrachialgie	US+DF/CP	FM (längs)	MW-H; KW-Di
WS- bzw. ISG-Funktionsstörung (Blockierung)	US (lokal)+MF	UR	–
Akutes LWS-Syndrom	US+DF/CP (lokal)	IF (100 Hz)	UR (segm.-quer)
Chronisches LWS-Syndrom	US+IF (1–100 Hz)	KW-Di, MW-H	UR (segm.-quer) US+FM
Akute Ischialgie	US+DF/CP	Stanger	IF (100 Hz) (längs) KW-Di
Chronische Ischialgie	US+IF (1–100 Hz)	Stanger	KW-di; MW-H; UR
Spondylitis ankylosans	UR (längs)	FM (längs)	MW-H; KW-Di
Untere Extremität			
Periarthropathia coxae	US+DF/CP/LP	Ionto	IF, FM
Peripatellares Schmerzsyndrom	US bzw. Uph lokal	Ionto	KW-Mi
Patellaspitzensyndrom	US bzw. Uph	Ionto	KW-Mi
Ulcus cruris	G	US+UR	–
pAVK	G (längs)	KW-Ik/-K	DF/MF
Achillodynie	US bzw. Uph	Ionto	DF, CP

Abkürzungen:
CP diadynamischer Strom Typ Courant modulé en courtes périodes
DF diadynamischer Strom Typ Courant diphasé fixe
Exp Exponentialstrom
FM frequenzmodulierter Nadelimpulsstrom
G stabile Galvanisation
GA Ganglionbehandlung
IF Interferenzstrom
Ionto Iontophorese
KW Kurzwelle (K-Kondensatorplatte; Mi-Minode; Mo-Monode; Di-Diplode; Ik-Induktionskabel)
LP diadynamischer Strom Typ Courant modulé en longues périodes
MF diadynamischer Strom Typ Courant monophasé fixe
MW Mikrowelle (R-Rundstrahler; H – Hohlfeldstrahler)
NF neofaradischer Schwellstrom
Stanger Stangerbad
TENS transkutane elektrische Nervenstimulation
Uph Ultraphonophorese
UR Ultrareizstrom
US Ultraschall

Bewegungs- und Mechanotherapie

11.1 Allgemeine Grundlagen – 153

11.2 Spezielle Behandlungsmethoden – 156

11.1 Allgemeine Grundlagen

Die krankengymnastische Übungsbehandlung (Kinesitherapie) spielt im Rahmen der orthopädischen Schmerztherapie eine zentrale Rolle, vor allem deswegen, weil dem betroffenen Patienten hierbei die Möglichkeit gegeben wird, seine Problematik aktiv anzugehen. Viele Schmerzsyndrome im Bereich der Haltungs- und Bewegungsorgane beruhen eher auf funktionellen als auf strukturellen Störungen, so dass ein angeleitetes oder selbstständiges planmäßiges körperliches Üben von Bewegungsabläufen sogar als kausaler Behandlungsansatz angesehen werden kann mit dem globalen Ziel der Wiederherstellung bzw. des Erhaltes von Funktionalität und Kraftentfaltung.

Funktionelle Beeinträchtigungen von Gelenken begünstigen das Entstehen von Schmerzbildern, da über die resultierende Fehlhaltung ein Schrumpfungsprozess der Gelenkkapseln, Bänder, Sehnen und der Muskulatur initiiert wird, wobei alle diese Strukturen im Zuge einer Bewegung dann noch stärker beansprucht und damit gereizt werden; dieser Circulus vitiosus verstärkt letztlich die Fehlhaltung und die muskulären Irritationen, am Ende des Prozesses stehen dann morphologisch-strukturelle Störungen der der gelenkumspannenden Weichteile und auch der wichtigen Binnenknorpelanteile (Abb. 11.1).

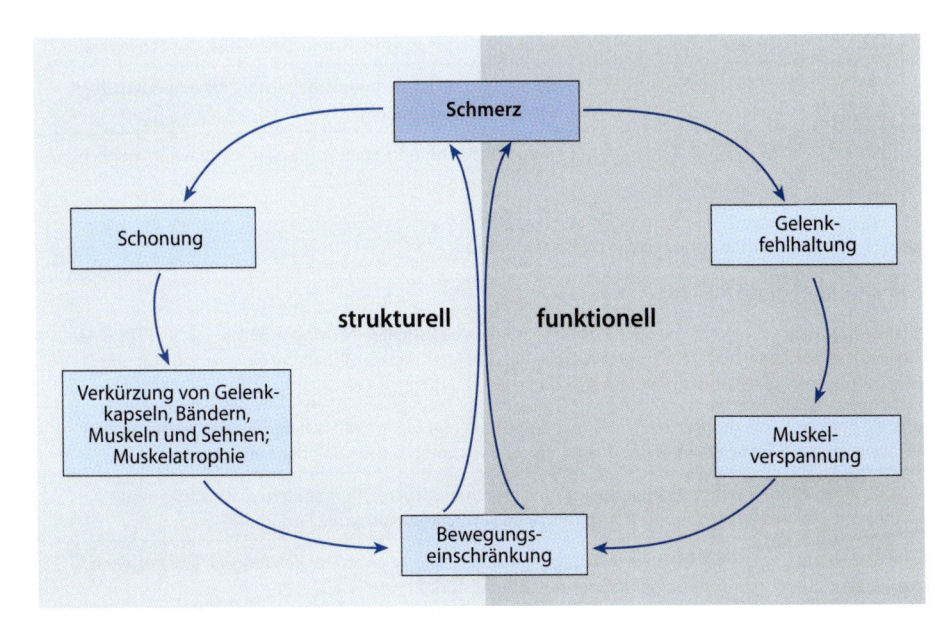

Abb. 11.1. Nozizeptiver Schmerz im funktionellen und strukturellen Circulus vitiosus

Prinzipien der passiven Bewegungstherapie

Bei der passiven Bewegungsbehandlung erfolgt ein Durchbewegen der Gelenke ohne aktive muskuläre Anspannung durch den Patienten unter Ausschaltung der Schwerkraft. Hierzu zählen:
- Spezielle Lagerungstechniken (Abb. 11.2).
- Einfaches passives Durchbewegen der betroffenen Gelenke, wenn aktive Bewegungen (aufgrund einer Lähmung oder einer eingeschränkten Mitarbeit des Patienten) nicht möglich sind (Abb. 11.3).
- Kontraktion des Antagonisten mit gleichzeitiger passiver Dehnung des Agonisten.
- Forciertes manuelles (Nach)Dehnen eines kontrakten Muskels zur Verbesserung der Bewegungsamplitude des betroffenen Gelenkes; gleichzeitig liefert eine vorausgegangene Dehnung eines geschwächten Muskels über den sog. myostatischen Reflex einen kräftigeren Anreiz zur muskulären Kontraktion.
- Die Distraktion eines Gelenkes fazilitiert die passive Beweglichkeit, die Kompression die aktive Bewegung.

Prinzipien der aktiven Bewegungstherapie

Hierbei handelt es sich global gesehen um Übungen mit Unterstützung durch die Schwerkraft, assistive Übungen unter Ausschaltung der Schwerkraft, Übungen gegen die Schwerkraft sowie resistive Übungen gegen einen therapeutisch vorgegebenen Widerstand (Tab. 11.1):
- Bevorzugte Behandlung wichtiger motorischer Funktionen (Abb. 11.4).
- Adäquate Beanspruchung des neuromuskulären Systems (Tab. 11.2); im Falle einer muskulären Unausgeglichenheit wird meist auf nicht gewünschte Ausgleichsbewegungen statt auf normale Muster zurückgegriffen.
- Ausschöpfen des maximal möglichen Bewegungsumfanges, kein ausschließliches Üben in der mittleren Bewegungsamplitude (rhythmisches Schwingen, Nachfedern an der aktuellen Bewegungsgrenze).

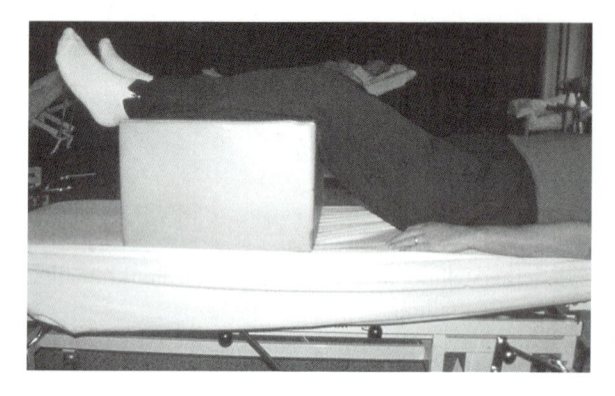

Abb. 11.2. Stufenlagerung der LWS zur Entlastung bei schmerzhaften radikulären Irritationen

Tab. 11.2. Quantifizierung der muskulären Kraftentfaltung (Muskelfunktionstests)

Grad	Ausmaß	Prozentualer Anteil der Muskelkraft zur Normalkraft	Typische Klinik
5	Normal	100	Volles Bewegungsausmaß gegen starken Widerstand
4	Gut	75	Volles Bewegungsausmaß gegen leichten Widerstand
3	Schwach	50	Volles Bewegungsausmaß gegen die Schwerkraft
2	Sehr schwach	25	Volles Bewegungsausmaß ohne Einwirkung der Schwerkraf
1	Spur	10	Sicht- bzw. tastbare muskuläre Aktivität, Bewegungsausmaß, jedoch nicht vollständig
0	Null	0	Komplette Lähmung, keine muskuläre Kontraktion möglich

Tab. 11.1. Grundtechniken der krankengymnastischen Bewegungstherapie

Art der Technik	Klinik und typische Indikationen
Passive Bewegung	Fehlende muskuläre Eigenaktivität (keine oder nur minimale muskuläre Aktivität möglich, z. B. im Falle einer Lähmung) manuell oder apparativ (z. B. CPM-Schiene) durchgeführt zum Erhalt der Gelenkmobilität und Dehnfähigkeit der gelenkumspannenden Weichteile
Assistierte Bewegung	Aktive Bewegungen nur möglich nach erfolgter Entlastung (der Extremität) von der Eigenschwere; manuell oder apparativ (z. B. im Schlingentisch) durchgeführt, auch unter Ausnutzung der Auftriebswirkung im Wasser
Normaktive Bewegung	Muskulär eigenständige aktive Bewegungen gegen die Eigenschwere; Therapeuten-unabhängig möglich, maximale muskuläre Kraftentfaltung jedoch (noch) beeinträchtigt (vorzeitige Ermüdung)
Resistive Bewegung	Aktive Bewegung gegen (therapeutisch) vorgegeben Widerstand; auch an Geräten möglich (zur gezielten muskulären Kräftigung und Verbesserung der Ausdauerleistung)

- Beachten des korrekten physiologischen Bewegungsrhythmus (keine zu langsame oder zu schnelle Aktionsfolge).
- Verbesserung der Koordination und Bewegungsharmonisierung durch häufige Wiederholungen einer Übung.
- Vermeidung des Aufscheinens einer Ermüdung durch alternierende Anspannung/Entspannung von Agonisten und Antagonisten oder durch rhythmisch pendelnde Bewegungsmuster.

Primäre Ziele

Bei einer krankengymnastischen Behandlung eines funktionsbeeinträchtigten Gelenkes gelten folgende Ziele:
- Prävention eines muskulären Defizites durch gezielte aktive Übungen.
- Schmerzlinderung durch Entlastung des Gelenkes:
  - Funktionsgerechte, kontrakturvorbeugende Lagerung durch muskuläre Detonisierung (Tab. 11.3)
  - Schlingentischanwendung
  - Traktionen
  - Einsatz von Gehhilfen bei Affektionen im Bereich der unteren Extremitäten (Tab. 11.4).
- Verbesserung der Gelenkfunktion durch vorsichtige, schrittweise gesteigerte manuelle Dehnung einer geschrumpften und damit kontrakten Gelenkkapsel; evtl. mit zusätzlicher Wärmeapplikation, Quermassage, postisometrischer Relaxation.
- Detonisierung hypertoner Muskelgruppen in der Umgebung des betroffenen Gelenkes durch vorsichtige Lockerungs- und Dehnungsübungen.
- Kräftigung der gelenkumspannenden und -stabilisierenden Muskulatur; Korrektur von Fehlstellungen, z. B. durch gezielte aktive Spannungsübungen (Haltetherapie), PNF-Pattern, Einsatz von Therabändern oder Expandern bzw. kontinuierlich mit Hilfe von Manschettengewichten u. a.
- Verbesserung der Gelenkbeweglichkeit durch möglichst schmerzfreies Durchbewegen, aber auch durch widerlagernde Mobilisation im Rahmen der funktionellen Bewegungslehre (FBL), durch rhythmische Bewegungsübungen u. a.
- Erlernen spezieller Ersatzfunktionen (kompensatorische Bewegungsmuster).
- Verbesserung der Knorpelernährung, z. B. durch intermittierende manuelle Traktionen, sachtes Trampolinspringen, Spazierengehen.
- Verbesserung motorischer Funktionen wie Kraft, Ökonomie, Ausdauer, Koordination und Geschicklichkeit, z. B. durch Übungen auf labilem Untergrund wie einem Schaukelbrett, Trampolin o. ä.
- Verbesserung des Gangbildes durch Korrektur von Ausgleichsbewegungen, durch Ganganalyse, evt. auch durch Einsatz adäquater Hilfsmittel.

Behandlungsstrategien. Im akuten Stadium mit entsprechendem subjektivem Beschwerdebild kommen in erster Linie assistive Übungen unter Abnahme der Eigenschwere in Frage. Im späteren Verlauf – bei Rückgang des Gelenkreizzustandes – werden dann vor allem aktive isotonische (dynamische) Bewegungen durchgeführt, auch gegen manuellen Widerstand (statische oder isometrische Übungsteile). Dadurch wird die antagonistische Muskulatur gekräftigt.

Eine Einzelbehandlung bietet den Vorteil, dass individuelles Üben optimal möglich ist. Die jeweiligen Schmerzgrenzen des Patienten können ebenfalls besser berücksichtigt werden.

Bei bereits erreichter guter Funktionalität und Rückgang des subjektiven Beschwerdebildes kommen dann zur gezielten Verbesserung von Kraft, Ausdauer und Koordination auch unterschiedliche Gruppentherapien zur Anwendung (z. B. Rückenschule, Gelenkschule; Abb. 11.5).

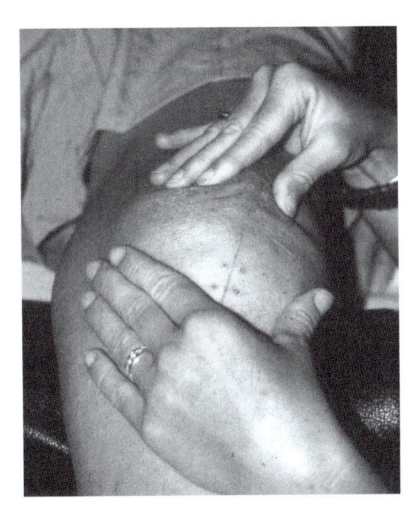

Abb. 11.3. Passive manuelle Mobilisation der Kniescheibe bei schmerzhaftem postoperativ aufgetretenem Funktionsverlust

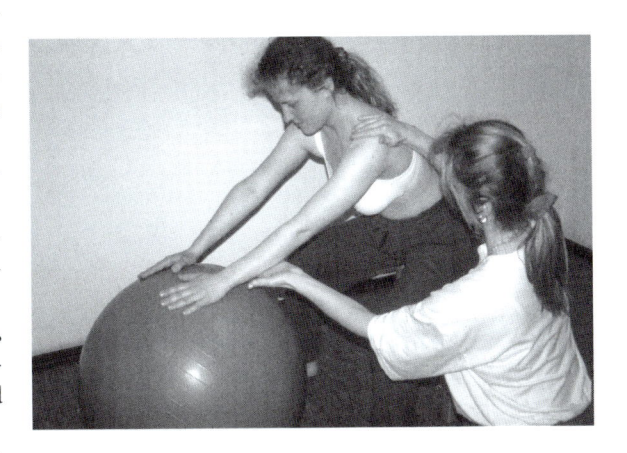

Abb. 11.4. Passiv unterstütztes aktives krankengymnastisches Bewegungstraining der linken Schulter mit Hilfe eines Pezzi-Balles bei schmerzhafter Teileinsteifung

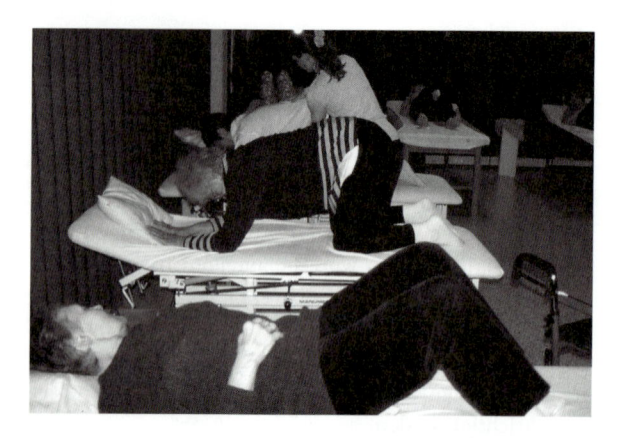

Abb. 11.5. Krankengymnastisches Gruppenprogramm (Rückenschule)

Hier ist auf eine sinnvolle Zusammenstellung der Behandlungsgruppe zu achten:
- Einheitlicher Schwierigkeitsgrad
- Aktuell gegebene Belastbarkeit
- Betroffene Körperregion u. ä.

Dosierung und Behandlungsdauer. Beide Parameter sind immer abhängig vom Schweregrad der betroffenen (Funktions)Störung und von der individuellen aktuellen Krankheitsaktivität:
- Prophylaktischer Einsatz: 1-mal/Woche 30–45 min
- Therapeutischer und rehabilitativer Aspekt: 3-mal/Woche 20–30 min, in Einzelfällen auch bis zu 2- bis 3-mal täglich

Kontraindikationen. Bei sachgerechter Anwendung prinzipiell keine. Allerdings sind zu vermeiden:
- Überlastungssituation am Halte- und Bewegungsapparat
- Kardiopulmonale Dekompensation

11.2 Spezielle Behandlungsmethoden

Brügger-Technik

Erfassung einer übergeordneten Störung (reflektorische Tonuserhöhung des arthromuskulären Systems, die – nach entsprechender Summation – als »schmerzhaftes Warnsignal« im Sinne einer zentral ausgelösten Schutzreaktion interpretiert wird. Anschließend wird die Störquelle schrittweise durch unterschiedliche physiotherapeutische Strategien (Korrektur einer Fehlhaltung, Verbesserung einzelner Bewegungsmuster, Erarbeitung spezieller Kompensationsprogramme) beseitigt.

Stemmführung nach Brunkow

Es handelt sich um eine Sonderform der propriozeptiven neuromuskulären Fazilitation (PNF) und damit um ein krankengymnastisches Behandlungskonzept zur Korrektur fehlerhafter Bewegungsabläufe, bei dem durch gedachte oder tatsächlich ausgeführte Stemm- oder Schubbewegungen der Hände und/oder Füße eine Muskelanspannung aufgebaut wird (Aktivierung eines Reflexmechanismus mit Streckeigenschaften der oberen und unteren Extremitäten), die sich dann bis in den Rumpf fortsetzen.

Eutonie nach Alexander

Dieses Übungsprogramm beinhaltet die Selbsterfahrung und auch Therapieform zur Vermeidung einseitiger Bewegungsmuster und Erlangung einer ausgewogenen Körperspannung (Erlernen einer natürlichen Balance durch Schulung der Selbstwahrnehmung, z. B. der Oberflächen-

Tab. 11.3. Funktionsgerechte Lagerung der einzelnen Körpergelenke im Falle schmerzhafter Binnenaffektionen zur Vermeidung einer Kontraktur

Betroffenes Gelenk	Funktionsgerechte Lagerung
Schultergelenk	Leichte Abduktion von 20–30° Leichte Anteversion von 10–20° Rotationsmittelstellung
Ellenbogengelenk	Flexionsstellung von 90–100° leichte Pronationsstellung
Handgelenk	Leichte Dorsalextension von 10° Mittelstellung bzgl. Abduktion/Adduktion
Fingergelenke	Leichte Flexionsstellung (sog. Greifbereitschaftsstellung)
Daumengelenke	leichte Opponensstellung
Hüftgelenk	Leichte Abduktion von 5° Leichte Flexion von 5° Rotationsmittelstellung (evtl. häufigere Bauchlage)
Kniegelenk	Leichte Flexionsstellung von 5° (keine Knierolle!)
Oberes Sprunggelenk	Mittelstellung (0°)
Fuß-/Zehengelenke	Unbelastete Mittelstellung

Tab. 11.4. Axiale Belastung der unteren Extremität bei Einsatz unterschiedlicher Gehhilfen

Verwendete Gehhilfen	Axiale Belastung der betroffenen unteren Extremität
2 Unterarmgehstützen (3-Punkte-Gang)	20–30 kp
2 Unterarmgehstützen (4-Punkte Gang)	50–60% des Körpergewichtes
1 Unterarmgehstütze (kontralateral)	75% des Körpergewichtes
2 Handstöcke	70–80% des Körpergewichtes
1 Handstock (kontralateral)	80% des Körpergewichtes
Rollator	80–90% des Körpergewichtes

und Tiefensensibilität). Folgende Behandlungserfolge sind zu beobachten:
- Der Körpertonus, das vegetative und das motorische Nervensystem werden bewusst beeinflusst.
- Psychische Anspannung und physische Verspannungen werden gelöst.
- Das subjektive Allgemeinbefinden wird verbessert.

Feldenkrais-Therapie

Mit Hilfe der Feldenkrais-Therapie werden Bewegungen bewusst gemacht, so wie wir sie über unsere sensomotorische Rückkopplung erfahren (sog. Erkennen der individuellen Abfolge und der Kraftentfaltung verschiedener Bewegungsabläufe). Anschließend lassen sich die jeweiligen Bewegungsabläufe unterschiedlich modifizieren. Dies hilft, stereotype Bewegungsmuster durch spielerische, zwangfreie und schmerzlose Schaffung von Bewegungsalternativen zu unterbrechen und führt zu einer veränderten Körper- und Umwelterfahrung.

Progressive Muskelentspannung nach Jacobson

Hier wird eine gezielte, bewusst durchgeführte Muskelentspannung nach zunächst erfolgter Anspannung erreicht. Im Rahmen des Behandlungskonzeptes werden folgende Übungen eingesetzt:
- Arm- und Beinübungen
- Übungen im Rumpfbereich
- Nackenübungen
- Übungen der Augenregion
- Visualisationsübungen
- Übungen der Sprechwerkzeuge v. a. im Rahmen einer Gruppentherapie

Die Methode ist im Rahmen der Schmerztherapie in erster Linie beim Spannungskopfschmerz und beim Hypertonus der Muskulatur im Schulter-/Nackenbereich indiziert.

Funktionelle Bewegungslehre nach Klein-Vogelbach

Mit dieser Form der Bewegungstherapie werden bestehende artikuläre oder vertebragene Beschwerdebilder und Funktionsstörungen verbessert oder beseitigt. Alltägliche Funktionsabläufe werden optimiert.
Die Behandlungsstrategien bestehen aus 3 Einzelelementen:
- Mobilisierende Massage
- Widerlagernde Mobilisation (Abb. 11.6)
- Hubfreie bzw. hubarme Mobilisation

Behandlungsprogramm nach McKenzie

Es handelt sich hier um ein spezielles Untersuchungs- und Behandlungsprogramm (Einzelübungen) für Patienten mit akuten oder chronischen Rückenbeschwerden (Abb. 11.7), v. a. im LWS-Bereich.

Haltungs-Syndrom. Mechanische Deformation, z. B. Überdehnung von Weichteilstrukturen des Halteapparates nach längerer (einseitiger) Belastung mit dann typischen intermittierend auftretenden, positionsabhängigen Schmerzbildern.

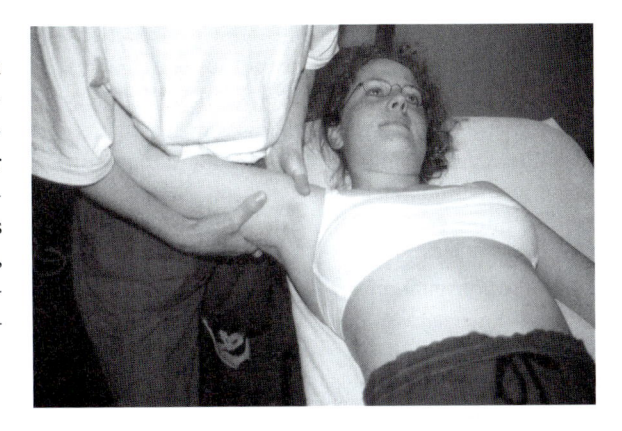

 Abb. 11.6. Krankengymnastisches Bewegungstraining der rechten Schulter durch widerlagernde Mobilisation

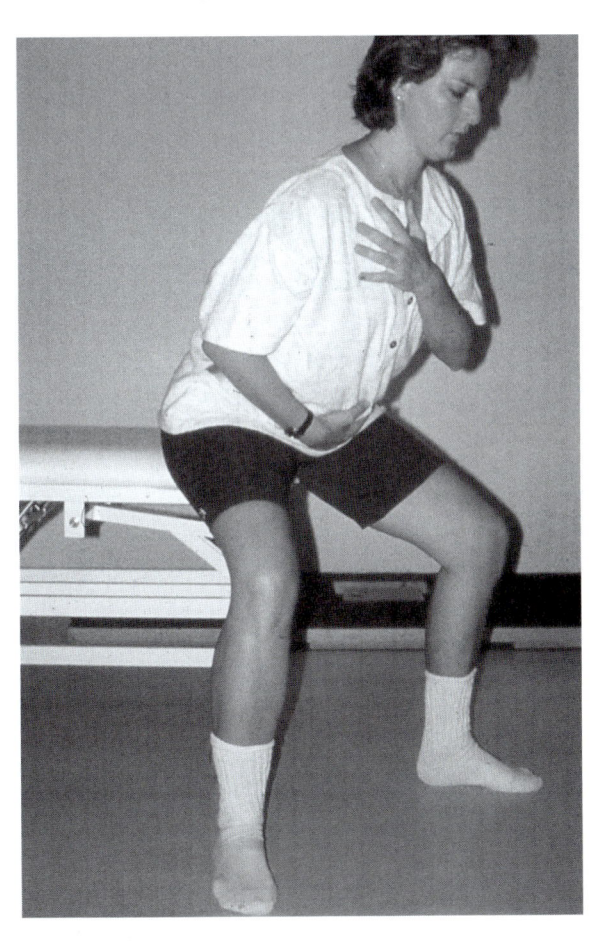

 Abb. 11.7. Stabilisierung der Rumpfwirbelsäule durch Übung nach McKenzie

Dysfunktions-Syndrom. Bewegungsdefizit aufgrund adaptiv verkürzter Weichteilstrukturen mit hierdurch verursachten Beschwerdebildern (typische Zunahme am Ende einer normalen Bewegung).

Derangement-Syndrom. Akut auftretendes oder chronisches Beschwerdebild, hervorgerufen durch Verlagerung von Bandscheibenanteilen (intradiskale Massenverschiebung) oder einer gestörten Position von Gelenkstrukturen (z. B. veränderte Stellung der Gelenkflächen der Wirbelbogengelenke mit typischem Facettenschmerz). Es resultiert eine klinische (teilweise akute) Fehlhaltung der Rumpfwirbelsäule mit Abweichung von der physiologischen Bewegungsbahn (z. B. im Sinne eines prognostisch ungünstigeren homolateralen oder eines kontralateralen Lumbalshiftes; ◘ Abb. 11.8).

Zentralisationsphänomen. Verlagerung primär ausstrahlender Schmerzen von der Peripherie zur Mittellinie der Wirbelsäule, z. B. im Zuge der repetitiven Ausführung bestimmter Bewegungsabläufe oder beim Einnehmen bestimmter Körperpositionen (als Hinweis auf positives Ansprechen der Behandlungsstrategie im Falle eines Derangementsyndromes; ◘ Abb. 11.9).

Kontraindikationen. V. a. hyperakute Lumbago (Nukleusprotrusion/-prolaps mit erheblichen neurologischen Defiziten = Operationsindikation).

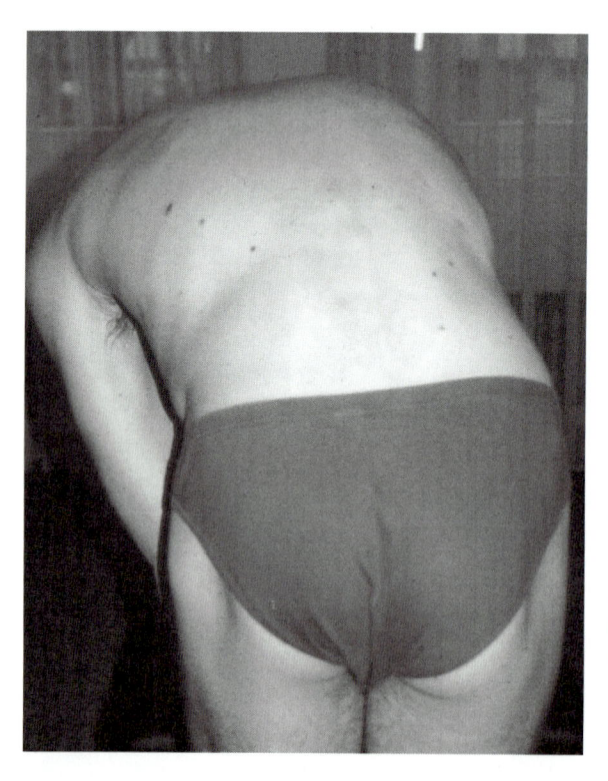

◘ **Abb. 11.8.** Typischer Shift der Rumpfwirbelsäule nach links im Zuge der Anteklinationsbewegung aufgrund einer schmerzhaften radikulären Irritation

Propriozeptive neuromuskuläre Fazilitation (PNF)

Diese krankengymnastische Ganzkörperbehandlung beinhaltet besondere neuromuskuläre Förderungstechniken mit individueller eigen- oder fremdreflektorischer Beeinflussung des Erregungsniveaus der spinalen Motoneurone (Erhöhung der zentralen Erregungsausmaßes), was eine größere Muskelanspannung und willkürliche Kontraktionskraft bestimmter Muskelgruppen ermöglicht. Durch Zusammenwirkung synergistischer Muskelgruppen wird in komplexen Bewegungsmustern (sog. »pattern«; ◘ Abb. 11.10) geübt, die sich an menschlichen Körperdiagonalen orientieren und auf dreidimensionalen, teilweise spiralförmigen Bewegungsbahnen (Flexion/Extension, Abduktion/Adduktion, ARo/IRo) beruhen (uni- oder bilateral, bei letzteren symmetrisch, asymmetrisch oder reziprok).

Ziele
- Verbesserung der neuromuskulären Leistungsfähigkeit
- Bahnung und Koordinierung physiologischer Bewegungsabläufe
- Abbau bzw. Eliminierung pathologischer Bewegungsmuster
- Normalisierung des Muskeltonus
- Steigerung der primär beeinträchtigten muskulären Dehnbarkeit, Kraftentfaltung und Ausdauer

Lösungstherapie nach Schaarschuch-Haase

Vermittlung von Selbsterfahrung mit Bewusstmachung des eigenen Körpers durch Tastarbeit mit hieraus resultierenden manuellen Behandlungstechniken.

Ziele
- Verbesserung der individuelle Körperwahrnehmung
- Erreichen eines physiologischen (»gelösten«) Muskeltonus
- Schmerzreduktion bzw. -freiheit
- Ökonomischer Bewegungsablauf
- Regelrechte Atembewegungen des Thorax
- Psychische Ausgeglichenheit
- Subjektives Wohlbefinden

Schlingentisch-Behandlung

Hierbei handelt sich um eine passive, funktionelle, apparative Behandlung eines bewegungsbeeinträchtigten Gelenkes oder eines Wirbelsäulenabschnittes unter Aufhebung der Eigenschwere mit speziellen höhenverstellbaren Seilzügen und Schlingen. Primäre Ziele der Behandlung sind eine muskuläre und auch psychische Entspannung sowie eine meist sofort einsetzende deutliche Schmerzlinderung. Beim Arbeiten in einer horizontalen Ebene können unter axialer Aufhängung Bewegungsabläufe selektiv trainiert und Ausweichbewegungen verhindert werden.

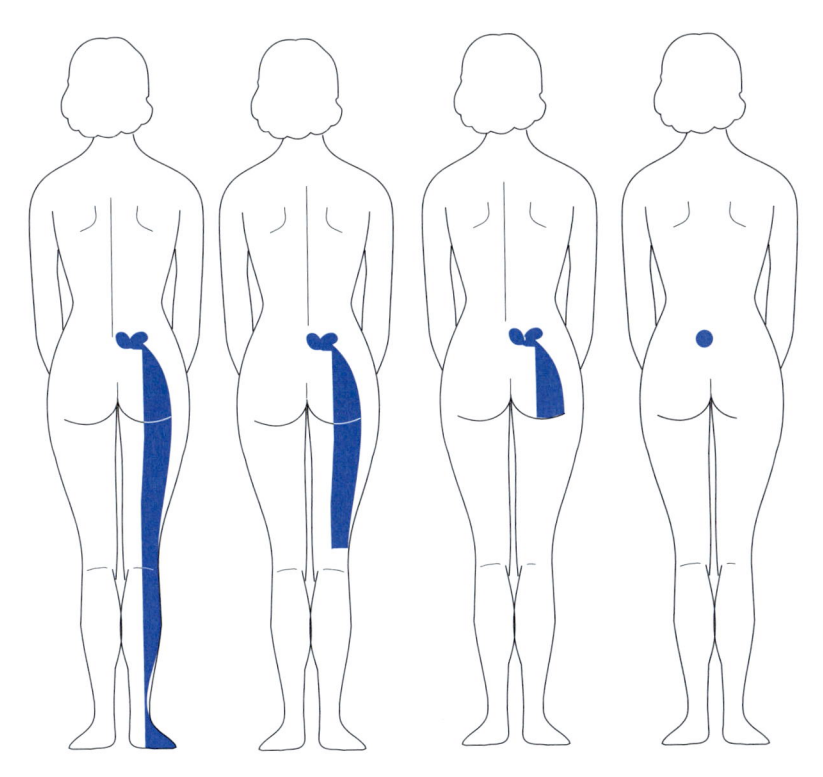

Abb. 11.9. Zentralisationsphänomen nach McKenzie (schematische Darstellung) als Ausdruck der klinischen Rückbildung eines muskulären Schmerzbildes bei Lumboischialgie (die blaue Fläche ist die Schmerzlokalisation)

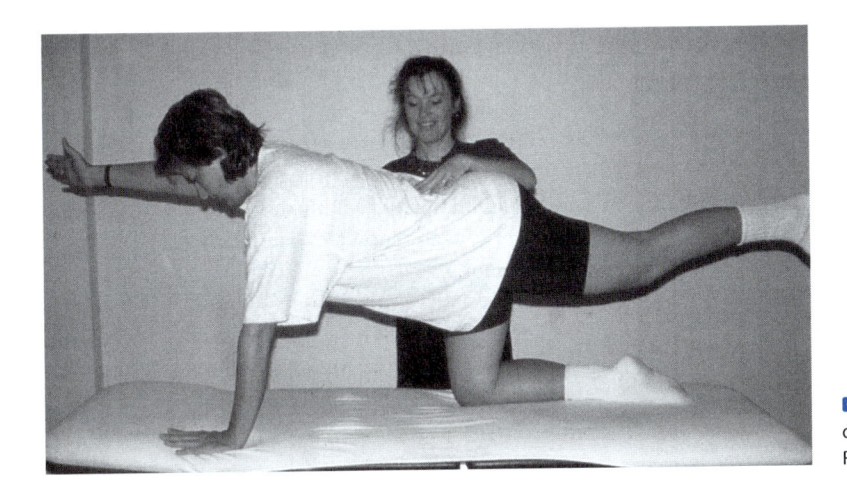

Abb. 11.10. Komplexe PNF-Übung in der Körperdiagonalen im Falle chronischer Rückenschmerzen

Die Hand des Therapeuten ist zur Stabilisierung der behandelten Körperregion nicht erforderlich und somit für andere Aktivitäten frei. Der für die muskuläre Kräftigung erforderliche Kraftaufwand wird von den Seilzügen, Gewichten und Expandern übernommen.

Einpunkt-Aufhängung (axial, mobil). Alle Schlingenzüge führen konvergierend zu einer Öse, die sich lotgerecht über dem gewählten Drehpunkt des Gelenkes befindet (◘ Abb. 11.11). Aktive hubfreie Bewegung beiderseits des Aufhängepunktes sind gleich weit durchführbar.

Im Falle einer **Kaudalverschiebung** des Aufhängepunktes wird ein Zug auf das behandelte Gelenk ausgeübt, die Bewegungen in Abduktion und Adduktion werden erschwert, diejenigen in Mittelstellung erleichtert. Aus einer **Kranialverschiebung** resultiert eine Druckwirkung auf das behandelte Gelenk, die Bewegungen in Abduktion und Adduktion werden erleichtert, die Bewegung zurück in die Mittelstellung erschwert. Eine **laterale AP-Verschiebung** erleichtert die Abduktion und erschwert die Adduktion, bei einer **Medialverschiebung** ist es umgekehrt.

Einsatz
- Zur muskulären Kräftigung
- Zur Mobilisation von Kontrakturen

Zweipunkt-Aufhängung (neutral bzw. stabil). Alle Schlingenzüge sind lotgerecht in einer eigenen Öse fixiert,

d. h. jede Schlinge besitzt ihren eigenen Aufhängepunkt (Abb. 11.12). Die aktiven Bewegungsübungen erfolgen hier in mehreren Gelenken, wobei die jeweilige Bewegungsamplitude zu Gunsten einer größeren Stabilität des aufgehängten Körperteiles verringert wird.

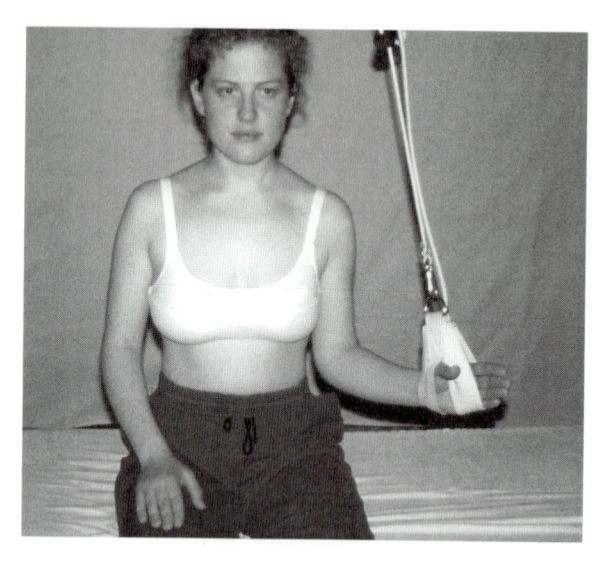

Abb. 11.11. Einpunkt-Aufhängung der linken Schulter im Schlingentisch zur Durchführung eigenständiger Rotationsbewegungen

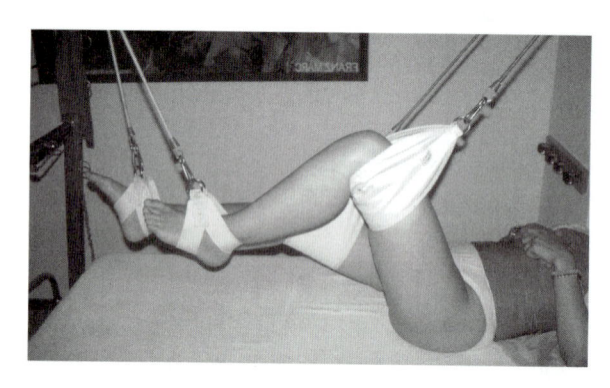

Abb. 11.12. Zweipunkt-Aufhängung beider Kniegelenke im Schlingentisch

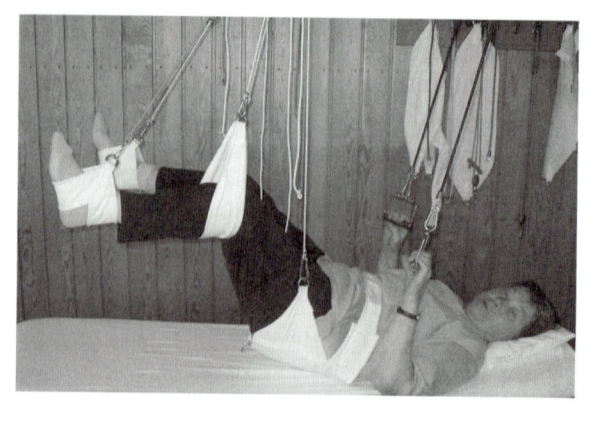

Abb. 11.13. Schlingentisch-Extension der unteren Rumpfwirbelsäule

Kommentar
Auf Gelenke und Wirbelsäule werden weder Druck noch Zug ausgeübt.

Einsatz
- Zur stabilen Traktion von Körpergelenken und der Wirbelsäule (Abb. 11.13)
- Zur Schmerzlinderung und entlastenden Lagerung und Entspannung (z. B. im Falle einer rheumatoiden Arthritis oder einer aktivierten Arthrose, auch bei radikulären Wirbelsäulensyndromen)

Allgemeine Indikationen
- (Schmerzhafte) Bewegungseinschränkung
- Beeinträchtigung der Koordination von Bewegungsabläufen
- Schwächung oder (Teil)Lähmung der gelenkumspannenden Muskulatur

Spezielle Indikationen
- Schultergelenk
  - Schmerzhafte Schulter(teil)steife
  - Subakromiales Impingement
  - Frühe postoperative Rehabilitation (Rotatorenmanschettennaht, subakromiale Dekompression, Schulter-TEP, Humeruskopffraktur)
- Wirbelsäule
  - Chronisches Rumpfwirbelsäulen-Schmerzsyndrom, Ischialgie
  - Rehabilitation nach lumbaler Bandscheibenoperation bzw. nach thorakaler oder lumbaler Fusion
- Hüftgelenk
  - Perikoxalgie, Koxarthrose
  - Rehabilitation nach Schenkelhals- oder pertrochanterer Femurfraktur, Beckenosteotomie, hüftgelenksnahe Femurosteotomie, Hüft-TEP
- Kniegelenk
  - Gonarthrose
  - Rehabilitation nach offener oder arthroskopischer Synovektomie (v. a. bei Erkrankungen aus dem rheumatischen Formenkreis), nach operativ versorgter Ruptur der Quadrizepssehne bzw. des Lig. patellae, nach Kreuzbandersatzplastik, nach Osteosynthese kniegelenksnaher Frakturen (suprakonkylär, Schienbeinkopf, Patella) bzw. nach Kniegelenks-TEP

Kontraindikationen
- Großflächige Hautverletzungen, Ekzeme oder Verbrennungen
- Kreislaufinsuffizienz und Schwindel (bei Ganzaufhängung)
- Fehlende Compliance

Extensionsbehandlung

Bei dieser Behandlungsstrategie erfolgt eine gezielte, zeitlich begrenzte, kontinuierlich applizierte axiale apparative Streckung der Wirbelsäule oder eines großen Körpergelenkes v. a. der unteren Extremität in Längsrichtung aus einer ruhenden entlasteten Mittelstellung heraus. Es resultiert eine temporäre mechanische Entlastung des Gelenkknorpels (Hüfte) bzw. der Bandscheibenstrukturen (HWS, BWS, LWS), damit eine Erleichterung der lokalen Stoffwechselsituation des bradytrophen Gewebes (Diffusion). Außerdem kommt es zu einer dosierten Dehnung der (teilweise verkürzten) gelenkumspannenden Muskulatur. Die Foramina intervertebralia werden erweitert, der Druck auf die hier austretenden Nervenwurzeln wird reduziert.

HWS

Der Patient nimmt eine sitzende oder liegende Körperhaltung ein:
- Glisson-Schlinge mit Extensionsgewicht von 4–10 kp.
- Dauerzug über etwa 10–15 min unter Beibehaltung einer leichten Lordosehaltung.

Wichtige Indikationen:
- Chronische Zervikobrachialgien
- Zervikaler Bandscheibenvorfall (mit radikulärer Irritation) ohne zwingende OP-Indikation

BWS/LWS

Der Patient befndet sich auf einer speziellen Extensionsliege mit angelegtem Beckengurt in Stufenlagerung mit aufgehobener Lendenlordose und Beugestellung der Hüft- und Kniegelenke von jeweils 90°. Dann erfolgt ein Zug in horizontaler oder auch vertikaler Richtung mit einem Extensionsgewicht von etwa 15–25 kp. Bei Einsatz eines sog. **Perlschen Gerätes** sind Extensionsgewichte zwischen 20–50 kp möglich.

> **Tipps**
> Neigt sich der Patient in seiner Schonhaltung zur schmerzhaften Seite, sollte die Behandlung abgebrochen werden (Verstärkung des Druckes der Bandscheibenprotrusion bzw. des Bandscheibenprolapses auf die Nervenwurzel).

Weiterhin sind auch sog. **inverse vertikale Extensionen** an speziellen Standgeräten möglich (Aufhängung in einem Stahlrohrrahmen mit höhenverstellbarem Rollenzug mit den Füßen nach obern und dem Kopf nach unten).

Wichtige Indikationen
- Chronische Lumboischialgien mit radikulären Irritation noch ohne schwerwiegende sensomotorische Defizite
- Rezidivierende Funktionsstörungen der Kostotransversal- und Kostovertebralgelenke

Hüftgelenk

Der Patient befindet sich in Rückenlage, Gelenkmittelstellung mit leichter Beugung, Abduktion und Außenrotation:
- Extensionsgewicht: 10–15 kp, kurzfristig bis zu 25 kp.
- Einzelbehandlung etwa 10 Min. mit intermittierenden Traktionen von jeweils 10 s (etwa 3/min) durch einen Therapeuten über einen Beckengurt (◘ Abb. 11.14).

Wichtige Indikationen. Leichte bis mittelschwere Koxarthrosen mit rezidivierenden (Peri)Koxalgien.

Kniegelenk

Ähnliches Vorgehen wie beim Hüftgelenk, auch in sitzender Position als Pendelgymnastik mit angelegtem Bleischuh möglich.

Wichtige Indikationen
- Leichte bis mittelschwere Gonarthrosen
- Meniskopathien

Kontraindikationen
- Fehlende Compliance des Patienten
- Frische Verletzungen
- Fortgeschrittene Einsteifungen (hochgradige Spondylosen, Spondylarthrosen und Unkovertebralarthrosen)
- Ausgeprägte Hypermobilität
- Absolute Operationsindikation
- Lokale Entzündung (Koxitis, Spondylitis, Spondylodiszitis)

Medizinische Trainingstherapie (MTT; gerätegestützte Krankengymnastik)

Hierbei handelt es sich um einen Sammelbegriff für ein physiotherapeutisches Behandlungskonzept, das vor allem in der mittleren und späten Phase der Rehabilitation, auch im Rahmen der orthopädischen Schmerztherapie zum Einsatz kommt. Zur Durchführung kommen ausschließlich aktive Übungen, die über die Bewegungsbahn, den Widerstand und auch die Repetition selektiv modifiziert

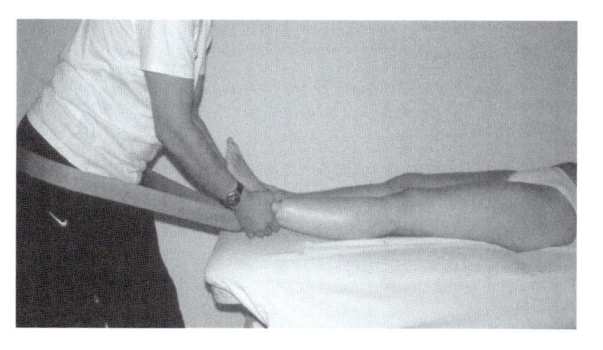

◘ **Abb. 11.14.** Krankengymnastisch gesteuerte Extensionsbehandlung der rechten Hüfte mit Beckengurt im Falle einer schmerzhaften Koxarthrose

werden. Der jeweilige Widerstand richtet sich immer nach den individuellen Gegebenheiten des betroffenen Patienten. Ein effektives Ausdauertraining besteht im Allgemeinen aus 15–20 Wiederholungen des Bewegungsablaufes im Atemrhythmus des Patienten.

> **Kommentar**
> Wichtiges Prinzip der Medizinischen Trainingstherapie: Beachtung der wechselweisen Beanspruchung unterschiedlicher Muskelgruppen.

Ein reduziertes Gewicht ist hierbei wichtiger als ein spezielles Training der Kraftausdauer, insbesondere auch, weil hiermit eine höhere Anzahl an Einzelwiederholungen erfolgen kann, als dies bei größeren Gewichten möglich wäre.

> **Tipps**
> Die jeweiligen Übungen sollten immer möglichst langsam und ohne Schwung (»Anlauf«), darüber hinaus auch ohne Ausweichbewegungen durchgeführt werden.

Allgemeine Ziele:
- Schmerzfreiheit unter Belastung erreichen
- Bestmögliche Wiederherstellung der Körper- und Gelenkbeweglichkeit
- Bestmögliche Wiederherstellung der wichtigen muskulären Funktionen wie Kraft, Ausdauer und Koordination (sowohl Automobilisation wie Autostabilisation)
- Alltags- und sportspezifischer Bewegungsmuster (Koordination) trainieren und wiedererlernen
- Prävention erneuter Verletzungen

> **Tipps**
> Bei den einzelnen Übungen unbedingt auf einen langsamen Beginn mit möglichst exakter Ausführung des Bewegungsablaufes mit gleichmäßiger Geschwindigkeit und endgradiger Ausführung achten.

Dies betrifft die konzentrischen wie auch die später durchzuführenden exzentrischen Bewegungsmuster. Patient und Therapeut sollten stets kontrollieren, dass tatsächlich auch nur der jeweils betroffene Muskel gezielt trainiert wird. Ausweichbewegungen, die dann meistens eine Belastung der Wirbelsäule mit sich bringen, sollten vermieden werden.

> **Kommentar**
> Ursache für technische Fehler ist in den meisten Fällen ein zu großes Übungsgewicht.

Wichtig erscheint der Hinweis auf die konsequente Beibehaltung einer gleichmäßigen Atmung; eine Pressatmung (Luftanhalten während der einzelnen Kraftleistungen) ist unbedingt zu vermeiden.

> **Kommentar**
> Atemtechnik:
> - Ausatmen bei körperlicher Anstrengung
> - Einatmen bei Entlastung

Voraussetzung zur Durchführung. Die auf der ärztlichen Diagnose aufbauende Funktionsuntersuchung durch den Therapeuten ist Voraussetzung für die Medizinische Trainingstherapie. Hieraus ergeben sich, den Gesetzen der manuellen Medizin folgend, die Behandlungsprinzipien einer **Mobilisation** bei Hypomobilität sowie einer **Stabilisation** bei Hypermobilität. Es muss unbedingt darauf geachtet werden, dass zunächst das betroffene Gelenk und erst dann die Muskulatur behandelt wird. Verkürzte Muskelgruppen müssen zu Beginn gedehnt, erst anschließend sollten ihre geschwächten Anteile gekräftigt werden. Nicht übersehen werden darf, dass die paretische Muskulatur nicht in Dehnstellung gebracht wird.

> **Kommentar**
> Behandlungsstrategien der Medizinischen Trainingstherapie müssen immer weitgehend schmerzfrei sein.

Toleriert werden lediglich anfängliche leichte muskuläre Beschwerden aufgrund der Belastung bzw. einer erfolgten Dehnung bei bereits eingetretener muskulärer Verkürzung.

Kontraindikationen. Die Medizinische Trainingstherapie ist nur dann kontraindiziert, wenn sich jegliche Physiotherapie aufgrund einer entzündlichen Störung (lokaler Prozess, systemische virale oder bakterielle Infektionen) oder internistischer Probleme (dekompensierte Herzinsuffizienz, medikamentös nicht ausreichend eingestellte Hypertonie u.a.m.) verbietet.

Apparative-technische Ausstattung. Für ein optimales Patiententraining sind folgende Geräte erforderlich:
- Rollenzüge
- Schrägbretter
- Schenkeltrainer
- Trainingstische
- Mobilisationsbank
- Hanteln etc.

Trainiert wird aus Bauchlage, Rückenlage, Seitlage sowie im Sitz und im Stand.

Behandlungskonzepte. Über die **Einzelbehandlung** erlernt der Patient zunächst einfache selektive Funktionsabläufe, um diese dann zu komplexen Bewegungsmustern zusammenzusetzen (Aufbautraining: Tab. 11.5; Abb. 11.15 und Abb. 11.16). Er verbleibt so lange in physiotherapeutischer Einzelbetreuung, bis er sich koordinativ weitgehend selbstständig kontrollieren kann.

Wichtig für den Erfolg der Medizinischen Trainingstherapie ist das anschließende **Gruppentraining**, welches möglichst täglich, zumindest aber 3-mal wöchentlich jeweils über 30–60 min und insgesamt über mehrere Monate stattfinden sollte, um neu erlernte Bewegungsmuster

11.2 · Spezielle Behandlungsmethoden

bestmöglichst zu automatisieren. Hier fördert ein dem Patienten ständig neu angepasstes Trainingsprogramm sicherlich deutlich die Motivation (Abb. 11.17).

Als Steigerung der medizinischen Trainingstherapie bleibt für das Spätstadium der Rehabilitation nach Abklingen jeglicher Gelenkbinnenreizzustände das **isokinetische Training** zu erwähnen. Vordringliches Behandlungsziel ist dabei die Kräftigung der gelenkumspannenden Muskulatur.

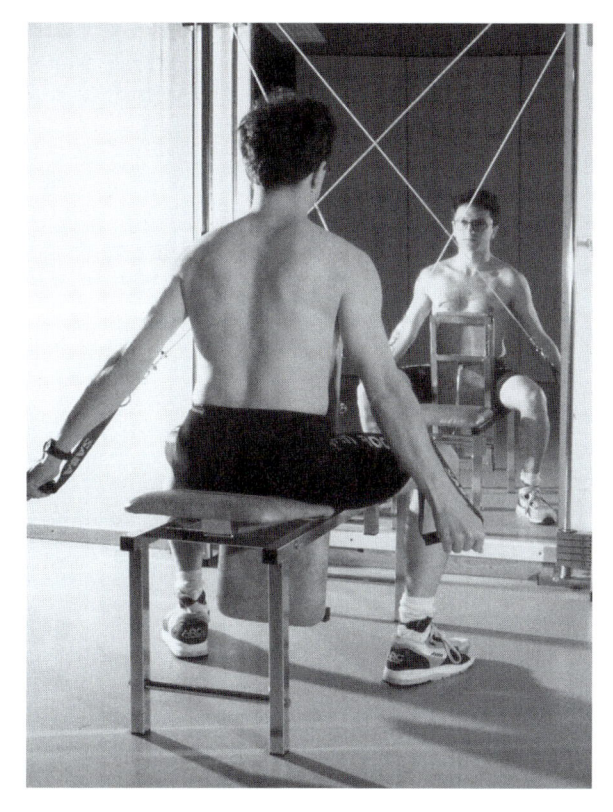

Abb. 11.15. Gerätegestützte Krankengymnastik unter Spiegelkontrolle – Rollenzugtraining im Sitzen zur Aufschulung der Rückenstreckmuskulatur

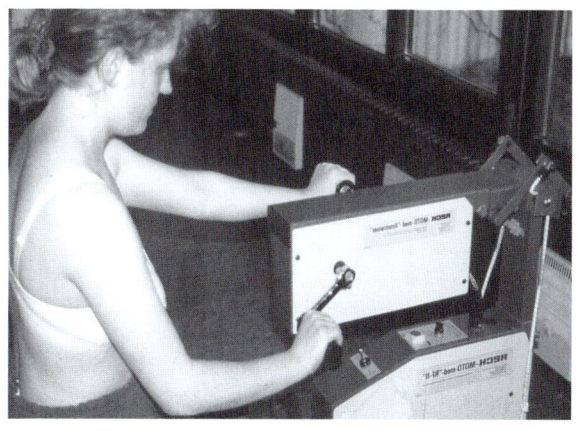

Abb. 11.16. Funktionstraining der Schulter- und Ellenbogengelenke am Hand-Motomed

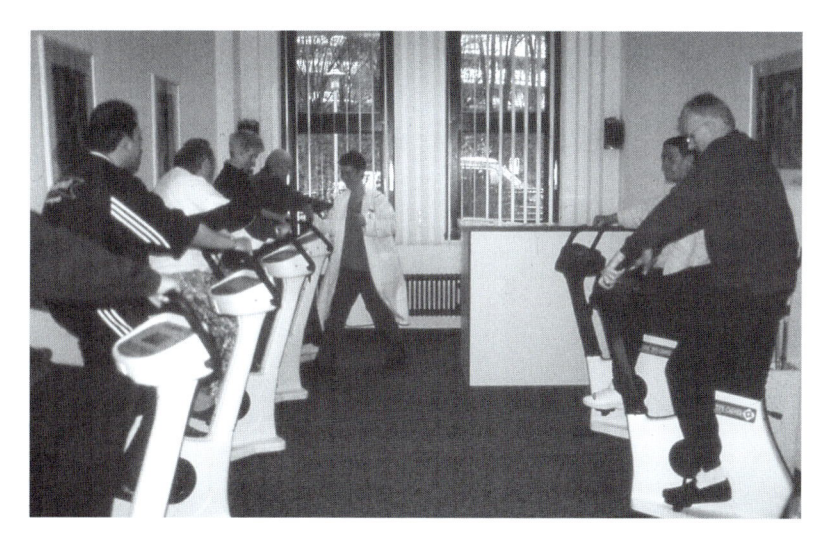

Abb. 11.17. Gruppentraining innerhalb der gerätegestützten Krankengymnastik auf dem Fahrradergometer

Tab. 11.5. Phasen des Aufbautrainings im Rahmen der MTT (allgemein)

1. Phase	Allgemeine Mobilisation, Gelenkmobilisation	Sog. frühfunktionelle Therapie
2. Phase	Stabilisation	Funktionelle Therapie
3. Phase	Funktionelles Muskelaufbautraining bei gegebener uneingeschränkter Gelenkbeweglichkeit	
4. Phase	Muskelbelastungstraining bei gegebener uneingeschränkter Belastungsfähigkeit	

Manuelle Medizin

12.1 Allgemeine Grundlagen – 165

12.2 Spezielle Behandlungsformen – 166

12.1 Allgemeine Grundlagen

Der Terminus **Manuelle Medizin** umfasst als Oberbegriff alle mit den Händen des Arztes und/oder des Therapeuten durchgeführten Maßnahmen zur Diagnostik und Behandlung reversibler schmerzhafter Funktionsstörungen der Bewegungsorgane Wirbelsäule und Extremitäten. Der medizinische Einsatz dieses anerkannten Verfahrens erfordert eine umfassende theoretische und praktische Ausbildung (Zusatzbezeichnung Chirotherapie).

Grifftechniken. Der Handgriff des Therapeuten darf für den Patienten nicht schmerzhaft sein, daher möglichst flächiges Auflegen der ganzen Hand (Daumenballen):
- Die **fixierende Hand** wird um den zu immobilisierenden Gelenkpartner gelegt (evtl. mit Fixationshilfen, auch Einsatz fixierender Gurte denkbar).
- Die **mobilisierende Hand** wird um den zu bewegenden Gelenkpartner gelegt.

Beide Hände sollten so dicht wie eben möglich am behandelten Gelenk liegen.

Behandlungsrichtung. Translatorische Mobilisationen erfolgen entweder rechtwinklig zur Behandlungsebene (sog. Traktion) oder parallel dazu (sog. Gleiten).

Maßnahmen zur Schmerzbehandlung. Abgezielt wird auf eine Minderung der nozizeptiven Aktivität (schmerzfreie Lagerung, Traktionen) und eine Aktivierung von Mechanorezeptoren zur Schmerzhemmung auf spinaler und subkortikaler Ebene (Gelenkbewegungen im schmerzfreien Bereich, Oszillationen im Sinne kleiner schneller translatorischer Bewegungen, Weichteiltechniken) und auch eine Senkung der sympathischen Reflexaktivität mit Reduktion der Abwehrspannung. Zusätzlich unterstützende lokale physikalische Maßnahmen (s. ▶ Kap. 10.3 und ▶ Kap. 10.1). Im Falle chronischer Schmerzen sind intensive Querfriktionen (s. ▶ Kap. 10.2) sinnvoll.

Funktionelle Maßnahmen
- Isometrische, isotonische und auch isokinetische Muskelkontraktionen (konzentrisch, exzentrisch)
- Längs- und Querdehnung von Muskulatur, Sehnen- und Bandstrukturen)
- Anguläre Bewegungen (v. a. bei Sehnenansatzproblemen)
- Mobilisationen von Gelenkstörungen durch dreidimensionale Traktionen oder translatorisches Gleiten (s. in ▶ Kap. 12.2)
- Manipulationen (s. in ▶ Kap. 12.2)

Maßnahmen zur Entspannung (kontraktiler Elemente)
- Intermittierende Traktionen
- Oszillationen
- Weichteiltechniken im schmerzfreien Bereich
- Dämpfung des Sympathikus

Maßnahmen zur Stabilisierung (im Falle einer Hypermobilität)
- Fazilitation der gelenkumspannenden Muskulatur
- Isometrische Anspannungsübungen (zunächst nur mit sehr kleinem Hebel, großer Unterstützungsfläche und stabiler Unterlage!)

> **Tipps**
> Anfangs überwiegend statische, dann dynamische Übungen.

12.2 Spezielle Behandlungsformen

Chirotherapeutische Manipulation

Definition
Nur durch den Arzt (nicht durch den Physiotherapeuten!) vorzunehmende manuelle Impulsgabe auf einen anatomisch eng begrenzten Wirbelsäulenabschnitt oder auf das Kreuz-/Darmbein-Gelenk im Falle einer vorliegenden reversiblen Funktionsstörung (Blockierung) mit optimalem Tiefenkontakt aus einer unproblematischen Ausgangsstellung heraus.

Technik und Anwendung. Zunächst sind die **obligatorischen Sicherheitstests** sorgfältig durchzuführen:
- Es muss ein aktuelles Röntgenbild der behandelten Region vorliegen und ärztlicherseits eingesehen werden.
- Stabilitätstests werden durchgeführt, eine generelle Hypermobilität wird ausgeschlossen.
- A.-vertebralis-Test (bei beabsichtigter Manipulation im Bereich der HWS).
- Ausschluss neurologischer Defizite durch Prüfung der:
  – Sensibilität
  – motorischen Kraftentfaltung und
  – (segmentalen) Eigenreflexe
- Probebehandlung mit zunächst nur durchgeführter Mobilisation (sog. Probezug)

Durchführung. Der Patient befindet sich in einer stabilen entspannten Haltung bzw. Lagerung (sitzend, auf einer Chirotherapie-Liege in Rücken-, Bauch- oder Seitlage). Anschließend wird das funktionsgestörte Gelenk bis zum maximal möglichen Bewegungsausschlag in die eingeschränkte Bewegungsrichtung eingestellt (sog. Vorspannung), dann erfolgt in Traktionsrichtung, nachdem eine diagnostischer Probemobilisation versucht wurde, ein kurzer, schneller Impuls mit kleinstem Bewegungsweg und möglichst geringer Kraft (sog. Hochgeschwindigkeitsimpuls).

> **Tipps**
> Bei akuten Beschwerden sollte nur in die Richtung der nachlassenden Nozireaktion (freie Richtung) gearbeitet werden (Distraktion).

Eine Behandlung in die eingeschränkte Gleitrichtung ist prinzipiell ebenfalls möglich, das Durchbrechen der funktionellen Barriere jedoch komplikationsträchtiger (Vielzahl unterschiedlicher Handgriffe!). Oft ist ein akustisches Phänomen (sog. »Knacken«) zu vernehmen. Nach der Manipulation wird die Funktionalität des behandelten Gelenkes erneut unter manuellen Gesichtspunkten überprüft.

> **Cave**
> Zu starke Rotationseinstellungen, vor allem aber lange rotatorische Wege im Zuge der Manipulation, sind obsolet!

Wichtige Indikationen. Prinzipiell jede reversible hypomobile Funktionseinschränkung am Bewegungsapparat (vorzugsweise pseudoradikuläre Beschwerdebilder im Bereich der HWS, BWS, der Kostotransversal- und Kostovertebralgelenke, der LWS sowie der ISG). Sie sind meist Folge degenerativer Veränderungen oder einer statischen bzw. muskulären Fehlbelastung.

Komplikationen
- Dissektionen der A. vertebralis (mit <0,01% extrem selten bei Beachtung der Richtlinien)
- Begünstigung radikulärer Syndrome (s. oben)
- Echte traumatische Schädigungen (z. B. Rippenfrakturen bei Osteoporose)

> **Kommentar**
> Es besteht bzgl. der Risiken eine ärztliche Aufklärungspflicht!

Kontraindikationen
- Generelle Hypermobilität (oder gar Instabilität) der behandelten Gelenke.
- Fortgeschrittene rheumatische Destruktionen (v. a. der Kopfgelenke der oberen HWS), basiläre Impression.
- Durchblutungsstörungen der A. vertebralis (HWS).
- Lokal entzündliche Prozesse im Bereich der Wirbelsäule (z. B. Spondylitis, Spondylodiszitis, Diszitis), aber auch aktivierte Arthrosen.
- Lokal destruierende Prozesse im Bereich der Wirbelsäule (z. B. Tumor, metastatische Absiedlung).
- Frisches Distorsionstrauma der HWS (v. a. Schweregrad II–III).
- Frisches knöchernes Trauma im Bereich der Wirbelsäule (z. B. Wirbelfraktur).
- Ausgeprägte Osteoporose der Wirbelsäule.
- Schwere degenerative Veränderungen der Wirbelsäule (z. B. knöchern fixierte Fehlhaltung, hochgradige ankylosierende Spondylose).
- Z.n. durchgeführter interkorporaler Spondylodese mit Palacos- oder Sulfix-Plombe (HWS).
- Klinische Zeichen einer zentralen neurologischen Störung (z. B. Rückenmarkszeichen, Hyperreflexie, Spastik, u. a.).
- Klinische Zeichen einer peripheren Nervenschädigung (z. B. Reflexausfälle oder ausgeprägte radikuläre Ausfälle bei zervikalem oder lumbalem Bandscheibenvorfall). Im Falle einer lege artis durchgeführten chirotherapeutischen Manipulation ist die einwirkende Kraft des Impulses nicht einmal andeutungsweise in der Lage, einen Bandscheibenprolaps zu initiieren (allenfalls Gelegenheitsursache bei vorbestehender stummer kompensierter Klinik!).
- Häufige Entzündungen im HNO-Bereich bei Kindern (z. B. Grisel-Syndrom).

- Systemische Antikoagulation (Aspirin®, Heparin, Cumarinderivate).
- Psychosomatische Überlagerung ohne Compliance (relative Kontraindiaktion).

Chirotherapeutische Mobilisation

Definition
Vom Arzt wie auch vom Physiotherapeuten vorzunehmende manuelle Behandlung eines anatomisch eng begrenzten Wirbelsäulenabschnittes oder des Kreuz-/Darmbein-Gelenkes im Sinne einer repetitiven, weichen, langsam durchgeführten Weichteildehnung im freien Weg bis zum Anschlag der Blockierung; mögliche vorbereitende Behandlungsmaßnahme vor einer Manipulation.

Wichtige Indikationen
- Reversible hypomobile Funktionsstörungen von Extremitätengelenken mit schmerzhaften muskulären Begleitreaktionen
- Ansatztendopathien (z. B. M. levator scapulae, Epikondylitis, Patella, Trochanter major, Iliosakralbänder u. a.)
- Reversible hypomobile Funktionsstörungen kleiner Wirbelgelenke (v. a. der HWS), die nach einem Manipulationsversuch fortbestehen
- Als vorbereitende oder einleitende Behandlungsmaßnahme einer Manipulation

Muskelenergietechniken (sog. postisometrische Relaxation)

Technik. Der Therapeut führt eine langsame Bewegung des betroffenen funktionsgestörten Gelenkes (HWS, LWS, ISG etc.) in die (reversibel) blockierte Bewegungsrichtung durch, bis er ein hartes, evtl. auch als schmerzhaft angegebenes Endgefühl verspürt. Anschließend soll der Patient die im Zuge der Funktionsstörung irritierte und hyperton angespannte Muskulatur deutlich submaximal isometrisch anspannen und diese Spannung über 3–5 s anhalten. Im Weiteren führt der Therapeut im Zuge der dann bewusst eingeleiteten muskulären Erschlaffung eine vorsichtige passive Längs- und/oder Querdehnung der Muskulatur durch. Dieser Behandlungsablauf wird mehrere Male hintereinander wiederholt; evtl. zusätzlicher lokaler Einsatz von Wärme (heiße Rolle, s. ▶ Kap. 10.1.3) oder von Ultraschall (▶ Kap. 10.4).

Indikationen
- Reversible hypomobile Funktionsstörungen im Bereich der HWS, der Rippengelenke, auch der Extremitätengelenke.
- Als vorbereitende Maßnahme für eine chirotherapeutische Manipulation (s. oben).

Maitland-Therapie

Definition
Manualtherapeutisch ausgerichtetes diagnostisches und therapeutisches Konzept zur Behandlung von Funktionsstörungen der Stütz- und Bewegungsorgane.

Grundlagen und Technik. Die Funktionalität der einzelnen Gelenke wird in Bewegungsabschnitte bzw. -grade eingeteilt. Erfasst wird v. a. die genaue klinische Ausprägung der Symptome während der Anwendung einer speziellen Behandlungstechnik.

Typische Behandlungsinhalte
- **End of range-Problem.** Bewegung über die Schmerzgrenze hinaus möglich.
- **Through range-Problem.** Kontinuierliches Ansteigen des Widerstandes mit zunehmendem Bewegungsausmaß (Bewegungen mit großer Amplitude).
- **SIN-Problem** (»**s**everity, **i**rritability, **n**ature«):
  - »Severity«: Bereits kleine Aktivitäten verursachen starke Schmerzen, die nach Beendigung des Bewegungsablaufes aber wieder sofort nachlassen.
  - »Irritability«: Bereits kleine Aktivitäten lösen lang anhaltende Schmerzen aus.
  - »Nature«: Zusätzliche Faktoren (z. B. gering belastbare Hautareale bei Diabetes, eingeschränkte Knochenstabilität bei Osteoporose; u. a.) beeinflussen die Dosierung der Behandlung.
- »**Momentary pain-Problem**«. Auftreten von Schmerzen nur in Extremsituationen, z. B. Restbeschwerden nach Sportverletzungen.

Wichtige Indikationen
- (Reversible) Funktionsstörungen von Extremitäten- und Wirbelsäulengelenken
- Reaktive muskuläre Fehlfunktionen
- Insertionstendopathien u. ä.

Kontraindikationen
- Lokale entzündliche Prozesse (rheumatoide Arthritis, aktivierte Spondylarthritis, Osteomyelitis u. a.)
- Kompressionssyndrome im Bereich der Wirbelsäule (Bandscheibenprolaps, Spinalkanalstenose)
- Erhebliche Osteoporose, v. a. bei frischer Fraktur
- Maligner Tumor, Metastase
- Unklares (psychosomatisch überlagertes) Beschwerdebild

Osteopathie

Definition
Sanfte manuelle Methode zur Diagnostik und auch zur Therapie von Bewegungseinschränkungen und schmerzhaften funktionellen Störungen bindegewebiger Gleitflächen, auch von (lokalen oder multilokulären) geweblichen Spannungsveränderungen.

Grundlagen. Als osteopathische Läsionen definiert werden Bewegungseinschränkungen bindegewebiger Gleitflächen und erhöhte Gewebespannungen, die durch lokalen peripheren Druck auf Nerven und Gefäße zu einer Beeinträchtigung der Homöostase führen können. Von außen einwirkende Stressoren (z. B. Traumata) können die physiologische Adaptationsfähigkeit beeinträchtigen (sog. primäre Läsion). Als sekundäre oder kompensatorische Läsionen werden die reaktiv einsetzenden Mechanismen wie Muskelanspannung, vermehrte Faszienspannung, lokale Tonuserhöhung des Bindegewebes u. a. bezeichnet. Diese resultieren in funktionellen Beeinträchtigungen von Gelenken (sog. kompensatorische Bewegungseinschränkung).

Technik und Ausführung. Es handelt sich hierbei nicht um eine Behandlung einzelner Symptome, sondern um eine komplexe Behandlung des gesamten Körpers, bei der auch körpereigene Kräfte wie Anspannung, Entspannung, Atmung, Lagerung u.a.m. eingesetzt werden. Gleichzeitig erfolgen passive Mobilisierungstechniken durch den Therapeuten (z. B. eine manuelle myofasziale Lösung), auch durch Impulstechniken an der Grenze der individuellen Bewegungseinschränkung (bei der direkten Technik in die Richtung der Funktionsstörung, bei der indirekten Technik in die entgegengesetzte Richtung). Überwiegend werden Muskeldehntechniken (»muscle energy techniques«) eingesetzt, aber auch sanfte Manipulationen mit Minimalimpuls (»high velocity low amplitude thrust«) und manuelle Mobilisationen (»myofascial release techniques«). Bei der sog. Counterstrain-Methode wird das zu behandelnde Körperteil in eine entspannte Position gebracht, anschließend wird der zugehörige Druckpunkt in dieser Position etwa 90 s gehalten, bis dann wieder die Normalposition eingenommen wird.

> **Kommentar**
> Nach der Behandlung sollte der Körper für einige Tage (in Einzelfällen auch für 2–3 Wochen) in Ruhe gelassen werden, um die »einsetzenden Eigenregulationskräfte nicht zu stören«.

Wichtige Indikationen. Funktionelle Störungen im Sinne der manuellen Medizin wie z. B.:
- Akute (auch traumatische) oder chronisch rezidivierende HWS-Funktionsstörungen
- Akute oder chronisch rezidivierende Funktionsstörungen der LBH-Region

Kontraindikationen
- Zunahme der Beschwerden unter der Behandlung
- Fieberhafte Allgemeinerkrankungen
- Tumoröse Erkrankungen
- Frische knöcherne Verletzungen

Kraniosakrale Therapie

Definition
Spezielle sanfte, manuelle, nicht invasive Technik als Sonderform der Osteopathie mit Erfassung und Behandlung struktureller peripherer bindegewebiger und neuronaler Ungleichgewichte.

Grundlagen. Die Berührung peripherer Körperareale (z. B. bei Spannungszunahme im peripheren Bindegewebe) bringt eine sog. »kraniosakrale Bewegung« mit sich, die palpatorisch als »qualitative Verbesserung einer Bewegung« festgestellt werden kann (unabhängig von Herzschlag und Atmung).

Technik und Ausführung. Über leichte manuelle Zug- und Druckkräfte wird an die behandelte Gewebestruktur ein Impuls weitergegeben, wobei vom Therapeuten eine sog. »Entwirrbewegung« wahrgenommen wird. Dieses Symptom wird unterstützt und resultiert in einer vermehrten Gewebespannung.

Wichtige Indikationen. Alle klinischen Symptome und Störungen, bei denen eine zentrale neuronale Dysfunktion im Vordergrund steht z. B.:
- chronische Schmerzbilder, auch Somatisierungs- bzw. Schmerzverarbeitungsstörungen (Fibromyalgie, myofasziales Schmerzsyndrom u. a.),
- hyperkinetische Syndrome.

Kontraindikationen. Bei sachgerechter Anwendung keine!

Atlastherapie (Metamer-Therapie)

Definition
Unspezifische Technik aus der manuellen Medizin an der oberen Halswirbelsäule (sog. »Einfingertechnik« am Atlasquerfortsatz).

Technik und Ausführung. Orientation an der (Rotations)Stellung des Atlas. Der Therapeut steht hinter dem sitzenden Patienten. Aus einer geringen, aber gehaltenen und nach innen gerichteten Vorspannung heraus wird ein schneller (0,05–0,1 s) und kräftiger Impuls auf den Querfortsatz ausgeübt, was zu einer allgemeinen Entspannung (Detonisierung) führt.

Wichtige Indikationen. Schmerzhafte Funktionsstörungen der oberen Halswirbelsäule (C1 und C2).

Kontraindikationen. Keine (da technisch einfach durchzuführen!).

Balneotherapie

Der Begriff der Balneo- oder auch Bädertherapie bedeutet im engeren Sinne die therapeutische Nutzung des natürlich (ortsgebunden) vorkommenden Heilmittels Wasser, z. B. in Form spezieller Thermen mit darin gelösten Wirkstoffen, im weitesten Sinne auch von Heilgasen und Peloiden als unspezifische Reiz- und Reaktionstherapie mit adaptationsinduzierenden Eigenschaften. Hinzu kommen besondere klimatische Effekte und eine psychosomatische Einflussnahme durch den Ortswechsel mit vorübergehender Trennung des Patienten von seinem familiären und beruflichen Umfeld.

Bei multilokulären Beschwerdebildern im Zuge von Erkrankungen des rheumatischen Formenkreises, besonders in ihrem Frühstadium, aber auch bei schmerzhaften degenerativen Aufbrauchserscheinungen der Haltungs- und Bewegungsorgane haben sich in erster Linie Sole-, Schwefel-, Peloid- und radioaktive Bäder (z. B. Radon bei Spondylitis ankylosans) bewährt.

Bei den hydrogalvanischen Bädern (Zweizellenbad, Vierzellenbad, Stangerbad s. ▶ Kap. 10.3.2) steht weniger der therapeutische Einsatz des Wassers selbst als vielmehr die elektrische Stromwirkung (Elektrotherapie, ▶ Kap. 10.3) im Vordergrund. Stellt das therapeutisch eingesetzte Wasser lediglich das Trägermedium für die Anwendung von Kälte oder Wärme dar, spricht man von einer Thermotherapie (s. ▶ Kap. 10.1) im Rahmen der Hydrotherapie (s. ▶ Kap. 10.1.1).

In aller Regel wird die Balneotherapie aber mit anderen physikalischen und vor allem krankengymnastischen Behandlungsstrategien kombiniert, wobei letztere bzgl. ihrer therapeutischen Effizienz sogar im Vordergrund stehen.

Wirksame Faktoren. Durch den hydrostatischen Druck kommt es zu einer:

- gleichmäßigen Kompression des Gefäßsystems mit konsekutiver Volumenmehrbelastung des Herzens (venöse Blutverschiebung nach zentral) und Blutdruckerhöhung,
- Steigerung der peripheren arteriellen Durchblutung,
- Steigerung der Vitalkapazität,
- muskulär detonisierende Wirkung mit Abbau von Kontrakturen (aufgrund des warmen feuchten Milieus).

Durch den Auftrieb des flüssigen Mediums (Archimedes-Prinzip) verliert der unter Wasser befindliche Anteil des menschlichen Körpers ca. 90% seines eigentlichen Gewichtes, was Eigenübungen bei noch schwacher muskulärer Kraftsituation und Koordination wesentlich erleichtert, da die Muskulatur von ihrer Haltearbeit befreit ist (z. B. im Falle eines paresebedingten Kraftdefizites). Darüber hinaus wird der Reibungswiderstand des Wassers (sog. Hydrodynamik als Wirkung der bewegten Flüssigkeit) als Führungswiderstand zur gezielten muskulären Kräftigung genutzt. Hier ist eine Steigerung durch schnellere Bewegungen oder durch Vergrößerung der Angriffsflächen (Verwendung von Paddeln, Bällen, u. a) möglich. Zusätzlich besteht ein motivierender psychischer Faktor für den Patienten (reduziertes Schmerzbild, weniger Kraftentfaltung nötig für eine Übungstherapie, evtl. spielerisches Gruppenerlebnis).

Nach dem Verlassen des warmen/heißen feuchten Milieus kann es durch das plötzliche Wegfallen des hydrostatischen Druckes zu einer prolongierten starken venösen Dilatation kommen (Gefahr eines Kreislaufkollapses). Daher wird kaltes Abduschen des gesamten Körpers mit Durchführung statischer Muskelarbeit als Vorbeugung empfohlen.

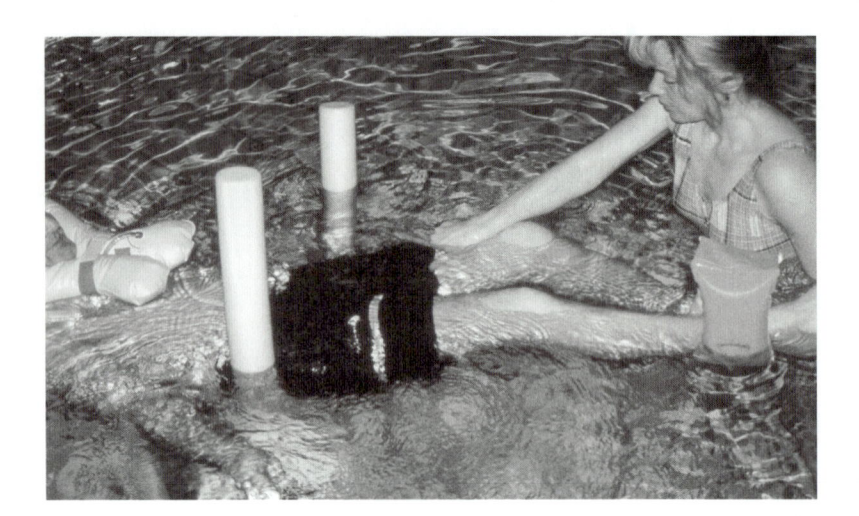

Abb. 13.1. Krankengymnastische Einzelbehandlung mit dem Therapeuten im Wasser; Patient in Rückenlage, gleichzeitiger Einsatz von aufblasbaren Sachwimmkissen und von Aquagymsticks

Wassertemperatur. Optimalerweise Indifferenttemperatur von 33–34°C. Im Falle einer (kompensierten) Herzerkrankung eher etwas niedriger, bei schmerzhafter Arthrose etwas höher.

Allgemeine Ziele. Spezielle Übungen fördern die schmerzarme Mobilisation, die Koordination, die Ausdauer und schließlich auch die Kraftentfaltung der durch die bestehende Erkrankung geschwächten oder durch einen operativen Eingriff vorübergehend geschädigten gelenkumspannenden Muskulatur.

Wichtige Indikationen
- Degenerative Affektionen der großen Körpergelenke der unteren Extremität mit arthralgischen Reizzuständen und Belastungsschmerzhaftigkeit.
- Chronische Schmerzbilder der Rumpfwirbelsäule (Thorakolumbalsyndrome mit muskulären Dysfunktionen, pseudoradikuläre Schmerzbilder, Fehlhaltungen, u.a.m.).
- Postoperative Nachbehandlung nach operativen Eingriffen im Bereich des Schultergelenkes (subakromiale Dekompression, Rotatorenmanschetten-Rekonstruktion, endoprothetischer Ersatz).
- Osteoporose mit assoziierten Begleitsymptomen.
- Erkrankungen des rheumatischen Formenkreises (rheumatoide Arthritis, seronegative Spondylarthritiden u. a.).
- Postoperative Zustandsbilder nach Osteosynthesen frischer Frakturen, Korrekturosteotomien oder endoprothetischem Gelenksersatz im Bereich der unteren Extremitäten.
- Postoperative Störungen nach Eingriffen im Bereich der Wirbelsäule (Bandscheibenoperationen, zervikale oder lumbale Dekompressionen, kurz- und längerstreckige Fusionen/korrigierende Stabilisierungen nach Frakturen, Spondylolisthesen oder Skoliosen/Kyphosen).

Behandlungsstrategien. Bei der Einzelbehandlung befindet sich der Therapeut mit dem Patienten alleine im Bewegungsbad. Er kann sich ganz gezielt auf die individuelle Schmerzproblematik des betroffenen Patienten einstellen (z. B. im Falle einer Schulteraffektion). Eine entspannte Rückenlage kann bei älteren, ängstlichen Menschen evtl. durch eine spezielle Halskrause (aufblasbare Manschette) erreicht werden, wobei der am Kopfende stehende Therapeut den Patienten im Bereich des Thorax mit beiden Händen fixiert und durch das Becken gleiten lässt. Die physiotherapeutische Behandlung selbst erfolgt vor allem in liegender Körperposition des Patienten. An verschiedenen Hilfsmitteln können Ringe, Bälle, Reifen, Schwimmärmel, Flossen und schließlich auch Styroporstangen (sog. »Aqua-Gym-Sticks«) eingesetzt werden (Abb. 13.1). Sie dienen einerseits der Erleichterung gewisser Bewegungsabläufe, können aber auch, um gezielte Kraftübungen durchzuführen, erschwerend funktionieren.

Bei der meist im Stehen durchgeführten Gruppenbehandlung befindet sich der Therapeut in aller Regel selbst nicht im Wasser, sondern steht am Beckenrand (Abb. 13.2). Wie bei den krankengymnastischen Behandlungsstrategien im Trockenen steht hier v. a. die sinnvolle Zusammenstellung der einzelnen Gruppen mit ähnlichen Diagnosen einerseits und in etwa gleichartiger körperlicher Belastbarkeit im Vordergrund.

> **Tipps**
> Wegen der besseren Übersichtlichkeit sollten nicht mehr als 10–12 Patienten gleichzeitig betreut werden.

Behandlungsdauer. 30(–45) min.

Generelle Kontraindikationen. Vor Durchführung spezieller balneologischer Behandlungsstrategien sind folgende Kontraindikationen zu beachten:
- Wundheilungsstörungen
- Eine tiefe Wundinfektion

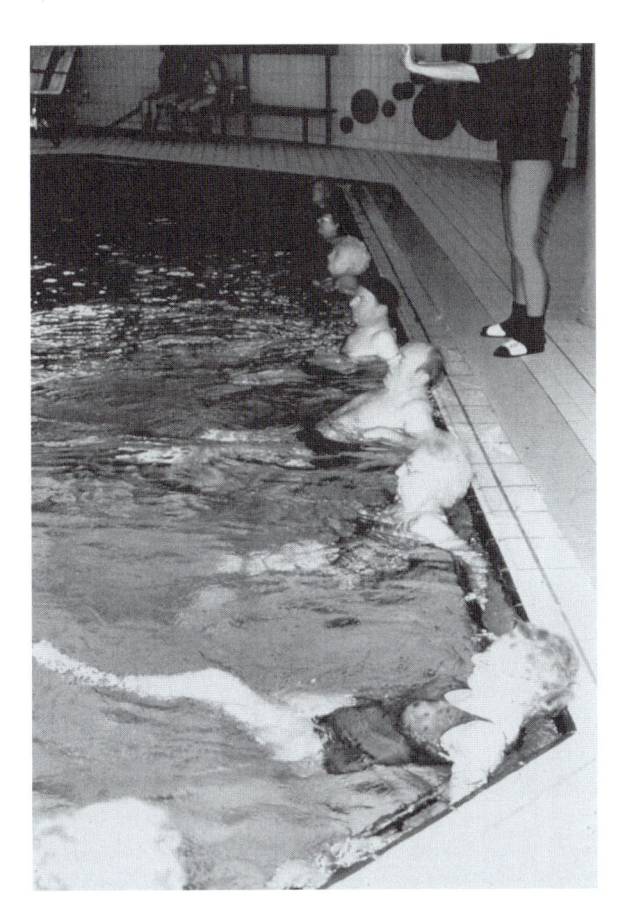

Abb. 13.2. Krankengymnastische Gruppenbehandlung im Wasser; der Therapeut steht am Beckenrand

- Frische Thrombosen bzw. Thrombophlebitiden
- Floride Allgemeinerkrankungen (insbesondere Infektionen)
- Dekompensierte Herz-Kreislauf-Erkrankungen
- Inkontinenz

! Cave
Patienten mit Epilepsie in der Anamnese nie ohne Aufsicht lassen!

Akupunktur

Bei der Akupunktur handelt es sich um eine sog. **Reiz-Regulations-Therapie** (Gegenirritationsverfahren) mit differenzierter Stimulation von Hautzonen oder spezieller Punkte mit vermehrter Hautrezeptorendichte (Triggerpunkte, Punkte maximaler Druckschmerzempfindlichkeit) mit Nadeln (aus Gold, Silber oder Stahl) oder mit geringem elektrischen Widerstand. Ziel ist eine lokale Schmerzreduktion; zusätzlich ist eine verstärkte Endophinausscheidung nachgewiesen.

Die Oberfläche des menschlichen Körpers, v. a. die ventralen Regionen, werden unter anatomischen Gesichtspunkten in sog. Aku(Längs)meridiane von Energieströmen (Abb. 14.1) eingeteilt, auf denen die definierten oberflächlichen Triggerpunkte aufgereiht sind. Die tiefer liegenden sog. Akupunkturpunkte stellen jeweils ein Gefäß-Nerven-Bündel dar, eingebettet in weiches Bindegewebe in einer Lücke der oberflächlichen Körperfaszie. Über den Gate control-Mechanismus führt eine mechanische Reizung dieser Punkte zu einer elektrischen Sensation im Verlauf des Meridians (De Qi) mit nachfolgender Blockierung der zentralen Schmerzweiterleitung im Rückenmark (direkte Hemmung der nozizeptiven Afferenz, Nozizeptoren selbst werden nicht gereizt!). Die Fortleitung dieser therapeutisch ausgelösten Impulse in den Hirnstamm resultiert in einer vermehrten Produktion körpereigener Enkephaline, die dann die inhibitorischen absteigenden Schmerzbahnen durch Freisetzung von Noradrenalin und Serotonin aktivieren.

Je **akuter** der Schmerz, desto größer ist der Abstand zwischen Schmerzort und Therapieort und desto stärker ist der Therapiereiz (sedierend über »Kontralateraltechnik« oder »Oben-Unten-Kopplung«; Verwendung einer Silbernadel, starke Reizung). Je **chronischer** das Schmerzbild, desto näher befinden sich Schmerz- und Therapieort, desto schwächer ist auch der Therapiereiz (tonisierend über »Vorne-Hinten-Kopplung«; Verwendung einer Goldnadel; schwächere Reizung). Schmerz als Stauungszeichen verlangt nach Bewegung. Unter diesem Aspekt ist v. a. bei akuten Schmerzbildern der »leidende Teil« während und auch nach der Behandlung zu mobilisieren. Je mehr Störungen im reizverarbeitenden System bestehen (z. B. lokalanästhetische oder medikamentöse Blockade, trophische Nervenschädigung, u. a.), desto eher erfolgt eine Beschränkung auf Somatotopien.

Die moderne Akupunktur ist weniger am traditionellen chinesischen Meridiansystem (TCM) ausgerichtet, sondern beruht eher auf segmentalen, supraspinalen und zentralen Mechanismen.

> **Cave**
> **Komplikationen:** Nadelkollaps.

Die **Mikrosystem-Akupunktur** (z. B. Ohr- bzw. Schädelakupunktur) beruht auf der sog. Somatotopie mit Projektion eines Homunkulus auf die Körperoberfläche in einem begrenzten Bezirk. So findet sich auf der menschlichen Ohrmuschel der gesamte Organismus abgebildet (Abb. 14.2) und ist somit einer reflektorischen Therapie zugängig. Lokale pathologische Veränderungen sind an einer vermehrten Druckdolenz, einer Gelose oder einer Veränderung des elektrischen Hautwiderstandes über dem entsprechenden Akupunkturpunkt palpabel.

Bei der **Schädelakupressur nach Yamamoto (YNSA)** handelt es sich um eine Sonderform der Akupunktur mit dem Kopf als anatomisches und funktionelles Somatotop (Abb. 14.3) und ausschließlichem Behandlungsort. Der Therapeut sucht mit seiner Fingerkuppe bzw. seinem Fingernagel nach Druckdolenzen und evtl. Gewebeverhärtungen im Bereich sog. Basispunkte an der Stirn, prä- und auch retroaurikulär mit anschließender ipsilateraler Druckbehandlung. Als technische Hilfsmittel kommen auch Massagestäbchen, als Begleitmaßnahmen lokale Kryo- oder Wärme- bzw. Elektrotherapie, TENS u. a. in Frage (erst nach der manuellen Akupressur!). In aller Regel resultiert auf den manuellen Druck ein schmerzfreies Intervall, das sich im Verlauf der Behandlung zeitlich aufsummiert mit dann länger anhaltender Beschwerdefreiheit.

Behandlungsdauer und Dosierung
- **Akutes Schmerzbild:** 1- bis 2-mal tgl. für 2–10 min
- **Chronische Störungen:** 1- bis 2-mal/Woche 5–20 min

> **Kommentar**
> Die Akupunktur heilt, was gestört ist, nicht das, was zerstört ist!

Wichtige Indikationen
- Zervikalsyndrome, chronischer Spannungskopfschmerz
- Globale Wirbelsäulensyndrome
- Arthralgien
- Insertionstendopathien
- Myalgien
- Algodystrophien

Kontraindikationen
- Hochfieberhafte Infektionskrankheiten
- Akute Arthritiden
- Gerinnungsstörungen
- kardiale Dekompensation

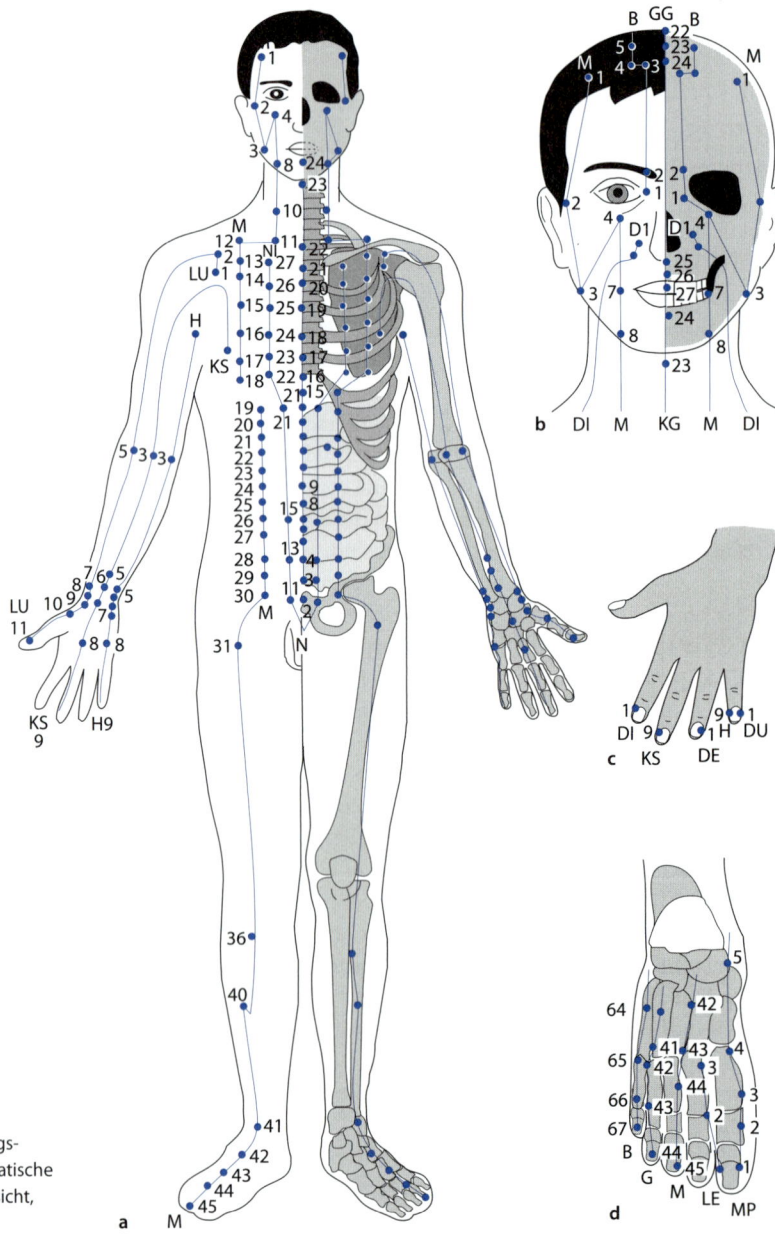

Abb. 14.1. Akupunkturpunkte auf den Längsmeridianen des menschlichen Körper (schematische Darstellung). **a** ventraler Körperbereich, **b** Gesicht, **c** Handrücken, **d** Fußrücken

Kapitel 14 · Akupunktur

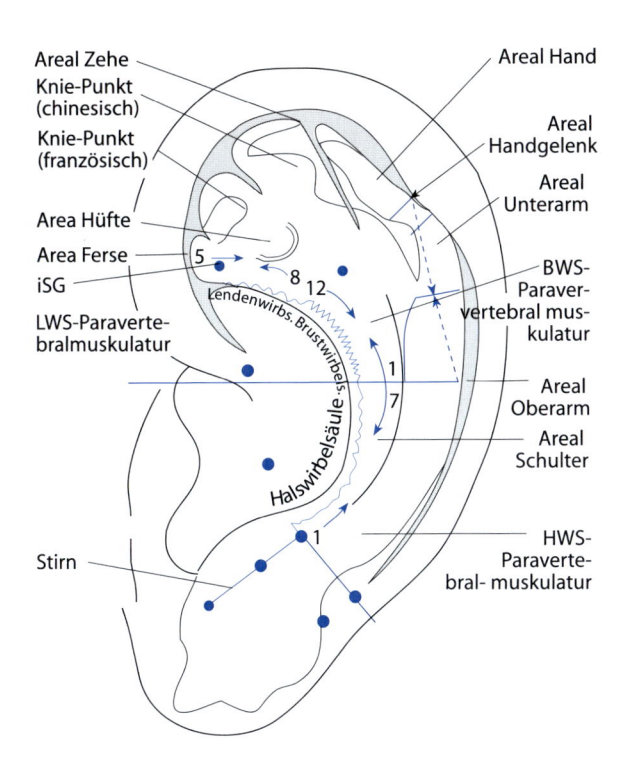

Abb. 14.2. Akupunkturpunkte im Bereich der Ohrmuschel (grobschematische Darstellung des sog. Homunkulus)

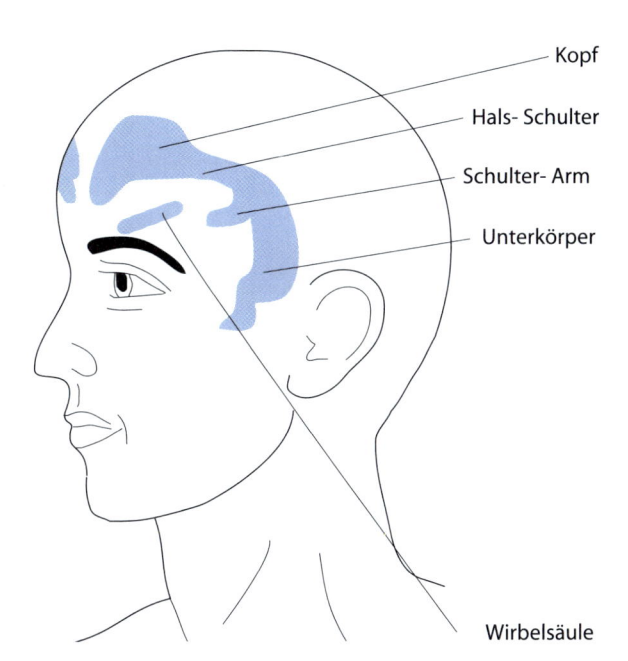

Abb. 14.3. Akupressurpunkte im Bereich des ventralen Schädels (grobschematische Darstellung des Homunkulus)

Klimatherapie

Im Rahmen der Klima- oder auch Terraintherapie erfolgen vor allem im Falle chronischer Krankheitsbilder gezielte Anwendungen bestimmter lokaler klimatischer Gegebenheiten in Heilbädern und Kurorten sowie ortsgebundener natürlicher Heilmittel. Förderlich sind in diesem Zusammenhang die Entfernung aus der heimatlichen Umgebung zur temporären Vermeidung schädigender äußerer Einflüsse wie Luftverschmutzung, Wärmestau, Allergene u. a.

Eine Kur stellt in erster Linie eine kombinierte Reaktions- und Regulationsbehandlung mit adaptativem Charakter dar mit dem übergeordneten Ziel der bestmöglichen Entfaltung und Stärkung aller verfügbaren köpereigenen Ordnungskräfte. Zusätzliche werden in aller Regel physikalische, balneologische und/oder krankengymnastische Behandlungskonzepte sowie spezielle medizinische Schulungsprogramme mit dem Ziel der Langzeitprävention integriert.

Klimatische Besonderheiten. Wichtige Faktoren sind z. B.:
- Höhenlage
- Intensität und Dauer der Sonneneinstrahlung
- Windstärke und Windrichtung
- Art und Ausmaß der Niederschläge
- Höhe des Luftdruckes und der Luftfeuchtigkeit
- evtl. die Entfernung zum Meer

Heilmittel

Natürliche Heilmittel. Darunter versteht man ortsgebundene Heilwässer (aus Quellen) zum Baden und/oder Trinken mit geeigneter chemischer Zusammensetzung, die für therapeutische Zwecke geeignet sind (erfüllen den Begriff des Arzneimittels). Wasser mit einer Temperatur von >20°C dürfen als Thermen oder Thermalquellen bezeichnet werden. Als Sole gilt Wasser mit einem Mindestgehalt an Natriumionen von 5,5 g/l und an Chloridionen von 8,5 g/l.

Natürliche Peloide. Es handelt sich um wasserhaltige oder trockene anorganische oder organische Gemische mit jeweils Krankheits-heilenden, -lindernden oder -verhütenden Eigenschaften (Torf, Schlick, schlammartige Quellsedimente, Lehm, Ton, Mergel, Kreide, außerdem die als Fango bezeichneten vulkanischen Tuffite, Tonstein und Tuff).

Effekte. Allgemeine Verbesserung:
- der körperlichen Ausdauer, v. a. des aerobe Stoffwechsels,
- der psychischen Stabilisierung und
- Minderung der Aktivität chronisch entzündlicher Prozesse.

Indikationen
- Chronische degenerative Erkrankungen der Haltungs- und Bewegungsorgane
- Psychosomatisch überlagerte Krankheitsbilder (Fibromyalgie-Syndrom, myofasziales Schmerzsyndrom
- Erkrankungen des rheumatischen Formenkreises (bevorzugt Thermalquellen)

Kontraindikation. Mangelnde Compliance.

Sonderform: Thalassotherapie
Definition
Medizinische Behandlung mit Produkten des Meeres.

Anwendungen
- Bäder im Meer
- Wannenbäder mit Seewasser
- Schlick-Bäder bzw- -Packungen
- Sandbäder am Strand
- Meerwasser-Aerosole

Indikationen. Multilokuläre degenerative Veränderungen der Bewegungsorgane.

Ergotherapie

16.1 Grundlagen – 179

16.2 Spezielle Therapiemaßnahmen – 179

16.3 Hilfsmittelversorgung – 180

16.1 Grundlagen

Bei der Ergo- bzw. Beschäftigungstherapie handelt es sich um eine funktionelle und ablenkende Behandlungsmaßnahme (Einzel- oder Gruppentherapie) mit integriertem aktiven Bewegungstraining durch immer wiederkehrendes Üben von Gelenk- und Muskelfunktionen im Rahmen alltäglicher Handlungsweisen, aber auch von handwerklichen Tätigkeiten zur Wiedergewinnung komplexer Handlungskompetenzen im Hinblick auf eine selbstständige und sinnvolle Lebensführung (ADL – »activities of daily living«).

Im Falle chronischer Affektionen im Bereich der Rumpfwirbelsäule spielen spezielle Einzel- oder Gruppenbehandlungen in aller Regel keine wesentliche Rolle.

16.2 Spezielle Therapiemaßnahmen

Im Rahmen des Selbsthilfetrainings erfolgt zunächst die Überprüfung, ob die körperlichen, geistigen und psychischen Voraussetzungen bestehen, um das angestrebte Behandlungsziel auch erreichen zu können; anschließendes konsequentes repetitives Üben von Bewegungsabläufen, die v. a. im Alltag zur Erhalt der Eigenständigkeit unverzichtbar sind:

- Nahrungsaufnahme (Essen, Trinken)
- Körperhygiene (Waschen, Haare kämmen, Rasieren, Toilettengang)
- An- und Auskleiden (Einsatz von Hilfsmitteln wie Knöpfhilfen bzw. Reißverschluss mit Schlüsselringen bei manueller Beeinträchtigung; Strumpf- und/oder Schuhanziehhilfen, Schuhe mit Klettverschluss bzw. mit elastischen Schuhbändern; u. a.)
- Haushaltsführung (Zubereitung von Mahlzeiten, Spülen, Staubsaugen, Bügeln, Betten machen u.v.a.)
- Einkaufen
- Fortbewegung (Hilfsmittel?)
- Kommunikation

Funktionstraining. Dies beinhaltet im Wesentlichen ein zielgerichtetes repetitives Üben einzelner Bewegungsabläufe speziell im Hinblick auf gegebene Funktions- bzw. Fähigkeitsstörungen (v. a. der Koordination); Alltagstraining mit besonderen (handwerklichen) Hilfsmitteln, Spiele mit besonderen Anforderungen an den Greifakt der Hand.

Kompensationstraining. Beim Kompensationstraining steht das besondere Erlernen und dann das stetige Üben von Ausweich- bzw. Ersatzbewegungen zum temporären oder permanenten Ausgleich verloren gegangener wichtiger Funktionsabläufe (v. a. der großen und kleinen Gelenke der oberen Extremität) im Mittelpunkt. Meist handelt es sich hier um bereits primär längerfristig angelegte Maßnahmen in einem über einen größeren Zeitraum geplanten Rehabilitationsprozess. Auch die Anpassung der häuslichen Umgebung und evtl. des Arbeitsplatzes sind bereits frühzeitig in das Konzept mit zu integrieren.

Gelenkschutz. Beim Gelenkschutz steht das Erlernen modifizierter Verhaltensweisen und neuer Bewegungsabläufe (Ausweichbewegungen, kompensatorische Bewegungen mit achsgerechten Gelenkaktionen) temporär oder bleibend gestörter Gelenke oder sogar ganzer Gliederketten v. a. der oberen Extremitäten im Vordergrund. Gezieltes Training aller für die ADL wichtigen Bewegungsabläufe und das Erlernen eines bewussten Handelns (Neuordnung der Umgebung, z. B. gut erreichbare Hilfsmittel in der Küche, Regalfächer in Greifnähe) sind wichtig.

Der Patient kann mit gelenkstabilisierenden und damit funktionsverbessernden Schienen sowie mit Lagerungsschienen zur Nacht (zum Erhalt der Gebrauchsstellung der betroffenen Gelenke) versorgt werden.

Gruppentherapeutische Maßnahmen. Sie zielen im Wesentlichen ab auf die Intensivierung und Vertiefung der Behandlungsinhalte, die zuvor im Rahmen des Einzeltrainings erarbeitet und erlernt wurden. Gerade bei erheblichen bleibenden Beeinträchtigungen wichtiger Körperfunktionen und Behinderungen ist ein konsequentes wiederholtes Üben wichtiger alltäglicher Abläufe zur Wiedergewinnung bzw. zum Erhalt von Eigenständigkeit und Unabhängigkeit wichtig. Das psychologische Gruppenerlebnis dient der Bedeutungsreduktion der Fähigkeitsstörungen und fördert die Motivation des betroffenen Patienten.

> **Tipps**
> Bei der Gruppentherapie unbedingt auf eine sinnvolle Zusammenstellung der einzelnen Gruppen achten. Maßgeblich sind:
> — die Diagnose mit entsprechendem funktionellem Defizit,
> — der zu vermittelnde Lerninhalt.

Dosierung und Behandlungsdauer. Möglichst täglich mindestens einmal für 20–30 min, angepasst an die augenblickliche Belastbarkeit des betroffenen Patienten.

Kontraindikationen. Eigentlich keine. Zurückhaltung ist allenfalls bei schwersten globalen Beeinträchtigungen des Gesamtzustandes des Patienten (kardiopulmonales Defizit), bei völlig fehlender Compliance oder bei fortgeschrittener Demenz geboten.

16.3 Hilfsmittelversorgung

Wichtig ist in jedem Einzelfall die individuelle Überprüfung, ob eine temporäre oder gar dauerhafte **Versorgung mit Hilfsmitteln** erforderlich ist; anschließend erfolgt deren probatorischer Einsatz unter Anleitung durch den Therapeuten. Danach übt der Patient eigenständig (repetitiv) im Rahmen einer Einzel- oder Gruppenbehandlung.

Gehhilfen. Siehe Tab. 16.1.

Hilfsmittel für die häusliche Umgebung
— Kraftsparende Öffner für Flaschen und Dosen
— Aufdrehhilfen für Wasserhähne
— Greifzangen, Griffadaptationen (Essbesteck, Schreibhilfen, Trinkbecher)

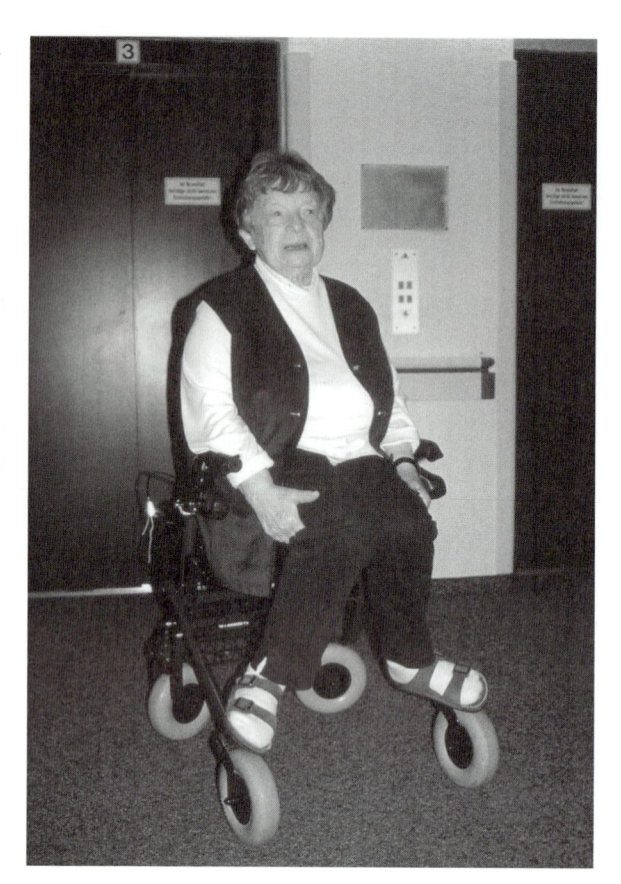

Abb. 16.1. Rollator mit Korb und Sitzplatte bei unsicherem Gang und limitierter Wegstrecke (z. B. bei schmerzhafter Kox- oder Gonarthrose oder bei Spinalkanalstenose mit Claudicatio intermittens)

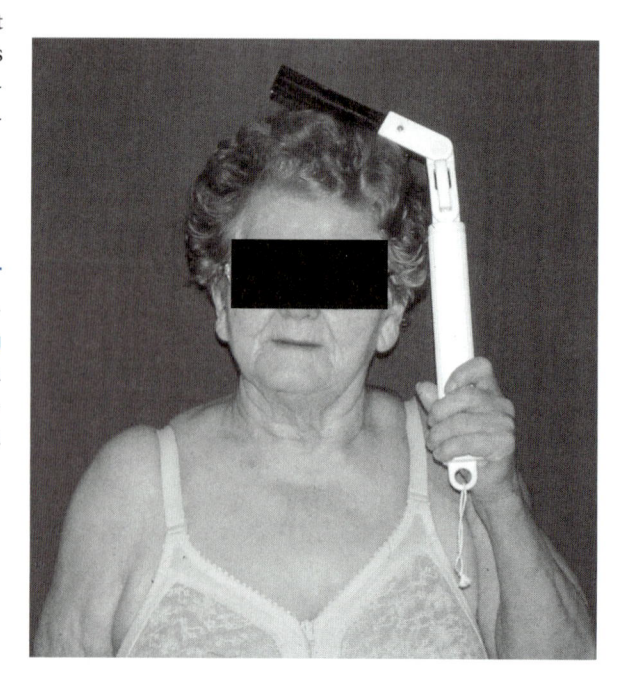

Abb. 16.2. Ergonomischer Fön im Falle einer schmerzhaften Schultersteife

16.3 · Hilfsmittelversorgung

- Rasierhilfen
- Spezialbürsten mit verlängertem Griff
- Spezialfön (◘ Abb. 16.2)
- Ankleidehilfen (langstieliger Schuhlöffel, Strumpfanziehhilfe (◘ Abb. 16.3)
- Badewannenlifter
- Duschhocker
- Erhöhter Toilettensitz u.v.a.

> **ⓘ Kommentar**
> Grundregel: So viel Hilfsmittel wie eben nötig, so wenig wie möglich!

◘ **Tab. 16.1.** Gehhilfen und ihre Indikationen

Art der Gehhilfe	Voraussetzungen zum Einsatz	Typische Indikationen
Handstock (mit oder ohne anatomischen Griff)	Volles Gleichgewicht, volle Koordination, sicherer Stand und Gang, nahezu volle Belastbarkeit des Beines	Arthrotischer oder arthritischer Binnenreizzustand der unteren Extremitäten
Unterarmgehstütze (UAG, Kirschner-Stöcke; mit oder anatomischen Handgriff; evtl. zusätzlicher rutschfester Puffer; Einsatz ein- oder doppelseitig)	Belastbarkeit der Handgelenke und Hände, ausreichende muskuläre Kraftentfaltung, ausreichendes Gleichgewichtsempfinden und Koordinationsvermögen, Balancefähigkeit, ausreichende Fähigkeit der Rumpfaufrichtung	Teil(Entlastung) der unteren Extremität(en) im 3- oder 4-Punkte-Gang postoperativ, bei schmerzhaften Gelenkaffektionen, bei Lähmungen, nach Oberschenkel- oder Unterschenkelamputation
Gehstütze mit Unterarmauflage und Handgriff	Ausreichende Belastbarkeit des Ellenbogen- und Schultergelenkes, ausreichende muskuläre Kraftentfaltung, ausreichendes Gleichgewichtsempfinden und Koordinationsvermögen, Balancefähigkeit, ausreichende Fähigkeit der Rumpfaufrichtung	(Teil)Entlastung der unteren Extremität(en) im 3- oder 4-Punkte-Gang bei eingeschränkter Belastbarkeit der Handgelenke und Hände (v.a. im Falle einer rheumatoiden Arthritis)
Achselkrücke	Ausreichende muskuläre Kraftentfaltung, ausreichendes Gleichgewichtsempfinden und Koordinationsvermögen, Balancefähigkeit	Eingeschränkte aktive Stützfähigkeit der oberen Extremitäten, z. B. bei nicht ausreichender Armkraft oder im Falle einer gleichzeitigen homolateralen Arm- und Beinfraktur
4-Punkt-Gehstütze (Tetrapode, evt. anatomische Handgriffe, ein- oder doppelseitiger Einsatz)	Ausreichende muskuläre Kraftentfaltung zum Stützen, Stehen und Gehen, ausreichendes Gleichgewichtsempfinden und Koordinationsvermögen	V.a. bei zentralen Störungen (ICP, Gangataxie, Schwankschwindel), entzündliche Gelenkaffektionen der unteren Extremitäten mit Gelenkinstabilität (z. B. im Falle einer rheumatoiden Arthritis)
Deltarad (mit 3 Rädern und Handbremsen ohne Sitzmöglichkeit; wendiger, aber instabiler als ein Rollator)	Selbstständiges Stehen mit voller axialer Belastbarkeit der Beine muss möglich sein, sicheres Gleichgewichtsempfinden	Leichte Gangunsicherheiten (v.a. älterer Patienten), denen ein Handstock keine auseichende Stabilität bietet
Rollator (Gehgestell mit Rädern und Handbremsen, Sitzmöglichkeit und Korb zum Transportieren von Gegenständen, ◘ Abb. 16.1)	Teilbelastbarkeit einer Extremität im 3-Punktegang, ausreichende Kraftentfaltung zum Stützen, Stehen und Gehen; auch bei eingeschränktem Gleichgewichtsempfinden und beeinträchtigter Koordination	Gangunsicherheit mit Sturzneigung (geriatrische Patienten, ICP), wenn ein Einsatz von UAGs (noch) nicht möglich ist
Gehbock (starres oder reziprok bewegliches Gehgestell)	Ausreichende Kraftentfaltung zum Stützen, Stehen und Gehen, ausreichende Belastbarkeit der Handgelenke und Hände, ausreichende Koordination	Erhebliche Beeinträchtigung der axialen Belastbarkeit eines Beines (Totalentlastung mit unbelastetem Sohlenkontakt möglich)
Gehwagen mit Unterarmauflage	Ausreichende Kraftentfaltung der Oberarme, zumindest teilweiser Erhalt der Beinkoordination, teilweise Belastbarkeit der Beine	erhebliche (postoperative) Beeinträchtigung der muskulären Kraft mit beeinträchtigter Koordination
Achselgehwagen	Ausreichende axiale Belastbarkeit des Schultergelenkes; zumindest teilweiser Erhalt der Beinkoordination, teilweise Belastbarkeit der Beine	Zur (postoperativen) Frühmobilisation bei Beeinträchtigung der Belastbarkeit der Wirbelsäule und der unteren Extremitäten

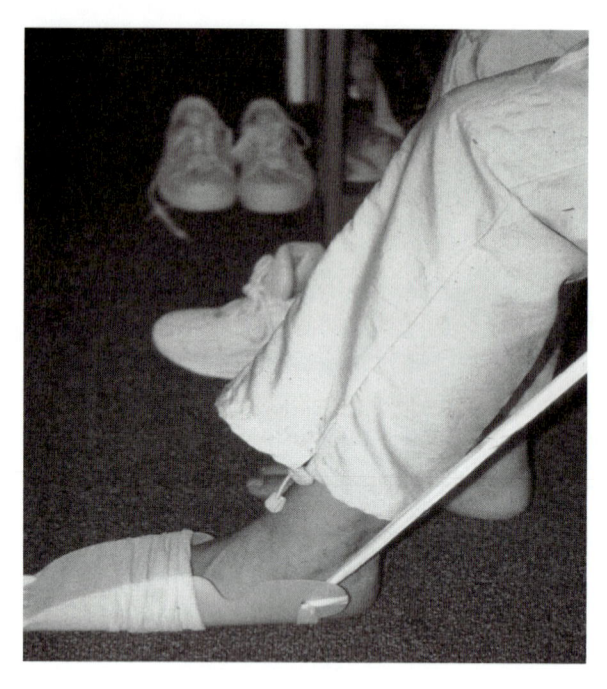

◘ **Abb. 16.3.** Strumpfanziehhilfe bei schmerzhaft limitierter Funktion des homolateralen Hüft- und/oder Kniegelenkes

Die Ergotherapie beinhaltet letztlich auch die adäquate Versorgung des Schmerzpatienten mit **Schienen** und/oder **Orthesen.** Zur Optimierung einer konsequenten Handhabung erfolgt deren Fertigung meist aus thermoplastischen Leichtwerkstoffen (z. B. Polyurethan) bzw. aus glas- oder karbonfaserverstärkten Gießharzen. Unterschieden wird eine individuelle **statische Schienenanpassung** (Lagerungsschienen zum Gelenkschutz, Nachtschienen) zur Fixation bei temporärer Immobilisation, zum Erhalt einer funktionellen und stabilen Gelenkstellung und zur Kontrakturprophylaxe. Spezielle **dynamische Schienen** (mit Gummizügen o. ä.) dienen der Funktionsverbesserung bewegungsgestörter und kontrakturgefährdeter Körpergelenke, z. B. zur Redression, Quengelung, zur Erleichterung einer aktiven Übungsbehandlung u.a.m.

Psychologische Therapieverfahren

M. Baum

17.1 Kognitiv-behaviorale Therapie – 183

17.2 Progressive Muskelrelaxation (PMR) nach Jacobsen – 185

Für die Behandlung von Schmerzstörungen aus dem orthopädischen Formenkreis gilt der gleiche Grundsatz wie für die Diagnostik: Optimal ist ein möglichst frühzeitiger, aufeinander abgestimmter Einsatz medizinischer und psychologischer Methoden im Rahmen eines verhaltensmedizinischen Behandlungsansatzes.

17.1 Kognitiv-behaviorale Therapie

Der theoretische Ansatz der kognitiv-verhaltenstherapeutischen Behandlung chronischer Schmerzen geht von einer Beteiligung unterschiedlichster Faktoren am Schmerzgeschehen aus. Neben den physiologischen und sensorischen Prozessen gelten Emotionen und besonders Kognitionen als Determinanten der Entstehung und des Verlaufes einer Schmerzstörung. Ziel der kognitiv-behavioralen Behandlung ist deshalb nicht nur die Veränderung des beobachtbaren Verhaltens, sondern v. a. die Veränderung der Überzeugungen, Einstellungen und Erwartungen des Patienten zu seinen Schmerzen. Ausgangspunkt ist die Erfahrung, dass mangelnde Erfolge in der Schmerztherapie einhergehen mit Gefühlen der Angst und Hilflosigkeit, gepaart mit negativen Gedanken und Bewertungen. Mit zunehmender Dauer der Behandlung entsteht einerseits eine Atmosphäre der Frustration, andererseits ein immer stärker werdender Appell der Patienten nach Abhilfe. Die kognitiv-behaviorale Behandlung setzt auf eine Umkehr dieser Trends: Der Patient soll wieder mehr Eigeninitiative entwickeln, Verantwortung für seinen Gesundheitszustand übernehmen und Vertrauen in seine eigenen Handlungsmöglichkeiten zurückgewinnen. Nur auf dieser emotionalen und kognitiven Grundlage können auch medizinische Interventionen und Behandlungsmethoden (medikamentöse und physikalische Therapie, s. ▶ Kap. 7 und 10) dauerhaft wirksam werden. Vorrangig wird nicht eine Schmerzreduktion angestrebt, sondern eine verbesserte emotionale und kognitive Bewältigung der Situation. In diese kognitiv-behaviorale Schmerzbewältigung sind die nachfolgend beschriebenen Verfahren der Entspannung, der Hypnose und des Biofeedbacks, je nach Behandlungssetting und Behandlungsplan, integriert. Die Auswahl konkreter Ziele beim einzelnen Patienten ist dabei von den Ergebnissen einer sorgfältigen medizinischen und psychologischen Diagnostik (Psychologische Untersuchung, s. ▶ Kap. 4.5.3) abhängig.

Ziele psychologischer Schmerztherapie
- Erweiterung und Veränderung des subjektiven Krankheitsverständnisses
- Vertiefung und Differenzierung der Fähigkeit zur Selbstwahrnehmung
- Entwicklung aktiver Strategien zur Schmerzbewältigung
- Reduktion von körperlichem und sozialem Vermeidungsverhalten/Aktivierung
- Aufbau einer angemessenen sozialen Interaktion und Kommunikation bzgl. Schmerz
- Compliance gegenüber einer notwendigen medikamentösen Behandlung
- Aufbau allgemein gesundheitsfördernden Verhaltens
- Wiedereingliederung und Teilhabe am gesellschaftlichen Leben einschließlich beruflicher Tätigkeit

Die einzelnen Ziele lassen sich durch die Auswahl psychologischer Interventionen erreichen:

Interventionsformen in der psychologischer Schmerztherapie
- Information und Edukation
- Selbstbeobachtung
- Entspannung
- Aufmerksamkeitslenkung
- Kognitive Umstrukturierung
- Aktivierung
- Training von Interaktion und Kommunikation

Therapiemethoden- und -verfahren

Die psychologischen Therapieverfahren können in Form von Einzeltherapie oder Gruppentherapie im ambulanten wie im stationären Setting eingesetzt werden. Die jeweilige Form und das Setting haben Vor- und Nachteile.

In der **Schmerzedukation** soll das Wissen des Patienten über organische, psychische und soziale Zusammenhänge bei Schmerzstörungen erweitert werden. Dadurch soll dem Patienten vermittelt werden, dass er auf verschiedenen Ebenen, nicht alleine auf der organischen, Einfluss auf seine Schmerzstörung nehmen kann. Neben schriftlichen und visuellen Medien (Arbeitsblätter, Filme etc.) dient auch das **Biofeedback** (s. unten) der Demonstration der Zusammenhänge zwischen gedanklichen und emotionalen Vorgängen sowie körperlichen Reaktionen (Attribution). Beim Biofeedback kann sich der Patient selbst durch akustische oder visuelle Rückmeldung am Bildschirm davon überzeugen, wie z. B. eine muskuläre Spannung bis hin zu einer Verstärkung von Schmerz durch Hinwendung zu unangenehmen Gedanken ausgelöst werden kann. Die Erfahrungen, die der Patient dabei sammelt, sollen sein Verständnis der eigenen Körperprozesse erweitern, sie sollen keinesfalls »belehrend« oder »überführend« wirken.

Entspannungsverfahren sind aus der Therapie von Schmerzstörungen nicht mehr wegzudenken. Bei Schmerzen im Bereich der Haltungs- und Bewegungsorgane wird in erster Linie die **progressive Muskelrelaxation (PMR) nach Jacobsen** (Abb. 17.1) eingesetzt. Neben der PMR bieten sich das **autogene Training (AT), Imaginations-, Meditations-** und **Atementspannungsübungen** an. Entspannungsverfahren werden in der Regel zusammen mit anderen psychologischen Interventionen im Rahmen eines Geamtbehandlungskonzeptes durchgeführt. Ihre Bedeutung als Therapiebaustein ergibt sich aus mehreren Überlegungen: Konditionierte (d. h. gelernte) Entspannung wirkt körperlichen und psychischen Stressfaktoren entgegen, zu denen auch der Schmerz gehört. Physiologisch wird die Erregung gedämpft, die Gefahr der längerfristigen Entwicklung von weiteren internistischen oder psychischen Störungen wird gemindert.

In der Entspannung soll ein Zustand mukulärer Relaxation, mental eine Ruhetönung und vegetativ eine trophotrope Umstellung erreicht werden. Schmerzepisoden

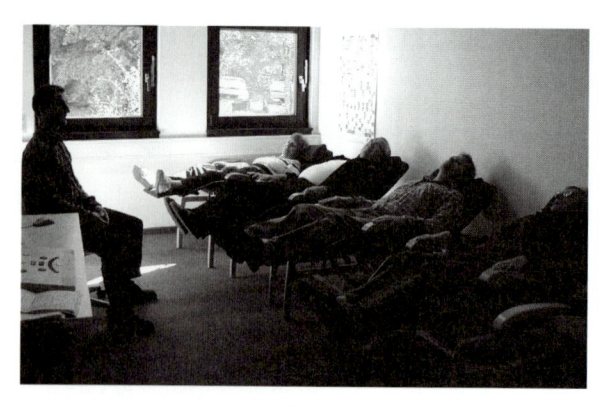

Abb. 17.1. Entspannungstraining nach Jacobson in der Gruppe, betreut durch den Psychologen

können dadurch kupiert werden, der Circulus vitiosus aus Schmerz und Anspannung ggf. durchbrochen werden. Gleichzeitig macht der Patient die Erfahrung der Selbstwirksamkeit: Er erlebt, dass er seinen psychischen und physischen Zustand günstig und angenehm beeinflussen kann. Die Wahrnehmung von Körperprozessen, v. a. der Muskelspannung, wird geschult. Dies ist auch eine hilfreiche, wenn nicht notwendige Voraussetzung dafür, in den verschiedenen Alltagssituationen Zusammenhänge zwischen Stressfaktoren und einer Veränderung der körperlichen Verfassung zu erkennen. Entspannungsverfahren beeinflussen das Schmerzerleben in unterschiedlicher Hinsicht:
- sie wirken schmerzbedingten physiologischen und psychischen Reaktionen entgegen,
- sie fördern die positive körperliche Selbstwahrnehmung,
- sie steigern das Wohlempfinden und die Fähigkeit, Schmerzen zu bewältigen.

Indikationen. Die Indikation für Entspannungsverfahren kann breit gestellt werden, sie gelten als Basisbausteine in der psychologischen Therapie.

Kontraindikationen. Sie sind allenfalls im Zusammenhang mit gravierenden internistischen Parametern zu beachten (pathologisch niedriger Blutdruck, Atemwegs- und Herzerkrankungen, Stoffwechselstörungen).

Häufiger sind anfänglich **störende Begleiterscheinungen** bei der physiologischen Umstellung während der Entspannung: Innere Unruhe, Muskelzucken, unangenehme Gedanken, Schwindel, Speichelfluss, Hitzegefühle, Ängste (z. B. vor Kontrollverlust oder soziale Ängste bei Übungen in der Gruppe). Diese Erscheinungen verblassen normalerweise im Laufe der Übungseinheiten, müssen jedoch vom Psychologen ernst genommen und dem Patienten nachvollziehbar erklärt werden. Sie sind in den allermeisten Fällen aber kein Anlass, die Behandlung abzusetzen.

17.2 Progressive Muskelrelaxation (PMR) nach Jacobsen

Bei der PMR werden die einzelnen in der Übung enthaltenen Muskelgruppen zunächst willkürlich (bewusst) angespannt, und zwar mindestens für 5, max. für 10 Sekunden.

Anschließend wird diese Anspannung in einem Zug gelöst, in der darauffolgenden Zeitspanne von ca. 30 Sekunden soll sich der Patient auf die Lockerung, die Entspannung der betreffenden Muskelgruppen konzentrieren. Die Betonung in der Aufmerksamkeit und im Zeitschema der Übung liegt also auf der Konzentration auf die Entspannung der jeweiligen Muskeln. Dieser Wechsel aus Anspannung und Entspannung wird schrittweise im ganzen Körper durchgeführt:

- rechte Hand
- linke Hand
- Oberarme
- Stirn
- Augenlider
- Nase
- Lippen
- Kiefer
- Wangen
- Nacken/Hals
- Schultern
- Bauch
- Rücken
- Oberschenkel
- Unterschenkel
- Füße

Dazwischen kann immer wieder auf eine ruhige, fließende Atmung (vor allem während der Anspannung) hingewiesen werden. Die ruhige Atmung dient auch als Regulativ für eine moderate Anspannungsphase. Eine allzu kräftige Anspannung der Muskeln ist bei orthopädisch bedingten Schmerzbildern nicht zu empfehlen. Sie fördert außerdem zu sehr eine »Leistungshaltung«, wie sie für einen Teilgruppe der Schmerzpatienten typisch ist.

Die Übungszeit beträgt ca. 20 min, in der Lernphase von mindestens 6 Wochen sollte mindestens einmal, besser zweimal täglich außerhalb der angeleiteten Therapie geübt werden. Patienten sollen die Übung dann auch im Alltag anwenden, um einen mittel- und langfristigen Transfer in Stresssituationen zu erreichen. Ist die Übung ausreichend konditioniert, kann sie verkürzt werden, z. B. zum Zweck einer Kurzentspannung (6–7 min) in einer Arbeitspause. Auch die **Übungshaltung** kann dann variiert werden. In der anfänglichen Lernphase wird üblicherweise in einer liegenden Position geübt, in der Folge sollte die PMR auch im Sitzen (z. B. auf einem Bürostuhl) durchgeführt werden, um eine vielseitige Anwendung im Alltag zu gewährleisten.

Imagination. Imaginationstechniken können alleine oder kombiniert mit der PMR eingesetzt werden. Imagination heißt nichts anderes als bildliche Vorstellung. Die bildhaften Vorstellungen werden entweder zum Zweck der Ablenkung von Schmerzen entwickelt (sog. schmerzdefokussierende Imaginationen) oder zur Veränderung von Schmerzerleben (sog. schmerzfokussierende Imaginationen). Bei Patienten mit chronifizierten Schmerzstörungen liegt der Schwerpunkt auf angenehmen Imaginationen (z. B. Orte der Ruhe und Regeneration), deren Inhalt mit unangenehmem emotionalem oder sensorischem Erleben nicht vereinbar ist. Voraussetzung für die Wirksamkeit von Imagination ist ein zuvor erreichter Zustand der Grundentspannung, z. B. durch PMR oder Hypnose.

Autogenes Training nach Schultz. Das Autogene Training nach Schultz ist immer noch das bekannteste Entspannungsverfahren im deutschsprachigen Raum und kann bei orthopädischen Schmerzbildern eingesetzt werden, wenn auch nicht als vorrangige Behandlungsoption. Es ist eine Technik zur **Selbstsuggestion** bzw. Selbsthypnose (»Selbst erzeugte Entspannung«). In der sog. Grundstufe werden der Reihe nach unter Verwendung wiederkehrender Selbstverbalisationen (»**Formeln**«) körperbezogene Empfindungen eingeübt:

- Ruhe (»Ich bin ganz ruhig«)
- Schwere (»Mein rechter Arm ist schwer«)
- Wärme (»Mein rechter Arm ist warm«)
- Strömender Leib
- Ruhige Atmung
- Ruhiges Herz
- Kühle Stirn

Die Aufmerksamkeitslenkung auf innere Vorgänge führt mit der Übung zu einer Selbstberuhigung und Selbstregulation. Darauf aufbauend können in der sog. Oberstufe mit erweiterten »formelhaften Vorsätzen« individuelle Bedürfnisse und Ziele einfließen.

Zum Erlernen des Autogenen Trainings ist mit 6 Monaten eine längere Übungszeit notwendig als bei der PMR. Bei fehlender oder geringer Suggestibilität gelingt auch die Selbstsuggestion nicht oder nur schwierig.

Klinische Hypnose. Die klinische Hypnose wird mit ihren Techniken in der Gesamtbehandlung bei Schmerzstörungen v. a. zur Schmerzkontrolle eingesetzt. Sie zählt zu den ältesten Methoden in der Medizin. Zu unterscheiden ist zwischen der **traditionellen Hypnose** mit ihren direkten Suggestionstechniken zur Erzeugung von Trancen und der **Hypnose nach Milton H. Erickson**, in der vorwiegend indirekt, mit auf die Person abgestimmten Induktionen gearbeitet wird. In der Hypnose nach Erickson soll der Patient wieder lernen, seine eigenen Fähigkeiten (Ressourcen) so einzusetzen, dass eine Veränderung fehlgesteuerter Muster (physiologisch wie im Verhalten) angestoßen

wird. Hypnose bewirkt dabei einen speziellen, modulierten Bewusstseinszustand, der mit nachweisbaren psychophysiologischen Veränderungen einhergeht und geht deshalb weit über eine »eingebildete Veränderung« hinaus. Die Trance ist ein vertiefter, entspannter Wachzustand mit trophotrop umgestellten vegetativen Funktionen. Bei den verwendeten Behandlungsformen wird zwischen dissoziativen, assoziativen und symbolischen Techniken unterschieden. Die hypnotische Induktion z. B. zum Zwecke der Analgesie verläuft in mehreren Phasen:
- Orientierung und Herstellung eines Rapports
- Fokussierung der Aufmerksamkeit
- Konfusion des alltäglichen Denkens
- Dissoziative Suggestionen
- Vertiefung
- Ratifikation
- Nutzung der Trance durch Behandlungssuggestionen
- Reorientierung

> **Beispiel**
>
> **Analgetische Behandlungssuggestionen im Zustand der Trance (Revemnstorf 1996):**
> »Ich werde jetzt viermal ihre Hand berühren und jedesmal wird die Empfindung etwas mehr aus ihrer Hand herausgehen – ein Gefühl der Taubheit – ganz steif und fest – taub und empfindungslos – ihre Hand wird empfindungslos, als hätten sie einen Handschuh übergestreift, der mit einem Mittel getränkt ist, das unempfindlich macht.«

Biofeedback. Das Biofeedback dient in der Schmerztherapie der Wahrnehmung und Veränderung (Selbstkontrolle) spezifischer physiologische Parameter, v. a. der Muskelspannung (spezifisches physiologisches Modell), der allgemeinen Entspannung (unspezifisches Modell) und einer Veränderung kognitiver Attributionen (kognitives Modell).

Hierzu werden ausgewählte physiologische Parameter mit Hilfe eines Physiorekorders gemessen und dem Patienten akustisch oder visuell eine Rückmeldung gegeben:
- Respiratorisches Feedback: Atemtiefe
- Galvanisches Feedback: Hautwiderstand, Hauttemperatur
- Kardiofeedback: Pulsfrequenz
- EMG-Feedback: Muskelspannung
- EEG-Feedback: Gehirnströme

In der Schmerztherapie der Haltungs- und Bewegungsorgane wird hauptsächlich die Veränderung der **Muskelspannung** im EMG rückgemeldet. Die Darstellungsmöglichkeiten sind je nach Anbieter und Programm sehr vielfältig. Die Muskelspannung kann z. B. durch eine Kurve am Bildschirm oder einen Kreis in unterschiedlichen Farben vermittelt werden:

- rot = hohe Spannung
- gelb = mittlere Spannung
- grün = niedrige Spannung

Auch eine Veränderung der Tonhöhe und Lautstärke ist möglich:
- lauter/hoher Ton = hohe Spannung
- leiser/tiefer Ton = niedrige Spannung

Die Muskeln und die Zielbereiche, innerhalb derer eine Rückmeldung des Parameters erfolgen soll, werden zuvor festgelegt (z. B. Frontalismuskel, Rückenmuskeln). Im **spezifischen Modell** geht man davon aus, dass eine gezielte Kontrolle des physiologischen Parameters konditioniert werden kann, die nach längerem Training auch ohne das Feedback in Alltagssituationen gelingt. Im **unspezifischen Modell** ist dies nicht unabdingbar, das Biofeedback soll die allgemeine Fähigkeit zur Entspannung konditionieren. Im **kognitiven Modell** geht es nicht in erster Linie um das Konditionieren objektiv messbarer physiologischer Prozesse, sondern um eine Veränderung von Attributionen, d. h. von subjektiven Kognitionen zu Körperprozessen. Konditioniert und kontingent verstärkt werden soll die Erfahrung des Patienten, dass Körperreaktionen beeinflussbar und in einem gewissen Rahmen sogar steuerbar sind. Dies führt zu höherer Selbstwirksamkeitserwartung (»self-efficacy«).

In der Biofeedback-Therapie können also spezifisches physiologisches Training, unspezifische Entspannung und kognitive Attributionsänderungen angestrebt werden. In der Therapie von Schmerzsyndromen aus dem orthopädischen Formenkreis wird Biofeedback nicht als alleinige Therapieform eingesetzt, sondern als Baustein innerhalb eines verhaltenstherapeutischen Vorgehens.

Stimulationsverfahren

18.1 Schröpfung – 187
18.1.1 Grundlagen – 187
18.1.2 Methoden – 187

18.2 Zentrale Stimulationsverfahren – 189
18.2.1 Spinale Stimulation – 189
18.2.2 Zentrale Stimulation – 190

Zu den Stimulationsverfahren zählen:
- Therapeutische Lokalanästhesie (z. B. die Quaddelbehandlung, s. ▶ Kap. 8.7)
- Maßnahmen der physikalischen Therapie (z. B. Reflexzonenmassage, Bindegewebsmassage, u. a., s. ▶ Kap. 10.2)
- Elektrotherapie (z. B. TENS, s. ▶ Kap. 10.3), aber auch
- Invasive hautausleitende Behandlungsmethoden (s. ▶ Kap. 19.1)

Weiterhin gehören hierzu auch seltenere invasive Verfahren der »spinal cord stimulation« und »deep brain stimulation« (s. ◯ Abb. 18.2).

18.1 Schröpfung

Definition
Bei der Schröpfung handelt es sich um eine spezielle Methode der lokalen Reflextherapie v. a. im Bereich kutiviszeraler Zonen des Rückens, wobei mit einem Unterdruck (gläserne Saugglocke) eine lokale Hyperämie (sog. trockene Schröpfung) bzw. ein Teiladerlass (sog. blutige Schröpfung) herbeigeführt wird.

18.1.1 Grundlagen

Die Oberfläche des menschlichen Rückens ist anatomisch einerseits durch die zentralnervös erfolgte Innervierung quersegmental eingeteilt. Gleichermaßen existieren auch längsverlaufende (gedachte) Trennungslinien (sog. Längssegmentation nach Fitzgerald). Über kutiviszerale Reflexe existieren vor allem paravertebral gelegene Organreflexzonen (Head, McKenzie) mit speziellen Irritationszonen (Maximalpunkte, »trigger points«), die als mögliche kutane Störfelder (sog. Gelose mit »beeinträchtigter Lebensdynamik«) klinisch auffällig werden können. Die klassischen Schröpfpunkte als sog. typische Alarmpunkte liegen an den Schnittstellen der queren und längssegmentierten Körperfelder meist unmittelbar über den paravertebralen Ganglien und dem Grenzstrang (im Bereich der Rami posteriores der somatosensiblen Spinalnerven).

18.1.2 Methoden

Während einer Rückenbehandlung sitzt der Patient in aller Regel auf der Untersuchungsliege mit »Katzenbuckel«, seine Fersen ragen gerade eben über das Fußende der Liege hinaus. Durch subtiles Betasten der Rückenweichteile unter kräftigem Druck werden lokale Gewebehärten (sog. Füllgelosen mit Durchmesser von etwa 2–3 cm) und schlaffe (»tote«) Stellen oder sulzige Einsenkungen (sog. Leergelosen mit Durchmesser von etwa 1 cm) über den Spinalfortsätzen und in der paravertebralen Umgebung ertastet.

Trockene Schröpfung (◯ Tab. 18.1)

Durchführung. Mit Hilfe eines Schröpfglases oder einer Saugglocke (◯ Abb. 18.1) wird ein lokaler Unterdruck erzeugt, welcher Erythrozyten aus dem Gefäßsystem saugt (trockene Diapedese). Die Glasglocke bleibt solange liegen, bis »blaue« (petechiale) Flecken sichtbar werden. Die erzeugten Extravasate müssen vom Bindegewebe im Gefolge einer reaktiv einsetzenden forcierten Hyperämie wieder

Tab. 18.1. Lokalisationen zur Trockenschröpfung und entsprechende Indikationen		
Name der Zone	Exakte anatomische Lokalisation	Orthopädische Behandlungsindikationen
Nackenzone	C3–C4	Muskulär bedingte mittlere und untere HWS-Syndrome
Schultergelenk	Schulterhöhe, lateraler Skapulabereich	Periarthropathien der Schulter, untere HWS-Syndrome
Oberer und mittlerer Rücken	Segmente C4–Th9 paravertebral	Fibromyalgie, Neuralgien; zur Lockerung der Rückenstreckmuskulatur vor einer chirotherapeutischen Behandlung
Kreuzbeingegend	Untere LWS und Os sacrum bilateral paravertebral	Kreuzschmerzen

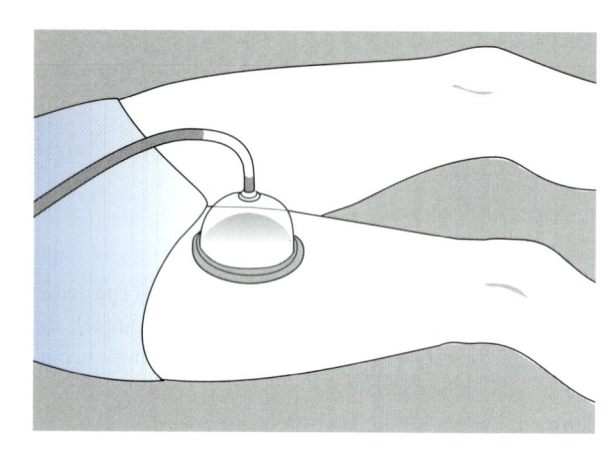

Abb. 18.1. Trockenschöpfung am rechten proximalen Oberschenkel mit Saugglocke

schrittweise abgebaut werden. Es resultiert eine umfassende Aktivierung der physiologischen Stoffwechselvorgänge (über mehrere Tage hinweg anhaltender Resorptionsreiz) in der gestörten Reflexzone mit gleichzeitiger direkter Auswirkung auf das mit ihr verbundene Zielorgan (sog. konsensuelle Hyperämie im Zielgebiet).

Indikationen
- Chronische schwächende Zustände (Durchblutungsstörungen der Extremitäten oder von Haut- bzw. Unterhautbezirken)
- Großflächige Myogelosen
- Neuralgien
- Fibromyalgie-Syndrom
- Auch bei Arthrosen möglich

ℹ **Kommentar**
Eine **trockene Schröpfung** erfolgt im Falle einer kalten oder blassen »Leer«gelose.

Blutige Schröpfung (Tab. 18.2)
Durchführung. Die Haut wird im Bereich dieses Störfeldes mit dem sterilisierbaren Schröpfschnäpper (oder auch einer Hämolanzette) geritzt (sog. **Skarifikation**) und ein evakuiertes Schröpfglas aufgesetzt, das dann schrittweise eine wechselnd große Menge Blut absaugt. Der Schröpfkopfwechsel erfolgt, wenn die Glocke um ein bis zwei Drittel gefüllt ist. Es wird solange geschröpft, bis aus den Hautstellen kein Blut mehr nachrückt. Der Hautbezirk wird dann desinfiziert und abgedeckt.

Indikationen
- Okzipitalisneuralgie
- Chronische Funktionsstörungen der zervikalen oder lumbalen Facettengelenke
- Tinnitus
- Schulter-Arm-Syndrom, Brachialgien, Tietze-Syndrom
- Chronische thorakale Syndrome mit Funktionsstörungen der Kostotransversal- und Kostovertebralgelenke, Interkostalneuralgien
- Neuralgien des N. ischiadicus, N. femoralis, N. ilioinguinalis
- Koxarthrose

Gefahren und Komplikationen
- Liegen die Saugglocken zu lange, kann es zu einem **größeren Hämatom** oder zum **Austritt von Lymphe** in das Stratum corneale kommen. Die entstehenden Lymphbläschen können mit einer Hämolanzette abpunktiert werden.
- Beschrieben werden **seltenere Kreislaufkomplikationen**, auch hypotone Nachschwankungen im Falle einer blutigen Schröpfung.
- Heftige Verschlechterung des Beschwerdebildes ist im Falle einer Trockenschröpfung einer heißen Gelose möglich.

Kontraindikationen
- Lokale entzündliche oder ekzematöse Hautaffektionen
- Bekannte Kreislaufschwäche, kardiopulmonale Dekompensation
- Erhebliche psychische Affektion, sehr ängstlicher Patient
- Blutgerinnungsstörungen mit Quick-Wert <30% (bei beabsichtigter blutiger Schröpfung)

18.2 · Zentrale Stimulationsverfahren

Tab. 18.2. Lokalisationen zur blutigen Schröpfung und entsprechende Indikationen

Name der Zone	Exakte anatomische Lokalisation	Orthopädische Behandlungsindikationen
Nackenzone (Okzipitalzone, Organnebenzone)	C3/C4, 2 QF paravertebral	Okzipitalsneuralgie, akutes HWS-Syndrom, Schulter-Arm-Syndrom, Brachialgia nocturna, chronische Epikondylitis
Schulterdreieck	C4, M. supraspinalis und lateraler Trapeziusanteil	Okzipitalsneuralgie, zervikal bedingter Schwindel, Funktionsstörungen der HWS und oberen BWS, Tinnitus, Schulter-Arm-Syndrom, Brachialgia nocturna, Fingerparästhesien, Tendovaginitiden, M. Sudeck, Epikondylitis, Tietze-Syndrom
Herzzone, Magenzone	C4/C5 bis Th 5	Interkostalneuralgien
Tor des Windes	Zwischen den Querfortsätzen des 2. und 3. bzw. des 3. und 4. Brustwirbels	Interkostalneuralgien Th 3, 4, 5
Pankreaszone	BWK 5/6 oder BWK 6/7 gut handbreit neben der Wirbelsäule	Interkostalneuralgien, Fibromyalgie
Nierenzone	Über dem Ansatz der 12. Rippe bis etwa handbreit kaudal von diesem Punkt, 3 QF paravertebral bds. im Segment Th9	Rückenschmerzen, Fibromyalgie, Koxarthrose, ISG-Irritation, Lumboischialgie
Lumbagozone, Darmzone	Zwischen Nieren- und Ovarzone	Neuralgien des N. ilioinguinalis, N. ischiadicus und des N. femoralis
Lumbalecke, Ovarzone	Segmente L2 bis L3 unmittelbar im Winkel, der vom Kreuzbein, der Rumpfwirbelsäule und dem aufsteigenden Iliumrand gebildet wird	Lumbalsyndrome, Neuralgien des N. genitofemoralis, N. pudendus, N. ischiadicus, N. femoralis und des N. peroneus; arterielle und venöse Durchblutungsstörungen der Beine, Koxarthrose, Gonarthrose
Spina iliaca posterior superior	Über oder unmittelbar lateral der Spina	Lumbago, Ischialgie
Hypertoniesülze	Über dem Processus spinosus L5, seltener S1	Kreuzschmerz (nicht ungefährlich, da RR-Schwankungen möglich!)
Hüftgelenk	Etwa 2 QF kranial oder kaudal des Trochanter major (Patient in Bauch- oder Seitenlage)	Koxalgien
Kniegelenk	Im M. quadriceps femoris etwa handbreit über der Patella	Koxarthrose, ISG-Funktionsstörung

Tipps
Die Effizienz der Behandlung wird durch folgende vorausgehende Maßnahmen verbessert:
- Heißes Bad
- Saunagang
- Auflage einer heißen Kompresse oder eines Senfpflasterverbandes

Kommentar
Eine blutige Schröpfung erfolgt bei Vorliegen einer sog. heißen, roten »Füll«gelose).

Schröpfkopfmassage

Durchführung. Im Falle einer Schröpfkopfmassage wird der zu behandelnde Rückenhautbezirk zunächst mit Pfefferminzöl eingerieben; anschließend wird dieser mit der aufgesetzten Schröpfglocke ähnlich einer → Bindegewebsmassage behandelt.

Indikationen. V.a. muskuläre Thorakolumbalsyndrome.

18.2 Zentrale Stimulationsverfahren

18.2.1 Spinale Stimulation

Im Falle einer Spinal cord-Stimulation (SCS) wird ein Reizaggregat mit einer mehrpoligen Elektrode (sog. Neurostimulator) im Zuge eines minimal-invasiven, reversiblen Eingriffes epidural so platziert, dass bei ihrer Stimulation durch Modulation afferenter nozizeptiver Impulse und der Efferenz des sympathischen Systems im Rückenmark in den vom Patienten angegebenen schmerzhaften Körperarealen Parästhesien wahrgenommen werden. Die Reizfrequenz beträgt meist 50–100 Hz; Tendenz zum allmählichen Wirkungsverlust bei Langzeitanwendung.

Die physiologische Grundlage der therapeutischen Wirkung einer Neurostimulation bei chronischen Schmerzen ist bisher nicht endgültig geklärt. Eine elektrische Reizung der in den Hintersträngen des Rückenmarkes gelegenen Nervenfasern führt bei einem Teil der Patienten mit neuropathischen Schmerzen zu einer Schmerzlinderung. Behandlungserfolge sind besonders

Nach dem in aller Regel innerhalb von 5–10 min erfolgenden Biss sind die Egel nach etwa 20–40 min voll gesaugt und fallen spontan von der Haut ab. Anschließend wird ein steriler Verband angelegt. Nach 2–3 Tagen kann der behandelte Hautbezirk wieder gewaschen werden. Im Normalfall resultiert ein lokaler Blutverlust durch die Saugkraft eines Tieres von etwa 5–10 ml, anschließend ist eine prolongierte Nachblutung von weiteren 10–20 ml über 24 h möglich.

Effekt
- Im Bereich des behandelten Hautbezirkes kommt es zu einer deutlichen reaktiven Verminderung der lokalen Blutviskosität mit Verbesserung der Fließeigenschaften des Blutes in seiner Endstrombahn, verstärkt durch das vom Blutegel sezernierte Hirudin.
- Rückgang des lokalen Gewebeödems und der enzymatisch unterhaltenen geweblichen Entzündungsvorgänge.
- Förderung der körpereigenen Proteinaseinhibitoren.

Mögliche Indikationen
- Arthrosen mit rezidivierenden Arthralgien
- Segmentale Schmerztherapie, auch bei Neuralgien (z. B. Herpes zoster)
- Wundheilungsstörungen durch Lymphstau oder Infektion
- Variköser Symptomenkomplex, postthrombotisches Syndrom, akute Thrombophlebitis

Kontraindikationen
- Hämorrhagische Diathesen, Antikoagulantientherapie
- Hauterkrankungen am Applikationsort
- pAVK, diabetische Mikroangiopathie

Baunscheidt-Verfahren

Definition
Die Methode zählt zu den Pustulanzien (Hautreizverfahren) mit Erzeugung eines künstlichen therapeutischen Exanthems.

Vorgehen. Die zuvor sorgfältig lokal rasierte und desinfizierte Haut des Rückens wird mit einem speziellen Stichinstrument geritzt. Anschließend wird die Stelle mit einem hautreizenden Öl bzw. einer Paste dünn eingerieben. Die Haut wird mit einem Vlies und einem Trikotverband abgedeckt. Es kommt zum Auftreten hirsekorngroßer Pusteln oder kleiner Blasen (klarer Inhalt oder steriler Eiter), die nach einigen Tagen platzen oder abtrocknen. Der Patient empfindet ein lokales Wärmegefühl, evtl. auch einen begleitenden Juckreiz, selten treten subfebrile Temperaturen auf. Erst wenn alle Pusteln nach etwa 5–10 Tagen abgetrocknet sind, darf sich der Patient wieder an der betroffenen Stelle waschen.

ⓘ Kommentar
Temporäre körperliche Schonung!

Typische Gewebeeffekte
- Lokale Hyperämie
- Reflektorische Aktivierung von Organfunktionen (Diurese, Darmmotilität)
- Allgemeine Roborierung
- Immunstimulation
- Lymphdrainage im gesamten Applikationsbereich
- antiphlogistisch-analgetische Wirkung

Nebenwirkungen
- Evtl. Pruritus
- Lokale Hyperpigmentation (bei Patienten mit dunklem Teint)
- Lokale allergische Reaktionen (dann Abbruch der Therapie zu empfehlen)

Mögliche Indikationen
- Chronische Schmerzbilder im Rahmen degenerativer Veränderungen der Wirbelsäule
- Chronische Infektanfälligkeit

Kontraindikationen
- Sämtliche Erkrankungen aus dem allergischen Formenkreis
- Autoaggressionskrankheiten
- Pyodermie im Behandlungsgebiet
- Fieber, hochakute Krankheitsverläufe (BSG-Wert in der ersten Stunde >25!)

Kantharidenpflaster

Definition
Die Methode des sog. weißen Aderlasses zählt zu den Vesikantien (blasenerzeugendes Verfahren), ebenfalls mit Herbeiführung eines künstlichen therapeutischen Erythems.

Vorgehen. Nach lokaler Rasur und Desinfektion der Haut am Applikationsort wird ein in der Apotheke erhältliches Spezialpflaster aufgebracht, das den sog. Kantharidenextrakt – ein Produkt der Spanischen Fliege (Lytta vesicatoria) – enthält. Um das aufscheinende Wundsekret aufzusaugen, werden sterile Kompressen aufgelegt. Nach 3–4 h kommt es zum Auftreten lokaler erträglicher Brennschmerzen, nach 12–16 h zu einer größeren Brandblase (die Oberhaut hat sich vom Corium abgehoben). Diese Blase wird mit einer Kanüle inzidiert, die Blasendecke wird jedoch belassen. Es folgen sterile Verbandswechsel bis zum Abschluss der Wundheilung.

Typische Gewebeeffekte
- Schmerzlinderung durch Gegenirritation
- Antiödematöser und antiphlogistisch-analgetischer Effekt
- Lokale Hyperämie
- Zunächst lokale, dann systemische Aktivierung immunkompetenter Zellen und hydrolytischer Enzyme
- Stoffwechselsteigerung mit Tiefenwirkung im gesamten therapeutisch angegangenen Segment

Nebenwirkungen. Hyperpigmentationen bei dunklen pigmentreichen Patienten.

Mögliche Indikationen
- Chronische pseudoradikuläre Wirbelsäulenbeschwerden
- Postdiskotomie-Syndrom, Interkostalneuralgien, Okzipitalneuralgien
- chronische Gelenkbeschwerden im nicht aktivierten Stadium
- Tietze-Syndrom
- Insertionstendopathien am Trochanter major, am Humerusepikondylus u. a.

Kontraindikationen
- Akute Zystitis, Pyelonephritis (nephrotoxisch!)
- Stauungsödeme, pAVK, Gangrän
- Lokale entzündliche Veränderungen der Haut
- Akute entzündliche Affektionen und Systemerkrankungen

Fontanellentherapie

> **Definition**
> Bei der **klassischen Fontanellentherapie** wird ein permanent sezernierendes künstliches Hautulkus erzeugt mit dem Ziel der Behandlung chronischer, sonstig therapierefraktärer starker Schmerzbilder.

Vorgehen. Nachdem eine Lokalanästhesie im indizierten Bereich gesetzt wurde (**Hüfte**: 3–4 QF unterhalb des Trochanter major; **Knie**: Innenseite der Wade ca. 10 cm unterhalb des inneren Gelenkspaltes; **LWS**: paravertebral) erfolgt eine Elektrokauterisierung der Haut mit Schaffung eines etwa centgroßen Gewebedefektes, der bis zur Muskelfaszie reicht. Nach Sistieren der lokalen Blutung (bis zu 100 ml) wird die Haut verschorft. Eine sterilisierbare Metallkugel oder Glasperle wird eingelegt, sie soll das vollständige Granulieren und Zuheilen der Wunde verhindern. Der Verbandswechsel und der Austausch des Platzhalters erfolgt täglich über bis zu 10–12 Wochen.

Typische Gewebeeffekte
- Die artefiziell gesetzte funktionelle Störung wird selbst zu einem (chronischen) Störfeld mit perifokaler Hyperämie; lang anhaltende Immunstimulation.
- Eine Analgesie im Bereich des betroffenen Gelenkes bzw. des Wirbelsäulenbereiches setzt nach etwa 4–6 Wochen ein.

Komplikationen. Seltene Unterschenkelvenethrombosen.

Wichtige Indikationen
- Hochschmerzhafte Koxarthrose oder Gonarthrose
- Extreme chronisch-persistierende lumbale Schmerzbilder

Kontraindikationen
- Stauungsödeme, pAVK, Gangrän
- Lokale entzündliche Veränderungen der Haut
- Akute entzündliche Affektionen und Systemerkrankungen

Minifontanelle

Als Minifontanelle (ostasiatische Heilkunst) bezeichnet man die **Moxibustion** (Abbrennen) eines Heilkrautes wie z. B. von getrocknetem Beifuß (Artemisia vulgaris) als geformtes, stecknadelkopfgroßes Kegelchen auf der Haut, bei der eine lokale Brandnoxe gesetzt wird mit ähnlicher, allerdings nur schwächerer Wirkung.

Therapeutischer Einsatz. schmerzhafte Daumensattelgelenks- oder Großzehengrundgelenksarthrose.

Mikrofontanelle

Die Verwendung einer Akupunkturdauernadel wird auch als Mikrofontanelle bezeichnet.

Therapeutischer Einsatz. Bei chronischer radialer bzw. ulnarer Humerusepikondylopathie (appliziert im Bereich des Hauptschmerzpunktes).

19.2 Sonstige Methoden

Homöopathie

Von der Schulmedizin weitgehend abgelehnt wird die **Homöopathie** im Sinne der ereignisgesteuerten Anwendung möglichst kleiner Gaben jeweils nur eines einzigen Arzneistoffes (Ähnlichkeitsregel – Simileprinzip nach Hahnemann; 1755–1843), dessen Wirkdauer sich unter anderem v. a. nach dem spezifischen Verdünnungsgrad (Potenz) definiert.

Der Einsatz **anthroposophischer** pflanzlicher, mineralischer und auch tierischer **Heilmittel** in der Schmerztherapie (v.a. Mistelpräparate) ist unter kurativen Gesichtspunkten ebenfalls sehr umstritten (▶ Übersicht 19.1), während die **Phytotherapie** (Behandlung mit Heilpflanzen und deren Extrakten, z. B. als Tee, Tinktur, Salbe, Balsam oder Badezusatz) als unterstützende medikamentöse Maßnahme (interne und externe Applikation; s. ▶ Kap. 7.7.1 und ▶ Kap. 7.7.9) und damit als fester integrativer Bestandteil in der Behandlung chronischer Schmerzbilder anzusehen ist. Im weitesten Sinne können hierzu auch die Behandlungsmaßnahmen der **ayurvedischen Medizin** (Indien) mit besonderen Diätvorschriften gerechnet werden.

> **Übersicht 19.1.** Inhalte der anthroposophischen Medizin
>
> Begründer: Dr. Rudolf Steiner (1861–1925) mit Einwirkungen auf das Krankheitsgeschehen primär über die seelisch-geistige Dimension:
> - Vielfalt an organischen und anorganischen Arzneimitteln
> - Besondere Formen der Bewegungstherapie (sog. Heileurhythmie u. a.)
> - Kunsttherapien (Malen, Plastik, Musik, Sprachgestaltung)
> - Gesprächstherapie
> - Psychotherapie

Sauerstofftherapie

Sauerstofftherapien (intravenöse Sauerstoffinfusion nach Regelsberger, hämatogene Oxidationstherapie – HOT, Mehrschritt-Therapie nach Ardenne, Ozontherapie) zielen auf eine Verbesserung der Mikrozirkulation ab.

Indikation. Eine mögliche Indikation für ihren Einsatz wären reflektorische oder manifeste periphere Ischämien.

> ❗ **Cave**
> Die Anwendung der Sauerstofftherapie ist aufgrund teilweise erheblicher Komplikationen nicht unproblematisch.

Ohrkerzentherapie

Die Ohrkerzentherapie wirkt rein physikalisch: Durch die Bewegungen der Flamme werden Vibrationswellen der Luft erzeugt, was im Rahmen eines Kamineffektes einen leichten Unterdruck erzeugt. Es entsteht ein Gefühl angenehmer Wärme, im Sinne einer milden Trommelfellmassage resultiert ein befreiend empfundener Druckausgleich im Ohr-, Stirn- und Nebenhöhlenbereich.

Indikationen
- Akute und chronische Kopfschmerzen
- Ausleitungs- und Lösungsmittel bei Sinusitiden, Rhinitis und allen Erkältungskrankheiten u. a.

Umstimmungsverfahren

Bei den sog. Umstimmungsverfahren wird die Krankheit als Regulationsproblem des vegetativen Nervensystems verstanden. Hierzu zählen:
- Auto-Uro-Therapie (orale bzw. parenterale Anwendung geringer Mengen Morgenurins)
- Eigenbluttherapie (oral, parenteral)
- Bioresonanztherapie
- Elektroakupunktur nach Voll
- Symbioselenkung (orale Applikation von Darmsymbionten)

> ℹ **Kommentar**
> Dem großen Indikationsanspruch der einzelnen Behandlungsverfahren steht der meist völlig fehlende Wirkungsnachweis gegenüber, was ihre klinische Relevanz deutlich relativiert.

Multimodales Behandlungskonzept

Bei Patienten mit chronischen Schmerzbildern, die über einen sehr langen Zeitraum bestehen, hat sich in den letzten Jahren ein sog. multimodales Behandlungskonzept durchgesetzt, das von den Krankenkassen und auch Rentenversicherungsträgern unterstützt wird. Die Behandlung erfolgt meist an einem **interdisziplinären Schmerzzentrum**, an dem Ärzte (Orthopäden, Rehabilitationsmediziner, Allgemeinmediziner, Anästhesisten, Neurologen, Psychiater), Psychologen und Psychotherapeuten, Physiotherapeuten und Ergotherapeuten sowie Sozial- und Reha-Berater im Sinne eines **betreuenden Teams** zielgerichtet zusammenarbeiten. Globales Ziel ist die Reduktion der angegebenen Schmerzbilder, damit die Erhöhung der individuellen Lebensqualität, die aktive Bewältigung verbliebener (Rest)Schmerzbilder und letztlich die berufliche und soziale Reintegration.

Das breit ausgerichtete **Behandlungsspektrum** beinhaltet in aller Regel:
- eine ausführliche Aufklärung und Beratung über die Erkrankung bzgl. Entstehung, möglicher Behandlungsstrategien, die verbliebene körperliche Leistungsfähigkeit und psychische Belastbarkeit,
- eine adäquate, nach dem WHO-Schema ausgerichtete medikamentöse Abdeckung,
- eine ärztlich durchgeführte Injektionstherapie mit Lokalanästhetika (Triggerpunkte, TLA, interventionell),
- alternative ärztliche Maßnahmen wie Akupunktur, Chirotherapie, Schröpfbehandlung u. a.,
- aktive krankengymnastische Einzel- und vor allem Gruppentherapien zur dosierten muskulären Kräftigung, auch Maßnahmen aus der gerätegestützten Krankengymnastik (medizinische Trainingstherapie – MTT) und der Balneotherapie,
- passive physikalische Maßnahmen wie milde manuelle Massagen, Elektrotherapie, entspannende Bäder, Güsse, Packungen, Wickel u.a.m.,
- Ergotherapie,
- psychologische Einzeltherapien mit individueller Analyse begünstigender psychosozialer Faktoren einer Schmerzchronifizierung, Einleitung einer psychotherapeutischen Mitbehandlung,
- psychologische Gruppentherapien mit dem Ziel der individuellen Schmerzbewältigung, Entspannung, Stressbewältigung, Verhaltensanalyse u. a.,
- Aktivierungs-, Genuss-, Kreativ- und Terraintherapie. Ziel ist eine Selbstkontrolle und eine erlernbare Steigerung der Genussfähigkeit des Patienten (Antichronifizierungsstrategie; Zieglgänsberger 2003),
- Musik- und Tanztherapie,
- therapeutisch begleitete Freizeit und evtl. auch Abendausflüge.

Für die Behandlung des chronischen Schmerzsyndroms ist es wichtig, zwischen dem somatischen Anteil und den vorhandenen psychischen und psychosozialen Faktoren der Schmerzmodulation und deren empathische Mitteilung exakt zu differenzieren.

Hauptindikationen. Patienten mit »unspezifischen« Schmerzbildern im Chronifizierungsstadium II und III nach Gerbershagen gelten als Hauptindikation für ein stationäres Behandlungsprogramm über 4–6 Wochen. Die Patienten sollten – unter Berücksichtigung der täglichen Therapiedichte – über eine ausreichende körperliche Fitness verfügen. Eine ausschließlich psychische Störung sollte bei diesem vornehmlich orthopädisch ausgerichteten Programm ausgeschlossen sein.

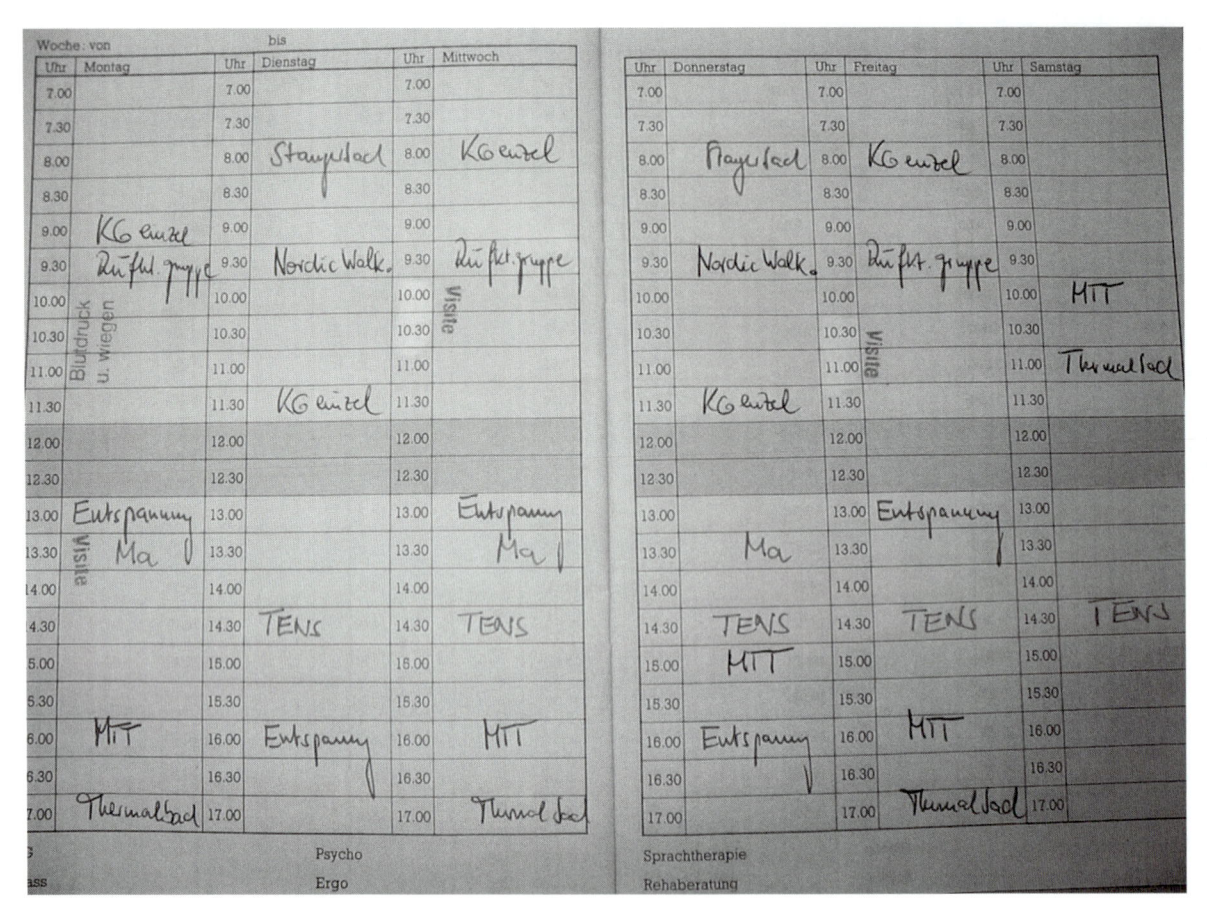

Abb. 20.1. Therapiebuch (Bad Urach) mit stundenplanähnlicher Auflistung der einzelnen Maßnahmen im Rahmen eines multimodalen Behandlungskonzeptes, z.B. im Falle einer chronischen »Schmerzkrankheit«.

Verlauf. Nach detaillierter Anamneseerhebung und klinischer Befundung einschließlich neurologischem Status wird vom ärztlichen Schmerztherapeuten ein vorläufiges, zunächst auf ein bis zwei Wochen terminiertes komplexes Behandlungsprogramm zusammengestellt, das individuell abgestimmt die o. a. Einzelstrategien in unterschiedlicher Dosis integrieren sollte. Die einzelnen Maßnahmen sind in einem Therapiebuch (Abb. 20.1) – ähnlich einem Stundenplan in der Schule – aufgelistet und werden dann vom jeweiligen Therapeuten – nach erfolgter »Abarbeitung« – abgezeichnet. In wöchentlichen ärztlich geleiteten Teamsitzungen, an denen alle Behandler teilnehmen, werden die einzelnen Behandlungsverläufe durchgesprochen und die weiteren Behandlungsmaßnahmen individuell sinnvoll ergänzt, modifiziert oder umgestellt.

Weiterbehandlung. Für die ambulante Weiterbehandlung sind Hausarzt, ambulanter Schmerztherapeut, Psycho- und Physiotherapeut möglichst frühzeitig mit einzubinden. Damit lässt sich eine medizinische Unterversorgung vermeiden. Der Patient erhält darüber hinaus Adressen von Selbsthilfegruppen, die für eine Reihe von Krankheitsbildern bereits existieren.

Teil II   Spezieller Teil

Kapitel 21   Kopf- und Gesichtsschmerz – 199

Kapitel 22   Schmerzbilder bei krankhaften Störungen im Bereich der obere Extremität – 209

Kapitel 23   Thoraxschmerzen – 241

Kapitel 24   Schmerzsyndrome der Lendenwirbelsäule – 247

Kapitel 25   Schmerzbilder bei krankhaften Störungen im Bereich der unteren Extremität – 277

Kapitel 26   Nicht topographisch orientierte Schmerzbilder – 321

Kapitel 27   Begutachtungsfragen in der Schmerztherapie – 353

Kopf- und Gesichtsschmerz

21.1 Spannungskopfschmerz – 199

21.2 Migräne – 200

21.3 Clusterkopfschmerz – 202

21.4 Zervikogener Kopfschmerz – 203

21.5 Medikamenteninduzierter Dauerkopfschmerz – 205

21.6 Trigeminus-Neuralgie – 205

21.7 Atypischer Gesichtsschmerz – 207

21.8 Schmerzbilder bei kraniomandibulärer Dysfunktion – 208

Die International Headache Society (ICH) teilt Kopfschmerzerkrankungen in primäre und sekundäre Formen, in Kopf- und Gesichtsneuralgien und letztlich in nicht-klassifizierbare Typen ein (1988). Diese Einteilung wird im ICD-10 berücksichtigt.

Primäre Kopfschmerzerkrankungen. Sie stellen ein eigenständiges chronisches bzw. chronisch-rezidivierendes Leiden dar, dem keinerlei andere organische Störungen zugrunde liegen. Demzufolge lässt sich bei derartigen Krankheitsbildern auch kein pathomorphologisches Substrat nachweisen. Zu dieser Krankheitsgruppe werden der sog. Spannungskopfschmerz, die Migräne und der Clusterkopfschmerz gerechnet.

Sekundäre Kopfschmerzen. Sie sind per definitionem immer Symptom einer organischen Störung. Typische Krankheitsbilder sind Kopfschmerzen nach Traumata, im Falle eines Hirntumors oder bei Vorliegen degenerativer Veränderungen der oberen Halswirbelsäule oder einer Gefäßerkrankung bzw. eines lokalen Entzündungsprozesses, aber auch Schmerzbilder durch medikamentöse Einwirkungen selbst oder deren Entzug (sog. medikamenteninduzierter Dauerkopfschmerz).

Gesichtsneuralgien. Hierbei handelt es sich um attackenweise auftretende »helle« Schmerzen im sensiblen Ausbreitungsgebiet des N. trigeminus bzw. des N. glossopharyngeus ohne Nachweis einer auslösenden Ursache.

Nicht-klassifizierbare Typen. Diese klinischen Bilder lassen sich nicht eindeutig den übrigen Krankheitsbildern zuordnen.

Für jede dieser Kopf- und Gesichtsschmerzerkrankungen werden klinische **Haupt**- und **Nebenkriterien** angegeben. Für die jeweilige exakte Diagnose existieren Therapieleitlinien der Deutschen Migräne- und Kopfschmerzgesellschaft.

Epidemiologie und Prävalenz. Gemäß Bundesgesundheits-Survey 1998 gaben 36,2% der befragten Frauen und 21,5% der Männer an, in den vergangenen 7 Tagen an Kopfschmerzen gelitten zu haben. Im Jahr 2005 lagen die Angaben bei 67,4% (Frauen) bzw. 51,9% (Männer). Mit zunehmendem Lebensalter war bei beiden Geschlechtern eine abnehmende Häufigkeit gegeben. Auffällig war, dass Kopfschmerzen die einzige Lokalisation von Schmerzbildern darstellte, die in der sog. Oberschicht häufiger gegeben war als in der Unter- und Mittelschicht!

21.1 Spannungskopfschmerz

Synonym. Cephalaea.

> **Definition**
> *Charakteristisches bilaterales Beschwerdebild. Differenziert werden eine **episodisch** auftretende Symptomatik (<15 Tage/Monat) von einer **chronischen** Form (>15 Tage/Monat).*

Prävalenz
- **Episodische Form**: 38% (Dauer: etwa 30 min; im Durchschnitt an 3 Tagen/Monat).
- **Chronische Form**: fast 3% der Gesamtbevölkerung; in den meisten Fällen über Jahre persistierend (seit mindestens ½ Jahr an mehr als 15 Tagen/Monat). Hierbei handelt es sich um die häufigste Form wiederholt auftretender Kopfschmerzen (12% der Bevölkerung!).

Ätiologie. Vermutet wird eine Herabsetzung des zentralen Schmerzwahrnehmungssystems (Stress, Depression?). Keine Triggerfaktoren bekannt.

Klinik. Bezüglich der Lokalisation und auch der Qualität meist sehr variabel.

Typisches klinisches Bild
- Lokalisation der meist leichten bis mittelstarken Schmerzen in aller Regel beidseitig (Hinterhaupt, Schläfen, Stirn), evtl. mit positiven Druckpunkten
- Dumpf-drückender Charakter ohne Pulsierung
- Helmgefühl
- Evtl. Tonuserhöhung der perikraniellen Muskulatur; mögliche Begleitsymptome wie Schwindel, Photo- und/oder Phonosensibilität, Übelkeit
- Unter körperlicher Aktivität kein verstärktes Beschwerdebild!

Diagnostik. Ausschließlich anamnestisch/klinisch.

Differenzialdiagnosen
- Medikamentös induzierter Kopfschmerz
- Migräne
- Zervikogener Kopfschmerz

Therapie
Akute Symptomatik
- Gabe konventioneller Analgetika (s. ▶ Kap. 7.2)

Chronische Verlaufsform
Um eine weitere Chronifizierung zu vermeiden, sollte möglichst auf frei verkäufliche Analgetika verzichtet werden. Besser ist eine konsequente medikamentöse Abdeckung nach dem WHO-Stufenschema (s. ▶ Kap. 7.1.1).
Zusätzlich zur Langzeitprophylaxe sinnvoll sind:
- Ein psychologisch geführtes Entspannungs- und Stressbewältigungstraining
- Eine entspannende Physiotherapie
- Akupunktur
- Eine allgemein kräftigende und mobilisierende Krankengymnastik
- Evtl. TLA (sog. »Verriegelungsblock«)
- Pfefferminzöl lokal (hyperämisierend)

Weitere wichtige Maßnahmen
- Sozialhygiene
- Gezielte Tagesplanung

21.2 Migräne

Definition
Attackenkopfschmerz mit begleitender vegetativer Symptomatik.

Prävalenz. In Deutschland sind mindestens 2 Millionen Menschen betroffen; dies entspricht 17% der Gesamtbevölkerung (gemäß Bundesgesundheits-Survey 1998).

🛈 Kommentar
Die Betroffenen sind im Durchschnitt mehr als 14 Tage im Jahr durch das Krankheitsbild beeinträchtigt!

Frauen sind 3-mal häufiger betroffen als Männer. In der 5. Lebensdekade ist die Häufigkeit am höchsten, mit steigendem Lebensalter nimmt sie dann wieder ab. Patienten mit höherer Schulbildung sind häufiger betroffen.

Ätiologie und Pathogenese
- Erbliche Disposition.
- Komplexe Funktionsstörung des Gehirns, das den betroffenen Patienten auf bestimmte innere und äußere Reize besonders empfindlich reagieren lässt (Neurotransmitter-Dysregulation mit Freisetzung vasoaktiver Substanzen wie Serotonin u. a. bzw. Aktivierung von Prostaglandinen).

Als Folge kann es zu einer nicht-bakteriellen Entzündung an den Blutgefäßen von Gehirn und Dura mater kommen, durch welche dann das klinische Beschwerdebild ausgelöst wird.

Klinik. In ▶ Übersicht 21.1 sind die 5 Phasen der Migräne aufgelistet (Göbel 1997).

Typisches klinisches Bild
- Anfallsweise auftretendes, immer einseitiges Schmerzbild mit pulsierendem oder pochendem Charakter
- Zusätzlich bestehen immer vegetative Begleitsymptome wie:
  - Übelkeit
  - Brechreiz
  - Lichtscheu
  - Lärmscheu
- In 15–20% der Fälle kündigt sich der eigentliche Kopfschmerz mit der typischen sog. Migräneaura an, die aus unterschiedlichen vorübergehenden neurologischen Ausfällen (Gesichtsfeld, Flimmersehen, Gefühlsstörungen, Lähmungen, auch Sprachstörungen) bestehen kann.
- Bei einigen Frauen ist Migräne regelbegleitend (sog. menstruelle Migräne).

21.2 · Migräne

Übersicht 21.1. 5 Phasen der Migräne. (Göbel 1997)
1. **Vorbotenphase**
   - Unspezifische Befindlichkeitsstörungen (Gereiztheit, Unwohlsein u. a.)
2. **Auraphase.** In etwa 20% der Fälle. Tritt frühestens 60 min vor der Migräneattacke auf:
   - Flimmerskotome
   - Fortifikationen (bizarre Figuren im Gesichtsfeldbereich)
   - Halbseitige Sensibilitätsstörungen
   - Sprachstörungen
   - Evtl. Paresen
3. **Kopfschmerzphase**
   - Störung des Allgemeinbefindens
   - Anfallsartige mäßige bis starke halbseitige Schmerzbilder
   - Gesichtsblässe
   - Oft morgendlicher Beginn
   - Licht- und Lärmempfindlichkeit
   - Übelkeit
   - Erbrechen
   - Verstärkung unter Belastungssituationen; triggerbar durch Alkoholkonsum, Menstruation, Stress
   - Schmerzqualität: pulsierend, pochend
   - Dauer: 4–72 h.
4. **Rückbildungsphase**
   - Langsames Abklingen der klinischen Symptomatik
5. **Phase zwischen den Attacken**
   - Tage bis Wochen (bei durchschnittlich 4 Attacken/Monat)

Diagnostik. Ausschließlich anamnestisch/klinisch.

Differenzialdignostik. Siehe ◘ Abb. 21.1 und ◘ Tab. 21.1. Siehe auch ▶ Kap. 21.4.

Therapie

ⓘ Kommentar
Migräne ist nicht heilbar! Die ärztlichen Behandlungsmaßnahmen zielen in erster Linie symptomatisch auf eine Schmerzbehandlung ab (s. ▶ Übersicht 21.2).

- Symptomatische Behandlung des akuten klinischen Erscheinungsbildes in der Attacke. Rückzug mit Reizabschirmung (z. B. abgedunkelter Raum).
- Antiemetische Medikation:
  - Metoclopramid (MCP) bis zu 3- bis 4-mal 30 Tropfen/die
  - Paspertin 10–20 mg p.o. bzw. 20 mg rektal oder 10 mg i.v./i.m.
  - Domperidon bis zu 3- bis 4-mal 10–20 mg/die
  - Motilium 20–30 mg p.o.
- Bei mittelschweren bis schweren Attacken:
  - Triptane (s. ◘ Tab. 21.2)

❗ Cave
Selbstmedikation mit konventionellen Schmerzmitteln birgt die Gefahr der Chronifizierung!

Übersicht 21.2. Wie lassen sich weitere Migräneattacken vermeiden?
- Regelmäßige sportliche Betätigung
- Techniken der Muskelentspannung (z. B. nach Jacobson)
- TENS
- Akupunktur
- Physikalische Maßnahmen wie Güsse u. ä.
- Psychologisch gesteuerte Verhaltenstherapie mit Reizverarbeitungstraining
- Erlernen eines geregelten, möglichst gleichmäßigen Tagesablaufes

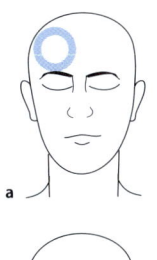

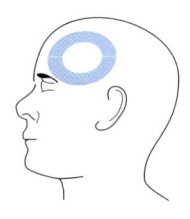

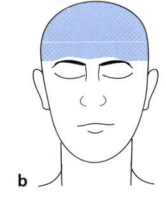

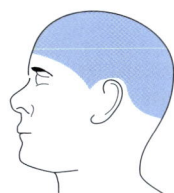

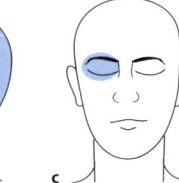

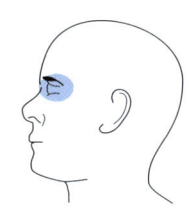

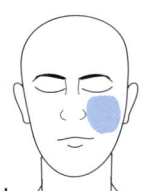

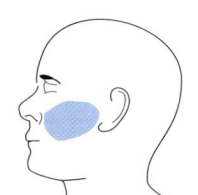

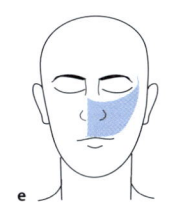

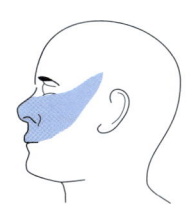

◘ **Abb. 21.1 a–e.** Differenzialdiagnostik von Kopf- und Gesichtsschmerzen (typische Lokalisationen). **a** klassische Migräne, **b** Spannungskopfschmerz, **c** Cluster-Kopfschmerz, **d** Trigeminusneuralgie V2, **e** atypischer Gesichtsschmerz

Tab. 21.1. Differenzialdiagnostik von Kopf- und Gesichtsschmerzen. (Nach Göbel, 1997)

Differenzialdiagnosen	Typische klinische Symptomatik
Spannungskopfschmerz	Bilateral, drückend, einengend; leichte bis mäßige Intensität; vegetative Symptome fehlen; unabhängig von körperlichen Aktivitäten Dauer: 30 min bis zu 7 Tagen
HWS-Syndrom	Bewegungs- bzw. kopfpositionsabhängige Schmerzbilder; keine vegetativen Symptome
Migräne	Pulsierender Charakter, einseitige Lokalisation; verstärkt durch körperliche Aktivitäten; vegetative Begleitsymptomatik während der Attacke mit: Übelkeit, Brechreiz, Phonophobie, Lichtphobie Dauer: 45 min bis zu 3 Tage
Trigeminus-Neuralgie	Typische einseitige Lokalisation des Schmerzbildes; pathognomonische Schmerzqualität und -dauer (s. ► Kap. 21.6); Triggerung durch besondere externe Einflüsse
N. occipitalis-Neuralgie	Triggerbare Attacken; Druckschmerz im anatomischen Verlauf des Nerven Dauer: Attacken von einigen Sekunden bis Minuten
Medikamenteninduzierter Dauerkopfschmerz	Eindeutige Hinweise in der Anamnese; klinisches Bild mit globaler bilateraler Lokalisation des Beschwerdebildes
Clusterkopfschmerz	Männer viel häufiger betroffen als Frauen; periodisches Auftreten, einseitiger orbitaler Schmerz von höchster Intensität; konjunktivale Injektion, Tränenfluss, nasale Kongestion, Rhinorrhoe, Schwitzen, Miosis, Ptosis, motorische Unruhe Dauer: 15–180 min; bis zu 8 Attacken/Tag
Paroxysmale Hemikranie	V.a. Frauen betroffen; gut auf Indometacin ansprechend; ähnliche Symptome wie beim Clusterkopfschmerz; Einzelattacke jedoch kürzer, dafür aber öfter
Arteriitis temporalis (HORTON)	Typische einseitige Lokalisation; Laborserologie (Vaskulitis)
Sinusitis	Dumpfe Schmerzen, morgendlicher Sekretabfluss; gestörtes Allgemeinbefinden
Kiefergelenksmyarthropathie	Schmerzen v.a. beim Kauen (lokal begrenzt auf die Kiefergelenke und den M. masseter)
Subarachnoidalblutung	Heftigster, vernichtender Schmerz; evtl. Bewusstseinstrübung
Transiente ischämische Attacke (TIA)	Apoplektiforme Symptome; in der Anamnese evt. vaskuläre Risikofaktoren; hilfreiche Abklärung durch Doppler-Sonographie und/oder CT
Fokaler epileptischer Anfall	Ausbildung neurologischer Symptome innerhalb weniger Minuten; auffälliges EEG und CT

Eine arterielle Hyper- oder Hypotonie führt niemals zu Kopfschmerzen!

Tab. 21.2. Übersicht über die Triptane in der Behandlung der akuten Migräneattacke

Chemische Substanz	Präparatename	Einzeldosis
Sumatriptan	Imigran	50–100 mg p.o 6 mg s.c.
Zolmitriptan	AscoTop	2,5–5 mg p.o.
Naratriptan	Naramig	2,5 mg p.o
Rizatriptan	MAXAL	10 mg p.o.
Almotriptan	Almogran	12,5 mg p.o.
Eletriptan	Relpax	20–40 mg p.o.
Frovatriptan	Allegro	2,5 mg p.o.

21.3 Clusterkopfschmerz

Synonyme. Bing-Horton-Syndrom; Erythroprosopalgie; Sluder-Neuralgie.

Definition
Anfallsweise auftretendes, immer einseitiges schwerstes Schmerzbild.

Prävalenz. Mit 0,1% der Bevölkerung im Vergleich zu den übrigen Formen des primären Kopfschmerzes äußerst selten.

Ätiologie. Nicht geklärt! Ähnlich einer Migräne wird eine nicht-bakterielle neurogene Entzündung vermutet. Aseptische Erkrankung des N. petrosus bzw. des Ganglion Gasseri (?).

Klinik. Männer sind etwa 5- bis 8-mal häufiger betroffen als Frauen. Das Prädilektionsalter liegt zwischen dem 20. und 40. Lebensjahr. Es ist eine jahreszeitliche Häufung (Frühjahr!) zu beobachten.

> **Typisches klinisches Bild**
> - Sog. aktive Perioden der Erkrankung (Cluster) von 2 Wochen bis zu 2 Monaten Dauer.
> - Attackenartig auftretender, stechender, dramatisch empfundener Vernichtungsschmerz von jeweils etwa 15–180 min.
> - Der Schmerz ist streng einseitig hinter und um ein Auge herum lokalisiert (retrobulbär, periorbital, seltener temporal – »Messer im Auge«).
> - Gehäuft treten nächtliche Schmerzattacken auf (bis zu 6-mal/Nacht, Dauer 10–100 min).

Begleitsymptome
- Motorische Unruhe
- Miosis
- Ptosis
- Augen- und Nasenlaufen u. a.

> **Kommentar**
> Provokation des Clusterkopfschmerzes durch Alkoholkonsum, Nitropräparate.

Diagnostik. Ausschließlich anamnestisch/klinisch.

> **Therapie**
> **Akute Attacke**
> - Adäquate hochdosierte Analgesie nach dem WHO-Schema
> - Evtl. Inhalation von reinem Sauerstoff
> - Intranasale Applikation von 4%iger Lidocain-Lösung
> - Subkutane oder orale Triptangabe (s. Tab. 21.2)
>
> **Chronische Verlaufsformen**
> - Medikamentöse Anfallsprophylaxe z. B.:
>   - Verapamil
>   - Prednisolon-Stoß
>   - Lithium u. a.

Sonderform: Chronische paroxysmale Hemikranie

Klinik. Von diesem Krankheitsbild sind überwiegend Frauen betroffen.

> **Typisches klinisches Bild**
> Kurze Anfälle (bis zu 10 min), aber häufiger.

> **Therapie**
> Gutes Ansprechen auf Indometacin (50–75 mg als Einzeldosis).

21.4 Zervikogener Kopfschmerz

Synonym. Zervikozephalgie.

> **Definition**
> *Vom okzipitalen Schädelbereich ausgehende, in den Gesichtsbereich ausstrahlende Schmerzen, ursächlich hervorgerufen durch degenerative Veränderungen der oberen 3 Zervikalsegmente (HWS). Kriterien der CHISG (Cervicogenic Headache International Study Group) bzw. der IHS (International Headache Society) (▶ Übersicht 21.3)*

Prävalenz. Wesentlich seltener als der Spannungskopfschmerz oder die Migräne. In Abhängigkeit von der Definition (▶ Übersicht 21.3) zwischen 0,7 und 16% aller Kopfschmerzpatienten.

> **Übersicht 21.3.** Kriterien des zervikogenen Kopfschmerzes
> - **Gemäß CHISG**
>   - Provokation typischer Kopfschmerzen durch Kopfbewegung, durch Beibehaltung unangenehmer Kopfhaltungen oder durch Druck auf die entsprechende Region der HWS.
>   - Deutliche Schmerzminderung bzw. Schmerzfreiheit nach lokaler diagnostischer Blockade.
> - **Gemäß IHS** (strengere Kriterien mit zusätzlichen röntgenmorphologischen Befunden)
>   - Störungen der HWS-Beweglichkeit bzgl. Flexion und Extension.
>   - Uni- oder bilaterales Auftreten möglich.
>   - Im Röntgenbild der HWS Veränderungen, die deutlich über alterstypische degenerative Aufbrauchserscheinungen hinausgehen mit abnormer Haltung (z.B. Frakturfolge, angeborene Störung, Tumor, Veränderungen bei rheumatoider Arthritis).

Klinik. Frauen sind deutlich häufiger betroffen als Männer; Prädilektionsalter: 30.–50. Lebensjahr.

Typisches klinisches Bild
- Anfallsartig auftretender Kopfschmerz, vor allem in den Nacken, die Stirn und/oder die Schläfen ausstrahlend.
- Bewegungsabhängig oder durch einseitige Körperhaltung provoziert.
- HWS-Funktionalität eingeschränkt, v. a. in Verriegelung.
- Schmerzbild im Rahmen der klinischen Untersuchung auslösbar.
- Druckdolenz der paravertebralen Nackenstreckmuskulatur, evtl. mit Tonuserhöhung und Konturveränderung.

Evtl. bestehende Komorbidität:
- Vorausgegangenes Trauma
- Rheumatoide Arthritis u. a.

Kommentar
Aufgrund des sog. **trigeminovaskulären Komplexes** konvergieren die trigeminalen und die 3 obersten zervikalen Afferenzen auf das sekundäre Neuron, was die sensiblen Irritationen im Gesichtsbereich im Falle degenerativer Affektionen im oberen Anteil der HWS erklärt!

Diagnostik
- Detaillierte **klinische Untersuchung** mit besonderer **neurologischer Bewertung** der Versorgung der zervikalen Segmente C1–C3 (▶ Übersicht 21.4).
- **Diagnostische Lokalanästhesie** (Erfahrung erforderlich!):
  - **Blockade des N. occipitalis major.** Stärkster Ast aus dem Segment C2, der 3 cm lateral der Protuberantia occipitalis in Höhe der Linea nuchae die Nackenmuskulatur durchbohrt; direkt medial davon kann der Puls der A. occipitalis getastet werden. Senkrechtes Aufsetzen der Nadel, Setzen eines kleinen Lokalanästhetikadepots.
  - **Blockade der Wurzel C2.** Unter Bildwandler- bzw. CT-Kontrolle und mit Kontrastmittelapplikation.
  - **Blockade des Facettengelenkes C2/C3.** Anästhesiert wird der mediale Ast des R. dorsalis des jeweils höher und tiefer gelegenen Zygapophysialgelenkes.
- **Radiologische Abklärung** der oberen Halswirbelsäule (a.p.-Aufnahme durch den offenen Mund, seitliches Bild).
- Evtl. **CT-** und/oder **NMR-Untersuchung**.

Übersicht 21.4. Neurologische Gesichtspunkte beim zervikogenen Kopfschmerz

C1
- Sensible Versorgung des Atlantookzipitalgelenkes
- Äste zum Plexus cervicalis mit Versorgung des M. trapezius und des M. sternocleidomastoideus, außerdem zu der Muskulatur des subokzipitalen Dreiecks; Fasern auch zur Dura mater und zur hinteren Schädelgrube
- Paravasale Versorgung der A. vertebralis und der A. carotis interna

C2
- Übergang in den Plexus cervicalis (stärkster Ast: N. occipitalis major)
- Versorgung der tiefen Nackenmuskulatur, der paravertebralen Muskulatur
- Paravasale Versorgung der A. vertebralis und der A. carotis interna

C3
- Sensible Versorgung der Facettengelenke C2/C3
- Teilweise Versorgung der tiefen Nackenmuskulatur

Differenzialdiagnosen. Siehe ◘ Tab. 21.3.

◘ **Tab. 21.3.** Klinische Differenzialdiagnose einer vaskulär ausgelösten Migräne (Typ Menière) und eines zervikozephalen Schmerzbildes (sog. Migraine cervicale)

Vaskuläre Migräne	Zervikozephales Syndrom
Spontanes Auftreten	Auslösung durch bestimmte Kopfhaltungen
Nicht beeinflussbar durch Änderung der Kopfhaltung	Beeinflussbar durch Änderung der Kopfhaltung
Übelkeit, Brechreiz	Keinerlei Übelkeit oder Brechreiz
Beschwerdebild über Stunden anhaltend; längere Persistenz der Übelkeit	Meist nur kurzfristige Dauer (Positionsabhängigkeit)
HWS funktionell frei beweglich	Oft konzentrische Bewegungseinschränkung der HWS, Verspannungen der Nackenmuskulatur
Beschwerdebesserung nach Infusion einer 20%igen Glukoselösung, durch Verabreichung von Furosemid sowie durch Mutterkornalkaloide	Beschwerdebesserung durch Extension der HWS bzw. durch Tragen einer stützenden Halskrawatte

Therapie
- Therapeutische Lokalanästhesie
- Evtl. mit Steroidzusatz (10 mg Triamcinolon)

Akutphase
- Medikamentöse Abdeckung mit NSAR
- Evtl. auch kurzfristige Gabe von Myotonolytika

Längere Behandlungsdauer
- Multimodales konservatives Behandlungskonzept mit lokaler physikalischer Therapie
- Manualmedizinische Maßnahmen (auch Osteopathie)
- TENS, Akupunktur u. a.
- Evtl. medikamentöse Abdeckung mit schmerzdistanzierenden Präparaten wie Amitryptilin
- Auch membranstabilisierende Substanzen wie Carbamazepin

21.5 Medikamenteninduzierter Dauerkopfschmerz

Definition
Dauerkopfschmerz im Gefolge einer medikamentös nicht adäquaten Kopfschmerzbehandlung.

Ätiologie. Unkontrollierte Einnahme v. a. frei erhältlicher konventioneller Schmerzmittel (Ergotamin, Acetylsalicylsäure, Paracetamol, Ibuprofen u. a.; Tab. 21.4).

Klinik. Bei 40% aller Kopfschmerzformen handelt es sich um den **medikamenteninduizierten Dauerkopfschmerz**. Die Beschwerdebilder werden trotz steigender Einnahme konventioneller Analgetika (nichtopioide Präparate, Ergotamine, Triptane), aber auch von Opioiden, häufiger und schwerer.

! Cave
- Kombinationsanalgetika (mehrere Wirkstoffe + Coffein) gelten als besonders gefährlich.
- Gefahr gastrointestinaler und renaler Nebenwirkungen!

Tab. 21.4. Kritische Monatsdosen konventioneller Schmerzmittel

Substanz	Kritische Dosis/Monat
Acetylsalicylsäure	7 g
Paracetamol	5 g
Ibuprofen	6 g
Ergotamin	20 Tabl. à 1 mg bzw. Supp à 2 mg

Typisches klinisches Bild
Das Beschwerdebild besteht bereits morgens beim Aufwachen, nimmt im weiteren Tagesverlauf trotz Einnahme von Schmerzmitteln weiter zu (Reboundphänomen).

Frühstadium
- Anfänglich besteht lediglich eine episodische Symptomatik (Spannungskopfschmerz oder Migräne)

Fortgeschrittenes Stadium
- Zunehmend entwickelt sich ein täglicher Dauerkopfschmerz (>20 Tage/Monat; Dauer: >10 Stunden/Tag)

Schmerzqualität
- Dumpf
- Drückend
- Haubenförmig

Diagnostik
- Anamnese!
- Klinischer Befund

Therapie
- Langsame Entgiftung unter ambulanten oder stationären Bedingungen
- Aufklärung über die Problematik der unkontrollierten Langzeiteinnahme konventioneller Schmerzmittel
- Begleitende verhaltenstherapeutische Maßnahmen
- Adjuvante Maßnahmen:
  - TENS
  - Akupunktur
  - TLA
- Eisabreibungen

21.6 Trigeminus-Neuralgie

Synonyme. Tic doloreux, Neuralgia trigeminalis; sog. typischer Gesichtsschmerz.

Definition
Anfallsweise auftretende heftige Schmerzattacken im Ausbreitungsgebiet eines oder mehrerer Trigeminusäste (Hirnnerv III)

Ätiologie
- **Idiopathische (essentielle) Form.** Sie ist häufig verursacht durch eine vaskuläre Kompression meist des 2. oder 3. Trigeminusastes, was eine Demyelinisierung der Nervenfasern nach sich zieht. Im Zuge eines Kurz-

schlusses zwischen den einzelnen Fasern, die die taktilen Reize vermitteln, kann die Schmerzempfindung ausgelöst werden.
- **Symptomatische Form**. Diese Form tritt z. B. auf im Rahmen einer MS oder eines Tumors im Bereich des Kleinhirnbrückenwinkels, beim Epipharynxkarzinom, auch im Gefolge eines M. Paget der Schädelbasis.

Klinik. Frauen sind doppelt so häufig betroffen wie Männer.
- Männer: 3–4 Fälle/100 000 Einwohner
- Frauen: 6 Fälle/100 000 Einwohner

Die Schmerzqualität ist sehr heftig (VAS: Stufe 7–10); einschießende, brennende, meist nur Sekunden anhaltende Sensationen ausschließlich im sensiblen Versorgungsgebiet der drei Trigeminusäste (Tab. 21.5). Die rechte Gesichtshälfte ist deutlich häufiger betroffen. Triggerung durch Berührung oder Kältereize in diesem Gebiet, auch durch Kauen, Trinken, Zähneputzen und Sprechen, selbst auch durch einen Luftzug. Die mimische Muskulatur im jeweiligen Versorgungsgebiet kontrahiert sich tonisch oder klonisch; direkt nach dem Schmerzanfall Auftreten einer Rötung des entsprechenden Hautbezirkes mit Drüsensekretion.

Sehr variabler Ansatz von Attacken: Häufig ist der Patient nicht einmal in der Lage, Nahrung und Flüssigkeit zu sich zu nehmen. Im schmerzfreien Intervall bestehen keinerlei Sensibilitätsstörungen.

> **Typisches klinisches Bild**
> - Sehr heftige Schmerzattacken, besonders in der rechten Gesichtshälfte
> - Triggerung durch exogene Faktoren
> - Meist kombiniert mit einer Kontraktion der mimischen Muskulatur
> - Nach der Schmerzattacke rote Verfärbung des betroffenen Hautbezirkes
> - Häufigkeit der Schmerzattacken im Laufe der Zeit typischerweise ansteigend:
>   - Anfänglich sporadisch im Abstand von Wochen bis Monaten
>   - Später evtl. mehrmals am Tag, nachts meist symptomfrei
>
> Bezüglich der Ätiologie bestehen klinische Differenzierungsmöglichkeiten:
> - **Idiopathische Form**
>   - Lebensalter meist über 50 Jahre
>   - Ausschließlich einseitig, bevorzugt sind der 2. und 3. Trigeminusast
>   - Keine neurologischen Ausfälle
> - **Symptomatische Form**
>   - Erkrankung deutlich vor dem 50. Lebensjahr
>   - Beschwerden häufig beidseitig, meist nur 1. Trigeminusast betroffen
>   - Zusätzliches motorisches Defizit
>
> **Kommentar**
> Zwischen den Schmerzattacken besteht in aller Regel komplette Beschwerdefreiheit.

Differenzialdiagnosen
- Atypischer Gesichtsschmerz
- Sinusitis maxillaris (jeweils kein attackenartiges Auftreten sondern Dauerschmerz)
- Seltener Clusterkopfschmerz
- Zoster-Neuralgie

Diagnostik. MRT zur ätiologischen Klärung, v. a. zum Ausschluss einer symptomatischen Form.

> **Therapie**
>
> **Cave**
> Peripher und zentral angreifende Analgetika sind nicht wirksam!
>
> 1. **Symptomatische Form**
>   - Adäquate Behandlung der Grundkrankheit.
> 2. **Idiopathische Form**
>   - Medikamentöse Schmerzabdeckung
>   - **Carbamazepin**: Vor Beginn der Therapie: Labor-Screening mit Bestimmung des Kreatinins, der Elektrolyte, der Leberenzyme; kleines Blutbild.
>   Initiale Gabe von 100 mg als Tagesdosis, dann alle 2–3 Tage Erhöhung um 100 mg bis zu einer Gesamtdosis von etwa 600 mg pro Tag. Im Einzelfall Aufdosierung bis 1 200 mg Gesamttagesdosis nötig.
>
> **Cave**
> **Nebenwirkungen.** In der Anfangsphase Müdigkeit, Schwindel, Sehstörungen. Hautausschläge, Leukopenie, evtl. sogar Agranulozytose. Regelmäßig kommt es zu einer Erhöhung der Leberwerte (Enzyminduktion). Deshalb sind konsequente Blutspiegelbestimmungen erforderlich.
>
>   - **Phenytoin** als Alternativpräparat mit deutlich häufigeren Nebenwirkungen; hier bei Langzeitanwendungen irreversible Kleinhirnschädigungen möglich. Initialdosis 100 mg/die.

- **Baclofen** (Lioresal) 5 mg, schrittweise Steigerung bis zu 30 mg/die (1–3 Einzelgaben).
3. **Ganglionäre Opioid-Analgesie (GLOA)**
   - Störungen im Bereich des 1. und 2. Trigeminusastes:
     - **Buprenorphin** (0,06 mg auf 10 ml NaCl 0,9%) transoral in der Nähe des Ganglion cervicale superius. Spätestens nach zwei Injektionen an darauffolgenden Tagen sollte die Anzahl an Attacken deutlich zurückgegangen sein. Die Ansprechrate wird mit 70% angegeben.
     Der Wirkungsmechanismus ist bisher nicht bekannt.

> **Kommentar**
> Systemisch verabreichte Opiate sind im Falle einer Trigeminusneuralgie ohne Effizienz.

   - Störungen im Bereich des 3. Trigeminusastes
     - **Stellatumblockaden.** Nur für diesen anatomischen Bereich anwenden.

> **Cave**
> Stellatumblockaden können seltene, dann aber möglicherweise lebensbedrohliche Komplikationen mit sich bringen! Deshalb ist eine umfangreiche Patientenaufklärung erforderlich.

   - Zusätzlich **venöser Zugang** zur Überwachung mit Pulsoximetrie und EKG-Monitoring.

> **Cave**
> **Nebenwirkungen.** Übelkeit während des Injektionsvorganges (Triggerung einer Attacke).

   - **Akupunktur**
   - Ultima ratio: **Neurochirurgische Intervention** mit vaskulärer Dekompression (OP nach Janetta) mit Erfolgsquote von bis zu 80% oder neurodestruktive Verfahren (z. B. Thermokoagulation des Ganglion trigeminale).

Tab. 21.5. Schmerzausstrahlung im Bereich des Kopfes im Falle einer Trigeminusneuralgie

Betroffener Trigeminusast	Schmerzhafte Hautareale
V1 – N. ophthalmicus	Stirn, Scheitelregion, Augen
V2 – N. maxillaris	Oberlippe, Nasenflügel, Nasenschleimhaut, Gaumen, Oberkieferzähne
V3 – N. mandibularis	Unterlippe, Zunge, Unterkieferzähne

21.7 Atypischer Gesichtsschmerz

Definition
Dauerschmerz im Gesicht ohne schmerzfreies Intervall, keinem Dermatom zuzuordnen.

Ätiologie und Pathogenese. Keine lokalisierte Erkrankung zugrunde liegend. Spontanes Auftreten oder in Zusammenhang mit Trauma, Infektion, Verletzung und/oder zahnärztlicher Behandlung.

Klinik. Frauen sind häufiger betroffen als Männer; das Prädilektionsalter liegt zwischen dem 20. und 50. Lebensjahr. Es bestehen keine organische Ursache und keine neurologischen Defizite.

> **Typisches klinisches Bild**
> - Schmerzqualität: brennend, ziehend, auch pochend
> - Symptomfreie Phasen sind über Wochen bis Monate möglich

Lokalisation
- Meist einseitig, überwiegend fleckförmig
- Evtl. bestehende Kälteallodynie, auch diskrete vegetative Begleitsymptome.

Diagnostik. In aller Regel klinisch (oft Ausschlussdiagnose!).

Differezialdiagnosen. V. a. typischer Gesichtsschmerz (Trigeminusneuralgie).

> **Therapie**
> - **Medikamentös**
>   - Trizyklische Antidepressiva (s. ▶ Kap. 7.7.5)
>   - Carbamazepin (s. ▶ Kap. 7.7.3)
>   - Opioide (s. ▶ Kap. 7.4 und 7.5)
> - TLA, Stellatumblockaden
> - **Adjuvante Maßnahmen**
>   - TENS (s. ▶ Kap. 10.3.3)
>   - Akupunktur (s. ▶ Kap. 14)
>   - Psychologische Schmerzbewältigungsstrategien (s. ▶ Kap. 17)

21.8 Schmerzbilder bei kraniomandibulärer Dysfunktion

Synonym. Kiefergelenkssyndrom, Costen-Syndrom.

Definition
Chronischer Kopf- und Gesichtsschmerz bei Störungen der Kiefergelenksfunktion und der perikraniellen Muskulatur.

Klinik. Es handelt sich um einen meist einseitigen, spontan auftretenden und dann konstant perisistierenden Schmerz in den Kaumuskeln, den Kiefergelenken und der periaurikulären Region.

Typisches klinisches Bild
- Schmerzqualität: ziehend, stechend, bohrend
- Schmerzhaft eingeschränkte Mundöffnung
- Evtl. ruckartige Kieferbewegungen
- Zähneknirschen (Bruxismus) bei Abrasionsgebiss

Diagnostik. Ausschließlich klinisch, zahnärztliche Untersuchung.

Differenzialdiagnosen
- Spannungskopfschmerz
- Trigeminusneuralgie
- Atypischer Gesichtsschmerz

Therapie
- Zahnärztliche Behandlung, evtl. Aufbissschiene
- Entspannungstherapie (z. B. nach Jacobson)
- Palette der physikalischen Therapie (Wärme- bzw. Kryotherapie)
- TENS (s. ▶ Kap. 10.3.3)
- Akupunktur (s. ▶ Kap. 14)
- Evtl. medikamentöse Abdeckung (niedrig dosierte Antidepressiva, z. B. Amitryptilin 25 mg, TLA)

Schmerzbilder bei krankhaften Störungen im Bereich der obere Extremität

22.1 Schmerzbilder im Bereich des Schultergelenkes – 209
22.1.1 Historisches – 209
22.1.2 Krankheitsbilder – 209

22.2 Schmerzbilder im Bereich des Ellenbogengelenkes und Unterarmes – 222
22.2.1 Krankheitsbilder – 222

22.3 Schmerzbilder im Bereich der Hand und Finger – 229
22.3.1 Krankheitsbilder – 230

22.4 Zervikobrachialgie

Beschwerdebilder im Bereich des Armes können ausschließlich lokal auftreten, z. B. im Bereich eines der Gelenke, sie können aber auch auf einer anatomisch eng umschriebenen Ursache beruhen. Globale Schmerzstörungen finden ihr auslösendes Moment hauptsächlich in der mittleren und unteren Halswirbelsäule mit hier gegebener nervaler Irritation und dann fortgeleiteten subjektiven Missempfindungen radikulärer oder pseudoradikulärer Natur.

22.1 Schmerzbilder im Bereich des Schultergelenkes

Das Schultergelenk – ein Nussgelenk mit weiter Gelenkkapsel und kaudalem Reserverezessus und nahezu ausschließlich muskulärer Führung – stellt die funktionell beweglichste Gelenkverbindung des menschlichen Körpers dar. Dieser große Bewegungsumfang ist im Alltag in Beruf, Sport und Freizeit vor allem für den Einsatz des Armes über Kopf von großer Bedeutung. Andererseits unterliegen die dynamisch oft erheblich belasteten gelenkumspannenden Weichteilstrukturen mit zunehmendem Lebensalter unweigerlich einer »physiologischen« Regression und damit assoziierten Beschwerdebildern.

22.1.1 Historisches

Der Krankheitsbegriff der »Periarthropathia humeroscapularis« (PHS) wurde bereits im Jahre 1872 von dem französischen Arzt Simon Duplay eingeführt und über lange Zeit verwendet, um die verschiedensten Pathologien und Schmerzbilder im Bereich des Schultergürtels zu beschreiben. Genau 100 Jahre später wurde dann der funktionell beschreibende Begriff des »Impingement-Syndromes« durch Neer (1972) mit dem Ziel in die Literatur eingeführt, die variationsreiche Palette der einzelnen Therapiemaßnahmen pathologieorientierter und damit gezielter zu gestalten. Eine nähere Betrachtung seiner Ausführungen zeigt jedoch, dass auch hierdurch keine weitere sinnvolle Differenzierung erfolgte. Vielmehr gewinnt man eher den Eindruck, dass der völlig unspezifische Begriff der PHS durch den ebenso unpräzisen Ausdruck des Impingement-Syndroms einfach eingetauscht wurde. Immer mehr Autoren stellen jedoch nicht nur den Begriff des Impingement selbst, sondern vielmehr den hierfür postulierten Pathomechanismus in Frage.

22.1.2 Krankheitsbilder

Intrinsische vs. extrinsische Faktoren

Neer und andere Autoren betonten immer wieder die Bedeutung knöcherner Sporne am Vorder- bzw. Unterrand des Akromions und eines relativ scharfkantigen Lig. coracoacromiale. Pathogenetisch bedeutsam sei die hierdurch bedingte Kompression der Rotatorenmanschette besonders bei Überkopfbewegungen des betroffenen Armes (klassischer extrinsischer Mechanismus).

Rathburn u. Macnab (1970) postulierten dagegen in ihrer bekannten Arbeit eine »kritische Zone« minderer Gefäßversorgung der Rotatorenmanschette (intrinsischer Mechanismus). Folgt man Neer's Theorie und den Aussagen von Rathburn und Macnab, so müsste die Degeneration der Supraspinatussehne eigentlich in den bursaseitigen oberflächlichen Schichten und im mittleren Drittel des Sehnenspiegels ihren Ursprung nehmen. Intraoperative Messungen der Durchblutungsverhältnisse der Supraspinatussehne stellten die Mitteilungen von Rathburn und

Macnab jedoch in gewissem Umfang in Frage. Uthoff (1991) fand in seinem Sektionsgut die meisten Risse sogar an der Unterfläche und am lateralen Ansatz der Supraspinatussehne. Seiner Ansicht nach handele es sich bzgl. der Pathogenese nicht um eine Kompression der Sehne, sondern vielmehr um eine Tendopathie und somit um einen primär intrinsischen Ursachenfaktor, der seinen Ursprung in der Sehne selber habe. Die ursprüngliche Theorie einer avaskulären Zone wurde durch Löhr u. Uthoff (1990) modifiziert, indem sie zwischen bursaler und artikulärer Schicht differenzierten, wobei die artikulären Sehnenanteile in Relation zum bursalen Gewebe eine deutliche Hypovaskularisation aufwiesen. Diese anatomische Besonderheit macht auch den hohen Anteil artikulärer Partialrupturen verständlich und entspricht der täglichen klinischen Erfahrung, dass nämlich bei arthroskopischer Inspektion von Patienten mit subakromialen Beschwerden oftmals genau hier Läsionen der Rotatorenmanschette nachweisbar sind.

Die momentan vorliegenden Erkenntnisse belegen, dass eine einzige einheitliche Ursache für die Pathologie im subakromialen Raum und hierdurch bedingten subjektiven Schmerzbildern unwahrscheinlich ist. Zwar ist das Erfolgsorgan mit der Rotatorenmanschette und dem angrenzenden Schleimbeutel immer dasselbe, die ursächliche Noxe ist jedoch in aller Regel unterschiedlich. Zur speziellen klinischen Diagnostik der Pathologie im subakromialen Raum stehen unterschiedliche funktionelle Tests zur Verfügung (◘ Tab. 22.1).

Anatomische subakromiale Stenosen

Ursachen. Im Hinblick auf die extrinsischen Faktoren sind die anatomischen Stenosen wohl die häufigsten und auch bekanntesten Mechanismen (▶ Übersicht 22.1). Am geläufigsten ist die Koinzidenz von Veränderungen des Akromioklavikulargelenkes mit einer Supraspinatussehnenpathologie (◘ Abb. 22.1). Petersson (1983) zeigte einen ursächlichen Zusammenhang zwischen inferioren Osteophyten des AC-Gelenkes und Rupturen der Rotatorenmanschette auf. Auch in anatomischen Studien konnte eine signifikante Korrelation zwischen einer schweren Degeneration des AC-Gelenkes oder inferiorer Osteophyten und Rotatorenmanschettenrupturen nachgewiesen werden (Jerosch et al. 1991).

> **Übersicht 22.1.** Ursachen für eine mechanisch wirksame Stenose im subakromialen Raum können auch sein:
> - seltene Ansatzverknöcherungen des Lig. coracoacromiale,
> - anteriore Osteophyten am Akromion oder
> - sekundäre Einengungen des subakromialen Raumes durch ein kranialisiertes Fragment nach dislozierter Fraktur des Tuberculum majus.

Eine ähnliche Pathogenese liegt offenbar im Falle eines stark gebogenen Akromions vor. In diesem Zusammenhang werden drei Akromiontypen unterschieden. Biomechanische Studien zeigten, dass es bei ausgeglichenen Muskelverhältnissen nur dann zu einer Erhöhung des Druckes unterhalb der Schulterhöhe kommt, wenn das Akromion einen anterioren Haken aufweist (Jerosch et al. 1989) (◘ Abb. 22.2).

> **Tipps**
> Im klinischen Alltag lassen sich durch operative Abtragung des knöchernen Vorsprunges gute klinische Resultate erzielen (Jerosch et al. 1992).

◘ Tab. 22.1. Teste zur Schmerzprovokation im Bereich des Schultergürtels und ihre Aussagekraft

Name des Tests	Klinische Durchführung und Symptomatik	Diagnostischer Hinweis auf …
Jobe-Test	Spürbare Kraftminderung bei der Abduktion des 80–90° im Schultergelenk seitlich abgewinkelten Armes gegen Widerstand	Schädigung bzw. (Teil)Ruptur der Sehne des M. supraspinatus
Lift off-Test	Hängender innenrotierter Arm, der Handrücken wird nach hinten auf den Rücken gelegt; schmerzhafte Einschränkung und Kraftminderung im Zuge der Retroversion des Armes	Schädigung bzw. (Teil)Ruptur der Subskapularissehne
Drop-arm-sign (Fallarm-Test)	Spontanes Herabfallen des im Schultergelenk 90° passiv abduzierten Armes beim Loslassen	Schwere globale Schädigung der Rotatorenmanschette, v. a. des Supraspinatussehne
Innenrotator-Test	Spontane Innenrotation des hängenden Armes im Schultergelenk	Ruptur der Sehnen der Mm. supraspinatus et infraspinatus
Außenrotator-Test I	Schmerzhafte Beeinträchtigung der kraftvollen Außenrotation des am Körper angelegten, im Ellenbogengelenk 90° gebeugten Armes gegen Widerstand	Schädigung bzw. (Teil)Ruptur der Sehne des M. infraspinatus (u. evtl. des M. teres minor)
Außenrotator-Test II	Schmerzhafte und kraftgeminderte Hochrotation des 90° im Schultergelenk abgewinkelten Armes gegen Widerstand	Schädigung der Außenrotatoren (bei ausgeschaltetem M. deltoideus)

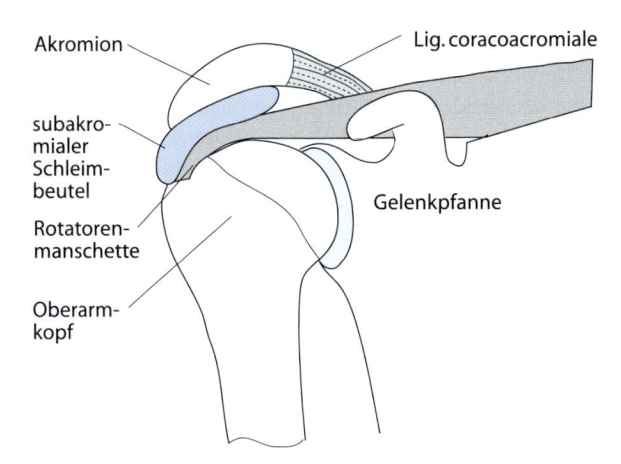

Abb. 22.1. Anatomische Situation der subakromialen Weichteile (schematische Darstellung)

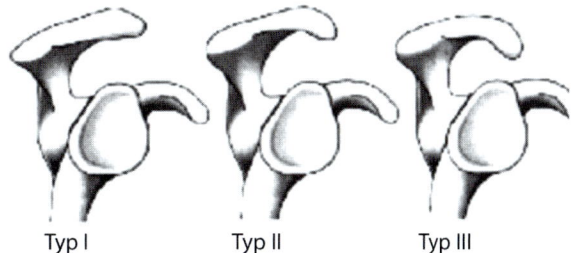

Abb. 22.2. Akromiontypen (I–III)

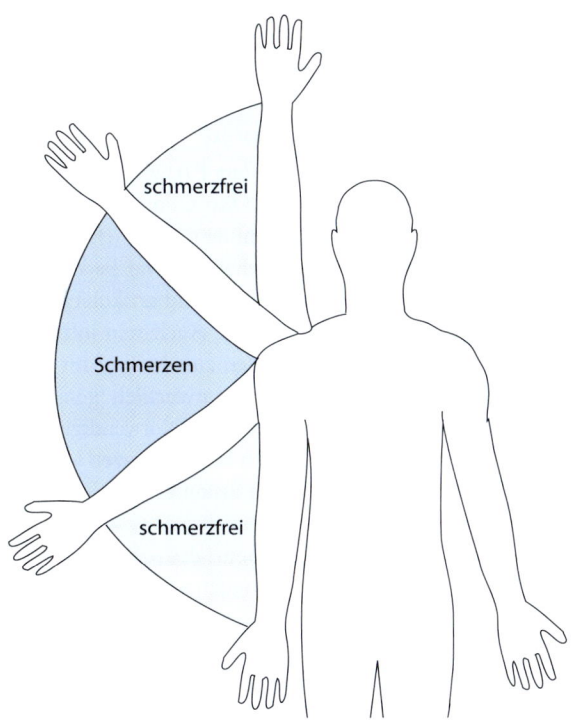

Abb. 22.3. Pathognomonischer schmerzhafter Bogen im Zuge einer zunehmenden Abduktion des betroffenen Armes im Schultergelenk (schematische Darstellung)

Anamnese und Klinik. Bei subakromialen Stenosen mit sekundärer Tendopathie berichtet der Patient anamnestisch meist über chronische und bewegungsabhängige Schulterbeschwerden, die ihn besonders bei Überkopfbewegungen beeinträchtigen.

> **Typisches klinisches Bild**
> Schlafraubender Nachtschmerz.

Im Rahmen der körperlichen Untersuchung pathognomonisch ist ein lokaler Druckschmerz im Bereich der Ansatzstelle der Supraspinatussehne am Tuberculum majus im Zuge der Retroversion des betroffenen Armes. Besonders aussagekräftig als funktioneller Test ist der subakromiale schmerzhafte Bogen (Abb. 22.3) und ein positiver Jobe-Test (Jerosch u. Castro 1995; s. Tab. 22.1).

> **Tipps**
> **Therapie**
> – Die subakromiale Applikation eines Lokalanästhetikums von dorsal (3 ml) in die Bursa subacromialis bringt in den meisten Fällen eine kurzzeitige Besserung der Schmerzsymptomatik.
> – Da es sich jedoch in aller Regel um eine chronische, mechanische Irritation handelt, steht die operative (arthroskopische) Abtragung des knöchernen Spornes im Vordergrund.

Funktionelle subakromiale Stenosen

Ursachen. Bei Kraft- und Überkopfsportlern kommt es gelegentlich aufgrund einer exzessiven tendinösen **Verdickung der Rotatorenmanschette** zu einer relativen subakromialen Stenose (Jerosch et al. 1989). In diesen Fällen besteht zwar eine normale knöcherne Anatomie, durch die Hypertrophie der Sehnen, die im subakromialen Raum gleiten, kann es jedoch zu einer funktionell wirksamen Enge kommen. Verantwortlich ist in aller Regel eine muskuläre Dysbalance zwischen dem M. deltoideus und dem M. supraspinatus mit konsekutiver Kompression der Rotatorenmanschette. Aufgrund des relativen Überwiegens des kranial gerichteten Kraftvektors des Deltamuskels gegenüber dem den Oberarmkopf zentrierenden Vektor des M. supraspinatus resultiert eine Kranialisation des Humeruskopfes im Zuge der Abduktion. Infolge eines ausgeprägten einseitigen Abduktionstrainings wird oft die Aufschulung der Rotatoren vernachlässigt.

Auch beim **hypermobilen Gelenk** kann es aufgrund der fehlenden Stabilität zu einer funktionellen subakromialen Stenose kommen, welches sich klinisch dann oft wie eine anatomische Stenose darstellt.

> **! Cave**
> Die funktionelle subakromiale Stenose beim hypermobilen Gelenk **nicht** durch eine subakromiale Dekompression behandeln. Das Krankheitsbild würde sich noch weiter verschlechtern.

Klinik. Das klinische Bild entspricht dem einer anatomischen subakromialen Stenose.

> **Therapie**
> Symptomatisch, z. B. durch subakromiale Infiltrationen, orale NSAR-Applikationen.

Rotatorenmanschettenrupturen

Pathologische Anatomie. Von den Partialrupturen der Sehnen sind komplette Rupturen (Typ-C) mit nachfolgender Kommunikation von glenohumeralem Gelenk und subakromialer Bursa zu unterscheiden. Die Partialrupturen werden in bursaseitige (Typ-B) und artikulärseitige (Typ-A) Schädigungen differenziert. Auch rein intratendinöse Degenerationsherde werden zunehmend für persistierende Schulterschmerzen verantwortlich gemacht. Die hierzu wichtigen diagnostischen Notwendigkeiten und vor allem die therapeutischen Konsequenzen werden jedoch noch sehr unterschiedlich diskutiert.

Ursachen und Anamnese. Die Ruptur des 6–8 mm dicken Sehnenspiegels ist nur in den seltensten Fällen echter traumatischer Genese. In der Regel berichten die Patienten über plötzlich einsetzende Schmerzen nach einem Bagatelltrauma; hierbei kann es sich um einen leichten Sturz oder auch nur um eine plötzliche Kraftanstrengung beim Greifen eines schweren Gegenstandes handeln. Manche Patienten klagten vor diesem akuten Ereignis bereits längere Zeit über uncharakteristische Beschwerden, andere waren diesbezüglich völlig beschwerdefrei.

Klinik. Der plötzlich einsetzende Schmerz geht oftmals mit einem initialen subjektiven Kraftverlust einher. In vielen Fällen erholt sich die Schulterfunktion jedoch wieder weitgehend, besonders wenn es sich nur um eine isolierte Ruptur der Supraspinatussehne handelt.

> **Typisches klinisches Bild**
> - Nachtschmerz
> - Lokaler Druckschmerz am Tuberculum majus
> - Positiver Jobe-Provokationstest
> - Gelegentlich besteht ein schmerzhafter subakromialer Bogen
> - Bei funktionell wirksamen Rupturen positiver Fallarm-Test

Der Jobe-Test ist weniger durch Schmerzhaftigkeit als vielmehr durch einen Kraftverlust im Seitenvergleich gekennzeichnet. Bei Beteiligung der Subskapularissehne findet sich zusätzlich ein positiver Lift-off-Test (s. ◘ Tab. 22.1).

Weiterführende bildgebende Diagnostik
- Sonographie (typische Ausdünnung bzw. Knochenglatze subakromial, ◘ Abb. 22.4)
- Röntgennativaufnahme (kraniale Subluxation des Humeruskopfes im a.p-Bild; im Spätstadium subakromiale knöcherne Arrosion; Sekundärarthrose des Schulterhauptgelenkes, ◘ Abb. 22.5)
- NMR

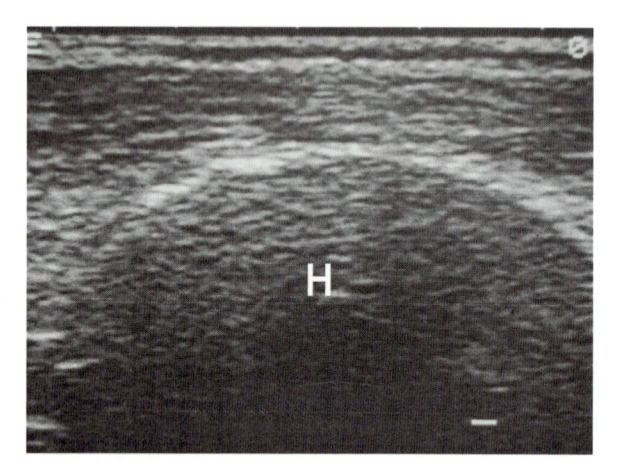

◘ **Abb. 22.4.** Sonogramm einer Schulter mit kompletter Ruptur der Rotatorenmanschette
H = Humeruskopf

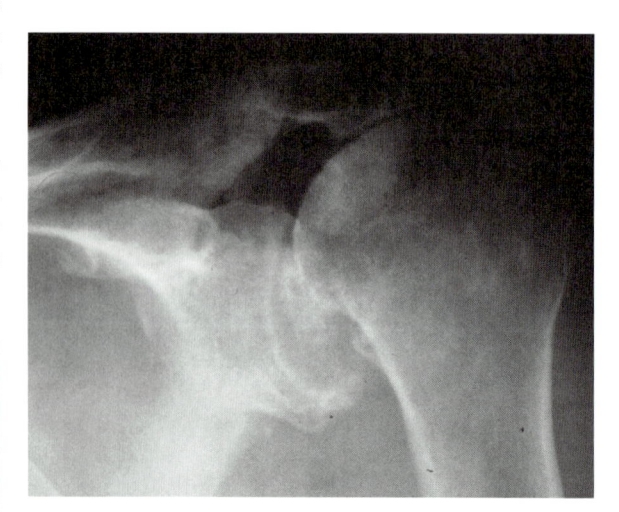

◘ **Abb. 22.5.** Röntgenbild der linken Schulter im a.p.-Strahlengang mit Nachweis einer kompletten Rotatorenmanschettenruptur (kraniale Subluxation des Humeruskopfes mit Nearthrosenbildung am unteren Anteil des Schulterdaches); hierdurch bedingte ausgeprägte subakromiale Stenose; schwere sekundäre Omarthrose

Therapie der RM-Läsion
- Partialruptur bursaseitig: Subakromiale Dekompression
- Partialruptur artikularseitig (ca. 50% der Gesamtdicke der Rotatorenmanschette) arthroskopische Rekonstruktion
- Komplette Ruptur
  - Supraspinatussehnen-Rekonstruktion: arthroskopisch oder offen (bei geringer Sehnenretraktion)
  - So schnell wie möglich
  - Latissimus-dorsi-Transfer bei chronischer Ruptur
- Rotatorenmanschettendefekt-Arthropathie
  - Oberflächenersatzprothese
  - Inverse Schulterendoprothese (Patienten älter als 50 Jahre)

Tendinitis calcarea/Tendinitis calcificans

Pathologische Anatomie und Pathogenese. Die Sehnenplatte der Rotatorenmanschette stellt die häufigste Lokalisation von Kalkdepots im Bereich des Haltungs- und Bewegungsapparates dar (Abb. 22.6–22.8). Ursache sind die speziellen anatomischen Verhältnisse mit Minderdurchblutung und nachfolgender Degeneration und Nekrotisierung der Sehnenfasern. Der pathogenetische Ablauf hängt jedoch ganz entscheidend von der Position des Armes bei der Bewegung ab; hier wurde der Begriff »wring-out«-Effekt geprägt. Im Zuge eines physiologischen Alterungsprozesses finden sich die deutlichsten Veränderungen gegen Ende der 4.–5. Lebensdekade. Das Altersmaximum liegt zwischen dem 30. und 60. Lebensjahr. Diese Ergebnisse decken sich auch mit dem gehäuften Auftreten der Tendinitis calcarea in den Altersgruppen der 40- bis 50-Jährigen und dem Fehlen von Kalkdepots vor dem 30. Lebensjahr (Jerosch et al. 1998). Da bei ca. 10% der Patienten beide Schultern ein Kalkdepot aufweisen, wird auch eine konstitutionelle Prädisposition vermutet. Andere Aspekte des Krankheitsbildes, wie z. B. die Selbstheilungstendenz und das äußerst seltene Auftreten nach dem 70. Lebensjahr, sprechen allerdings nicht für eine alleinig degenerative Ursache der Erkrankung.

Die Entstehung der Kalkdepots in der Rotatorenmanschette ist wahrscheinlich auf eine zugrunde liegende Gewebehypoxie zurückzuführen, was eine fibrokartilaginöse Metaplasie im Sehnenbereich auslöst. Durch die weiter fortschreitende nutritive Unterversorgung kommt es dann zu einer zunehmenden Verkalkung der Knorpelsubstanz. Im 3. Stadium der Erkrankung erfolgt nach vermehrter Gefäßeinsprossung die Kalkresorption (durch Phagozytose) und eine Regeneration der Sehne. Die Klassifikation der Tendinitis calcarea ist in Abb. 22.9 dargestellt.

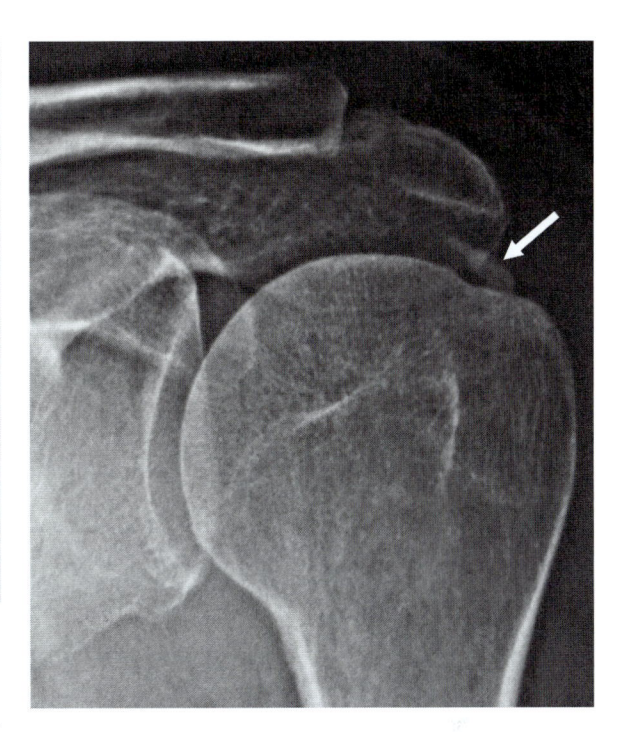

Abb. 22.6. Röntgenbild der linken Schulter im a.p.-Strahlengang mit Nachweis einer Tendinitis calcificans im Bereich der Supraspinatussehne (→)

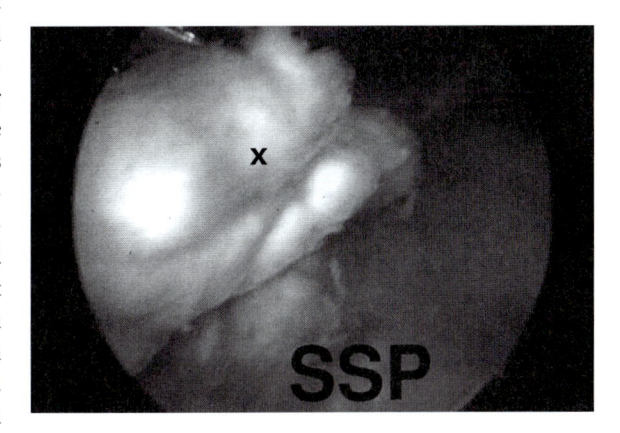

Abb. 22.7. Intraarthroskopischer Befund mit Nachweis einer Verkalkung (x) im Bereich der Supraspinatussehne (SSP)

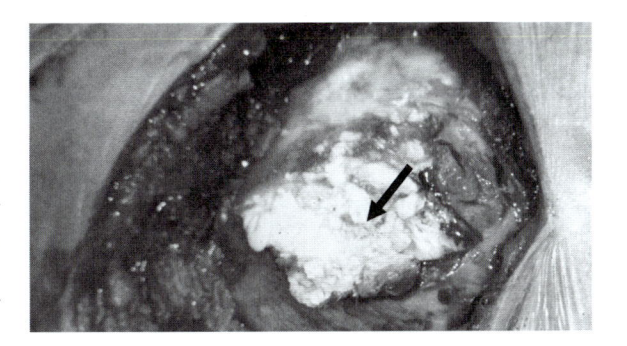

Abb. 22.8. Intraoperativer Befund mit freigelegter Verkalkung im Bereich der Supraspinatussehne (→)

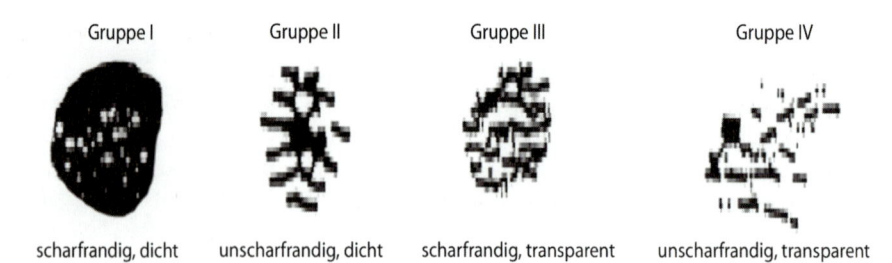

Abb. 22.9. Kalktypen (I–IV)

Gruppe I — scharfrandig, dicht
Gruppe II — unscharfrandig, dicht
Gruppe III — scharfrandig, transparent
Gruppe IV — unscharfrandig, transparent

Klinik. Der Patient schildert oft lange bestehende Schmerzen, die ihn subjektiv jedoch nie ernstlich beeinträchtigten. Ohne äußeres Ereignis kommt es dann plötzlich zu extremen Beschwerden, die in nicht seltenen Fällen mit starken Schmerzmitteln kaum zu beherrschen sind. Eine Nachtruhe ist nicht möglich, die Schulter wird schmerzhaft fixiert am Körper gehalten. Der gesamte Gelenkbereich ist extrem berührungsempfindlich, was eine Bewegungsprüfung oder gar gezielte klinische Untersuchung erheblich erschwert. Der diagnostische LA-Test ist für den Patienten meist gleichzeitig eine therapeutische Erlösung und Beweis für die perakute Bursitis als auslösende Ursache für die Beschwerden.

> **Typisches klinisches Bild**
> — Lange bestehende, eher mäßige Schmerzen, die dann plötzlich exazerbieren
> — Gesamter Gelenkbereich stark berührungsempfindlich,
> — Funktionalität der Schulter schmerzbedingt aufgehoben
> — Positiver LA-Test

> **Therapie**
> — Systemische hoch antiphlogistische Abdeckung (z. B. Diclofenac 2 × 75 mg, Indometacin 2×50 mg)
> — Lokale physikalische Maßnahmen (Kryotherapie, Iontophorese u. a.)
> — Vorsichtige, v. a. geführte krankengymnastische Mobilisation (auch CPM-Schiene) zur Verhinderung einer Gelenkeinsteifung
> — Subakromiale Injektionen (z. B. 3–5 ml LA mit 20–40 mg Triamcinolon 1- bis 3-mal in 1- bis 2-wöchigen Abständen) (ca. 80% Therapieerfolg)
>
> Als zusätzliche Therapieoptionen stehen zur Verfügung:
> — Stoßwelle (ca. 60% Therapieerfolg)
> — Arthroskopische oder offene Resektion des Kalkdepots (ca. 90% Therapieerfolg)

Adhäsive Kapsulitis

Ätiologie und pathologische Anatomie. Bereits Codman (1911) drückte seine Frustration mit diesem Krankheitsbild aus, als er feststellte, dass diese Patienten »difficult to define, difficult to treat and difficult to explain ... from the point of view of pathology« seien. Hauptsächlich die lange Bizepssehne und die Schultergelenkskapsel werden als pathologisches Substrat der verantwortlichen periartikulären Strukturen angesehen. Trotz einer Vielzahl von Berichten in der Literatur ist bis heute keine eindeutige Ursache für dieses Krankheitsbild gefunden worden. Lundberg (1968) als einer der Autoren, die sich am intensivsten mit diesem Problem beschäftigt haben, beschreibt das klinische Bild treffend: »There is no condition, which quite ressembles frozen shoulder«.

Bei der adhäsiven Kapsulitis handelt es sich somit gewissermaßen um das »Chamäleon« des Schultergelenkes. Kaum eine andere Entität ist in der Literatur so schillernd und widersprüchlich seitens der Ätiologie, der Diagnostik und der Therapie dargestellt worden. Warum ausgerechnet die Kapsel des Schultergelenkes betroffen scheint, ist weitgehend ungeklärt. **Histologisch** besteht die Gelenkkapsel hauptsächlich aus Typ I Kollagenbündeln mit einer vergleichsweise geringen Anzahl an Fibrozyten. Elektronenoptische Untersuchungen zeigen keine strukturellen Unterschiede zwischen der Schultergelenkskapsel und anderen Gelenkkapseln. Die lokalisierte Degeneration der kollagenen Fibrillen gab zunächst Anlass zur Autoimmuntherorie dieser Erkrankung. Neuere Untersuchungen zeigten jedoch keinen statistisch signifikanten klinischen oder laborchemischen Hinweis auf eine derartige Genese.

Einteilung. Unseres Erachtens ist bezüglich der weiteren Prognose und der therapeutischen Konsequenz die Differenzierung in eine **primäre** und **sekundäre** Schultersteife von besonderer klinischer Relevanz.

Inzidenz. Bei aller Vielfältigkeit bezüglich der Ätiologie und des therapeutischen Vorgehens der klinischen Störung sind sich die meisten Autoren über die Häufigkeit ihres Auftretens erstaunlich einig:
— 2–5% in der normalen Bevölkerung
— Deutlich häufiger bei Patienten mit Diabetes mellitus (10–20%)

Anamnese und Klinik. Während die klassische Literatur den selbst-limitierenden Charakter der Erkrankung zwischen 12 und 18 Monaten einschätzt, geht man heutzutage von deutlich längeren Zeiträumen aus. Auch unsere eigenen Erfahrungen scheinen dies zu bestätigen (Jerosch et al. 1995).

Die Anamnese ist hier oftmals sehr hilfreich. Die Patienten berichten häufig über einen typischen phasischen Verlauf mit wochen- oder monatelangen Beschwerden. Im Falle einer primären adhäsiven Kapsulitis setzten diese Beschwerden schleichend ein. Bei anfangs noch uneingeschränkter Beweglichkeit kommt es zu einer schrittweisen Zunahme der Schmerzen. Mit der Reduktion der Beschwerden nimmt dann auch das Bewegungsausmaß der betroffenen Schulter deutlich ab. Schließlich klagen die Patienten nur noch über eine ausgeprägte, wenngleich schmerzlose Funktionsstörung. In der Mehrzahl der Fälle kommt es zu einem (spontanen) Wiedergewinn der Beweglichkeit nach Wochen bis Monaten. Die sekundäre adhäsive Kapsulitis ensteht z. B. durch Unfälle, Infektionen oder lokale Voroperationen.

Typisches klinisches Bild
- Phasischer Krankheitsverlauf
- Am Anfang stehen lokale Beschwerden im Vordergrund
- Zunehmende Einsteifung des Schulterhauptgelenkes (v. a. der Abduktion und der Rotation) mit langsamer Reduktion des subjektiven Beschwerdebildes einhergehend

Begleiterkrankungen. Alle Begleiterkrankungen deuten auf einen Autoimmunprozess hin:
- Diabetes mellitus Typ I
- Schildrüsenerkrankungen
- M. Dupuytren

Bei der klinischen Untersuchung findet sich anfänglich im ersten schmerzhaften Stadium ein generalisiert druckschmerzhaftes Gelenk; lokalisierte Druckschmerzmaxima fehlen, es existieren auch keine typischen funktionellen Tests. Im zweiten Stadium liegt dann eine konzentrische Bewegungseinschränkung vor.

Therapie
- Symptomatische systemische Analgesie und Antiphlogese
- Lokale physikalische Maßnahmen (Iontophorese, Interferenzstrom) oft wenig erfolgreich
- Konsequente krankengymnastische Mobilisation (dann auch täglich in Eigenregie)
- Lokale Applikation von Glukokortikoiden

Bei Therapieresistenz:
- Athroskopisches Kapselrelease

Subakromiale Probleme beim jungen Patienten

Ätiologie und Pathologische Anatomie. Schulterbeschwerden beim jüngeren Patienten haben häufig andere Ursachen als im mittleren und höheren Lebensalter. Beispielsweise sind Überkopfsportler in vielen Fällen mit Schulterproblemen konfrontiert: Kernspintomographische Untersuchungen belegen häufig ossäre Unregelmäßigkeiten im Ansatzbereich der Supra- und Infraspinatussehnen. Dies zeigt die Überforderung des Sehnen-Knochen-Überganges durch die exzentrische Belastung am Ende der Wurfphase (Jobe et al. 1983). Feingeweblich handelt es sich hierbei um Ansatztendinosen (Jerosch et al. 1991), die z. B. dem Patellaspitzensyndrom vergleichbar sind.

Klinik. Der Athlet schildert seine typischen Schmerzen in der Endphase der Abbremsbewegung des Wurfes. Oft dauern diese Beschwerden auch nach dem Training noch über Stunden an, wobei sie pseudoradikulär bis in den Ellenbogen, den Unterarm und den Kleinfinger ausstrahlen können.

Typisches klinisches Bild
Bei der klinischen Untersuchung liegen die typischen Befunde der subakromialen Pathologie vor:
- Lokaler Druckschmerz
- Subakromialer schmerzhafter Bogen
- Positiver Jobe-Test

Das von Walsh (1992) beschriebene sog. posterokraniale Impingment-Syndrom findet sich ebenfalls bei Überkopfsportlern. Es handelt sich hierbei um eine Kompression und Friktion der posterokranialen Rotatorenmanschettenunterfläche am Glenoid im Zuge von Abduktions- und Außenrotationsbewegungen.

Hypermobile Gelenke zeigen nicht selten auch eine Affektion der Supraspinatussehne. Die Ursache liegt vor allem in der Dauerbeanspruchung der Stabilisatorfunktion der Rotatorenmanschette. Bei diesem chronischen Schmerzbild klagen die meist jungen weiblichen Patienten haupsächlich über belastungsabhängige Beschwerden, die in erster Linie bei sportlicher Überkopfaktivität auftreten.

Die klinische Untersuchung zeigt neben den typischen subakromialen Irritationen Zeichen einer Hypermobilität des Schulterhauptgelenkes: So lässt sich oftmals ein Sulkus-Zeichen nachweisen, weiterhin ist der Relokationstest positiv (Jerosch u. Castro 1995). Die kontralaterale Schulter, die Ellenbogen und die Fingergelenke sind meist ebenfalls hypermobil. Da bei diesen Gelenken die passiven Gelenksicherungsstrukturen nicht suffizient ausgebildet sind, müssen die aktiven Stabilisatoren mehr Kraftarbeit erbringen als in einem stabilem Gelenk.

Beim Sportler ist auch das sog. kapsulotendinöse funktionelle Impingement zu finden. Durch Verkürzung der posterioren Weichteile kommt es zu einer anterosuperioren Translation des Humeruskopfes mit konsekutiver funktioneller subakromialer Stenose (Matsen et al. 1994).

> **Therapie**
> - Symptomatische systemische Analgesie und Antiphlogese
> - Begleitende lokale physikalische Maßnahmen
> - Bei Überwurfsportlern kommen therapeutisch aufgrund der vorliegenden Pathologie eher stabilisierende als dekomprimierende Verfahren in Frage
> - Bei hypermobilen Gelenken muskulär stabilisierende Therapieverfahren wählen

Os acromiale

Pathologische Anatomie. Nur selten wird auf die Koinzidenz einer subakromialen Pathologie und einer persistierenden Apophyse des Akromions hingewiesen. Persistierende Epiphysenfugen treten auf zwischen:
- Präakromion und Mesakromion
- Mesakromion und Metakromion
- Metakromion und Basiakromion (◘ Abb. 22.10)

Zwischen den einzelnen Ossifikationszentren der Spina scapulae sind physiologisch bis zum 18. Lebensjahr Epiphsenfugen nachweisbar. Ihre Fusion kann gelegentlich jedoch unterbleiben, so dass zwischen der Spina scapulae und dem Akromion eine fibröse Artikulation verbleibt, die sogar zu Verwechslungen mit Frakturen Anlass geben kann.

Inzidenz. 1,4–8%; in ca. 62% der Fälle bilaterales Auftreten.

Diagnostik. Bei Verdacht auf Vorliegen einer seltenen Akromionfraktur kann der radiologische Vergleich mit der nicht-betroffenen Gegenseite oft eine Klärung der Situation erbringen. Bei alleiniger Röntgendiagnostik im a.p.-Strahlengang ist ein Os acromiale nur schwer diagnostizierbar, was die Notwendigkeit für Standardröntgenuntersuchungen mit einer axialen Aufnahme unterstreicht.

> **Therapie**
> - Bei klinisch symptomatischem Os acromiale ist bei einem Präakromion die Resektion indiziert.
> - Bei symptomatischen Typen sollte eine Osteosynthese angestrebt werden.

Degenerative Veränderungen des Akromioklavikulargelenkes

Die bedeutende Rolle des AC-Gelenkes für die Funktion von Bewegungen der oberen Extremität und seine häufige Mitbeteiligung bei der Entstehung von Schulterschmerzen ist zwar seit längerer Zeit bekannt, wird jedoch nicht immer bei der differenzialdiagnostischen Abklärung berücksichtigt.

Anamnese und Klinik. Die meist **älteren** Patienten berichten über chronische Beschwerden vor allem bei der Bewegung, wobei nicht selten ein Trauma mit Verletzung des AC-Gelenkes vor längerer Zeit vorgelegen haben kann. Bei **jüngeren** Patienten mit AC-Gelenks-Problemen handelt es sich meist um Kraftsportler oder um Athleten mit früher erlittener direkter Verletzung dieses Gelenkes.

> **Typisches klinisches Bild**
> - Lokale Druckdolenz von kranial
> - Schmerzauslösung bzw. -verstärkung bei Armabduktion im Schultergelenk
> - In Einzelfällen bildet sich ein Ganglion aus (◘ Abb. 22.11)
> - **Röntgenologisch** meist typischer Befund (◘ Abb. 22.12)

Diagnosesicherung
Als spezifische funktionelle Tests bieten sich an:
- Zunehmender Schmerz beim endgradigen Bogen (Abduktion)
- Horizontal-schmerzhafter Bogen

> **ⓘ Tipps**
> Zur Abgrenzung gegenüber einer subakromialen Pathologie führen wir den LA-Test durch: Es wird 1 ml eines Lokalanästetikum von kranial in das AC-Gelenk injiziert. Verschwinden die typischer Beschwerden für kurze Zeit, deutet sehr viel auf das AC-Gelenk als auslösende Schmerzursache hin.

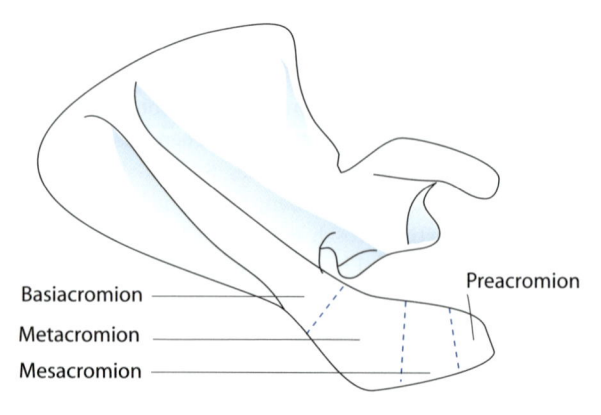

◘ **Abb. 22.10.** Knöcherne Anatomie des Schulterblattes mit dem Akromion (schematische Darstellung)

22.1 · Schmerzbilder im Bereich des Schultergelenkes

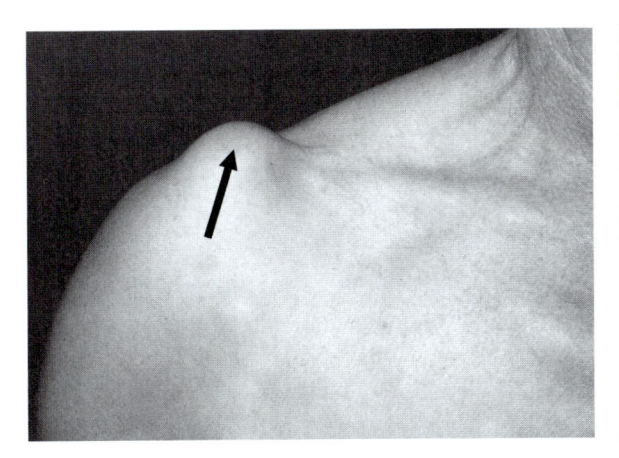

Abb. 22.11. Klinisches Bild einer Ganglionbildung im Bereich des rechten Schultereckgelenkes (→) bei Arthrose

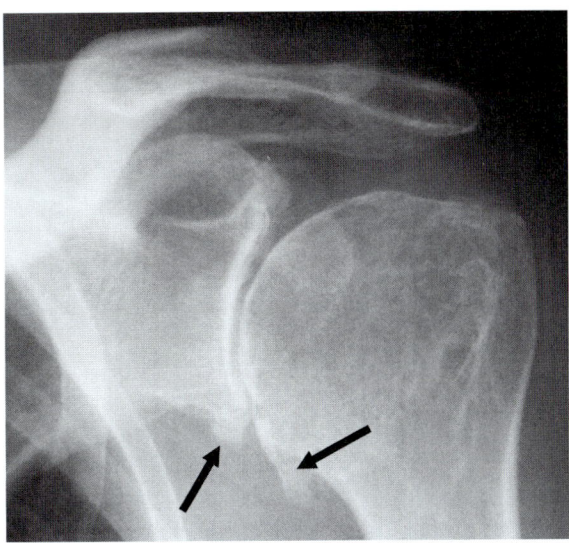

Abb. 22.13. Röntgenbild einer linken Schulter im a.p.-Strahlengang mit deutlicher Omarthrose: verstärkte Subchondralsklerose des Glenoids, Gelenkspaltverschmälerung, Exophytenbildung am unteren Pfannenbereich (→) und am mediokaudalen Humeruskopf (→)

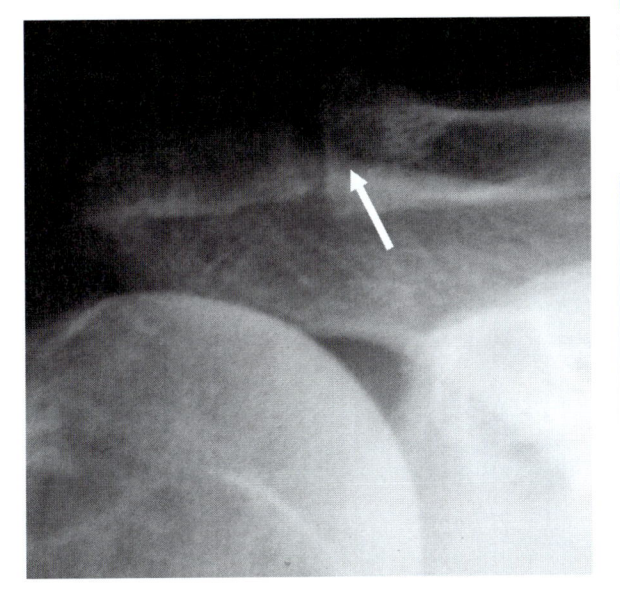

Abb. 22.12. Röntgenbild eines rechten Schultereckgelenkes im a.p.-Strahlengang mit Verplumpung v. a. des klavikulären Gelenkanteiles (→) und beginnender Geröllzystenbildung

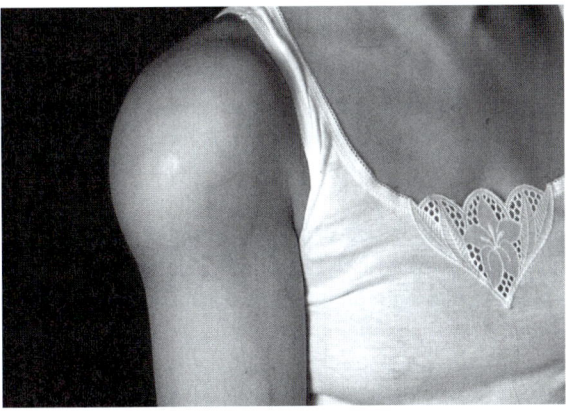

Abb. 22.14. Klinisches Bild bei Chondromatose des rechten Schultergelenkes mit ballonartig ausgebildeter Kapsel

Therapie
- Systemische Antiphlogese mit NASAR (s. ▶ Kap. 7.3)
- Intraartikuläre Injektionstherapie (z. B. 1 ml Lokalanästhetikum mit 10–20 mg Triamcinolon)
- Lokale physikalische Maßnahmen (z. B. Iontophorese)

Beschwerdepersistenz:
- Operatives Vorgehen: Arthroskopisches Debridement mit Diskusabtragung und Teilresektion des Eckgelenkes

Sonstige seltenere Ursachen
Seltene Ursachen für subakromial lokalisierte Beschwerden können sein:
- Kompressionssyndrome (Thoracic-outlet-Syndrom, Incisura scapulae-Syndrom)
- Glenohumerale Arthrosen (Abb. 22.13)
- Chondromatosen (Abb. 22.14 und Abb. 22.15)
- Humeruskopfnekrose (Abb. 22.16)

Bei nicht ganz typischem Beschwerdebild sind immer auch primäre oder sekundäre Tumorerkrankungen mit in die differenzialdiagnostischen Überlegungen einzubeziehen.

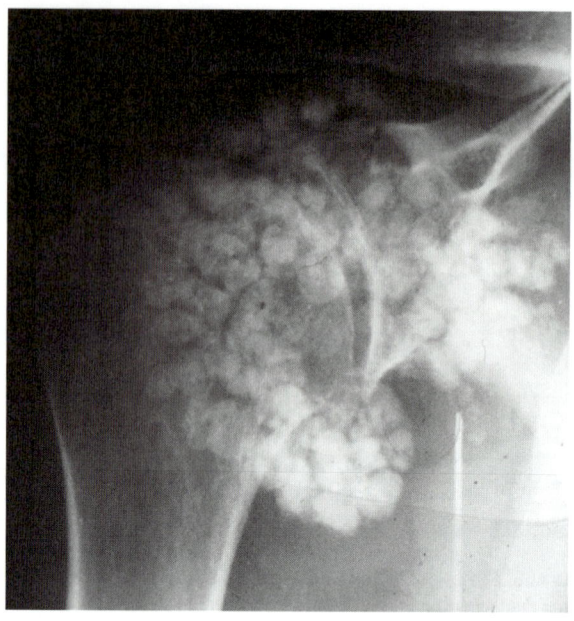

Abb. 22.15. Röntgenbild der rechten Schulter im a.p.-Strahlengang bei Chondromatosis synovialis mit multiplen freien Gelenkkörpern

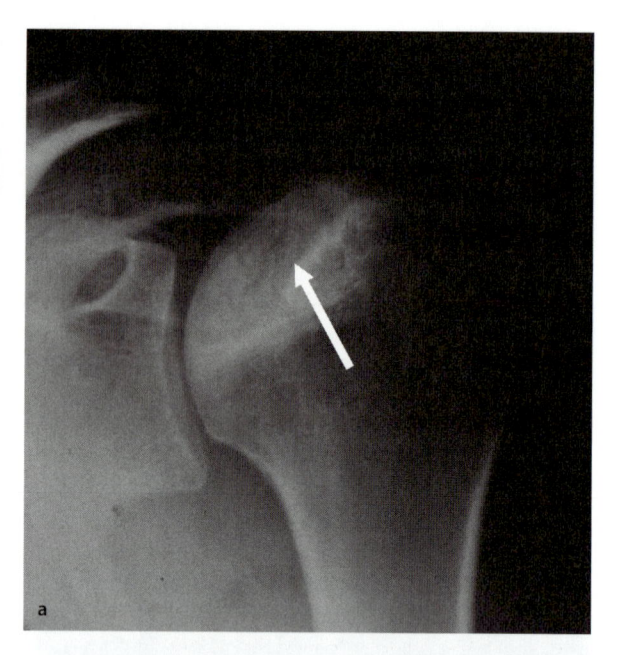

Nicht schulterbedingte Ursachen

Bei der Vielfalt der differenzialdiagnostischen Überlegungen dürfen jedoch keinesfalls nicht-schulterbedingte Ursachen für die lokalen Beschwerdebilder übersehen werden. Hier gibt es zunächst Veränderungen, die auch den gesamten Haltungs- und Bewegungsapparat betreffen. Zervikale Bandscheibenvorfälle können mit einer radikulären Ausstrahlung in die Schulter einhergehen (Tab. 22.2); auch Epikondylitiden zeigen in Einzelfällen eine proximale Ausstrahlung.

Als Ursachen außerhalb des Haltungs- und Bewegungsapparates kommen letztlich auch kardiale, aber auch Störungen von Seiten der Milz, der Leber oder der Lungenspitze in Frage.

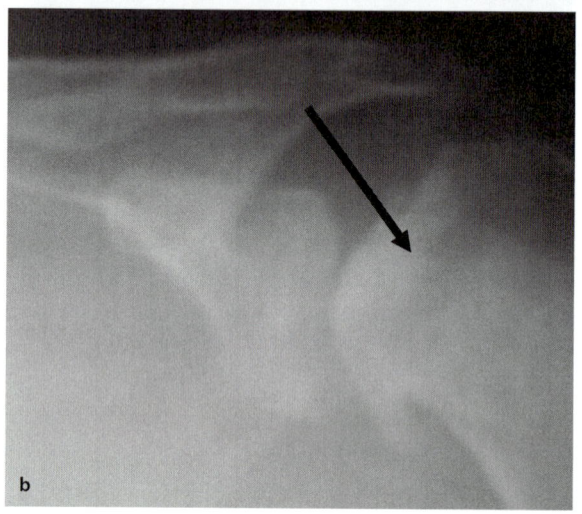

Abb. 22.16 a, b. Humeruskopfnekrosen im a.p.-Röntgenbild. **a** Im Frühstadium mit Zeichen der Demarkierung (→), **b** im Spätstadium mit ausgeprägter Zusammensinterung (→) und sekundärer Omarthrose

Tab. 22.2. SegmentaleZuordnung der antomischen Strukturen des Schultergelenkes

Anatomie im Überblick	Spezielle anatomische Struktur	Betroffenes Segment
Passiver Stützapparat (Prüfung durch passive Bewegungen)	Gelenkkapsel	C5
	Bursa subdeltoidea	C5
	AC-Gelenk	C4
	Lange Bizepssehne	C5, C6
Aktiver Bewegungsapparat (Prüfung durch isometrische Kontraktion)	Supraspinatussehne (Jobe)	C5
	Infraspinatussehne	C5, C6
	Subskapularissehne (Lift off)	C5, C6
	Kurze Bizepssehne	C5, C6

22.1 · Schmerzbilder im Bereich des Schultergelenkes

Fazit
Differenzialdiagnosen bei subakromialen Schmerzen im Bereich der Schulter
- Ursachen für eine anatomische subakromiale Stenose (Supraspinatus-Outlet-Syndrom)
  - AC-Gelenksdegeneration mit inferioren Osteophyten
  - Akromionkonfiguration (Typ 2 und Typ 3)
  - Zustand nach dislozierter Tuberkulum majus-Fraktur
  - Ossifikation des Lig. coracoacromiale
  - Akromiale Knochensporne
  - Verstärkter Inklinationswinkel des Akromions
  - Prominente Kalkdepots in der Rotatorenmanschette
  - Subakromiale Sehnenhypertrophie
  - Os acromiale
  - Korakoid-Impingement
- Ursachen für eine funktionelle subakromiale Stenose (Supraspinatus-Outlet-Syndrom)
  - Muskuläre Dysbalance mit Insuffizienz der Humeruskopf-zentrierenden Muskulatur
  - Fehlende mechanische Stabilität des glenohumeralen Gelenkes (Kapsel-, Band-, Labrumverletzung)
- Rotatorenmanschetten-Partialruptur
- Rotatorenmanschetten-Totalruptur
- Tendinitis calcarea
- Adhäsive Kapsulitis
- Ansatztendinose der Rotatorenmanschette
- Instabilitätsbedingte Sehnenüberlastung
- Instabiles Os acromiale
- Degenerative Veränderungen des glenohumeralen Gelenkes
- Degenerative Veränderungen des akromioklavikulären Gelenkes
- Affektionen der langen Bizepssehne (Tendinitis, (Sub-) Luxation)
- Incisura scapulae-Syndrom
- Thoracic outlet-Syndrom
- Rheumatoide Arthritis
- Humeruskopfnekrose
- Tumor: primärer/sekundärer ossärer Tumor, Pancoast-Tumor
- Nicht-schulterbedingte Erkrankungen
  - **Orthopädisch:** Halswirbelsäule (degeneratives HWS-Syndrom, Bandscheibenprolaps, Syringomyelie), Ellenbogen (Epikondylitis)
  - **Internistisch:** Herz, Leber, Milz, Lungenspitze
  - psychosomatische Beschwerden

Fazit
Therapie bei subakromialen Schmerzen im Bereich der Schulter
- Medikamentöse Analgesie und Antiphlogese
  - Zentral wirksame Anageltika
  - NSAR u. a. (s. ▶ Kap. 7.3)
- Lokale Antiphlogese
  - durch subakromiale Infiltrationen, z. B. 20–40 mg Triamcinolon mit 2- bis 3 ml eines Lokalanästhetikums; durchaus 2–3 Applikationen in 1–3 wöchigen Abständen
- Lokale physikalische Maßnahmen
  - Im akuten Stadium: lokale Kryotherapie
  - Bei chronischen Affektionen: eher Wärmeapplikation (Fangoanwendungen u. a.)
- Elektrotherapie
  - In erster Linie Iontophorese- und Interferenzstrom-Anwendung (v. a. bei subakromialer Pathologie)
- Ultraschall-Applikation (v. a. bei insertionstendopathischen Prozessen)
- Mobilisationstherapie:
  - Krankengymnastik,
  - Evtl. mit manuellen Techniken
  - Schlingentisch-Anwendung
  - CPM-Schiene
  - Hand-Motomed
  - Übungen aus der medizinische Trainingstherapie (sog. gerätegestützte Krankengymnastik)
  - Bewegungsbäder im warmen Wasser u.v.a.)
- Bei konservativer Beschwerdepersistenz operative Intervention
  - Subakromiale Dekompression (arthroskopisch oder offen)
  - Evtl. mit Akromioplastik (Teilabtragung einer kaudalen Knochenlamelle des Akromions)
  - Rotatorenmanschetten-Revison, evtl. mit Rekonstruktion

Wie bei allen Krankheitsbildern in der Medizin, ist auch der Kenntnisstand bei Erkrankungen des subakromialen Raumes ständig im Fluss. Durch die kritische Betrachtung und Interpretation eigener Erfahrungen und die Auseinandersetzung mit der Literatur wird eine Differenzierung der Pathogenese subakromialer Veränderungen immer wieder neu zu diskutieren sein. Wahrscheinlich gibt es viele hier noch nicht berücksichtigte Faktoren. Sicher ist jedoch, dass die Pathogenese von subakromialen Veränderungen mit den Begriffen PHS oder Impingement nur unzureichend beschrieben sind.

Rheumatoide Arthritis

Ätiologie und Pathogenese. Typische entzündliche Synovialproliferation mit sekundären Destruktionen des Gelenkknorpels von Glenoid und Oberarmkopf, des Schultereckgelenkes und des subakromialen Raumes.

Klinik. Häufigste entzündliche, nichtbakterielle Affektion des Schulterhauptgelenkes; nur in 6–10% Ort der Erstlokalisation, bei etablierter RA mit mindestens zehnjährigem Verlauf in 50–60% der Fälle mit betroffen (Heisel 1992).

> **Typisches klinisches Bild**
> **Anfangsstadium**
> - Nächtliche Schmerzen
> - Gelegentliche Schwellungen (vor allem bei Mitbeteiligung der Bursa subacromialis und des Schultereckgelenkes)
> - Zunehmende aktive Bewegungseinschränkung
>
> **Spätstadium**
> - Erhebliche destruktive Veränderungen des Schulterhauptgelenkes und der Rotatorenmanschette bei passiv noch durchaus befriedigendem Bewegungsspiel

Diagnosesicherung
- Labordiagnostik (typische Konstellation der Entzündungsparameter)
- Röntgenbilder in zwei Strahlengängen zur Erfassung von Usuren

> **Therapie**
> **Frühstadium**
> - Hoch dosierte medikamentöse analgetische und antiphlogistische Abdeckung bis hin zur Basistherapie
> - Konsequentes funktionelles Übungsprogramm
> - Intraartikuläre Kortikoidinjektionen (bis zu 5-mal in mehrwöchigen Abständen).
> - Bei deutlich proliferativen Synovialitiden:
>   – Synovektomie (evtl. arthroskopisch durchführbar)
>   – Evtl. Resektion des Schultereckgelenkes
>
> **Ultima ratio**
> - Im Falle einer erheblichen Gelenkdestruktion endoprothetischer Ersatz sinnvoll (bei deutlichem Defekt der Rotatorenmanschette mit inverser Delta-Alloplastik).

Nervale Kompressionssyndrome des Schultergürtels (Thoracic outlet-Syndrom)

> **Definition**
> *Oberbegriff für ein neurovaskuläres, d. h. neurologisches, arterielles und/oder venöses Kompressions- bzw. Engpasssyndrom im Bereich der oberen Thoraxapertur; an neuralen Strukturen ist in erster Linie der untere Primärstrang des Armplexus von kaudal her betroffen.*

Ätiologie. Als Ursachen für anatomische Engpasssyndrome im Bereich des Schultergürtels kommen in Frage:

Kongenitale anatomische Varianten
- Halsrippe
- Hoch- bzw. Steilstellung der 1. Rippe
- Atypischer Bandverlauf
- Vorliegen eines M. scalenus minimus

Erworbene Störungen
- Hypertrophe Kallusbildung nach Klavikulafraktur
- Dorsale Fragmentverlagerung nach Klavikulafraktur
- Exostosenbildung im Bereich der 1. Rippe
- Hypertrophie bzw. Fibrosierung der Mm. scaleni

Krankheitsbilder (Abb. 22.17)
Skalenus-Syndrom

Ätiologie und Pathogenese. Engpasssyndrom des Plexus brachialis und/oder der A. subclavia im seitlichen Halsbereich in Höhe der Skalenuslücke. Verantwortlich ist meist eine hypertrophe Spondylarthrose der unteren Halswirbelsäule mit nachfolgender Zervikobrachialgie und reflektorischer Verengung der Skalenuslücke (sog. **echtes Skalenus-Syndrom**). Auch eine äußere Kompression ist möglich, z. B. durch ein Neoplasma oder eine Lymphknotenschwellung (sog. **symptomatisches Skalenus-Syndrom**).

Klinik. Frauen sind häufiger betroffen als Männer.

> **Typisches klinisches Bild**
> **Anfangsstadium**
> - Neuralgisch-neurovaskuläre Schmerzbilder im Schulter-/Armbereich, v. a. ulnare Hyp- bzw. Parästhesien der Hand
> - Evtl. Pulsabschwächung der A. brachialis; evtl. Handödem (venöse Abflussbehinderung)
>
> **Spätstadium**
> - Atrophie und Lähmung der kleinen Hand- und Daumenmuskulatur

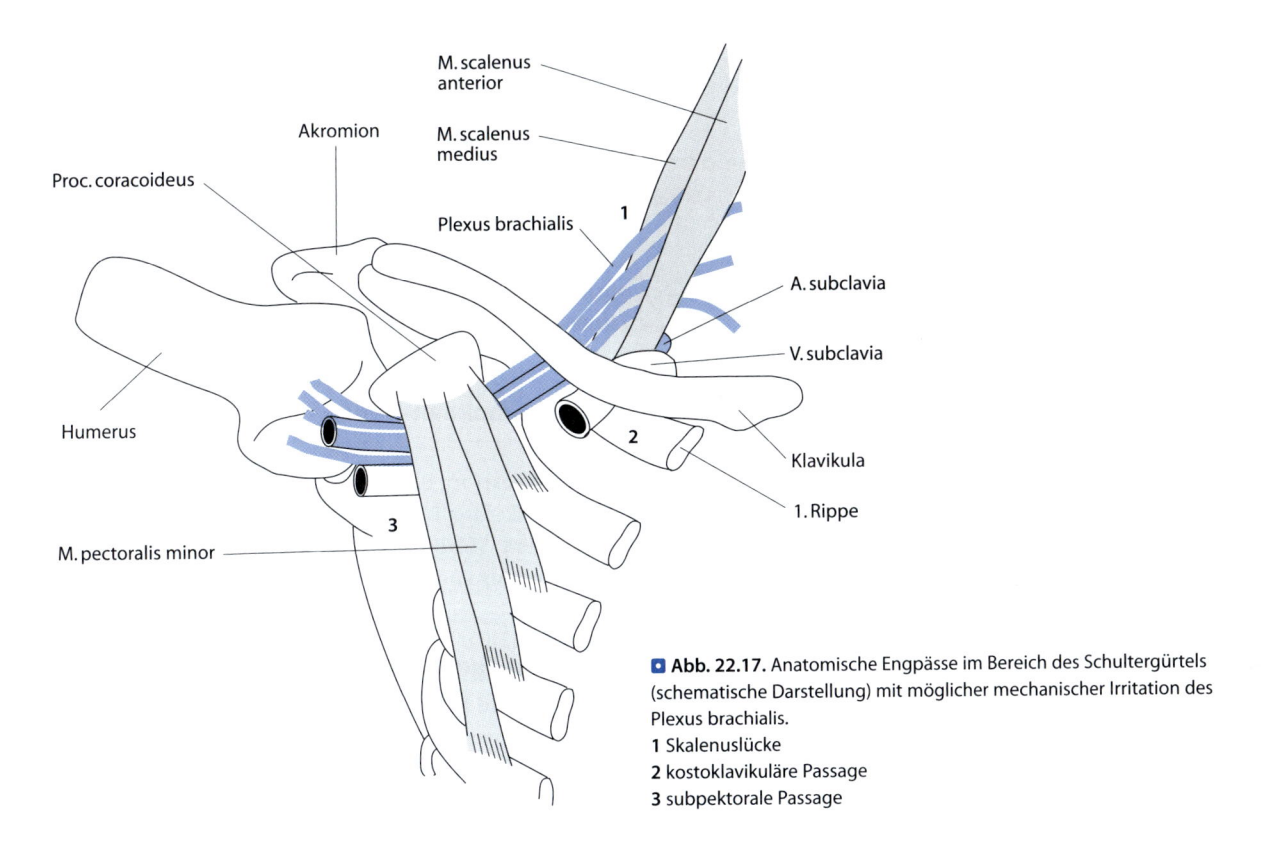

22.1 · Schmerzbilder im Bereich des Schultergelenkes

Abb. 22.17. Anatomische Engpässe im Bereich des Schultergürtels (schematische Darstellung) mit möglicher mechanischer Irritation des Plexus brachialis.
1 Skalenuslücke
2 kostoklavikuläre Passage
3 subpektorale Passage

Kostoklavikuläres Syndrom

Ätiologie und Pathogenese. Engpasssyndrom des Plexus brachialis und der A. und V. axillaris zwischen der 1. Rippe und dem Schlüsselbein. Verantwortlich ist meist eine hypertrophe Kallusbildung nach Klavikulafraktur; Vorkommen auch im Falle einer Thoraxdeformität (Thorakolumbalskoliose) bzw. einer Steilstellung der 1. Rippe. Auch ein erheblicher Druck auf die Schulterpartie kann das klinische Bild auslösen, z. B. als mechanisches Moment im Sinne einer Rucksacklähmung bei Soldaten (paralysie du paquetage; franz.) bzw. als Steinträgerlähmung.

Klinik. Frauen sind häufiger betroffen als Männer; konstitutionell begünstigt durch herabhängende Schulterpartien bei schlanker Halsregion des Asthenikers.

> **Typisches klinisches Bild**
> - Brachialgieformes Schmerzbild mit Parästhesien
> - Abschwächung des Radialispulses bei Retroversion und Innenrotation des betroffenen Armes im Schultergelenk und gleichzeitiger Rotation des Kopfes zur Gegenseite (Allen-Handgriff)

Halsrippensyndrom

Ätiologie und Pathogenese. Engpasssyndrom des Plexus brachialis und/oder der A. subclavia im seitlichen Halsbereich bei Vorliegen einer rudimentären Halsrippe oder eines abnorm breiten Querfortsatzes an HWK 7 mit einem von dort zur 1. Rippe verlaufenden fibrösen Band.

Klinik. Frauen sind häufiger betroffen als Männer.

> **Typisches klinisches Bild**
> - Brachialgieforme Schmerzen mit typischer Verstärkung des Beschwerdebildes im Zuge der Armhebung
> - Evtl. Abschwächung des Radialispulses im Seitenvergleich
> - Schwinden des Radialispulses im Zuge der Anhebung des schmerzhaften Armes und gleichzeitigem Drehen des Kopfes zur erkrankten Seite (Adson-Test).
> - Im Extremfall neurologisches Bild einer unteren Plexuslähmung

Korakopektoralsyndrom (Hyperabduktionssyndrom)

Ätiologie und Pathogenese. Engpasssyndrom des distalen Plexus brachialis und/oder der A. oder V. brachialis zwischen dem Processus coracoideus und dem M. pectoralis minor kurz vor dem Übertritt in die Achselhöhle (Sonderform des sog. Schulter-/Armsyndromes).

Klinik. Frauen sind deutlich häufiger betroffen als Männer.

> **Typisches klinisches Bild**
> - Parästhesien und Einschlafen der Hände
> - Evtl. Raynaud-Symptomatik, v. a. beim Bauchschlaf mit über dem Kopf eleviertem Arm
> - Provokation sensibler Missempfindungen im Bereich des betroffenen, im Ellenbogen völlig gestreckten Armes, evtl. auch Abschwächung des Radialispulses im Zuge einer gleichzeitigen starken Anteversion, Abduktion und dann Retroversion im Schultergelenk (Wright-Test)

Diagnosesicherung für Halsrippensyndrom und Korakopektoralsyndrom (Hyperabduktionssyndrom)
- Eingehende klinische und auch neurologische Untersuchung
- Röntgen-Nativaufnahmen der Halswirbelsäule in 2 Ebenen und des Schultergürtels (3 Ebenen)
- Evtl. NMR-Abklärung

Differenzialdiagnosen für Halsrippensyndrom und Korakopektoralsyndrom (Hyperabduktionssyndrom)
- Schwannome (Neurinome) im Plexusbereich, auch im Rahmen einer Neurofibromatose Typ Recklinghausen.
- In den Plexus infiltrativ wachsende Tumore oder metastatische Prozesse, z. B. Pancoast-Tumor (in der Lungenspitze wachsendes polymorphzelliges Bronchialkarzinom), auch Mammakarzinom-Metastase. In diesen Fällen oft belastungsabhängige Schmerzbilder, Horner-Syndrom, Anhidrose der Hand.
- Radiogene Spätlähmung (z. B. nach therapeutischer Bestrahlung regionaler Lymphknoten beim Mammakarzinom, M. Hodgkin, Melanom u. a.).
- C8-Kompressionssyndrom.

> **Therapie für Halsrippensyndrom und Korakopektoralsyndrom (Hyperabduktionssyndrom)**
> **Frühstadium**
> - Konservativer Behandlungsversuch mit symptomatischen medikamentösen, physikalischen und krankengymnastischen Maßnahmen
>
> **Beschwerdepersistenz**
> - Lokale operative Dekompression

22.2 Schmerzbilder im Bereich des Ellenbogengelenkes und Unterarmes

Der Ellenbogen ist eine zusammengesetzte Verbindung mit überwiegend knöcherner Führung, er besteht aus dem humeroulnaren Scharnier- und dem radioulnaren Drehgelenk. Für den koordinierten Einsatz der Hand sind vor allem die Drehbewegungen (Supination, Pronation) von grundlegender Bedeutung; außerdem dienen die seitlichen medialen und lateralen Knochenvorsprünge des distalen Oberarmknochens der gesamten handgelenks- und fingerbewegenden Muskulatur als Ursprungspunkt. Schmerzbilder im artikulären und periartikulären Bereich bringen im täglichen Leben in aller Regel erhebliche funktionelle Beeinträchtigungen mit sich.

22.2.1 Krankheitsbilder

Schmerzbilder im Bereich des Ellenbogengelnkes können durch **artikuläre (Binnen)Irritationen** wie auch durch **periartikuläre Störungen** (Weichteilreizzustände, nervale Engpasssyndrome u. a.) hervorgerufen werden.

Ellenbogengelenksarthrose

Ätiologie und Pathogenese. Vorkommen v. a. posttraumatisch (Luxation, fehlverheilte perkondyläre Oberarmfraktur, Speichenköpfchenfraktur u. a.), seltener als Folge einer aseptischen Knochennekrose oder Chondromatose.

Klinik. Im Vergleich zu den Arthrosen der unteren Extremität insgesamt recht selten.

> **Typisches klinisches Bild**
> - Belastungsabhängige Schmerzbilder
> - Bewegungseinschränkung (zunächst Streck-, dann auch Beugebehinderung)
> - Konturverplumpung
> - Gelenkreiben
> - Kapselschwellung
> - Evtl. Ergussbildung

Diagnosesicherung
- Röntgen-Nativaufnahmen in 2 Ebenen (Abb. 22.18)
- Evtl. CT bzw. NMR

> **Therapie**
> **Frühstadium**
> - Zunächst immer konservativ mit Schonung!
> - Medikamentöse analgetisch-antiphlogistische Palette ausschöpfen (s. ▶ Kap. 7.3)
> - Lokal-physikalische Maßnahmen (u. a. Iontophorese)
> - Evtl. intraartikuläre Applikation von 20–40 mg Triamcinolon

22.2 · Schmerzbilder im Bereich des Ellenbogengelenkes und Unterarmes

Chronisches Schmerzbild
- Operative Intervention mit Arthroskopie (Gelenktoilette, Gelenkkörperentfernung, Knopelsanierung u. a.)
- Nur in wenigen Fällen Indikation zum alloarthroplatischen Ersatz zu diskutieren

Rheumtoide Arthritis

Ätiologie und Pathogenese. Systemerkrankung mit entzündlicher Schwellung der Synovialmembran und nachfolgender erosiver Destruktion der knorpeligen Gelenkflächen.

Klinik. Mitbeteiligung im Rahmen einer RA im Frühstadium in 2–3%, im Spätstadium in 60–70 % der Fälle (Heisel 1992).

Typisches klinisches Bild
Anfangsstadium
- Lokale Gelenkschwellung, evtl. mit Erguss
- Mehr oder weniger stark ausgeprägte Bewegungseinschränkung
- Kraftminderung

Fortgeschrittenes Stadium
- Aufgrund der entzündlichen Destruktion auch Mitbeteiligung des Kaplsel-Band-Apparates mit medialer und/oder lateraler Gelenkinstabilität

Diagnosesicherung
- Laborserologische Abklärung
- Röntgenbild des Gelenkes in 2 Ebenen

Therapie
Entzündlich-proliferatives Stadium
- Lokale und systemische Antiphlogese
- Medikamentöse Basistherapie
- Intraartikuläre Injektionen von Triamcinolon (20–40 mg)

Frühstadium
- Operative Synovektomie
- Radiosynoviorthese

Fortgeschrittenes Stadium (erhebliche Gelenkdestruktionen)
- Arthrodese bzw. alloarthroplastischer Ersatz

ⓘ Kommentar
Funktionalität geht vor Stabilität!

Osteochondrosis dissecans

Ätiologie und Pathogenese. Aseptische Knochennekrose im Bereich der radialen Humerusgelenkfläche (Capitulum humeri; M. Panner); evtl. Ausbildung eines freien Gelenkkörpers (Gelenkmaus).

Klinik. Morbidität 0,04–0,06%.; bevorzugt im jüngeren Lebensalter gegen Ende des Wachstums; hereditäres

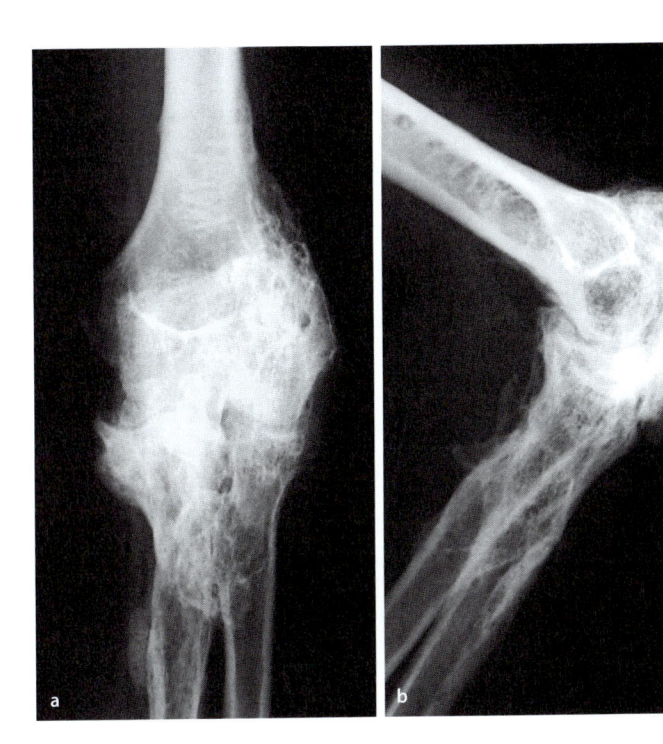

Abb. 22.18. Röntgenbilder des rechten Ellenbogengelenkes bei schwerster posttraumatischer Artrhrose
a a.p.-Strahlengang
b seitlicher Strahlenggang

Vorkommen beschrieben; Geschlechtsverhältnis Jungen/Mädchen etwa 3–4:1; in 25% der Fälle bilaterales Vorkommen.

> **Typisches klinisches Bild**
> - Belastungsschmerzen, v. a. bei Wurfbewegungen mit plötzlichem Abbremsen einer Vorwärtsbewegung, bei denen das Radiusköpfchen mit großer Kraft gegen die laterale Humerusgelenkfläche gedrückt wird (Sport!)
> - Evtl. Kapselschwellung
> - Schmerzbedingtes endgradiges Streckdefizit
> - Typisches Nachlassen der Beschwerden in Ruhe
> - Lokale Druckdolenz im Bereich des lateralen Ellenbogens
> - Bei Ausbildung freier Gelenkkörper Auftreten schmerzhafter Blockierungen

Diagnosesicherung
- Röntgen-Übersichtsaufnahmen (◻ Abb. 22.19), evtl. im Seitenvergleich
- CT
- NMR
- Evtl. diagnostische Arthroskopie

ⓘ Kommentar
Laborbefunde immer unauffällig.

Differenzialdiagnosen. Akute oder chronische Arthritis (typische Laborkonstellation).

> **Therapie**
> **Frühstadium**
> - Konservativer Versuch mit temporärer Gelenkruhigstellung bei stabiler knöcherner Situation
> - Systemische Analgesie
> - Lokale und systemische Antiphlogese
>
> **Spätstadium**
> Bei drohender oder bereits eingetretener Dissezierung:
> - Operative Intervention mit Gelenkkörperentfernung oder Bolzung (kortikospongöse Späne, resorbierbare Stifte)
> - Herdanbohrung (retrograd nach Beck, anterograd nach Pridie)
> - Anterograde Verschraubung

Chondromatose

Ätiologie und Pathogenese. Bildung multipler intraartikulärer knorpeliger und (teil)verknöcherter freier Gelenkkörper aufgrund einer Metaplasie der Synovialmembran; gehäuft nach rezidivierenden Ellenbogentraumata im Sport (Judo!) beobachtet. Im seltenen Einzelfall maligne Entartung beschrieben (Chondrosarkom).

Klinik. Seltenes Krankheitsbild.

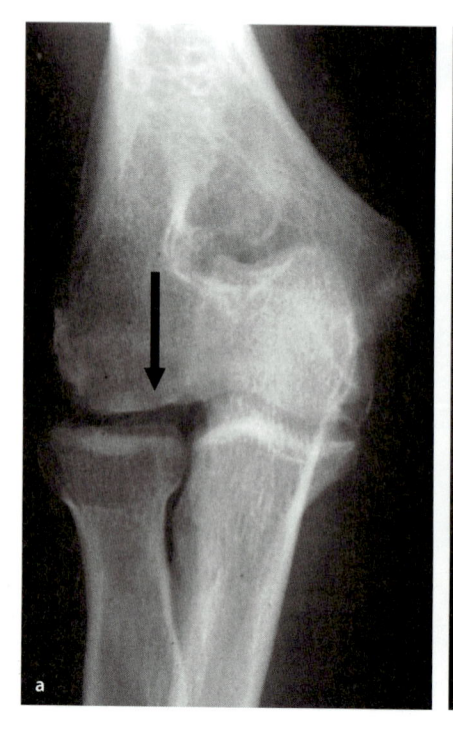

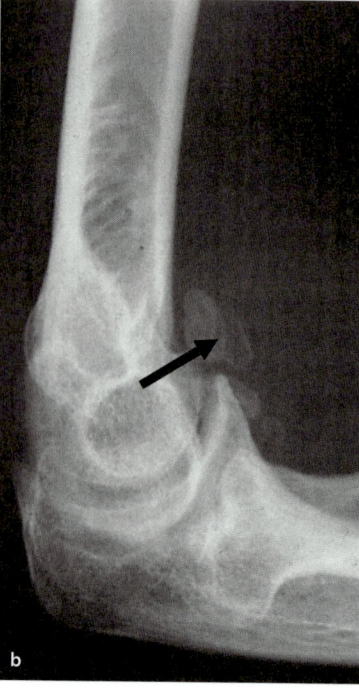

◻ **Abb. 22.19 a, b.** Osteochondrosis dissecans des radialen Humerus. **a** Mausbett (→) im a.p.-Röntgenbild, **b** freier Gelenkkörper im ventralen Gelenkrezessus (seitliches Röntgenbild →)

Typisches klinisches Bild
- Kapselschwellung
- Auftreten spontaner und bewegungsabhängiger messerstichartiger Schmerzen
- Streck- und Beugebehinderung
- Rezidivierende Blockierungserscheinungen

Diagnosesicherung. Röntgenbilder des Gelenkes in 2 Strahlengängen.

Differenzialdiagnosen
- Osteochondrosis dissecans,
- Ellenbogenarthrose.

Therapie
Immer operativ mit möglichst radikaler Synovektomie und Gelenkkörperentfernung.

Humerusepikondylitis

Synonyme. Tennisellenbogen, Mausarm (radial), Golferellenbogen (ulnar).

Ätiologie und Pathogenese. Insertionstendopathie bzw. Myotendinose. In aller Regel Folge einer chronischen Überlastung der knöchernen Sehnenansätze im Bereich des lateralen (radialen) bzw. ulnaren (medialen) Humerusepikondylus (z. B. durch einseitige, monoton sich wiederholende Bewegungsabläufe) mit nachfolgender Reizung der Knochenhaut (Periostitis); z. B. beim Sport (Tennis), im Beruf (Friseur, Handwerker, Sekretärin mit intensiver Tätigkeit am Computer).

Klinik. Vorkommen v. a. zwischen dem 35. und 50. Lebensjahr; ausgeglichenes Geschlechtsverhältnis.
Oft schleichende Entwicklung bis zum klinischen Vollbild.

Typisches klinisches Bild
- Heftige lokale Druckdolenz im Bereich des betroffenen Humerusepikondylus (stechend), leichtes bis extremes Ziehen im Unterarm
- Schmerzverstärkung durch Dehnung einzelner Muskelgruppen (z. B. beim Anheben schwerer Gegenstände)
- Positive Muskelprovokationsteste
  - radial: kraftvolle Dorsalextension des Handgelenkes gegen Widerstand, Pronation
  - ulnar: kraftvolle Palmarflexion des Handgelenkes gegen Widerstand, Supination, Faustschluss

Diagnosesicherung. Ausschließlich klinisch. Im Rahmen einer Ultraschalluntersuchung lässt sich evtl. eine Schwellung mit Texturvergröberung im Bereich der Sehnenansätze nachweisen.

Therapie
Frühstadium
- Zunächst immer konservativ mit Schonung des Armes
- Evtl. temporäre Ruhigstellung (Schiene, Oberarmgipsverband in Neutralstellung)
- Evtl. Tragen einer sog. Epikondylitisspange, die den lokalen Muskelzug im Bereich der Sehnenursprünge mindern hilft (◘ Abb. 22.20)
- Lokale und systemische Antiphlogese
- Instillation von 10–20 mg Triamcinolon
- Manuelle Querfriktion im Bereich der Muskelursprünge (sog. »deep friction«), auch unter Anwendung einer lokalen Kryotherapie mit Kältesprays oder Eispackungen
- Dynamischer Ultraschall
- Evtl. Akupunktur
- Beratung bzgl. einer Prävention (Vermeidung auslösender Bewegungsmuster, z. B. Änderung der Schlagtechnik beim Tennis; Stretching vor besonderen Belastungen; ergonomischer Arbeitsplatz mit adäquater Tastatur, elektrischem Schraubenzieher u. a.)

Chronische Persistenz
- Operative Intervention mit Einkerbung des Sehnenspiegels bzw. der proximalen Muskulatur am Knochenansatz
- Zusätzliche Denervierung von Nervenästen, die zum Gelenk führen

> **Tipps**
> In Ausnahmefällen (v. a. bei chronischem Verlauf) wird eine lokale Wärmetherapie (Infrarotbestrahlung, Mikrowelle, Fango- oder Paraffinpackungen, Wärmepackung mit Heublumen, hydroelektrisches Armbad o. ä.) besser vertragen.

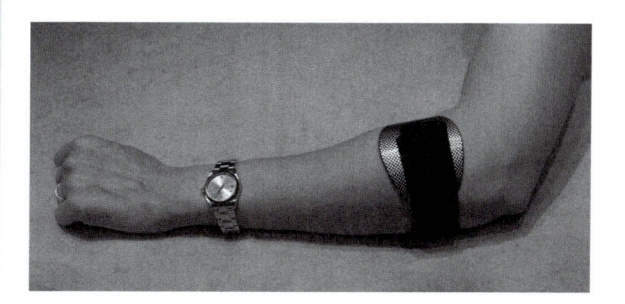

◘ **Abb. 22.20.** Epikondylitisspange am proximalen linken Unterarm, die den lokalen Zug der Handgelenksextensoren an ihrem knöchernen Ursprung reduziert

Posteriores Impingement

Ätiologie und Pathogenese. Chronische dynamische Überlastung des Ellenbogengelenkes, evtl. lokale Weichteilhypertrophie mit Ausbildung eines posterioren Osteophyten.

Klinik. Dieses Krankheitsbild tritt fast ausschließlich bei Athleten auf, die exzessiv Wurfsportarten betreiben.

> **Typisches klinisches Bild**
> - Endgradige Funktionseinschränkung des dorsalen Ellenhakens in der Fossa olecrani im Zuge einer forcierten Ellenbogenstreckbewegung mit gleichzeitigem Valgusstress, dabei Schmerzbild posteromedial
> - Evtl. begleitende Irritation des N. ulnaris

Diagnosesicherung
- Klassische Anamnese
- Eindeutige Klinik
- Evtl. Röntgen-Nativbild bzw. Tomographie des Ellenbogengelenkes

> **Therapie**
> - Sytemische Antiphlogese (s. ▶ Kap. 7.3)
> - Palette der lokalen Physiotherapie
> - Im Einzelfall bei konservativer Therapieresistenz und erheblichen Schmerzbildern operative Entfernung von Osteophyten unter sorgfältiger Schonung des N. ulnaris

Bursitis olecrani

Ätiologie und Pathogenese
Akutes Auftreten
- Meist als Folge eines direkten Traumas, z. B. beim Sport (erhebliche Prellung, evtl. mit Einblutung).

Chronischer Verlauf
- Bei längerer lokaler Druckeinwirkung, v. a. bei vorliegendem Ellenhakensporn (z. B. im Gefolge von Schreibtischarbeiten).

> **Typisches klinisches Bild**
> **Akuter Fall**
> - Typische lokale Entzündungszeichen mit Rötung
> - Fluktuierende Schwellung (s. ◘ Abb. 22.21)
> - Überwärmung
> - Erhebliche lokale Druckdolenz ohne wesentliche Einschränkung der Gelenkfunktion
>
> **Chronische Irritation**
> - V. a. teigige Schwellung im Bereich des Ellenhakens

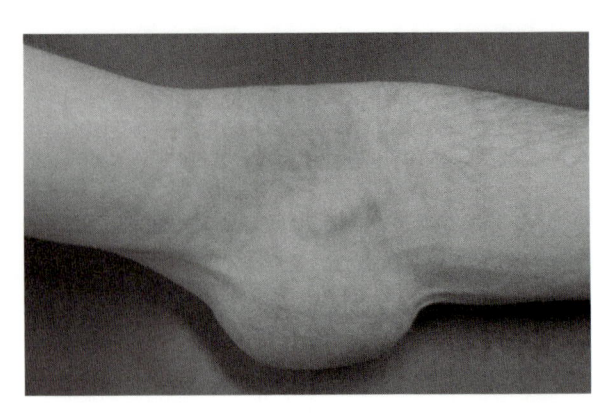

◘ **Abb. 22.21.** Ausgeprägte Bursitis olecrani mit prall-elastischem Erguss

Diagnosesicherung
- Klinisch
- Röntgen-Nativaufnahme im seitlichen Strahlengang zum Ausschluss eines knöchernen Olekranonspornes

Differenzialdiagnosen
- Lipom (keine Entzündungszeichen)
- Synovialom (arthroskopische Probeexzision der Synovialmembran)

> **Therapie**
> **Frühstadium**
> - Zunächst konservativ mit Ruhigstellung des Gelenkes in 90°-Schiene
> - Systemische und lokale Antiphlogese
> - Bursapunktion zum Ausschluss einer Infektion
> - evtl. dann Instillation von 20 mg Triamcinolon
>
> **Fortgeschrittenes Stadium**
> - Operative Intervention mit Extirpation des Schleimbeutels bei eitrigen Prozessen, traumatisch eröffneter Bursa und im Falle eines chronischen Verlaufes

Sulcus n. ulnaris-Syndrom (Proximales Ulnartunnel-Syndrom)

Ätiologie und Pathogenese. Lokale Kompression des Ellennerven im ulnaren Bereich des distalen Humerus in Höhe der knöchernen Rinne des medialen Epikondylus (◘ Abb. 22.22), z. B. bei anlagebedingter Dysplasie des Sulcus, bei abnormalem Muskelzug, aber auch bei postraumatischen Störungen (lokaler Exophyt, Weichteilfibrosierung); seltener durch chronische Überlastung (z. B. infolge dauerhaften Aufstützens des Ellenbogens auf härterer Unterlage); nicht selten im Gefolge einer rheumatoiden Arthritis (Frühzeichen!).

Klinik. Klassisches nervales Engpass-Syndrom.

> **Typisches klinisches Bild**
> - Schmerz bei lokalem Druck im Bereich des ulnaren Epikondylus, evtl. mit Ausstrahlung im Verlauf des ulnaren Unterarmanteiles bis zur Hand
> - Evtl. Dehnungsschmerz bei maximaler Flexion des Ellenbogengelenkes
> - Evtl. funktionelle Beeinträchtigung der Hand
> - Atrophie der Mm. interossei
> - Verformung des Fingers V mit Nagelveränderungen
> - Sensibles Defizit der ellenseitigen Hand

Diagnosesicherung
- Klinisch
- Röntgen-Nativaufnahmen des Ellenbogengelenkes zum Nachweis bzw. Ausschluss knöcherner Auffälligkeiten
- Elektromyographische Untersuchung des Ellennerven

> **Therapie**
> **Frühstadium**
> - Konservativer Behandlungsversuch mit systemischer Antiphlogese (s. ▶ Kap. 7.3)
> - Lokale Neuraltherapie (Injektionen von Lokalanästhetika, evtl. mit Zusatz von 20 mg Triamcinolon)
> - Gabe von Muskelrelaxantien (Tetrazepam)
> - Palette der lokalen physikalischen Therapie einschließlich TENS und Ultraschall, krankengymnastische Mobilisation
> - Evtl. auch temporärer Schienenverband
>
> **Fortgeschrittenes Stadium**
> - Operationsindikation bei Aufscheinen neurologischer Defizite:
>   - Fasziotomie
>   - evtl. Verlagerung des Nerven in die Ellenbeuge

Supinatorlogen-Syndrom (Frohse-Syndrom)

Ätiologie und Pathogenese. Meist spontane mechanische Kompression des tiefen Radialisastes im Bereich der Ellenbeuge aufgrund einer sehnig verhärteten Arkade in Höhe des Supinatorschlitzes (Eintrittsstelle des R. profundus in den Supinatormuskel); seltener Traumafolge (z. B. nach Stichverletzung an der Rückseite des proximalen Unterarmes, nach Luxation des Speichenköpfchens oder einer Monteggia-Fraktur); auch iatrogen nach intramuskulärer Injektion (z. B. im Falle einer radialen Humerusepikondylitis).

Klinik. Relativ seltenes Krankheitsbild.

> **Typisches klinisches Bild**
> **Frühstadium**
> - Motorische Schwäche des M. extensor digiti minimi
> - Kraftminderung der ulnaren Handgelenks- und der Fingerextensoren kommen hinzu
>
> **Vollbild der Störung**
> - Schwäche der Fingerextension bei zumindest teilweise erhaltener radialer Extension im Handgelenk
> - Atrophie der radialen Streckmuskulatur des Unterarmes (im Seitenvergleich)
>
> ⓘ **Kommentar**
> Keine sensiblen Ausfälle!

Diagnosesicherung
- Detaillierte klinische Befundung
- EMG der betroffenen Muskulatur mit typischen Veränderungen (pathologische Spontanaktivitäten, gelichtete Interferenzmuster u. a.)

> **Therapie**
> **Frühstadium**
> - Konservativer Behandlungsversuch mit lokaler Instillation von 20 mg Trimcinolon
> - Gabe von Muskelrelaxantien (Tetrazepam)
>
> **Fortgeschrittenes Stadium**
> - Bei nicht seltener Beschwerdepersistenz operative Intervention mit Spaltung des Supinatorschlitzes

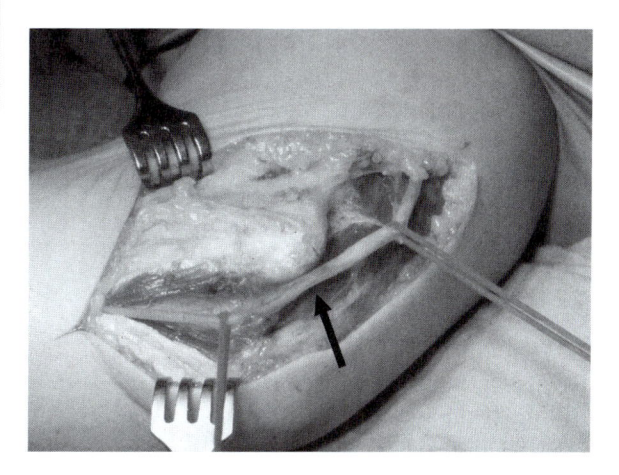

Abb. 22.22. Intraoperativer Situs mit lokaler Druckschädigung des N. ulnaris im Bereich des linken Ellenbogensulkus (→)

Pronatorlogen-Syndrom (Pronator-teres-Syndrom)

Ätiologie und Pathogenese. Kompressionsyndrom des N. medianus im Bereich der Ellenbeuge unter dem Sehnenbogen zwischen dem oberflächlichen und tiefen Kopf des M. pronator teres. Ursächlich ist meist eine Druckschädigung durch einen Tumor; evtl. verursacht durch längere Zeit bestehenden äußeren Druck (»paralysie des amoureux«; franz.); trainingsbedingte muskuläre Hypertrophie des M. pronator teres (sportliche Überlastung); selten Folge eines direkten Traumas.

Klinik. Seltenes Krankheitsbild.

> **Typisches klinisches Bild**
> - Brennende Schmerzen bzw. Parästhesien (meist unscharf begrenzt) im peripheren Nervenverlauf (volare Unterarmmuskulatur, radiale Hand, Finger I–III)
> - Schmerzverstärkung bei Pronation des Handgelenkes gegen Widerstand
> - Klopf- und Druckdolenz des M. pronator teres im Bereich der Ellenbeuge, Druckpunkt auch im Bereich des Thenar
> - Motorische Schwäche der Daumenzirkumduktion (M. flexor pollicis longus)
> - Kraftminderung bei Beugung der Langfinger II–V (Mm. flexor digitorum superficialis et profundus)

Diagnosesicherung. EMG des M. pronator teres.

Differenzialdiagnose. Karpaltunnelsyndrom.

> **Therapie**
> **Frühstadium**
> - Temporäre Schonung
> - Änderung der Trainingsgewohnheiten, evtl. auch der übermäßigen sportlichen Belastung
> - Lokale Kryotherapie
> - Lokale Antiphlogese
>
> **Fortgeschrittenes Stadium**
> - Bei Beschwerdepersistenz operative Dekompression des Medianusnerven

N. interosseus anterior-Syndrom (Kiloh-Nevin-Syndrom)

Ätiologie und Pathogenese. Lokales Kompressionssyndrom des N. interosseus anterior (distaler Medianusast) im volaren proximalen Unterarmbereich in Höhe einer verstärkt bindegewebig-fibrös ausgebildeten Ursprungsarkade der oberflächlichen Beugemuskulatur des Handgelenkes. Seltener posttraumatisch durch ein organisiertes Hämatom oder kallöse Reaktionen nach proximaler Unterarmfraktur oder auch Verkalkung nach Ellenbogen- bzw. Speichenköpfchenluxation; auch nach suprakondylärer Fraktur im Kindesalter.

Klinik. Sehr seltenes Krankheitsbild ohne Geschlechtsbevorzugung mit einem Häufigkeitsgipfel in der 4. Lebensdekade. Der dominante Arm ist nicht bevorzugt betroffen.

> **Typisches klinisches Bild**
> - Meist plötzlich auftretende und dann zunehmende Ungeschicklichkeit und Kraftlosigkeit (Spitzgriff I/II) beim Hantieren von Gegenständen
> - Selten diffuser oder lokalisierter Schmerz
> - Schleichender Beginn in wenigen Ausnahmefällen
> - Typisch ist die Unfähigkeit, die Endglieder des Daumens und des Zeigefingers beim Spitzgriff kraftvoll zu beugen und so einen Kreis zu bilden (sog. »pinch«-sign bzw. »circle«-sign).
> - Evtl. messbare Muskelatrophie im Unterarmbereich im Seitenvergleich mit Kraftverlust (Dynamometer)
> - Die aktive Flexion der PIP I und II gegen Widerstand ist herabgesetzt, evtl. auch die Pronation des Unterarmes in Flexionsstellung des Ellenbogengelenkes (Entspannung des Caput humerale des M. pronator teres)

Diagnosesicherung
- Typischer klinischer Befund
- EMG in 80–90% mit pathologischen Spontanaktivitäten der betroffenen Muskeln
- Radiologische Kontrolle des Ellenbogengelenkes mit proximalem Unterarm in 2 Ebenen (Traumafolgen?)

Differenzialdiagnosen
- Spontane Ruptur der langen Daumenbeugersehne (rheumatoide Arthritis; Weichteil-erodierende Exostose bei Kahnbeinpseudarthrose, Lunatummalazie bzw. älterem handgelenksnahen Speichenbruch)
- Lokaler Druck durch eng anliegenden Gipsverband
- Tendovaginitis stenosans

> **Therapie**
> Konservative Maßnahmen sind wenig erfolgversprechend, daher operative Dekompression in aller Regel nicht zu umgehen.

Wartenberg-Syndrom

Ätiologie und Pathogenese. Distales (sensibles) Kompressionssyndrom des R. superficialis n. radialis am Übergang vom mittleren zum distalen Drittel des Unterarmes radial-dorsal zwischen den Sehnen des M. brachioradialis und des M. extensor carpi radialis. Ursächlich sind meist Schlag- oder Schnittverletzungen an der dorso-radialen Kante des distalen Unterarmes, auch ein längere Zeit bestehender chronischer mechanischer Druck (z. B. durch ein zu enges Uhrenband, Handschellen u.ä.; sog. Arrestanten- bzw. Fesselungslähmung); iatrogen postoperativ, z. B. nach Anlegen eines a.-v. Shunts, auch nach i.v.-Injektionen.

Klinik. Seltenes Krankheitsbild.

> **Typisches klinisches Bild**
> - Lokale Klopf- und Druckdolenz radio-dorsaler distaler Unterarm
> - Parästhesien dorso-medialer Anteil des Handrückens
> - Positives Finkelsteinzeichen (der gebeugte Daumen wird von den Langfingern in der Faust fixiert; anschließend schnelle passive Ulnarabduktion im Handgelenk mit Auslösung heftiger Schmerzen)
> - Positives Dellon-Zeichen (Hyperpronation mit Radialabduktion im Handgelenk verstärken das Schmerzbild)

Diagnosesicherung
- Typischer klinischer Befund
- elektromyographische Abklärung

Differenzialdiagnose. Tendovaginitis stenosans de Quervain.

> **Therapie**
> - Prävention durch Beseitigung der mechanischen Ursache
> - Konservativ-symptomatisch
> - Operative Intervention auf Ausnahmefälle beschränkt (nur bei persistierenden Schmerzen)

N. interosseus posterior-Syndrom

Ätiologie und Pathogenese. Kompressionssyndrom des sensiblen Endastes des R. profundus n. radialis im distalen Unterarmbereich. Verantwortlich ist meist eine Druckirritation durch ein dorsales Handgelenksganglion. Seltene mechanische Überlastung durch Tätigkeiten mit diadochokinetischen Bewegungsabläufen des betroffenen Handgelenkes. Iatrogene Schädigung durch eine intravenöse Kanüle.

Klinisches Bild. Sehr seltenes Krnakheitsbild.

> **Typisches klinisches Bild**
> Persistierende chronische dumpfe Schmerzbilder über dem dorsalen Anteil des Radiokarpalgelenkes.

Diagnosesicherung. Elektromyographische Abklärung.

> **Therapie**
> In allen Fällen operative Dekompression.

Neuralgie des R. dorsalis n. ulnaris

Ätiologie und Pathogenese. Funktionsstörung des sensiblen Ulnarisastes im distalen streckseitigen Unterarmdrittel auf Grund einer Kompression im Bereich der Durchtrittsstelle der Fascia antebrachii; als Folge eines eines sog. Pariertraumas (Schlag gegen den schützend vor den Kopf vorgehaltenen Unterarm) bzw. einer gewaltsamen Unterarmdrehung.

Klinik. Seltenes Krankheitsbild.

> **Typisches klinisches Bild**
> - Dumpfer Schmerz im ulnaren Bereich des Handgelenkes und der Handwurzelreihe
> - Dysästhesie des ulnaren Handrückens und der Finger III (ulnar) IV und V

Diagnosesicherung. EMG-Untersuchung des N. ulnaris.

> **Therapie**
> - Konservativ durch temporäre Schonung
> - NSAR-Antiphlogese (s. ▶ Kap. 7.3)
> - Lokale physikalische Maßnahmen

22.3 Schmerzbilder im Bereich der Hand und Finger

Die Hand als Greiforgan ist für die Verrichtungen des täglichen Lebens unverzichtbar. Das Handgelenk als Eigelenk erlaubt Bewegungsausschläge in zwei Ebenen, wichtiger für die Globalfunktion ist jedoch ein gutes Bewegungsspiel der Langfinger- und Daumengelenke.

22.3.1 Krankheitsbilder

Lokale periphere Schmerzbilder im Bereich der Hand können ihren Ursprung in degenerativen, traumatischen oder entzündlichen Störungen nehmen. Je nach Ausprägungsgrad bringen diese dann mehr oder weniger ausgeprägte funktionelle Einschränkungen mit sich. Auch periphere nervale Engpasssyndrome sind in nicht seltenen Fällen Ursache für chronisch persistierende Beschwerden.

Handgelenksarthrose

Ätiologie und Pathogenese. Meist Spätfolge einer intraartikulären Radiusbasisfraktur, auch einer Handwurzelfraktur; seltener spontan auftretend.

Klinik. Männer sind häufiger betroffen als Frauen.

> **Typisches klinisches Bild**
> - Konturvergrößerung des Handgelenkes
> - Aufkommende Schwellung (v. a. unter Belastung)
> - Konzentrische schmerzhafte Bewegungseinschränkung des Handgelenkes
> - Lokale Druckdolenz, vor allem streckseitig

Diagnosesicherung
- Röntgenbilder in beiden Strahlengängen mit Darstellung einer Verschmälerung des Gelenkspaltes
- Subchondrale Sklerosierung der Gelenkflächen
- Osteophytenbildung

Differenzialdiagnose. Entzündliche Gelenkaffektionen aus dem rheumatischen Formenkreis.

> **Therapie**
> **Geringgradige Destruktionen**
> - Medikamentöse Antiphlogese (NSAR, s. ▶ Kap. 7.3)
> - Physikalische Maßnahmen
> - Bewegungslimitierung des Handgelenkes durch temporäres Tragen einer Walkledermanschette
>
> **Schwergradige schmerzhafte Destruktionen**
> - Radiokarpale Arthrodese
> - Im Einzelfall auch Implantation einer Endoprothese möglich

Polyarthrose

Ätiologie und Pathogenese. Spontanes Auftreten degenerativer, teilweise destruktiver Veränderungen der Langfingermittel- und -endgelenke sowie des Daumensattelgelenkes (◘ Abb. 22.23).

Klinik. Betroffen sind in erster Linie Frauen im Klimakterium (hormoneller Einfluss?).

> **Typisches klinisches Bild**
> - **Im Bereich der Langfingerendgelenke (Typ Heberden):**
>   - Knotige Auftreibungen streckseitig
>   - Verlust der physiologischen Fältelung
>   - Lokale Druckdolenz
>   - Schmerzarme Funktionsbeeinträchtigung
> - **In Höhe der Mittelgelenke (Typ Bouchard):**
>   - Konturvergröberung
>   - Diffuse druckschmerzhafte Schwellung
>   - Beugebeeinträchtigung
>   - Schmerzbild unter Belastung oft nur geringfügig
> - **Im Bereich des Daumensattelgelenkes (Rhizarthrose):**
>   - Deutliche knöcherne Auftreibung
>   - Lokale Druckdolenz
>   - Beeinträchtigung der kraftvollen Daumenopposition (kraftvolles Zugreifen)
>   - Typisch sind Schmerzen beim Auswringen der Wäsche und beim Drehen des Türschlüssels im Schloss

Differenzialdiagnose. Entzündliche Gelenkaffektionen aus dem rheumatischen Formenkreis, Psoriasis (dann meist Strahlenbefall), Gichtarthropathie (◘ Abb. 22.24).

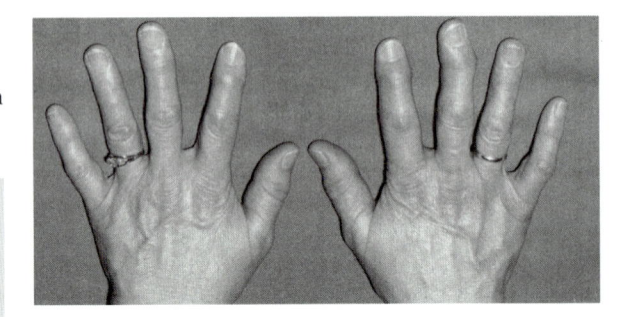

◘ **Abb. 22.23.** Degenerative Polyarthrose der Hände

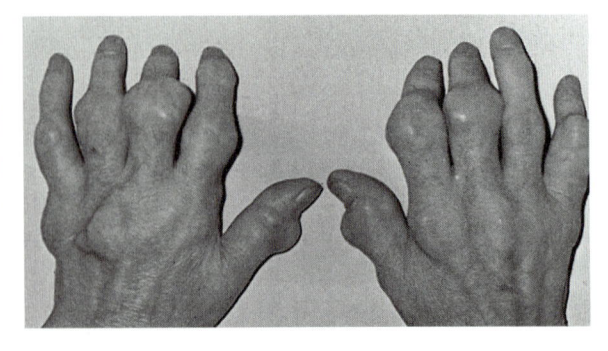

◘ **Abb. 22.24.** Schwere Destruktionen von Hand und Fingern im Falle einer Gichtarthropathie bds.

22.3 · Schmerzbilder im Bereich der Hand und Finger

Diagnosesicherung
- Typischer kinischer Befund
- Röntgenbild der Hand in zwei Ebenen (Abb. 22.25)

> **Therapie**
> **Frühstadium**
> - Eigenständige aktive und passive Bewegungsübungen
> - Kryotherapie bei aufscheinenden Schmerzbildern
>
> **Fortgeschrittenes Stadium**
> - Eher lokale Wärmeapplikation (z. B. Handbäder)
> - Schmerzprävention durch Tragen von Handschuhen (vor allem im Winter)
> - Bei Bedarf NSAR-Medikation (s. ► Kap. 7.3); evtl. auch Triamcinolon i.a (10 mg)
>
> **Operative Intervention**
> - Nur bei ausgeprägter Fehlstellung (z. B. DIP-Arthrodese in leichter Beugestellung)
>
> **Ultima ratio**
> - Implantation kleiner Silastik-Prothesen (Langfingermittelgelenke)
> - Im Falle einer Rhizarthrose Resektion des Os trapezium, alternativ Implantation einer Daumensattelgelenksendoprothese.

Lunatummalazie (M. Kienböck)

Ätiologie und Pathogenese. Spontane Osteonekrose des Mondbeines; mögliche Folge einer starken mechanischen Belastung mit rezidivierenden kleineren Traumata (z. B. Arbeiten an einem Presslufthammer); aber auch im Zuge einer Radiusplus- oder Ulnaminusvariante (erhöhter lokaler Druck; etwa 20% der Fälle!).

Klinisches Bild. Gehäuftes Auftreten bei Männern, vor allem im 2.–3. Lebensjahrzehnt.

> **Typisches klinisches Bild**
> - Lokale Beschwerdebilder des Handgelenkes, vor allem bei körperlicher Belastung.
> - Später dann zunehmende Bewegungseinschränkung (v. a. bei Dorsalextension im Handgelenk).
> - Besonders typisch ist der lokale Druck streckseitig über dem Os lunatum (Abb. 22.26).

Diagnosesicherung
Frühstadium
- Radiologischer Befund eher unauffällig; im Verdachtsfalle Durchführung einer Kernspintomographie, evtl. auch einer Szintigraphie

Spätstadium:
- Typische radiologische Fragmentation des Mondbeines mit Sekundärarthrose der Handwurzel.

Stadieneinteilung (nach Decoulx). Tab. 22.3.

> **Therapie**
> **Frühstadium**
> - Temporäre Schonung durch kurzfristige Ruhigstellung
> - Lokale bzw. systemische NSAR-Abdeckung (s. ► Kap. 7.3)
> - Physikalische Maßnahmen
> - Evtl. Knochenbohrung
>
> **Fortgeschrittenes Stadium**
> - Operative Verkürzung des Speiche (auch bei Vorliegen einer Radiusplusvariante)
>
> **Spätstadium**
> - Evtl. Lunatumextirpation mit Implantation eines Silikonspacers oder zusätzliche Sehneninterpositionsplastik
> - Alternativ selektive Arthrodese

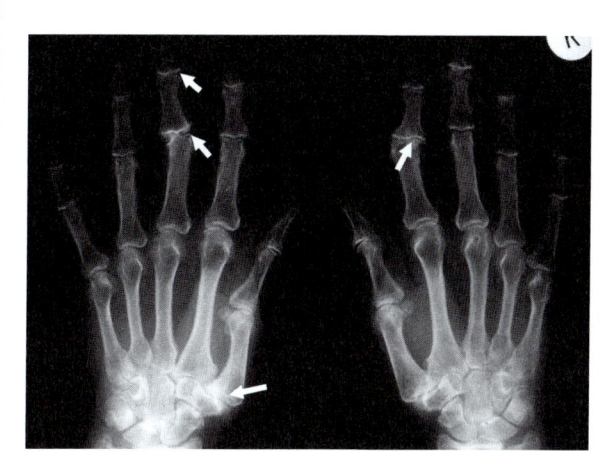

Abb. 22.25. Polyarthrose der Hände im a.p. Röntgenbild mit typischen Gelenkdestruktionen (→)

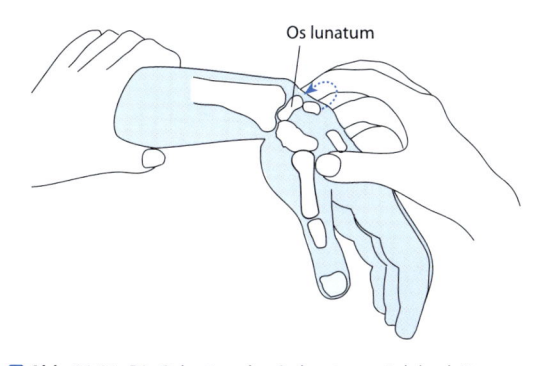

Abb. 22.26. Die Palpation des Os lunatum wird durch Beugung des Handgelenkes erleichtert

Tab. 22.3. Stadieneinteilung der Lunatummalazie im Röntgenbild nach Decoulx

Stadium 0	Keine sichtbaren radiologischen Veränderungen
Stadium I	Verdichtung des Mondbeins bei noch erhaltener Kontur
Stadium II	Mosaikartiges Aussehen durch ein Nebeneinander von Sklerose und Osteolyse; die Form des Knochens ist weitestgehend erhalten
Stadium III	Zusammengebrochenes und fragmentiertes Mondbein; zusätzlich umschriebene Arthrose
Stadium IV	Deformierung des Mondbeins mit zusätzlicher Arthrose der Handwurzel

Skaphoidpseudarthrose

Ätiologie und Pathogenese. In aller Regel posttraumatische Störung nach Sturz auf das überstreckte Handgelenk; eine frische knöcherne Verletzung wird in der primären radiologischen Diagnostik nicht selten übersehen. Auch nach korrekter konservativer Erstbehandlung einer frischen Fraktur mit zwölfwöchiger Ruhigstellung im Kahnbeingips unter Einschluss des Daumens kann es aufgrund der lokal begrenzten arteriellen Blutversorgung dennoch zu einer Pseudarthrose kommen.

Klinik. 80% aller Handwurzelfrakturen betreffen das Kahnbein; Männer sind 6-mal häufiger betroffen als Frauen.

> **Typisches klinisches Bild**
> - Typische lokale Druckdolenz dorsal über dem Handgelenk sowie in der Tabatière (Abb. 22.27)
> - Stauchungsschmerz des Handgelenkes
> - Radialer Abduktionsschmerz

Es kommt zu keiner wesentlichen Schwellung des Handgelenkes, in aller Regel besteht auch keine wesentliche Funktionsbeeinträchtigung (allenfalls der Dorsalextension im Handgelenk).

Nicht selten auch völlig symptomlos (Zufallsbefund).

> **Tipps**
> **Watson-Test:** Im Zuge der Radial- und Ulnarabduktion des Handgelenkes kann die Instabilität des Kahnbeines palpiert werden.

Diagnosesicherung. Röntgenbilder in vier Ebenen (mit Kahnbeinspezialaufnahmen; Abb. 22.28).

> **Therapie**
> **Kleines proximales Fragment**
> - Operative Kahnbeinteilresektion
>
> **Pseudarthrose im mittleren Bereich**
> - Operative Anfrischung der beiden knöchernen Anteile mit Zugschraubenosteosynthese (evtl. mit autologem Knochen vom Beckenkamm)

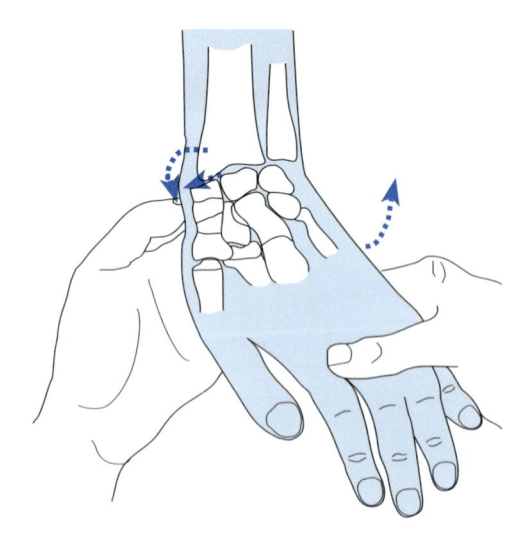

Abb. 22.27. Die Palpation des Os scaphoideum in der Tabatière von radial wird durch eine ulnare Abwinkelung der Hand erleichtert (schematische Darstellung)

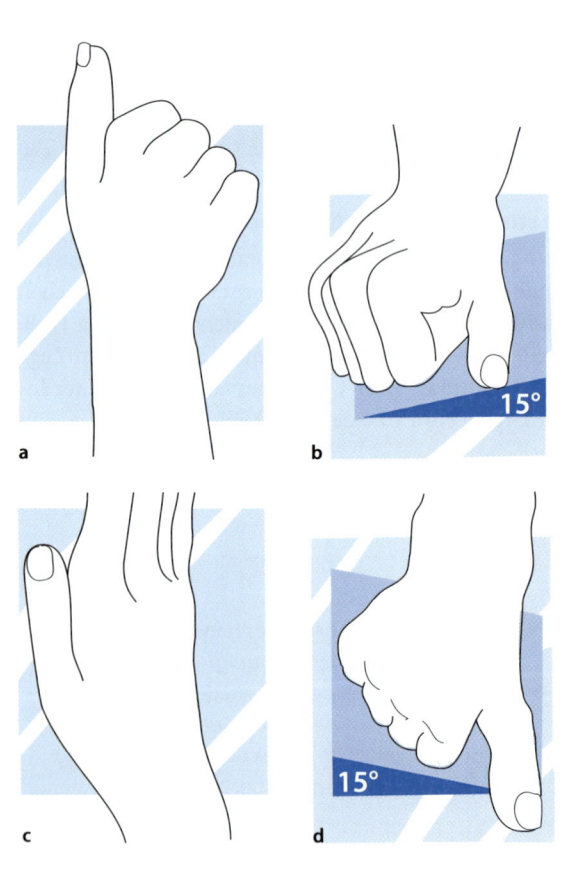

Abb. 22.28 a–d. Röntgenserie des Kahnbeines in 4 Ebenen (schematische Darstellung). **a** p.a-Aufnahme mit ulnar flektiertem und hyperextendiertem Handgelenk bei Faustschluss und Streckung des Daumens. **b** p.a.-Aufnahme mit 15° Supination. **c** Seitliche Aufnahme in Neutralstellung. **d** p.a.-Aufnahme in 15° Pronation

Rheumatische Hand- und Fingeraffektionen

Klinik. Die Handgelenke sind in 12–18% Erstlokalisation einer rheumatoiden Arthritis, die Fingergrund- und -mittelgelenke in 35–40%. Frühzeitige erosive knöcherne Veränderungen finden sich vor allem im Bereich der Grundphalanxbasen des II. und III. Fingers sowie des Ulnaköpfchens. Bei etablierter chronischer Verlaufsform nach zehn Jahren sind die Langfingergrundgelenke in 80–85%, die Langfingermittelgelenke in 60–65%, die Handgelenke in 80–90% mit betroffen (Heisel 1992).

> **Typisches klinisches Bild**
> **Frühstadium**
> - Lokale Schwellungen der betroffenen Gelenke mit Aufhebung der physiologischen Hautfältelung
> - Lokale Druckdolenz
> - Positives Gaenslen-Zeichen (Schmerzangabe beim Händedruck)
> - Schmerzhafte Funktionseinschränkung beim endphasigen Ausschlag
>
> **Spätstadium** (Abb. 22.29)
> - Verplumpung der betroffenen Gelenke mit ulnarer Fehlstellung
> - Erheblicher Bewegungsschmerz
> - Gelenkinstabilität
> - Im Bereich der Langfinger:
>   - Schwanenhals- bzw. Knopflochdeformität
> - Im Bereich des Daumens:
>   - Entenschnabeldeformität

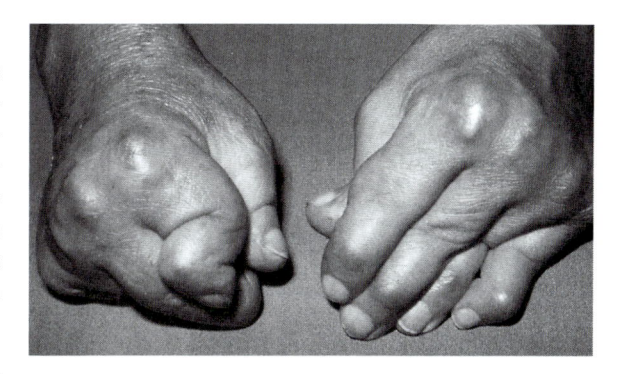

Abb. 22.29. Typischer klinischer Handbefund bei schwerer rheumatoider Arthritis mit Ulnardeviation der Langfinger in den synovial aufgetriebenen Grundgelenken, Schwanenhals- und Knopflochdeformitäten der Langfinger, Entenschnabeldeformität des linken Daumens

Diagnosesicherung
- Laborserologische Abklärung
- Röntgenbilder der Hände in beiden Strahlengängen (Abb. 22.30), evtl. Vergrößerungsaufnahmen zur besseren Darstellung früher Erosionsbildungen

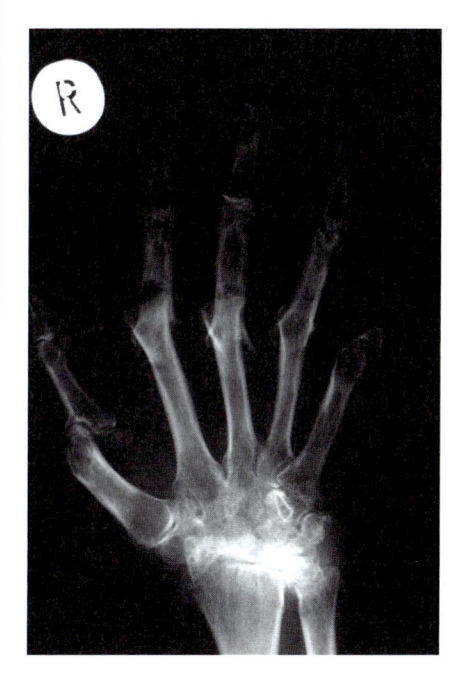

Abb. 22.30. Röntgenaufnahme der rechten Hand im a.p.-Strahlengang mit schweren rheumatischen Destruktionen (Mutilationen PIP III, Grundgelenke II–V, Kollaps der Handwurzel)

> **Therapie**
> **Frühstadium**
> - Adäquate lokale und vor allem systemische Antiphlogese (s. ▶ Kap. 7.3)
> - Evtl. Einleiten einer Rheumabasistherapie
> - Sinnvolles krankengymnastisches Übungsprogramm
> - Bei persistierender Proliferation der Gelenkinnenhaut:
>   - evtl. Frühsynovektomie (Abb. 22.31)
>   - in Einzelfällen auch Radiosynoviorthese
>   - Nachtschienenbehandlung zur Prävention einer Kontraktur bzw. einer Fehlstellung

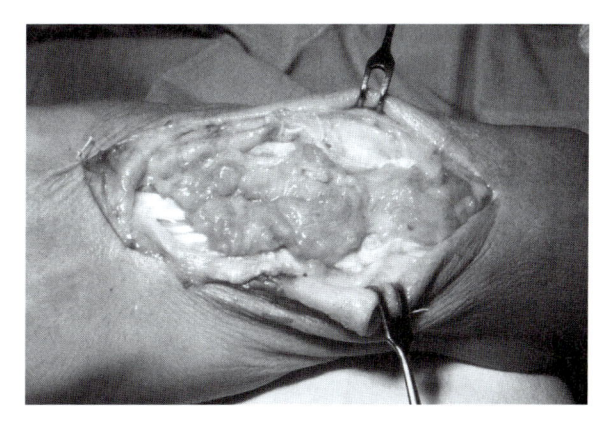

Abb. 22.31. Intraoperativer Situs des Handgelenkes streckseitig mit ausgeprägter proliferativer rheumatoider Synovitis

Fortgeschrittenes Stadium
Bei bereits erheblichen Gelenkdestruktionen:
- Arthrodese in Funktionsstellung
- In Einzelfällen auch Alloarthroplastik (Handgelenk, Langfingergrundgelenke, Daumensattel- und -grundgelenk)

Handgelenksganglion

Ätiologie und Pathogenese. Lokale Druckerhöhung innerhalb des Gelenkes aufgrund einer vermehrten Bildung von Synovialflüssigkeit (z. B. im Zuge einer degenerativen bzw. einer entzündlichen Erkrankung) mit anschließender Vorwölbung der Gelenkkapsel im Bereich eines Locus minoris resistentiae.

Klinik. Geschlechtsverhältnis Frauen/Männer: 3:1; Altersgipfel zwischen dem 20. und 30. Lebensjahr.

Typisches klinisches Bild
- Erbs- bis kirschgroße, prall-elastische, gut verschiebliche, jedoch wenig kompressible Vorwölbung überwiegend im Dorsal-, aber auch im Palmarbereich des Handgelenkes (Abb. 22.32)
- Kein wesentlicher Spontanschmerz
- Gelegentlich lokaler Druck- und Belastungsschmerz
- Funktionalität der Gelenke meist nicht beeinträchtigt

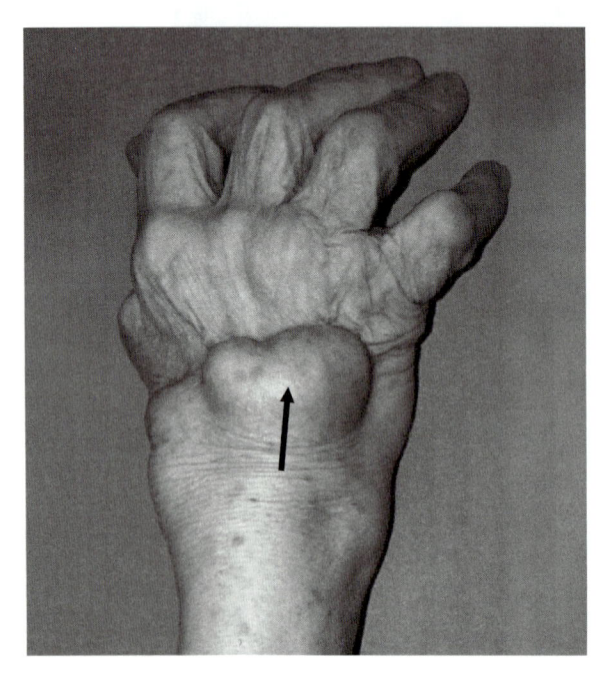

Abb. 22.32. Ausgeprägtes, mehrkammriges dorsales Handgelenksganglion rechts (→)

Diagnosesicherung
- Sonographische Abklärung
- Röntgenbild in zwei Ebenen zur Dokumentation möglicher degenerativer Veränderungen

Differenzialdiagnosen
- Synovialitis bei Arthrose der Handwurzel
- Tenosynovialitis bei rheumatoider Arthritis

Therapie
- Bei subjektiver Beschwerdefreiheit Zuwarten möglich
- Im Falle aufscheinender Schmerzbilder und Größenzunahme:
  - Punktion
  - Abziehen der meist gallertigen Flüssigkeit
  - dann evtl. Instillation von 10–20 mg Triamcinolon lokal mit anschließendem kurzzeitigen Druckverband
- Bei chronischem Rezidiv, auch bei kosmetischer Beeinträchtigung:
  - Operative Entfernung
  - Evtl. Mitbehandlung der Grunderkrankung

Tendovaginitis

Ätiologie und Pathogenese. Lokale entzündliche Veränderungen der Sehnenscheiden, vor allem der Beuger, evtl. auch der Strecker im handgelenksnahen distalen Unterarmbereich. Ursächlich ist in aller Regel eine akute oder chronische mechanische Überlastung (z. B. Schreibmaschinen- oder Computerarbeiten u.ä.). Betroffen ist in erster Linie das 1. Strecksehnenfach (Sehnen des M. abductor pollicis longus und des M. extensor pollicis brevis).

Klinik. Frauen häufiger betroffen als Männer; Auftreten bevorzugt im mittleren Lebensalter.

Typisches klinisches Bild
- Lokale Schwellung der betroffenen Sehne
- Lokale Druckdolenz
- Schmerzhafte Bewegungseinschränkung des Handgelenkes
- Evtl. lokal palpables Reiben
- Evtl. knotige Aufquellung des Sehnengewebes (Tendovaginitis stenosans)
- Aktive und passive Bewegungen der beteiligten Sehnen in ihren Gleitgeweben sind teilweise sehr schmerzhaft (z. B. Halten von Gegenständen; kraftvolles Zugreifen)
- Positives Finkelstein-Zeichen: Auslösung starker Schmerzen durch Ulnarabduktion des Handgelenkes bei gleichzeitiger maximaler Daumenflexion (Daumen in der Faust eingeschlossen)

Diagnosefindung
- Klinischer Befund wegweisend
- Zum Ausschluss einer knöchernen Mitbeteiligung Fertigung von Röntgenbildern in zwei Strahlengängen
- Kernspintomographische Abklärung der betroffenen Sehnen und Sehnenscheiden in Einzelfällen sinnvoll

Diagnosesicherung. Ausschließlich klinisch.

Differenzialdiagnosen
- Kamptodaktylie (angeborene Fingerkontraktur, v. a. V)
- Posttraumatischer Narbenzug

Therapie
Frühstadium
- Konservativ durch temporäre Schonung
- Vermeidung spezieller Bewegungsabläufe
- Evtl. temporäre Schienenruhigstellung
- Hoch antiphlogistische medikamentöse Abdeckung (s. ▶ Kap. 7.3)
- Elektrotherapie
- Lokale Iontophorese
- Lokale Kryotherapie

Fortgeschrittenes Stadium
- Persistierende Beschwerden: ein- bis zweimalige lokale Kortikoidinfiltrationen (z. B. Triamcinolon 10–20 mg als Gemisch mit Lokalanästhetika) vertretbar.
- Stenosierenden Störungen: operative Intervention mit Tenolyse bzw. Ringbandspaltung.

Therapie
Frühstadium
- Konservative Behandlung mit eigenständigen aktiven und passiven Streckübungen der Fingergelenke
- Evtl. Unterspritzen der fibrotischen Veränderungen mit 10–20 mg Triamcinolon (zur Verlangsamung der Krankheitsprogression)

Fortgeschrittenes Stadium (mit deutlicher Funktionsbeeinträchtigung)
- Operative Intervention mit (Teil-)Entfernung der Palmarfaszie und Freilegung der Beugersehnen
- Evtl. zusätzliche Arthrolyse der betroffenen kontrakten Fingergelenke

Ausnahmen (bei erheblichen Fingerkontrakturen)
- Finger(teil)amputation
- Evtl. Adelmann'sche Hohlhandverschmälerung

Morbus Dupuytren (Palmarfibrose)

Ätiologie und Pathogenese. Verdickung bzw. Verhärtung der Palmaraponeurose durch vermehrte Einlagerung von Kollagen III bisher ungeklärter Ätiologie; schleichendes Umscheiden der Beugesehnen im Bereich der Hohlhand mit konsekutivem Streckverlust der Langfinger.

Gehäuftes Auftreten beim Diabetes mellitus, bei Einnahme von Epileptika und bei chronischem Alkoholabusus.

Klinik. Betroffen sind überwiegend männliche Patienten im Alter zwischen 30 und 50 Jahren; Geschlechtsverhältnis: 10:1; familiäre Häufung in 25%; bevorzugt im Norden Europas.

Typisches klinisches Bild
- Hauptlokalisation im Bereich des IV. und V. Fingers (◘ Abb. 22.33), seltener im Bereich des Daumen und Zeigefingers
- Einwachsen der fibrotischen Bindegewebszüge in die Subkutis mit typischen Einziehungen und tastbaren, teilweise druckdolenten Verhärtungen
- Zunehmende Beugekontraktur der betroffenen Finger vor allem im Bereich ihrer Grund- und Mittelgelenke, evtl. mit Überstreckung der Endgelenke
- In aller Regel nur geringe Schmerzhaftigkeit
- Deutliche Beeinträchtigung der Greiffunktion

Prognose. Rezidivquote nach operativer Intervention mit bis zu 20% relativ hoch.

> **Cave**
> Risiko eines CRPS nach OP!

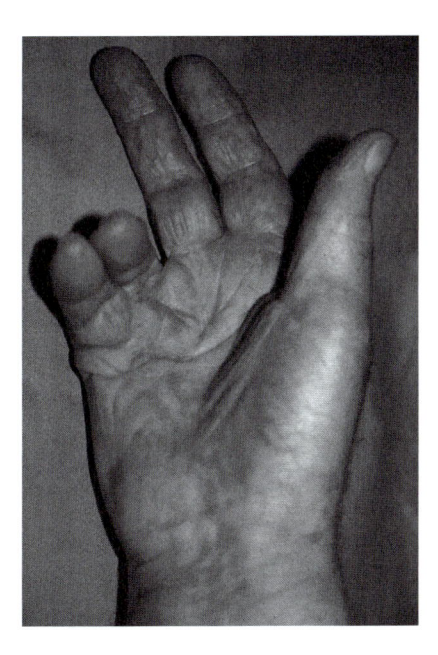

◘ **Abb. 22.33.** Klinisches Bild bei fortgeschrittenem M. Dupuytren der rechten Hohlhand mit bereits eingetretener Streckbehinderung der Finger IV und V in den Grundgelenken

Karpaltunnel-Syndrom (CTS)

Ätiologie und Pathogenese. Chronische mechanische Kompression des distalen Medianus-Hauptastes im knöchernen (volaren) Karpaltunnel im Zuge seines Durchtrittes unter dem Retinaculum flexorum (Lig. carpi transversum). Verantwortlich sein kann z. B. eine Druckerhöhung infolge lokal entzündlicher Prozesse im Falle einer rheumatoiden Arthritis, eine vorausgegangene Fraktur der Speichenbasis oder von Handwurzelknochen, Tendovaginitiden der langen Beugesehnen mit Schwellung in der Nähe des Karpaltunnels; evtl. mechanische Überlastung am Arbeitsplatz (häufige diadochokinetische Bewegungsabläufe). Auch im Gefolge von Stoffwechselstörungen (Mukopolysaccharidosen, Gicht, primäre Amyloidose, Diabetes mellitus, Myelom), in Einzelfällen auch von hormonell bedingten Schwellungen (z. B. Gravidität, Hyperthyreose). Nicht selten idiopathisch.

Klinik. Prävalenz: 0,1%/Jahr in der Gesamtbevölkerung; familiäre Häufung; Frauen etwa 3- bis 5-mal häufiger betroffen als Männer; v. a. im mittleren und höheren Lebensalter (Häufigkeitsgipfel: 40.–50. Lebensjahr).

Typisches klinisches Bild

Frühstadium
- Subjektive Beschwerdebilder im Sinne einer Brachialgia paraesthetica nocturna (die Patienten wachen schmerzbedingt mitten in der Nacht einige Stunden nach dem Einschafen auf) mit (Kribbel)Parästhesien der gesamten Hand und Schwellungs- bzw. Spannungsgefühlen
- Kurzfristige Erleichterung durch Schütteln der Hand bzw. diadochokinetisches Beugen und Strecken des betroffenen Handgelenkes
- Häufigeres Ausstrahlen der Schmerzen bis zum Oberarm
- Morgendliches Steifigkeitsgefühl der Hand
- Verstärkte klinische Problematik, wenn am Vortage eine intensive manuelle Arbeitsbelastung bestand

🛈 **Kommentar**
Nicht selten besteht über Tage völlige Beschwerdefreiheit.

Spätstadium
- Persistierende Hypästhesie der Medianus-versorgten Hautbereiche der Hohlhand (v. a. in den Fingerkuppen I–II)
- Muskuläre Atrophie des lateralen Thenaranteiles mit konsekutivem Kraftverlust beim Faustschluss
- Spitzgriff I/V kraftgemindert bis unmöglich

Diagnosesicherung
- **Klinische Untersuchung:**
  - **Tinel-Hoffmann-Zeichen** oft positiv mit reaktiven Parästhesien im Bereich der Fingerspitzen beim kraftvollen Beklopfen des Karpalkanales
  - **Phalen-Zeichen**: Auftreten typischer Parästhesien 30–40 s nach starker Flexion bzw. Extension (sog. **Reverse-Phalen-Test**) des Handgelenkes und gleichzeitig gestreckten Fingern
  - Schwäche bei der Daumenabduktion mit positivem **Flaschenzeichen**: Beim Ergreifen einer Flasche oder eines Glases liegt die Hautfalte zwischen Daumen und Zeigefinger nicht der äußeren Rundung des gefassten Gegenstandes an
- **EMG** mit verlängerter motorischer Latenz der Thenarmuskulatur; Verzögerung der sensiblen Nervenleitungsgeschwindigkeit im distalen Medianusabschnitt
- Bei möglicher traumatischer Genese **radiologische Abklärung** durch Spezialaufnahme des Karpaltunnels

Differenzialdiagnosen
- Zervikobrachialgie (radikuläres Syndrom C8 und Th1)
- Pronator teres-Syndrom
- Schädigung des unteren Armplexus
- Agenesie der Thenarmuskulatur

Therapie

Frühstadium
- Konservative Behandlung durch systemische NSAR-Abdeckung (s. ▶ Kap. 7.3)
- Evtl. lokale Kryotherapie
- Temporäre Immobilisation (vor allem zur Nacht) auf volarer Unterarmschiene
- Evtl. Behandlungsversuch mit lokaler Triamcinolon-Infiltration (10–20 mg; dünne Nadel, Einstichstelle im Bereich der Handgelenksbeugefalte)

Fortgeschrittenes Stadium
Bei ausgeprägten Beschwerden und deutlichem Befund im EMG:
- Operative Intervention sinnvoll mit lokaler Dekompression (Spaltung des Lig. carpi transversum) in offener oder gedeckter Technik (◘ Abb. 22.34)
- Evtl. zusätzliche Synovektomie der Beugesehnen

Guyon-Logensyndrom (Ulnartunnelsyndrom)

Ätiologie und Pathogenese. Distales lokales Kompressionssyndrom des Ellennerven in Höhe des Handgelenkes noch vor seiner Aufteilung in seine beiden Endäste mit chronischer mechanischer Einengung des Nerven aufgrund von äußeren Druckbelastungen oder länger persistierender Dorsalextension des Handgelenkes (sog. Radfahrerlähmung), Ganglionbildung, Lipom, Thrombose der A. ulnaris, Frakturen bzw. posttraumatische Verknöcherungen des Os pisiforme oder des Hamulus ossis hamati, degenerative Veränderungen der Articulatio pisotriquetralis, Folge von Schnittverletzungen mit Narbenbildung. In den meisten Fällen idiopathischer Natur!

Klinik. Relativ seltenes Krankheitsbild. Frauen sind häufiger betroffen als Männer.

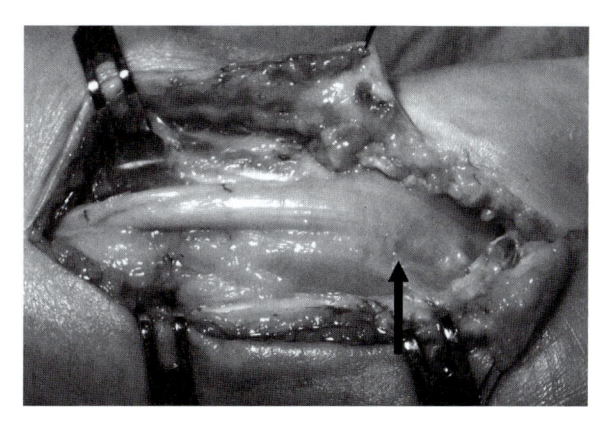

Abb. 22.34. Intraoperativer Situs mit weichteilbedingter Kompression des N. medianus rechts im Karpaltunnel (→)

> **Typisches klinisches Bild**
> – Handgelenksschmerzen mit sensiblen Störungen (Dysästhesie) im ulnaren und volaren Bereich der Finger IV und V
> – Evtl. Hypothenaratrophie, evtl. muskuläre Atrophie im volaren Zwischenfingerraum I/II (M. adductor pollicis, Mm. interossei)
> – Nur bei hochgradiger Schädigung Krallenhandstellung
> – **Hoffmann-Tinel-Klopfzeichen** über der Loge positiv
> – **Froment-Zeichen** positiv (ein zwischen dem Daumen und dem Zeigefinger gelegtes Stück Papier kann aufgrund der motorischen Schwäche des M. adductor pollicis nicht mehr mit gestreckten Fingern fest gehalten werden)

Diagnosesicherung. EMG des Ulnarisnerven.

Differenzialdiagnose. Sulcus n. ulnaris-Syndrom (fehlende Kompressionszeichen am Handgelenk, typischer EMG-Befund).

> **Therapie**
> **Frühstadium**
> – Prävention der Beschwerdesymptomatik durch Vermeidung belastender Bewegungsabläufe (kein Abstützen der Arme mit überstrecktem Handgelenk)
> – Konservativer Behandlungsversuch mit systemischer NSAR-Abdeckung (s. ▶ Kap. 7.3) und lokaler Kryotherapie
>
> **Fortgeschrittenes Stadium**
> – Bei persistierenden Beschwerden offene operative Dekompression durch Spaltung des Lig. carpi palmare

Cheiralgia paraesthetica

Ätiologie und Pathogenese. Mechanische Kompresson des N. digitalis dorsalis I, meist bedingt durch längeres Tragen eines zu engen Uhrenbandes.

Klinik. Relativ seltenes Krankheitsbild. Frauen sind häufiger betroffen als Männer.

> **Typisches klinisches Bild**
> Persistierende Schmerzen und Parästrhesien der äußeren lateralen Daumenseite und des daumnseitigen Handrückens.

Diagnosesicherung. Klinisch.

> **Therapie**
> – In aller Regel konservativ durch Prävention
> – Evtl. lokale und/oder systemische Antiphlogese

Raynaud-Syndrom

Synonym. Vasospastisches Syndrom; akrales Ischämiesyndrom

Ätiologie und Pathogenese. Primäre Störung im Sinne einer idiopathischen, anfallsweise auftretenden arteriellen Gefäßspastik mit konsekutiven Durchblutungsstörungen der Hände (und Füße); Provokation durch Kälte, aber auch durch psychischen Stress und exogene Noxen. **Sekundär** im Falle einer progressiven Sklerodermie, einer Kälteagglutinin-Krankheit u. a.

Klinisches Bild. Frauen 4-mal häufiger betroffen als Männer; evtl. konstitutionelle hereditäre Labilität.

> **Typisches klinisches Bild**
>
> **Frühstadium**
> - Spontan auftretende schmerzhafte Blässe und Kälte eines oder mehrerer Finger (II–V), seltener der Zehen mit nachfolgender Zyanose
> - Später einsetzende schmerzhafte reaktive Hyperämie
>
> **Spätstadium**
> - Bei langjährigem Verlauf evtl. trophische Störungen der Fingerakren und -nägel
> - Nekrosen bis hin zur Gangrän

Diagnosesicherung. Ausschließlich klinisch.

> **Therapie**
> - Kälteprophylaxe
> - Nikotinkarenz
> - Evtl. systemische Applikation von Vasodilatatoren

Als weitere mögliche und wichtige schmerzhafte Affektionen im Bereich der Hand und Finger sind Störungen im Rahmen einer Polyneuropathie (s. ▶ Kap. 26.7) bzw. eines CRPS (s. ▶ Kap. 26.5 und 26.6) zu berücksichtigen.

22.4 Zervikobrachialgie

Synonyme. Zervikobrachialsyndrom, Neuralgia brachialis, Schulter-Arm-Syndrom, zervikales Vertebralsyndrom, R. ventralis-Syndrom.

> **Definition**
> *Sonderform eines Zervikalsyndromes (HWS-Syndromes) mit gleichzeitiger Irritation des Plexus cervicalis/brachialis, der hier liegenden Blutgefäße und der sie umgebenden sympathischen Nervengeflechte.*

Ätiologie. Entweder (weiche) Protrusion einer unteren zervikalen Bandscheibe mit dann eher radikulärer Irritation oder degenerative Veränderungen der Unkovertebralgelenke der unteren HWS (sog. Luschkaschen Nebengelenke) mit dann segmental oft nicht einheitlichen peripheren Beschwerdebildern (◘ Tab. 22.4).

Klinik. Relativ häufiges Krankheitsbild. Frauen sind etwas häufiger betroffen als Männer. Bevorzugtes Auftreten im mittleren Lebensalter.

◘ **Tab. 22.4.** Klinische Etagendiagnostik bei radikulären Irritationen im Bereich der Halswirbelsäule

Nervenwurzel	Schmerzausstrahlung	Kennmuskel	Reflexstörungen	Sensible Dermatome
C5	Schulterbereich über dem M. deltoideus	M. supraspinatus, M. deltoideus, M. biceps brachii	Bizepssehnenreflex (BSR) abgeschwächt	Region der Schulterkappe, Außenseite Oberarm
C6	Radialseite des Ober- und Unterarmes bis zum Daumen	M. biceps brachii, M. brachioradialis (und andere Handgelenkstrecker)	Evt. Bizepssehnenreflex abgeschwächt oder erloschen; Radiusperiostreflex (RPR) abgeschwächt oder erloschen	Radialseite des Ober- und Unterarmes; Streck- und Beugeseite des Daumens
C7	Ab der Ellenbeuge laterodorsal abwärts bis in die Finger II–IV (v. a. III)	M triceps brachii, M. pronator teres, Muskulatur des Daumenballens, Handgelenksbeuger	Trizepssehnenreflex (TSR) abgeschwächt oder erloschen	Rückseite des mittleren Unterarmes; Streck- und Beugeseite Finger II–IV (v. a. III)
C8	Vom ulnaren Bereich des Unterarmes bis in den Kleinfinger	Mm. Interossei, Muskulatur des Kleinfingerballens (An- und Abspreizung der Langfinger)	Evt. Abschwächung des Trizepssehnenreflexes	Streck- und Beugeseite des ulnaren Bereiches des Unterarmes bis zum Kleinfinger
Th1	In den ulnaren Anteil des Ellenbogens	An- und Abspreizung der Langfinger	–	Ulnarer Anteil des Oberarmes, des Ellenbogens und des proximalen Unterarmes

22.4 · Zervikobrachialgie

Typisches klinisches Bild
- Mehr oder weniger klar segmental ausgebildetes Schmerzbild mit neuralgieformer Ausstrahlung in den homolateralen Arm (◘ Tab. 22.4)
- Evtl. begleitende Durchblutungsstörungen mit pathognomonischer Spannung und Schwellung des Handrückens
- Motorische Defizite sind sehr selten
- Schweißsekretion im Vergleich zu einer Läsion eines peripheren Nerven ungestört

Diagnostik
- Klinische Untersuchung mit neurologischer Befundung
- Etagendiagnostik im Falle eines lokalisierten Bandscheibenvorfalles zur Klärung der anatomischen Lokalisation (◘ Tab. 22.4)
- Evtl. zusätzliche Abklärung durch EMG (Kennmuskulatur)
- Bildgebende Darstellung durch Nativröntgen, dann CT und/oder NMR (◘ Abb. 22.35)

Differenzialdiagnosen. Zervikaler Bandscheibenvorfall/Unkovertebralarthrose (◘ Tab. 22.5); degenerative Rotatorenmanschettenarthropathie mit Impingementsymptomatik (◘ Tab. 22.6).

◘ **Tab. 22.5.** Differenzialdiagnose bei der Zervikobrachialgie

	Weiche Diskusprotrusion	Unkovertebralarthrose
Lebensalter	30–45 Jahre	50–65 Jahre
Beginn	Meist akut einsetzend	Meist chronisch schleichend
Klinisches Bild	Schmerzhafte Fehlhaltung der HWS; dermatombezogene Schmerzen, die durch Husten und Niesen verstärkt werden; evtl. muskuläre Atrophien (Hand)	Oft unscharf begrenzter, heller Schulter-Arm-Schmerz, positionsabhängig (v. a. zur; Nacht)
Röntgenbild	Streckhaltung	Unkovertebrale Osteophyten (a.p.-Projektion)
Klinischer Verlauf	Akut	Chronisch
Therapeutische Ansprechbarkeit auf konservative Maßnahmen	Gut	Schlecht

◘ **Tab. 22.6.** Klinische Differenzialdiagnose Zervikobrachialsyndrom vs. degeneratives Impingementsyndrom des Schultergelenkes

Zervikobrachialsyndrom	Degeneratives Impingementsyndrom
Neuralgisches Schmerzbild; den zervikalen Wurzelsegmenten folgende Nacken-Schulter-Armschmerzen; Ruheschmerzen, auch nachts, die bei Beanspruchung kaum zunehmen, bei Einsatz einer (Glisson-)Extension Rückgang der Beschwerden	Isolierter Schulterschmerz; in Ruhe eher geringe Beschwerden; bei unkontrollierten Bewegungen Auftreten starker, auf das Schultergelenk beschränkter Schmerzen; kaum Ausstrahlungen bis in die Hand und Finger
Schlafstörende nächtliche Schmerzattacken	Keine tageszeitlichen Schmerzschwankungen; nächtliche Beschwerden nur beim Liegen auf der betroffenen Schulter
Periphere segmentale Hyp- und Parästhesien, Sehnenreflex-Abschwächungen, seltene motorische Schwächen	Keinerlei begleitende neurologische Symptomatik
Evt. erhebliche Einschränkung der passiven und auch aktiven Beweglichkeit des homolateralen Schultergelenkes	Sog. Adduktionsphänomen: schmerzhafte Abduktion und Innenrotation des betroffenen Armes (v. a. gegen Widerstand); deutlich geringere Beschwerden bei Abduktion und gleichzeitiger Außenrotation des betroffenen Armes; passive Beweglichkeit besser als aktive (sog. positives Impingementzeichen)
Druck- und Klopfdolenz des zum Segment gehörenden Dorfortsatzes sowie der homolateralen Nackenmuskulatur (Myogelosen)	Druckdolenz im Schulterbereich (Tuberculum majus et minus, Sulcus intertubercularis, Zentrum des M. deltoideus)
Nicht selten auffällige psychische und vegetative Labilität des Gesamtorganismus	Keine auffälligen psychischen oder vegetativen Begleiterscheinungen

Therapie
- Adäquate analgetische und antiphlogistische Medikation (s. ▶ Kap. 7.2 und 7.3), evtl. zusätzlich neurotrope Vitamin B-Gabe (s. ▶ Kap. 7.7.7)
- Evtl. Teilimmobilisation in Schanzscher Halskrawatte mit leichter Distraktion (v. a. zur Nacht)
- Krankengymnastik mit milder Traktion in Kyphosehaltung der HWS (Entlastung der Facettengelenke, Erweiterung der Foramina intervertebralia), evtl. mit gleichzeitiger milder Massage der Nackenstreckmuskulatur (Technik nach Domnik), manuelle Therapie (Techniken der postisometrischen Relaxation), auch Osteopathie
- Physikalische Maßnahmen für die oft irritierte und verspannte Schulter-Nackenmuskulatur, z. B. durch Wärme (Heißluft, Fango), Ultraschall, evtl. Interferenzstromapplikation
- Therapeutische Lokalanästhesie (Unkovertebralgelenke, Spinalnervenwurzel, muskuläre Triggerpunkte)

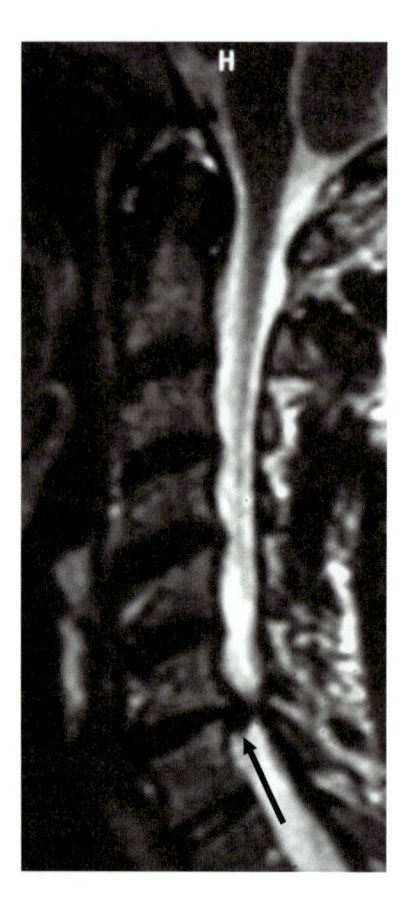

◘ **Abb. 22.35.** Kernspintomogramm der Halswirbelsäule im seitlichen Strahlengang: Darstellung eines Bandscheibenvorfalles in Höhe C6/C7 (→)

Thoraxschmerzen

Uncharakteristische Schmerzen im Bereich des Thorax gehören v. a. in der Praxis des Allgemeinmediziners zu den mit am häufigsten geäußerten Beschwerden (Thoma 2003). An erster Stelle stehen hier kardiale Ursachen wie eine Angina pectoris und eine koronare Herzerkrankung, die typischerweise angstbesetzt sind; im Falle kurzer, scharfer und stechender Schmerzen, die weniger als 30 s andauern, ist eine kardiale Genese ausgesprochen unwahrscheinlich. Neben diesen kann jedoch eine Vielzahl unterschiedlicher Störungen und Affektionen das Symptom »unspezifischer Thoraxschmerz« hervorrufen.

Zur Ursachenabklärung ist es unerlässlich, hier die besonderen anatomische Besonderheiten zu berücksichtigen: Differenziert werden somatische Schmerzen der Thoraxwand, der Brustwirbelsäule, des Schultergürtels und auch des Zwerchfelles einerseits von übertragenen Schmerzen (sog. »referred pain«) der inneren Organe und den synaptisch vermittelten und somatoformen Schmerzen andererseits.

Anatomische Besonderheiten. Die diagnostizierbaren Schmerzorte weisen erst bei Kenntnis der segmentalen Beziehungen auf den möglichen Ausgangspunkt der Schmerzentstehung hin: Das Zwerchfell mit dem N. phrenicus zeigen eine wirksame nervöse Beziehung zu den Halssegmenten C3–C5; außerdem bezieht die gesamte oberflächliche Rückenmuskulatur bis zum Beckenkamm ihre nervöse Versorgung aus dem Halsmarkbereich:

- M. trapezius descendens: C3–C5
- Mm. rhomboidei: C4–C5
- M. latissimus dorsi: C6–C8

Alle Teile der Lungen und des Herzens haben klinisch relevante nervöse Verbindungen zu den mittleren Halssegmenten und damit zur Schulter (C5) und auch zu den Anteilen des Armes. Die Lunge gehört – insgesamt gesehen – zu den Segmenten Th3–Th9 (bis Th11) und C3–C5. Das Herz steht mit den Segmenten C8–Th8, C3–C5 und im Hinblick auf den N. vagus mit C1–C2 in Verbindung.

Die Interkostalmuskulatur wird streng monosegmental von den thorakalen Spinalnerven (Th1–Th12) nerval versorgt, die sog. Atemhilfsmuskulatur (M. levator scapulae, M. serratus anterior, M. sternocleidomastoideus, Mm. scaleni) von den Halssegmenten C3–C8.

Klassifikation. Es hat sich bewährt, die Einteilung entsprechend der Pathophysiologie der Schmerzentstehung, Schmerzleitung und Schmerzverarbeitung einzuteilen in (▶ Übersicht 23.1):
- Nozizeptive Schmerzen
- Neuropathische Schmerzen
- Psychogene Schmerzen

Übersicht 23.1. Mögliche Ursachen thorakaler Schmerzsyndrome. (Nach Thoma 2003)

1. **Viszeraler Nozizeptorschmerz**
   - Mediastinale Störungen
   - Kardiale Ischämie (z. B. Angina pectoris)
   - Lungenaffektionen (z. B. Lungenembolie, Pancoast-Tumor)
2. **Oberflächlich (kutan) somatischer Nozizeptorschmerz**
   - Frische lokale Traumata (z. B. Kontusionen u. a.), Verbrennung, operativer Eingriff, Entzündung
   - Chronische nicht-maligne Erkrankungen (z. B. Kollagenose, Mastalgie, Adipositas)
   - Maligne Erkrankungen (z. B. Mamma-CA, Hautmetastasen)

3. **Tief (muskuloskeletal) somatischer Nozizeptorschmerz**
   - Affektionen der thorakalen Wirbelsäule (z. B. Fehlhaltungen wie Hyperkyphose oder Torsionsskoliose, Osteoporose, Wirbelfraktur, metastatische Absiedelung, entzündlicher Prozess)
   - Rippenaffektionen (z. B. Traumafolgen, Osteolyse, Osteoporose, Costochondritis, Tietze-Syndrom, slipped-rib-Syndrom)
   - Sternumaffektionen (z. B. Fraktur, sternokostale Arthritis, Xiphoidalgie)
   - Muskuläre Erkrankungen (z. B. Myositis, myofasziales Schmerzsyndrom, Hartspann bzw. Kontrakturen)
   - Funktionelle Störungen (z. B. Blockaden der kleinen Wirbel- oder der Kostovertebral- bzw. Kostotransversalgelenke)
4. **Neuropathischer Schmerz**
   - Läsionen oder Erkrankungen des Rückenmarkes (z. B. intraspinaler Tumor, Wurzelschädigung Th1–Th12 durch mechanische Kompression)
   - Herpes zoster, Postzosterneuralgie
   - Tabes dorsalis
   - Entzündliche Radikulopathien
   - Interkostalneuralgien
   - Läsionen des sympathischen Nervensystems

Symptomatologie beim chronischen thorakalen Rückenschmerz

- Periphere Algodystrophie aufgrund einer gegenseitigen Verstärkung zwischen subjektiv schmerzhaften Gewebearealen.
- Tendenz zur Vermeidung körperlicher Belastungen, von Lärm und Licht sowie von psychosozialen Beanspruchungen; Rückzug aus der Welt vielfältig-epikritisch-sensorischer Reizeinflüsse.
- Nachhaltige Beeinträchtigung des muskulären Ruhetonus und auch der koordinativen Muskelleistungen während einer Handlung; hiervon sind auch die Atmungsbewegungen und der Tonus der thorakalen Atemmuskulatur und insbesondere auch des Zwerchfelles betroffen.
- Labilisierte, nicht mehr nur der vegetativen Regulation dienende Sympathikusaktivität mit typischen Dystonien: Beeinträchtigung des Atmungsvorganges bzw. Erleben einer nicht vollständigen Befriedigung des Atembedürfnisses (Senn 2003) mit einer bedrohenden, einschnürenden Enge (sog. Angor).
- Belastend ist oft weniger die aktuelle Schmerzintensität als vielmehr die Angst vor neuen, sich autonom einstellenden oder durch Belastungen provozierbaren Schmerzschüben (psychische Angstkomponente).

Diagnostik
- Internistische Abklärung einer kardialen oder pulmonalen Genese des Beschwerdebildes (EKG u. a.); Ausschluss einer malignen Erkrankung.
- Manualmedizinische Untersuchung zur Erfassung funktioneller Störungen.
- Neurologische Abklärung zum Ausschluss einer radikulären oder peripher-neuralgischen Störung.
- Bildgebende Abklärung zum Ausschluss einer knöchernen oder einer intraspinalen Kompression (Röntgenbild, CT, NMR).

Differenzialdiagnosen. Jeder Thoraxschmerz, der nicht eines akuten Ausschlusses eines Herzinfarktes oder einer Lungenembolie bedarf, verlangt nach einer detaillierten und sorgfältigen, im Wesentlichen auf der Klinik basierenden Differenzialdiagnostik:
- eng lokalisiert vs. diffus,
- nozizeptiv vs. neurogen,
- belastungsabhängig vs. ruhebetont,
- mit oder ohne vegetative Begleiterscheinungen.

Senn (2003) unterscheidet vier verschiedene Schmerztypen somatischer Art, des Weiteren viszeral-übertragene, vegetativ-sympathische und psychosomatisch-somatoforme Schmerzen (▶ Übersicht 23.2), wobei Kombinationen und Überlappungen die Regel seien:

> **Übersicht 23.2.** Pathophysiologische Differenzialdiagnostik des Thoraxschmerzes. (Nach Senn 2003)
> - **Somatisch I (Thoraxwand)**
>   Mit Ausnahme einer Pleuritis, die Ursache eines viszeralen Schmerzes sein kann, sind die Beschwerden meist gut zu lokalisieren: Narbenbildungen nach Thorakotomie, Rippenpseudarthrosen, Myosen der Interkostalmuskulatur.
>   Im Falle einer generellen Weichteilüberempfindlichkeit sollte an eine generalisierte Myotendinose oder an eine Fibromyalgie gedacht werden; Interkostalneuralgien sind aufgrund ihres neurogenen Schmerzcharakters (brennend und/oder dysästhetisch; betont in Ruhe und zur Nacht; verstärkt unter Wärmeeinfluss) und ihrer engen segmentalen Begrenzung eindeutig zu erfassen.
> - **Somatisch II (thorakovertebragene Schmerzen)**
>   Von der Wirbelsäule bzw. den Kostotransversal- und/oder. Konstovertebralgelenken ausgehende Schmerzen imitieren am häufigsten viszerale Schmerzen des Herzens, seltener der Lungen; typische manualdiagnostische Provokation.

- **Somatisch III (myofasziale Schmerzsyndrome des Schultergürtels)**
  Typische myofasziale Triggerpunkte (v. a. im Bereich der Mm. scaleni et pectorales).
- **Somatisch IV (Schmerzzustände des Zwerchfelles)**
  Pathognomonisch sind v. a. einseitige basale Thorax- und auch Oberbauchschmerzen als Ausdruck einer Tonusveränderung, einer Myose oder Ansatztendinose.
- **Viszeral (übertragene Schmerzen – »referred pain«)**
  Beschränkt auf das jeweilige Myotom, Sklerotom und/oder Dermatom (Abb. 23.1 Tab. 23.1); spontan auftretend, auch durch diverse Belastungen provozierbar; mit muskulären Irritationen einhergehend. Primär immer mit sympathikotonen Symptomen verbunden (Mydriasis, Glanzauge, Hyperhidrosis, Durchblutungsstörungen, jeweils homolateral).
- **Sympathisch (Quadrantensyndrom)**
  Kombination aus chronischen, tief und bedrückend-dumpf empfundenen, eher neurogenen Schmerzen mit eindrücklicher sympathischer Begleitsymptomatik (Schwitzen, Durchblutungsstörungen der Haut) und Lokalisation in den linken oder rechten oberen Quadranten des Rumpfes.
- **Psychosomatisch-somatoform**
  Oft plötzlicher Intensitätswechsel (Sympathikus); gleichbleibende Anteile (psychosomatischer Anteil).

Tab. 23.1. Segmentale Innervation der Inneren Organe

Organe	Dermatom	Körperseite
Herz	C3–4, Th 1–5	Vorwiegend rechts
Aorta thoracica	C3–4, Th 1–7	Beidseits
Pleura	Th2–12	Homolateral
Lungen	C3–4	Homolateral
Ösophagus	Th1–8	Beidseits
Magen	Th(5)6–9	Links
Leber u. Gallenwege	Th(5)6–9(10)	Rechts
Pankreas	Th6–9	Vorwiegend links
Duodenum	Th6–10	Rechts
Jejunum	Th8–11	Links
Ileum	Th9–11	Beidseits
Zökum, prox. Kolon	Th9–10, L1	Rechts
Distales Kolon	Th9–L1	Links
Rektum	Th9–L1	Links
Niere u. Ureter	Th9–L1(2)	Homolateral
Adnexe	Th12–L1	Homolateral
Peritoneum	Th5–12	Beidseits
Milz	Th6–10	Links

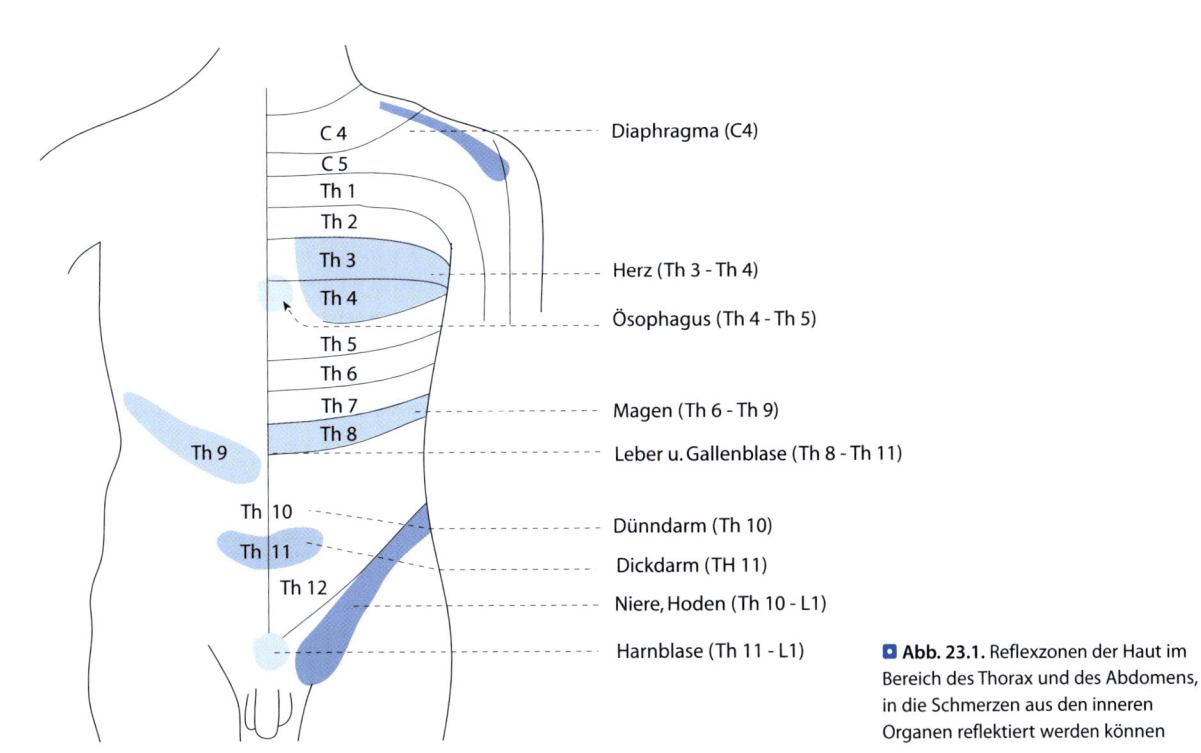

Diaphragma (C4)
Herz (Th 3 - Th 4)
Ösophagus (Th 4 - Th 5)
Magen (Th 6 - Th 9)
Leber u. Gallenblase (Th 8 - Th 11)
Dünndarm (Th 10)
Dickdarm (TH 11)
Niere, Hoden (Th 10 - L1)
Harnblase (Th 11 - L1)

Abb. 23.1. Reflexzonen der Haut im Bereich des Thorax und des Abdomens, in die Schmerzen aus den inneren Organen reflektiert werden können

Therapeutische Möglichkeiten

> **ⓘ Tipps**
> In der Behandlung bzw. auch der Rehabilitation chronischer Thoraxschmerzen kommen primär in erster Linie alle allgemeingültigen konservativen Strategien in Frage.

Zusätzlich werden ergänzend als Struktur- oder Funktionszugänge entweder die Muskulatur, die Brustwirbelsäule, das koordinative Zusammenspiel der Atemmuskulatur, die Oberhaut als Dermatom, den dämpfbaren Sympathikotonus oder die Förderung des aeroben Ausdauertrainingszustandes berücksichtigt (Senn 2003). Im Hinblick auf die Prozesshaftigkeit chronischer Schmerzzustände ist die latent immer vorhandene Tendenz zur Eskalation im Sinne der Zunahme der Häufigkeit, der Intensität und der Dauer der Phasen verstärkter Schmerzen, zur topographischen Ausweitung der als schmerzhaft erlebten Körperregionen, zur Zunahme der verwendeten Anzahl an Medikamenten, Therapieformen und auch ärztlichen Interventionen zu erkennen und zu vermeiden. Die sog. Symptomausweitung (symptom magnification), v. a. im Sinne sympathischer Dystonien mit emotional betonten Befindlichkeitsstörungen suggeriert eine Eskalation allein auf psychischer Ebene.

Der Umgang mit chronischem Schmerz verlangt vom Therapeuten Konstanz, Sicherheit und Ruhe:
- Aufzeigen eines rehabilitativen Weges in Richtung einer realistischen Verbesserung der Belastbarkeit und der Lebenspotenz.
- Gegenseitige Informationen über die Effizienz sind unerlässlich.
- Integration sinnvoller Selbstbehandlungstechniken (regelmäßig 10-mal täglich, aktive Teilnahme am Umweltgeschehen u. a.).

> **Therapie**
> In den Behandlungsplan sollten im Sinne eines multimodalen Ansatzes integriert werden:
> - Palette der medikamentösen Schmerztherapie (regelmäßig, zeitstarre Abstände; keine Bedarfsmedikation).
> - Die Verordnung physikalischer und krankengymnastischer Einzelmaßnahmen muss der individuellen pathophysiologischen Situation gerecht werden. Fast jede Art einer funktionellen Therapie des Thoraxraumes muss – neben der Schmerzangabe – die Körperhaltung und auch die Atmung mit integrieren. Unter pathologischen Zuständen finden chronische Schmerzbilder oft ihren konkreten Ausdruck in Beschwerden und Dysfunktionen, die primär im Wesentlichen psychosomatischer Natur sind.
> Unter diesem Aspekt bergen eine Atemtherapie mit Entspannungstechniken einschließlich einer Atmungsberuhigung und -vertiefung die Möglichkeit in sich, Haltungs- und Bewegungsaufgaben des Thoraxraumes mit emotional gefärbten Erlebnisinhalten des gesamten Individuums zu verbinden. Der überproportionale Anteil der Propriozeptivität an der Entstehung des Atmungsbedürfnisses wird gesenkt.
> Von krankengymnastischer Seite aus zielen die Maßnahme auf eine Schulung bzw. ein Training der Halte- und gleichzeitig der Bewegungsleistung der Brustwirbelsäule ab; anfängliches Üben ganz alltäglicher Alltagsbelastungen (intervallmäßig, schmerzunterschwellig, später im beschwerdegebesserten Intervall gezieltes Muskeltraining; Ausdauertraining z. B. durch Nordic Walking). An physikalischen Maßnahmen kommen roborierende Techniken (Güsse, Wickel, Bürstungen), detonisierende Wärmepackungen, auch TENS in Frage; zeitlich und örtlich stets zu begrenzende Muskelmassagen.
> - Sympathikolytische Maßnahmen, parasympathisch wirkende Bindegewebsmassagen in den Dermatomen und Myotomen; milde Ganzkörpererwärmung in Vollbädern.
> - »Dry needling« (Akupunktur) von Triggerpunkten; Hautquaddelung zur Behandlung von »referred pain«.
> - Interventionelle Nervenblockaden: Lokale Infiltrationen mit Lokalanästhetika in Triggerpunkte der Muskulatur oder des Bandapparates der Wirbelsäule nur bei akuter Irritation sinnvoll.
> - Chirotherapeutische Mobilisation und Manipulation bei funktionellen Störungen (Hypomobilität), dynamische Stabilisierungsübungen (Hypermobilität); Osteopathie.
>
> Bei schweren, sonstig therapierefraktären Beschwerdebildern auch interventionelle intrathekale Neurostimulationsverfahren und implantierbare Medikamentenpumpen (▶ Übersicht 23.3). Im Falle schwerer chronifizierter Schmerzprozesse als ultima ratio auch neurodestruktive Techniken wie hohe zervikale Chordotomien, Radiofrequenz-Thermoläsion, chemische Neurolysen u.a.m. zu erwägen.

Übersicht 23.3. Kontraindikationen für eine intrathekale Kathetertherapie mit implantierbarer Medikamentenpumpe

- Kausale Therapiemöglichkeiten noch nicht ausgeschöpft
- Nicht-invasive Therapiemöglichkeiten noch nicht ausgeschöpft
- Indikation für ein interventionelles Verfahren mit niedriger Komplikationsrate gegeben (z. B. Rückenmarkstimulation)
- Manifeste Gerinnungsstörung
- Erhebliche mentale und kognitive Defizite
- Psychiatrische Erkrankung, Suchterkrankung
- Infektionsherd nahe der Punktionsstelle
- Keine signifikante Schmerzreduktion (>50%) nach intrathekaler Testinfusion über einige Tage
- Keine messbare Verbesserung der körperlichen Funktionalität und Mobilität nach intrathekaler Testinfusion
- Keine gesicherte Nachsorge in einer multimodal und interdisziplinär ausgerichteten Abteilung

Schmerzsyndrome der Lendenwirbelsäule

24.1 Definition und Klassifikation – 247
24.2 Epidemiologie und Verlauf – 247
24.3 Ätiopathogenese – 247
24.4 Klinische Einteilung – 249
24.4.1 Klinische Konstellationen – 249
24.5 Diagnostik – 250
24.5.1 Ziele und Struktur der Diagnostik – 250
24.5.2 Untersuchungsgang zum Ausschluss ernsthafter und akut behandlungsbedürftiger Erkrankungen der Rumpfwirbelsäule – 251
24.5.3 Abschätzung des Chronifizierungsrisikos mit dem Heidelberger Kurzfragebogen – 251
24.5.4 Klassifikation von Patienten mit chronischen Schmerzen – 252

24.5.5 Therapieziele und -optionen beim nichtradikulären Rückenschmerz – 252
24.5.6 IGOST-Therapie-Algorithmus für den akuten unspezifischen Rückenschmerz – 254
24.6 Spezielle Krankheitsbilder mit oft chronischen Schmerzen im Bereich der Rumpfwirbelsäule – 254
24.6.1 Radikuläre lumbale Schmerzbilder – 254
24.6.2 Lumbales Facettensyndrom – 257
24.6.3 Lumbale Spinalkanalstenose – 258
24.6.4 Lumbale Instabilität (Spondylolisthese) – 261
24.6.5 Postdiskotomiesyndrom – 262
24.6.6 Spondylitis – 262
24.6.7 Rheumatische Affektionen der Wirbelsäule – 264
24.7 Anhang – 268

24.1 Definition und Klassifikation

Zu den Schmerzsyndromen der Lendenwirbelsäule zählen alle akut einsetzenden oder chronisch verlaufenden Beschwerdebilder im Bereich der unteren Rumpfwirbelsäule ohne oder mit radikulärer Begleitsymptomatik.

Die beiden wichtigsten **Klassifikationsprinzipien** dieser Krankheitsbilder sind:
- Klassifikation nach der **Lokalisation** (International Paris Task Force 2000):
  - Lediglich lokaler Schmerz ohne periphere Ausstrahlung: Lumbalgie
  - Lokaler Schmerz mit peripherer Ausstrahlung nicht über das homolaterale Knie hinaus: Lumbalgie mit pseudoradikulärer Ausstrahlung
  - Lokaler Schmerz mit Ausstrahlung über das homolaterale Knie hinaus ohne neurologische Symptome: Lumbalgie mit radikulärer Ausstrahlung, Lumboischialgie
- Klassifikation nach dem **zeitlichen Verlauf** (Arzneimittelkommission 1997, 2000):
  - Akut: 0–6 Wochen
  - Subakut: 6–12 Wochen
  - Chronisch: >12 Wochen
  - Rezidivierend: Auftreten neuer oder Verschlimmerung bereits bestehender Schmerzen

24.2 Epidemiologie und Verlauf

Lumbalgieforme Schmerzsyndrome sind in allen modernen Industriestaaten als eine der wichtigsten Volkskrankheiten anzusehen. Für die Bundesrepublik Deutschland gelten aktuell folgende Zahlen:

- 40% aller Erwachsenen zwischen 25 und 74 Jahren leiden aktuell unter Rückenschmerzen (Punktprävalenz)
- Die Lebenszeitprävalenz beträgt 80–90%
- Etwa 73% aller Erwachsenen leiden mindestens einmal pro Jahr unter Rückenschmerzen (Jahresprävalenz)

Nachemson (1993) berichtete zum Spontanverlauf des Rückenschmerzes von einem Persistieren über mehr als 6 Wochen bei nur 10% der Patienten und bei nur 5% über länger als 3 Monate. Auf den ersten Blick entsteht so der Eindruck eines eigentlich unkomplizierten Krankheitsbildes mit hoher Spontanheilungsrate. Die klinische Erfahrung und Studien aus Deutschland vermitteln jedoch ein anderes Bild (Raspe u. Kohlmann 1993):

- 92% der Patienten mit Rückenschmerzen hatten diese auch schon im letzten Jahr
- Zwei Drittel der Patienten mit Rückenschmerzen werden auch im folgenden Jahr darunter leiden

Verschiedene Untersuchungen belegen den Zusammenhang zwischen der Dauer von Arbeitsunfähigkeit und der Wahrscheinlichkeit, an den vorherigen Arbeitsplatz zurückzukehren (◘ Abb. 24.1).

Schon bei mehr als 3 Monate andauernder Arbeitsunfähigkeit ist die Chance zur Reintegration gering. Nach 1-jähriger Arbeitsunfähigkeit kehren nur noch sehr wenige Rückenschmerzpatienten wieder an ihren Arbeitsplatz zurück (Frank 1996).

24.3 Ätiopathogenese

Als Ursache für mehr oder weniger exakt lokalisierbare Schmerzsyndrome im Bereich der Rumpfwirbelsäule kommen zahlreiche vertebrale, aber auch extravertebrale Erkrankungen und komplexe psychosomatische und psychosoziale Faktoren in Frage (◘ Tab. 24.1). Nicht selten handelt es sich hierbei auch um eine multifaktorielle Genese.

Bei der Ausbildung der klinischen Symptomatik stehen drei Pathomechanismen im Vordergrund:
- Entzündungen, v. a. als Folge degenerativer Prozesse
- Nervenschädigungen
- Muskuläre Verspannungen, auch als Folge von Stress, Angst oder psychischer Anspannung

Beim älteren Menschen, besonders bei postmenopausalen Frauen, muss vor allem die Osteoporose als wichtige Rückenschmerzursache bedacht werden. In der Bundesrepublik Deutschland sind ca. 5–7 Millionen Menschen von diesem Leiden betroffen, darunter ca. 80% Frauen. Knochenbrüche (v. a. im Bereich der BWS und LWS) aufgrund einer Osteoporose sind bei Frauen zwei- bis dreimal häufiger als bei Männern und treten auch früher auf. Die Inzidenz osteoporosebedingter Wirbelkörperdeformitäten wird in Deutschland für beide Geschlechter auf 5,2% geschätzt, was etwa 700 000 Neuerkrankungen/Jahr entspricht. Die Lebenszeitprävalenz für Wirbelkörperfrakturen wird bei über 50-jährigen Frauen mit 12%, bei Männern gleichen Alters immer noch auf 8% angegeben (Sattler 2000).

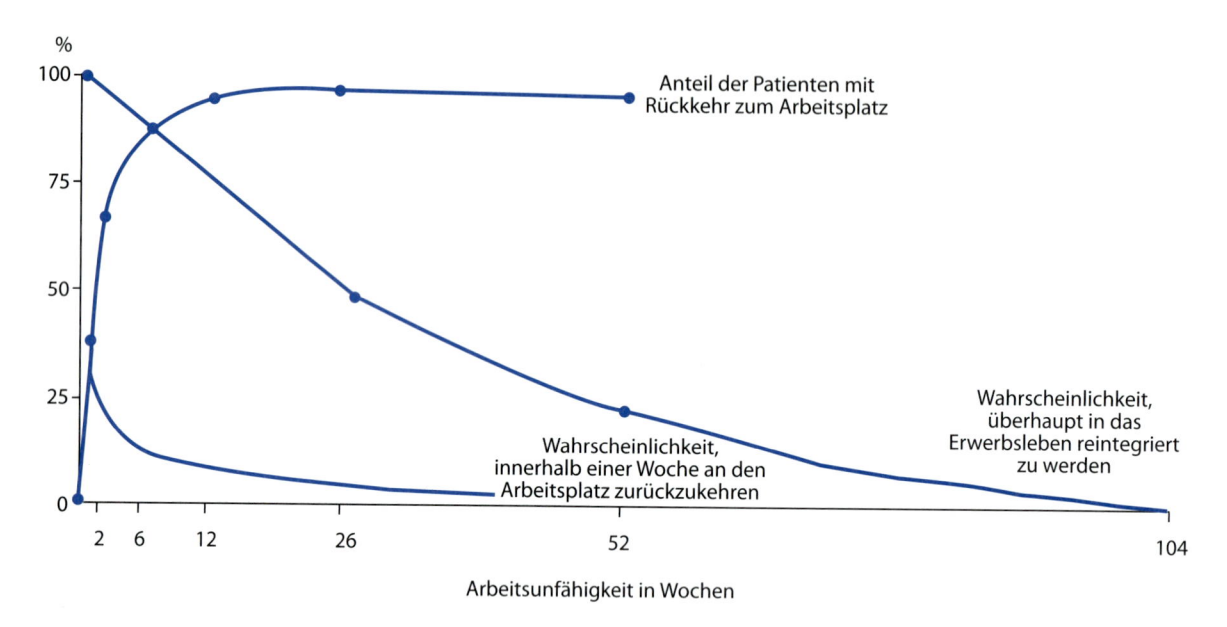

◘ **Abb. 24.1.** Abhängigkeit von Krankheitsdauer und Arbeitsunfähigkeit im Falle eines Wirbelsäulenschmerzsyndromes (Frank 1996)

◘ **Tab. 24.1.** Ursachen von Rückenschmerzen (Arzneimittelkommission 1997)

Ursache	Beispiele
Artikuläre Dysfunktionen von Wirbel-, Iliosakral-, Kostotransversal- oder von Kopfgelenken	Sog. Blockierungen (im Sinne der manuellen Medizin)
Muskuläre Funktionsstörungen	z. B. Verkürzung, Kraft-/Ausdauerdefizit, Koordinationsstörungen
Degenerative Veränderungen	Bandscheibenvorfall, Facettenarthrose, Spinalkanalstenose
Entzündliche/immunologische/rheumatische Ursachen	Seronegative Spondylarthritiden, Osteomyelitis
Endokrine/metabolische Ursachen	Osteoporose, Hyperparathyreoidismus, Akromegalie u. a.
Entwicklungsstörung, Fehlbildung, Deformität	z. B. Spondylolisthese, Morbus Scheuermann, Skoliose u. a.
Metastasen, Primärtumoren, Traumata	Wirbelfrakturen, Osteolysen bei Mamma-Ca, Schilddrüsen-Ca, Prostata-Ca, Bronchial-Ca, hypernephroiden Nierenkarzinom u. a.
Nephrologische/urologische Erkrankungen	z. B. Urolithiasis, Nierenaffektionen, Prostatatumoren u. a.
Gynäkologische Erkrankungen	z. B. Adnex- bzw. Uterusprozesse
Retroperitoneale und anorektale Prozesse	Tumoren, Metastasen, Abszesse
Vaskuläre Ursachen	z. B. arterielle Verschlusskrankheit (pAVK), Aortenaneurysma, spinale Durchblutungsstörungen
Psychosoziale Faktoren	Schmerzverarbeitungsstörung, Depression u. a.

Nicht selten zeigen Patienten mit Rückenschmerzen klinisch-funktionell und auch bildgebend keine wesentlich auffälligen Störungen. Hinzu kommt, dass in den Fällen, in denen ein pathomorphologischer Befund gegeben ist, dieser dann häufig nicht mit dem Ausmaß der angegebenen Schmerzen korreliert (Malanga u. Nadler 1999).

Als **Risikofaktoren** für das erste Auftreten ernsthafter Rückenschmerzen konnten Adams et al. (1999) und Mannion et al. (2001) in ihren Studien an Personen in der Krankenversorgung identifizieren:
- einen flachen Rücken,
- einen langen Rumpf,
- einen steifen Rücken,
- eine hohe psychische Beanspruchung und,
- bereits in der Vorgeschichte geringfügige Rückenschmerzen.

Merkmale wie Körpergröße, geringe Ausdauer der Rückenmuskulatur und Nikotinabusus hatten eine eher geringe Bedeutung. Andere häufig diskutierte Parameter wie z. B. das Körpergewicht, die Kraft der Rückenmuskeln und der Kniestrecker hatten weder in diesen Studien noch in anderen Untersuchungen einen statistischen Vorhersagewert.

Weitere Risikofaktoren aus anderen Studien waren:
- Arbeitsplatzunzufriedenheit (Bigos et al. 1991)
- geringer sozialer Status/Ausbildungsstand (Walsh et al. 1992, Croft u. Rigby 1994)
- außerdem schwere körperliche Arbeit und
- Ganzkörpervibrationen (Skovron 1992)

Alle genannten Merkmale und auch deren Kombination erklären jedoch statistisch nur einen kleinen Teil der Rückenschmerzfälle. Selbst für Personen mit extrem ausgeprägten Risikofaktoren ist damit die Wahrscheinlichkeit, Rückenschmerzen zu entwickeln, nur geringfügig oder nur mäßig höher als für Personen ohne diese Risikofaktoren. Letztlich lassen sich einige Kofaktoren wie die Form der Wirbelsäule, das Ausmaß der Lendenlordose, die Länge des Rumpfes präventiv kaum beeinflussen. Das Auftreten unspezifischer Rückenschmerzen lässt sich somit kaum vorhersagen oder durch vorbeugende Maßnahmen verhindern.

Bei **Kindern** und **Jugendlichen** gehören Rückenschmerzen ebenfalls zu den am häufigsten geäußerten subjektiven Beschwerdebildern. In einer finnischen Studie (Taimela et al. 1997) betrug die Prävalenz bei den 14- bis 16-jährigen Jugendlichen etwa 18%. Ein knappes Drittel davon beklagte rezidivierende oder chronische Schmerzen. Das Geflecht aus biomechanischen und psychosozialen Risikofaktoren ist bei Kindern ähnlich komplex wie bei Erwachsenen. Ausgeprägte Deformitäten, vor allem Skoliosen, verursachen in aller Regel keine Schmerzen. Auch die geschätzte Inzidenz idiopathischer Skoliosen von nur ca. 1% zeigt ihre eher untergeordnete Bedeutung für das Problem Rückenschmerz beim Kind oder Jugendlichen.

Die vielfach angeführte sog. »schlechte Haltung« als oft vordergründige Ursache von Rückenschmerzen bedarf in jedem Einzelfall einer sorgfältigen Analyse. Über die Bedeutung der individuellen Haltung für das Wachstum der Wirbelsäule oder gar für das Auftreten von Rückenschmerzen im Erwachsenenalter gibt es nur wenige brauchbare Untersuchungen. Viele der oft als pathologisch angesehenen Rückenformen sind Normvarianten ohne jeden Krankheitswert (Niethard 1997).

Auf der anderen Seite sollten strukturelle Läsionen und Deformitäten primär immer ausgeschlossen und biomechanische Belastungsfaktoren berücksichtigt werden. Hier erlangen der allgemeine Bewegungsmangel, nicht ausreichender Sportunterricht bei zunehmender Haltungskonstanz durch Fernsehen und vor allem stundenlanges Sitzen vor dem PC immer größere Bedeutung.

Schon beim Jugendlichen spielt die Bandscheibendegeneration bei der Frage nach der Ätiologie von Rückenschmerzen durchaus eine wichtige eine Rolle. Eine kernspintomographische Untersuchung bei unter 15-jährigen Schülern zeigte im Falle degenerativer Veränderungen bis zum 23. Lebensjahr ein 16-fach erhöhtes Kreuzschmerzrisiko im Vergleich zu den Jugendlichen ohne nachweisbare Bandscheibendegeneration (Salminen et al. 1999).

24.4 Klinische Einteilung

24.4.1 Klinische Konstellationen

Aus der Klassifikation nach der Lokalisation und der Möglichkeit einer peripheren Ausstrahlung des Schmerzbildes sowie der unterschiedlichen Verläufe lassen sich ätiopathogenetisch unterschiedliche Krankheitsbilder differenzieren (Tab. 24.2 und ▶ Übersicht 24.1).

> **Übersicht 24.1.** Grobklinische Differenzierung lumbaler Wirbelsäulenschmerzen. (Nach Krämer 1994)
> - **Diskoligamentärer Schmerz.** Schmerzauslösung durch sensible Nervenendigungen im Bereich des Anulus fibrosus v. a. im dorsalen Bereich bzw. in Höhe des hinteren Längsbandes. Die **Auslösung** erfolgt v. a. durch eine intradiskale Massenverschiebung, eine Bandscheibenprotrusion bzw. einen -prolaps, die **Provokation** durch spezielle (Ischias-) Dehnungsteste.
> - **Arthrogener Schmerz.** Schmerzauslösung durch sensible Nervenendigungen im Bereich der Kapseln der kleinen Wirbel(bogen)gelenke. Die **Auslösung** erfolgt durch degenerative Veränderungen (Facettenarthrose), die **Provokation** durch forcierten Facettenschluss (z. B. im Zuge einer Überlordosierung).

Tab. 24.2. Unterschiedliche Ursachen von Schmerzbildern im Bereich der Rumpfwirbelsäule in Abhängigkeit von der Lokalisation und dem zeitlichem Auftreten

Klinischer Befund	Ausstrahlung	Häufige Ursachen
Akute/subakute Lumbalgie	Keine	Blockierung, ligamentäre Irritation, intradiskale Massenverschiebung
Chronifizierte Lumbalgie	Keine	Fixierte Fehlhaltung mit Myogelosen, Postnukleotomiesyndrom
Rezidivierende Lumbalgie	Keine	Blockierungen bei statischer Aufbaustörung
Akute/subakute Lumbalgie	Pseudoradikulär	Iliosakrale Blockierung, Piriformissyndrom
Rezidivierende Lumbalgie	Pseudoradikulär	Facettensyndrom
Chronifizierte Lumbalgie	Pseudoradikulär	Postdiskotomiesyndrom, osteoligamentäre Instabilität (Spondylolisthese), Spinalkanalstenose
Akute/subakute Lumbalgie	Radikulär	Lumbale Bandscheibenprotrusion, lumbaler Bandscheibenvorfall
Chronifizierte Lumbalgie	Radikulär	Alter Bandscheibenvorfall, Postnukleotomiesyndrom bei epiduraler Fibrose
Rezidivierende Lumbagie	Radikulär	Flipping disk (intradiskale Massenverschiebung mit teilmobilem Anulus fibrosus), Spinalkanalstenose

24.5 Diagnostik

24.5.1 Ziele und Struktur der Diagnostik

Die oft schwierige Differenzialdiagnostik von Schmerzbildern im Bereich der Rumpfwirbelsäule sollte vor dem Hintergrund knapper finanzieller Ressourcen mit möglichst geringem Kostenaufwand zielgerichtet durchgeführt werden. Auf der Basis der subjektiven Angaben und der körperlichen Befunderhebung wird der Patient einem der drei großen klinischen Problemkreise zugeordnet, die dann den weiteren Behandlungsverlauf bestimmen:
- Ernsthafte Affektionen der Wirbelsäule oder extravertebraler Organe, evtl. mit sofortiger Operationsindikation
- Nervenkompressionssyndrome
- Nicht-radikulärer (sog. unspezifischer) Rückenschmerz

Zunächst muss das Vorliegen einer **ernsthaften vertebralen** oder **extravertebralen Erkrankung** ausgeschlossen werden, was durch entsprechende apparative und auch laborserologische Untersuchungen bestätigt oder widerlegt werden kann. Diese schwerwiegenden Affektionen im Bereich der Rumpfwirbelsäule sind summarisch glücklicherweise eher selten. Dennoch ist es eine der wichtigsten Aufgaben, derartige Problemfälle zu diagnostizieren oder primär auszuschließen und dies dem Patienten auch umgehend mitzuteilen. In aller Regel können diese bereits an wenigen Schlüsselmerkmalen erkannt werden, die dann üblicherweise als »**rote Flaggen**« (»red flags«; Deyo et al. 1992) bezeichnet werden:
- Schmerzbeginn im Lebensalter von <20 Jahren oder >55 Jahren
- Nicht-mechanischer Schmerz
- Thorakaler Schmerz
- Karzinomanamnese
- Längere Steroideinnahme
- Vermutete HIV-Infektion
- Länger bestehendes Unwohlsein
- Kurzfristig aufgetretener erheblicher Gewichtsverlust
- Diffuse neurologische Defizite
- Kurzfristig aufgetretene Strukturveränderung

Im Einzelnen ist in diesen Fällen an folgende Erkrankungen zu denken, die insgesamt gesehen zwar selten sind, aber sicher ausgeschlossen werden sollten:
- Tumoren
- AIDS
- Erkrankungen des rheumatischen Formenkreises
- Diszitiden
- Viszerale oder retroperitoneale Prozesse
- Knöcherne Verletzungen
- Bandscheibenvorfälle mit radikulären Beschwerdebildern und evtl. neurologischen Ausfällen
- Spinalkanalstenosen
- Entzündliche Affektionen des Iliosakralgelenkes
- Degenerative oder entzündliche Hüftleiden
- pAVK

Existieren keine »roten Flaggen«, darf man zu 99% sicher sein, dass keine ernsthafte vertebrale oder extravertebrale Erkrankung vorliegt, die als Ursache für die aktuell angegebene Schmerzsymptomatik in Frage kommt.

Im nächsten Schritt ist dann zu entscheiden, ob die berichteten subjektiven Beschwerdebilder des Patienten möglicherweise durch eine **irritierte Nervenwurzel** verursacht werden. Die individuelle Schmerzbeschreibung liefert hier bereits wichtige Hinweise, die dann durch die anschließende klinische und auch neurologische Untersuchung häufig gesichert werden können.

Ist eine radikuläre Affektion sicher ausgeschlossen, wird das Beschwerdebild unter dem Begriff »**nicht-radikulärer Rückenschmerz**« (früher wurde der nicht ganz zutreffende Begriff des »**unspezifischen**« Rückenschmerzes verwendet) klassifiziert, was immer noch eine Vielzahl unterschiedlicher Störungen umfasst. Im Falle eines derartigen »mechanischen« Schmerzes variieren die angegebenen klinischen Symptome sehr oft in Abhängigkeit vom Umfang und der Art der körperlichen Aktivität: Die Beschwerden können z. B. durchaus von einer Zerrung oder einer mechanischen Fehlfunktion herrühren, auch wenn diese oft spontan auftreten; das Ausmaß der angegebenen Schmerzen kann teilweise sehr erheblich, öfters auch in das Gesäß oder den gleichseitigen Oberschenkel ausstrahlen, was immer noch nichts über die tatsächliche Diagnose aussagen muss. Wichtig ist, dass ernsthafte Erkrankungen ausgeschlossen werden konnten; dies sollte dem Patienten als »gute Nachricht« mitgeteilt werden.

Im Zuge der weiteren Einordnung werden nach primärem Ausschluss »roter Flaggen« die sog. »gelben Flaggen« und »blauen Flaggen« differenziert:

Zu den gelben Flaggen zählen:
- Psychosoziale Überforderung/Traumatisierung
- Emotionale Beeinträchtigung (Depression, Angst)
- Passive Grundeinstellung
- Schon-/Vermeidungsverhalten

Zu den blauen Flaggen gehören:
- Körperliche Schwerarbeit
- Monotone Körperhaltung
- Vibrationsexposition
- Langdauernde Fahrtätigkeit
- Geringe berufliche Qualifikation
- Berufliche Unzufriedenheit

Weniger als 2% aller Rückenschmerzen sind durch schwere Wirbelsäulenerkrankungen verursacht, weniger als 5% durch eine mechanische Kompression einer Nervenwurzel (Waddell 1998); für diese zwei Patientenkollektive bestehen durchaus gute Behandlungsmöglichkeiten. Größere Schwierigkeiten zeigen sich hingegen bei der Behandlung des gewöhnlichen, nicht-radikulären Rückenschmerzes.

24.5.2 Untersuchungsgang zum Ausschluss ernsthafter und akut behandlungsbedürftiger Erkrankungen der Rumpfwirbelsäule

Im Rahmen der Anamneseerhebung wird v. a. nach schmerzauslösenden Faktoren (mögliches Trauma, berufliche Beanspruchung, besondere Körperhaltung bzw. Bewegungsablauf u. a.) gefragt. Die klinische Untersuchung erfolgt standardisiert durch Erhebung der inspektorischen, palpatorischen, funktionellen und peripher-neurologischen Befunde. Erst anschließend wird eine möglichst gezielte bildgebende Abklärung eingeleitet (Tab. 24.3).

24.5.3 Abschätzung des Chronifizierungsrisikos mit dem Heidelberger Kurzfragebogen

Zur Früherkennung des Chronifizierungsrisikos haben Wissenschaftler der Orthopädischen Universitätsklinik Heidelberg in Zusammenarbeit mit der IGOST einen Kurzfragebogen (▶ Kap. 24.7, Anhang 24.1) entwickelt; dieser wird einschließlich der Auswertesoftware von der IGOST-Geschäftsstelle Kliniken und Arztpraxen zur Verfügung gestellt. Der Fragebogen ist für Patienten mit Rückenschmerzen konzipiert, die weniger als sechs Monate andauern und die vor den aktuellen Beschwerden keine längeren oder mehr als ein Jahr zurückliegende Rückenschmerz-Episoden hatten.

Tab. 24.3. Standardisierter klinischer und apparativer Untersuchungsgang bei unklaren Beschwerbildern im Bereich der Rumpfwirbelsäule

Untersuchungsverfahren	Ausschluss/Bestätigung von
Anamnese	Berufliche Belastung, Angaben über sensible und motorische Ausfälle, Blasen- bzw. Mastdarmstörungen u. a.
Klinische Untersuchung	Statischer Aufbau der Wirbelsäule (fixierte oder ausgleichbare Fehlhaltung), reaktive muskuläre Dysfunktionen, globales Bewegungsdefizit, Shift, Funktionsstörungen im Sinne der manuellen Medizin
Neurologische Untersuchung	Radikuläre Irritation, sensibles oder motorisches Defizit
Röntgennativdiagnostik	Aufbaustörung, Strukturstörung, Ausmaß degenerativer Veränderungen, tumoröse Destruktion, Osteoporose/Osteomalazie, entzündlicher Prozess u. a.
Computertomogramm	Bandscheibenprotrusion, -vorfall, spinale Enge, knöcherne Destruktion, Facettenarthrose, Tumor
Myelo-CT	Unklare epidurale Verwachsungsprozesse – Revorfall, Differenzierung statische/dynamische Stenose
Kernspintomogramm	Bandscheibenprotrusion, -vorfall, Differenzierung Revorfall/epidurale Fibrose, spinale Enge, Facettenganglion, Tumor
Szintigraphie	Lokaler entzündlicher Prozess (Diszitis, Spondylodiszitis)
Sonographie	Weichteilprozess (Abszess, Hämatom, Hygrom, Duraleckage, Tumor)
Osteodensitometrie	Osteopenie, Osteoporose

Die Antworten der betroffen Patienten zu zehn Punkten (5 Einzelfragen, 2 Fragebogen-Inventare und 3 visuelle Analog-Skalen) genügen durchaus, um die Krankheitsbilder je nach Chronifizierungsrisiko in 5 Gruppen einzuteilen:
- Typ A: höchstwahrscheinlich nicht chronifiziert
- Typ B: mit 70 % Wahrscheinlichkeit nicht chronifiziert
- Typ C: keine sichere Aussage möglich
- Typ D: mit 70% Wahrscheinlichkeit chronifiziert
- Typ E: höchstwahrscheinlich chronifiziert.

Mit 78%iger Wahrscheinlichkeit lässt sich mit Hilfe dieses Fragebogens vorhersagen, ob ein Patient nach sechs Monaten noch bedeutsame Rückenschmerzen haben wird oder nicht. Zu den Prädiktoren für eine Chronifizierung zählen:
- Weibliches Geschlecht
- Niedriger Schulabschluss
- Lange Schmerzdauer
- Hohe Schmerzintensität und
- Vorliegen weiterer Beschwerdebilder

24.5.4 Klassifikation von Patienten mit chronischen Schmerzen

Zur Klassifikation von Patienten mit chronischen Schmerzen hat sich im deutschen Sprachraum vor allem das Mainzer Stadienmodell der Schmerzchronifizierung nach Gerbershagen bewährt (abrufbar im Internet unter www.schmerz-zentrum.de).

Nach Gerbershagen (1997) liegt im Falle chronischer Schmerzbilder keine Dichotomie vor, sondern ein kontinuierlicher Entwicklungsprozess. Unter diesem Aspekt hat er die Schmerzsyndrome in drei Stadien der Chronifizierung (◘ Tab. 24.4) eingeteilt. Diese Stadien werden definiert:
- von der Intensität zeitlicher und räumlicher Aspekte des Schmerzes,
- vom Einnahmeverhalten an Medikamenten und
- von der »Patientenkarriere«.

Aus diesen Faktoren kann mit Hilfe einer einfachen Messmethode das jeweilige Chronifizierungsstadium bestimmt werden (Mainzer Pain Staging System – MPSS; ▶ Kap. 24.7, Anhang 24.2).

Untersuchungen von Gerbershagen belegten einen Zusammenhang zwischen dem Chronifizierungsstadium und einem möglichen Therapieerfolg:
- Patienten im Stadium I erfahren in 65–79% der Fälle eine deutliche Schmerzlinderung.
- Patienten im Stadium II: Eine Schmerzreduktion ist in etwa 30–60% der Betroffenen anzunehmen.
- Im Stadium III hingegen kann trotz multidisziplinärer Behandlung nur noch in maximal 30% eine relevante Reduktion des Beschwerdebildes erzielt werden.

Unsere eigenen persönlichen Erfahrungen, v. a. in der stationären Betreuung chronischer Schmerzpatienten, sind in diesem Zusammenhang noch weitaus ungünstiger!

24.5.5 Therapieziele und -optionen beim nicht-radikulären Rückenschmerz

Die Therapeutischen Maßnahmen beim Patienten mit nicht-radikulären Rückenschmerzen sind ganz überwiegend konservativ, er sollte möglichst rasch aktiviert und beruflich und sozial reintegriert werden. Hierfür ist zunächst die zügige und effektive Reduzierung des Schmerz-

◘ **Tab. 24.4.** Dimensionen chronifizierter Schmerzen (Stadien I–III nach Gerbershagen 1997)

Dimension	Stadium I	Stadium II	Stadium III
Schmerzverlauf	Intermittierend, zeitlich wechselnd, Intensität wechselnd	Lang anhaltend, Intensität wenig wechselnd	Dauerschmerz
Lokalisation	Umschrieben, anatomisch nachvollziehbar, meist monolokulär	Ausdehnung auf größere Areale	>70% der Körperfläche betroffen, multilokalisiert
Medikamenten-Einnahmeverhalten	Angemessen, entsprechend ärztlicher Verordnung	Vereinzelte Missbrauchs- oder Entzugsepisoden	Langjähriger Missbrauch, Polytoxikomanie o.ä.
Beanspruchung des Gesundheitswesens	Überwiegend ein Arzt und empfohlene Spezialisten, nicht mehr als je eine Krankenhaus-/Reha-Behandlung wegen Schmerzen oder ein schmerzbedingter operativer Eingriff	2- bis 3-maliger Arztwechsel, häufige Wechsel von Spezialisten gleichen Fachs, 2–3 stationäre Behandlungen und operative Eingriffe	>3-maliger Arztwechsel, zielloses »doctor hopping«, >3 schmerzbedingte stationäre Behandlungen und operative Eingriffe
Psychosoziale Risikofaktoren	Übliche familiäre psychosoziale Probleme; adäquate Krankheitskontrolle	Zunehmende Auswirkung auf Ehe, Familie, soziale Umwelt und Beruf; ungünstige Bewältigungsstrategien	Versagen in Ehe, Familie und Beruf; »erlernte Hilflosigkeit«

bildes notwendig, die Verhinderung einer Chronifizierung ist von entscheidender Bedeutung. In aller Regel wird der therapeutische Aufwand bestimmt durch die subjektiven Beschwerden und die klinisch-neurologischen Befunde des Patienten; letzterer bemisst sich nicht am Ausmaß pathologisch-anatomischer Veränderungen bzw. der objektivierbaren Befunde bildgebender Verfahren.

Die Behandlungspalette stützt sich auf folgende Pfeiler:
- Gespräch, Aufklärung
- adäquate medikamentöse Therapie
- krankengymnastische Bewegungstherapie einschließlich gerätegestützter Maßnahmen
- Infiltrationstherapie
- Manuelle Medizin
- Physikalische Therapie/Elektrotherapie

Im Falle länger andauernder Beschwerdebilder mit der Gefahr einer Chronifizierung vor allem auf eine:
- multimodale interdisziplinäre Schmerztherapie.

Kommentar
Jede Therapieform kann nur Teil eines Therapieschemas sein, zu dem immer medikamentöse, physiotherapeutische, physikalische und in letzter Instanz auch chirurgische Maßnahmen gehören.

Bis jetzt sind mehr als 500 randomisierte kontrollierte Studien veröffentlicht worden, die viele der üblichen Behandlungsmethoden unspezifischer Rückenschmerzen untersuchten. Dabei konnte für die Mehrzahl der Therapieverfahren bei akuten Rückenschmerzen (maximal 3 Monate) keine entscheidende Wirksamkeit nachgewiesen werden:

Krämer (2000) und van Tulder et al. (2001) vertreten hier etwas differente Standpunkte. Sie lassen sich daraus herleiten, dass Krämer (2000) eine vermehrte Einbeziehung von Studien aus dem deutschsprachigen Schrifttum vornimmt. Dadurch kommt er zu einer stärkeren Gewichtung unter anderem der Injektionstherapie (z. B. durch epidurale Steroidinjektionen, lumbale Spinalnervenanalgesie), auch im Falle einer Chronifizierung des Schmerzbildes.

Van Tulder et al. (2001) erstellten eine umfangreiche Metaanalyse randomisierter kontrollierter Studien zur konservativen Behandlung akuter und chronischer unspezifischer Kreuzschmerzen. Unter Berücksichtigung der Qualität des Studiendesigns fand sich im Falle akuter Schmerzen eine starke Evidenz für die Wirksamkeit nicht-steroidaler Antiphlogistika (NSAR) und von Muskelrelaxanzien mit deutlich besserer Schmerlinderung gegenüber einem Plazebo. Die aktuellen Behandlungsrichtlinien empfehlen daher, diese Medikamente – wenn notwendig – in regelmäßigen Abständen zu verabreichen und nicht etwa nach Bedarf.

Starke Evidenz war auch für die Empfehlung gegeben, trotz Schmerzen aktiv zu bleiben, was den Krankheitsverlauf verkürzte und chronische Verläufe verhinderte.

Es gab schwache Hinweise dafür, dass chirotherapeutische Manipulationen und auch Analgetika helfen. Kein Nachweis fand sich für eine Wirksamkeit von Orthesen, Traktionen, Massagen, Akupunktur oder Infiltrationen.

Fazit
Zusammenfassend bleibt bzgl. der Therapie unspezifischer **akuter Rückenschmerzen** festzuhalten: Der wichtigste auf Evidenz basierte Rat für den Umgang mit dem klinischen Beschwerdebild, der derzeit auch in den aktuellen Leitlinien verbreitet wird, lautet: Der Arzt/Therapeut soll dem Patienten versichern, dass es sich nicht um eine ernsthafte Erkrankung handelt und dass meistens eine rasche Genesung zu erwarten ist; es gilt, ihm – wenn nötig – medikophysikalische Maßnahmen für eine angemessene Symptomlinderung anzubieten und ihm zu empfehlen, möglichst aktiv zu bleiben und seine gewohnten täglichen Aktivitäten fortzusetzen. Dieses Vorgehen führt zu einem gleich schnellen oder sogar zügigeren Symptomrückgang, zu weniger chronischer Behinderung und zu weniger Fehlzeiten als Bettruhe und die Ausschöpfung der großen Palette der konventionellen Behandlungsmethoden.

Im Falle einer gegebener **Chronifizierung unspezifischer Rückenschmerzen** erfordert das Behandlungskonzept einen multimodalen Ansatz im Sinne eines berufs- und funktionsübergreifenden Zusammenwirkens verschiedener Therapeuten. Das Behandlungsziel ist nicht primär »Schmerzfreiheit«, sondern die Beseitigung gestörter körperlicher, psychischer und sozialer Funktionen (»functional restauration«; Hildebrandt et al. 1997; Mayer u. Gatchel 1998). Relevant für den Behandlungserfolg sind die Selbsteinschätzung des Patienten bezüglich der Überwindung seiner Passivität, die Länge der bereits bestehenden Arbeitsunfähigkeit und sein Anspruch auf Sozialleistungen. Die wichtigste Variable für eine erfolgreiche Therapie in diesem Zusammenhang ist jedoch die Verminderung des subjektiven Gefühls der Beeinträchtigung oder einer Behinderung (Hildebrandt et al. 1997). Zu diesem Zweck werden ein intensives körperlichen Training, Verhaltenstherapie zur Veränderung von Schonung und Vermeidung sowie individuelle, an den Arbeitsplatz angepasste Maßnahmen miteinander kombiniert.

Aktivität ist somit ein essentieller Faktor der Rückenschmerztherapie. Zusätzlich zu psychosozialen Betrachtungen zeigen tierexperimentelle Untersuchungen eine verbesserte Gewebeheilung im Falle einer frühzeitigen kontrollierten Mobilisation im Vergleich zur Immobilisation; Ruhe und Inaktivität können die Heilung von Knorpel- und Knochengewebe, von Bandscheiben und Bändern nachweisbar beeinträchtigen (Nachemson 1993).

24.5.6 IGOST-Therapie-Algorithmus für den akuten unspezifischen Rückenschmerz

Als Grundlage für eine standardisierte Triage des akuten Schmerzpatienten wird von Seiten der IGOST (Interdisziplinäre Gesellschaft für orthopädische Schmerztherapie) gerade unter Berücksichtigung einer bio-psycho-sozialen Gesamtschau des individuellen Patienten ein Therapiealgorithmus vorgeschlagen (◘ Abb. 24.2).

Gibt es Warnhinweise (»red flags«) für eine ernste spinale Pathologie, etwa ein Kaudasyndrom, einen Fallfuß, Tumoren oder Infektionen, sollten die Patienten unverzüglich in eine Klinik oder an ein spezialisiertes Zentrum überwiesen werden. Auch psychosoziale Warnhinweise (»yellow flags«) für eine Chronifizierungsgefährdung sollten unbedingt berücksichtigt werden. Dazu zählen etwa eine pessimistische Einstellung, Probleme in der Familie oder am Arbeitsplatz oder ungünstige Diagnose- und Therapieerfahrungen.

> **ⓘ Tipps**
> Patienten mit geringem Chronifizierungsrisiko (**Typ A**) sollten 3 Wochen durch den Haus- oder Facharzt symptomatisch behandelt werden, bei ausbleibendem Erfolg an den Facharzt zur erweiterten Diagnostik überwiesen werden. Bringt auch die 3-wöchige fachspezifische Therapie nicht das gewünschte Ergebnis, steht an 3. Stelle der qualifizierte Schmerztherapeut, der auch die fachübergreifende Differenzialdiagnostik und -therapie koordiniert. Patienten mit einem Chronifizierungsrisiko von 30% (**Typ B**) oder deren Risiko schwer einzuschätzen ist (**Typ C**), sollten gleich an den Facharzt überwiesen werden, Patienten mit hohem Chronifizierungsrisiko (**Typen D, E**) sofort an den Schmerztherapeuten.

Für alle Patienten hat zudem eine verhaltenstherapeutische Rückenschule einen hohen Stellenwert.

24.6 Spezielle Krankheitsbilder mit oft chronischen Schmerzen im Bereich der Rumpfwirbelsäule

24.6.1 Radikuläre lumbale Schmerzbilder

Synonym. Lumbales Wurzelreizsyndrom.

> **Definition**
> *Primär von der Lendenwirbelsäule ausgehendes und in Abhängigkeit von der jeweilig betroffenen Spinalnervenwurzel nach peripher in die unteren Extremitäten ausstrahlendes Schmerzbild, z. B. im Sinne einer **Lumbocruralgie** (Nervenwurzeln L3 oder L4) bzw. einer **Lumboischialgie** (Nervenwurzeln L4, L5 und S1).*

Ätiologie. In den meisten Fällen liegt eine dorso-mediale oder laterale Bandscheibenprotrusion oder ein Bandscheibenprolaps mit Irritation des R. ventralis einer oder mehrerer Spinalnerven vor; auch im Gefolge einer lumbalen Spondylolisthesis, einer intraspinalen Raumforderung (knöcherne Spinalkanalstenose, Tumor, Wirbelfraktur, Facettenganglion u. a.).

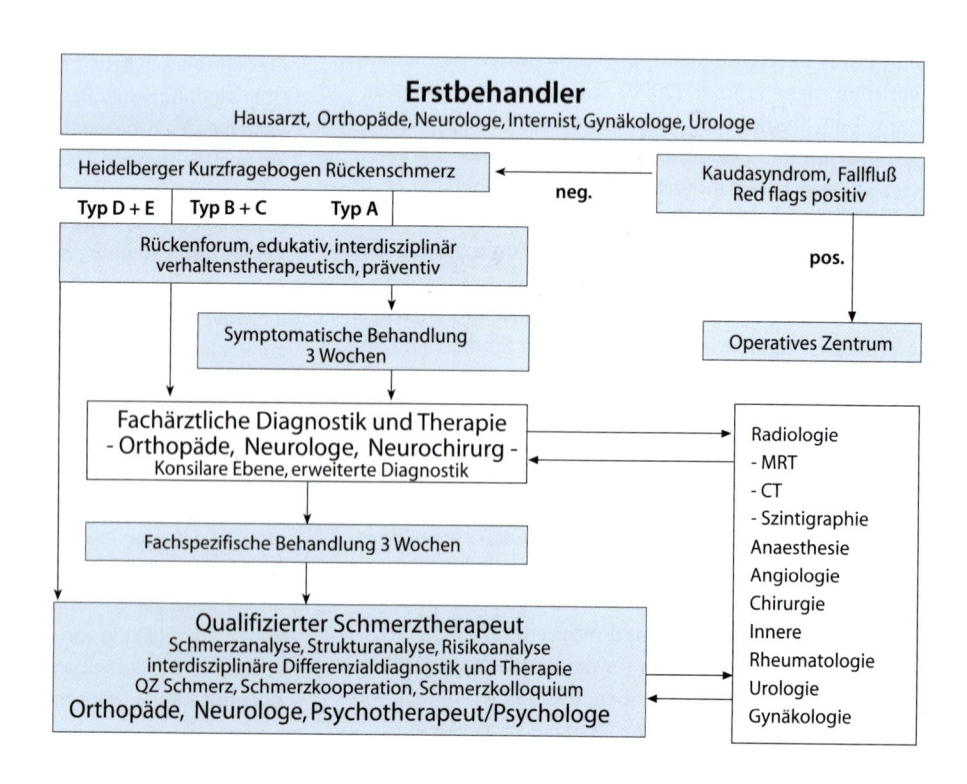

◘ **Abb. 24.2.** IGOST-Therapie-Algorithmus Rückenschmerz

Hauptlokalisation. Betroffen sind in erster Linie die beiden untersten lumbalen Bandscheibenetagen L4/L5 (Wurzel L5, seltener L4) und L5/S1 (Wurzel S1).

Klinik. Vorkommen vor allem bei Patienten im mittleren Lebensalter. Der Altersgipfel liegt zwischen dem 25. und 45. Lebensjahr. Männer sind häufiger betroffen als Frauen.

> **Typisches klinisches Bild**
> - Lokale Klopfdolenz der Dorfortsatzreihe
> - Ischiadruckpunkte (Valleix) positiv
> - Spontan- und Dehnungsschmerz (sog. Ischiasdehnzeichen nach Lasègue, Bragard u. a.)
> - Funktionseinschränkung der Rumpfwirbelsäule, evtl. mit (reflektorischer) Streckhaltung (z. B. Lendenstrecksteife), evtl. mit Shift (Ischiasskoliose; ◘ Abb. 24.3)
> - Typische segmentale Sensibilitätsstörungen
> - Reflexausfälle
> - Evtl. auch motorische Schwächen (Kennmuskeln; Etagendiagnostik s. ◘ Tab. 24.5)

Im Falle einer massiven Verlegung des Spinalkanales evtl. Kaudasymptomatik mit zusätzlichen Blasen-/Mastdarmstörungen.

Diagnostik. Detaillierte klinische und peripher-neurologische Befundung.

Zunächst **Röntgen-Nativdiagnostik** (a.p. und seitliches Bild im Stehen); **bildgebender Nachweis** der Wurzelkompression durch NMR (◘ Abb. 24.4), auch durch CT oder Myelographie.

Labordiagnostik unauffällig.

Differenzaldiagnosen. Siehe ◘ Tab. 24.6.

> **Therapie**
> - Analgesie durch eine entsprechende, adäquat dosierte Medikation (bei längerer Dauer evtl. Kortison-Stoß mit Prednisolon: Beginn mit 50–100 mg/die mit dann auschleichender Dosierung innerhalb von 5–7 Tagen).
> - Im Akutstadium Entlastungslagerung in Kyphosierung der LWS (Stufenbett, Schlingentisch).
> - Lumbale Wurzelblockaden mit Lokalanästhetika/Triamcinolon.
> - Funktionelle Behandlung (z. B. Krankengymnastik nach McKenzie; Extension); im beschwerdegebesserten Intervall evtl. auch gerätegestützte Übungen; schmerzadaptierte Balneotherapie.
> - Physikalische Neuroanalgesie (Zweizellenbad, Stangerbad, TENS), lokale physikalische Therapie im Bereich der sekundär irritierten lumbalen Rückenstreckmuskulatur (Interferenzstrom, Heißluft, Fangoanwendung).
> - Eine orthetische Versorgung ist in aller Regel nicht erforderlich; nur im Falle einer chronischen Irritation kommt ein sog. entlordosierendes Lumbalmieder (z. B. nach Krämer) in Frage.

Prognose. Meist gut; in über 90% weitgehender Beschwerderückgang nach spätestens 6–8 Wochen.

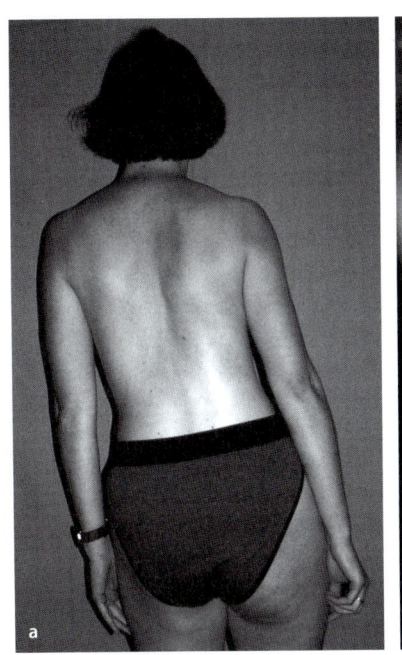

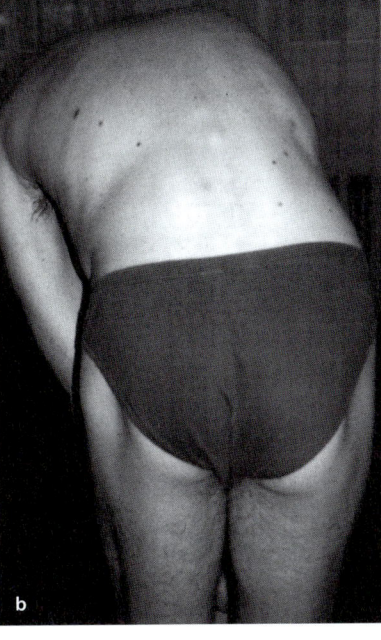

◘ Abb. 24.3 a, b. Klinische Befunde bei lumbalem Bandscheibenvorfall. a Typische Ischiasskoliose im Stehen mit seitlichem Rumpfshift nach links. b Lumbalshift nach links im Zuge der Rumpfanteklination

◻ Tab. 24.5. Klinische Etagendiagnostik bei radikulären Irritationen im Bereich der Lendenwirbelsäule

Nerven-wurzel	Schmerzausstrahlung	Kennmuskeln (Schwäche bzw. Parese)	Reflexstörungen	Sensible Dermatome
L2	– Thorakolumbarer Übergang – Kreuzbeinbereich – Beckenkamm – Proximaler innenseitiger Oberschenkel	– M. ilopsoas – M. quadriceps femoris (Hüftadduktion)	– Abschwächung des Kremastereflexes – Patellarsehnenreflex (PSR) abgeschwächt	– Leistenregion – proximaler ventraler innenseitiger Oberschenkel
L3	– Obere LWS – Proximaler ventraler Oberschenkel	– M. iliopsoas – M. quadriceps femoris (Hüftadduktion)	– Patellarsehnenreflex abgeschwächt oder erloschen	– Von der Ventral- zur Innenseite des Oberschenkels bis über das Kniegelenk
L4	– LWS-Bereich – Vorderseite des Oberschenkels – Hüftregion – Innenseite des Unterschenkels	– M. quadriceps femoris – M. tibialis anterior (Behinderung des Fersenganges)	– Patellarsehnenreflex abgeschwächt	– Vorderseite des Oberschenkels – Innenseite des Kniegelenkes und der Wade bis zur Innenseite des Fußes
L5	– Außenseite des Oberschenkels bis zum großen Zeh	– M. tibialis anterior – M. tibialis posterior – M. extensor hallucis longus (Behinderung des Fersenganges)	– Tibialis posterior-Reflex abgeschwächt	– Außenseite des Oberschenkels – Vorder- und Außenseite des Unterschenkels – mediale Hälfte des Fußes
S1	– Rückseite des Ober- und Unterschenkels bis zum kleinen Zeh	– M. triceps surae; – Mm peronaeus longus et brevis – Fußbeuger, Pronatoren des Vorfußes (Behinderung des Zehenganges)	– Achillessehnenreflex (ASR) abgeschwächt oder erloschen	– Rückseite des Ober- und Unterschenkels – Außenseite des Wade – laterale Hälfte des Fußes

◻ Tab. 24.6. Differenzialdiagnosen ischiagieformer Schmerzbilder. (Modifiziert nach Krämer 1994)

Ursache	Segmentales Schmerzband	Neurologische Ausfälle	LWS-Schmerz	Ischias-Dehnungszeichen	Extensionstest	Diagnosesicherung
Vertebrale Genese						
Nukleusprolaps/ Nukleusprotrusion	++	++	++	L2–L4: neg. L5–S1: +++	+++	NMR, CT, Myelographie
Lumbales Facettensyndrom	+	–	+++	–	(+)	Klinischer Befund, Nativröntgen, Lokalanästhesie (Facettenblockade)
Spondylolisthesis	++	++	+++	+++	(+)	Nativröntgen, Funktionsaufnahmen
Spondylitis	++	++	+++	+++	(+)	Tomographie, CT, Szintigraphie, Labordiagnostik, (Entzündungswerte)
Tumor	++	++	+++	+++	(+)	Tomographie, CT, NMR; evt. Szintigraphie, Labordiagnostik
Extravertebrale Genese						
Koxalgie	–	–	–	(+)	–	Nativröntgen, Lokalanästhesie
Pericoxalgie	(+)	–	–	–	–	Lokalanästhesie
ISG-Irritation	(+)	–	–	+	(+)	Nativröntgen, Tomographie
Retroperitonealer Tumor	++	++	++	++	–	Labordiagnostik (BSG), fachspezifische Untersuchung
pAVK	–	–	–	–	–	Klinischer Befund (Ratschow-Lagerung), Oszillographie, Arteriographie
Neuritis	–	(+)	–	–	–	Klinischer Befund (Temperaturabhängigkeit; Verschlechterung in Ruhe), Labordiagnostik
Diabetische Neuropathie	++	++	– –	++	– –	Laborwerte
Iatrogene (Spritzen) Schädigung	+++	+++	–	+++	–	Schweißtest
Vergiftungen (Thallium, Blei, Alkohol u. a.)	–	+	–	–	–	Dauer, Labordiagnostik

Eine **Operationsindikation** (Nukleotomie, Mikrodiskotomie) ist gegeben:
- **absolut** bei Kaudasymptomatik oder erheblichem peripheren motorischen Ausfall (z. B. Fußheberlähmung),
- **relativ** bei persistierendem Beschwerdebild über mehr als (6–) 12 Wochen trotz Ausschöpfung der konservativen Behandlungspalette.

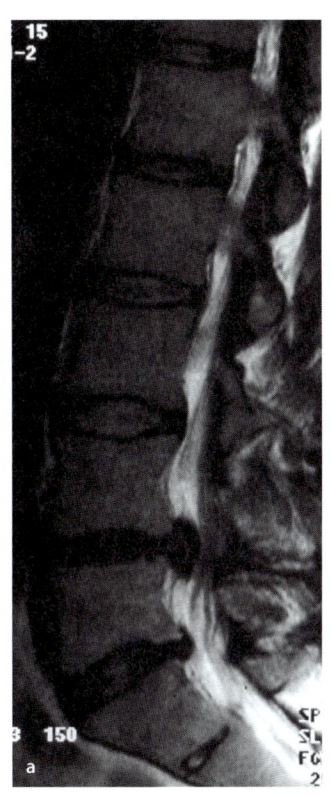

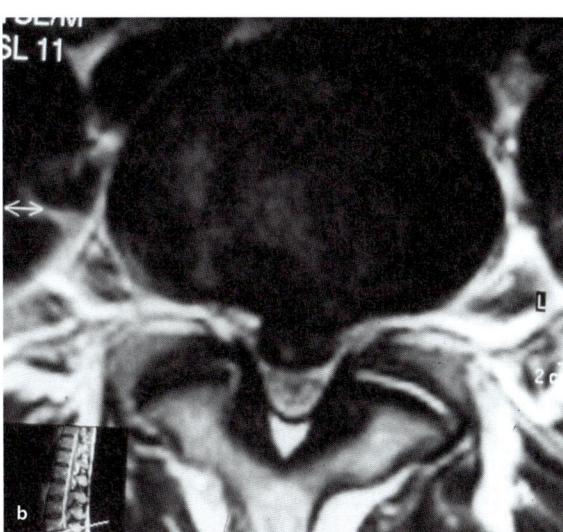

Abb. 24.4 a, b. Kernspintomographie der Lendenwirbelsäule mit Darstellung eines ausgeprägten medialen Bandscheibenvorfalles in Höhe L4/L5 (→). **a** Seitlicher Strahlengang, **b** horizontaler Strahlengang

24.6.2 Lumbales Facettensyndrom

Definition
Klinisches, ausschließlich pseudoradikuläres lumbales Schmerzbild, ausgehend von den kleinen Wirbelgelenken und ihren kapsuloligamentären Strukturen ohne zusätzliche Irritation der Nervenwurzel (Jerosch u. Heisel 2006).

Ätiologie und Pathogenese. Meist länger bestehende lumbale Bandscheibendegeneration mit nachfolgender lokaler Gefügelockerung mit aufscheinender Mikromobilität im Bewegungssegment und damit einer übermäßigen Belastung der Wirbelbogengelenke; nachfolgende chronische Reizung der sensibel gut versorgten Gelenkkapseln.

Hauptlokalisation. Betroffen sind meist die beiden untersten Lumbalsegmente (L4/L5, L5/S1).

Klinik. Typische Erkrankung des höheren Lebensalters. Männer sind häufiger betroffen als Frauen.

Typisches klinisches Bild
- Dumpfer, gelegentlich auch stechender tiefsitzender, schlecht lokalisierbarer Kreuzschmerz, provozierbar durch Hyperlordosierung der Rumpfwirbelsäule (Facettenschluss)
- Beschwerdelinderung im Liegen und durch Rumpfanteklination (z. B. auch im Sitzen mit Distraktion der lumbalen Facetten)
- Pseudoradikuläre Schmerzausstrahlung in die Leistenregion (auch Unterbauch, Hoden) und in beide Beine, selten über die Knie hinaus (keine sichere Dermatomzuordnung möglich
- Schmerzverstärkung im Laufe des Tages mit abendlichem Maximum
- Hauptdruckschmerzpunkte über den Mm. gluteus maximus et medius, den Dornfortsätzen der LWS und über dem Trochanter major

Diagnostik
- Detaillierte klinische Untersuchung mit pathognomonischem lokalen Rüttel- und Klopfschmerz und positivem Viererzeichen (passive Lordose-Torsionsbewegung der LWS durch maximale Abduktion und Außenrotation der Hüfte), Schmerzerleichterung bei Entlordosierung.
- Diagnostische Lokalanästhesie (evtl. unter Bildwandler- oder CT-Kontrolle; **Abb. 24.5**).
- Im Nativröntgenbild im a.p.-Strahlengang besteht meist eine lokale Spondylarthrose (**Abb. 24.6**).

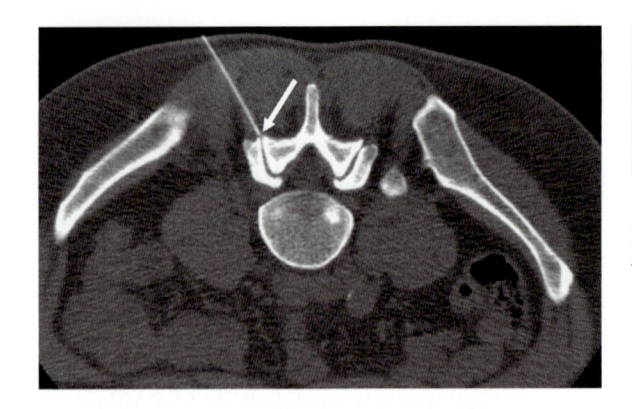

Abb. 24.5. Diagnostische lumbale Facetteninfiltration (→) unter CT-Kontrolle (horizontaler Strahlengang)

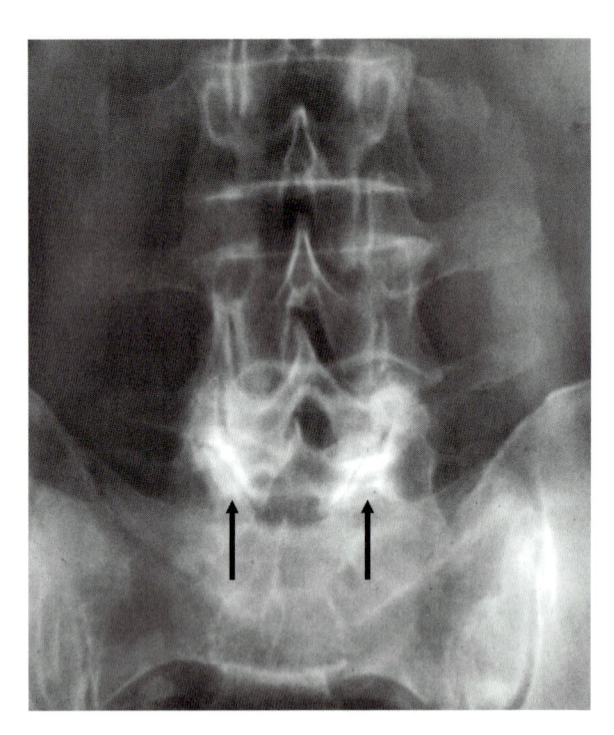

Abb. 24.6. Ausgeprägte Spondylarthrose (→) im a.p.-Röntgenbild der LWS

Therapie
Frühstadium
Zunächst immer konservativ mit:
- Adäquater medikamentöser Analgesie
- Facetteninfiltration mit Lokalanästhetika wie Ropivacain 2 mg (5–10 ml) (evtl. + 20–40 mg Triamcinolon)
- Palette der physikalischen Maßnahmen (Interferenzstrom, Heißluft, Fango etc.),
- Kyphosierende Extension, z. B. im Schlingentisch
- Evtl. Versorgung mit einem (teil)immobilisierenden entlordosierenden Mieder (z. B. nach Krämer)

▼

Chronischer Verlauf
- **Operative Intervention** mit Facettenkoagulation oder -dernervierung

24.6.3 Lumbale Spinalkanalstenose

Definition
*Jede Form einer generalisierten Einengung der lichten Weite des lumbalen Wirbelkanales (**ossär:** anlagebedingt oder durch hypertrophe Spondylarthrose; **fibrös:** verdickte Ligg. flava oder Narbenstrikturen), wobei eine entzündliche Situation, eine tumoröse Infiltration sowie auch ein Nukleus pulposus-Massenvorfall als auslösende Ursache ausgeschlossen sind.*

Vorkommen. Betroffen sind meist ältere und alte Menschen jenseits des 65. Lebensjahres, Männer häufiger als Frauen.

Hauptlokalisation. V. a. in Höhe L4/L5, dann L3/L4 und L5/S1.

Klinik. Im frühen und mittleren Stadium meist symptomarm (kompensiert). Im Falle einer Dekompensation im Sinne einer **Claudicatio spinalis intermittens** kommt es zu segmentalen oder diffusen peripheren Parästhesien.

Typisches klinisches Bild
Frühstadium
- Symptomarm, da klinisch kompensiert

Fortgeschrittenes Stadium
Claudicatio spinalis intermittens mit:
- Segmentalen Schmerzbildern
- Segmentalen muskulären Krämpfen
- Limitierter Wegstrecke mit »Schwerwerden« der Beine
- Schmerzsteigerung bei längerem Stehen mit hyperlordotisch eingestellter Lendenwirbelsäule
- Oberkörperanteklination beim Gehen
- Beschwerdeerleichterung bei Rumpfanteklination

Diagnostik. Zur eindeutigen Objektivierung und auch Quantifizierung des Ausmaßes einer spinalen Enge ist eine **bildgebende Diagnostik** unerlässlich:
- Röntgen-Nativaufnahmen der Lendenwirbelsäule in 2 Ebenen im Stehen, Myelographie (Abb. 24.7).
- Die höchste Aussagekraft besitzen das (Post-Myelo-) CT (Abb. 24.8) und das Kernspintomogramm. Ist die lichte Weite des Spinalkanales hier um mehr als 50% verlegt, wird von einer absoluten Stenose gesprochen.

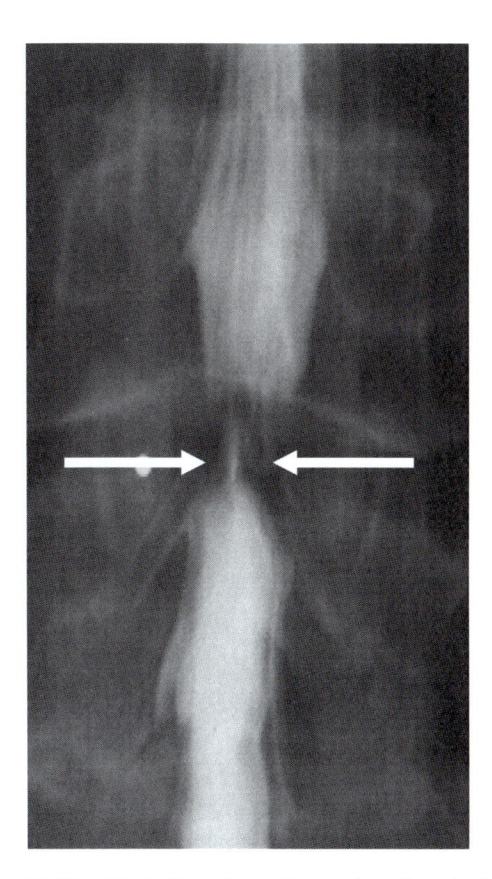

24.6 · Spezielle Krankheitsbilder mit oft chronischen Schmerzen im Bereich der Rumpfwirbelsäule

Abb. 24.7. Myelographische Kontrastdarstellung des lumbalen Spinalkanales (a.p.-Ansicht) mit typischer Sanduhr-artiger Einengung in Höhe L4/L5 (→)

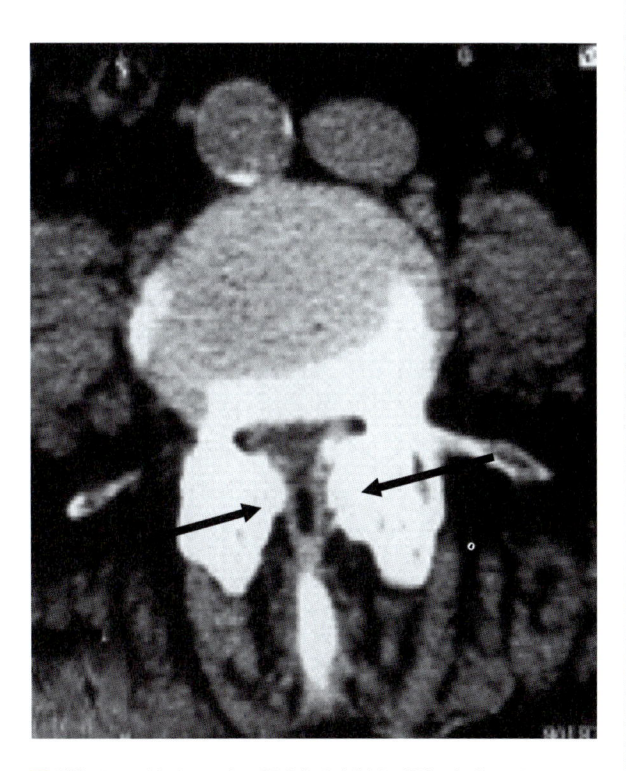

Abb. 24.8. Horizontales CT-Schnittbild in Höhe L4/L5 mit ausgeprägter bilateraler knöcherner Enge aufgrund einer hypertrophen Facettenarthrose (→)

Therapie
Primärbehandlung
Sie ist zunächst immer konservativ symptomorientiert (Abb. 24.9):
- **Medikation**
  - Konsequente analgetische/antiphlogistische Medikation; evtl. oraler Kortikoidstoß (Prednison) über 7–10 Tage (Beginn mit 50–100 mg Prednisolon); evtl. zusätzlich Muskelrelaxantien, Vitamin-B-Analoga.
  - Im Falle eines mehr radikulär-neuralgischen Schmerzbildes epineural-dorsale (lumbal paravertebral) bzw. epineural-sakrale Injektion einer isotonen Kochsalzlösung (10–20 ml), evtl. mit Triamcinolon-Zusatz; empfohlen werden hier 6- bis 10-malige Anwendungen in etwa ein bis zweitägigen Abständen.
  - Liegt gleichzeitig eine schmerzhafte Irritation der lumbalen Facetten vor, kann eine begleitende Facetteninfiltration mit Lokalanästhetika, auch hier evtl. mit Triamcinolon-Zusatz erfolgen.
- **Spezielle Lagerung**
  - Mechanischen Entlastung des betroffenen Wirbelsäulensegmentes im Sinne einer lumbalen Entlordosierung, z. B. im Stufenbett oder im Schlingentisch. Dies führt unter anatomischen Gesichtspunkten zu einer – wenn auch nur geringen – Aufweitung des Spinalkanales, zu einer Entlastung der meist deutlich degenerativ veränderten Facettengelenke und zu einer Entstauung der venösen lumbalen Spinalkanalplexus.
- **Krankengymnastik**
  - Krankengymnastische entlordosierende Flexionsübungen (als Einzel- oder als Gruppenmaßnahme, z. B. Rumpfstabilisation nach Brunkow, nach Brügger etc.).
  - Milde Traktionen (bis maximal 25% des Körpergewichtes in leichter Rumpfanteklination).
  - Gezieltes Auftrainieren der stabilisierenden Bauch- und Rückenmuskulatur (Steigerung der Belastungstoleranz verschiedener Muskelgruppen) im Rahmen der medizinischen Trainingstherapie (MTT), wobei Komplexbewegungen möglichst vermieden und ganz überwiegend in nur einer Bewegungsebene trainiert werden sollte: Laufbandtraining, vor allem aber das Ergometertraining (Standfahrrad, 25–50 Watt). An therapeutischem Sport kommen nur gleichmäßige Bewegungsabläufe ohne kinetische Kraftspitzen in Frage (Wandern, Walken, Gymnastik, Schwimmen u.a.m.).

- Gezieltes, vor allem dosiertes **Gangtraining** in einem speziellen Parcours (evtl. mit einer Begleitperson) zur Überprüfung des Behandlungserfolges, vor allem aber zur Beurteilung der Restbelastbarkeit: Ein frühzeitiges Auftreten auffälliger neurologischer Dekompensationszeichen gibt dann Hinweise auf eine möglicherweise sich anbahnende Operationsindikation im Sinne einer lumbalen Dekompression.
- **Balneologische Behandlungsstrategien**
  - Moor- oder Wannenbäder.
  - Thermalbäder (Einzel- oder Gruppenbehandlung) unter Aufhebung der Körperschwertkraft zur Detonisierung der oft irritierten und reaktiv verspannten paravertebralen Rückenstreckmuskulatur (sog. myofasziale Funktionsstörungen).
- **Elektrotherapie**
  - V. a. Interferenzstrom-Applikation mit muskulär-detonisierendem Effekt.
  - 2-Zellen-Bäder.
  - Stangerbäder (galvanische Ströme) als wirksamer analgetischer Ansatz im Falle neuralgischer Schmerzbilder; auch Anwendung der TENS.
- **Ergänzende (passive) physikalische Behandlungsmaßnahmen** (jeweils mit dem Ziel der Hyperämisierung und Detonisierung einer irritierten hypertonen Rückenstreckmuskulatur).
  - Manuelle Massage
  - Lokale Fango- bzw. Heißluftanwendungen
  - Einsatz einer heißen Rolle bzw. lokale Wickel
  - Unterwassermassage
- **Ergotherapie**
  - Einsatz adäquater Gehhilfen
  - Entlordosierende Stuhlauflagen
  - Bandscheibenstuhl
  - Hilfsmittelversorgung
  - Verhaltens- und Selbsthilfetraining
- **Orthetische Versorgung**
  - Z. B. Flexionskorsett (nach Krämer) zur lumbalen Entlordosierung (Entlastung der Facettengelenke, Aufweitung des Spinalkanales)
  - Reine Drellmieder mit Lumbalpelotte sind in den meisten Fällen nicht ausreichend
- **Operationsindikation**
  - Im Sinne einer lokalen dorsalen Dekompression (sog. undercutting decompression) bei konservativer Therapieresistenz und persistierenden Beschwerden über 3(–6) Monate.
  - Bei deutlichen, v. a. progredienten motorischen Ausfällen (M. quadriceps femoris, Fußheber, Fußsenker).
  - Bei Limitierung der Gehleistung auf unter 10–15 min.
  - Bei degenerativer segmentaler Instabilität evtl. zusätzliche dorsale transpedikuläre Stabilisierung mit Fixateur interne.

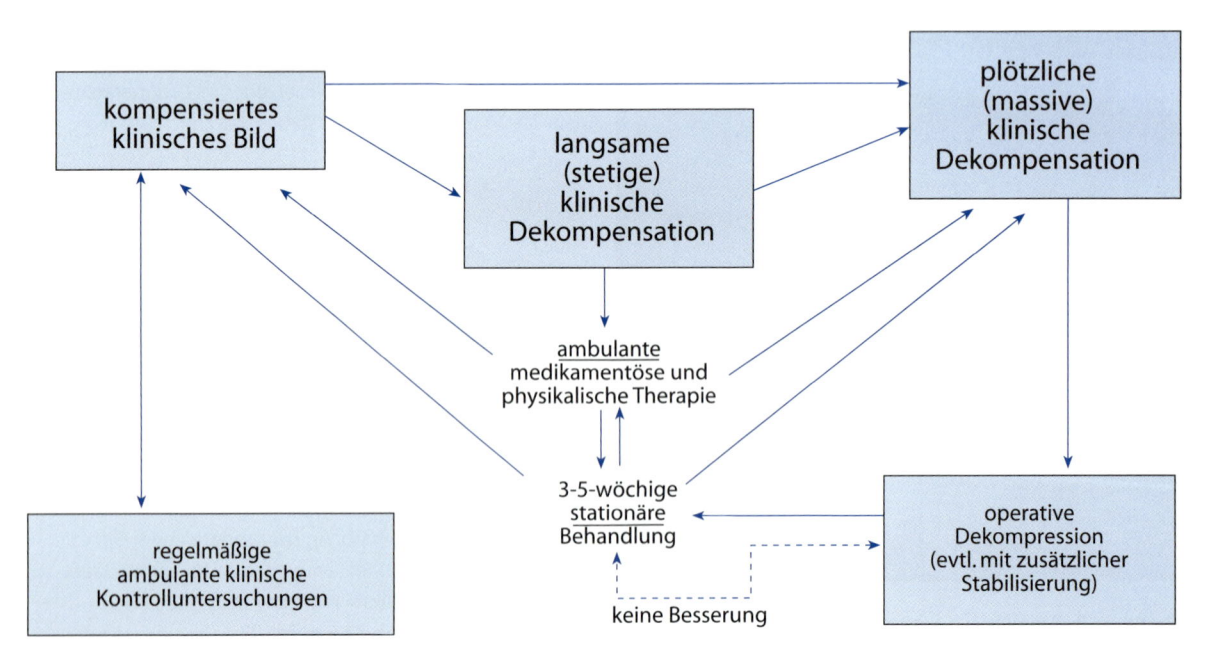

Abb. 24.9. Behandlungs-Algorithmus im Falle einer lumbalen Spinalkanalstenose

24.6.4 Lumbale Instabilität (Spondylolisthese)

Synonym. Lumbales Wirbelgleiten.

Definition
Bezüglich der Ätiologie kommen unterschiedliche pathophysiologische Störungen in Frage:
- *Ventrales Abgleiten eines lumbalen Wirbelkörpers (meist L5 über S1 bzw. L4 über L5) aufgrund einer angeborenen oder erworbenen Defektbildung im Bereich der knöchernen Interartikularportion eines Lendenwirbelkörpers* **(Spondylolyse)**.
- **Rotationslisthese** *im Falle einer einseitigen Spaltbildung.*
- **Pseudospondylolisthese** *bei Höhenminderung des Zwischenwirbelraumes im Zuge einer degenerativen Bandscheibenveränderung.*

Prävalenz. 2–4%.

Einteilung. Schweregrade I–III nach Meyerding; **Spondyloptose** bei vollständigem Abgleiten der beiden betroffenen Wirbelanteile.

Klinik. Vorkommen in jedem Lebensalter. Ein degeneratives Wirbelgleiten tritt vor allem im mittleren und höheren Alter auf. Klinisch ist die Situation nicht selten kompensiert.

Typisches klinisches Bild
- Verstärkung der Lendenlordose
- Evtl. Ausbildung eines Sprungschanzenphänomenes (Stufenbildung der Dornfortsätze; ◘ Abb. 24.10)
- Schmerzhafte Instabilitätssymptome mit tief sitzenden, oft bewegungsabhängigen lokalen Kreuzschmerzen
- Lokale Klopfdolenz
- Evtl. Bewegungseinschränkung
- Radikuläre Irritation (◘ Tab. 24.6)

Diagnostik. Röntgennativaufnahmen im Stehen (a.p. und seitlich; ◘ Abb. 24.11); Funktionsaufnahmen im seitlichen Strahlengang (Instabilitätsnachweis).

Therapie
Frühstadium
- Beschwerdebild symptomorientiert (s. ▶ Kap. 16.5.1)
- Krankengymnastische Kräftigung der lumbalen Rückenstreckmuskulatur im beschwerdearmen Intervall
- Evtl. vorübergehende orthetische Versorgung

Fortgeschrittenes Stadium
Operation (Fusion) bei:
- Konservativer Therapieresistenz
- Progredienter Instabilität
- Persisitierender radikulärer Irritation (zusätzliche lokale knöcherne Dekompression)

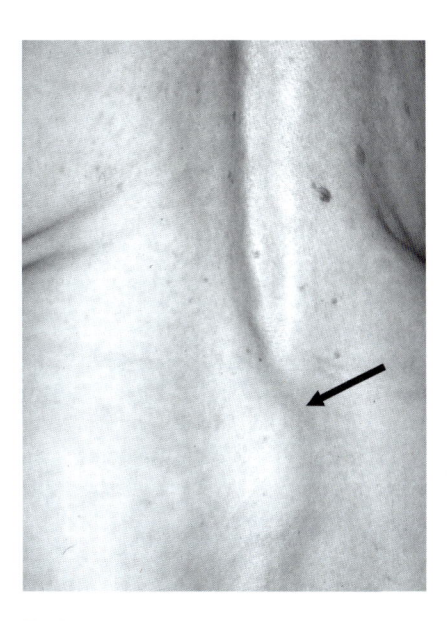

◘ **Abb. 24.10.** Klinisches Sprungschanzenphänomen im Bereich der lumbalen Dornfortsatzreihe (→) bei Spondylolisthese

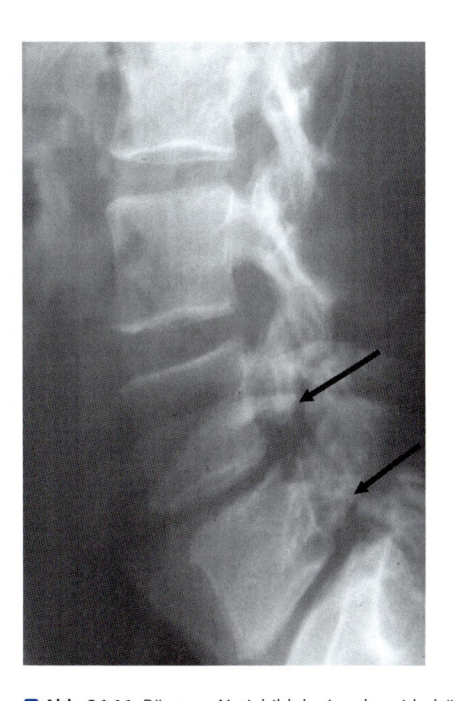

◘ **Abb. 24.11.** Röntgen-Nativbild der Lendenwirbelsäule im seitlichen Strahlengang: Darstellung einer Spondylolisthese L4/L5 und auch L5/S1 jeweils Stadium Meyerding I bei Defektbildungen der Interartikularportionen L4 und L5 (→)

24.6.5 Postdiskotomiesyndrom

Abkürzungen. PDS, FBSS (engl. »failed back surgery syndrome«).

Synonyma. Postnukleotomiesyndrom, Postdiskektomiesyndrom, failed back surgery syndrome; engl.).

Definition
Bezeichnung für alle anhaltenden starken klinischen Beschwerdebilder im Gefolge einer lumbalen Bandscheibenoperation.

Ätiologie. Segmentinstabilität (z. B. aufgrund einer durchgeführten Hemilaminektomie mit nachfolgender Rotationslisthese; ◘ Abb. 24.12, auch bei einer Höhenminderung des Zwischenwirbelraumes); Verwachsungen im Wirbelkanal (Fibrose, Arachnoiditis); Bandscheibenrezidivvorfall u. a.

Klinik. Auftreten in 10–30%, in Abhängigkeit vom Ausmaß des Primäreingriffes (offene Nukleotomie vs. Mikrodiskotomie). Das klinische Bild ist meist uneinheitlich; die Schmerzlokalisation ist vage. Nicht selten besteht eine psychogene Komponente (z. B. im Sinne einer Schmerzverarbeitungsstörung).

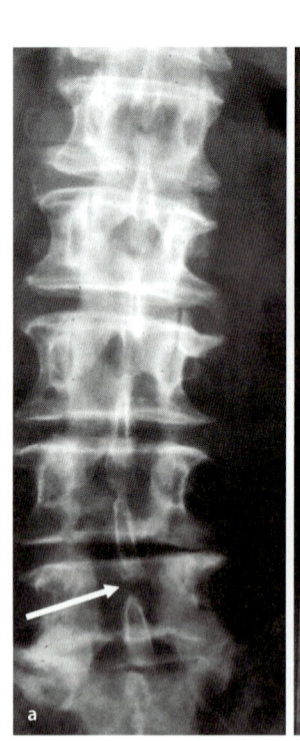

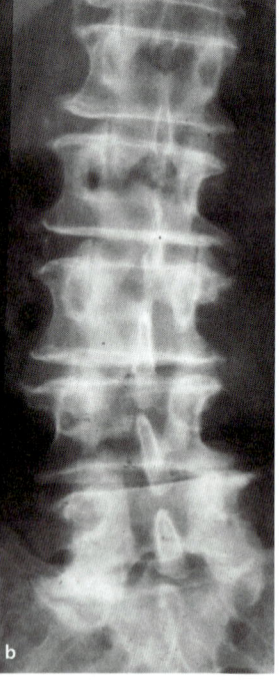

◘ **Abb. 24.12 a, b.** Röntgen-Nativaufnahmen der Lendenwirbelsäule im a.p.-Strahlengang. **a** 4 Wochen nach Nukleotomie L4/L5 mit durchgeführter kompletter Hemilaminektomie L4 rechts (→). **b** Weitere 6 Wochen später Auftreten einer Rotationsinstabilität mit Höhenminderung des Zwischenwirbelraumes und skoliotischer Fehlhaltung (sog. Rotationslisthese)

Typisches klinisches Bild
- Bilaterale Lumbalgie und Sakralgie mit pseudoradikulären Ausstrahlungen
- Schmerzbild selten scharf begrenzt
- Globalbeweglichkeit der Rumpfwirbelsäule meist nur wenig beeinträchtigt
- Funktionelle Störungen jedoch durchaus häufig
- Verspannungen der lumbalen Rückenstreckmuskulatur

Diagnostik. Nativröntgenaufnahmen (a.p. und seitlich im Stehen), evtl. Funktionsaufnahmen zur Beurteilung der Segmentstabilität; NMR, besser noch Myelo-CT (mit Gadolinium-Kontrastmittel) zur Abgrenzung epiduralen Narbengewebes von einem Rezidivvorfall (kapillarreiches Narbengewebe zeigt im Vergleich zum nicht durchbluteten Prolapsgewebe eine Signalzunahme).

Therapie
Therapie möglichst konservativ durchführen:
- Adäquate medikamentöse Schmerzabdeckung nach dem WHO-Schema zur Vermeidung einer (weiteren) Chronifizierung
- Therapeutische Lokalanästhesie
- Epidurale bzw. episakrale Injektionen (Lokalanästhetika mit 20–40 mg Triamcinolon).
- Intraspinale Kathetertechniken (z. B. Racz-Technik)
- Vorsichtige krankengymnastische Stabilisierungsgymnastik, Chirotherapie, Osteopathie; evtl. apparative Trainingstherapie
- Palette der physikalischen Therapie (Interferenzstrom, Heißluftanwendung, Fango, manuelle Massage u. a.)

Orthesenversorgung
- Z. B. entlordosierendes Mieder nach Krämer

Prognose. Oft schlecht; in Einzelfällen (v. a. bei nachgewiesener Instabilität als wesentliches schmerzauslösendes Moment) operative segmentale Fusion (◘ Abb. 24.13) als ultima ratio zu überlegen.

24.6.6 Spondylitis

Ätiologie und Pathogenese. Entzündliche, unspezifische (bakterielle) bzw. spezifische (tuberkulöse) Affektion der Wirbelsäule. Primärer Ausgangspunkt ist meist der ventrale Zwischenwirbelabschnitt mit dann sekundärem Übergreifen auf die knöchernen Anteile der Wirbelkörper und nachfolgender Ostitis und/oder Osteomyelitis; bei rascher Progredienz der Erkrankung evtl. Zusammensinterung der Wirbelsäule mit nachfolgender Keil- und Blockwirbelentstehung; evtl. Ausbildung eines ventralen Senkungsabszesses im Bereich der Rumpfwirbelsäule.

Meist metastatische Absiedlung eines floriden entzündlichen Prozesses, nicht selten bei Immunschwäche; iatrogene Entstehung vor allem im Zuge einer lumbalen Bandscheibenoperation (dann primäre Diszitis bzw. Spondylodiszitis mit sekundärem Übergreifen auf die Wirbelsäule.

Klinik. Die Häufigkeit liegt bei 1:250 000; 5% aller ossären Infektionen; in 0,1–3% nach lumbaler Nukleotomie.

> **Typisches klinisches Bild**
> - **Allgemeinsymptome** wie:
>   - Fieber
>   - Körperliche Schwäche
>   - Heftiges lokales Schmerzbild, insbesondere eng lokalisierte hochgradige Klopf- und Druckdolenz im betroffenen Dornfortsatzbereich mit Rüttelschmerz
>   - Deutliche schmerzbedingte konzentrische Funktionsbeeinträchtigung des Rumpfes
>   - Bei der Funktionsüberprüfung ist vor allem die Reklination aus der Rumpfbeugehaltung schmerzhaft, hierbei werden die Hände zur Entlastung auf dem Oberschenkel abgestützt
>   - Bei dorsaler Ausbreitung evtl. auch radikuläre Ausfallssymptomatik
>   - Deutliche, lokal begrenzte reaktive muskuläre Verspannungen
> - **Bakterielle Sponylitis**
>   Die klinische Symptomatik einer bakteriellen Spondylitis (ursächlich meist Staph. aureus!) ist oft akut bis perakut mit rascherer Ausbildung knöcherner Destruktionen
> - **Tuberkulöse Genese**
>   Eher schleichender Verlauf mit dann nur subfebrilen Temperaturen

Diagnosesicherung
- **Röntgenbilder** des betroffenen Wirbelsäulenabschnittes in beiden Strahlengängen (Abb. 24.14): Unspezifische Form meist monosegmental; tuberkulöse Form nicht selten auch mehrsegmental. In der Frühphase typischerweise Konturunschärfe der betroffenen Abschlussplatten, erst bei prolongiertem Krankheitsverlauf destruktive Zusammensinterung des Zwischenwirbelraumes mit reaktiver Sklerosierung.

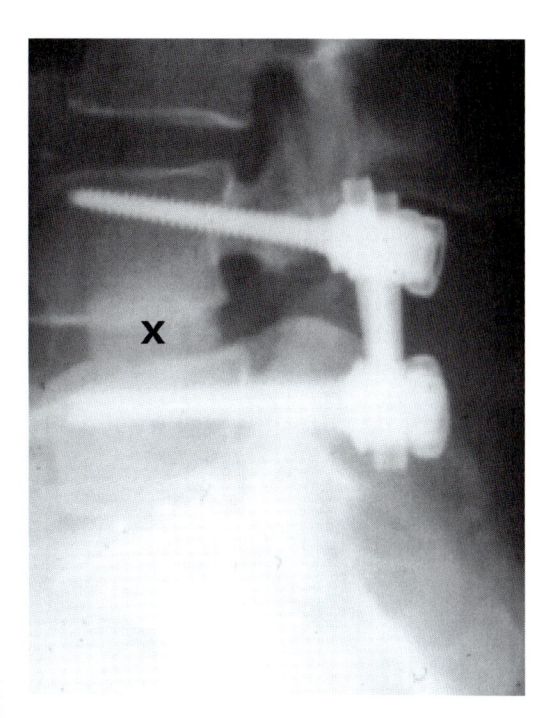

Abb. 24.13. Röntgen-Nativaufnahme der Lendenwirbelsäule im seitlichen Strahlengang: Dorsale intersegmentale Fusion L4/L5 mit interkorporal eingebrachtem autologen Knochendübel (x)

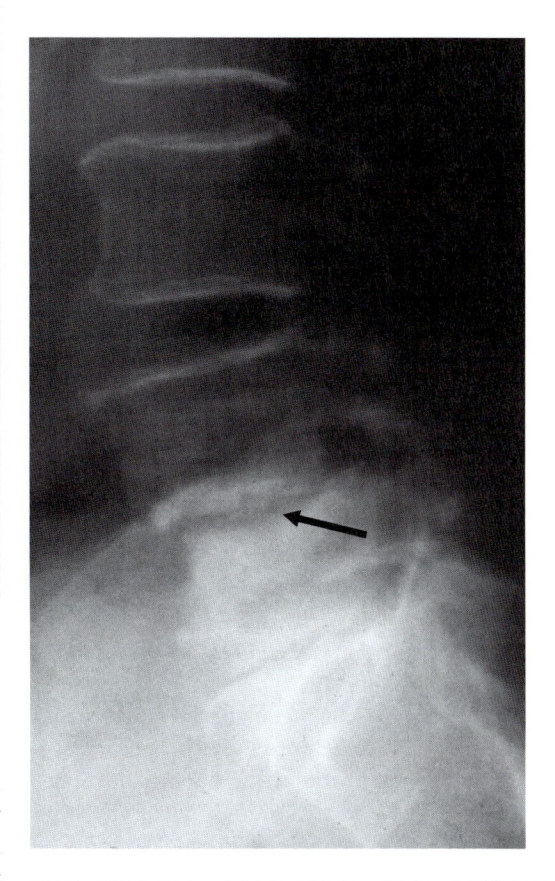

Abb. 24.14. Röntgenbild der LWS im seitlichen Strahlengang bei schwerer Spondylodiszitis L4/L5 mit nachfolgender Spondylitis sowie entzündlich bedingter Instabilität

- **Computertomographie** (vor allem zur Dokumentation des Ausmaßes der knöchernen Destruktionen).
- **NMR** in erster Linie zur Dokumentation der umgebenden Weichteilreaktion); Nachweis einer unspezifischen Spondylitis nach 7–20 Tagen in der T2-Wichtung möglich.
- **Szintigraphie** zur Darstellung der Aktivität des entzündlichen Herdes, vor allem zur Frühdiagnostik.
- **Laborserologie** mit meist hochgradig erhöhten Entzündungsparametern
- Positiver **TINE-Test** bei spezifischer Erkrankung.

Therapie
Frühstadium
- **Symptomatische Maßnahmen** in Abhängigkeit von der klinischen Situation (schleichend, akut, perakut):
  – Analgesie
  – Antiphlogese
- Erregernachweis (z. B. durch transpedikuläre Punktion unter Bildwandlerkontrolle)
  – Zur gezielten antibiotischen Abdeckung
  – Evtl. Blutkultur im entzündlichen Schub u. a.

Bei gesicherter Diagnose, v. a. im fortgeschrittenen Stadium
Operative Intervention mit Herdsanierung durch einen vorderen Zugangsweg mit radikalem Debridement und anschließender Auffüllung des Defektes durch autologen Knochen Therapie der Wahl. Im seltenen Einzelfall einer konservativen Behandlung längerfristige Immobilisation (Gipsbett, Orthese).

24.6.7 Rheumatische Affektionen der Wirbelsäule

Die **Halswirbelsäule** ist in 3–4% Erstlokalisationsort einer **rheumatoiden Arthritis**, im Verlauf von 10 Jahren ist sie in 30–40% von entzündlichen Veränderungen mit betroffen (v. a. im Bereich der Kopfgelenke!). Die **Rumpfwirbelsäule** selbst ist niemals Erstlokalisationsort einer rheumatoiden Arthritis; auch nach 10 Jahren sind die kleinen Wirbelgelenke von BWS und LWS nur in weniger als 3% befallen (Heisel 1992).

Die **pathognomonische rheumatische Affektion der Wirbelsäule** sind Erkrankungen aus der Gruppe der sog. seronegativen Spondylarthritiden, wobei hier die Spondylitis ankylosans ganz wesentlich im Vordergrund steht. Von untergeordneter Bedeutung sind spondylarthritische Veränderungen in Gefolge eines M. Reiter, einer Psoriasis, einer idiopathischen Iliosakralgelenksarthritis bzw. im Gefolge eines M. Crohn, einer Colitis ulcerosa u. a.

Spondylitis ankylosans

Synonyme. Spondylitis ankylopoetica; M. Bechterew; M. Pierre-Marie-Strümpell-Bechterew.

Ätiologie und Pathogenese. Genetisch determinierte Disposition (autosomal-dominanter Erbgang mit 70%-iger Penetranz bei Männern, 10% Penetranz bei Frauen; familiäre Häufung in 10%; typische HLA-B 27-Assoziation in 90–95% der Fälle (sog. seronegative Spondylarthritis). **Pathologisch anatomisch** typisch sind chronisch-entzündliche Veränderungen, primär ausgehend vom Iliosakralgelenk, wobei dann recht früh auch die lumbalen Wirbelbogengelenke mit befallen sind; zunehmende Mitbeteiligung der Wirbelsäulenligamente.

Die Krankheit wird nicht selten aktiviert durch chronische unspezifische Entzündungen (mikrobielle Antigene vermutet) mit anschließender Induktion spezieller Reaktionen des Bindegewebes; physikalische Umweltfaktoren (z. B. Kälteeinfluss) sind ohne auslösende Bedeutung.

Klinik. Morbidität 0,2–0,3%, mit Abortivformen sogar 1,5–2,0%! Männer deutlich häufiger betroffen als Frauen, vor allem leptsosomer Konstitutionstyp bevorzugt; der Gipfel des Manifestationsalters liegt um das 25. Lebensjahr.

Typisches klinisches Bild
- **Schubweiser Verlauf** mit wechselnder Prozessaktivität (s. ▶ Übersicht 24.2).
- In 99% der Fälle breitet sich die Symptomatik von kaudal nach kranial aus.

Übersicht 24.2. Die vier Stadien der Spondylitis ankylosans
1. **Prodromalstadium** mit schleichendem Beginn; hier typische tiefsitzende nächtliche bzw. früh morgendlich auftretende Kreuzschmerzen in Ruhe (schmerzbedingte Bettflucht!), Steifigkeitsgefühl; nur selten mit ischialgieformer Komponente; typische Beschwerdebesserung unter Wärmeeinfluss sowie bei körperlicher Bewegung. Fersenfallschmerz aufgrund einer periostalen Reizung in 20–30% der Fälle als charakteristisches Frühsymptom.
2. **Präspondylitisches** bzw. **Iliosakralstadium** mit gradueller Zunahme der subjektiven Beschwerden; jetzt konstant bestehende tiefliegende Kreuzschmerzen auch tagsüber, Steifigkeitsgefühl vor allem im Bereich des thorakolumbalen Überganges, schmerzhafte muskuläre Verspannungen, aufgehobene Lendenlordose, typischer Stauchungs- und
▼

24.6 · Spezielle Krankheitsbilder mit oft chronischen Schmerzen im Bereich der Rumpfwirbelsäule

Kompressionsschmerz der Kreuzdarmbeingelenke in seitlicher Lagerung (Mennell-Zeichen), häufige begleitende tendoperiostale Reizzustände.

3. **Wirbelsäulenstadium** mit Ausdehnung des Krankheitsprozesses nach kranial von der unteren Lendenwirbelsäule auf die BWS bis hin zur HWS mit anfänglich noch reversibler, dann jedoch zunehmend fixierter Funktionsbeeinträchtigung. Betroffen sind zunächst die Rumpflateralflexion und -rotation, zuletzt auch die Ante- und Reklination. Restriktion der Atembreite mit Thoraxschmerz im Zuge des tiefen Einatmens und beim Husten. Beim Vollbild der Erkrankung bretthartee Abflachung der Lendenlordose, zunehmende kyphotische Deformierung der Brustwirbelsäule; Versteifung auch der Halswirbelsäule in anteklinierter Fehlhaltung (sog. Pokerrücken); die Kopfgelenke sind allerdings nur sehr selten mit betroffen.
Ausbildung eines Kugelbauches in Folge der zunehmenden Zwerchfellatmung; verändertes Gangbild aufgrund sekundärer Flexionskontrakturen der Hüft- und Kniegelenke.

4. **Endstadium** mit schrittweisem Nachlassen und schließlich auch Verschwinden der entzündungsbedingten Beschwerdebilder; es resultiert letztlich eine irreversible Versteifung der Brust- und Lendenwirbelsäule (Abb. 24.15), Halswirbelsäule mit aufgehobener Retroflexion mit auf den Boden gerichtetem Blick; deutliche Atrophie der Rückenmuskulatur.
Mögliche **viszerale Manifestationen** (vor allem im Sinne einer Iritis und Iridozyklitis).

Diagnosesicherung

— Im **Frühstadium** der Erkrankung typisches lokales klinisches Schmerzbild. Häufig mittelgradig erhöhte Entzündungsparameter im Zuge der **laborserologischen Abklärung** (BSG, CRP).

— Positiver Befund im **Szintigramm** mit Anreicherung v. a. im Breich der Iliosakralgelenke.

— Auch in der **Röntgeneinblickaufnahme** des ISG frühe erosive Veränderungen. Mit Fortschreiten der entzündlichen Affektionen Auftreten perlschnurartiger Knochenresorptionen mit dann sog. buntem Bild (Destruktion, Sklerose, Ankylose).
Im Bereich der Rumpfwirbelsäule zeigen sich im **Röntgenbild** in 70% der Fälle produktive Syndesmophytenbildung, zunächst in Höhe des thorakolumbalen Überganges. Die Verknöcherungen sind anfänglich auf die äußere Schicht des A. fibrosus beschränkt; dann auch zunehmende Mitbeteiligung der inneren kurzfaserigen Schichten, hier vor allem des ventralen Längsbandes (ligamentäre Syndesmorphyten). In 20% der Fälle destruktiv-resorptive Spondylitis anterior (sog. Romanusläsion) mit Ausbildung eines vorderen marginalen Wirbelkörperkantendefektes. Mit weiterem Voranschreiten der entzündlichen Veränderungen Formierung von Tonnenwirbeln mit typischer konvexer Wirbelkörperkante (sog. Squarring-Phänomen), Sklerosierungen der Randleisten (shining corner). Im Endstadium vollständige Verknöcherung mit Auftreten des typischen dreigleisigen Schienenphänomenes, kyphotische Bambusstab-Wirbelsäule (Abb. 24.16 und 24.17).

— **Standardisierte Früherfassung.** Anhand klinischer und radiologischer Kriterien (nach Bennett und Bruch, 1968; Tab. 24.7); diagnostische Frühkriterien zur Erkennung einer Spondylitis ankylosans (Tab. 24.8).

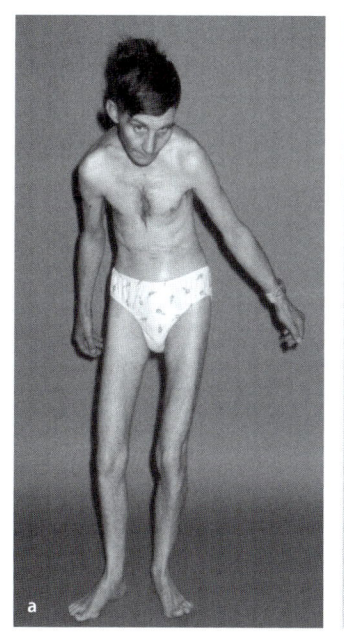

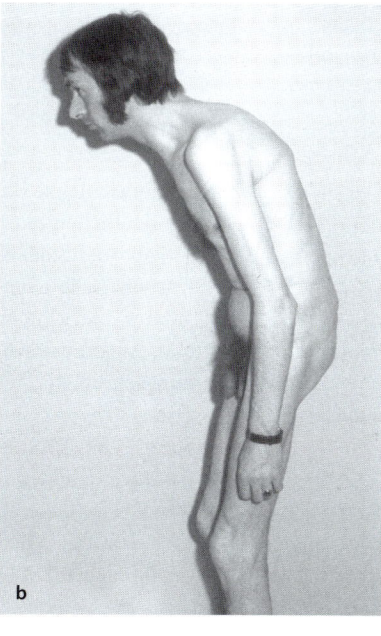

Abb. 24.15 a, b. Klinische Körperhaltung beim Vollbild einer Spondylitis ankylosans. **a** Ansicht von vorne, **b** Seitansicht

Tab. 24.7. Klinische Diagnosesicherung bei Verdacht auf Spondylitis ankylosans. (Nach Bennett u. Bruch 1968)

Klinische Kriterien	– Beeinträchtigung der LWS-Funktion bzgl. Anteklination, Reklination und Lateralflexion – Vormalig aufgetretener oder aktueller Schmerz im Bereich des thorakolumbalen Überganges oder im LWS-Bereich – Beeinträchtigung der thorakalen Atemexkursionen auf höchstens 2,5 cm (gemessen in Höhe des 4. Interkostalraumes)
Verdacht auf Sponylitis ankylosans	– Röntgenologische bilaterale Sakroileitis Grad 3–4 ohne erfülltes klinisches Kriterium
Gesicherte Spondylitis ankylosans	– Röntgenologisch bilaterale Sakroileitis Grad 3–4 mit zumindest einem erfülltem klinischen Kriterium – Röntgenologisch unilaterale Sakroileitis Grad 2 mit erfülltem klinischen Kriterium 1 – Röntgenologisch unilaterale Sakroileitis Grad 3–4 oder bilaterale Sakroileitis Grad 2 mit erfüllten klinischen Kriterien 2 und 3

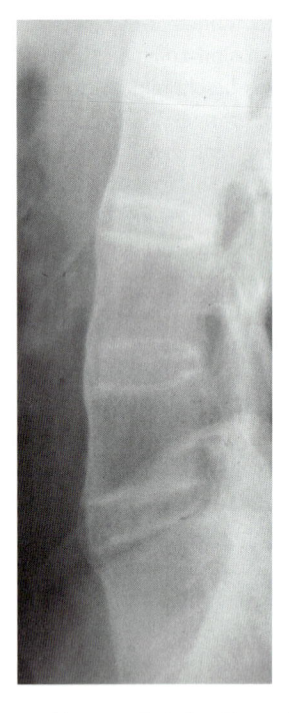

Abb. 24.16. Typisches Röntgenbild der LWS im seitlichen Strahlengang beim Vollbild einer Spondylitis ankylosans (ventral überbrückende Syndesmophyten bei Wahrung der Höhe der Zwischenwirbelräume)

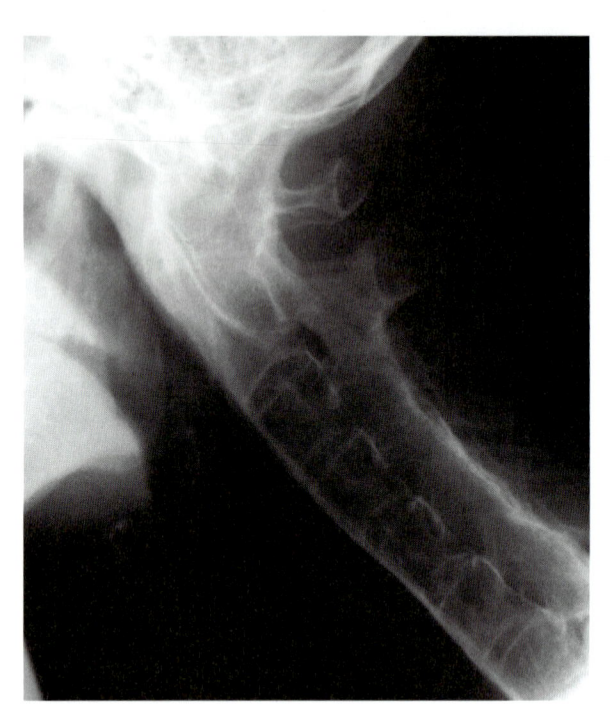

Abb. 24.17. Röntgebild der HWS im seitlichen Strahlengang bei ausgebrannter Spondylitis ankylosans mit völliger knöcherner Einsteifung ab C2 abwärts durch Verkalkung des vorderen Längsbandes

Kommentar

Ausschlusskriterien
- Traumatische, degenerative oder andere nicht-entzündliche Wirbelsäulenerkrankungen
- Arthritis psoriatica oder reaktive Arthritis
- Maligne, infektiöse, metabolische oder endokrinologische Erkrankungen
- Andere Gründe für eine erhöhte BSG oder ein positiver Rheumafaktor

Differenzialdiagnosen
- Degenerative Wirbelsäulenaffektionen (meist unauffällige Laborbefunde, typischer Röntgenbefund; negatives Szintigramm)
- Lumboischialgie (klinisches Bild mit mehr oder weniger deutlichen neurologischen Störungen; unauffällige Laborbefunde; NMR)
- Unspezifische Spondylodiszitis/Spondylitis (ausgeprägtes, meist monosegmentales klinisches Schmerzbild; Allgemeinsymptome; erheblich erhöhte Entzündungsparameter im Laborbefund; Lokalisation und rasche Progression im Röntgenbild)
- Spezifische Spondylitis (klinische Lokalisation des Beschwerdebildes in aller Regel ohne Affektion der Iliosakralgelenke; Laborbefunde ähnlich, allerdings Tine-Test meist deutlich positiv; typische Befunde in der bildgebenden Diagnostik)

Therapie

Keine kausale Behandlungsmöglichkeit, lediglich schmerz- und stadienangepasste symptomatische Behandlungsstrategien:

- Adäquate, hochdosierte **medikamentöse** analgetische und antiphlogistische Abdeckung, vor allem während der entzündlichen Schübe (u. U. hochpotente NSAR wie Indometacin unter zusätzlichem Magenschutz); dann evtl. auch temporäre systemische Kortikoidgabe. Bei nachgewiesener (rascher) Progredienz (vor allem bei frühzeitigem Beginn der Erkrankung, bei peripherer Gelenk- und viszeraler Mitbeteiligung) Rheumabasistherapie (Präparat der Wahl bei aggressivem Verlauf: aktuell Etanercept).
- Gesamte Palette der **physikalischen Therapie** (hier werden vor allem Wärmeanwendungen als sehr effiziente Maßnahme empfunden).
- Konsequentes **krankengymnastisches Übungsprogramm** (auch in Eigenregie) zum bestmöglichen Funktionserhalt.
- Niedrig dosierte **Röntgenreizbestrahlung** der betroffenen Wirbelsäulenabschnitte, globale Radonanwendung (z. B. in speziellen Bergwerksstollen) als Alternativmaßnahmen.
- In Ausnahmefällen, hier bei erheblichen, subjektiv stark beeinträchtigenden Deformierungen evtl. **operative Maßnahmen**, z. B. korrigierende Kolumnotomie (im Sinne einer Aufrichtungsoperation im Bereich der LWS) indiziert.

Tab. 24.8. Diagnosekriterien zur Früherkennung einer Spondylitis ankylosans. (Nach Man et al. 1990)

Kriterien	Punkte
Genetik	
– HLB-B-27 positiv	1,5
Klinik	
– Wirbelsäulenschmerz (Entzündungstyp)	1
– Ischialgieformer Spontanschmerz und/oder positives Mennell-Zeichen	1
– Spontan- oder Kompressionsschmerz im knöchernen Thorax und/oder eingeschränkte Atembreite (≤2,5 cm)	1
– Periphere Arthritis und/oder Fersenschmerz	1
– Iritis/Iridozyklitis	1
– Eingeschränkte Beweglichkeit der HWS und/oder LWS in allen Ebenen	1
Labordiagnostik	
– Erhöhte BSG	1
– Alter unter 50 Jahre: Männer >15 mm/h; Frauen >20 mm/h	
– Alter über 50 Jahre: Männer >20 mm/h; Frauen >30 mm/h	
Röntgendiagnostik	
– Wirbelsäulenzeichen	1
– Syndesmophyten	
– Kasten-, Tonnenwirbel	
– Romanus-, Andersson-Läsion	
– Arthritis der Kostotransversal- und/oder der Intervertebralgelenke	

Ab mindestens 3,5 Punkte ist die Frühdiagnose der Spondylitis ankylosans zu stellen

Prognose: Unheilbare Erkrankung; kann in jedem Stadium spontan zum Stillstand kommen; stetige Progression bis zum »ausgebrannten Vollbild« in etwa 25% der Fälle.

Verlauf umso ungünstiger, je frühzeitiger der Beginn und je ausgeprägter der periphere Gelenkmitbefall bzw. die viszeralen Begleitstörungen sind. Die Lebenserwartung ist in aller Regel nicht wesentlich beeinträchtigt.

24.7 Anhang

Anhang 24.1. Heidelberger Kurzfragebogen Rückenschmerzen

Heidelberger Kurzfragebogen Rückenschmerz

Dieser Fragebogen hilft uns, Ihre Beschwerden richtig einzuschätzen. Nur so können wir die richtige Therapie für Sie finden.

*Bitte beantworten Sie die Fragen so, wie es **am besten** für Sie zutrifft.*

1. Welches **Geschlecht** haben Sie?
   - $\square_1$ weiblich
   - $\square_0$ männlich

2. Was ist Ihr höchster **Schulabschluss**?
   - $\square_0$ kein Abschluss
   - $\square_0$ Hauptschule
   - $\square_1$ Mittlere Reife
   - $\square_2$ Fachhochschulreife
   - $\square_3$ Abitur
   - $\square_3$ Fachhochschule
   - $\square_4$ Universität
   - $\square_4$ Postgraduiert (Dr.)

3. Haben Sie ihre aktuellen Rückenschmerzen schon länger als 1 Woche?
   - $\square_0$ Ja
   - $\square_1$ Nein

4. Haben Sie außer Rückenschmerzen noch **andere Schmerzen**?
   - $\square_1$ nein
   - $\square_0$ ja, nämlich: _____

5. Wie stark waren Ihre Rückenschmerzen **in der letzten Woche** durchschnittlich?

   Machen Sie bitte entsprechend der Stärke Ihrer Schmerzen ein Kreuz auf der Stelle der Skala.

   keine Schmerzen — stärkste vorstellbare Schmerzen

   0   10   20   30   40   50   60   70   80   90   100

6. Wie stark waren Ihre Rückenschmerzen **in der letzten Woche**, wenn es **am besten** war?

   keine Schmerzen — stärkste vorstellbare Schmerzen

   0   10   20   30   40   50   60   70   80   90   100

7. Wie stark dürften Ihre Beschwerden noch sein, wenn die **Behandlung erfolgreich** ist?

   keine Schmerzen — stärkste vorstellbare Schmerzen

   0   10   20   30   40   50   60   70   80   90   100

8. **Hilft** Ihnen - nach Ihrer bisherigen Erfahrung – *Massage* ihre Rückenschmerzen **zu lindern**?

☐₀ nein ☐₁ ja ☐₀ ich weiß nicht

9. Wenn Sie in den vergangenen 14 Tagen Ihre Schmerzen bewusst registriert haben, wie oft sind Ihnen die folgenden **Gedanken und Gefühle** durch den Kopf gegangen?

		nie	selten / fast nie	manchmal	oft	meistens	jedesmal
a.	Was kann nur dahinter stecken?	☐₀	☐₁	☐₂	☐₃	☐₄	☐₅	☐₆
b.	Warum muss ich nur diese schwere Last ertragen?	☐₀	☐₁	☐₂	☐₃	☐₄	☐₅	☐₆
c.	Ich glaube beinahe, die gehen überhaupt nicht wieder weg.	☐₀	☐₁	☐₂	☐₃	☐₄	☐₅	☐₆
d.	Diese üblen Schmerzen verderben mir aber auch alles!	☐₀	☐₁	☐₂	☐₃	☐₄	☐₅	☐₆
e.	Was bedeutet das nur?	☐₀	☐₁	☐₂	☐₃	☐₄	☐₅	☐₆
f.	Ich werde doch keinen Tumor haben?	☐₀	☐₁	☐₂	☐₃	☐₄	☐₅	☐₆
g.	Bald ertrage ich es nicht mehr länger!	☐₀	☐₁	☐₂	☐₃	☐₄	☐₅	☐₆
h.	Ob ich die gleiche, schlimme Krankheit habe wie...	☐₀	☐₁	☐₂	☐₃	☐₄	☐₅	☐₆
j.	Ach, das wird überhaupt nicht besser.	☐₀	☐₁	☐₂	☐₃	☐₄	☐₅	☐₆
k.	Hach, jetzt ist wieder der ganze Tag verdorben.	☐₀	☐₁	☐₂	☐₃	☐₄	☐₅	☐₆
l.	Das Leben mit diesen Schmerzen ist kaum noch lebenswert!	☐₀	☐₁	☐₂	☐₃	☐₄	☐₅	☐₆
m.	Was mache ich nur, wenn sie jetzt wieder schlimmer werden?	☐₀	☐₁	☐₂	☐₃	☐₄	☐₅	☐₆
n.	Wie lange muss ich diese Schmerzen noch ertragen?	☐₀	☐₁	☐₂	☐₃	☐₄	☐₅	☐₆
o.	Es wird doch keine schlimme Krankheit dahinterstecken?	☐₀	☐₁	☐₂	☐₃	☐₄	☐₅	☐₆

10. Wie war Ihr **Befinden** in den letzten 14 Tagen?

		nie/ selten	manchmal	oft	meistens/ immer
a.	Ich fühle mich bedrückt, schwermütig und traurig.	☐₀	☐₁	☐₂	☐₃
b.	Ich weine plötzlich oder mir ist oft zum Weinen zumute.	☐₀	☐₁	☐₂	☐₃
c.	Ich kann nachts schlecht einschlafen.	☐₀	☐₁	☐₂	☐₃
d.	Ich bin unruhig und kann nicht stillhalten.	☐₀	☐₁	☐₂	☐₃
e.	Ich tue Dinge, die ich früher tat, immer noch gern.	☐₀	☐₁	☐₂	☐₃

Vielen Dank!

HKF-R 10 - Auswertungsbogen

Für die Auswertung des Fragebogens benötigen Sie einen einfachen Taschenrechner

Es gibt 5 verschiedene Zelltypen mit unterschiedlichen Handlungsanweisungen:

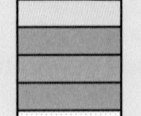

- <= hier tragen Sie die den Antworten zugeordneten (Roh)-Werte ein:
- <= Diese Zellen enthalten Faktoren zur Gewichtung
- <= hier müssen Sie ein Produkt berechnen:
- <= Hier bilden Sie einen Summenwert
- <= hier tragen Sie Zwischenwerte ein

Name des Rückenschmerzpatienten: _____

Frage	Fragen-Rohwert		Gewichtung		Produkt
Frage 1		mal	9	=	+
Frage 2		mal	-6	=	-
Frage 3	=	mal	-15	=	-
Frage 4		mal	-14	=	-
Frage 5			0		
Frage 6	+				
Frage 7	+				
Summe Frage 6 +7 =		mal	0,5	=	+
Frage 8		mal	18	=	+

Zwischenergebnis (Summe Frage 1 bis 8) =   *Bitte übertragen:* ☐

- -

Frage 9

Item a: + ☐   Item e: + ☐
Item f:: + ☐   Item h: + ☐
Item o: + ☐

Summe = ☐ mal 1,5 =+ ☐

Item b: + ☐   Item c: + ☐
Item d: + ☐   Item g: + ☐
Item j: + ☐   Item k: + ☐
Item l: + ☐   Item m:+ ☐
Item n: + ☐

Summe = ☐ mal -0,6 =- ☐

Frage 10:

Item a: + ☐   Item b: + ☐
Item c: + ☐   Item d:+ ☐
Item e: *4 - Itemrohwert* = + ☐

Summe = ☐ mal 3,5 =+ ☐

Endsumme / Testergebnis = ☐

Ermitteln Sie bitte auf Grund des Testergebnisses die zutreffende Testaussage aus der folgenden Tabelle

Falltyp	Testergebnis (TE):	Testaussage:
Typ A:	TE <= 2,5	Patient chronifiziert höchstwahrscheinlich nicht
Typ B:	-2,5 < TE <= 8	Patient chronifiziert zu 70 % nicht
Typ C:	8 < TE < 28	Keine Aussage über Patient möglich
Typ D:	28 <= TE < 37	Patient chronifiziert zu 70%
Typ E:	37 <= TE	Patient chronifiziert höchstwahscheinlich

Anhang 24.2. Das Mainzer Stadiensystem der Schmerzchronifizierung

Das Mainzer Stadiensystem der Schmerzchronifizierung
Mainz Pain Staging System (MPSS)
H.U Gerbershagen, J. Korb, B. Nagel und P.Nilges DRK-Schmerz Zentrum Mainz
– Testanweisung –

1. Achse I: Zeitliche Aspekte der Schmerzes

Erläuterungen:

- Die Fragen beziehen sich auf den Zeitraum der letzten **4 Wochen** vor der Erhebung
- Bei multilokulären Schmerzen beziehen sich die Fragen auf den **Hauptschmerz** des Patienten

1.1 Auftretenshäufigkeit der Schmerzen

Frage: Wie oft traten Ihre (Haupt-) Schmerzen in den letzten 4 Wochen im allgemeinen (durchschnittlich) auf ?

Codiere

1: Die Schmerzen treten nicht täglich auf; oder sie treten maximal einmal täglich auf, gehen aber wieder auf Null zurück; es gibt längere schmerzfreie Intervalle (hierbei wird der Schlaf nicht als schmerzfreies Intervall gewertet). Bestanden keine Schmerzen in den letzten 4 Wochen wird ebenfalls mit 1 codiert

2: Die Schmerzen treten mehrmals täglich auf, gehen aber wieder bis auf Null zurück, es gibt schmerzfreie Intervalle (hierbei wird der Schlaf nicht als schmerzfreies Intervall gewertet)

3: Die Schmerzen sind bis auf seltene schmerzfreie Momente und Schmerzfreiheit im Schlaf dauernd vorhanden, d.h. der Schmerz geht im allgemeinen nicht auf Null zurück

1.2 Schmerzdauer

Frage: Wie lange hielten Ihre (Haupt-) Schmerzen in den letzten 4 Wochen im allgemeinen an ?

Codiere

1: Die Schmerzen halten in der Regel bis zu mehreren Stunden oder kürzer an

2: Die Schmerzen halten meist mehrere Tage, höchstens bis zu einer Woche lang an

3: Die Schmerzen halten meist länger als eine Woche an oder sie sind dauerhaft vorhanden

1.3 Wechsel der Schmerzintensität

1.3.1 Dauerschmerzen

Frage: Zeigten Ihre Schmerzen in den letzten 4 Wochen im allgemeinen Schwankungen in der Stärke, d.h. wechselten die Schmerzen zwischen leichten, mäßigen und starken Schmerzen ?

Codiere

1: Schwankungen um zwei oder mehr Skalenwerte (NSS 0-10), zweimal oder öfter pro Woche

2: Schwankungen um zwei oder mehr Skalenwerte (NSS 0-10), seltener als zweimal pro Woche

3: Konstante Schmerzintensität

1.3.2 Anfallsartige Schmerzen

Frage: Traten Ihre Schmerzen in den letzten 4 Wochen in unterschiedlicher Stärke auf, d.h. gab es leichte, mäßig starke und starke Schmerzanfälle?

Codiere

1: Die einzelnen Schmerzanfälle waren zumeist (50 % der Anfälle oder mehr) von unterschiedlicher Stärke (mehr als 2 Skalenwerte Differenz (NSS 0-10))

2: Die einzelnen Schmerzanfälle waren nur zeitweise (unter 50 % der Anfälle) von unterschiedlicher Stärke (mehr als 2 Skalenwerte Differenz (NSS 0-10))

3: Die einzelnen Schmerzanfälle hatten (nahezu) immer die gleiche Intensität

2. Achse II: Räumliche Aspekte des Schmerzes, Lokalität der Schmerzen

Erläuterungen:

- Die Fragen beziehen sich auf den Zeitraum der letzten 4 Wochen vor der Erhebung
- <u>Nachfragen:</u> Gibt es Haupt- und Nebenschmerzen? Welche Schmerzen gehören für Sie zusammen?
- <u>Kritische Punkte:</u> Unterschiedliche Lokalisationen, die vom Patienten als zusammengehörender Schmerz verstanden werden, werden mit 1 codiert (z.B. Kreuz-, Beinschmerzen, die gleichzeitig auftreten und als zusammengehörend erlebt werden). Gleiche Lokalisationen, die mit unterschiedlichen Schmerzen besetzt sind, werden mindestens mit 2 codiert (z.B. Dauerkopfschmerzen vom Nacken ausgehend und zusätzlich einseitige attackenartige Kopfschmerzen anderen Charakters)
- Die Schmerzen müssen für den Patienten von Krankheitswert gewesen sein; sie waren mit einer relevanten Beeinträchtigung für den Patienten verbunden

Frage: An welchen Körperregionen litten Sie in den letzten 4 Wochen unter Schmerzen? Wieviele Schmerzbilder konnten Sie dabei unterscheiden?

Codiere

1: Der Patient klagt über ein für ihn zusammengehörendes Schmerzbild (an einer oder verschiedenen Regionen des Körpers)

2: Der Patient klagt über zwei abgrenzbare Schmerzbilder, die an einer oder an mehreren Stellen des Körpers lokalisiert sein können

3: Der Patient klagt über mehr als zwei voneinander abgrenzbare Schmerzbilder, oder seine Schmerzen nehmen mindestens 50% oder mehr der Körperoberfläche ein

3. Achse III: Medikamenteneinnahmeverhalten

3.1 Medikamenteneinnahme

Erläuterungen:

- Die Frage bezieht sich auf den Zeitraum der letzten 4 Wochen vor der Erhebung
- Schmerzbezogene Medikamente werden in folgende 3 Gruppen eingeteilt
  Gruppe I: Nicht-Opioid-Monoanalgetika (u.a. NSAR, Paracetamol, Metamizol)
  Gruppe II: schwach und stark wirksame Opioide
  Gruppe III: Analgetika-Mischpräparate, Migränemittel, Muskelrelaxantien, Tranquilizer, Antidepressiva, Neuroleptika, Antiepileptika und Cortisonderivate, sofern sie zur Schmerztherapie eingesetzt wurden

> Frage: Haben Sie während der letzten 4 Wochen Medikamente gegen Ihre Schmerzen eingenommen?

Codiere

1: Keine Medikamente, oder Einnahme an weniger als 15 Tagen pro Monat

2: Bis maximal zwei Medikamente der Gruppe I, an mehr als 15 Tagen pro Monat

3: Mehr als zwei Medikamente der Gruppe I an mindestens 15 Tagen im Monat; oder zumindest ein Medikament der Gruppen II oder III, an mindestens 15 Tagen pro Monat

3.2 Medikamentenentzugsbehandlungen

Erläuterungen:

- Die Frage bezieht sich auf die **gesamte Lebenszeit** für die in Frage 2 angegebenen Schmerzlokalisationen
- Ein Entzug (oder Dosisreduktion) wird hier nur bewertet, wenn er (sie) im Rahmen einer ambulanten oder stationären ärztlichen Behandlung stattgefunden hat.
- Eine selbständige Dosisreduktion muß mit behandlungsbedürftigen Entzugsymptomen verbunden gewesen sein

> Frage: Wurde bei Ihnen jemals ein Medikament, das Sie wegen Ihrer Schmerzen einnahmen, entzogen oder versucht, die Dosis wesentlich zu reduzieren?

Codiere

1: Keine Entzugsbehandlung oder erhebliche Dosisreduktion in der gesamten Vorgeschichte
2: Einmalig eine Entzugsbehandlung oder erhebliche Dosisreduktion in der Vorgeschichte
3: Mehrfach Entzugsbehandlungen oder erhebliche Dosisreduktionen in der Vorgeschichte

4. Achse IV: Inanspruchnahme des Gesundheitswesens

Erläuterung:

- Die Fragen beziehen sich auf die gesamte Lebenszeit für die in Frage 2 angegebenen Schmerzlokalisationen

4.1 Hausarztwechsel

Erläuterung:

- Es werden nur Wechsel des Hausarztes bzw. persönlichen Arztes wegen erfolgloser Schmerzbehandlung gewertet. Umzug, Schließen der Praxis etc. gelten nicht (Konsultationen verschiedener Fachärzte mit oder ohne Überweisung werden hier nicht "gezählt")

> **Frage:** Haben Sie wegen nicht erfolgreicher Behandlungen Ihrer Schmerzen jemals Ihren Hausarzt bzw. Ihren persönlichen Arzt gewechselt?

Codiere

1: Kein Wechsel des Hausarztes bzw. des persönlichen Arztes
2: Maximal drei Wechsel des Hausarztes bzw. des persönlichen Arztes
3: Mehr als drei Wechsel des Hausarztes bzw. des persönlichen Arztes

4.2 Schmerzbezogene Krankenhausaufenthalte

Erläuterung:

- Es werden nur schmerzbezogene stationäre Aufenthalte gewertet. Kuren und Aufenthalte in Rehabilitationseinrichtungen siehe unter 4.4

> **Frage:** Wurden Sie bereits einmal wegen Ihrer Schmerzen stationär in einem Krankenhaus behandelt?

Codiere

1: Keine oder nur eine stationäre schmerzbezogene Krankenhausbehandlung (Diagnostik und/oder Therapie)
2: Zwei bis drei stationäre schmerzbezogene Krankenhausaufenthalte
3: Mehr als drei stationäre schmerzbezogene Krankenhausaufenthalte

4.3 Schmerzbezogene Operationen

Erläuterungen:

- Es werden nur hauptsächlich aufgrund der Schmerzen durchgeführte Operationen gewertet
- Operative Eingriffe zur Therapie der Grunderkrankung oder anderer mit der Erkrankung verbundener Symptome werden nicht gewertet (z.B.: Bandscheibenoperation bei schwerer Parese; Versorgung von Frakturen nach Trauma; Adhäsiolyse bei Subileus etc.)
- Bei Kopf-Gesichtsschmerzen nach schmerzbezogenen Zahnextraktionen (eine Sitzung gilt als eine OP), Kieferoperationen und HNO-ärztlichen Operationen fragen
- Bei anderen Schmerzen nach endoskopischen Eingriffen (im Bauchraum, an den Gelenken) fragen
- Erfolgten Narbenkorrekturen? (Narbenkorrekturen aus kosmetischen Gründen zählen nicht)
- Es werden alle ambulant und stationär durchgeführten Eingriffe gezählt

> **Frage:** Wurden Sie jemals aufgrund Ihrer Schmerzen operiert?

Codiere

1: Keine oder eine schmerzbezogene Operation

2: Zwei bis drei schmerzbezogene Operationen
3: Mehr als drei schmerzbezogene Operationen

4.4 Schmerzbezogene Kuren und Aufenthalte in Rehabilitationseinrichtungen

Erläuterung:

- Es werden nur schmerzbezogene Kuren und stationäre Aufenthalte in Rehabilitationseinrichtungen gewertet

Frage: Waren Sie aufgrund Ihrer Schmerzen jemals zu einem Kuraufenthalt oder zu einer stationären Rehabilitationsmaßnahme?

Codiere

1: Keine schmerzbezogene Kur oder Rehabilitationsmaßnahme
2: Eine oder zwei schmerzbezogene Kuren oder Rehabilitationsmaßnahmen
3: Mehr als zwei schmerzbezogene Kuren oder Rehabilitationsmaßnahmen

Schmerzbilder bei krankhaften Störungen im Bereich der unteren Extremität

25.1 Schmerzbilder im Bereich des Beckens, des Hüftgelenkes und des Oberschenkels – 277
25.1.1 Krankheitsbilder – 277

25.2 Schmerzbilder im Bereich des Kniegelenkes und Unterschenkels – 291
25.2.1 Krankheitsbilder – 291

25.3 Schmerzbilder im Bereich des Sprunggelenkes und Fußes – 306
25.3.1 Krankheitsbilder – 306

25.4 Restless-Legs-Syndrom – 318

25.1 Schmerzbilder im Bereich des Beckens, des Hüftgelenkes und des Oberschenkels

Das Becken des Menschen ist für den aufrechten Gang als wichtiges Verbindungsglied zwischen der rumpfstabilisierenden Wirbelsäule und den beweglichen unteren Extremitäten zu sehen. Hier nimmt vor allem das Kreuz-Darmbein-Gelenk eine wichtige Schlüsselfunktion ein. Degenerative Veränderungen einerseits, aber auch entzündliche Störungen – hier meist im Rahmen einer rheumatischen Erkrankung im Zuge einer Spondylarthritis – sind unter Belastungssituationen dann auch meist mit nicht unerheblichen Schmerzbildern verbunden.

Das Hüftgelenk als zentral gelegenes größtes Körpergelenk des Menschen mit knöcherner, ligamentärer und muskulärer Führung fällt mit zunehmenden Lebensalter aufgrund der stetigen axialen Belastung im Laufe des Lebens verstärkten degenerativen Veränderungen – teilweise über die physiologische Altersregression hinausgehend – anheim. Verantwortlich hierfür können einerseits anlagebedingte Veränderungen (z. B. Hüftpfannendysplasie), Störungen während des Wachstums (M. Perthes, Epiphyseolyse), aber auch Durchblutungs- und Stoffwechselstörungen (z. B. Hüftkopfnekrose) und letztlich posttraumatische Veränderungen nach hüftgelenksnahen Frakturen sein. Hierauf beruhende einerseits lokale, andererseits peripher ausstrahlende Beschwerdebilder vor allem unter körperlicher Belastungssituationen bringen oft erhebliche Beeinträchtigungen der Lebensqualität mit sich. Auch die periartikulären Weichteile (Muskulatur, Sehnen, Ligamente u. a.) neigen, besonders bei einseitiger monotoner Fehlbelastung, aber auch bei sportlicher Überlastung, zu schmerzhaften Irritationen.

Die ärztlich-therapeutischen Bemühungen zielen in erster Linie auf eine weitgehende Reduktion oder gar Ausschaltung von Ruhe-, Bewegungs- oder Belastungsschmerzen ab, darüber hinaus auf eine Wiederherstellung bzw. Verbesserung der Funktionalität des Hüftgelenkes und auf eine Optimierung der Gesamtmobilität, was letztlich zu einer globalen Steigerung der körperlichen Belastbarkeit im Alltag und Beruf beitragen soll.

25.1.1 Krankheitsbilder

Funktionelle ISG-Störung (»Blockierung«)

Ätiologie und Pathogenese. Harmlose, meist spontan auftretende, im Sinne der manuellen Medizin reversible Funktionsstörung des Kreuz-Darmbein-Gelenkes, z. B. nach längerem Einnehmen einer Rumpfzwangshaltung, nach Durchführen einer Rumpfrotationsbewegung im Stehen u. ä. Sekundäre Störung, dann nicht selten chronische (rezidivierende) Irritation im Gefolge einer Lumbalgie, eines lumbalen Bandscheibenvorfalles, postoperativ nach lumbaler Bandscheibenoperation, einer Koxarthrose (im Zuge eines Entlastungshinkens) u. a. m.

Klinik. Frauen sind häufiger betroffen als Männer; evtl. bestehende Hypermobilität.

Meist gut lokalisierbare stechende Schmerzen im unteren paravertebralen lumbalen Bereich mit pseudoradikulärer Ausstrahlung gluteal bis zum Oberschenkel, jedoch nie über das Kniegelenk hinausgehend. Schmerzen beim Liegen auf dem Rücken mit Besserung in Seitlage (auf der kontralateralen Hüfte mit angezogenen Beinen). Schmerzverstärkung beim längeren Sitzen, daher Ausweichen auf die nicht-betroffene Seite.

Typisches klinisches Bild
- Untersuchung im Stehen
  - Druckdolenz der dorsalen oberen Beckenkammspina (Triggerpunkt, ligamentärer Ansatz)
  - Positives Vorlaufphänomen beim Einbeinstand und bei der Rumpfanteklination
- Untersuchung im Liegen
  - Auffälliger Dreiphasentest
  - Mennellsches Zeichen positiv
  - Positiver Derbulowski-Test mit virtueller Beinlängenzunahme beim Aufrichten des Rumpfes aus dem Liegen in die Sitzposition
  - Positiver Patrick-Kubis-Test
  - Keine neurologischen Defizite

Diagnosesicherung
- Ausschließlich klinisch
- Röntgenbild der LWS und des Beckens, evtl. mit Kreuz-Darmbein-Gelenk-Einblickaufnahme zum Ausschluss einer knöchernen Affektion

Differenzialdiagnosen
- Entzündliche oder degenerative Veränderungen des ISG
- Lumbales Wurzelreizsyndrom L5 oder S1 (periphere Schmerzausstrahlung über das Kniegelenk hinaus, positive Ischiasdehnungszeichen, evtl. neurolgische Defizite u. a.)

Therapie
Ausschließlich konservative Therapiemaßnahmen anwenden:
- Medikamentöse Analgesie (Paracetamol u. a., s. ▶ Kap. 7.2)
- Antiphlogese (NSAR, s ▶ Kap. 7.3)
- Lokale physikalische Maßnahmen, v. a. Wärmeapplikation zur lokalen Hyperämie und muskulären Detonisierung (z. B. heiße Rolle, Wärmflasche)
- Gezielt schmerzfreie Körperhaltung einnehmen
- Evtl. Lokalanästhetika (z. B. 5 ml Ropivacain) (Spina iliaca dorsalis superior, ISG intraartikulär) applizieren, auch mit Trimacinolon-Zusatz (20–40 mg)
- Krankengymnastische Mobilisation
- Automobilsierungsübungen erlernen
- Evtl. Chirotherapie, z. B. durch Rotations-Distraktionsgriff in kontralateraler Seitlagerung

Iliosakralgelenksarthritis (Sakroiliitis)/ Iliosakralgelenksarthrose

Ätiologie und Pathogenese. Meist im Rahmen einer sog. seronegativen Spondylarthritis (dann nicht selten Erstmanifestation), z. B. bei einer Spondylitis ankylosans, einer Psoriasis, eines M. Reiter mit progredienten knöchernen Destruktionen der gelenkbildenden Anteile des Os sacrum und des Os ilium.

Klinik. Männer sind häufiger betroffen als Frauen; Manifestationsalter v. a. zwischen dem 20. und 40. Lebensjahr.

Typisches klinisches Bild
- Schmerzbild ein- oder beidseitig, v. a. nachts bzw. früh morgens im Bett, nicht belastungsabhängig
- Besserung unter Bewegung und Wärmeinwirkung
- Lokale Druckempfindlichkeit der Spina iliaca posterior und des ISG
- Positives Mennellsches Zeichen

Diagnosesicherung
- Röntgenbild im a.p.-Strahlengang (◘ Abb. 25.1 und ◘ Abb. 25.2), evtl. ISG-Einblickaufnahme: Im Frühstadium Erweiterung der ISG-Fuge, im weiteren Verlauf dann typisches buntes Bild mit Nebeneinander von Geröllzysten, Osteolysen und Sklerosierungszonen
- In Ausnahmefällen:
  - NMR
  - Auch Knochenszintigraphie (Aussage über die Aktivität des rheumatischen Entzündungsprozesses)
  - Laborbefunde:
    - Entzündungsparameter meist deutlich erhöht
    - Rheumafaktoren in aller Regel negativ

Therapie
- Adäquate Behandlung einer möglichen rheumatischen Grunderkrankung
- Lokale physikalische Maßnahmen (Wärme, Fango, Elektrotherapie)
- Sytemische Antiphlogese (v. a. NSAR)

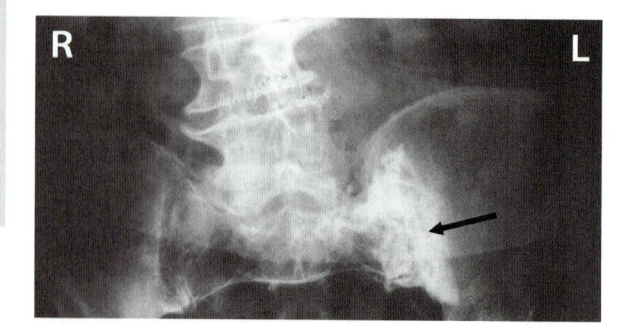

◘ **Abb. 25.1.** Röntgenbild der LBH-Region im a.p.-Strahlengang bei schwerer ISG-Arthrose links (bei Beinverkürzung rechts (→), nachfolgende rechts-konvexe Lumbalskoliose)

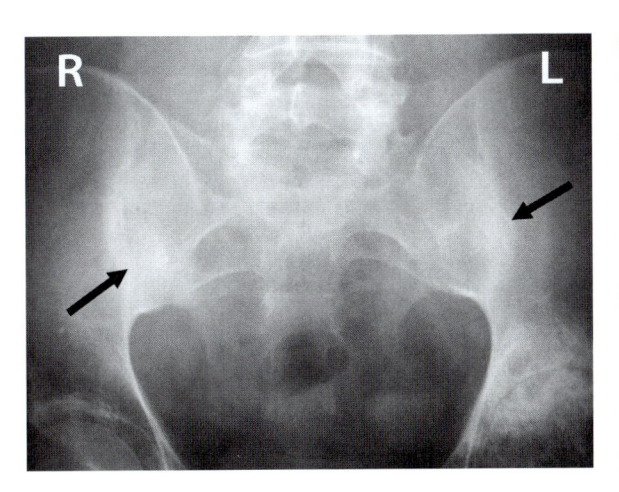

Abb. 25.2. Röntgenbild des Beckens im a.p.-Strahlengang bei bilateraler postentzündlicher Ankylose beider Kreuz-/Darmbeingelenke (deutliche Sklerosierung des gekenkbildenden Iliumanteiles bds. →); zusätzlich besteht eine destruierende Koxarthrose links

Differenzialdiagnosen
- Adduktorentendopathie (stechender Leistenschmerz, Adduktion abgeschwächt)
- Chondrokalzinose (im Röntgenbild Ca-Pyrophosphat-Ablagerungen im Knorpel der Symphyse)

> **Therapie**
> **Frühstadium**
> - Schonung durch Entlastung
> - Sportkarenz
> - Systemische Antiphlogese (NSAR)
> - Krankengymnastische Dehnungsübungen
>
> **Fortgeschrittenes Stadium**
> - Lokale Infiltrationsbehandlung mit Lokalanästhetika (3–5 ml Ropivacain 2 mg; evtl. mit Zusatz von Triamcinolon 20–40 mg)

Osteitis pubis

Ätiologie und Pathogenese. Meist chronische abakterielle Entzündung im symphysennahen vorderen Anteil des Os pubis infolge einer sportlichen Überlastung (Langläufer, Gewichtheber, Fußball- und Footballspieler); auch nach Schwangerschaft und Geburt.

Klinik. Männer sind häufiger betroffen als Frauen; Vorkommen v. a. im jungen Erwachsenenalter.

> **Typisches klinisches Bild**
> - Langsam progrediente Belastungsschmerzen im Bereich der Symphyse, die in die Leistenregion, in den inneren Oberschenkelanteil und evtl. auch in das untere Abdomen ausstrahlen können.
> - Deutliche lokale Druckdolenz im ventralen Anteil des Os pubis nahe der Symphyse.
> - Schmerzprovokation durch passive Abduktionsbewegung und durch aktive Adduktion der Hüfte gegen Widerstand.
> - Belastungsschmerz beim längeren Stehen und Gehen.

> **Diagnosesicherung**
> - Klinisch
> - Im a.p.-Röntgenbild meist aufgelockerte unruhige symphysennahe Begrenzung des Os pubis, evtl. mit kleinen knöchernen Arrosionen; evtl. Erweiterung der Schoßfuge
> - Im NMR lokale Signalabschwächung
> - Im Knochenszintigramm im Frühstadium Mehranreicherung
> - Laborbefunde unauffällig

Kokzygodynie

Ätiologie und Pathogenese. Spontan auftretend (z. B. bei anatomisch stark nach ventral abgewinkeltem Steißbein); meist jedoch im Zuge einer chronischen Überlastung (langes Sitzen auf harter Unterlage) oder im Gefolge einer heftigen Gesäßprellung und -stauchung; nicht selten psychische Koalteration.

Klinik. Frauen sind weitaus häufiger betroffen als Männer.

> **Typisches klinisches Bild**
> - Belastungsabhängiger lokaler Schmerz der Steißgegend, v. a. im Sitzen
> - Erhebliche lokale Druckdolenz in der Rima ani am Übergang vom Os sacrum zum Os coccygeum
> - Schmerzprovokation im Zuge der rektalen Untersuchung

> **Diagnosesicherung**
> - Klinisch
> - Seitliche Röntgenaufnahme des Kreuz- und Steißbeines zum Ausschluss einer knöchernen Störung

> **Therapie**
> - Die Behandlung sollte möglichst konservativ erfolgen:
>   – Axiale Entlastung beim Sitzen durch konsequenten Einsatz eines (aufblasbaren) Sitzringes oder Spezialkissens
>   – Systemische und evtl. lokale Antiphlogese
>   – Umflutung des Steißbeines mit Lokalanästhetika (5–10 ml Ropivacain 2 mg, evtl. mit 20–40 mg Trimacinolon)

> **! Cave**
> Operative Steinbeinresektion oft nicht erfolgreich!

Insertionstendopathien im Bereich des Beckens

Ätiologie und Pathogenese. Ursächlich sind meist sportliche Fehl- bzw. Überlastungen der Becken- und Hüftmuskulatur (Leichtathletik, Mannschaftsballsportarten, Turnen u. a.) mit dann sekundärer periostaler Irritation im Bereich der Ursprungspunkte (◘ Tab. 25.1).

Klinik. Betroffen sind in erster Linie Menschen im jungen Erwachsenenalter mit asthenischen oder athletischem Habitus.

> **Typisches klinisches Bild**
> **Frühstadium**
> - Allmählich einsetzende, meist lokal eng begrenzte, belastungsabhängige Schmerzbilder, verstärkt unter muskulärer Maximalbeanspruchung
> - Deutliche lokale Druckdolenz
> - Muskulärer Dehnungsschmerz
>
> **Fortgeschrittenes Stadium**
> - Im weiteren Verlauf (Chronifizierung) treten die Beschwerden dann auch schon im Zuge einer normalen Belastung unter Alltagsbedingungen auf.

Diagnosesicherung
- Klinisch
- Im Röntgen-Übersichtsbild zeigen sich gelegentlich sehnenansatznahe Verkalkungen oder periostale Ausziehungen

◘ Tab. 25.1. Wichtige Insertionstendopathien im Bereich des Beckens

Betroffener Muskel	Knöcherner Sehnenansatz am Becken
Adduktoren (v. a. M. adductor longus)	Ramus inferior ossis pubis
Ischiokrurale Muskulatur (Mm. semimembranosus, semitendinosus et biceps femoris)	Os ischii
M. sartorius	Spina iliaca anterior superior
M. tensor fasciae latae	Spina iliaca anterior superior
M. rectus femoris	Spina iliaca anterior inferior

Therapie
Akutes Stadium
- Schmerzadaptierte Schonung (mehrwöchige Sportpause)
- Lokale Kryotherapie (evtl. mit Querfriktion)
- Systemische Antiphlogese (NSAR, s. ▶ Kap. 7.3)
- Evtl. vorsichtige krankengymnastische Dehnungsübungen (postisometrische Relaxation)

Chronifizierung
- Konsequentes muskuläres KG-Übungsprogramm
- Lokale Infiltrationen mit Lokalanästhetika (z. B. 5–10 ml Ropivacain 2 mg, evtl. mit Zusatz von 20–40 mg Triamcinolon)
- Elektrotherapie

Ultima ratio
- Operative Intervention
  - Entlastung des Sehnenansatzes
  - Lokale Deperiostierung

Abduktorentendinose

Ätiologie und Pathogenese. Folgen einer Überbeanspruchung oder einer direkten Traumatisierung der Hüftabduktoren (M. gluteus medius, M. tensor fasciae latae, M. gluteus maximus mit Ansatz an der fascia lata, M. gluteus minimus, M. piriformis, M. obturatorius internus) mit primär nicht-entzündlicher Irritation; auch infolge eines Beckenschiefstandes mit asymmetrischer muskulärer Beanspuchung möglich.

Klinik. Betroffen sind meist Sportler im mittleren Lebensalter.

> **Typisches klinisches Bild**
> - Spontaner Gesäßschmerz
> - Schmerzhafte Beeinträchtigung der Hüftabspreizung
> - Lokale Druckdolenz im oberen und mittleren Glutealbereich
> - Schmerzprovokation durch passive Dehnung der Hüftabduktoren

Diagnosesicherung
- Klinisch
- Röntgenaufnahmen zum Ausschluss einer tendinösen Verkalkung
- Sonographie zum Ausschluss inkompletter oder kompletter Sehnenrupturen
- Evtl. NMR zur Darstellung des Verletzungsausmaßes

25.1 · Schmerzbilder im Bereich des Beckens, des Hüftgelenkes und des Oberschenkels

> **Therapie**
> **Frühstadium**
> Konservative Behandlung
> - Temporäre Schonung (Sportpause)
> - Lokale Kryotherapie
> - Systemische Antiphlogese (NSAR, s. ▶ Kap. 7.3)
> - Lokale Ultraschall- bzw. Iontophoreseapplikation
> - Schmerzadaptiertes krankengymnastisches Dehnungsprogramm (postisometrische Relaxation)
>
> **Chronischer Verlauf**
> - Evtl. Injektionen von Lokalanästhetika (z. B. 5–10 ml Ropivacain 2 mg, auch mit Zusatz von 20–40 mg Triamcinolon)
> - In seltenen Ausnahmefällen operative Entlastung durch Sehnendiszision und Entfernung degenerativer, narbiger Sehnenveränderungen

Piriformis-Syndrom

Ätiologie und Pathogenese. Muskuläres Überlastungssyndrom bei chronischen Funktionsstörungen der kleinen Wirbelgelenke der unteren LWS, des Kreuz-Darmbein-Gelenkes bzw. im Gefolge einer Koxarthrose (sog. Triggermuskel).

> **Typisches klinisches Bild**
> - Lokale Druckdolenz am Usprung und im proximalen Verlauf des M. piriformis im glutealen Bereich unterhalb der dorsalen Beckenkammspina
> - Schmerzhafte Innnenrotaion des betroffenen Hüftgelenkes
> - Schmerzhafte Abduktion und Außenrotation des betroffenen Hüftgelenkes gegen Widerstand
> - Oft bei verkürztem Muskel, z. B. im Rahmen einer Koxarthrose mit dann vermehrtem klinischen Beschwerdebild im Zuge der Remobilisierung nach alloplastischem Gelenkersatz

Diagnosesicherung. In allen Fällen klinisch.

Differenzialdiagnosen
- Radikuläre und pseudoradikuläre lumbale Beschwerdebilder
- Irritationen bzw. Funktionsstörungen des ISG
- Globale Abduktorentendinose.

> **Therapie**
> - Gezielte krankengymnastische Dehnungsübungen
> - Infiltrationsbehandlung mit Lokalanästhetika (z. B. 5–10 ml Ropivacain 2 mg)

Nervenkompressionssyndrome im Bereich des Beckens

- Engpasssyndrom des N. pudendus in der Fossa ischioanalis (sog. Alcock-Kanal) mit verstärkten perinealen Schmerzbildern beim längeren Stehen sowie durch lokalen Druck im Sitzen.
- Mechanische Kompression des lateralen sensiblen Astes des N. iliohypogastricus am Darmbeinkamm (z. B. durch einen straff sitzenden Gürtel) mit geringfügiger bandförmiger Hypästhesie über dem Beckenkamm und/oder in der Leiste bzw. über der Symphyse.
- Seltenes primäres nicht-traumatisches, v. a. aber iatrogenes postoperatives Kompressionssyndrom des N. ilioinguinalis (sog. Ilioinguinalissyndrom) durch eine mechanische Reizung im Bereich der muskulären Durchtrittsstellen in Höhe der Bauchwand (Mm. transversus abdominis bzw. obliquus internus abdominis) oder durch Narbenstrikturen. Im Falle einer chronischen Irritation hartnäckige Leistenschmerzen im Stehen und im Liegen; typische Schonhaltung des betroffenen Patienten mit leicht antekliniertem Oberkörper zur Vermeidung einer Anspannung der kaudalen Bauchdeckenmuskulatur; Hüftgelenk leicht flektiert und innenrotiert. Hypästhesie im Bereich der Symphyse, der proximalen Oberschenkelinnenseite und der proximalen Genitalien (◘ Abb. 25.3), bandförmig auch im Bereich des Lig. inguinale.

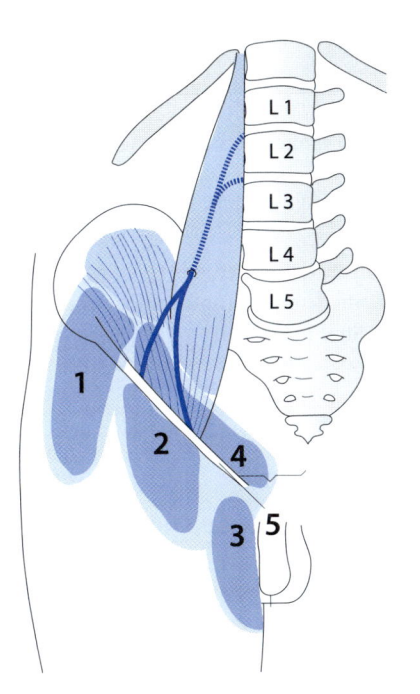

◘ **Abb. 25.3.** Sensible autonome Hautzonen der Leistengegend
1 R. lateralis N. iliohypogastrici
2 R femoralis N. genitofemoralis
3 R genitalis N. genitofemoralis
4 R. anterior N. iliohypogastrici und N. ilioinguinalis
5 Leistenband

Coxitis fugax

Ätiologie und Pathogenese. Transiente abakterielle Reizung der inneren Hüftgelenkskapsel; häufig im Anschluss an einen grippalen (viralen) Infekt; evtl. mit einem Gelenkerguss einhergehend.

> **Typisches klinisches Bild**
> - Betroffen sind v. a. Kinder (4.–6. Lebensjahr)
> - Spontane unspezifische Hüft- und/oder Knieschmerzen
> - Schonhinken
> - Mäßige konzentrische Bewegungseinschränkung des Hüftgelenkes (v. a. der Innenrotation)
> - Ventraler Kapseldruckschmerz im Bereich der Leiste
> - Allgemeinbefinden in aller Regel ungestört

Diagnosesicherung
- Klinisch
- Labordiagnostik (Entzündungsparameter, Rheumaserologie) zum Ausschluss einer bakteriellen bzw. rheumatoiden Arthritis
- Sonographie (evtl. synoviale Proliferation, Gelenkerguss)
- Röntgenbild (evtl. ergussbedingte Erweiterung des Gelenkspaltes)
- Bei Beschwerdepersistenz evtl. NMR zum Ausschluss eines M. Perthes

Differenzialdiagnosen
- M. Perthes Stadium I (daher Verlaufsbeobachtung erforderlich!)
- Eitrige Coxitis (akuter klinischer Verlauf, Laborbefunde)
- Rheumatoide Arthritis (Laborbefunde)
- Epiphyseolysis capitis femoris (röntgenologische Abklärung in beiden Strahlengängen)

> **Therapie**
> - Temporäre Schonung
> - Evtl. 1–3 Tage Bettruhe
> - Systemische orale Antiphlogese (NSAR) über 3–7 Tage (s. ▶ Kap. 7.3)
> - Evtl. intermittierende kankengymnastische Längstraktion
> - Im Falle einer erheblichen Ergussbuldung Punktion zur Gelenkentlastung (dann auch Abstrichentnahme)

Prognose. In aller Regel voll reversibel nach 1–2 Wochen.

M. Perthes (M. Legg-Calvé-Perthes)

Ätiologie und Pathogenese. Spontan auftretende Hüftkopfnekrose unbekannter Ursache im Kindesalter mit typischem Verlauf in 4 Stadien.

Klinik. Die Inzidenz beträgt 1:10 000. Jungen 5- bis 6-mal häufiger betroffen als Mädchen; die Erkrankung tritt v. a. zwischen dem 4.–6. Lebensjahr auf. In >10% der Fälle kurzfristig zeitversetzt bilateral.

> **Typisches klinisches Bild**
>
> **Frühstadium**
> - Anfänglich uncharakteristische Beinschmerzen
> - Evtl. auch nur (belastungsabhängige) Knieschmerzen
> - Teilweise Leistenschmerz
> - Schonungsbedingtes hinkendes Gangbild mit früher Ermüdbarkeit nach körperlicher Belastung
> - Druckdolente ventrale Hüftkapsel
> - Bewegungsschmerz des Gelenkes (v. a. endgradige Rotation)
>
> **Fortgeschrittenes Stadium**
> - Zunehmende Bewegungseinschränkung (dann v. a. der Rotation und Abduktion)
>
> **Spätfolge**
> - In vielen Fällen Beinverkürzung (1–1,5 cm)

Diagnosesicherung
- Klinisch.
- Im Sonogramm Nachweis eines Gelenkergusses.
- Auffälliger Röntgenbefund erst nach 4–6 Wochen, zunächst mit ergussbedingter Erweiterung des Hüftgelenksspaltes; im weiteren Verlauf zunehmende Kondensation des Hüftkopfes mit dann einsetzender Fragmentierung und Sklerosierung. Im späteren Verlauf teilweiser Wiederaufbau der Hüftkopfkontur (sog. Reparationsstadium).

> **ⓘ Tipps**
> Frühdiagnostik im NMR!

Differenzialdiagnosen
- Coxitis fugax
- Epiphyseolysis capitis femoris

Therapie
- Systemische Antiphlogese (s. ▶ Kap. 7.3)
- Temporäre Schonung (Hüftentlastung, evtl. in Orthese)
- Im höheren Alter Abspreizschiene
- Bei drohendem Verlust der Gelenkkongruenz evtl. intertrochantere varisierende Korrekturosteotomie
- Bei verbleibender Beinlängendifferenz evtl. Apophyseodese des Trochanter major bzw. kniegelenksnahe Epiphyseodese kontralateral noch vor Wachstumsabschluss

Epiphyseolysis capitis femoris

Ätiologie und Pathogenese. Ursache nicht eindeutig geklärt; hormonelles Missverhältnis während der Wachstumsschübe vermutet (STH/Geschlechtshormon). Auflockerung der Wachstumsfuge des Hüftkopfes mit dann schrittweisem oder akuten Abgleiten der Hüftkopfkalotte nach medio-dorsal (90% Lenta-Form, 10% Akuta-Form).

Klinik. Die Inzidenz liegt bei 1:2 000. Jungen sind 2- bis 3-mal häufiger betroffen als Mädchen; Die Erkrankung tritt zwischen dem 8.–16. Lebensjahr auf (Altersgipfel: 12. Lebensjahr). In über 50% der Fälle kurzfristig zeitversetzt bilateral; oft bestehendes Übergewicht, Gynäkomastie, verkleinertes Genitale.

Typisches klinisches Bild
- **Lenta-Form**
  - Schleichender Beginn über viele Monate mit anfänglich uncharakteristischen lokalen Leistenschmerzen unterschiedlicher Intensität, meist belastungsabhängig
  - Sehr oft auch nur Oberschenkelschmerz mit Ausstrahlung bis zum Kniegelenk
  - Leistendruckschmerz
  - Bewegungsschmerz des Hüftgelenkes
  - Positives Drehmannsches Zeichen (spontane Außenrotation im Zuge der Hüftflexion)
  - Schmerzbilder dann zunehmend mit schneller Ermüdbarkeit nach Belastung
  - Schonhinken
- **Akuta-Form**
  - In vielen Fällen Bagatelltrauma vorausgehend mit dann unvermittelt einsetzender heftigster Schmerzsymptomatik (ähnlich einer Schenkelhalsfraktur); keine Belastung des Beines mehr möglich

Diagnosesicherung
- Klinisch
- Röntgenbilder in beiden Strahlengängen (Lauenstein-Ebene mit meist pathognomonischen Befund) (◘ Abb. 24.4)
- Bei erweitertem Gelenkspalt und persitierenden Beschwerden über 3–4 Wochen NMR sinnvoll
- Bei Erkrankungsbeginn <10 Jahre bzw. >16 Jahre sollte eine endokrinologische Störung ausgeschlossen werden (z. B. adiposogenitales Syndrom u. a.)

Differenzialdiagnosen
- M. Perthes
- Coxitis fugax

Therapie
Grundsätzlich operativ!
- **Lenta-Form**
  - In Abhängigkeit vom Abrutschwinkel der Hüftkopfkalotte Epiphyseodese mit Kirschner-Drähten, Drei-Lamellennagel oder hinterdrehten Schrauben (abhängig vom Lebensalter)
  - Evtl. zusätzliche intertrochantere Osteotomie nach Imhäuser (Valgisation/Flexion) bzw. subkapitale Korrekturosteotomie
- **Akuta-Form**
  - Offene Reposition (Ablassen des Hämatomes zur Minderung des Gelenkbinnendruckes) und Epiphyseodese (s. oben)
  - Aufgrund der Häufigkeit einer bilateralen Erkrankung wird ein doppelseitiges Vorgehen empfohlen!

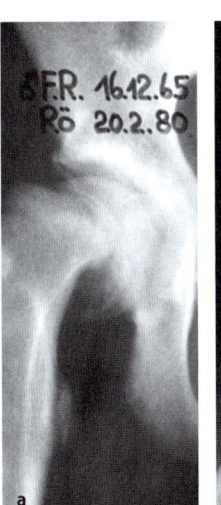

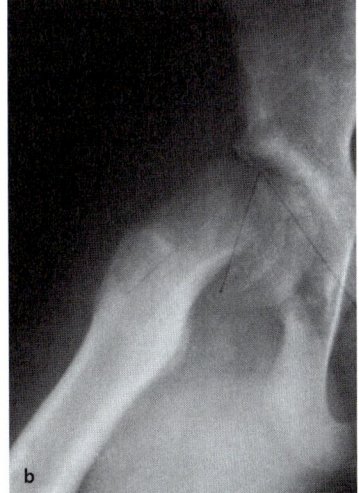

◘ **Abb. 25.4 a, b.** Röntgenbild eines 14-jährigen Jungen mit akuter Epiphyseolyse der rechten Hüfte. **a** a.p.-Strahlengang, **b** seitlicher Strahlengang

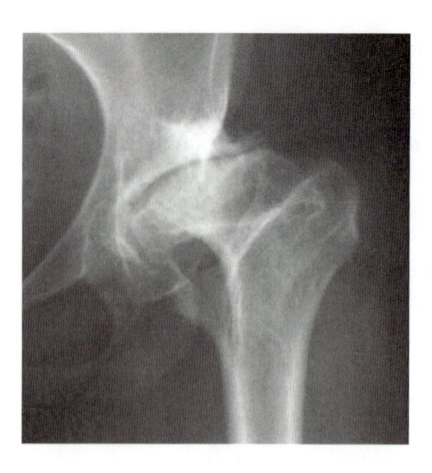

Abb. 25.5. Fortgeschrittene Koxarthrose links nach Perthesscher Erkrankung in der Kindheit (sog. Hirtenstab-Deformität des proximalen Femur mit verkürztem Schenkelhals, abgeplattetem Hüftkopf und lateraler Subluxation) im a.p.-Röntgenbild der Hüfte

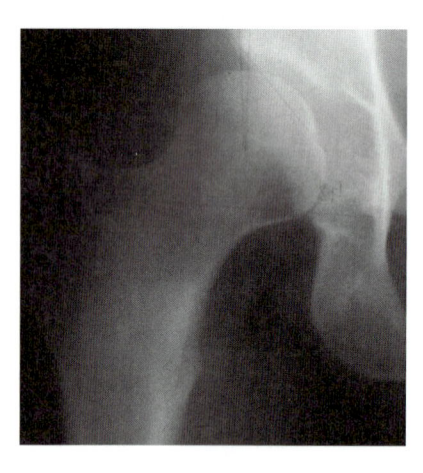

Abb. 25.6. Röntgenbild im a.p.-Strahlengang mit deutlicher Hüftdysplasie rechts und beginnender sekundärer Koxarthrose (laterale Subluxationsstellung des Hüftkopfes, flüchtiger Pfannerker, verstärkte Subchondralsklerose des Pfannendaches)

Koxarthrose

Ätiologie und Pathogenese. Degenerativer Aufbrauch der Knorpeloberfächen des Azetabulums und des Hüftkopfes. In den meisten Fällen idiopathischer Natur (sog. **primäre** Koxarthrose mit Erkrankungsbeginn zwischen dem 50. und 60. Lebensjahr; >25%).

Als **prädisponierender Faktor** besteht – ganz allgemein gesehen – ein Missverhältnisses zwischen Belastbarkeit und Belastung des Gelenkknorpels. Häufig zugrunde liegende Störungen (sog. sekundäre Koxarthrose; 75%):

- M. Perthes (5%; Abb. 25.5), Epiphyseolyse (20%) im Kindes- bzw. Jugendalter mit nachfolgender Gelenkinkongruenz aufgrund einer Defektheilung
- Kongenitale Hüftpfannendysplasie (meist Frauen betroffen im mittleren Lebensalter; ca. 30%; Abb. 25.6)
- Deutliche Coxa valga/Coxa vara mit dann chronischer kranio-lateraler bzw. zentraler azetabulärer Über- bzw. Fehlbelastung (Abb. 25.7)
- Idiopathische Hüftkopfnekrose (Knocheninfarkt) im kranio-ventralen Bereich (betroffen sind meist Männer im mittleren Lebensalter)
- Posttraumatisch (nach fehlverheilter Azetabulum- oder hüftgelenksnaher Oberschenkelfraktur; 5%)
- Postinfektiös (nach Tbc bzw. bakterieller Coxitis mit nachfolgender Defektheilung; 5%)
- Rheumatoide Arthritis (5%)
- Selten: Gelenkchondromatose (Abb. 25.8), metabolische bzw. endokrine Arthropathien, Hämophilie

Einflussfaktor Übergewicht bisher nicht belegt! Familiäre Häufung.

Klinik. Häufigste degenerative Gelenkerkrankung überhaupt (belastete Extremität). Allmählich einsetzende, belastungsabhängige Beschwerden im Leistenbereich, nicht

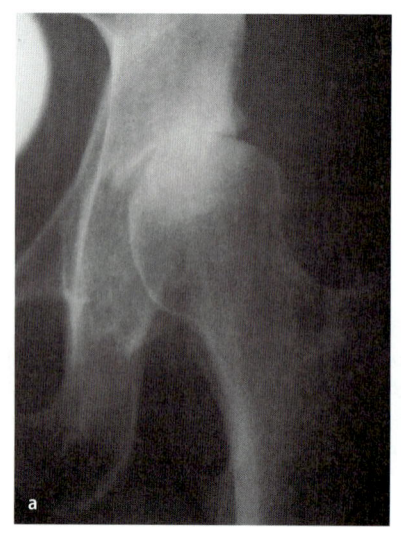

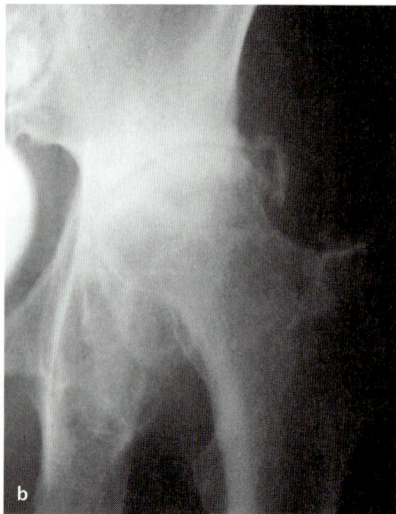

Abb. 25.7 a, b. Dysplasiekoxarthrose links bei Coxa valga im a.p.-Röntgebild mit rascher Progredienz. **a** Erstaufnahme, **b** nach einem weiterem Jahr

selten auch erst im Oberschenkelbereich mit Ausstrahlung in das homolaterale Kniegelenk, besonders am Abend nach körperlicher Belastung

Typisches klinisches Bild
Frühstadium
- Oft kurzer Anlaufschmerz (Leiste, Oberschenkel bis zum Knie ausstrahlend) beim morgendlichen Aufstehen oder bei Belastung nach längerer sitzender Körperhaltung mit dann meist längere Zeit gegebener Beschwerdefreiheit
- Schmerzbilder dumpf, teilweise bohrend
- Druckdolenz im Bereich der homolateralen Leiste, auch in höhe des Ansatzpunktes der pelvitrochanteren Muskulatur am Trochanter major
- Positives Drehmann-Zeichen (vor allem nach Epiphyseolyse)
- Kapselmuster

Weiterer Verlauf
- Kontinuierliche Verschlimmerung mit dann häufigen Aktivierungszuständen (temporär erhebliche Schmerzbilder)
- Zunehmende Bewegungseinschränkung aufgrund einer schleichenden Kapselkontraktur: zunächst nur Verlust der physiologischen Überstreckung im Thomashandgriff mit dann kompensatorischer Hyperlordose der Lendenwirbelsäule, zunehmender Verlust der Hüftinnenrotation
- Einschränkungen der Gesamtmobilität (verkürzte Belastungs- und Standbeinphase mit typischem Entlastungshinken)

Spätstadium
- Aufgrund erheblicher Kontrakturen der Gelenkkapsel und der hüftumspannenden Muskulatur Beeinträchtigungen bei den ADL's (Strumpf anziehen bzw. Schnürsenkel binden)
- Zuletzt zunehmende Außenrotations- und Adduktionsfehlstellung mit virtueller bzw. reeller Beinverkürzung

Diagnosesicherung
- Vor allem durch die **röntgenologische Abklärung** (a.p.-Hüftübersicht im Stehen, axialer Strahlengang im Liegen) mit typischer Gelenkspaltverschmälerung, subchondralen Sklerosierungszonen, Hüftkopfentrundung, Geröllzystenbildung, osteophytären Ausziehungen an Pfanne und Femurkopf u. a. (Abb. 25.8 und Abb. 25.9).
- In Einzelfällen **Szintigraphie** zum Ausschluss einer entzündlichen Komponente.
- **Labordiagnostik** in aller Regel unauffällig.

Differenzialdiagnosen
- Radikuläre Irritation (vor allem L2 bzw. L3)
- Pseudoradikuläre Irritation (lumbale Fehlstatik, chronisches Lumbalsyndrom mit Facettensyndrom, lumbale Instbilität mit Spondylolisthese u.a.m.)
- Coxitis (Laborwerte, klinisches Bild)
- Tumoröse Destruktion (Abb. 25.10)
- Leistenhernie, Schenkelhernie

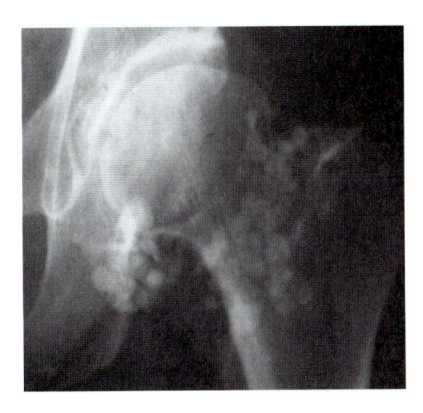

Abb. 25.8. Röntgenbild einer linken Hüfte im a.p.-Strahlengang bei Chondromatosis synovialis (multiple freie Gelenkkörper-Bildung) mit sekundärer Koxarthrose

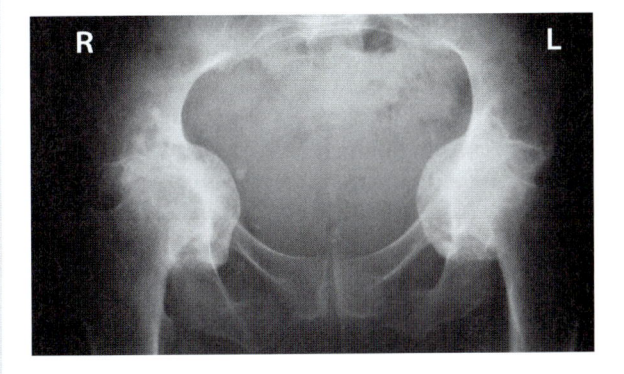

Abb. 25.9. Bilaterale schwerste Koxarthrose bei Protrusio acetabuli im a.p.-Röntgenbild

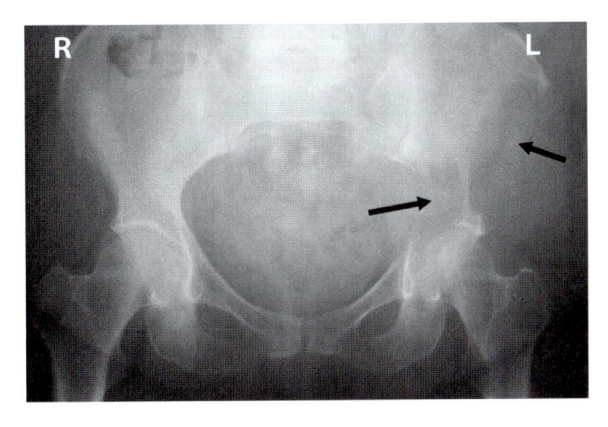

Abb. 25.10. Ausgeprägte tumorös bedingte Osteolysen (Metastasen eines hypernephroiden Nierenkarzinomes) im Bereich des Os ilium und des Azetabulums links (→) als Differenzialdiagnose zur Coxalgie bei Koxarthrose

Therapie
Frühstadium

Grundsätzlich primär immer konservativ.
- **Medikation**
  - Adäquate medikamentöse antiphlogistische und analgetische Abdeckung (s. ▶ Kap. 7.2 und 7.3)
  - Chondroprotektiva (Glucosamin, z. B. 3 × 500 mg/die über 6–12 Wochen; Chondroitinsulfat oral)
  - Viskosupplementation mit Hyaluronsäure(?)
- **Weitere Maßnahmen**
  - Reduktion des Körpergewichtes auf Normalwerte
  - Krankengymnastik mit Bewegungstherapie
    - Traktion
    - Schlingentisch-Anwendung
    - Hüftentlastende Mobilisation
    - Therapeutisches Schwimmen
    - Ergometertraining mit hochgestelltem Sattel zur Prävention einer progredienten Kontraktur
  - Hilfsmittelversorgung
    - Kontralateralen Handstock einsetzen
    - Spezielle Schuhzurichtungen tragen (weiche Pufferabsätze u. a.)
  - Physikalische Maßnahmen
    - Balneotherapie
    - Iontophorese
    - Interferenzstromanwendung
    - Akupunktur
    - TENS-Anwendung
    - Neuraltherapie (z. B. Obturatoriusblockade)
  - Ergotherapeutische Maßnahmen
    - Stuhlauflage
    - Keilkissen
    - Arthrodesenstuhl u. a.

Im Falle einer noch ausreichenden Funktionalität und röntgenologisch noch nicht fortgeschrittener Destruktion evtl. gelenkerhaltendes *operatives Vorgehen* im Sinne einer Cheilotomie (ventrale Kapsulotomie), einer arthroskopischen Gelenktoilette mit Teilsynovektomie; evtl. intertrochantere Korrekturosteotomie oder Beckenosteotomie u. a.

Fortgeschrittenes Stadium
- Bei erheblichen Gelenkzerstörungen alloarthroplastischer Ersatz mit unterschiedlichen Endoprothesen:
  - Oberflächenersatz
  - Kurzschaftprothese
  - Totalendoprothese zementfrei/zementiert

Aseptische Hüftkopfnekrose

Ätiologie und Pathogenese. Die auslösende Ursache ist bisher nicht eindeutig geklärt. Gehäuftes Auftreten im Zuge einer langjährigen systemischen Kortikoidtherapie (z. B. bei Erkrankungen aus dem rheumatischen Formenkreis bzw. beim chronischen Asthma bronchiale), bei Zytostatikatherapie einer malignen Tumorerkrankung; darüber hinaus Folge chronischer Durchblutungsstörungen (pAVK, Thrombose, Panarteriitis nodosa), nach Bestrahlungen (z. B. Radium-Einlagen), bei chronischem Alkoholabusus, bei Stoffwechselstörungen wie Diabetes mellitus, Hyperlipidämien, Hyperurikämien (◘ Abb. 25.11).

Pathophysiologisch zugrunde liegt ein Infarkt der A. circumflexa medialis mit nachfolgender Osteonekrose im Bereich des kranio-ventralen Hüftkopfbezirkes (funktionelle Endarterie). Es kommt zunächst zu einer subchondralen Spongiosaverdichtung mit anschließender Fragmentation und Osteolyse, sekundäres Zusammensintern des Hüftkopfes mit Infrakturierung des darüber liegenden Gelenkknorpels (◘ Abb. 25.12) und Einleitung einer sekundären Koxarthrose.

Klinik. Männer 4- bis 5-mal häufiger betroffen als Frauen. Die Erkrankung tritt v. a. zwischen dem 30. und 45. Lebensjahr auf. Bilaterale Störungen sind in etwa 50% der Fälle zu beobachten, besonders bei vorliegenden prädisponierenden Faktoren.

Typisches klinisches Bild
Frühstadium
- Eher uncharakteristische Schmerzbilder
- Lokalisation v. a. in die Leistengegend, belastungsabhängig, teilweise in den Oberschenkel ausstrahlend
- Funktionseinschränkung allenfalls endgradig
- Schonungsbedingtes hinkendes Gangbild

Weiterer Verlauf
- Zunehmende, teilweise persistierende Beschwerdebilder mit Ausstrahlung bis zum homolateralen Kniegelenk
- Zunehmende Bewegungseinschränkung

Diagnosesicherung
Frühstadium

Dieses Krankheitsstadium lässt sich nur bildgebend diagnostizieren:
- Im Kernspintomogramm (Dichteunterschied, frühzeitige Demarkation des Herdes)
- Im Computertomogramm
- In der Knochenszintigraphie (Aktivitätsanreicherung)

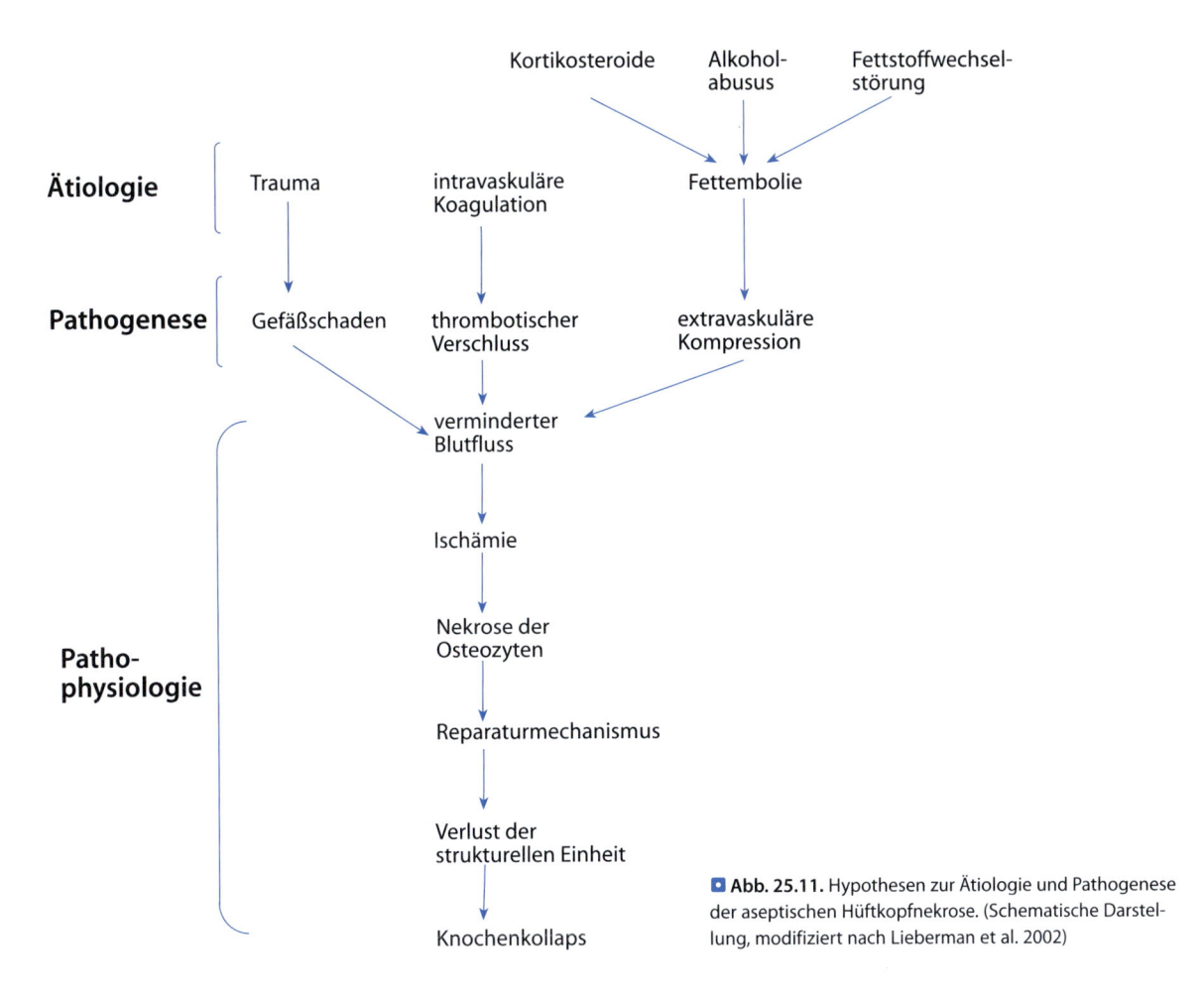

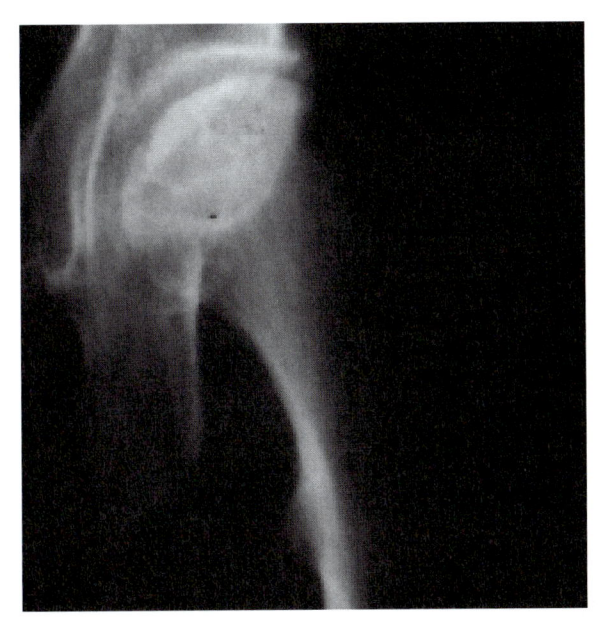

25.1 · Schmerzbilder im Bereich des Beckens, des Hüftgelenkes und des Oberschenkels

Ätiologie: Trauma, intravaskuläre Koagulation, Fettembolie (Kortikosteroide, Alkoholabusus, Fettstoffwechselstörung)

Pathogenese: Gefäßschaden, thrombotischer Verschluss, extravaskuläre Kompression

Pathophysiologie: verminderter Blutfluss → Ischämie → Nekrose der Osteozyten → Reparaturmechanismus → Verlust der strukturellen Einheit → Knochenkollaps

Abb. 25.11. Hypothesen zur Ätiologie und Pathogenese der aseptischen Hüftkopfnekrose. (Schematische Darstellung, modifiziert nach Lieberman et al. 2002)

Abb. 25.12. Röntgenbild im a.p.-Strahlengang einer Hüftkopfnekrose links im fortgeschrittenen Stadium (beginnende Zusammensinterung)

Weiterer Krankheitsverlauf

Das Röntgenbild zeigt erst einige Wochen bis Monate später einen auffälligen Befund mit lokaler fleckiger Strukturierung (einerseits Kondensationen, andererseits Osteolysen) vor allem im kranio-ventralen Hüftkopfbereich (Lauenstein-Aufnahme!)

Spätstadium

- Einbruch der knöchernen Hüftkopfkalotte mit Stufenbildung
- Sklerosesaum als Abgrenzung des Nekrosebezirkes nachweisbar

Kommentar

Labordiagnostik in aller Regel unauffällig.

Differenzialdiagnosen

- Coxitis (auffällige Blutserologie, hochgradiges klinisches Schmerzbild)
- Rheumatoide Arthritis (typische Laborkonstellation, Röntgenbefund)
- Radikuläre Irritation L2, L3

Therapie

Primär konservative Behandlung
- Nur bei Inoperabilität bzw. zu weit fortgeschrittener Destruktion
- Medikamentöse Antiphlogese (s. ▶ Kap. 7.3)
- Krankengymnastik mit Traktion
- Entlastung (Einsatz eines kontralateralen Gehstockes)
- Physikalische Therapie (Interferenzstrom, TENS, Fangoanwendung, u. a.)

Frühstadium
- Im Frühstadium der Erkrankung noch vor Einbruch der knöchernen Hüftkopfkalotte evtl. operative retrograde Dekompression, auch kombiniert – nach Nekrosekurettage – mit autologer subchondraler Spongiosaplastik
- Konsequente mehrmonatige Entlastung im Dreipunktegang
- Aufgrund der Schmerzen angepasste medikamentös-antiphlogistische Therapie mit NSAR (s. ▶ Kap. 7.3)
- Magnetfeldtherapie mit bisher nicht gesichertem Effekt
- Im Falle einer eher begrenzten lokalen Ausdehnung evtl. intertrochantere Korrekturosteotomie (Valgisation-Flexion) mit Herausdrehen des osteonekrotischen Herdes aus der Hauptbelastungszone des Hüftkopfes in ca. 50% der Fälle mit mittelfristigem Erfolg möglich

Ultima ratio
- Vor allem bei fortgeschrittener Gelenkdestruktion ist der alloarthroplastische Ersatz das Mittel der Wahl: Aufgrund des meist jungen Lebensalters mit zementfreier Endoprothese

Unspezifische Coxitis

Ätiologie und Pathogenese. Bakterielle synoviale Entzündung, meist durch direkten Gelenkeinbruch im Zuge einer Osteomyelitis bzw. durch hämatogene Streuung, nur selten iatrogene Genese (z. B. nach i.a.-Spritzenapplikation). In aller Regel hoch akuter purulenter Verlauf mit dann rascher Destruktion der knorpeligen Gelenkflächen und Wegbereitung einer Koxarthrose.

Klinik. In jedem Lebensalter vorkommend, keine Geschlechsbevorzugung.

Typisches klinisches Bild
- Meist erhebliches Krankheitsgefühl mit fieberhaften Allgemeinsymptomen, evtl. lokaler Überwärmung
- Nur bei asthenischem Habitus lokale Rötung
- Hochgradiges Schmerzbild mit spontanem Einnehmen einer Schonanbeugung des Hüftgelenkes mit gleichzeitigem erheblichem Extensionsschmerz (Anspannen der Gelenkkapsel)
- Ausgeprägter Leistendruckschmerz
- Beweglichkeit schmerzbedingt weitgehend aufgehoben

Diagnosesicherung
- Klinisch bereits meist eindeutiges Bild
- Laborbefunde mit eindeutig erhöhten Entzündungsparametern (BSG. CRP, Leukozytose)
- Gelenkpunktat (Schnellausstrich mit Leukozytenzahl >50 000/ml)
- Sonographie mit Nachweis einer synovialen Schwellung und eines Gelenkergusses
- Im Röntgenbild anfängliche Erweiterung des Gelenkspaltes (Erguss), destruktive Veränderungen erst nach 2–4 Wochen nachweisbar (◘ Abb. 25.13)
- Evtl. NMR (Differenzialdiagnose zur Hüftkopfnekrose)

Differenzialdiagnosen
- Hüftkopfnekrose
- Spezifische Coxitis (Tbc): heutzutage selten
  - Klinischer Befund bei weitem nicht so akut, meist nur subfebrile Temperaturerhöhung
  - Entzündungsparameter oft nur leichtergradig erhöht
  - Tine-Test positiv
- Hoher lumbaler Bandscheibenvorfall:
  - LWS-Symptomatik
  - Neurologische Auffälligkeiten

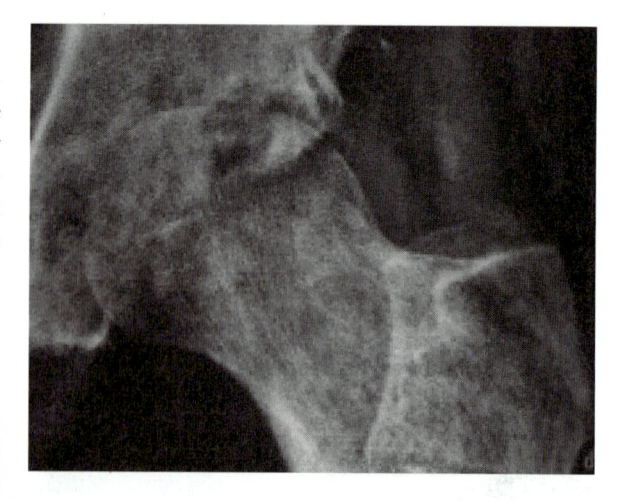

◘ **Abb. 25.13.** Unspezifische purulente Coxitis links im a.p.-Röntgenbild: Aufhebung des Gelenkspaltes, keine wesentliche Entrundung des Hüftkopfes, Mottenfraß-ähnliche Destruktionen sowohl des Azetabulums als auch des kraniolateralen Femurkopfes

25.1 · Schmerzbilder im Bereich des Beckens, des Hüftgelenkes und des Oberschenkels

Therapie
- Grundsätzlich frühzeitig operativ mit Arthrotomie, Synovektomie mit Debridement, mechanische Spülung, Gelenkdrainage, evtl. Einbringen von Antibiotikaträgern
- Sofortige breit abdeckende systemische Antibiose, nach Abstrichergebnis dann gezielt
- Konsequente Bettruhe mit körperlicher Schonung
- Mit Beschwerderückgang möglichst frühzeitige passive und dann auch aktive krankengymnastische Gelenkmobilisation

Rheumatoide Arthritis

Ätiologie und Pathogenese. Typische entzündliche Synovialproliferation mit sekundären progredienten Destruktionen des Gelenkknorpels vor allem des Hüftkopfes, aber auch des Azetabulums; nicht selten auch im Gefolge einer Spondylitis ankylosans oder als reaktive Arthritis (nach Allgemeininfektionen).

Klinik. Nur in wenigen Ausnahmefällen (1-2%) ist das Hüftgelenk als primärer Manifestationsort einer rheumatoiden Arthritis betroffen; nach zumindest 10-jährigem Verlauf findet sich in etwa 25–30% eine mehr oder weniger ausgepägte Mitbeteiligung (Heisel 1992).

Typisches klinisches Bild
- Im Vordergrund stehen:
  - Morgensteifigkeit des Gelenkes über meist 30–60 Minuten
  - Belastungsschmerzen
  - Im akuten Schub auch Ruheschmerz
- Leistendruckschmerz
- Zunehmende, schmerzhafte, meist konzentrische Bewegungseinschränkung
- Lokal keine wesentliche Schwellung

Diagnosesicherung
- Labordiagnostik mit schubabhängig auffälligen Entzündungsparametern.
- Röntgenbilder in zwei Strahlengängen mit meist typischer Herabsetzung des Knochenkalksalzgehaltes sowie konzentrischer Verschmälerung des Gelenkspaltes, evtl. kleinere Usuren (Abb. 25.14).
- Erst im Spätstadium kommt es dann zu erheblichen knöchern-destruktiven Veränderungen (Abb. 24.15).

Differenzialdiagnosen
- Bakterielle Coxitis (perakute Symptomatik; auffällige Laborbefunde)
- Hüftkopfnekrose (bildgebende Diagnostik)

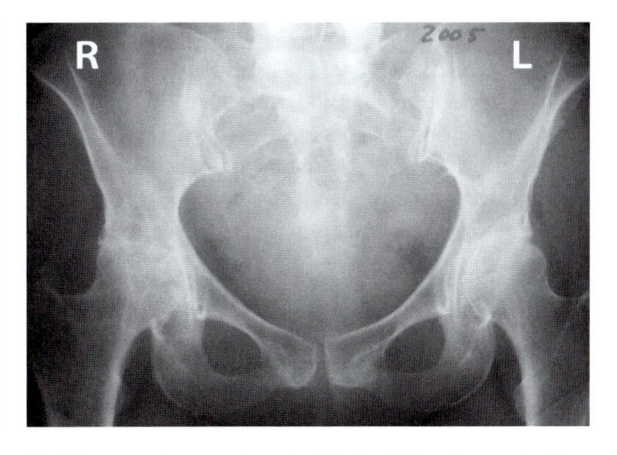

Abb. 25.14. Röntgenübersichtsbild der Hüften im a.p.-Strahlengang mit bilateraler rheumatisch bedingter Koxarthrose bds. (rechts ausgerägter als links): weitgehende Aufhebung der Gelenkspalte, nur unwesentliche Hüftkopfentrundung bds. ohne exophytäre knöcherne Ausziehungen, Geröllzystenbildung rechts

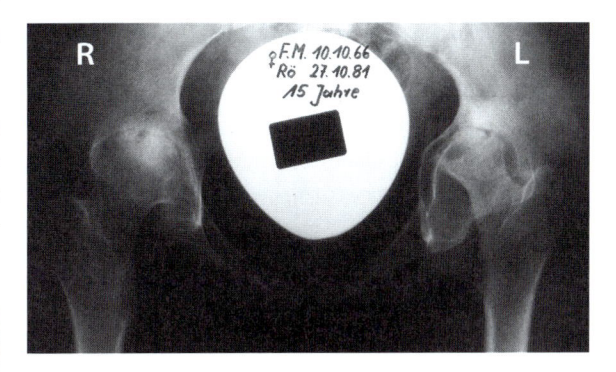

Abb. 25.15. Schwerste rheumatische Hüftdestruktionen bds. bei juveniler rheumatoider Arthritis im a.p.-Röntgenbild

Therapie

Frühstadium
- Primäre Behandlung der Grunderkrankung durch adäquate medikamentöse analgetische und antiphlogistische Abdeckung bis hin zur Basistherapie.
- Konsequentes funktionelles Übungsprogramm unter Gelenkentlastung (Einsatz von Gehstöcken) zur Verhinderung einer rasch progredienten Hüfteinsteifung.
- Evtl. intraartikuläre Kortikoidinjektionen (z. B. 40 mg Triamcinolon).

> **Cave**
> Gelenkerhaltende operative Eingriffe sind meist wenig erfolgversprechend

Fortgeschrittenes Stadium
- Bei erheblichem Schmerzbild und deutlichen radiologischen Veränderungen frühzeitige Indikation zum endoprothetischen Gelenkersatz gegeben.

Bursitis trochanterica, Pericoxalgien

Ätiologie und Pathogenese. Posttraumatische Entzündung (z. B. nach Prellung) oder mechanische Überbeanspruchung mit entündlicher Reizreaktion des trochanteren Schleimbeutels im Bereich der anatomischen Verschiebeschicht zwischen dem tiefen Anteil des M. glutaeus maximus und dem Trochanter major unterhalb der Fascia lata.

Klinik. Vorkommen v. a. bei Sportlern (Laufen auf unebenem Gelände mit ausgeprägter Pronationsstellung des Fußes); auch bei Beinlängendifferenzen gehäuft beobachtet.

> **Typisches klinisches Bild**
> - Spontanschmerz im lateralen Hüftbereich, verstärkt unter körperlicher Belastung
> - Lokale Druckdolenz
> - Rötung
> - Überwärmung
> - Schwellung
> - Schmerzbedingtes Hinken
> - Evtl. leichte Funktionsbeeinträchtigung des betroffenen Hüftgelenkes
> - Schmerzprovokation durch Adduktions- und Außenrotationsbewegung der Hüfte

Diagnosesicherung
- Klinisch
- Im Sonogramm Vergröberung, evtl. Flüssigkleitsfüllung des subfaszial liegenden Schleimbeutels nachweisbar

Differenzialdiagnose. Insertionstendopathie des mittleren und kleines Glutealmuskels am Trochanter major (Druckdolenz meist etwas kranialer und dorsaler gelegen; kein Adduktionsschmerz).

> **Therapie**
> **Frühstadium**
> - Primär immer konservativ:
>   - Temporäre Schonung
>   - Sportpause 1–2 Wochen
> - Lokale Kryotherapie
> - Systemische Antiphlogese (NSAR)
> - Evtl. Bursapunktion (bei ausgeprägter Ergussbildung)
> - Lokale Kortikosteroidinfiltration (z. B. 20–40 mg Trimacinolon)
>
> **Chronifizierung**
> - Im Falle einer Chronifizierung oder konservativer Therapieresistenz operative Bursektomie

Meralgia paraesthetica nocturna (Leistenbandsyndrom)

Ätiologie und Pathogenese. Chronische Irritation des N. cutaneus femoris lateralis, der als rein sensibler Nerv die gesamte Außenseite des Oberschenkels bis zur Höhe des Kniegelenkes versorgt. Typische Lokalisation der Schädigung ist der Durchtritt der Nervenfasern durch den M. obliquus abdominis in Höhe des Leistenbandes, wo der Nerv einen Knick von nahezu 90° erfährt (Engpass-Syndrom).

Begünstigende Faktoren für die Entwicklung der Störung:
- Tragen eines engen Mieders oder Gürtels
- Schwangerschaft
- Hängeleib bei Adipositas
- Anstrengende Märsche
- Langes Liegen mit gestreckten Beinen

Seltene direkte Kompression des Nerven im kleinen Becken durch einen Tumor. Iatrogene Schädigung im Zuge einer Knochenspanentnahme aus dem Beckenkamm nahe der vorderen Beckenkammspina oder eines operativen Hüftzuganges nach Smith-Petersen möglich.

Klinik. Frauen sind häufiger betroffen als Männer.

> **Typisches klinisches Bild**
> **Frühstadium**
> - Chronische, v. a. nächtlich auftretende brennende Schmerzen und parästhetische Missempfindungen im Bereich der Oberschenkelaußenseite
>
> **Spätstadium**
> - Hypästhesien im Ausbreitungsgebiet des Hautnerven (anterolateraler Oberschenkel)
> - Schmerzverstärkung durch langes Stehen, Gehen, Liegen
> - Schmerzlinderung im Sitzen (Entspannung durch Beugung im Hüftgelenk)
> - Oft nachweisbarer positiver Druckpunkt im Leistenband 3–4 cm medial der vorderen oberen Beckenkammspina
> - Evtl. positives umgekehrtes Lasèguesches Zeichen (Schmerzangabe bei Dehnung des Nerven im Zuge einer Überstreckung des homolateralen Hüftgelenkes in Bauchlage)
> - Evtl. Schonhaltung im Liegen mit flektiertem Hüftgelenk

Diagnosesicherung
- Klinisch
- EMG-Abklärung

Differenzialdiagnosen
- Radikuläre Irritation L3 oder L4
- Koxarthrose

> **Therapie**
> - In aller Regel konservativ: konsequentes Vermeiden einer belastenden Streckhaltung des betroffenen Hüftgelenkes
> - Evtl. Infiltration von Lokalanästhetika (z. B. 5–10 ml Ropivacain 2 mg im Bereich des Leistenbandes am Durchtrittspunkt des Nerven)
> - Nur in Ausnahmefällen operative Dekompression erforderlich

25.2 Schmerzbilder im Bereich des Kniegelenkes und Unterschenkels

Das Kniegelenk ist das anatomisch größte und axial im täglichen Leben mit am stärksten belastete Gelenk des menschlichen Körpers. Aufgrund der relativen Inkongruenz der artikulierenden Gelenkanteile und der hierbei wichtigen stabilisierenden Bandführung ist es bei aufscheinenden Extrembelastungen verletzungsanfälliger als die übrigen Körpergelenke. Auf der anderen Seite ist das Kniegelenk auch von degenerativen Aufbrauchserscheinungen, die über die altersphysiologische Geweberegression hinausgehen, mit am häufigsten betroffen. Verantwortlich hierfür zeichnen sich nicht nur die gestiegene Lebenserwartung, sondern auch meist kombiniert auftretende Risikofaktoren wie Achsfehler, Übergewicht, Freizeitunfälle, übersteigerte sportliche Aktivitäten u.a.m.

25.2.1 Krankheitsbilder

Beschwerden im Bereich des Kniegelenkes bei den unterschiedlichen Krankheitsbildern sind unter Berücksichtigung der körperlichen Mobilität vor allem unter der axialen Belastungssituation gegeben. Sie schränken dann den betroffenen Patienten in Beruf und Freizeit erheblich ein. Die Behandlungsmöglichkeiten sind in den allermeisten Fällen symptomatischer Natur und zielen auf Schmerzreduktion bzw. Schmerzfreiheit sowie auf eine Verbesserung der Gelenkbeweglichkeit und der Gesamtmobilität des Betroffenen ab.

Schmerzen im Unterschenkelbereich beruhen meist auf muskulären Irritationen aufgrund einer biomechanischen Fehl- bzw. Überlastung. Darüber hinaus muss, v. a. bei Wadenschmerzen, eine Venenthrombose ausgeschlossen werden.

Gonarthrose

Definition
Vorzeitiger degenerativer Aufbrauchsschaden der knorpeligen Gelenkflächenanteile von Femur, Tibia und/oder Patella.

Begünstigende Faktoren (Ätiologie)
- Übersteigerte bzw. Fehlbelastung des Gelenkes durch Achsabweichung (häufigste Ursache überhaupt ist das Genu varum!)
- Frühzeitige Entfernung eines degenerativ geschädigten/verletzten Meniskus
- Posttraumatisch nach Femurkondylen-/Tibiakopf- bzw. Patellafraktur
- Chronische Rotationsinstabilität nach Kreuzbandruptur
- Verminderte Belastbarkeit des Gelenkknorpels idiopathischer Natur, aber auch nach abgelaufenen entzündlichen Prozessen
- Stoffwechselstörungen wie eine Gicht, eine Chondrokalzinose, ein Diabetes mellitus u. a.

Klinik. Neben der Spondylarthrose der LWS häufigste Arthrose: So finden sich in Mitteleuropa bei 50% der Bevölkerung bereits zwischen dem 30. und 50. Lebenjahr degenerative Veränderungen; ab dem 70. Lebensjahr lässt sich in aller Regel bei jedem Menschen ein Kniegelenksverschleiß nachweisen.

In 90% der Fälle blande, subjektiv kompensierte Situation, die dann durch besondere Beanspruchungen aktiviert werden kann; anamnestisch belastungsabhängige Schmerzen, die im Laufe des Tages zunehmen.

> **Typisches klinisches Bild**
> - **Allgemeine Beobachtungen**
>   - Anlaufschmerz (sog. arthrotischer Startschmerz) morgens nach dem Aufstehen bzw. nach längerer Sitzposition. Hauptlokalisation im Bereich des inneren und äußeren Gelenkspaltes (in Abhängigkeit vom jeweiligen Achsfehler) bzw. peri- oder subpatellar
>   - Abendliche Gelenkschwellung
>   - Subjektiv empfundene Funktionsbeeinträchtigung
> - **Gangablauf**
>   - Entlastungshinken mit verkürzter Auftrittsphase des betroffenen Beines
>   - Unsicherer Einbeinstand
>   - Hocksitz beeinträchtigt
> - **Lokalbefund**
>   - Kapselschwellung
>   - Evtl. intraartikulärer Erguss

- Geringes federndes Streckdefizit
- Federndes Beugedefizit mit Überbeugeschmerz
- Gelenkreiben
- Druckdolenz vor allem in Höhe der Gelenkspalte, aber auch peripatellar
- **Spätstadium**
  - Fixierte Kontraktur
  - Dauerschmerz (auch zur Nacht; verstärkt unter Witterungseinflüssen)
  - Rezidivierende Reizergussbildung
  - Deutliche Beeinträchtigung der Gehleistung
  - Sekundäre Bandinstabilität (Überdehnung durch Achsfehler)
  - Atrophie der Oberschenkelmuskulatur

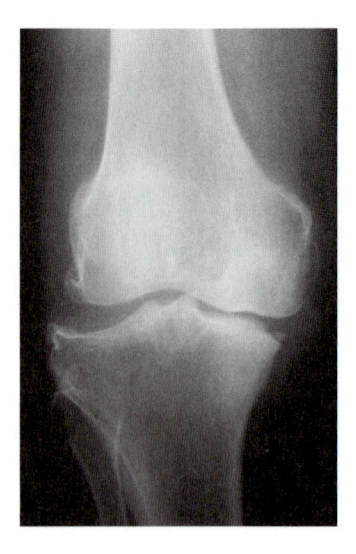

Abb. 25.16. Schwere medial betonte Gonarhrose rechts bei O-Bein-Fehlstellung im a.p.-Röntgenbild

Diagnosesicherung
- Röntgenologische Abklärung (Belastungsaufnahmen im Stehen, axiale Aufnahmen der Kniescheibe; Abb. 25.16 und Abb. 25.17)
- Pathognomonische Arthrosezeichen:
  - Verschmälerung des betroffenen Gelenkspaltes
  - Subchodralsklerose der Gelenkflächen
  - Osteophytäre Ausziehungen im Bereich der Gelenkumschlagfalten
  - In fortgeschrittenen Fällen evtl. auch Ausbildung kleiner subchondraler (Geröll)Zysten
  - Bei progredientem Verlauf Formation bizarrer Osteodestruktionen und Fehlstellungen, teilweise mit medialen/lateralen Subluxationsphänomenen
  - Evtl. Lateralisierung der Kniescheibe
  - Verschmälerung vor allem des lateralen femoropatellaren Gelenkspaltes (laterale Hyperkompression)
- Kernspintomographie in aller Regel nicht erforderlich
- Sonographische Diagnostik zur Abklärung von Bakerzysten (s. S. 301)
- Unspezifische Anreicherung im Knochenszintigramm als Ausdruck eines Aktivierungsprozesses
- Laborserologie unauffällig
- Gelenkpunktat bernsteinklar mit Zellzahl <2 000/mm²

Differenzialdiagnosen
- Erkrankungen aus dem rheumatischen Formenkreis (dann typische längere Morgensteifigkeit, schubförmiger Verlauf, multiartikulärer Befall; auffällige Laborbefunde)
- M. Ahlbaeck (isolierte Osteonekrose des medialen Femurkondylus; vor allem bei älteren Frauen)
- degenerative Meniskopathie
- Koxarthrose (in 20% der Fälle eines degenerativen Hüftschadens werden primäre Knieschmerzen angegeben!)

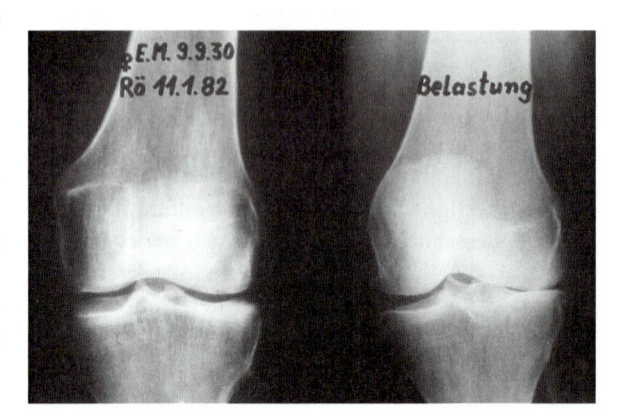

Abb. 25.17. Röntgenbilder des linken Kniegelenkes im a.p.-Strahlengang im Liegen (links) und unter axialer Belastung im Stehen (rechts) mit Dokumentation einer Valgusgonarthrose links (weitgehende Aufhebung des lateralen Gelenkspaltes)

Therapie
Frühstadium. Primär immer konservativ:
- Versuch der Gelenkentlastung durch adäquate Gewichtsreduktion, Einsatz eines kontralateralen Handstockes, konsequentes Tragen einer speziellen Schuhzurichtung (Pufferabsätze, evtl. Schuhaußen- bzw. -innenranderhöhung bei Varus- bzw. Valgusfehlstellung; u. a.)
- Medikamentöse Analgesie und Antiphlogese (NSAR), evtl. auch als lokale Applikation (Salben).
- Intraartikuläre Antiphlogese mit 40 (-80) mg Triamcinolon; evtl. Viskosupplemenation mit Hyaluronsäurederivaten (3–5 Injektionen von Fertigspritzen in etwa einwöchigen Abständen; nicht im Zustand der Aktivierung!)

- Physikalische Behandlungsmaßnahmen wie Kryotherapie (bei aktiviertem Schmerzbild), Wärmeanwendungen (bei chronischen Verläufen), Iontophorese-Applikation, Interferenzstrombehandlung
- Entlastende krankengymnastische Mobilisierung (v. a. Einzeltherapie), evtl. Anleitung zur Eigenbehandlung, Balneotherapie

Beschwerdepersistenz. Operative Strategien wie:
- Arthroskopische Intervention mit Gelenkspülung, Debridement mit Meniskusrevision möglich; evtl. Mikrofrakturierung zur Anregung der Bildung von Ersatzknorpel
- Kniegelenksnahe Umstellungsosteotomie bei Achsfehler (jüngerer Patient, Arthrose I. bzw. II. Grades) zur Verhinderung einer Arthroseprogression
- Alloplastischer Gelenkersatz (monokondylärer Schlitten, bikondyläre Gleitflächenendoprothese, teilgeführte bzw. voll geführte Scharnierendoprothese)

> **Cave**
> Bei einer Arthrose sind nicht indiziert:
> - Autologe Knorpel-/Knochentransplantationen (z. B. Mosaikplastik) bzw.
> - Chondrozyten-Transplantation (ACT)

M. Ahlbaeck

Ätiologie und Pathogenese. Ätiologisch bisher nicht geklärte spontane Osteonekrose im Bereich der medialen Femurkondyle; lokale Durchblutungsstörung vermutet; gehäuft nach längerer systemischer Kortison-Applikation beobachtet.

Klinik. Frauen sind häufiger betroffen als Männer. Der Altersgipfel liegt zwischen dem 60. bis 70. Lebensjahr.

> **Typisches Klinisches Bild**
> - Schleichender Verlauf mit ganz allmählich zunehmendem belastungsabhängigen, v. a. medial lokalisiertem Schmerzbild
> - Nur unspezifische Druckdolenz medial parapatellar, vor allem in Höhe des inneren Gelenkspaltes
> - Kniegelenksbeweglichkeit frei
> - Nur unwesentliche Kapselschwellung, in aller Regel keine wesentliche Ergussbildung

Diagnosesicherung
- Röntgenbilder in beiden Strahlengängen mit Dokumentation einer deutlichen subchondralen Osteolyse mit oder ohne umgebenden Sklerosesaum (◘ Abb. 25.18). Erst im Spätstadium deutliche Arthrosezeichen mit Gelenkspaltverschmälerung

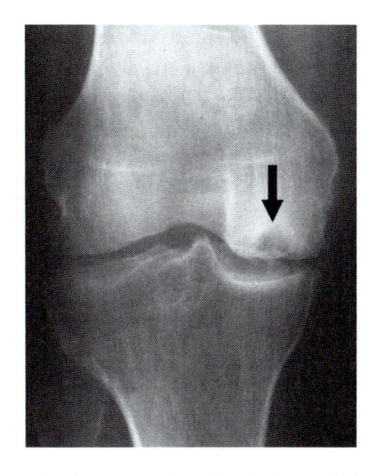

◘ **Abb. 25.18.** M. Ahlbaeck der medialen Femurkondyle rechts im a.p.-Röntgebbild (→)

- Im NMR frühzeitige exakte Demarkierung der Osteonekrose abbildbar
- Im Knochenszintigramm nur in Einzelfällen eng begrenzte lokale Minderperfusion im Frühstadium nachweisbar

Differentialdiagnosen. Primäre Gonarthrose, Varusgonarthrose.

Therapie
Frühstadium
- Grundsätzlich **konservativer** Behandlungsversuch mit symptomatischer Antiphlogese (NSAR, s. ► Kap. 7.3)
- Schuhaußenranderhöhung von 5 mm zur Verlagerung der Trageachse des Beines auf das laterale Kniekompartment
- Entlastung durch kontralateralen Gehstock
- Lokale physikalische Therapie z. B.:
  - Interferenzstrom
  - Jontophorese
  - Kryotherapie

Fortgeschrittenes Stadium
Mit zunehmender Osteodestruktion ist ein alloplastischer Gelenkersatz sinnvoll, z. B. durch eine unikondyläre Oberflächenprothese.

Patellofemorales Schmerzsyndrom

Synonyma. Chondropathia (Chondromalazia) patellae, peripatellares Schmerzsyndrom.

Ätiologie und Pathogenese. Missverhältnis zwischen Belastung und Belastbarkeit der knorpeligen Gelenkflächen der Kniescheibe und/oder ihres femoralen Gleitlagers.

Mögliche Ursachen (meist multifaktorielle Genese):
- Formfehler der Patella (Einteilung nach Wiberg: Abb. 25.19) oder des Gleitlagers (Dysplasie des lateralen Kondylus mit vermehrter Abflachung)
- Stellungsanomalien der Patella (z. B. bei deutlichem Genu valgum mit Lateralisierungstendenz der Kniescheibe)
- Posttraumatisch (Kniekontusion mit retropatellarem Knorpelschaden, Patellafraktur)
- Anlagebedingte Knorpelstörung (z. B. Osteochondrosis dissecans)

Typisch ist eine lokale oder globale Erweichung des Knorpelüberzuges mit Auffaserungen; Arthrose als Spätfolge.

Klinik. Mädchen bzw. Frauen deutlich häufiger betroffen als Jungen/Männer; Altersgipfel: 20.–40. Lebensjahr.

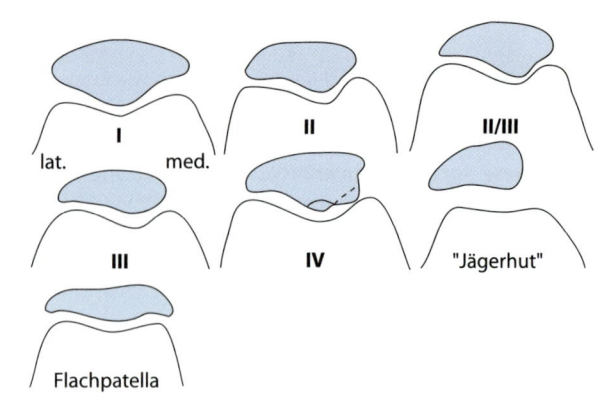

Abb. 25.19. Patellaformen im axialen Röntgenbild (schematische Darstellung; Einteilung nach Wiberg in die Typen I-IV und Jägerhut)

> **Typisches klinisches Bild**
> - Belastungsschmerzen im (lateralen) Kniestreckbereich, v. a. beim Treppauf- und Treppabgehen, beim Bergauf- und Bergabgehen, beim Laufen auf unebenem Gelände, beim Aufstehen aus dem Hocksitz oder nach längerem Sitzen im Stuhl, beim Tragen größerer Lastgewichte vor dem Körper
> - Ruheschmerz beim längeren Einnehmen einer Kniebeugehaltung (Autofahrt, Kino)
> - Verringerung der Beschweden bei Kniestreckung
> - Giving-way-Phänomen (Nachgeben des Kniegelenkes beim Gehen)
> - Evtl. subjektiv empfundenes Gelenkreiben
> - Evtl. Patellahypermobilität (z. B. vermehrte Lateralisierbarkeit)
> - Druckdolenz der Patellafacetten
> - Patellaanpress- und -verschiebenschmerz (sog. Hyperkompressionstest)
> - Zohlen-Zeichen positiv
> - Knirschphänomen in Hockstellung
> - Subpatellares Reiben im Zuge der Knieflexion im Liegen
> - Fründ-Zeichen positiv (Schmerzhaftigkeit beim Beklopfen der Patella in unterschiedlicher Kniebeugestellung

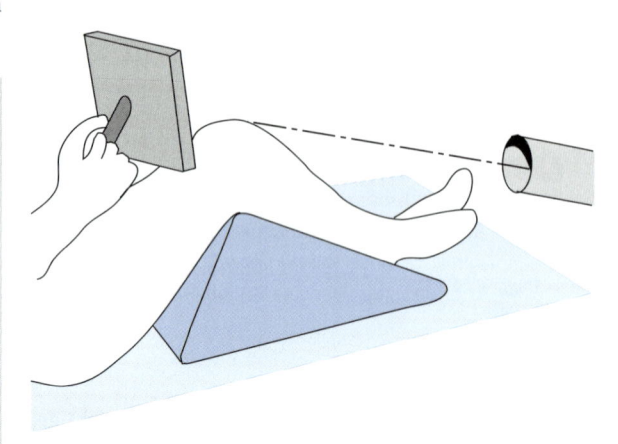

Abb. 25.20. Strahlengang beim Fertigen einer axialen Röntgenaufnahme der Kniescheibe (liegender Patient; Knie 90° angebeugt)

Diagnosesicherung
- Typischer klinischer Befund
- Röntgenbilder in 3 Ebenen (a.p. im Stehen, seitlich im Liegen, Patella axial, Abb. 25.20)
- Evtl. Patella defilée-Aufnahmen in 30°-, 60°- und 90°-Beugestellung Abb. 25.21–25.23, Tab. 25.2
- Bei unklarem Befund NMR zur Bewertung des retropatellaren Knorpelbelages

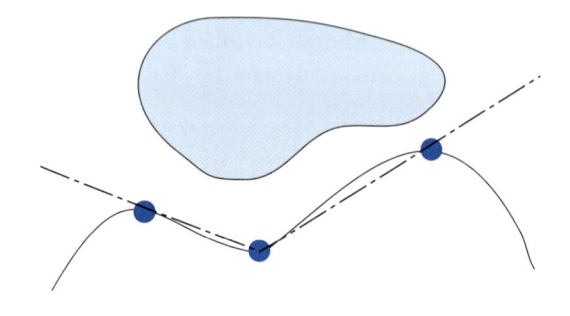

Abb. 25.21. Sulkus-Winkel der Patella (schematische Darstellung)

Differenzialdiagnosen. Siehe Tab. 25.3.

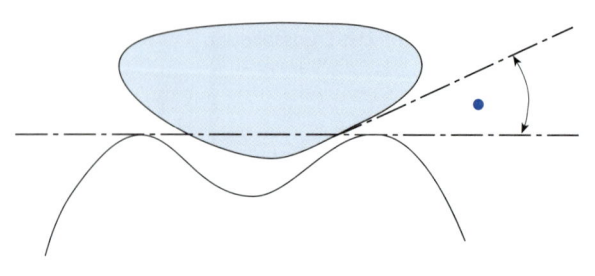

Abb. 25.22. Lateraler Patellawinkel (schematische Darstellung)

25.2 · Schmerzbilder im Bereich des Kniegelenkes und Unterschenkels

Tab. 25.2. Wichtige Hilfslinien bei Befundung einer Röntgenaufnahme der Patella im axialen Strahlengang

Winkel	Messung	Normalwert
Sulkus-Winkel	Winkel zwischen den Femurkondylen mit Scheitelpunkt im tiefsten Punkt des femoralen Gleitlagers (s. Abb. 25.21)	138°
Kongruenzwinkel	Winkel zwischen der Verbindungslinie Scheitelpunkt femorales Gleitlager/ventraler Patellaapex und der Verbindungslinie Scheitelpunkt zum tiefsten Punkt der Patellagelenkfläche	Bis 16°
Lateraler Patellawinkel	Winkel zwischen der Verbindungslinie der Femurkondylen und der Tangente an der lateralen Patellafacette (s. Abb. 25.22)	22°

Tab. 25.3. Differenzialdiagnosen des patellofemoralen Schmerzsyndroms

Krankheitsbild	Klinisches Bild	Besonderheiten
Patellaspitzensyndrom	Schmerzbild belastungsabhängig (v. a. beim Springen); eng zu lokalisierender Druckschmerz an der kaudalen Patellaspitze; Schmerzprovokation durch kraftvolle Kniestreckung gegen Widerstand	Oft typische Sportanamnese; evtl. auffälliger NMR-Befund
Osteochondrosis	Belastungsabhängiger Knieschmerz, oft Schwellung und Ergussbildung; bei Dissekat oft Einklemmungen	NMR mit eindeutigem Befund; im Röntgenbild Mausbett und freier Körper nachweisbar
M. Sinding-Larsen-Johansson	Lokaler Belastungsschmerz am distalen Patellapol; druckschmerzhafte lokale Schwellung; Kniestreckung schmerzhaft	Betroffen sind v. a. Kinder (10.–14. Lebensjahr); lokale Aufhellung im seitlichen Röntgenbild
Posttraumatische Instabilität	Rezidivierende Schwellung und Ergussbildung; deutliches Giving-way	Anamnese hinweisend; eindeutige funktionelle Tests
Meniskusläsion	Einklemmungen, Gelenkblockaden, Ergussbildung; positive Provokationsteste	Anamnese hinweisend; NMR oft mit eindeutigem Befund
Plica mediopatellaris	Typisches Schnappen bei Kniebeugung; etl. tastbarer parapatellärer Strang im Bereich des medialen Femurkondylus; Einklemmungen	Endeutiger arthroskopischer Befund

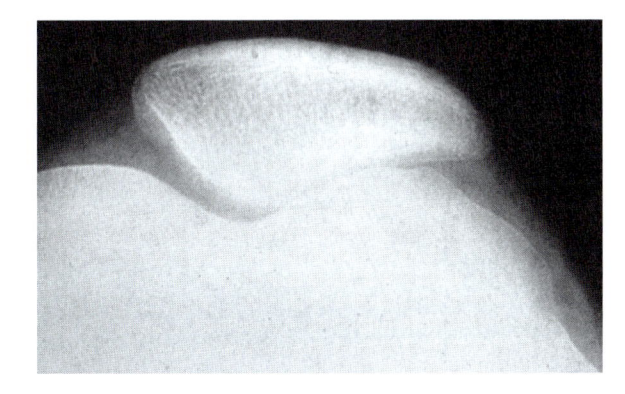

Abb. 25.23. Laterale Femoropatellarthrose (deutliche Verschmälerung des Gelenkspaltes im axialen Röntgenbild) mit Lateralisation der Kniescheibe

Therapie
Frühstadium. Primär immer konservativ:
- Vermeidung schmerzprovozierender Bewegungsabläufe (s. oben)
- Änderung der Trainingsbelastung im Sport
- Gezielte krankengymnastische Aufschulung des M. vastus medialis
- Dehnung der ischiokruralen Muskulatur
- Physikalische Therapie
  - Iontophorese
  - Elektrotherapie
  - Ultraschall
  - Lokale Kälte- oder Wärmeanwendungen
- Evtl. temporäres Tragen einer Patellasehnenbandage bzw. eines Tape-Verbandes

Akutes Schmerzbild
- Bei akutem Schmerzbild medikamentöse Antiphlogese (NSAR, s. ▶ Kap. 7.3)
- Chondroprotektive Medikation über mehrere Monate überlegenswert (z. B. Glucosamin, 3×500 mg über 6–12 Wochen

Operative Intervention

> **! Cave**
> Strenge Indikationsstellung zur operativen Intervention (z. B. laterale senkrechte Retinakulumdiszision zur Reduzierung der aktiven und passiven Zügelung nach außen), da hohe Spontanheilungstendenz!

- Nur in Ausnahmefällen Medialversetzung der Tuberositas tibiae zur Verbesserung des Patellaalignments
- Ventralisierung der Tuberositas tibiae (nach Maquet-Bandi) auch bei fortgeschrittenen Knorpelaufbrauchserscheinungen mit eher fraglicher Erfolgsaussicht
- Patellektomie bei schwersten degenerativen Veränderungen als ultima ratio

Chronische Arthralgien bei Plica mediopatellaris – Medial shelf

Ätiologie und Pathogenese. Ausbildung einer intraartikulären hypertrophierten bzw. fibrosierten Schleimhautfalte im medialen Kniebinnenbereich (kongenital oder in Folge einer chronischen sportlichen Überlastung) mit nachfolgender mechanischer Irritation.

> **Cave**
> Überbewertung!
> Eine Plica mediopatellaris lässt sich bei etwa 30% der Normalbevölkerung nachweisen ohne jegliche klinische Schmerzproblematik.

Klinik. Im jüngeren Lebensalter gehäuft: Mädchen öfter betroffen als Jungen.

> **Typisches klinisches Bild**
> - Allmählich einsetzende, überwiegend belastungsabhängige Schmerzbilder im medialen parapatellaren Bereich, besonders beim Sport
> - Evtl. palpabler Weichteilstrang im Bereich des inneren Femurkondylus parapatellar
> - Gelegentlich kann hier beim Aufstehen nach dem Sitzen ein Schnappen ertastet werden
> - Kniegelenksfunktion frei, keine wesentliche Schwellung, in aller Regel keine Ergussbildung
> - Lediglich lokale Druckdolenz über der inneren Femurkondyle sowie dem medialen Gelenkspalt

Diagnosesicherung
- Röntgenbilder in beiden Strahlengängen zum Ausschluss einer knöchernen Störung
- Im NMR kann die Plica meist nicht dargestellt werden; allenfalls sinnvoll zum Ausschluss einer Innenmeniskusschädigung

Differentialdiagnose. Innenmeniskusschädigung.

> **Therapie**
> **Frühstadium**
> - Konservativer Behandlungsversuch mit systemischer Applikation von NSAR (s. ▶ Kap. 7.3)
> - Evtl. lokale Kryotherapie bzw. Jontophorese
>
> **Anhaltende Beschwerden**
> - Operative Intervention:
>   - Arthroskopie zur Diagnosesicherung und
>   - Resektion der Schleimhautfalte

Meniskusläsionen/Meniskopathien

Ätiologie und Pathogenese. Die zwischen den femoralen und tibialen Kniegelenksanteilen liegenden Menisken gleichen die deutliche Inkongruenz der knorpeligen Gelenkflächen femoral und tibial aus. Mit zunehmendem Lebensalter unterliegen diese bradytrophen Knorpelscheiben unweigerlich regressiven Veränderungen im Sinne von Auffaserungen, Demaskierungen der Fibrillen und dann auch Rissbildungen, v. a. im Hinterhornbereich. Der Innenmeniskus ist dabei viel häufiger betroffen als der Außenmeniskus. Im Zuge von Bagatelltraumen kann es aufgrund einer vorbestehenden Degeneration zu spontanen Rupturen mit Gelenkblockierungen kommen. Durch die sekundäre synoviale Reizung Begünstigung häufiger Ergussbildungen; Einleitung einer Sekundärarthrose möglich.

Scheibenmenikus (v. a. lateral) als Hemmungsmissbildung mit Neigung zur frühzeitigen Degeneration.

Klinik. Vorkommen in erster Linie im mittleren Lebensalter; Männer etwas häufiger betroffen als Frauen.

> **Typischer klinischer Befund**
> - Belastungsabhängige Schmerzen, vor allem beim Gehen auf unebenem Gelände, beim Aufstehen aus dem Sitzen bzw. dem Hocksitz und bei Körperrotationsbewegungen
> - Meist blande Situation mit dann typischer Aktivierung unter stärkerer axialer Beanspruchung des Kniegelenkes
> - Lokale Druckdolenz des jeweiligen Gelenkspaltes
> - Typischerweise positive Provokationsteste (▶ Übersicht 25.1)
> - Evtl. Kapselschwellung, auch leichter Gelenkerguss
> - Kniefunktionalität in aller Regel nicht wesentlich beeinträchtigt
> - Kniebandapparat meist ebenfalls unauffällig
> - Im Falle eines (degenerativen) Meniskusganglions (meist lateral) pralle druckdolente Schwellung in Höhe des Gelenkspaltes tastbar

> **Übersicht 25.1. Klinische Meniskuszeichen (sog. Provokationsteste)**
> - Druckschmerz über dem betroffenen Gelenkspalt.
> - **Steinmann I-Zeichen:** Spontanschmerz über dem inneren Gelenkspalt bei Außenrotation des gebeugten Kniegelenkes (medialer Meniskus) bzw. über dem äußeren Gelenkspalt bei Innenrotation des gebeugten Kniegelenkes (lateraler Meniskus).

- **Steinmann II-Zeichen:** Wandernder Druckschmerz über dem Gelenkspalt nach dorsal in die Kniekehle im Zuge der Kniebeugebewegung.
- **Überstreckschmerz** (Quetschung der Meniskusvorderhörner).
- **Überbeugeschmerz** (Quetschung der Meniskushinterhörner).
- **Payrsches Zeichen:** Schmerzbild in Höhe des inneren Gelenkspaltes im Schneidersitz (federndes Nachdrücken durch den Untersucher).
- **Appley-Grinding-Zeichen:** Der Patient befindet sich in Bauchlage, das betroffene Kniegelenk ist um 90° gebeugt; der Untersucher führt unter axialem Druck von fußsohlenwärts eine kräftige Rotation des Unterschenkels durch. Im Falle einer Innenmeniskusschädigung Außenrotationsschmerz, im Falle einer Außenmeniskusirritation Innenrotationsschmerz.
- **Finocchietto-Zeichen:** Hörbares Zurückspringen des Meniskushinterhornes bei ruckartigem Vorziehen des Schienbeinkopfes in Kniebeugestellung (dann auch vordere Kreuzband- und/oder Innenbandinsuffizinz gegeben).

Diagnosesicherung
- Röntgenaufnahmen des Kniegelenkes in 2 Ebenen im Stehen (unter Belastung) zum Ausschluss einer Arthrose; evtl. (Doppelkontrast)Arthrographie
- Im NMR können Meniskusdegenerationen und auch -läsionen meist gut abgebildet werden
- Sonographie als Routinediagnostik mit bisher nur unzureichender Aussagekraft, Nachweis eines Ganglions jedoch möglich

Therapie
Frühstadium
- Bei nachgewiesener nur geringfügiger Schädigung konservativer Behandlungsversuch vertretbar mit:
  - Temporärer Schonung bzw. Immobilisation
  - Lokaler und/oder systemischer Antiphlogese
  - Evtl. intraartikulärer Applikation von 40 mg Triamcinolon zur Dämpfung des konsekutiven synovialen Reizzustandes

Fortgeschrittenes Stadium
- Operative Intervention sinnvoll, v. a. durch arthroskopische Sanierung mit Resektion der degenerativ veränderten Meniskusanteile (Abb. 25.24)
- Evtl. zusätzliche Glättung der sekundär arrodierten Gelenkknorpelflächen
- In Einzelfällen Meniskusnaht möglich

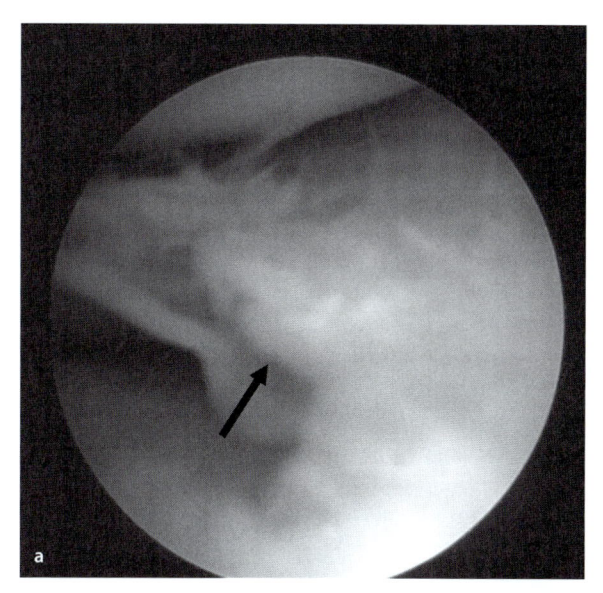

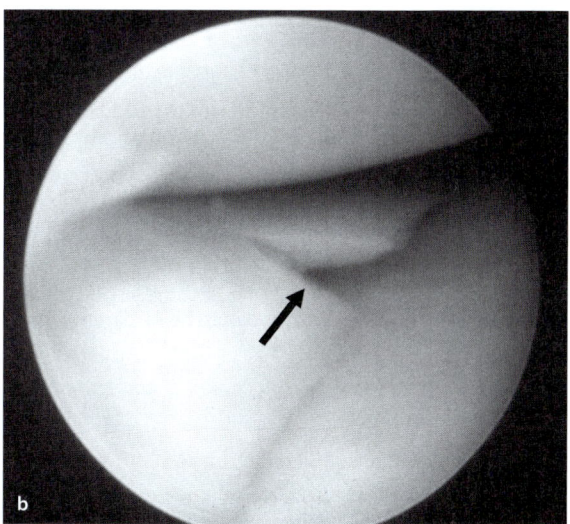

Abb. 25.24 a, b. Arthroskopische Kniesiten. **a** Lappen- und Tangentialriss des Innenmeniskus im Hinterhorn, **b** Querriss des Innenmeniskus im Bereich der Pars intermedia (→)

Chronische Kniebandinsuffizienz

Ätiologie und Pathogenese. Meist Folge einer übersehenen bzw. nicht ausreichend konservativ behandelten Verletzung vor allem des medialen Kollateralbandes, aber auch des vorderen Kreuzbandes (erhebliche Distorsion mit Zerrung, teilweiser oder vollständiger Ruptur); nachfolgende mediale bzw. Rotationsinstabilität. Das laterale Kollateralband und das hintere Kreuzband sind eher selten betroffen.

Klinik. Subjektiv berichtet wird über spontane Instabilitätsgefühle (»giving way«) unter Belastungssituationen (Sport), Koordinationsprobleme im Dunkeln beim Gehen auf einer Treppe u. ä.

> **Typisches klinisches Bild**
> **Schwäche des inneren Seitenbandes**
> - Das Knie selbst ist meist blande ohne wesentliche Konturvergröberung oder Kapselschwellung
> - Evtl. Druckdolenz im Ursprungsgebiet des Innenbandes im Bereich der medialen Femurkondyle
> - Vermehrte Aufklappbarkeit unter Valgusstress
> - Teilweise fehlende muskuläre Kompensation
>
> **Kreuzbandinsuffizienz**
> - Chronisch rezidivierende Ergussbildung in der Anamnese
> - Nachweis der ligamentären Instabilität durch den vorderen Schubladentest, das Lachmann-Zeichen bzw. das Pivot Shift-Manöver
> - Funktionalität des Knies in aller Regel nicht beeinträchtigt

Diagnosesicherung
- Röntgenaufnahmen des Kniegelenkes in 2 Ebenen unter Belastungssituation (im Stehen) zum Ausschluss einer knöchernen Verletzung bzw. degenerativer Veränderungen
- NMR mit meist typischen Signalveränderungen

> **Kommentar**
> Im Zweifelsfall invasive arthroskopische Abklärung.

> **Therapie**
> **Mediale Kollateralbandverletzungen**
> - In aller Regel konservative Behandlung. Bei verbliebener Instabilität gezieltes Training des inneren Vastusmuskels (kompensatorische muskuläre Stabilisierung). Nur in Einzelfällen mit erheblicher Bandinstabilität plastische Rekonstruktion erforderlich.
>
> **Rotationsinstabilität** aufgrund einer vorderen Kreuzbandschädigung
> - Großzügige Indikationsstellung zur Bandplastik (v. a. autolog durch Verwendung der Semitendinosussehne bzw. des mittleren Anteiles des Lig. patellae).

Osteochondrosis dissecans

Ätiologie und Pathogenese. Auslösende Ursache letztlich unbekannt. Aseptische Knochen-Knorpelnekrose mit Hauptlokalisation im Bereich des inneren Anteils der medialen Femurkondyle ohne primäre Beteiligung des Gelenkknorpels. Zunehmende Demarkierung des Knochenbezirkes mit Ausbildung eines Sklerosesaumes; erst sekundäre kartilaginäre Schädigung mit Ablösung des darüber liegenden Knorpelfragmentes (sog. Gelenkmaus).

Klinik. Bevorzugtes Auftreten bei Jungen gegen Ende des Wachstumsalters; doppelseitige Störung in etwa 25% der Fälle!

> **Typisches klinisches Bild**
> - Primär meist symptomlos, oft lediglich als Zufallsbefund diagnostiziert
> - In Einzelfällen eher diffuse, dann vor allem belastungsabhängige Schmerzen
> - Intermittierende Gelenkschwellung möglich
> - Bei losgelöstem Fragment (Stadium III/IV) Gelenkblockierungen aufgrund von Einklemmungen
> - Evtl. leichtes Entlastungshinken
> - Unspezifische Druckdolenz über dem Gelenk
> - Selten intraartikulärer Erguss
> - Keine Bewegungseinschränkung

Diagnosesicherung
- In der Größe variable Aufhellung im a.p.-Röntgenbild mit zunehmender Demarkierung (Sklerosesaum) im Bereich des inneren Anteiles der medialen Femurkondyle (Abb. 25.25)
- NMR zur Frühdiagnostik (Dichteunterschied)

> **Therapie**
> **Beschwerdefreiheit**
> - Zuwarten mit radiologischen Kontrollen in einjährigen Abständen vertretbar
>
> **Aufscheinende Schmerzbilder**
> - Symptomatische medikamentös-antiphlogistische und lokal-physikalische Maßnahmen. In aller Regel wird hierdurch der Krankheitsverlauf nicht gestoppt. Unter diesem Aspekt
> - Operative Therapie zu erwägen mit:
>   – Retrograder Herdanbohrung (im Stadium I)
>   – Anterograder Anbohrung (Stadium II)
>   – Refixation des schollig losgelösten Bezirkes (Fibrinkleber, resorbierbare Plastikstifte, autologer Knochenspan, Osteosyntheseschraube) in Stadium III und IV
>
> **Völlige Zerstörung des Gelenkknorpels mit der Unmöglichkeit einer Refixierung**
> - Osteochondrale Transplantation (Mosaikplastik bzw. autologe Chondrozyten) aufgrund der meist lokal begrenzten Destruktion

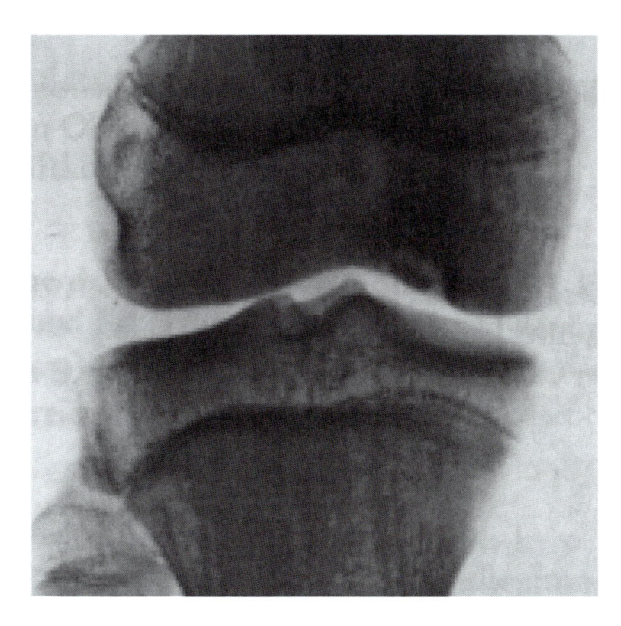

Abb. 25.25. Osteochondrosis dissecans der medialen Femurkondyle rechts (→) im Jugendalter (noch offene Wachstumsfugen) im a.p.-Röntgenbild

Synoviale Chondromatose

Ätiologie und Pathogenese. Benigne, in aller Regel monartikuläre Synovialmembran-Metaplasie mit Knorpelinseln und sekundärer Ausbildung osteochondraler freier Gelenkkörper.

In seltenen Einzelfällen maligne Entartung (Chondrosarkom) beschrieben.

Klinik. Männer sind 2- bis 3-mal häufiger betroffen als Frauen. Das Hauptmanifestationsalter liegt zwischen dem 20. und 40. Lebensjahr.

> **Typisches klinisches Bild**
> - Rezidivierende Gelenkschwellungen mit Ergussbildung
> - Gelenkblockaden
> - Belastungsschmerzen
> - Funktionalität meist nicht wesentlich beeinträchtigt

Diagnosesicherung
- Röntgenbilder in beiden Ebenen mit Darstellung multipler freier Körpers, v. a. im oberen Rezessus, evtl. auch in der Kniekehle
- Arthrographie, CT, NMR im Zweifelsfall (z. B. bei ungenügender Kontrastgebung aufgrund fehlender Verkalkung der freien Körper)

Differnzialdiagnosen
- Gonarthrose
- Osteochondrosis dissecans

> **Therapie**
> - Grundsaätzlich operativ mit möglichst radikaler Synovektomie und Gelenkkörperentfernung
>
> ⚠ **Cave**
> Rezidivgefahr bei unvollständiger Abtragung der Synovialmembran.
>
> - Evtl. Radiosynoviorthese (mit Yttrium)

Rheumatoide Arthritis

Ätiologie und Pathogenese. Chronisch progrediente, nicht-infektiöse entzündliche Erkrankung mit primärem Befall der Synovialmembran und sekundärem Übergreifen auf die femoralen, tibialen und patellaren Gelenkknorpelflächen im Sinne einer Erosionsbildung; im weiteren Verlauf zunehmende pannöse Gelenkdestruktionen.

Teilweise auch entzündliche Gelenkaffektionen im Rahmen einer Spondylitis ankylosans bzw. einer reaktiven Arthritis.

Klinik. Nur in 10–15% der Fälle ist das Kniegelenk als primärer Manifestationsort einer rheumatoiden Arthritis betroffen. Nach zumindest 10-jährigem Verlauf findet sich jedoch in 75–80% eine mehr oder weniger stark ausgepägte Mitbeiteilung (Heisel 1992).

> **Typisches klinisches Bild**
> - Über eine Stunde und länger anhaltenden Morgensteifigkeit
> - Schubförmiger Verlauf über Monate und Jahre
> - Oft ausgeprägte schmerzhafte Gelenkschwellung infolge einer Synovialitis
> - Im aktivierten Zustand:
>   - Überwärmung mit diffuser Druckschmerzempfindlichkeit
>   - Gelenkerguss
>   - Oft tastbare Bakerzyste
> - Endgradiger Bewegungsschmerz bei insgesamt lange erhaltener guter Funktionalität
> - Gelenkreiben
> - Aufgrund der Mitbeteiligung des Bandapparates:
>   - Progredienter Achsfehler (vor allem Valgus) (Abb. 25.26)
>   - Konsekutive Bandinsuffizienz

Diagnosesicherung
- Frühstadium
  - Röntgenbild in beiden Strahlengängen (im Stehen) mit primärer gelenknaher Demineralisation
  - Labordiagnostik mit typischer Erhöhung der Entzündungsparameter

Weiterer Verlauf
– Mit Fortschreiten der Erkrankung zunehmende Verschmälerung der Gelenkspalte, Auftreten von Usuren im Bereich der Gelenkumschlagfalten

Fortgeschrittenes Stadium
– Ausgeprägte Destruktionen, jedoch kaum osteophytäre Ausziehungen, auch keine wesentlichen Subchondralsklerosen (Abb. 24.27)

Therapie

Frühstadium
- Medikamentöse Behandlung mit systemischer NSAR-Abdeckung (s. ▶ Kap. 7.3)
- Evtl. medikamentöse Basistherapie (Chloroquin, Azulfidine, Methotrexat u. a.)
- Physikalische Behandlungsmaßnahmen
  - Iontophorese
  - Balneotherapie
- Krankengymnastische Bewegungstherapie zum Funktionserhalt
- Operative Behandlungsmaßnahmen durch radikale Synovektomie (Ziel: Verzögerung einer Progression)
- Als Alternative Radiosynoviorthese

ⓘ Kommentar
Gelenkerhaltende korrigierende Osteotomien kommen in aller Regel nicht in Frage

Fortgeschrittenes Stadium
- Alloarthroplastischer Ersatz, nicht selten aufgrund einer erheblicher Schädigung des Bandapparates durch eine achsgeführte Endoprothese

---

Villonoduläre Synovitis

Ätiologie und Pathogenese. Auslösende Ursache bisher ungeklärt. Tumorähnliche, benigne Wucherung der Synoialmembran mit evtl. sekundären Gelenkdestruktionen; Mitbeteiligung von Bursen und Sehnenscheiden.

Klinik. Keine Geschlechtsbevorzugung; Hauptmanifestationsalter: 30.–40. Lebensjahr. Über Jahre dauernder chronischer Verlauf.

Typisches klinisches Bild
- Wenig entzündliche Monarthritis mit rezidivierender Gelenkschwellung
- Gelenkblockaden
- Ergussbildung (blutiges Punktat)

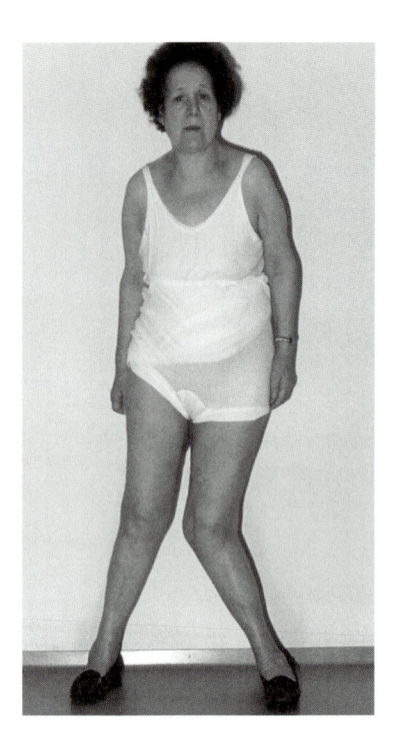

Abb. 25.26. Bilaterales Genu valgum (links>rechts) bei rheumatoider Gonarthrhitis

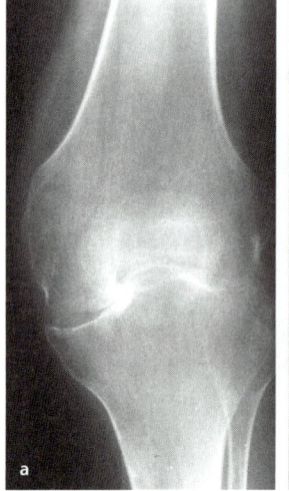

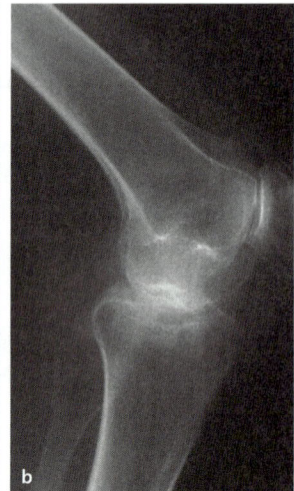

Abb. 25.27 a, b. Schwere entzündliche Kniegelenksdestruktionen links im Röntgenbild im Falle einer rheumatoiden Arthritis. **a** a.p.-Strahlengang, **b** seitlicher Strahlengang

Diagnosesicherung
- Laborbefunde völlig unauffällig
- Gelenkpunktat bräunlich-rot; keine Zellvermehrung
- Röntgenaufnahmen in 2 Strahlengängen mit subchondraler Zystenbildung im Spätstadium ohne wesentliche Sklerosierungssäume; deutlicher Weichteilschatten
- Probeexzision und histologische Abklärung nach arhroskopischer Intervention

Differenzialdiagnosen
- Malignes Synovialom
- Chondromatose
- rheumatoide Arthritis
- Chondroblastom, Riesenzelltumor, intraossäres Ganglion

Therapie
- Grundsätzlich operativ mit möglichst radikaler Synovektomie
- Im Falle ausgedehnter Knorpeldestruktionen oder einer ossären Mitbeteiligung alloarthroplastischer Ersatz

Bursitiden des Kniegelenkes

Ätiologie und Pathogenese. Akute bakterielle Entzündung mit exsudativen eitrigen Prozessen v. a. nach traumatischer offener Verletzung im Kniestreckbereich bzw. nach Schleimbeuteleinblutung im Zuge einer heftigen Kontusion. Chronische Irritation, einhergehend mit fibrös-schwieliger Verdickung, evtl. auch mit lokalen Verkalkungen (Bursitis calcarea) als Folge einer langen mechanischen (Druck)Belastung (◘ Abb. 25.28), z. B. bei Personen mit Berufen in überwiegend knieender Körperhaltung (Fliesenleger) bzw. besonderen Sportarten (z. B. Ringer).

Klinik. Vorkommen in erster Linie bei Männern im mittleren Lebensalter; berufliche Disposition oft gegeben.

Typisches klinisches Bild
- **Abakteriellen Bursitiden**
  - Eher blande Symptomatik mit lokaler teigiger, teilweise auch fluktuierender Schwellung
  - Druckdolenz
  - Evtl. palpatorisch fassbares Knirschen
  - Bewegungsschmerz
- **Eitrige Prozesse**
  - Erhebliche lokale Schwellung
  - Rötung
  - Überwärmung
  - Umgebungsödem
  - Evtl. Allgmeinsymptome mit Fieber

Diagnosesicherung
- Klinisch
- Evtl. Röntgenbild im seitlichen Strahlengang zur Dokumentation der Weichteilschwellung und zum Nachweis von Verkalkungen

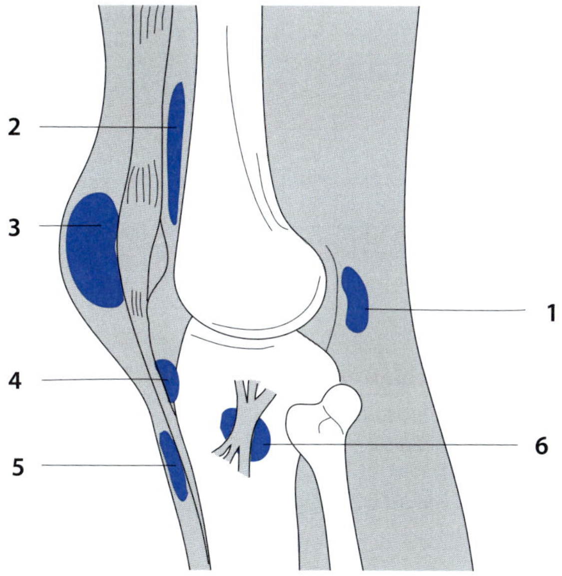

Therapie
Akute Entzündung
- Hochlagerung
- Rivanol-Umschläge

Bakterielle Entzündung
- Sofortige operative Intervention mit Inzison, Bursaextirpation sowie lokalem Debridement und Einlegen einer Drainage erforderlich

Traumatische Einblutung ohne Anhalt für floriden Infekt
- Evtl. Bursapunktion, anschließend Kompressionsverband und kurzfristige Ruhigstellung

Chronische Prozesse
- Konservativer Behandlungsversuch mit lokaler Physiotherapie
- Evtl. Injektion von 20–40 mg Triamcinolon, dann kurzfristiger Kompressionsverband

Persistierende Beschwerden
- Bursektomie empfehlenswert

◘ **Abb. 25.28.** Verschiedene Schleimbeutel im Bereich des Kniegelenkes (schematische Darstellung)
1 Bursa subtendinea m. gastrocnemii medialis
2 Bursa suprapatellaris
3 Bursa praepatellaris (erheblich angeschwollen)
4 Bursa infrapatellaris profunda
5 Bursa subcutanea infrapatellaris
6 Bursa anserina

Kniekehlenganglion

Synonyme. Baker-Zyste (W.W. Baker 1839–1898; engl. Chirurg aus London), Poplitealzyste.

Ätiologie und Pathogenese. Lokale Ausstülpung der dorsalen Kniegelenkskapsel (v. a. medial; locus minoris resistentiae) oder eines kommunizierenden Schleimbeutels (M. semimembranosus, medialer Gastrocnemiuskopf, M. popliteus), die/der über einen Ventilmechanismus mit Synovialflüssigkeit gefüllt, aber nicht entleert wird. Verantworlich ist ein erhöhter Druck der Gelenkflüssigkeit (z. B. vermehrte Bildung aufgrund einer Irritation im Zuge einer Erkrankung im Bereich des Gelenkbinnenraumes wie z. B. einer Arthrose, einer Meniskopathie u.ä.).

Klinik. Keine Geschlechtsbevorzugung; v. a. zwischen dem 20.–40. Lebensjahr symptomatisch werdend.

> **Typisches klinisches Bild**
> - Uncharakteristisches Druck- und/oder Spannungsgefühl
> - Evtl. Schmerz im Bereich der Kniekehle, v. a. im Zuge der Kniebeugung, Ausstrahlung in die Wade
> - Schmerz auch bei maximaler Kniestreckung und bei körperlicher Belastung
> - Prall-elastische, pflaumen- bis mandarinengroße Vorwölbung v. a. im medialen Kniekehlenbereich
> - In Einzelfällen Spontanruptur der Zyste mit dann heftigen Schmerzen in der Kniekehle und der proximalen Wade

Diagnosesicherung
- Röntgenaufnahmen in 2 Strahlengängen zum Ausschluss einer Arthrose bzw. eines Knochentumors
- Sonographische Darstellung des flüssigkeitsgefüllten Hohlraumes
- Evtl. Arthrographie zur Dokumentation einer Gelenkkommunikation (Abb. 25.29)
- In Ausnahmefällen Untersuchung durch NMR bzw. invasiv durch Arthroskopie

Differenzialdiagnosen. Sehnenscheidenganglion, Lipom, Synovialom, Neurinom, Neurofibrom, Aneurysma, Lymphknotenkonglomerat, Venenknoten, Thrombose.

> **Therapie**
> - Evtl. Punktion (unter sonographischer Kontrolle). Eine Sanierung des verantwortlichen pathologischen Kniebinnenbefundes führt oft zur spontanen Rückbildung der Zyste
> - Bei subjektiv-funktioneller Beeinträchtigung und/oder Größenzunahme operative Extirpation (Abb. 25.30)

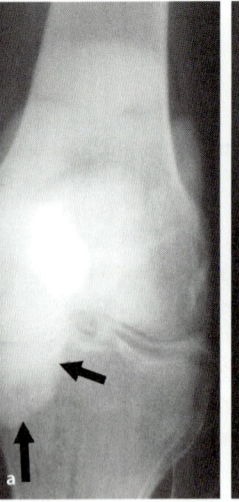

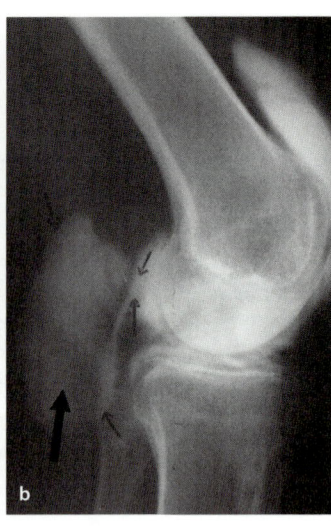

Abb. 25.29 a, b. Arthrographie des linken Kniegelenkes mit Darstellung eines großen Kniekehlenganglions (→). **a** a.p.-Strahlenggang, **b** seitlicher Strahlengang

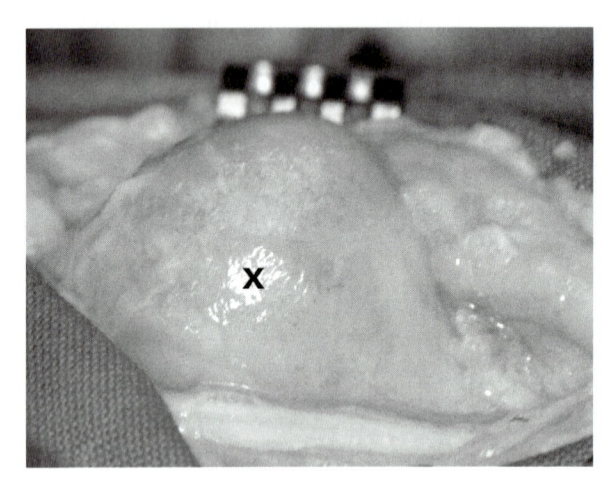

Abb. 25.30. Intraoperrativer Situs nach Präparation eines mit Gallerte gefüllten Kniekehlenganglions (x)

M. Osgood-Schlatter

Synonym. Osteochondrosis deformans juvenilis der Tuberositas tibiae.

Ätiologie und Pathogenese. Osteochondrose (aseptische Knochennekrose) der Apophysenfuge der Tuberositas tibiae im Sinne einer Ossifikationsverzögerung, evtl. mit Fragmentierung und anschließender reparativer lokaler knöcherner Verdickung; nicht selten Folge einer mechanischen Überlastung.

Klinik. Betroffen sind nahezu ausschließlich sportlich aktive Jungen während des präpuberalen Wachstumsschubes (10.–16. Lebensjahr) (Abb. 25.31).

25.2 · Schmerzbilder im Bereich des Kniegelenkes und Unterschenkels

Typisches klinisches Bild
- Diskreter lokaler Ruheschmerz im proximalen Streckbereich des Unterschenkels
- Verstärkter Belastungsschmerz, v. a. beim Treppensteigen bzw. nach sportlicher Aktivität (Sprungdisziplinen, Fußball u. a.)
- Druckdolente, evtl. gerötete Schwellung über dem Ansatzbereich des Lig. patellae, Prominenz der Tuberositas
- Pathognomonische lokale Schmerzverstärkung bei kraftvoller Streckung des Kniegelenkes gegen Widerstand (im Zuge der Quiadrizepsanspannung)

Diagnosesicherung
- Eindeutiger klinischer Befund
- Im seitlichen Röntgenbild zunächst Strukturauflockerung, später Fragmentation und nach Ausheilung Prominenz der Tubetrositas tibiae nachweisbar (◘ Abb. 25.32)

Therapie
Frühstadium
In aller Regel konservativ:
- Temporäre Schonung (Sportpause)
- Evtl. Entlastung durch 2 bzw. eine kontralaterale Gehstütze

Bei erheblichen Schmerzen
- Ruhigstellung im Bein-Tutor für 2–4 Wochen
- Evtl. temporäres Tragen eines Negativabsatzes
- Lokale physikalische Maßnahmen, z. B. Ultraschallanwendung, Iontophorese, Mikrowelle u. a.)
- Bei Bedarf systemische Antiphlogese (NSAR, s. ► Kap. 7.3)

ⓘ **Kommentar**
Hohe Spontanheilungsrate

Operative Intervention
- Nur in Ausnahmefällen und erst nach Wachstumsabschluss:
  Evtl. Verschraubung der persistierenden Apophyse, auch knöcherne Teilabtragung bei deutlicher Prominenz

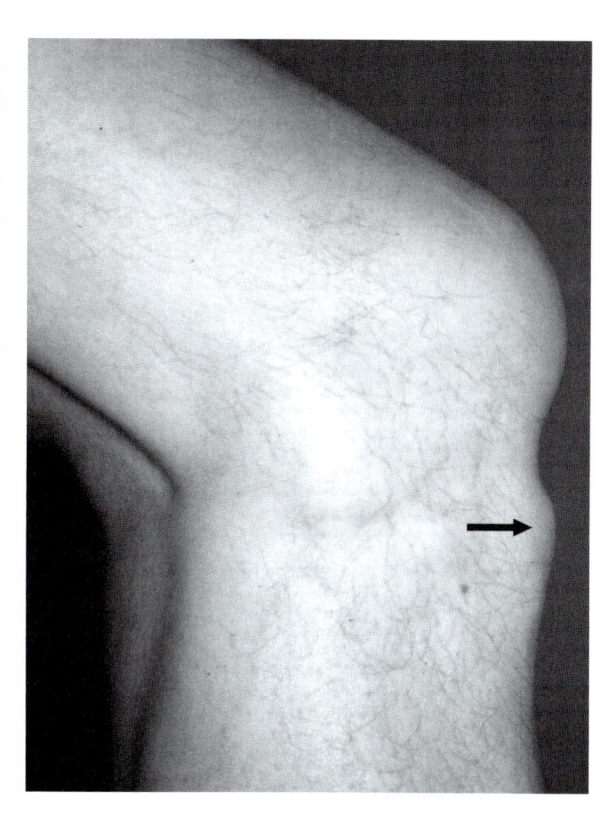

◘ Abb. 25.31. Klinisch prominente Tuberositas tibiae rechts (→) bei M. Osgood-Schlatter

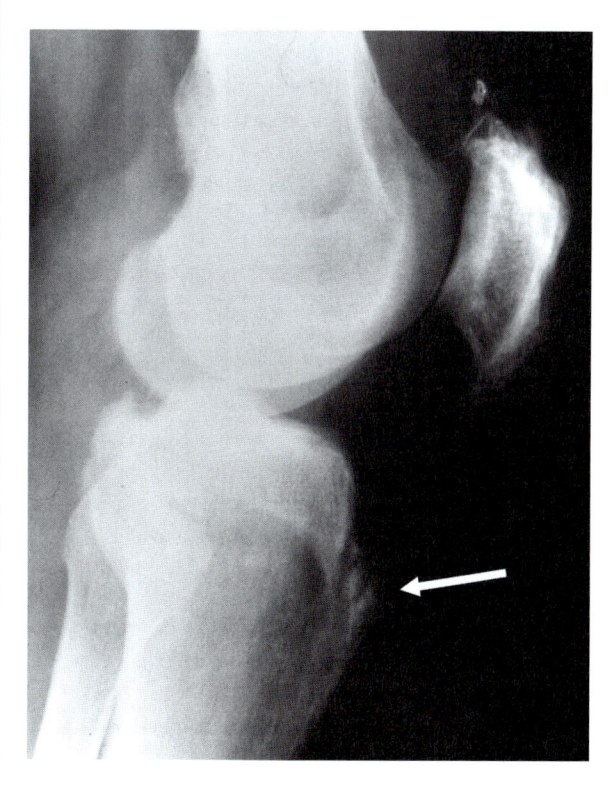

◘ Abb. 25.32. Röntgenbild des rechten Kniegelenkes im seitlichen Strahlengang bei altem M. Osgood-Schlatter mit deutlicher knöcherner Prominenz der Tuberositas tibiae (→)

Tibialis anterior-Syndrom

Ätiologie und Pathogenese. Muskuläres Überlastungssyndrom mit ödematöser Schwellung im Bereich der Tibialis anterior-Loge (unzureichende Sauerstoffversorgung). Auftreten in erster Linie nach stärkerer sportlicher Betätigung (Geher, Militärmärsche!), wobei sich im Extremfall ein

Kompartment-Syndrom mit nachfolgender Muskelnekrose ausbilden kann. Seltener posttraumatisch infolge einer subfaszialen Einblutung bzw. Folge eines schnürenden Vebandes oder eines zu eng anliegenden Gipsverbandes.

Klinik. Betroffen sind vor allem Jugendliche und junge Männer.

> **Typisches klinisches Bild**
> - Belastungsabhängige Schmerzen im Bereich der Unterschenkelvorderseite
> - Lokale Druckdolenz, Umfangsvermehrung im Seitenvergleich aufgrund einer Weichteilschwellung
> - Verstärkung des Schmerzbildes im Zuge einer passiven Flexion des Fußes (Muskeldehnung)
> - Evtl. Pulsdefizit oder Auslösung von Missempfindungen im Verlauf des Peronealmuskels
> - Sensibilitätsstörung in der 1. Zwischenzehenfalte
> - Angrenzendes Knie- und Sprunggelenk in aller Regel funktionell unauffällig

Diagnosesicherung
- Klinisch; evtl. Gewebedruckmessung innerhalb der Muskelloge
- NMR-Abklärung bei chronischen Verläufen

Differenzialdiagnosen
- Unterschenkelvenenthrombose (Duplex-Sonographie)
- Akuter arterieller Verschluss bei pAVK
- Peronäusparese (z. B. bei Neuralgien, bei lumbalem Wurzelreizsyndrom)

> **Therapie**
> - Temporäre Schonung
> - Temporäre Hochlagerung des Beines
> - Lokale Kryotherapie
> - Hoch-antiphlogistische Abdeckung (v. a. NSAR, s. ▶ Kap. 7.3)
> - Änderung der Trainingsgewohnheiten
> - Im Falle eines drohenden Kompartment-Syndromes operative Spaltung der Muskelloge erforderlich

Tractus iliotibialis-Syndrom

Synonyme. Iliotibiales Bandsyndrom; Läuferknie.

Ätiologie und Pathogenese. Chronische Überlastungssymptomatik aufgrund ständiger Reibephänomene des distalen Anteiles des Tractus iliotibialis in Höhe des lateralen Femurkondylus (v. a. bei Langstreckenläufern).

Prädisponierende Faktoren sind:
- Varische Beinachsen
- Hyperpronation der Füße
- Laufen auf unebenem Gelände

Klinik. Männer und Frauen sind in etwa gleich häufig betroffen; Auftreten vor allem zwischen dem 20. und 30. Lebensjahr.

> **Tpisches klinisches Bild**
> - Stechender lokaler Schmerz oberhalb des lateralen Kniegelenksspaltes mit Ausstrahlung bis zum lateralen tibialen Ansatz des Traktus, typischerweise mit der Laufdistanz zunehmend
> - Lokale Druckdolenz
> - Evtl. leichte Schwellung und Knarren im Zuge der Kniebeuge- und -streckbewegungen

Diagnosesicherung
- Anmanestische Angaben
- Typischer klinischer Befund
- Röntgenuntersuchung des Kniegelenkes im Stehen zum Ausschluss einer Binnenstörung und exakten Bestimmung der Beinachse

Differenzialdiagnosen
- Osteochondrose des lateralen Femurkondylus (Röntgenbild, evtl. NMR)
- Laterale Meniskopathie (typische klinische Provokationsteste, evtl. NMR)

> **Therapie**
> **Akutphase**
> - Lokale Kryotherapie
> - Temporäre Schonung (Sportpause)
> - Systemische Antiphlogese (NSAR, s. ▶ Kap. 7.3)
> - Evtl. lokale Infiltration von 20–40 mg Triamcinolon
>
> **Im weiteren Verlauf**
> - Evtl. lokale Wärmeapplikation
> - Krankengymnastische Dehnungsübungen der in den Traktus einstrahlenden Muskulatur (M. glutaeus maximus, M. tensor fasciae latae)
> - Im Falle einer varischen Beinachse Verordnung einer Schuhaußenranderhöhung von 5–6 mm
>
> **Therapieresistenz**
> - Bei konservativer Therapieresistenz operative Entlastung des Traktusansatzes durch z-förmige Verlängerung mit kurzfristiger Immobilisierung für 1–2 Wochen

Pes anserinus-Syndrom

Ätiologie und Pathogenese. Chronische Überlastungssymptomatik am gemeinsamen Ansatzpunkt der drei am antero-medialen proximalen Tibiabereich kniebeugenden und innenrotierenden Mm. semimembranosus, sartorius et gracilis; evtl. begleitende Irritation der zwischen der Aponeurose der Sehnen und dem inneren Kollateralband liegenden Bursa anserina (s. ◘ Abb. 25.28). Verantwortlich sind einerseits rezidivierende mechanische Reibephänomene (z. bei Langstreckenläufern), evtl. auch direkte lokale Traumata.

Klinik. Betroffen sind v. a. junge Männer zwischen dem 20. und 30. Lebensjahr.

> **Typisches klinisches Bild**
> - Lokaler Druckschmerz unterhalb des inneren Kniegelenksspaltes
> - Evtl. tastbare Krepitation bei Kniebeuge- und -streckbewegung (Tendinitis)
> - Eine lokale Schwellung spricht eher für eine Bursitis
> - Schmerzprovokation durch Knieflexion und -innenrotation gegen Widerstand

Diagnosesicherung. Klinischer Befund wegweisend.

Differenzialdiagnosen
- Mediale Meniskopathie (positive klinische Provokationsteste; evtl. NMR)
- Mediale Kollateralbandläsion (Druckdolenz der oberen und unteren Bandansatzpunkte; Gelenkinstabilität mit medialer Aufklappbarkeit; evtl. NMR)
- Meniskusganglion (prall-elatische Schwellung in Gelenkspalthöhe; evtl. NMR bzw. Arthrographie)

> **Therapie**
> ⓘ **Kommentar**
> Konservatives Therapieschema
>
> **Akutphase**
> - Lokale Kryothetrapie
> - Systemische Antiphlogese (NSAR, s. ▶ Kap. 7.3)
> - Temporäre Schonung (evtl. Ruhigstellung)
> - Lokale Infiltration von 20–40 mg Triamcinolon
>
> **Nach Rückgang der klinischen Beschwerden**
> - Vorsichtiges, dosiertes muskuläres Aufbautraining, Streching-Programme

Popliteussehnen-Tendinose

Ätiologie und Pathogenese. Chronische Überlastung des M. popliteus (Kniebeuger und –innenrotator), v. a. bei Läufern (auf unebenem Gelände) mit nachfolgender Tendinitis.

Klinik. Vorkommen v. a. bei jungen Männern (Sportler, z. B. Fußball).

> **Typisches klinisches Bild**
> - Belastungsabhängige, lokale, lateral lokalisierte Knieschmerzen, v. a. bei Kniebeugung von etwa 15–30°
> - Besonders stark ausgeprägt beim Trepp- und Bergablaufen
> - Druckempfindlichkeit der lateralen Femurkondyle
> - Schmerzprovokation durch Knieflexion und -innenrotation gegen Widerstand bzw. beim Übereinanderschlagen der Beine im Schneidersitz

Diagnosesicherung. Klinischer Befund wegweisend.

Differenzialdiagnosen
- Laterale Meniskopathie (positive Provokationsteste; evtl. NMR)
- Irritation der Sehne des M. biceps femoris (Druckdolenz und evtl. Schwellung v. a. am Caput fibulae, global schmerzhafte Kniebeugung; evtl. sonographische und/oder NMR-Abklärung)
- Laterales Meniskusganglion (Druckschmerz und prallelastische Schwellung v. a. in Gelenkspalthöhe; evtl. NMR bzw. Arthrographie)
- Laterale Kollateralbandläsion (Druckdolenz der oberen und unteren Bandansatzpunkte; Gelenkinstabilität mit lateraler Aufklappbarkeit; evtl. NMR)

> **Therapie**
> ⓘ **Kommentar**
> Konservatives Therapieschema
>
> **Akutphase**
> - Lokale Kryotherapie
> - Systemische Antiphlogese (NSAR, s. ▶ Kap. 7.3)
> - Temporäre Schonung
> - Evtl. Iontophorese bzw. Ultraschall lokal
> - Infiltration von 20–40 mg Trimacinolon
>
> **Beschwerdepersistenz**
> - Zum Ausschluss einer (evtl. gleichzeitig mitbestehenden) Außenmeniskusschädigung ist in einigen Fällen eine Arthroskopie erforderlich.

Meralgia des N. saphenus (Neuropathia patellae)

Ätiologie und Pathogenese. Isolierte Schädigung des rein sensiblen Femoralis-Endastes (R. infrapatellaris), z. B. iatrogen nach einer Varizenexhairese (V. saphena magna) im Zuge der Entnahme von Venentransplantaten zu Bypass-Operationen u. a. Auch als Folge eines Engpass-Sndromes im Adduktorenkanal bzw. übergreifende Irritation einer Phlebitis der begleitenden V. saphena interna (sog. Saphenus-Neuropathie). Im Gefolge von Kniegelenkseingriffen (Arthroskopien, Bandplastiken, alloplastischer Gelenkersatz u. a.) mit iatrogener Schädigung des R. infrapatellaris (sog. Neuropathia patellae).

Klinik. Frauen sind deutlich häufiger betroffen als Männer.

> **Typisches klinisches Bild**
> - Unter Belastung wie Gehen zunehmendes Schweregefühl des distalen Ober- und des Unterschenkels
> - Schmerzbild unterhalb der Kniescheibe
> - Sensibles Defizit und Anhidrose an der Innenseite des betroffenen Unterschenkels

Diagnosesicherung
- Klinisch
- Evtl. EMG-Abklärung

> **Therapie**
> - Konservativ symptomatisch
> - Neuraltherapie
> - Bei nachgewiesenem, konservativ therapierefraktärem Kompressionssyndrom evtl. operative Spaltung des Adduktorenkanales

Howship-Romberg-Syndrom

Ätiologie und Pathogenese. Chronische Irritation (Engpass-Sysndrom) des Endastes des N. obturatorius an der Innenseite des Oberschenkels.

Klinik. Seltenes Krankheitsbild, keine Geschlechterbevorzugung.

> **Typisches klinisches Bild**
> Schmerzen und Dysästhesien an der Innenseite des Kniegelenkes, teilweise belastungsabhängig.

Diagnosesicherung. Klinisch.

> **Therapie**
> In allen Fällen konservativ symptomatisch.

25.3 Schmerzbilder im Bereich des Sprunggelenkes und Fußes

Die Gelenkverbindungen zwischen Unterschenkel und Fuß bestehen aus dem knöchernen Scharnier der Knöchelgabel (Tibiotalar- bzw. oberes Sprunggelenk) für die Dorsalextension und Plantarflexion des Fußes, dem unteren Sprunggelenk (vorderes und hinteres Talo-Kalkaneargelenk) für dessen Pronation und Supination sowie dem vorderen unteren Sprunggelenk (Chopart-Gelenk) für die Fußverwringung; die Stabilisierung erfolgt durch vielfache mediale und laterale Bandstrukturen. Der Fuß selbst weist unter Belastungssituationen federnde, ebenfalls ligamentär verspannte Längs- und Quergewölbe auf. Für den Abrollvorgang im Zuge des Gangaktes ist eine ausreichende Funktionaliät v. a. des Großzehengrundgelenkes erforderlich.

25.3.1 Krankheitsbilder

Schmerzbilder im Fußbereich beruhen vor allem auf axialen Fehl- bzw. Überlastungssyndromen, aber auch auf degenerativen und entzündlichen Störungen der vielfachen Gelenkverbindungen sowie letztlich auf nervalen Engpass-Syndromen.

Sprunggelenksarthrose

Ätiologie und Pathogenese. Degenerative Veränderungen im Bereich des oberen Sprunggelenkes sind meist idiopathischer Natur; typischer Beginn im ventralen Anteil der Schienbeinvorderkante mit Ausbildung eines Osteopyhten und nachfolgendem Impingement. Zweithäufigste Ursache sind posttraumatische Störungen, z. B. im Gefolge einer Knöchelfraktur. Verschleißveränderungen im unteren subtalaren und/oder Chopart-Gelenk beruhen ebenfalls ganz überwiegend auf einer fehlverheilten knöchernen Verletzung (Talus- bzw. Kalkaneus-Fraktur).

Klinik. Vorkommen im mittleren und höheren Lebensalter; keine Geschlechterbevorzugung.

> **Typisches klinisches Bild**
> - Subjektiv berichtete Anlauf- und Belastungsschmerzen
> - Funktionsbeeinträchtigung

- Evtl. diffuse, v. a. abendliche Gelenkschwellung
- Druckdolenz vor allem des vorderen Gelenkspaltes
- Bei zunehmenden Veränderungen auch Schwellung, Konturvergröberung bis hin zur Verplumpung der Knöchelregion
- Zunächst schmerzhafte Einschränkung der Dorsalextension, im zunehmenden Verlauf auch der Plantarflexion, hierdurch behindertes Gangbild mit Schonhinken
- Bei subtalarer Arthrose Einschränkung v. a. der Supination/Pronation bis hin zur totalen Einsteifung

Diagnosesicherung. Radiologische Abklärung mit Dokumentation degenerativer Veränderungen (Gelenkspaltverschmälerung, Subchondralsklerose vor allem der Schienbeingelenkfläche, ventrale exophytäre Ausziehungen der Tibia sowie des korrespondierenden ventralen Talushalses (Abb. 25.33).

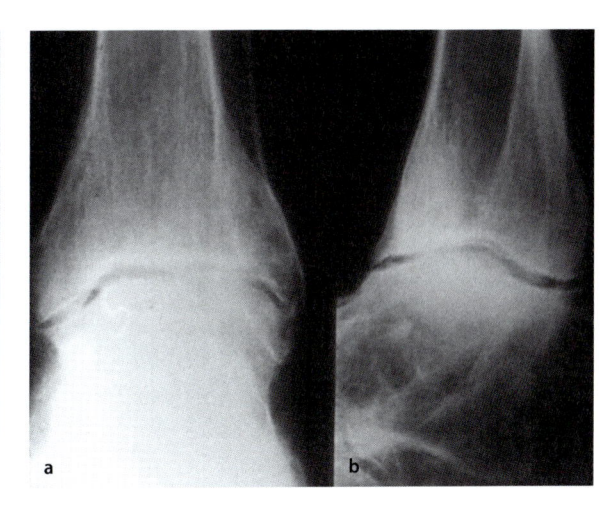

Abb. 25.33. Röntgenbild des linken oberen Sprunggelenkes in 2 Ebenen bei fortgeschrittener Arthrose
a a.p. Strahlengang, **b** seitlicher Strahlengang

Therapie
Frühstadium
- Konservativ durch systemische und/oder lokale Antiphlogese
- Spezielle Schuhzurichtungen mit Ballenrolle zur Erleichterung des Abrollvorganges
- (Teil)stabilisisrende Knöchelbandage
- Evtl. intraartikuläre Applikation von Kortikoiden (z. B. 10–20 mg Triamcinolon)
- Auch Viskosupplementation mit Hyaluronsäure (3–5 Injektionen von Fertigspritzen in etwa einwöchigen Abständen)

Fortgeschrittenes Stadium
- Operationsindikation bei persistierenden Beschwerden mit zunächst arthroskopischer Intervention:
  - Abtragung der ventralen Osteophyten im Frühstadium der Erkrankung
  - Bei fortgeschrittenen Veränderungen Gelenktoilette mit Synovektomie und Debridement
  - Im Falle schwerster Destruktionen stabilisierende Arthrodese in Null-Grad-Stellung (Mann) bzw. in leichter Spitzfußstellung (Frau)
  - Alternative des endoprothetischen Gelenkersatzes mit bisher noch eingeschränkten Langzeiterfahrungen

Osteochondrosis dissecans (Talus)
Ätiologie und Pathogenese. Als **auslösende Ursache** vermutet wird eine isolierte Durchblutungsstörung mit sekundärem Absterben eines Knorpel-/Knochenfragmentes vor allem im lateralen Anteil der Hauptbelastungszone der kranialen Talusgelenkfläche (bevorzugt gegen Ende des Wachstums); evtl. Ausbildung eines freien Gelenkkörpers.

Klinik. Betroffen sind in erster Linie männliche Jugendliche und junge Männer.

Typisches klinisches Bild
- Belastungsabhängiges Beschwerdebild
- Lokale Schwellung
- Bei Dissezierung evtl. Gelenkblockade

Diagnosesicherung
- Röntgenbild in beiden Strahlengängen mit Dokumentation des OD-Herdes (Abb. 25.34 a)
- NMR-Abklärung zum Frühnachweis (Abb. 25.34 b)

Therapie
Frühstadium
- Konservativer Behandlungsversuch v. a. im Wachstumsalter mit lokaler und/oder systemischer Antiphlogese, Abrollhilfe am Schuhwerk

Fortgeschrittenes Stadium
- Bei Beschwerdepersistenz operative Intervention durch Arthroskopie oder Arthrotomie mit retrofokaler oder transfokaler Herdanbohrung
- Evtl. Knorpelrefixation (Fibrinkleber, resorbierbare Stifte, Schrauben)
- Als Alternative osteochondrale Mosaikplastik bzw. autologe Chondrozytentransplantation

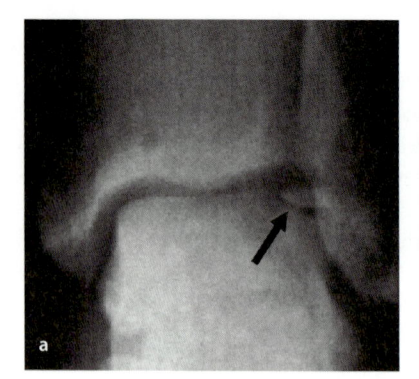

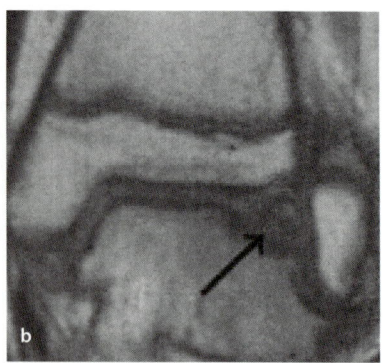

Abb. 25.34 a, b. Bildgebende Darstellung einer lateralen Talusosteochondrose rechts (→). **a** Im a.p.-Röntgenbild, **b** im Kernspintomogramm

Rheumatoide Arthritis

Ätiologie und Pathogenese. Zunehmende, von hypertrophem proliferativen Synovialgewebe ausgehende entzündliche Destruktionen der Gelenkknorpelflächen; sekundäre Zerstörung auch der Bandstrukturen mit nachfolgender Instabilität; häufig resultiert eine Valgusfehlstellung.

Klinik. Die Sprunggelenke sind in etwa 10–15%, die Zehengelenke nur in 6–10% der Fälle primärer Manifestationsort einer rheumatoiden Arthritis. Nach zumindest 10-jährigem Verlauf findet sich jedoch in 30–45% eine Mitbeteiligung der OSGs und USGs, der Zehengrundgelenke sogar in 80–85%, der Zehenmittelgelenke in 60–65% und der Zehenendgelenke in 20–30% (Heisel 1992).

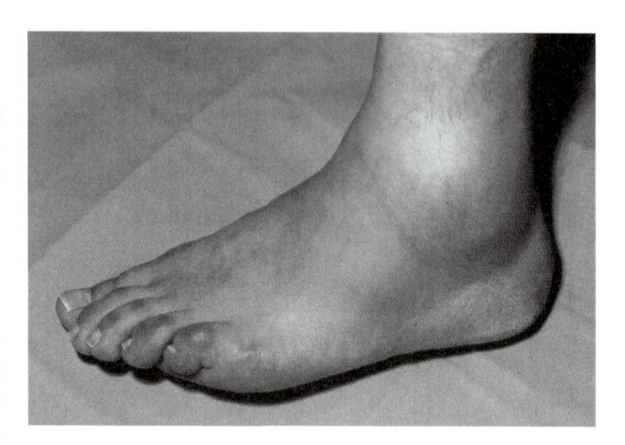

Abb. 25.35. Synoviale Schwellung des linken oberen Sprunggelenkes im Falle einer rheumatoiden Arthritis

Typisches klinisches Bild
- Belastungs-, teilweise auch Ruheschmerz
- Konturvergröberung der betroffenen Gelenke mit Verplumpung
- Im entzündlichen Schub auch Überwärmung
- Eher diffuse Druckdolenz
- Zunehmende Bewegungseinschränkung
- Im Zehenbereich spricht ein Strahlenbefall (Grund-, Mittel- und Endgelenk betroffen) für eine Psoriasisarthritis (sog. Wurstzeh)

Diagnosesicherung
- Klinisch; isolierte Störung der Sprung- bzw. Zehengelenke (**Abb. 25.35**) selten; vor allem multiartikulärer Gelenkbefall
- Laborserologische Abklärung mit erhöhten Entzündungswerten
- Radiologischer Befund mit pathognomonischen Destruktionen (**Abb. 25.36**)

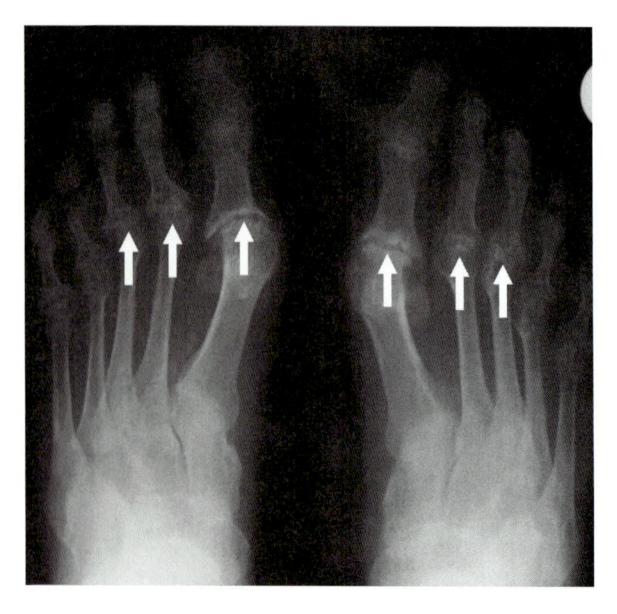

Abb. 25.36. Röntgenbild beider Füße im a-p-Strahlengang im Falle einer rheumatoiden Arthritis mit schweren destruktiven Zerstörungen v. a. der Zehengrundgelenke (→)

Therapie
Frühstadium
- Medikamentöse Behandlung der Grunderkrankung durch systemische Antiphlogese (s. ▶ Kap. 7.3)
- Evtl. Basistherapie (Chloroquin, Azulfidine, Methotrexat u. a.)
- Intraartikuläre Kortikoidgabe (20–40 mg Triamcinolon)
- Verordnung spezieller Schuhzurichtungen (zur Entlastung, Abrollhilfe, Teilimmobilisierung bzw. Stellungskorrektur beim Valgus) bis hin zum orthopädischen Schuhwerk

Fortgeschrittenes Stadium
- Operative Behandlungsmethode der Wahl bei fortgeschrittenen degenerativen Veränderungen ist die Arthrodese (OSG isoliert oder OSG/USG kombiniert)

- Schulung der Propriozeption mit Koordinationsübungen auf instabiler Unterlage
- Evtl. temporäres Tragen einer elastischen Sprunggelenksbandage und/oder Einsatz einer Schuhaußenranderhöhung (5 mm)

Fortgeschrittenes Stadium
- Bei Therapieresistenz operative Bandstabilisierung (unterschiedliche Eingriffe mit mehr oder weniger stark ausgeprägtem Tenodeseeffekt)

Chronische Sprunggelenksinstabilität

Ätiologie und Pathogenese. In den meisten Fällen Folge einer nicht erkannten oder nur unzureichend behandelten oberen Sprunggelenksdistorsion (Supinations-Flexionstrauma) mit eingetretener (Teil)Ruptur des lateralen Kapselbandapparates; in Einzelfällen habituelle Bandlaxität.

Klinik. Frauen sind etwas häufiger betroffen als Männer, vor allem zwischen dem 20. und 40. Lebensjahr.

Typisches klinisches Bild
- Unsicherheitsgefühl beim Gehen auf unebenem Gelände und im Dunkeln
- Häufige Supinationstraumen (»Vertreten«) mit anschließend länger bestehender lokaler Schwellung und Belastungsschmerzhaftigkeit
- Gegebenenfalls lokale Konturvergröberung der Knöchelregion
- Lokale Druckdolenz im Verlauf der Ligg. fibulotalare anterius et fibulocalcaneare
- Vermehrter Talusvorschub und/oder verstärkte laterale Aufklappbarkeit bei insgesamt nur geringem Beschwerdebild und freier Funktion im OSG und USG

Diagnosesicherung. Gehaltene Röntgenaufnahme (15 kp Belastung) im a.p.- und im seitlichen Strahlengang (Abb. 25.37) mit Nachweis einer vermehrten Aufklappbarkeit (10° und mehr) bzw. eines ventralen Talusvorschubes (um mehr als 3 mm; Abb. 25.38).

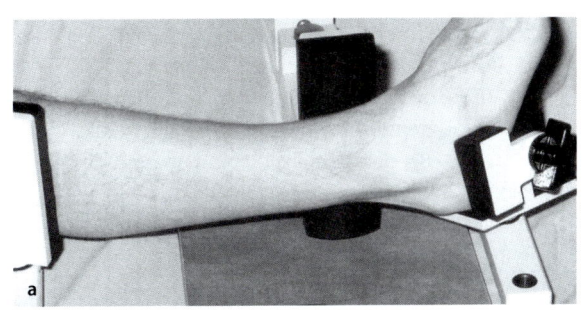

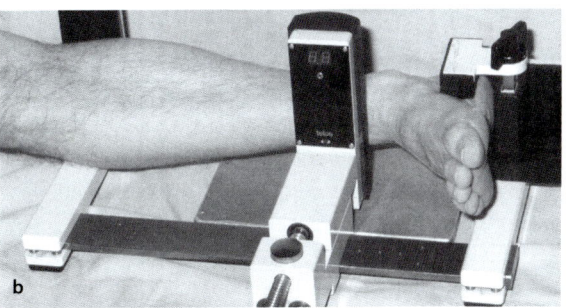

Abb. 25.37 a, b. Standardisierte Lagerung bei Röntgen-Stressaufnahmen des oberen Sprunggelenkes. **a** a.p.-Strahlengang mit lateralem Aufklappen (15 kp), **b** seitlicher Strahlengang mit ventraler Verschiebung des Talus (15 kp),

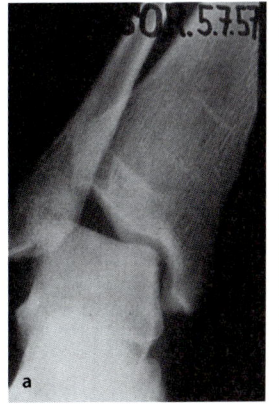

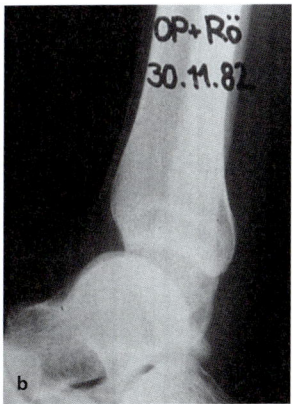

Abb. 25.38 a, b. Röntgendokumentation einer habituellen Instabilität des rechten oberen Sprunggelenkes durch gehaltene Aufnahmen. **a** Im a.p.-Strahlengang ist das OSG um etwa 12° lateral aufklappbar (Insuffizienz des Lig. fibulocalcaneare), **b** im seitlichen Strahlengang besteht eine deutliche vertrale Verschieblichkeit des Talus um 11 mm (Insuffizienz des Lig. fibulotalare posterius)

Therapie
Frühstadium
- Konservativer Behandlungsversuch mit intensivem krankengymnastischen und trainingstherapeutischen Programm zur Kräftigung der Peronealmuskulatur

Chronische Peronealsehnenluxation

Ätiologie und Pathogenese. Vorausgegangene, nicht ausreichend behandelte traumatische Verletzung der Peronealsehnenloge unterhalb der Außenknöchelspitze (maximale Rückfußeversion); evtl. prädisponierende flache Ausbildung der Sehnen-Gleitrinne bzw. Insuffizienz des superioren Retinakulums.

Klinik. Vorkommen v. a. bei Männern im mittleren Lebensalter (Sportler).

> **Typisches klinisches Bild**
> - Tastbare luxierte Peronealsehnen oberhalb der Außenknöchelspitze vor allem in übersteigerter Dorsalextension im oberen Sprunggelenk mit anschließender spontaner Reposition im Zuge der Plantarflexion
> - Evtl. lokale Druckdolenz
> - Gelenkfunktionalität in aller Regel nicht beeinträchtigt

Diagnosesicherung. Eindeutiges klinisches Bild.

> **Therapie**
> In aller Regel operativ durch spezielle stabilisierende Verfahren, z. B. Periostlappenplastik u. a.

(Dorsales) Tarsaltunnelsyndrom (TTS)

Ätiologie und Pathogenese. Engpass-Syndrom des N. tibialis posterior am Fußinnenknöchel im Bereich des sog. Tarsaltunnels. Differenziert werden ein **proximales TTS** mit chronischer Irritation des Hauptastes (Abb. 25.39) von einem **distalen TTS** mit chronischer Schädigung der beiden Endäste des Nerven (Nn. plantaris medialis et lateralis). Ursächlich sein können fehlverheilte Knöchelfrakturen mit vermehrter lokaler Kallusbildung, eine Tenosynovialitis der Beugersehnenscheiden; evtl. Folge einer Fußwurzeldistorsion; Tumoren, insbesondere Ganglien innerhalb des Tarsaltunnels.

Klinik. Eher seltenes Krankheitsbild.

> **Typisches klinisches Bild**
> **Frühstadium**
> - Lokale Druckdolenz (sog. Tinel-Zeichen) v. a. hinter dem medialen Malleolus und am oberen Rand des M. abductor hallucis, der am Retinaculum musculorum flexorum entspringt

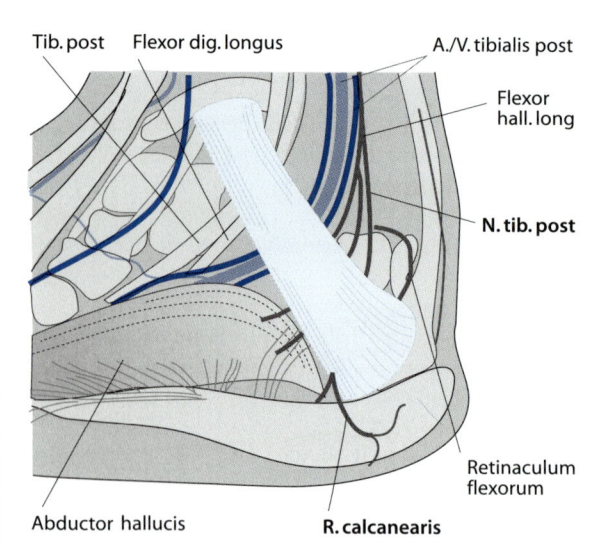

Abb. 25.39. Anatomische Situation des medialen Fußbereiches mit dem proximalen Tarsaltunnel (schematische Darstellung)

> - Allmählich einsetzende nächtliche Schmerzen
> - Par- bzw. Dysästhesien im Bereich des medialen Fußrandes mit Ausstrahlung in die Fußsohle, die Ferse und die Wade
> - Schmerzzunahme unter axialer Belastung sowie bei Dorsalextension im oberen Sprunggelenk (z. B. in Hockstellung)
> - Evtl. Atrophie der Fußsohlenhaut, sog. trockene Fußsohle (vegetative Fasern mitbetroffen)
>
> **Spätstadium**
> - Evtl. muskuläre Atrophie der Zehenspreizer

Diagnosesicherung
- Radiologische Abklärung zum Ausschluss einer knöchernen Ursache
- Kernspintomographie mit Darstellung der Synovialitis der Sehnenscheiden bzw. eines Tumors
- EMG mit Denervationspotenzialen der kleinen Fußmuskeln

> **Therapie**
> In aller Regel ist nur eine operative Dekompression sinnvoll.

Dorsaler Fersensporn

Ätiologie und Pathogenese. Knöcherne Ausziehung der hinteren oberen Kante des Fersenbeines mit lokaler Irritation des Achillessehnenansatzes (**Apophysitis** bzw. **Periostitis calcanei**) bzw. des Sehnengleitgewebes (sog. **Achillodynie**; Abb. 25.40).

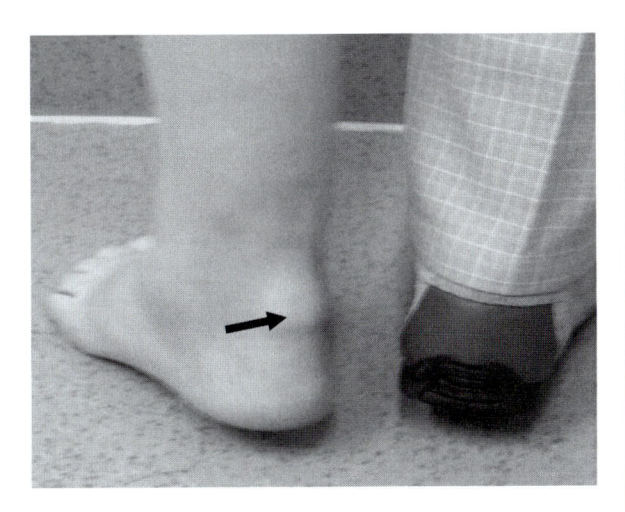

Abb. 25.40. Klinisches Bild bei Achillodynie links mit verstrichenen paraachillären Gruben und lokaler Verdickung der Achillessehne (→)

Häufigste Ursache der chronischen Tendinitis bzw. Tendinose sind wiederholte sportliche Überlastungen bzw. kleinere Verletzungen. In Einzelfällen gleichzeitig spindelförmige Auftreibung der Achillessehne aufgrund kleinerer Partialrupturen (Reparationsgewebe).

Klinik. Vorkommen vor allem bei jungen Männern zwischen dem 20. und 40. Lebensjahr (Sportler wie Jogger u. a.).

> **Typisches klinisches Bild**
> - Eng zu lokalisierende lokale Schmerzen im oberen Einstrahlungsgebiet der Achillessehne in das Fersenbein
> - Belastungsschmerzen, vor allem beim Tragen von flachem Schuhwerk
> - Evtl. anlagebedingte latero-dorsale Prominenz des Tuber calcanei (sog. **Haglund-Exostose**)
> - In Einzelfällen auch deutliche lokale Schwellung und Rötung oberhalb der Ferse als Ausdruck einer subtendinösen Bursitis bzw. einer Vergrößerung des medialen und/oder lateralen Paratenons, dann oft auch druckdolente Auftreibung der Sehne selbst

Diagnosesicherung
- Röntgenbild im seitlichen Strahlengang mit spornartiger knöcherner Ausziehung der hinteren Oberkante des Fersenbeines, evtl. Verkalkungen im Verlauf der Achillessehne
- Im NMR evtl. morphologische Umbaustörungen der Achillessehne als Ausdruck eines sekundär-degenerativen Prozesses nachweisbar

Therapie
Konservative Behandlung
- Lokale Druckminderung (Schuhwerk mit weicher Dorsalpolsterung, evtl. auch Einkleben eines Filzpolsters)
- Systemische und/oder lokale Antiphlogistika bei gegebenem Reizzustand (s. ▶ Kap. 7.3)
- Temporäre Absatzerhöhung von 0,5–1,0 cm zur Entlastung der Achillessehne beim Abrollvorgang
- Lokale Kortikoidinfiltration (z. B. 20 mg Triamcinolon) als Ausnahme (Cave: Sekundäre Sehnenschädigung!)
- Evtl. krankengymnastische Dehungsübungen (auch zur Schmerzprophylaxe)

Operative Intervention
- In Ausnahmefällen operative Abtragung des Fersenspornes bzw. der Haglundexostose
- Teilexision eines chronisch-entzündlich veränderten paratendinösen Gleitgewebes
- Nur bei deutlicher Sehnendegeneration auch spindelförmige Ausschneidung der Achillessehne selbst (in diesen Fällen ist dann eine längere Teilimmobilisierung erforderlich)

M. Köhler I

Ätiologie und Pathogenese. Spontane aseptische Knochenteilnekrose des Os naviculare der Fußwurzel mit Teilzusammensinterung des Knochens; im mittleren und späteren Lebensalter mögliche Ausbildung einer Fußwurzelarthrose.

Klinik. Das männliche Geschlecht ist etwa doppelt so häufig betroffen wie das weibliche. Der Altersgipfel liegt im 6. Lebensjahr; in 30% bilaterale Störung.

> **Typisches klinisches Bild**
> - Belastungsabhängige Beschwerden im medialen Mittelfußbereich
> - Seltener Ruheschmerz
> - Schonhinken und bevorzugtes Auftreten mit dem lateralen Fußrand
> - Druckdolenz
> - Stauchungsschmerz
> - Selten lokale Schwellung
> - Evtl. Funktionsbeeinträchtigung im Bereich des Chopart-Gelenkes (Fußverwringung)

Diagnosesicherung. Röntgenbilder in beiden Strahlengängen mit Nachweis der knöchernen Deformität (**Abb. 25.41**).

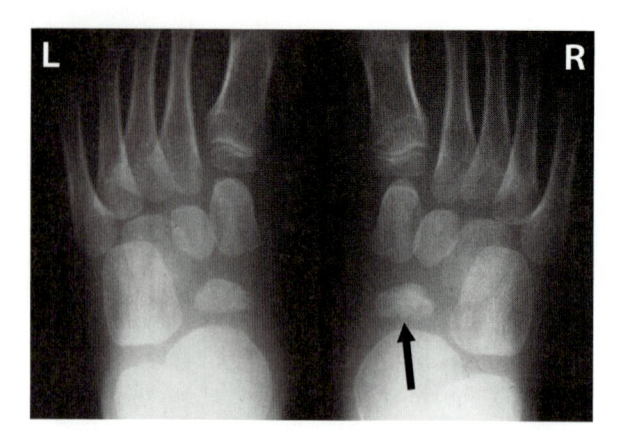

Abb. 25.41. Röntgenilder beider Füße im a.p.-Strahlengang mit M. Köhler I rechts: Verdichtung und beginnende Fragmentierung des Os naviculare (→)

Differenzialdiagnosen
- Idiopathische Fußwurzelarthrose
- Subtalare Arthrose
- Talusnekrose

Therapie
Frühstadium
- Konservativ mit individuell angepasstem Fußbett zur Längsgewölbestützung
- Nur in Einzelfällen nicht-steroidale Medikation (s. ► Kap. 7.3) erforderlich

Fortgeschrittenes Stadium
- Bei fortgeschrittenen Veränderungen mit persistierenden Beschwerden operativ im Sinne einer Fußwurzelteilarthrodese

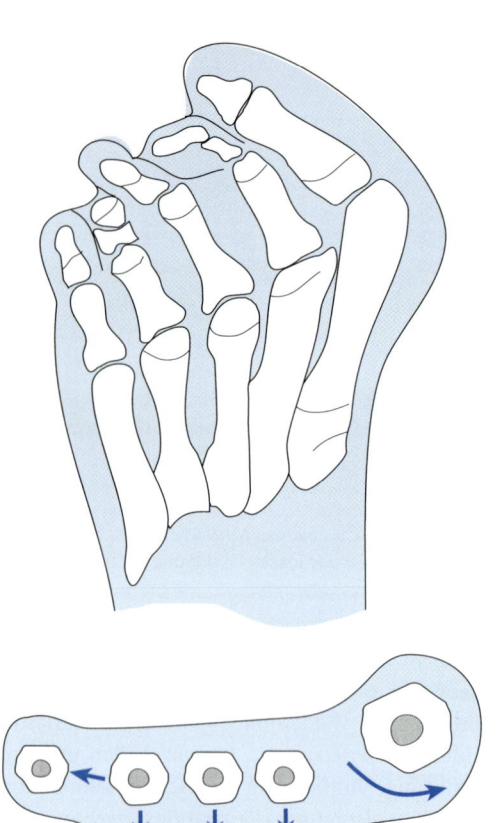

Abb. 25.42. Pathologische Anatomie bei Metatarsalgie (schematische Darstellung). *Oben:* Sohlenansicht mit Vor- und Mittelfußverbreiterung und nachfolgender Schwielenbildung über den Metatarsalköpfchen II–IV. *Unten:* Verlust des vorderen Quergewölbes durch Auseinandertreten der Ossa metatarsalia

Metatarsalgie

Ätiologie und Pathogenese. Fehlbelastung des Vor- und Mittelfußes im Zuge des Abrollvorganges. Ursächlich ist meist eine deutliche Spreizfußbildung mit abgeflachtem teilkontraktem vorderen Quergewölbe und konsekutiver übersteigerter plantarer Druckbelastung des II. bis IV. Mittelfußköpfchens (Abb. 25.42). Gefördert wird das Krankheitsbild durch den Schwund des plantaren Fettpolsters mit zunehmendem Lebensalter, außerdem durch Tragen von Schuhwerk mit sehr dünnen Ledersohlen bzw. hohen Absätzen (hier vermehrte Verlagerung der Belastung von der Ferse auf den Vorfuß). Zusätzliche Akzentuierung der Problematik durch ein verkürztes Metatarsale I (z. B. nach Hallux valgus-Operation).

Klinik. Pathognomonische belastungsabhängige Schmerzen im plantaren Vorfußbereich im Zuge des Abrollvorganges des Fußes mit dann limitierter Wegstrecke.

Typisches klinisches Bild
- Auffällige Beschwielung unter dem II.–IV. Mittelfußköpfchen, teilweise mit erheblicher lokaler Druckdolenz
- Ausdünnung der plantaren Fettpolster
- Schmerzhafte Verschieblichkeit der Mittelfußköpfchen gegeneinander im Zuge der manuellen Untersuchung
- Teilkontraktes vorderes Quergewölbe

Diagnosesicherung
- Überwiegend klinisch
- Röntgenbilder des Vorfußes in zwei Ebenen zum Ausschluss einer knöchernen Störung

Differenzialdiagnosen
- Rheumatoide Arthritis (erosive Destruktionen im Röntgebild, typische Laborkonstellation)
- M. Köhler II
- Stress- bzw. Marschfrakturen der Mittelfußknochen

Therapie

Konservative Therapie
- Konsequentes Tragen korrekten Schuhwerkes mit weicher, gut abfedernder Sohle und ausreichender Vorderschuhweite für die Zehen
- Niedriger Absatz (maximal 2 cm)
- Individuelle, nach Maß gefertigte durchgehende (Korkleder)Einlagen mit verstärkter Metastütze, retrokapitaler Abstützung mit Vorfußweichbettung
- Schmetterlingsrolle am Schuhwerk
- Auf ein Abtragen der plantaren Schwielen sollte verzichtet werden, da hierdurch die lokale Druckbelastung noch höher wird
- Evtl. Verordnung systemischer Antiphlogistika (s. ▶ Kap. 7.3)
- Lokale Antiphlogese durch Salbeneinreibung (s. ▶ Kap. 7.7.9)
- Fußbäder

Ultima ratio
- Operatives Vorgehen im Sinne einer Verkürzungsosteotomie der Mittelfußknochen (Weil-Technik)

Plantarer Fersensporn

Ätiologie und Pathogenese. Lokale entzündliche Überlastungsreaktion am Ursprung der Plantarfaszie im Auftrittsbereich des dorsoplantaren Kalkaneus (übersteigerte Zugwirkung zur Aufrechterhaltung des Fußlängsgewölbes) (◘ Abb. 25.43).

Prädisponierende Faktoren. Stehender Beruf, Übergewicht, Sportarten auf hartem Hallenboden.

Klinik. Auftreten vor allem im mittleren Lebensalter; keine Geschlechterbevorzugung.

Typisches klinisches Bild
- Langsam zunehmende, stechende, plantare Schmerzbilder im Bereich der Ferse, vor allem bei axialen Belastungen (Gehen, Stehen, Bewegungsabläufe beim Sport)
- Palpatorisch eng zu lokalisierender lokaler Druckschmerz im Bereich der plantaren medialen Vorderkante des Tuber calcanei
- Verstärkung der Beschwerden im Zuge der Dorsalextension der Großzehe (Anspannung der Plantarfaszie)

Diagnosesicherung
- **Röntgenbild** im seitlichen Strahlengang mit Nachweis einer vom Tuber calcanei ausgehenden zehenwärts gerichteten knöchernen Spornbildung (s. ◘ Abb. 7.11) (Schmerzintensität unabhängig von der Sporngröße!); Fußlängsgewölbe meist abgeflacht (z. B. Knick-Senkfuß)
- In Einzelfällen **knochenszintigraphische Abklärung** mit Dokumentation einer Anreicherung als Beleg des entzündlichen Reizzustandes.

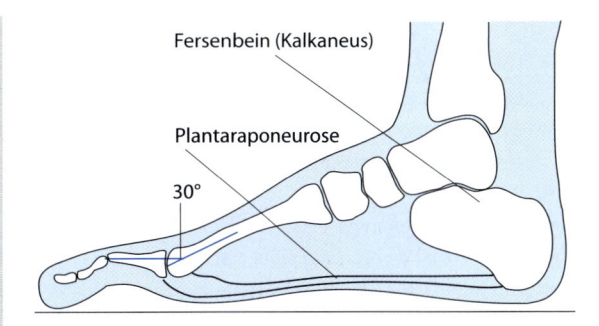

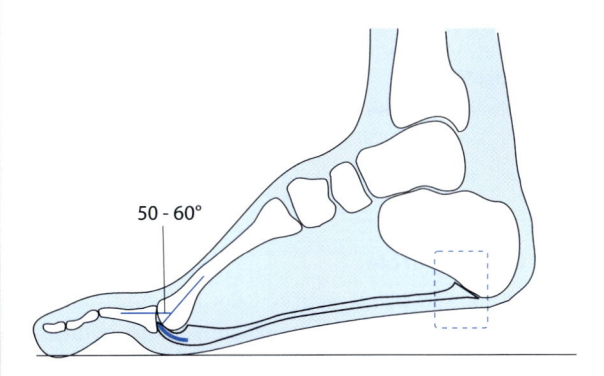

◘ **Abb. 25.43.** Pathologische Anatomie bei plantarer Fasziitis mit lokaler mechanischer Irritation und Ausbildung eines plantaren Fersenspornes. *Oben:* Fuß und Plantaraponeurose bei Druck des Fußes gegen den Boden. *Unten:* Anspannung der Plantaraponeurose beim Fußabdruck. Der eingegrenzte Bezirk deutet die Stelle an, an welcher Entzündungen im Bereich des Ursprunges aufscheinen

Differenzialdiagnosen
- Bursitis
- Rheumatoide Arthritis
- Spondylitis anlylosans (Fersenschmerz als häufiges Frühzeichen)
- Gicht
- Ermüdungsfraktur

Therapie

Frühstadium
- Zunächst immer konservativ mit lokaler Entlastung durch konsequentes Tragen einer weichen Einlage mit Längsgewölbestützung und spezieller ovalärer Aussparung im Bereich des Hauptschmerzpunktes (sog. Hohlbettung)

- Lokale physikalische Therapie (Jontophorese, Ultraschall)
- Evtl. Infiltration von 10–20 mg Triamcinolon über einen seitlichen (nicht plantaren !) Zugang
- Pufferabsatz
- Spezielle krankengymnastische Dehnungsübungen
- Im Einzelfall Verordnung einer Nachtschiene
- Nur in Ausnahmefällen Röntgenreizbestrahlung

Therapieresistenz
Bei konservativer Therapieresistenz (in weniger als 10 % der Fälle):
- Operative Diszision der Plantarfaszie am Tuber calcanei (medialer Zugang)
- Evtl. zusätzliche Abtragung des knöchernen Spornes

Sinus tarsi-Syndrom

Ätiologie und Pathogenese. In 70% der Fälle posttraumatisch; kann auch im Gefolge einer rheumatoiden Arthritis auftreten.

Klinik. Relativ seltenes Krankheitsbild.

Typisches klinisches Bild
- Belastungsabhängiges Schmerzbild am lateralen Fußrand (langes Stehen, Laufen), das in Ruhe wieder weitgehend verschwindet
- Lokale Druckdolenz über dem Sinus tarsi
- Evtl. Instabilitätsgefühl im Rückfußbereich beim Gehen auf unebenem Gelände

Diagnosesicherung
- Klinisch
- Lokale Testinjektion von 4–5 ml Lokalanästhetikum
- Bildgebende Diagnostik in aller Regel unauffällig

Therapie
Frühstadium
- Zunächst konservativ mit wiederholten lokalen Injektionen, auch unter Zusatz von 10–20 mg Triamcinolon
- Krankengymnastisches Aufschulung der Peronealmuskulatur

Therapieresistenz
- Bei Therapieresistenz operative Exzision von fibrotisch verändertem Gewebe aus dem Sinus tarsi

Ultima ratio
- Knöcherne Versteifung

M. Ledderhose

Ätiologie und Pathogenese. Ätiologisch ungeklärte Fibromatose der Plantaraponeurose mit nodulärer, evtl. flächig-diffuser lokalen Verhärtung (Abb. 25.44). Nicht selten gemeinsam mit einem M. Dupuytren der Hohlhand auftretend.

Klinik. Insgesamt eher seltene Erkrankung. Männer sind häufiger betroffen als Frauen.

Typisches klinisches Bild
- Belastungsabhängige Beschwerden im Bereich der Fußsohle (Fußlängsgewölbe)
- Umschriebene lokale Druckdolenz plantar-medial
- Die Zehen sind nicht betroffen

Diagnosesicherung
- Klinisch
- Evtl. Röntgebild im seitlichen Strahlengang in Weichstrahltechnik
- In Ausnahmefällen NMR

Therapie
- Individuelle Einlagenfertigung mit lokaler Aussparung zur Druckentlastung
- Evtl. Unterspritzung mit 10–20 mg Triamcinolon
- Aufgrund der Progredienz der Störung operative Intervention sinnvoll mit großzüger Extirpation der Plantaraponeurose (Rezidivgefahr!)

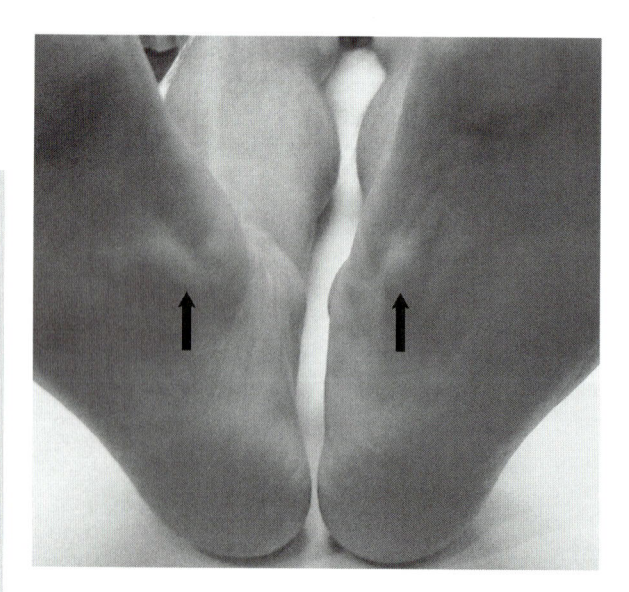

Abb. 25.44. Bilateraler M. Ledderhose (lokale Verdickung der medialen Plantarfaszie; →)

Sog. vorderes Tarsaltunnelsyndrom

Ätiologie und Pathogenese. Kompressionssyndrom des gemischten Endastes des N. peronaeus profundus am Fußrücken unter dem Lig. cruciatum bzw. dem Retinaculum extensorum, meist als Folge eines Prellungs- bzw. Quetschtraumas des Fußes ohne eigentliche knöcherne Verletzung; auch bei langem Tragen von zu engem Schuhwerk.

Klinik. Relativ seltenes Krankheitsbild; Frauen sind bevorzugt betroffen.

> **Typisches klinisches Bild**
> - Sensibilitätsausfall im I. Zwischenzehenraum
> - Schmerzen über dem Fußrücken
> - Meist unbemerkte Parese der Mm. extensores digitorum breves

Diagnosesicherung. Elektromyographische Abklärung.

> **Therapie**
> **Frühstadium**
> - Konservativ mit lokaler Infiltrationsbehandlung
>
> **Beschwerdepersistenz**
> - Operative Dekompression

MORTON-Neuralgie (Metatarsalgia Morton)

Ätiologie und Pathogenese. Isolierte Schädigung eines rein sensiblen interdigitalen Endastes des N. tibialis (sog. Pseudoneurom eines N. digitalis) mit Ausbildung eines etwa 1,0–1,5 cm messenden sklerotisch-verdickten Neuromknotens; Hauptlokalisation im Bereich der Mittelfußköpfchen III und IV (80%; ◘ Abb. 25.45) etwas distal vom Lig. metatarseum transversum (hier wird der Nerv beim Abrollen des Fußes maximal belastet!). Nicht selten besteht gleichzeitig ein (Senk)Spreizfuß (mit Hallux valgus).

Klinik. In 80% der Fälle sind Frauen betroffen; bevorzugtes Auftreten zwischen dem 40.–50. Lebensjahr.

> **Typisches klinisches Bild**
> **Allgemeine Beschwerden**
> - Neuralgieforme, oft brennende, Schmerzen, teilweise anfallsartig auftretend im Bereich der Fußsohle und plantar in Höhe der betroffenen MFK mit Ausstrahlung in die jeweilige Zehe(n).
> - Imperativer Drang, augenblicklich die Schuhe auszuziehen, was dann auch meist zu einer raschen Beschwerdelinderung führt.

> **Frühstadium**
> - Elektrisierendes Schmerzbild v. a. bei axialer Belastung (Gehen, Abrollen des Fußes) mit Ausstrahlung bis in die Zehen.
>
> **Fortschreitendes Stadium**
> - Dauerschmerz, evtl. auch nach proximal ziehend.
> - Druckdolenz dorsal, aber auch plantar (Klingelknopfzeichen) zwischen den betroffenen Mittelfußköpfchen (◘ Abb. 25.46).
> - In der Hälfte der Fälle besteht eine Hypästhesie der betroffenen Zehe(n).
> - Durch plantare Palpation, Kompression des Vorfußes oder durch manuelles Verschieben der betroffenen MFK gegeneinander (III gegen IV, IV gegen V) nach plantar und/oder dorsal (sog. Hohmannscher Handgriff, ausgeführt mit Daumen und Zeigefinger) Auslösung eines intensiven Schmerzbildes.
> - Evtl. schmerzhaftes Schnappen zwischen den Mittelfußköpfchen.
> - Die quere Vorfußkompression ist nicht immer schmerzhaft (Gaenslen-Zeichen bei rheumatoider Arthritis).

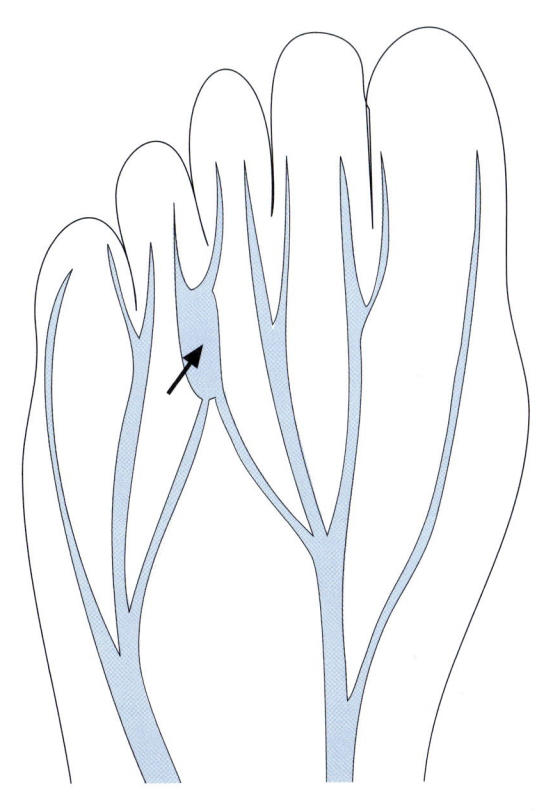

◘ **Abb. 25.45.** Pseudoneurom (→) der Interdigitalnerven III/IV (schematische Darstellung)

Diagnosesicherung
- Röntgenbild, Sonogramm und NMR sind in aller Regel unauffällig
- Schlagartige Besserung der Beschwerden durch dorsale Testinjektion eines Lokalanästhetikums (5 ml) an die oder proximal der Nervengabelung

Differenzialdiagnosen
- Chronische Metatarsalgie bei (Senk)Spreizfuß
- Marschfraktur
- Sesamoiditis

> **Therapie**
> - Versuch einer lokalen Injektionsbehandlung (mit 20–40 mg Triamcinolon)
> - Tragen von im Vorfußbereich breiten Schuhwerkes
> - Versorgung mit korrekt sitzenden (Detorsions)Einlagen mit entlastenden Pelotten unter den betroffenen Zehen
> - Oft operative Intervention mit Extirpation des Neuromknotens nicht zu umgehen (◘ Abb. 25.47)

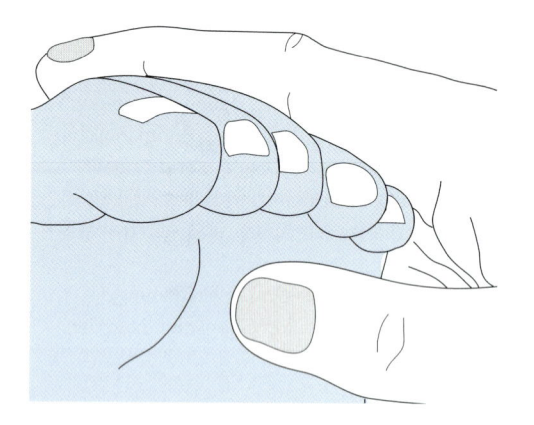

◘ **Abb. 25.46.** Klinische Schmerzprovokation der MORTON-Neuralgie durch Druckpalpation der Interdigitalräume von plantar (schematische Darstellung)

Großzehengrundgelenksarthrose (Hallux rigidus)

Ätiologie und Pathogenese. Meist idiopathische Arthrose; teilweise sind wiederholte kleinere Traumatisierungen (z. B. beim Sport) mit verantwortlich.

Klinik. Überwiegend sind Männer betroffen.

> **Typisches klinisches Bild**
> - Zunehmende Belastungsschmerzen, insbesondere beim Gehen (Abrollen des Fußes)
> - Vermehrte Beschwerden bei absatzerhöhtem Schuhwerk bzw. bei fester Sohle (Wanderschuhe)
> - Konturvergröberung bis hin zur Verplumpung des dorso-medialen Gelenkanteiles, evtl. sind druckdolente osteophytäre Ausziehungen tastbar
> - Deutliche Beuge- und Streckbehinderung im Grundgelenk I, evtl. kompensatorische Überstreckung im Großzehenendgelenk
> - Schmerzhafte Krepitation

Diagnosesicherung. Röntgenbilder in beiden Strahlengängen mit erheblicher Gelenkspaltverschmälerung sowie ausgeprägten subchondralen Sklerosierungszonen der Gelenkflächen mit osteophytären Ausziehungen (◘ Abb. 25.48).

Differenzialdiagnose. Arthritis urica (anfallsartiges Auftreten; sehr stake Schmerzen; typische Hyperurikämie).

> **Therapie**
> **Konservative Behandlung**
> - Systemische und lokale Antiphlogese (s. ► Kap. 7.3 und ► Kap. 7.7.9)
> - Evtl. 10 mg Triamcinolon i.a.
> - Tragen starrer Einlagen

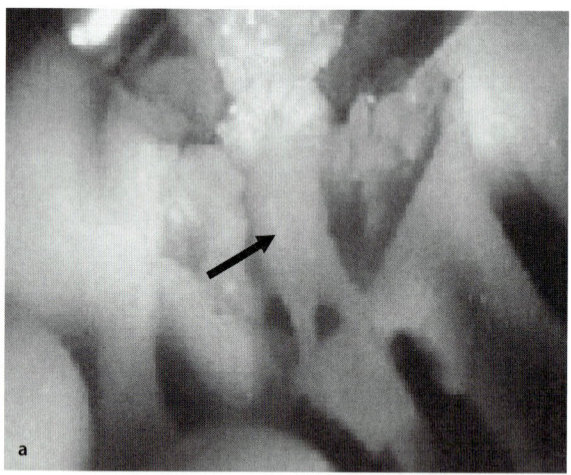

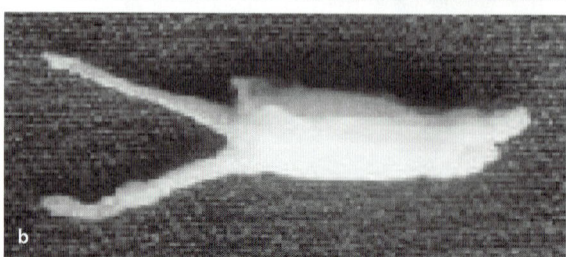

◘ **Abb. 25.47 a, b.** Pseudoneurom des Vorfußes. **a** Intraoperativer Situs (→), **b** exzidiertes anatomisches Präparat

25.3 · Schmerzbilder im Bereich des Sprunggelenkes und Fußes

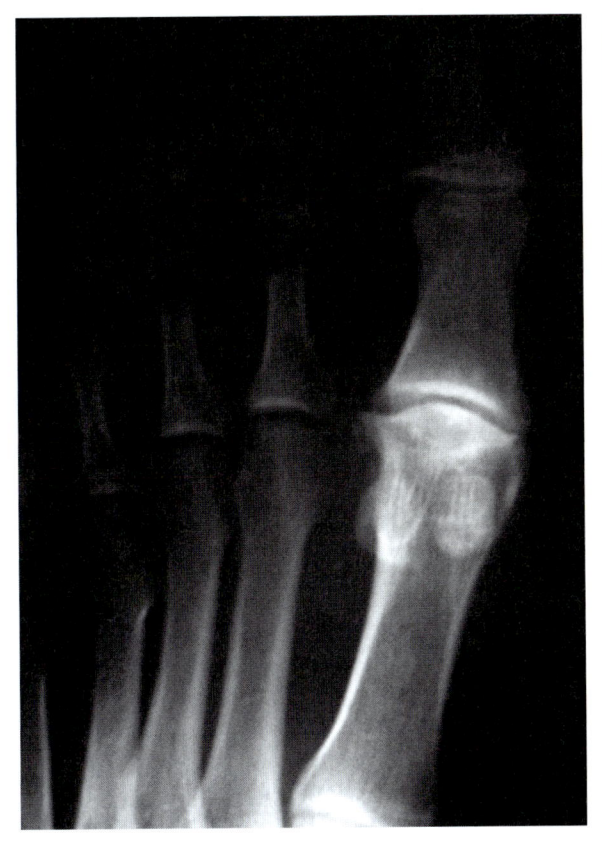

Abb. 25.48. Röntgenbild des linken Vorfußes im a.p.-Strahlengang bei Hallux rigidus: Verschmälerung des Großzehengrundgelenksspaltes, verstärkte Subchondralsklerose der angrenzenden Gelenkflächen und beginnende exophytäre Ausziehungen der lateralen Gelenkumschlagfalten (→); kein Achsfehler

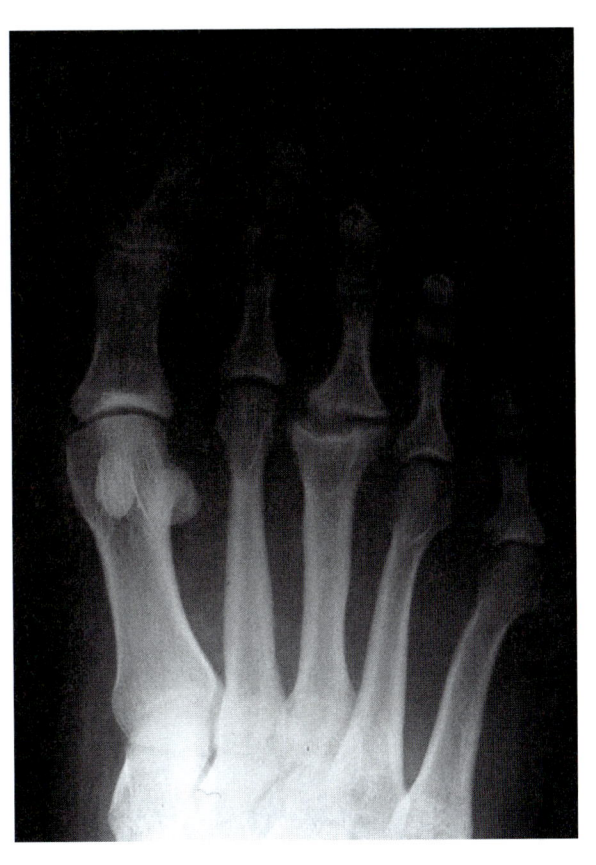

Abb. 25.49. M. Köhler II des 3. Mittelfußköpfchens (→) im a.p. Röntgenbild

- Spezielle Schuhzurichtungen mit Ballenrolle (verrundete konvexe Vorfußerhöhung um 5–10 mm) zur Verbesserung des Abrollvorganges und damit Entlastung des Großzehengrundgelenkes

Beschwerdepersistenz
- Operative Maßnahmen
  - Cheilektomie
  - Arthrodese
  - Resektionsarthroplastik
- In Ausnahmefällen auch endoprothetische Versorgung

M. Köhler II

Ätiologie und Pathogenese. Spontane aseptisches Knochennekrose des Mittelfußköpfchens II, seltener III mit konsekutiver Abflachung der Köpfchenkontur und evtl. seitlichen spornartigen knöchernen Ausziehungen; gehäuftes Auftreten beim Spreizfuß.

Klinik. Jungen etwa 4- bis 5-mal häufiger betroffen als Mädchen; Altersgipfel zwischen dem 12. und 18. Lebensjahr.

Typisches klinisches Bild
Kindes- und Jugendalter
- In den meisten Fällen völlig unauffällig

Mittleres Lebensalter
- Gelegentliche bewegungs- und belastungsabhängige plantare Schmerzbilder im Vorfußbereich
- Schmerzbedingtes Hinken
- Dorsale Druckdolenz über dem(n) betroffenem(n) Mittelfußköpfchen
- In Einzelfällen lassen sich ein knöcherner Sporn bzw. eine Gelenkschwellung ertasten

Diagnosesicherung. In aller Regel Zufallsbefund im Röntgenbild (Abb. 25.49).

Therapie
Konservativ
- Vorfußentlastung durch individuelle Einlagen nach Maß mit Weichbettung der Mittelfußköpfchen und retrokapitaler Abstützung
- Nur selten temporärer Einsatz lokaler und/oder systemischer Antiphlogistika erforderlich

In Einzelfällen
- Operative Abtragung von Knochenspornen

Läsionen von nervalen Hautästen im Bereich des Fußrückens

Ätiologie und Pathogenese. Lokales Trauma oder Druckschädigung v. a. des N. cutaneus dorsalis intermedius, z. B. durch zu enges bzw. zu hartes Schuhwerk (Ski- oder Bergschuhe); auch beim Hallux valgus bzw. bei Exostosen an den distalen Phalangen.

Klinik. Frauen sind häufiger betroffen als Männer.

Typisches klinisches Bild
- Hartnäckige Schmerzsyndrome am medialen Fußrücken
- Evtl. sensibles Defizit an der Innenfläche des Großzehenendgliedes

Diagnosesicherung. Elektromyographische Abklärung.

Therapie
Konservativ
- Lokale Infiltrationsbehandlung

Beschwerdepersistenz
- Operative Dekompression

Fußschmerz bei Erythromelagie (Akromelagie)

Ätiologie und Pathogenese. Anfallsartig auftretende Hyperämie der Akren nach Wärmeexposition.
Idioapthische Genese; auch beim Diabetes mellitus, bei der Polycythaemia vera und bei der Endangitis obliterans u. a. vorkommend.

Klinik. Sehr seltenes Krankheitsbild.

Therapie
- Lokale Kryotherapie (Eisbad)
- Bei Bedarf NSAR (s. ▶ Kap. 7.3)
- Evtl. paravetebrale Grenzstrangblockade

Burning feet-Syndrom

Siehe Polyneuropathien (▶ Kap. 26.7).

25.4 Restless-Legs-Syndrom

Abkürzung. RLS.

Definition
Bewegungsstörung mit ausgeprägten, zeitweilig auch schmerzhaften Missempfindungen im Bereich der Unterschenkel und Füße (nicht selten als Neuropathie fehlgedeutet).

Ätiologie. Sekundäres RLS bei verschiedenen somatischen Erkrankungen (▶ Übersicht 25.2), auch bei einigen Medikamenten (Neuroleptika wie Pimozid, Promethazin, Levomepromazin; Antidepressiva wie Amitryptilin, Imipramin, Trimipramin; Lithium); häufigste Ursache ist ein Eisenmangel!

Übersicht 25.2. Diagnosekriterien des Restless-Legs-Syndromes
- **Vier essentielle Kriterien**
  - Bewegungsdrang der Beine, in aller Regel verbunden mit unangenehmen Missempfindungen in den Unterschenkeln und Füßen.
  - Klinische Symptomatologie während körperlicher Inaktivität oder Ruhe (im Sitzen oder Liegen).
  - Klinische Symptomatologie teilweise oder vollständig gebessert durch und während körperlicher Bewegung.
  - Klinische Symptomatologie abends oder nachts schlechter als tagsüber oder überhaupt erst abends auftretend.
- **Drei diagnosestützende Kriterien**
  - Positive Familienanamnese.
  - Ansprechen auf eine probatorische dopaminerge Behandlung.
  - Periodische Beinbewegungen im Wachzustand oder Schlaf (PLMW, PLMS).
- **Drei assoziierte Kriterien**
  - Allmählicher oder plötzlicher Beginn, intermittierende Symptomatologie.
  - Schlafstörungen.
  - Unauffälliger körperlicher Befund (idiopathische Form).

Prävalenz. Mit 7% sehr häufig, mit zunehmendem Lebensalter ansteigend:
- 18–29 Jahre: 3%
- 30–79 Jahre: 10%
- >80 Jahre: 19%

Geschlechtsverteilung ausgewogen; familiär gehäuftes Auftreten.

Klinik. Kombination teilweise schwer beschreibbarer, unbehaglicher und auch schmerzhafter Empfindungen v. a. in der Tiefe der Unterschenkel mit einem imperativen Bewegungsdrang; kurzfristige Linderung durch Bewegung typisch, zunehmend in Ruhe, bei Immobilisierung und beim längeren Sitzen; zirkadiane Rhythmik mit bevorzugter Manifestation in den Abendstunden und zur Nacht; anfänglich wechselhafte fluktuierende Symptomatik (nicht selten beschwerdefreie Intervalle von einem Monat und länger), später progredient; in etwa der Hälfte der Fälle einseitig betonten Auftreten, in 30% auch obere Extremitäten mit betroffen

Assoziiert treten im Schlaf charakteristische Beinbewegungen (PLMS – »periodic leg/limb movements in sleep«) auf, ähnlich einem Babinski-Reflex oder mit ausgeprägten Flexionsbewegungen im Hüft- und Kniegelenk.

Diagnosesicherung
- Ausschließlich klinisch (4 obligatorische mit einigen fakultativen Kriterien; s. ▶ Übersicht 25.2)
- Neurologischer Befund (EMG, ENG zur Abgrenzung von einer Neuropathie) unauffällig
- Laborchemische Abklärung (▶ Übersicht 25.3) zur Differenzierung von einem sekundären RLS (▶ Übersicht 25.4)
- Bei Verdachtsdiagnose gutes Ansprechen (85% Responderrate) einer ex juvantibus-Gabe von L-Dopa (abendlich 50–100 mg + Decarboxylase-Hemmstoff)
- NMR des ZNS
- Videoüberwachte Polysomnographie nur bei Problemfällen

> **Übersicht 25.3. Laborscreening bei Verdacht auf Restless-Legs-Syndrom**
> - Eisenspiegel, Ferritin, Transferrin
> - Vitamin B12-Spiegel, Folsäure
> - Elektrolyte (Natrium, Kalium, Magnesium, Kalzium)
> - Harnstoff, Kreatinin
> - Kleines Blutbild
> - Transaminasen (SGOT, SGPT), γ-GT, alkalische Phosphatase
> - Glukose, HdA1C
> - TSH

> **Übersicht 25.4. Mögliche Ursachen eines sekundären Restless-Legs-Syndroms**
> - Niereninsuffizienz
> - Eisenmangel(anämie)
> - Gravidität
> - Polyneuropathie (z. B. bei Diabetes mellitus)
> - Radikulopathie
> - perniziöse Anämie (Vitamin B12-Mangel)
> - Folsäure-Mangel
> - Rheumatoide Arthritis
> - Sjögren-Syndrom
> - Kryoglobulinämie
> - Neuropathie Typ Charcot-Marie-Tooth Typ 2
> - Spinozerebelläre Ataxien (SCA 1, 2, 3)
> - idiopathisches Parkinson-Syndrom.

> **Therapie**
> - 25–30% der Patienten benötigen zur Linderung ihrer Beschwerden und v. a. zum Angehen der erheblichen Tagesmüdigkeit eine medikamentöse Therapie (◘ Tab. 25.4)
> - Bei sekundärer Symptomatik steht die kausale Behandlung der Grunderkrankung im Vordergrund

Prognose. Typischerweise progredient; anhaltende Spontanremissionen nur bei sekundären RLS-Formen.

Bei auffälligen Beschwerdebildern im Bereich der unteren Extremitäten ist außerdem an **gefäßbedingte Erkrankungen** zu denken wie z. B. eine **pAVK** mit Claudicatio-Symptomatik (**wichtig:** Erfassung der arteriellen Pulse!) oder an eine **Venenthrombose** (mit dann oft pathognomonischem Wadenschmerz). Der Fußbereich ist darüber hinaus nicht selten Lokalisation eines **CRPS** (s. ▶ Kap. 25.5 und 25.6) mit dann ebenfalls erheblichen Ruhe- und Belastungsschmerzen.

Tab. 25.4. Medikamentöse Behandlung des Restless-Legs-Syndroms

Präparat	Initialdosis (mg)	Steigerung (mg)	Erhaltungsdosis (mg)	Besonderheiten
L-Dopa	50	50 alle 1–2 Tage	150–200 (max. 400)	2–3 h vor dem Zubettgehen
Pergolid	0,05	0,05 alle 1–2 Tage	0,4–0,75	Bei Übelkeit vorher 1–2 mg Domperidon
Pramipexol	0,125	0,125 alle 1–2 Tage	0,375–0,75	Siehe Pergolid
Cabergolin	0,5	0,5 alle 5–7 Tage	2–4	Siehe Pergolid
Ropinirol	0,25	0,25 alle 1–2 Tage	2–4	Siehe Pergolid
Bromokriptin	1,25	1,25 alle 1–2 Tage	5–7,5	Siehe Pergolid
Carbamazepin	50–100	50–100 alle 5 Tage	200–500	Initial nicht retardierte Form, nach Dosisfindung retardierte Form
Gabapentin	300	300 alle 1–2 Tage	600–900	
Valproinsäue	300	300 alle 1–2 Tage	600–900	Siehe Carbamazepin
Clonazepam	0,5	0,5 nach 1–2 Tagen	1	Auch i.v.-Gabe möglich
Clonidin	0,0375	0,0375 alle 5–7 Tage	0,15–0,3	Regelmäßige RR-Kontrollen erforderlich
Eisen	Verschiedene	–	z. B. 304, 3 Eisen-II-Sulfat	Nur bei gesichertem Eisenmangel
Tramadol	50	50 nach 1–2 Tagen	50–150	Langsam absetzen
Morphinsulfat	10 s.c.	–	–	Notfallmedikation

# Nicht topographisch orientierte Schmerzbilder

26.1 Thalamusschmerz – 321
26.2 Zosterneuralgie – 322
26.3 Postamputationsschmerz – 323
26.4 Peripherer Gelenkschmerz – 324
26.5 Komplexes regionales Schmerzsyndrom Typ I – 333
26.6 Komplexes regionales Schmerzsyndrom Typ II – 338
26.7 Polyneuropathien – 338
26.8 Besonderheiten einer perioperativen präemptiven Schmerztherapie – 343
26.9 Tumorschmerz – 344
26.10 Fibromyalgie(syndrom) – 345
26.11 Myofasziales Schmerzsyndrom – 349
26.12 Eosinophilie-Myalgie-Syndrom – 351

Eine Vielzahl an meist chronischen Schmerzbildern tritt multilokulär auf und lässt sich nicht zwingend einer Körperregion exakt anatomisch zuordnen. Nicht selten bestehen in diesen Fällen begleitende psychosomatische Störungen, die dann im weiteren Verlauf auch spezielle Behandlungsmaßnahmen erfordern.

26.1 Thalamusschmerz

Diese Schmerzsymptomatik wird als klassisches Beispiel für einen **zentralen Schmerz** angesehen; sämtliche Nervenfasern, die die Empfindung von Berührung und Temperatur vermitteln, müssen den Thalamus im Zwischenhirn passieren (sog. »Tor zum Bewusstsein«).

Ätiologie. Meist Apoplex mit nachfolgender Schädigung des paramedianen bzw. ventrolateralen Anteiles des Thalamus.

Pathogenese. Aufscheinende Schmerzen entweder unmittelbar nach dem Insult oder erst nach Monaten, in Einzelfällen auch erst nach Jahren (Andersen et al. 1995).

Klinik. Inzidenz in 8% nach einem zerebralen Insult (Wessel et al. 1994).

> **Typisches klinisches Bild**
> - Schmerzcharakter stechend, brennend, heiß
> - Lokalisation in die kontralaterale Körperhälfte
> - Häufige Allodynie

> - Verstärkung der Symptome unter Stress und bei Berührung der betroffenen Körperregionen (Bowsher 1996)
> - Teilweise unwillkürlich auftretende, als schmerzhaft empfundene Bewegungen in der betroffenen Körperhälfte

Therapie
Frühstadium
- Der Thalamusschmerz gehört zu den am schwierigsten zu behandelnden Schmerzbildern überhaupt; eine völlige Schmerzfreiheit ist auch bei optimaler therapeutischer Einstellung kaum zu erreichen. Die konventionellen Schmerzmittel sind in aller Regel wirkungslos, selbst Morphinpräparate führen nur in etwa 20% der Fälle zu einer spürbaren Linderung.
- Mittel der ersten Wahl sind **noradrenerge Antidepressiva** wie Amitryptilin (2- bis 3-mal 75 mg/die) (z. B. Saroten), die zu einer Veränderung der Schmerzwahrnehmung führen:
  - Möglichst frühzeitiger Beginn zur Vermeidung einer Chronifizierung
  - Kombination mit anderen Medikamenten möglich
- Einsatz von Ketamin mit 46% Schmerzlinderung angegeben; in der Behandlung des Thalamusschmerzes jedoch noch nicht offiziell zugelassen.

Spätstadium
- In desolaten Fällen riskante operative Eingriffe zur Erzielung von Schmerzfreiheit möglich. Anfänglich gute bis ausgezeichnete Ergebnisse sind jedoch hier meistens nicht von Dauer.

26.2 Zosterneuralgie

Synonym. Gürtelrose, Herpes zoster.

Ätiologie. Endogene Reinfektion mit dem Varicella-Zoster-Virus: Reaktivierung einer latent-persistierenden Varizellen-Infektion (z. B. durch Trauma, UV-Licht, fieberhafte Erkrankung u. a.) im Spinalganglion (in erster Linie thorakal; 70%) oder dem Ganglion eines befallenen Hirnnerven (30%).

Risikofaktoren. Geschwächtes Immunsystem, Stress, maligner Tumor.

Klinik. Sog. neurokutane Erkrankung; im Gegensatz zur Erstinfektion (klassisches Krankheitsbild der Windpocken mit ubiquitären Hauteffloreszenzen ohne jegliche Schmerzen) treten bei der endogenen Reinfektion streng segmental begrenzte dumpfe, sehr heftige, brennende Dauerschmerzen auf (Tab. 26.1), z. B. Teil auch mit einer Allodynie verbunden; teilweise einschießende Komponente. Etwa 3–5 Tage später kommt es dann zu typischen Hauterscheinungen: zunächst entzündliche Rötung (Erythem), dann Auftreten einer Bläschenbildung mit segmentaler (gürtelförmiger) Anordnung (vesiko-papulös), v. a. im thorakalen Bereich im Ausbreitungsgebiet eines Spinalnerven (Abb. 26.1). Selten sind 2 getrennte homolaterale Segmente gleichzeitig (Zoster duplex) oder beidseitig-symmetrisch (Zoster bilateralis) betroffen. In Ausnahmefällen auch ohne Hauterscheinungen auftretend, dann oft schwierige Diagnosefindung.

> **Typisches klinisches Bild**
> - Streng segmental begrenzte Dauerschmerzen (v. a. thorakal)
> - Pathognomonische papulöse bzw. vesikuläre Hauterscheinungen

> **! Cave**
> Nach Abheilung der Hauterscheinungen verbleiben meist Pigmentierungsstörungen

Tab. 26.1. Typische sensible Störungen beim akuten Herpes zoster

Art der Störung	Schmerzqualität
Hyperästhesie	Dauerschmerz (brennend, stechend, bohrend, reißend)
Neuralgie	Paroxysmal einschießende schwere Schmerzattacken
Allodynie	Heftiger Berührungsschmerz

Begleiterscheinungen
- Abgeschlagenheit
- Leichte Erhöhung der Körpertemperatur
- Kopf- und Gliederschmerzen

Die Hyperästhesie des betroffenen Hautbezirkes kann oft monatelang fortbestehen.

Bei Trigeminusbefall
- Begleitende Keratitis
- Iritis
- Chorioiditis

Diagnosesicherung
- Antigennachweis in der Bläschenflüsigkeit
- IgG-Anstieg
- Nachweis spezifischer IgM-Antikörper

> **Kommentar**
> Liquorabklärung in aller Regel nicht erforderlich.

Differenzialdiagnosen
- Trigeminusneuralgie, periphere Neuralgien
- Glaukom, schmerzhafte Augenerkrankungen
- Interkostalneuralgie, Tietze-Syndrom, pseudoradikuläre funktionelle Thorakalsyndrome
- Radikulopathie (Borreliose), Neurinom, thorakale Bandscheibenprotrusion bzw. -prolaps
- Gastrointestinale Störungen wie Pankreatitis, Duodenalulkus
- Pulmonale Störungen wie Pleuritis, Lungenembolie

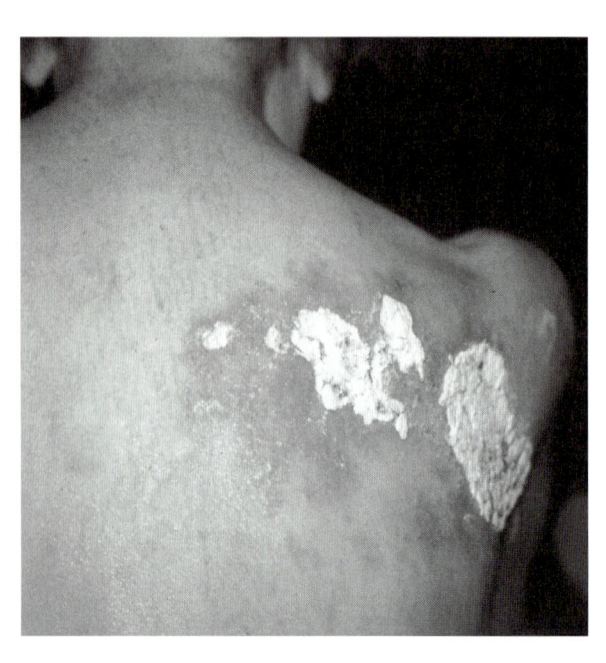

Abb. 26.1. Klinisches Bild bei rechts-thorakalem Zoster

Therapie
- Bereits in den ersten Tagen nach Beginn der Erkrankung systemische virustatische Behandlung (Aciclovir-Zovirax u. a.) angezeigt (bis spätestens 72 Stunden nach dem Auftreten der Hauterscheinungen), insbesondere wenn der erste Trigeminusast betroffen ist; eine später einsetzende Applikation ist in aller Regel erfolglos. Systemische Analgesie nach dem WHO-Schema.
- Zur Linderung der Dauerschmerzen wird des Weiteren Amitryptilin bis zu 2×75 mg/die (z. B. Saroten) empfohlen, als Antidepressivum, das langsam aufsteigend dosiert werden sollte. Carbamazepin ebenfalls mit ansteigender Dosierung bis zu 2×600 mg/die (z. B. Tegretal) ist vor allem bei Schmerzen mit einschießender Komponente effizient; evtl. Gabapentingabe (schrittweise Aufdosierung bis zu 2×300 mg/die). Bei nicht ausreichender Analgesie Verordnung von Opioiden bzw. Opiaten erforderlich.
- Körperliche Schonung, lokale Polsterung zum Hautschutz, sterile Abdeckung zur Vermeidung einer bakteriellen Superinfektion.
- Einsatz eines TENS-Gerätes im empfindlichen Hautbezirk, evtl. Auftragen einer Capsaicin-haltigen Salbe.
- Sympathikusblockaden (Ganglion cervicale superius), bei Erkrankung der Segmente bis Th 8 auch Stellatumblockaden möglich.

Prognose. Die Gefahr einer persistierenden Neuralgie ist groß; besonders gefährdet sind Frauen über 60 Jahren mit Befall mehrerer Segmente und einer Schmerzdauer von mehr als drei Monaten.

26.3 Postamputationsschmerz

In der Bundesrepublik Deutschland werden pro Kalenderjahr etwa 50 000 Amputationen im Bereich der unteren Extremitäten durchgeführt. Mit über 85% stehen hier vor allem periphere Durchblutungsstörungen im Rahmen einer pAVK bzw. eines Diabetes mellitus im Vordergrund, Traumafolgen sind eher die Ausnahme. In vielen Fällen kommt es bereits in der frühen postoperativen Phase nach (Teil)Absetzung der Extremität, oft auch auf Dauer persistierend, zu typischen schmerzhaften Begleitsymptomen.

Definition
Stumpfschmerz. Gut lokalisierter, meist durch pathologisch-anatomische Störungen ausgelöster Schmerz im Stumpfbereich.
Phantomschmerz. Weniger gut und eher distal lokalisierte schmerzhafte Sensationen, die aus der amputierten Gliedmaße kommend so verspürt werden, als ob das abgesetzte Körperteil noch vorhanden wäre.
Phantomgefühl. Projektion primär nicht schmerzhafter Empfindungen in ein nicht mehr vorhandenes Körperteil. Inzidenz: 80–100% der Fälle.

Klinik und auslösende Ursachen
- **Stumpfschmerz**
  - **Akuter Schmerz.** Scharfe, schneidende, drückende bzw. stechende Schmerzsensationen.
    - Ursachen: Postoperativer Wundschmerz, noch bestehendes Wundhämatom; Hautläsionen durch ungünstigen Prothesensitz, lokale Infektion.
  - **Chronisch-nozizeptiver Schmerz.** Schneidender, krampfartiger Charakter, intermittierend auftretendes Kälte- und Wärmegefühl; persistierender oder intermittierender Schmerzverlauf, zusätzlich einschießende elektrisierende Attacken.
    - Ursachen: Lokale anatomische Veränderungen des Stumpfes, hier vor allem Durchblutungsstörungen, überschießende Kallusbildung des Restknochens, lokale entzündliche Prozesse, Neurom(knoten)bildung.
  - **Chronisch-neuropathischer Schmerz (sog. Stumpfneuralgie).** Brennender Charakter, dauerhaft persistierend, zusätzliche einschießende Schmerzattacken möglich.
    - Beginn: Wochen bis Monate nach der Amputation.
    - Ursachen: Neurome, veränderte lokale Verhältnisse, unzureichende Prothesenanpassung mit lokalen Druckstellen der Haut. Triggermechanismen möglich durch mechanische Störungen (auch durch Bewegung), außerdem durch Stress und Wetterwechsel.
- **Phantomschmerz.** Eher neuropathischer Schmerz; außerhalb des Körpers lokalisiert, meist im distalen Bereich der amputierten Extremität (Hand, Fuß; Inzidenz: etwa 30% der Fälle); in Einzelfällen auch nach Ablatio mammae, Rektum- oder Penisamputation, nach Zahnextraktion (Inzidenz hier nur 3%).
  - Kein einheitlich-typischer Schmerzcharakter:
    - Brennen
    - Kribbeln, teilweise nadelstichartig, stechend, auch krampfartig
    - Gefühl der Fehlstellung, auch als würde die Gliedmaße zerquetscht oder verbrannt bzw. als ob die Nägel gezogen würden
  - Bei 75% der Patienten einschießende Attacken, bei 50% der Patienten werden auch Bewegungen des Phantoms empfunden (Lokalisation immer außerhalb des Körpers).

- Unterschiedliche Dauer: Beginn meist Wochen bis Monate nach der Amputation, selten nach Jahren auftretend.
- In der Anamnese oft bereits vor der Amputation ähnliches Schmerzbild (sog. Präamputationsschmerz), teilweise Haltung der Extremität zum Zeitpunkt der Verletzung ausschlaggebend (bereits angelegtes Schmerzgedächtnis bzw. als möglicher Ausdruck der Umorganisation kortikaler deafferenzierter Areale mit Übererregbarkeit des Kortex).

Diagnosesicherung
- **Klinische Untersuchung.** Überprüfung der Stumpfbeschaffenheit: Hautläsionen und -ekzeme; Narbenzüge, Prothesendruckstellen, Prothesenrandknoten, lokale Durchblutungsstörungen (livide Verfärbungen), palpable Neuromknoten, Triggerpunkte.
- Evtl. diagnostische Blockade eines Nervenknotens durch Infiltration eines Lokalanästhetikums (z. B. 5 ml Ropivacain 2–5 mg).
- **Röntgenuntersuchung.** Kallusbildung im Sinne einer Ausziehung im Bereich der knöchernen Stumpfspitze, Kronensequestrierung?
- **Szintigraphie.** Abklärung auf mögliches Vorliegen einer Osteomyelitis.

> **Therapie**
> - Wichtig ist vor allem eine adäquate Prophylaxe im Sinne einer effektiven Schmerztherapie bereits vor der Amputation (Opiatgabe, z. B. Oxycodon 2×5–10 mg/die; Leitungsanästhesie): In der frühen postoperativen Phase evtl. kontinuierliche Plexus- oder Periduralanästhesie
> - Bei aufscheinender Schmerzsymptomatik innerhalb der ersten drei Wochen nach der Amputation Infusion von Calcitonin 200 IE wirkungsvoll
> - Zu späteren Zeitpunkten Antikonvulsiva (Carbamazepin, Neurontin), Antidepressiva (Amitryptilin), Neuroleptika, Opioide. Als letzte Alternative Ketamin kontinuierlich subkutan (0,5 mg/kg/h)
> - Im Falle eines Dauerschmerzes von brennendem Charakter evtl. paravertebrale Sympathikusblockade mit Lokalanästhetika
> - TENS, Akupunktur, Stumpfmassagen
> - Bei erheblichen persistierenden Schmerzbildern auch psychologische Mitbetreuung sinnvoll (Schmerzverarbeitungsprogramme)
>
> **! Cave**
> Nervendurchtrennungen, auch eine Nachamputation sind in den meisten Fällen nicht erfolgreich!

26.4 Peripherer Gelenkschmerz

Mit zunehmendem Lebensalter kommt es aufgrund der bradytrophen Stoffwechselsituation der Knorpelstrukturen unweigerlich auch zu einem überproportionalen Ansteigen degenerativer Aufbrauchserscheinungen der Gelenke (Arthrose, Osteoarthrose, OA), v. a. im Bereich der axial belasteten unteren Extremität, wobei nicht jede radiologisch fassbare Störung auch eine klinische Symptomatik nach sich ziehen muss (kompensierte Situation vs. aktivierte *Arthrose*).

Das **Leitsymptom** eines peripheren Gelenkschmerzes im Bereich der Extremitäten kann die unterschiedlichsten Ursachen haben: Das Beschwerdebild kann z. B. einerseits ein unspezifisches Symptom einer monartikulären Störung (posttraumatisch, degenerativ, entzündlich, funktionell) darstellen, aber auch als multilokuläre Symptomatik im Zuge einer Systemerkrankung (rheumatoide Arthritis, Leukämie, Kollagenose u.a.m.) auftreten. Zur möglichst effizienten, kausalen oder symptomatischen Behandlung sind eine exakte Anamneseerhebung und auch eine detaillierte klinische Befundung unverzichtbar. Bildgebende und laborchemische Untersuchungen werden dann zur Optimierung der Diagnose gezielt eingesetzt.

Die Prävalenz klinisch symptomatischer degenerativer Veränderungen (Arthrose) ist in ◘ Tab. 26.2 zusammengefasst.

Ätiologie der Schmerzentstehung
- **Primäre Synovialitis** im Falle einer entzündlichen Gelenkerkrankung mit dann sekundären Veränderungen des Gelenkknorpels und des subchondralen Knochens, der gelenkumspannenden Muskulatur (reflektorisch, Fehlbeanspruchung) und des Kapsel-Bandapparates.
- **Sekundäre Synovialitis** aufgrund eines gestörten Stoffwechsels des Gelenkknorpels mit dann gesteigerter Zytokinproduktion und Freisetzung von Entzündungsmediatoren.

Anamnestische Angaben
- Trauma: ja/nein
- Ruheschmerz/Belastungsschmerz
- Tagesabhängigkeit des Beschwerdebildes (morgendlicher Startschmerz, nächtlicher Ruheschmerz)
- Dauerschmerz

◘ Tab. 26.2. Epidemiologie degenerativer Gelenkveränderungen

Betroffenes Gelenk	Häufigkeit klinisch symptomatischer Arthrosen
Schultergelenk	Etwa 3%
Hüftgelenk	0,7–4,4%; 88 Neuerkrankungen/ 100 000 im Jahr
Kniegelenk	1,6–9,4%; 36% bei Frauen >70 Jahre 240 Neuerkrankungen/100 000 im Jahr

Hierdurch sind erste Aufschlüsse bezüglich der Differenzierung einer degenerativen bzw. einer entzündlichen Genese möglich (Tab. 26.3).

Klinik
– **Ruhestellung des Gelenkes.** Arm in Adduktion und Innenrotation, Ellenbogengelenk und Handgelenk leicht angebeugt; Hüftgelenk in leichter Flexion und Außenrotation, Kniegelenk in leichter Flexion.
– **Inspektion.** Hautverletzung, Hämatom, Schwellung, Rötung, Schonhaltung, Achsfehler, periartikuläre Muskelatrophie.

Erfassung eines möglichen typischen **Gelenkbefallsmusters** bei unterschiedlichen systemischen Affektionen (Abb. 26.2 und 26.3).

– **Palpation.** Lokale Druckdolenz, Überwärmung, teigige Konturvergröberung (z. B. bei extraartikulärer Weichteilentzündung wie im Falle einer Tenosynovitis), derbe Kapselschwellung (z. B. bei nicht aktivierter Arthrose), fluktuierender Erguss (z. B. bei Binnenreizzustand in Folge degenerativer Veränderungen, aber auch bei rheumatischen Erkrankungen), Rötung (massiv ausgeprägt z. B. im Falle einer bakteriellen Entzündung), Krepitation (Gelenkreiben) beim Bewegungsablauf, Synovialzyste (Handgelenk, Kniekehle), tastbare Osteophyten, Instabilität u.a.m.

Für die einzelnen peripheren Gelenke sind folgende klinische Besonderheiten zu beachten:
  – **Schulter.** Vor allem ventrale Palpation (Processus coracoideus, Tuberculum majus et minus), außerdem

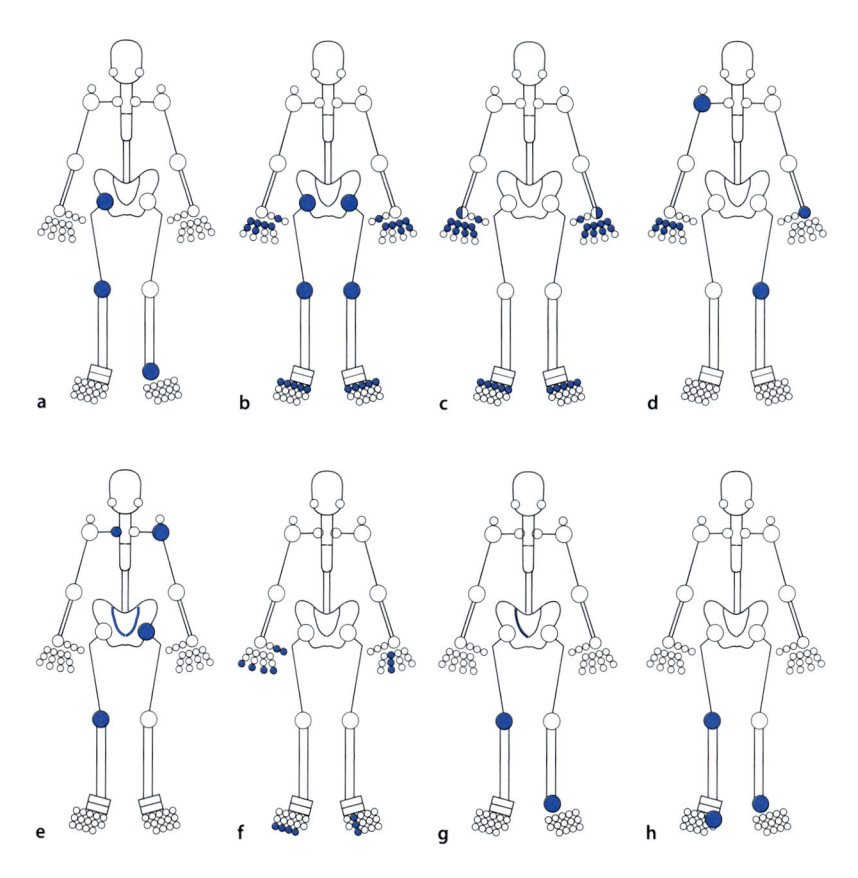

Abb. 26.2 a–h. Gelenkbefallsmuster bei verschiedenen (Poly-)Arthritiden im Frühstadium der Erkrankung.
a Juvenile Arthritis (oligartikulärer Typ).
b Juvenile Arthritis (polyartikulärer Typ).
c Klassische rheumatoide Arthritis.
d Alterspolyarthritis.
e Spondylitis ankylosans.
f Psoriasisarthritis.
g M. Reiter,
h akuter Gichtanfall.
(Aus Heisel 1992)

Tab. 26.3. Klinische Differenzierung: Degenerativer vs. entzündlicher Gelenkschmerz

Subjektive Angaben	Degenerative Genese	Entzündliche Genese
Anlaufschmerz	<20–30 min	>30 min
Belastungsschmerz	Erst im Laufe des Tages	Bei jeglicher Belastung
Ruheschmerz	Gering	Häufig gegeben
Nachtschmerz	Fehlt	Häufig
Dauerschmerz	Nur in fortgeschrittenen (Spät)Fällen	Bei massiver Entzündung

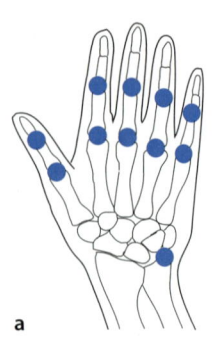

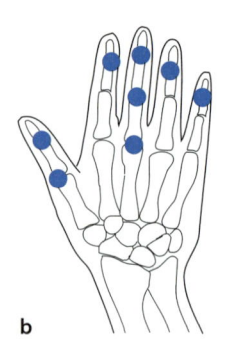

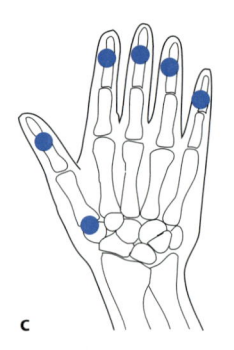

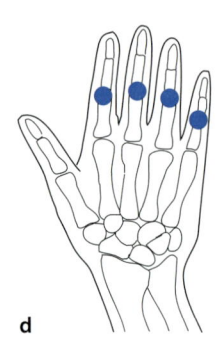

Abb. 26.3 a–d. Typische Befallsmuster der Hand- und Fingergelenke bei entzündlichen und degenerativen Polyarthritiden. **a** Rheumatoide Arthritis (Fingergrund- und -mittelgelenke, Processus styloideus ulnae), **b** Psoriasisarthritis (Fingerendgelenke, Strahlenbefall des Mittelfingers und Daumens), **c** Heberden-Arthrose (Langfingerendgelenke, Daumensattelgelenke), **d** Bouchard-Arthrose (Langfingermittelgelenke). (Aus Heisel 1992)

Schultereckgelenk, Akromion, Sulcus intertubercularis mit hier verlaufender langer Bizepssehne u. a.
- **Ellenbogen.** Mediale/laterale Kapselschwellung, Druckdolenz der Epikondylen, des ventralen Radiusköpfchens bzw. des Olekranons (Bursa?).
- **Hand und Handgelenke.** Druckschmerzhafte Schwellung und Krepitation bei Tenosynovialitiden, Verhärtung der Palmaraponeurose bei M. Dupuytren u. a.
- **Finger und Zehen.** Gaenslen-Zeichen (Querkompressionsschmerz der Mittelhand bzw. des Mittelfußes) typischerweise bei rheumatischer Synovialitis.
- **Hüfte.** Ventrale Palpation im Hinblick auf ein Kapselmuster, periartikuläre Druckdolenz (z. B. Trochanter major als Hinweis auf Bursitis trochanterica); muskuläre Triggerpunkte im Bereich des mittleren Gluteus bzw. des M. piriformis als Ausdruck einer Funktionsstörung der LBH-Region.
- **Kniegelenk.** Suprapatellare Kapselschwellung bei Gelenkerguss (tanzende Patella); prall-elastische Schwellung im Bereich der Kniekehle als Ausdruck einer Bakerzyste (DD: Venenkonvolute); druckschmerzhafte Gelenkspalte, Patellaanpress- bzw. -verschiebeschmerz, Meniskusprovokationsteste, Bandansätze u. a.
- **Fußgelenk.** Eine ventrale, laterale und eine mediale submalleoläre Konsistenzvermehrung sprechen für eine Irritation im Bereich des oberen Sprunggelenkes; dorso-laterale Schwellungen finden sich oft im Falle einer peronealen Tenosynovialitis.
- **Funktionsprüfung.** Standardisierte aktive/passive Bewegungsprüfung nach der Neutral-Null-Methode (globaler Test ohne Differenzierung zwischen intra- bzw. extraartikulären Störungen); rein passive Bewegungsprüfung nach den Vorgaben der manuellen Medizin mit Erfassung des Endgefühls zur Differenzierung muskulärer, kapsulärer und knöcherner Beeinträchtigungen (▶ Kap. 4.5.1, ▶ Übersicht 4.2). Ein fehlendes Endgefühl deutet auf eine Fraktur bzw. eine Luxation hin.

Differenzierung einer Synovialitis des Gelenkbinnenraumes von einer extraartikulären Tenosynovitis (▶ Übersicht 26.1).

> **Übersicht 26.1.** Klinische Differenzierung: Synovialitis des Gelenkbinnenraumes vs. extrartikuläre Tenosynovitis
> **Synovialitis des Gelenkbinnenraumes**
> - Schonhaltung des Gelenkes in Funktionsstellung (sog. aktuelle Ruhestellung)
> - Kapselmuster mit typischem Funktionsdefizit
> - Bewegungsschmerz in allen Richtungen
> - Schwellung der Gelenkkapsel, lokale Überwärmung, Gelenkerguss
> - Druckschmerzempfindlichkeit von Gelenkspalt und -kapsel
>
> **Extraartikuläre Tenosynovitis**
> - Schonhaltung des Gelenkes im Entlastungszustand der betroffenen Sehne
> - Bewegungseinschränkung ohne typisches Kapselmuster
> - Schwellung, lokale Druckdolenz, evtl. Sehnenkrepitation

Differenzialdiagnostische Gelenktopologie (Abb. 26.4)
- Monarthritis
  - Aktivierte Arthrose
  - Osteochondrosis dissecans
  - Kristallarthropathie (Gicht, Chondrokalzinose)
  - Tuberkulose (vor allem bei Kindern)
  - Borreliose
  - Bakterielle Arthritis
  - Gelenkbinnen-Neoplasma
- Oligoarthritis
  - Rheumatoide Affektionen
  - Löfgren-Syndrom
  - Vaskulitiden,

- Kollagenosen
- Spondarthritiden (Spondylitis ankylosans, Psoriasisarthritis, aber auch reaktive Arthritiden beim M. Crohn und bei der Colitis ulcerosa)
- Borreliose

– Polyarthritis
- Rheumatoide Arthritis mit Sonderformen
- Kollagenosen
- Spondylarthropathien
- Parainfektiöse Arthritiden
- Endokrine Arthropathien
- Paraneoplastische Arthritiden

Diagnosesicherung

– Labordiagnostik
- Gelenkpunktion im Falle eines Gelenkergusses mit Analyse der Synovialflüssigkeit (◘ Tab. 26.4–26.6)
- Blutserologie: Abklärung vor allem der Entzündungsparameter (BSG, CRP, Blutbild, Leukozytendifferenzierung, Eiweiß-Elektrophorese) zur Differenzierung rheumatoider/bakteriell bedingter entzündlicher Arthritiden
- Immunglobuline und Autoantikörper zur weiteren exakten Differenzierung von Erkrankungen aus dem rheumatischen Formenkreis (◘ Tab. 26.7–26.11)
- Antikörper-Titer-Bestimmung bei Verdacht auf postinfektiöse/reaktive Arthritiden (Yersinien, Salmonellen, Campylobacter, Borrelien, Chlamydien u. a.)
- HLAB-Antigene v. a. bei Verdacht auf Vorliegen einer Spondylarthropathie (◘ Tab. 26.12 und 26.13)
- Knochenstoffwechsel-Parameter: alkalische Phosphatase, Kalzium, Magnesium, Phosphat im Hinblick auf Vorliegen einer Osteoporose, eines Hyperparathyreoidismus u.a.m.

– **Urindiagnostik**: ◘ Tab. 26.14
– **Arthrosonographie**: Zur Differenzierung Weichteilpathologischer extraartikulärer sowie intraartikulärer Befunde

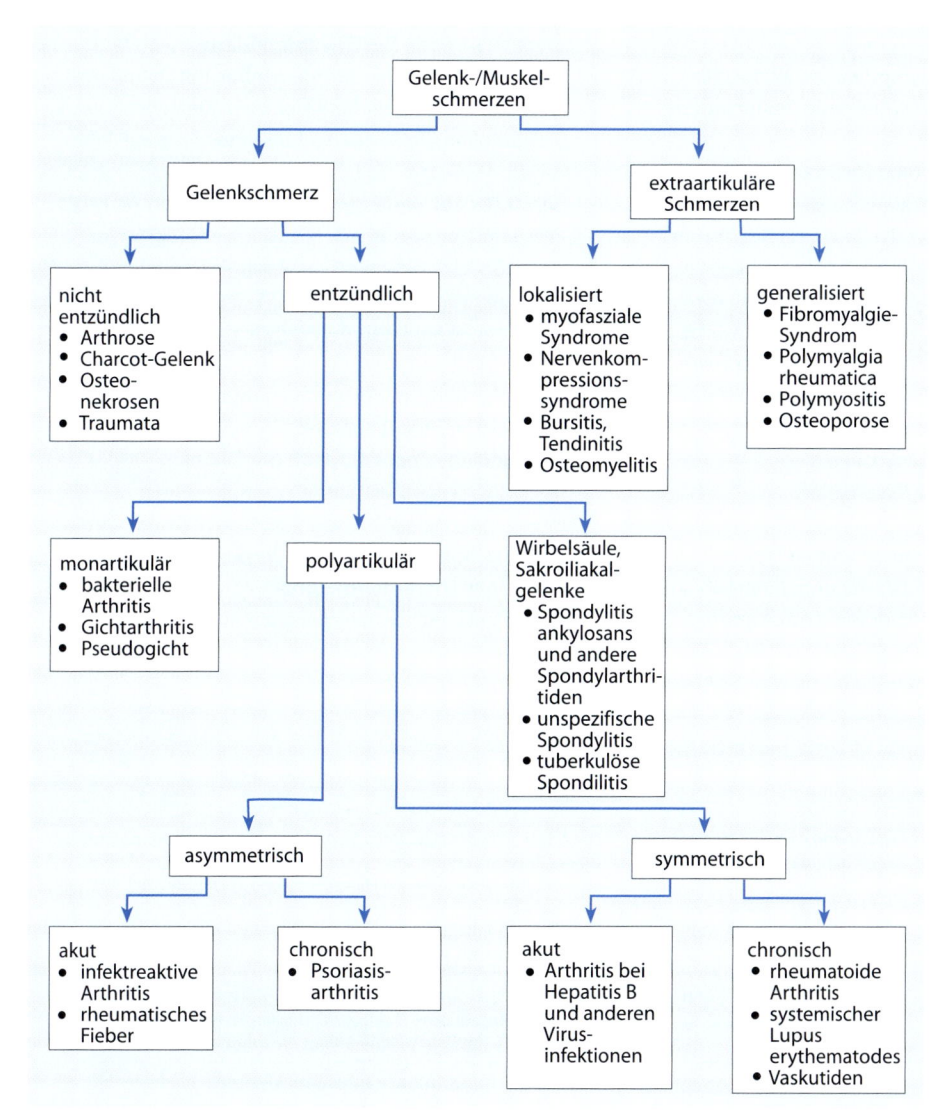

◘ **Abb. 26.4.** Differenzialdiagnose von Gelenk- und Muskelschmerzen in Abhängigkeit vom klinischen Verlauf und der Lokalisation

- **Röntgenuntersuchung:** Abklärung auf strukturelle (knöcherne) Veränderungen (degenerativer Aufbrauch, entzündliche Destruktion, Achsfehlstellung u. a.); mögliche Weichteilzeichen bei Arthritiden u. a.; Befallsmuster (z. B. Strahlenbefall bei Psoriasisarthritis)
- **Skelettszintigraphie:** Objektivierung einer entzündlichen Binnenmanifestation, aber auch bei extraartikulären Störungen wie heterotopen Knochenneubildungen und Metastasen
- **Kernspintomographie, Computertomographie:** Gezielte bildgebende Abklärung in mehreren Raumebenen (vor allem bzgl. der Weichteilpathologie im Gelenkbinnenraum; z. B. Schulter, Knie)

Therapie

Weitgehend unabhängig von der speziellen Diagnose sind wichtige allgemeine Behandlungsstrategien zu beachten:
- Gewichtsreduktion in Anlehnung an den Body Mass Index (BMI), v. a. bei Affektionen im Bereich des Kniegelenkes
- Gesamte Palette der symptomatischen medikamentösen Maßnahmen (Analgesie, Antiphlogese, s. ▶ Kap. 7.2 und 7.3)
- SADOA (»slow acting drugs in osteoarthritis«) bzw. sog. Antiarthrotika mit langsamem Wirkungseinsatz und über die Dauer der Applikation anhaltende Wirkdauer. Diese Präparate haben jeweils zum Ziel, den progressiven Arthroseprozesses zu verlangsamen, wie z. B. Glucosaminsulfat (3×500 mg/die über 6–12 Wochen), Chondroitinsulfat, Diacerein (oral) und Hyaluronsäurederivate (intraartikulär)
- Lokale physikalische Maßnahmen
- Krankengymnastische Mobilisation:
  - CPM-Schiene
  - Funktionelles Bewegungstraining
  - Trainingstherapie zur Kräftigung der gelenkumspannenden Muskulatur, Balneotherapie u. a.

- Orthopädische Hilfsmittel:
  - Einlagenversorgung
  - Fersenpuffer
  - Einsatz von Gehhilfen
  - Schuhaußen- bzw. -innenranderhöhung bei varischem bzw. valgischen Beinachsenfehler und entsprechender hemilateraler Kniegelenksirritation

Entzündliche Reizreaktion (im Rahmen einer Erkrankung aus dem rheumatischen Formenkreis)
  - Intraartikuläre Spritzenapplikation (Lokalanästhetika mit 10–40 mg Triamcinolon; Dosis: 1–3 Injektionen in 1- bis 4-wöchigen Abständen)
  - Evtl. vorausgehende Abpunktion des Reizergusses (mit Verminderung der darin enthaltenen lysosomalen Enzyme)
  - In Ausnahmefällen bei persistierender hypertropher Synovialitis auch Radiosynoviorthese

Deutliche degenerative Veränderungen mit persistierenden Beschwerdebildern
- Evtl. arthroskopische Intervention mit Debridement und Knorpelsanierung (vor allem Kniegelenk, auch Schultergelenk, oberes Sprunggelenk u. a.)

Verdacht auf Vorliegen einer bakteriellen Arthritis
- Sofortige operative Intervention erforderlich mit möglichst radikaler Synovektomie und mechanischer Lavage (evtl. mit Spül-Saugdrainage)
- Gezielte antibiotische Abdeckung

Gelenkerhaltende operative Eingriffe
- Autologe Knorpelplastik
- Autologe Chondrozytentransplantation
- Achskorrigirende Umstellungsosteotomie

Spätstadium degenerativer Veränderungen mit sonstiger Therapieresistenz
- Alloplastischer Gelenkersatz (Endoprothese)

Tab. 26.4. Entzündungsaktivität im Gelenkpunktat bei wichtigen Grundleiden

Entzündungsaktivität	Synovialbefund	Gelenkleiden
Nicht entzündlich	– Leukozytenzahl <2 000/mm³ – Eiweißgehalt normal: 1,5–2,0 g%	Degenerative oder traumatische Arthritis; Osteochondromatose; Osteochondrosis dissecans und aseptische Knochennekrosen; neuropathische Arthropathien; Hämochromatose, Ochronose
Leicht entzündlich	– Leukozytenzahl <5 000/mm³ – Eiweißgehalt: 3–4 g%	SLE; Sklerodermie; Arthritis bei M. Bechterew; tumorös bedingte Arthritis; Synovitis villonodularis
Stark entzündlich	– Leukozytenzahl >5 000 und ≤50 000/mm³ – Eiweißgehalt: 4–6 g%	Rheumatoide Arthritis; Gicht; Chondrokalzinose; M. Reiter; A. psoriatica; postenteritische reaktive Arthritiden; rheumatisches Fieber; Arthritis bei Leukämien; viral bedingte Arthritiden
Purulent	– Leukozytenzahl >50 000/mm³	Akute bakterielle Arthritis, tuberkulöse Arthritis

26.4 · Peripherer Gelenkschmerz

Tab. 26.5. Krankheitstypische Befunde des Synovialpunktates

Krankheitsbild	Farbe	Trübung	Gerinnung	Viskosität	Muzinausfällung	Zellzahl (% an Granulozyten)	Rhagozyten	Glukose (Differenz in mg% zum Serum)	Protein (g%)	Komplement	Enzyme	Sonstiges
Normalbefund	Hellgelb, bernsteinfarben	Klar	∅	Hoch	Normal	15–200 (10–20%)	∅	0	1,8	Normal	Normal	–
Degenerative Arthritis	Strohgelb	Klar bis leicht getrübt	∅–++	Normal–(↓)	Normal	Bis 1 000 (15–25%)	∅–(+)	5	3,0	Normal	Normal	–
Posttraumatische Arthritis	Gelb, rosa evtl. blutig	Klar bis getrübt	∅–+	Normal–(↓)	Normal bis locker	Bis 2 000 (20–25%)	(+)–+	5	3,5	Normal	Normal	Vereinzelt bzw. massenhaft Erythrozyten
Rheumatoide Arthritis	Gelb bis grünlich	Trüb, evtl. flockig	∅–+++	↓↓	Schwach bis flockig	5 000–50 000 (50–80%)	>30%	30	4,5	↓↓	↑↑	Immunkomplexnachweis Rheumafaktornachweis
SLE	Gelb	Klar bis leicht getrübt	∅	(↓)	Normal bis locker	2.000–8.000 (40–50%)	(+)–+	25	3,5	↓	Normal	Evtl. LE-Zellnachweis
Sklerodermie	Gelb	Leicht getrübt	∅–+++	(↓)	Locker bis flockig	8.000–10.000 (50–60%)	0–(+)	25	3,5	↓	Normal	Evtl. LE-Zellnachweis
Spondylitis ankylosans	Gelb	Klar bis leicht getrübt	∅–++	(↓)	Locker bis flockig	3.000–5.000 (40–50%)	(+)–+	40	4,0	(↓)	↑	Evtl. LE-Zellnachweis
Arthritis psoriatica	Gelb	Leicht getrübt	∅–++	↓	Locker bis flockig	3 000–5 000 (40–50%)	0–(+)	45	4,5	Normal–(↓)	↑	–
M. Reiter	Gelb-grünlich	Trüb	∅–++++	↓	Flockig	10 000–15 000 (60–70%)	0–(+)	40	4,0	(↓)	↑	–
Rheumatisches Fieber	gelb	Trüb	∅–+++	↓	Locker	12 000–20 000 (60–70%)	0–(+)	40	4,0	Normal	↑	–
Gicht	Gelbmilchig	Trüb	∅–++++	↓–↓↓	Schwach bis flockig	2 000–40.000 (70–90%)	0–(+)	50	5,0	Normal	↑–↑↑	Kristallnachweis
Chondrokalzinose	Gelbmilchig	Trüb	∅–++	↓–↓↓	Locker	2 000–50.000 (80–90%)	0–(+)	40	4,0	Normal	↑–↑↑	Kristallnachweis
Tuberkulöse Arthritis	Graugelbcremig	Trüb, evtl. flockig	∅–++++	↓	Schwach bis flockig	20 000–50.000 (50–65%)	0–(+)	55	5,5	Normal	↑↑	Kultureller Nachweis
Bakterielle Arthritis	Graucremig	Stark getrübt, flockig	∅–++++	Normal–↑↑	Schwach bis flockig	50 000–100.000 (85–95%)	0–(+)	45	5,5	↓	↑↑↑	kultureller Nachweis

Tab. 26.6. Differenzialdiagnosedes Synovialpunktates bei Kristallarthropathien

Grunderkrankung	Zellzahl/mm³	Anteil an neutrophilen Granulozyten (%)	Kristallart	Lichtmikroskopischer Kristallbefund	Kristallgröße und -farbe
Arthritis urica	2 000–40 000	70–90	Mononatrium-Urat	Negativ doppelbrechend; extra- oder intrazellulär liegend; stäbchen- bis nadelförmig; Auflösung durch Urikase	2–20 μm; gelb-blau
Chondrokalzinose	2 000–50 000	80–90	Kalzium-Pyrophosphat (CPPD)	Schwach positiv doppelbrechend; meist intrazellulär liegend; plumpe kubische, z.T. rhomboide Form	1–10 μm; blau bzw. gelb
Hydroxylapatit-Rheumatismus	8 000–40 000	60–90	Hydroxylapatit (basisch)	Optisch und auch polarisationsoptisch kaum fassbar; (meist nur elektronenmikroskopisch oder kristallographisch nachweisbar); negativ doppelbrechend, münzförmig, Aggregation zu amorphen Massen	0,1–1 μm; Färbung mit 2%igem Alizarinrot mit orangerotem Niederschlag
Oxalose			Oxalate	Oktaederförmig	
Steroid-Arthritis	Bis zu 50 000		Glukokortikoid-Kristalle	Negativ und positiv doppelbrechend; intra- und extrazellulär liegend	
Rheumatoide Arthritis	5 000–50 000	50–80	Cholesterol-Kristalle (selten)	Rektangulär oder rhomboid; selten nadelförmig, oft mit rechtwinklig eingebrochenen Enden; immer extrazellulär; Auflösung durch Äther	5–10 μm Sphärisch rot und blau

Tab. 26.7. Häufigkeit der IgM-Rheumafaktoren

Krankheitsbild	Relative Häufigkeit (%)
Rheumatoide Arthritis	75–85
Juvenile chronische Arthritis	10–20
Systemischer Lupus erythematodes	30–40
Sklerodermie	25–40
Sjögren-Syndrom	70–80
Dermatomyositis	10–15
Mischkollagenosen	45–50
Panarteriitis nodosa	10–15
Arthritis psoriatica	10–15
Arthritis bei Spondylitis ankylosans	10–12
Gesunde Durchschnittsbevölkerung	3–5
Ältere Menschen über 60 Jahre	15–20

Tab. 26.8. Häufigkeit der IgA-Rheumafaktoren

Krankheitsbild	Relative Häufigkeit (%)
Rheumathoide Arthritis – seropositiv – seronegativ	75–100 30–35
Spondylitis ankylosans	10–12
Systemischer Lupus erythematodes	30–35
Primäres Sjögren-Syndrom	80–90
Endokarditis	75–80

Tab. 26.9. Positiver Rheumafaktornachweis (IgM) bei nicht-rheumatischen Erkrankungen

Krankheitsbilder	Relative Häufigkeit (%)
Endokarditis lenta	25–30
Leberaffektionen (Zirrhose, Metastasen, Virushepatitis)	20
Lungenaffektionen (Bronchitis, Fibrose, Silikose, Sarkoidose, Viruspneumonie, Asbestose, Asthma bronchiale)	5–10
Nierenaffektionen (Glomerulonephritis)	5–10
Hypergammaglobulinämie, Myelome (z. B. M. Waldenström)	30
Maligne Lymphome und Leukämien	10
ZNS-Störungen (Schizophrenie, endogene Depression, Psychosen)	5–10
Chronische bakterielle Infekte – Tuberkulose – Syphillis – Lepra u.a.m.	15 15 15–30
Virale Infekte (Influenza, Herpes zoster u. a.)	5–10
Diabetes mellitus	5–10

Tab. 26.10. Häufigkeit von ANA im direkten Immunfluoreszenztest zur Differenzialdiagnose von Gelenkaffektionen

Krankheitsbild	Relative Häufigkeit (%)
Lupus erythematodes – systemische Form – medikamentös induzierte Form – diskoide Form	 95–100 70 20–40
Mischkollagenosen	100
Rheumatoide Arthritis	20–40
Juvenile chronische Arthritis	40–50
Felty-Syndrom	45–100
Sklerodermie	75–85
Dermato-/Polymyositis	25–30
Panarteriitis nodosa	5–15
Sjögren-Syndrom	70–90
Polychondritis	15–20
Klinische Gesunde – <60 Jahre – >60 Jahre	 0–4 15–20

Tab. 26.12. Häufigkeit positiver HLA-B 27 Befunde

Krankheitsbild	Relative Häufigkeit (%)
Spondylitis ankylosans	90–95
M. Reiter	80–90
Arthritis psoriatica – mit Beteiligung des Achsenskelettes – ohne Beteiligung des Achsneskelettes	 60–70 15–20
Reaktive postenteritische Arthritiden (v. a. Yersinia-Infektionen u. a.)	70–90
Juvenile chronische Arthritis	30–45
Spondylarthritis bei Colitis ulcerosa und M. Crohn	60–70
Rheumatoide Arthritis	6–10
Normalbevölkerung	6–8

Tab. 26.11. Spezielle krankheitstypische Antikörper. (Differenzialdiagnose von Gelenkaffektionen)

Antikörper	Rheumatische Arthritis (%)	SLE (%)	Medikamentös bedingter LE	Sklerodermie (%)	CREST-Syndrom (%)	Polymyositis (%)	Dermatomyositis (%)	Sjögren-Syndrom (%)	Mischkollagenosen (%)	Panarteriitis nodosa (%)	Wegenersche Granulomatose (%)
Anti dsDNS		70–90									
Anti Sm-AK		25–30*							8		
Anti RNP-AK	10%	15–40		30		5–10		3	100		
Antihiston-AK	++	50	30–80								
Anti Scl-70-AK				20–50							
Antizentromere AK				50	80–90						
Anti-Pm$_1$-AK						50–90	20				
Anti-Jo-1-AK						30–40	4–5				
Anti-Mi-1-AK							20				
Anti-SS-A (Ro)	10	35–50		20–30		15		60–70	50		
Anti-SS-B (La, Ha)		15–30						40–60			
HB$_s$-AK										30–40	
Antizytoplasmatische AK											65–95
RANA	95										
Antimitochondriale AK(AMA)			++								

*Spezifisch

◘ Tab. 26.13. Weitere häufige HLA-Assoziationen

Krankheitsbild	HLA-Antigen	Häufigkeit (%)	Normalbevölkerung (%)
M. Behçet	B 5 B 13 B 51	35–80 70	10–25
Lupus erythematodes	B 8 B 15, B 19 DR 3 (DR 2)	20–50 60	10–25 10–25
Sjögren-Syndrom	B 8 DR 3 DR 4	40–55 70	10–25 10–25
Rheumatoide Arthritis	D4 DR 4 DR1, DR 2	35–55 60–80	12–20 25–30
Juvenile chronische Arthritis	DR 4 DR 5 DR 8	70	
Psoriasis-Arthritis	B 38, B17 B 13 B 38, B 7	7–45 25	3–7 3–7
Psoriasis-Spondylitis	B27 B 13 B 38, B 7	15–60 70 15–30	6–8 3–7 3–7
M. Schoenlein-Henoch	B 35		

◘ Tab. 26.14. Pathologische Urinbefunde bei rheumatischen und »pararheumatischen« Erkrankungen

Diagnose	Häufigkeit des pathologischen Urinbefundes	Proteinurie	Erythrozyturie	Leukozyturie	Sonstiges
Rheumatoide Arthritis	5–6% (vor allem bei Amyloidose und bei Medikamentennebenwirkungen)	Ø(–+++)	Evtl. (+)	Ø	–
Rheumatisches Fieber	Selten	(+)	(+)	(+)	Evtl. Zylinder nachweisbar
M. Reiter	Häufig (Urethritis!)	(+)	(+)–++	(+)–+++	–
SLE	60–80%	(+)–+++	(+)–+	(+)	Evtl. Zylinder nachweisbar
Panarteriitis nodosa	60–80%	(+)–++	(+)–+++	(+)	Evtl. Zylinder nachweisbar
Gicht	Häufig (Steinbildung!)	(+)	(+)–+++	(+)	–
Ochronose	Immer	Ø	Ø	Ø	Alkaptonausscheidung
Myelom	Sehr häufig	(+)–+++	Ø	Ø	–
Amyloidose	Sehr häufig	(+)–+++	(+)	(+)	Evtl. Zylinder nachweisbar
Sekundärer Hyperparathyreoidismus	Immer	(+)–+++	(+)–+++	(+)	Ca-Ausscheidung

26.5 Komplexes regionales Schmerzsyndrom Typ I

Abkürzung. CRPS I (gemäß International Association for the Study of Pain – IASP).

Synonyma. Sympathische Reflexdystrophie, Morbus Sudeck, Sudecksche Krankheit, Sudeck- Syndrom, CRDS (»complex regional dysfunction syndrome«).

> **Definition**
> *Symptomenkomplex mit chronischen, oft nur schwer beherrschbaren Schmerzen und zusätzlichen autonomen, sensomotorischen und im weiteren Krankheitsverlauf aufscheinenden trophischen Störungen.*

Inzidenz. 0,5 pro 1 000 Einwohner im Jahr.

Ätiologie. Auslösung meist durch geringe Traumen (Hand- oder Fußprellung, Handgelenks- oder Sprunggelenksdistorsion, u. a.), auch kleinere operative Eingriffe (Ringband- oder Karpaltunnelspaltung, Hohlhandfasziektomie beim M. Dupuytren u. a.), seltener spontan (10%):
Nach distaler Radiusfraktur wird ein CRPS beobachtet:
- bei konservativer Therapie: 8%
- bei Osteosynthese mit Fixateur externe: 23%

Gemäß Baron u. Jänig (1998) spielen sich die Prozesse auf 4 miteinander in Verbindung stehenden Integrationsebenen ab: Effektorgan – periphere afferente und sympathische Neurone – Rückenmark – supraspinale Zentren. Die aktuellen Hypothesen gehen von interagierenden Nozizeptoraktivitäten aus, die zentral zu einer veränderten sympathischen und motorischen Efferenz führen. Das verursachende Trauma löst in diesem Zusammenhang eine bahnende Nozizeptoraktivität aus, die dann zur Sensibilisierung für mechanische, thermische und chemische Reize führt.

Eine früher meist vermutete **prädisponierende psychosoziale Störung** (emotionale Instabilität, Depression, Ängstlichkeit, Nervosität u.ä.) spielt offensichtlich keine wesentliche Rolle!

Pathogenese. Neurogene Entzündungsreaktion vermutet; sog. sympathisch unterhaltener Schmerz (»sympathically maintained pain« – SMP).

Lokalisation. In erster Linie im Bereich der distalen Extremitäten; hier sind vor allem die Hand, dann auch der Fuß betroffen. Obere/unter Extremität = 2:1.

Klinik. Sehr komplexes klinisches Bild (Tab. 26.15): die angegebenen Beschwerden und Störungen stehen dabei bei weitem nicht im Verhältnis zur Schwere der schädigenden Ursache. Der Häufigkeitsgipfel der Erkrankung liegt im 50. Lebensjahr. Die Geschlechtsverteilung Männer:Frauen = 1:2–2,5.

Trias im distalen Bereich der betroffenen Extremität aus sensorischen, sympathischen und motorischen Störungen:
- Periphere (sympathisch unterhaltene) Schmerzen
- Schwellung (gestörte Hautdurchblutung mit Ödem) und vegetative, sensomotorische und trophische Störungen; Hyperhidrosis (vasomotorische Instabilität)
- Auftreten sofort oder mit mehrtägiger Latenz zum schädigenden Ereignis

Bei 90% der Patienten fehlt in der Frühphase die als typisch beschriebene Rötung und Überwärmung, nicht selten livide verfärbte kühle Extremität mit dann oft schlechterer Prognose.

Einteilung in **3 Stadien**, ergänzt durch einige **Sonderformen** (Tab. 26.16).

Tab. 26.15. Häufigkeit klinischer Symptome des CRPS Typ I innerhalb der ersten 2 Monate nach Auftreten der Erkrankung.

Weichteilsymptomatik	Häufigkeit (%)
Unterschiedliche Hauttemperatur	98
Funktionseinschränkung (Gelenk)	98
Unterschiedliche Hautfärbung	97
Erhebliche Schmerzen	92
Ödem	86
Zunahme der Schmerzen unter Belastung	98
Muskelatrophie	40
Hautatrophie	38
Nagelveränderungen	15
Neurologische Symptomatik	**Häufigkeit (%)**
Paresen	98
Hyperpathie	75
Hypästhesie	69
Tremor	57
Koordinationsstörungen	53
Unwillkürliche Bewegungen	19
Muskelspasmen	11
Hyperhidrose	57

Typisches klinisches Bild
- **Sensorische Symptome**
  - Spontanschmerz mit orthostatischer Komponente (Hauptsymptom!)
  - Schmerzqualität: brennend, bohrend, evtl. krampfartig
  - Distale Betonung, tief in der Extremität empfunden, unter Belastung verstärkt
  - Häufig führen bereits kleinste Bewegungen der Finger einer betroffenen Hand zu heftigsten Schmerzen
  - Provokation der Schmerzen durch Temperaturänderung (Wärme- bzw. Kälteallodynie) und/oder Berührung (Berührungsallodynie)
- **Sympathische (autonome) Symptome**
  - Typische Überwärmung und Weichteilschwellung der betroffenen Region
  - Temperaturdifferenz zur nicht betroffenen Gegenseite von mehr als 1,5–2,0°C als Ausdruck einer gestörten Hautdurchblutung (bei 84% der betroffenen Patienten)
  - In einigen Fällen 3-phasischer Verlauf: In der Anfangsphase warm, dann Gefäßlabilität, in der Spätphase kühl
  - Gestörte ekkrine Schweißdrüsenaktivität im Sinne einer Hyper- oder auch einer Hypohidrose
  - Ödem mit massiver distaler Weichteilschwellung meist in der Frühphase, das durch orthostatische Belastungen, aber auch durch schmerzhafte Bewegungen ausgelöst oder verstärkt werden kann
- **Motorische Symptomatik**
  - In nahezu allen Fällen deutliche aktive und passive Funktionseinschränkung, v. a. im Hinblick auf Komplexbewegungen
  - Kraftminderung bis hin zur Plegie, von proximal nach distal zunehmend
  - Bisweilen Tremor (Halte- und Aktionstremor), Dystonie und/oder Koordinationsstörungen
- **Trophische Störungen**
  - Typisches Zeichen des Endstadiums der Erkrankung
  - Auftreten in 30%
  - Gestörtes Wachstum der Haut (glänzend, dünn; Verlust der physiologische Fältelung; glatte und straffe Wachshaut) und der Hautanhangsgebilde (gröbere Haarstruktur; dickere, steifere und brüchigere Nägel)
  - Einsteifung der betroffenen Gelenke in der eingenommenen schmerzärmeren neutralen Schonhaltung mit Kontraktur und begleitender Muskelverkürzung und -atrophie

Kriterien. Tab. 26.17.

Diagnosesicherung. Eine sorgfältige Anamneserhebung sowie eine detaillierte klinische Befundung sind entscheidend (Scores sind in aller Regel unbrauchbar). Nur im Zweifelsfall kommen weitergehende Untersuchungsmethoden in Frage:
- **Klinischer Ischämietest.** Anlegen einer Blutleere nach Esmarch (suprasystolischer Druck einer an der betroffenen Extremität proximal angelegten Druckmanschette): Ist 1–2 Minuten nach Unterbrechung der Blutzirkulation der Spontanschmerz verschwunden (in 90% gegeben), ist der Test positiv!
- **Diagnostische Sympathikusblockade.** Dient v. a. der Differenzierung eines SMP (»sympathetically maintained pain«) von einem SIP (»sympathetically independent pain«).
  - Primäre Grenzstrangblockade mit **Lokalanästhetikum** oder Stellatumblockade, evtl. mit Placebokontrollierter Kochsalzinjektion
  - Diagnostische Blockade mit **Guanethidin** (i.v.-Regionalanästhesie) mit initialer Schmerzverstärkung durch anfänglich vermehrte Noradrenalin-Freisetzung mit anschließender Hemmung der Noradrenalin-Speicherfähigkeit in den postganglionären adrenergen Neuronen und dann lang anhaltender Sympathikolyse
  - Systemische Applikation von **Phentolamin** (als Kurzinfusion; Blutdruckabfall durch Volumensubstitution bzw β-adrenergen Antagonisten abfangen!).
- Das **Röntgenbild** zeigt im Stadium II (nach Wochen bis Monaten) in aller Regel eine im Seitenvergleich typische distal verteilte knöcherne Dystrophie (Osteoporose) mit feinfleckiger Knochenbälkchenstruktur, »bleistiftdünner« Kortikaliszeichnung und gelenknaher Demineralisation; die Veränderungen treten anfänglich v. a. im Bereich der Mittelhand- bzw. der Mittelfußköpfchen (Metakarpo-/Metatarso-Phalangealgelenke) auf; Abb. 26.6).
- Im **3-Phasen-Knochenszintigramm** (99Tc-Diphosphonat) sind bereits im Anfangsstadium der Erkrankung Veränderungen des Knochenstoffwechsels (vermehrter periartikulärer Knochenumbau mit Hyperämie und Hyperperfusion) mit gelenknaher Mehranreicherung nachweisbar (hohe Sensitivität und Spezifität). Für ein CRPS Typ I pathognomonisch (im Gegensatz zur Inaktivitätsosteoporose) ist ein rascher, vermehrter Nuklideinstrom mit Hyperperfusion aller 5 Phalangen); im Falle einer isolierten Medianusläsion sind in aller Regel nur die 3 radialen Finger betroffen. Die früher propagierte **Indium-111-Immunglobulin-G-Szintigraphie** zum Nachweis entzündlicher und infektiöser Läsionen hat heutzutage keine wesentliche diagnostische Bedeutung mehr.

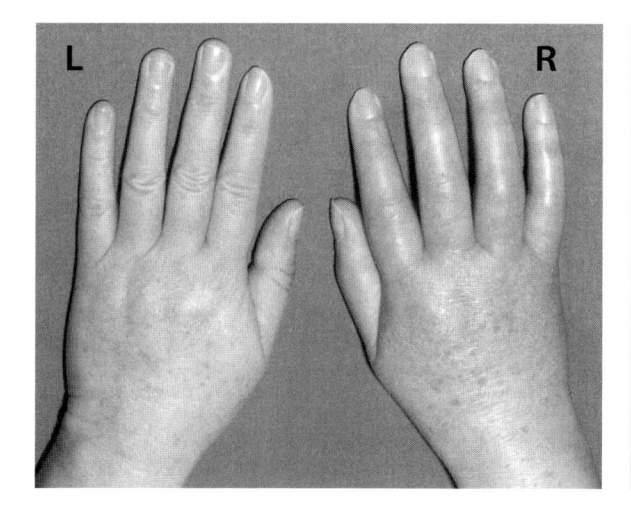

26.5 · Komplexes regionales Schmerzsyndrom Typ I

Abb. 26.5. Typischer klinischer Befund bei CRPS I der rechten Hand im Stadium I mit ausgeprägtem Weichteilödem

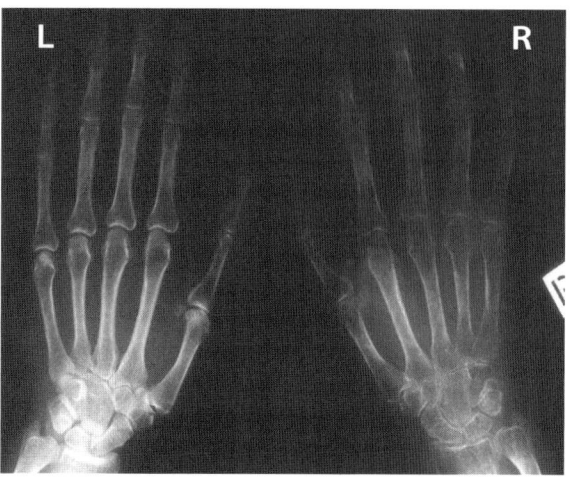

Abb. 26.6. Typischer radiologischer Befund bei CRPS I der rechten Hand im Stadium II (–III) mit feinfleckiger Entkalkung der Handwurzel sowie der gelenknahen Anteile der Mittelhandknochen und Phalangen mit Übergang in eine »milchige« Osteoporose

Tab. 26.16. Stadien und Sonderformen der sympathischen Reflexdystrophie. (Nach Hoerster u. Reining 1998)

Stadium	Klinik	Röntgenbefund
I – Akute Entzündung sympathische Dysfunktion	Akuter Beginn Stunden/Tage nach auslösendem Agens, nur selten spontan – jeweils in den distalen Extremitätenabschnitten mit Tiefenschmerz, Spontanschmerz (brennend, stechend); Schonhaltung bis hin zur Schmerzsteife; Hyperalgesie; Hyperästhesie, Allodynie; rötlich-livide feuchtwarme Haut, Weichteilödem (Abb. 26.5)	Meist unauffällig
II – Chronische Dystrophie	Rückgang der Ruheschmerzen, Bewegungsschmerz, rigide Muskulatur, zunehmende Gelenkeinsteifung; blass-livide, kühle, trockene Haut mit aufscheinenden trophischen Störungen der Hautanhangsgebilde (Haare, Nägel); palmare/plantare Fibrosierungen	Fleckförmige Entkalkung (Abb. 26.6)
III – Irreversible Atrophie	Atrophische trockene Wachshaut, Anhidrose; Gelenkkontrakturen bis hin zum völligen Funktionsverlust	Milchige Osteoporose
Sonderformen	Meist abortive Verlaufsformen mit eher schleichendem Beginn ohne akute Phase; oft deutliche psychische Überlagerung mit passivem Verhalten und spürbarem Leidensdruck	

Tab. 26.17. Kriterien der komplexen regionalen Schmerzsyndrome (CRPS Typ I und II) nach der IASP-Klassifikation chronischer Schmerzsyndrome (1994)

CRPS Typ I	CRPS Typ II
Vorausgehendes initiales schädigendes Ereignis	Vorausgehende periphere Nervenverletzung
Der nachfolgende Spontanschmerz und/oder die Allodynie/Hyperalgesie sind nicht auf das periphere Versorgungsgebiet eines einzelnen Nerven begrenzt und auch nicht proportional zur Schwere des auslösenden Ereignisses	Der auftretende Spontanschmerz oder sie Allodynie/Hyperalgesie sind nicht unbedingt nur auf das periphere Versorgungsgebiet des verletzten Nerven begrenzt
Seit dem schädigenden Ereignis waren oder sind ein Ödem, eine gestörte Hautdurchblutung oder eine abnormale sudomotorische Aktivität in der vom Schmerz betroffenen Extremitätenregion aufgetreten	
Diese Diagnose kann beim Vorliegen anderer Erkrankungen/Umstände, die das Ausmaß des subjektiv empfundenen Schmerzes erklären, ausgeschlossen werden	

- Andere bildgebende Verfahren (**Sonographie, MRT, CT**) bzw. eine apparative Diagnostik wie **EMG** und **NLG** und auch **laborchemische Untersuchungsmethoden** sind für die Routine(früh)diagnostik ungeeignet. Eine MRT-Tomographie mit i.v.-Gadoliniumgabe zeigt zwar bereits in der Frühphase der Erkrankung deutliche Signalveränderungen im Bereich der Weichteile und des Knochens; diese sind jedoch nicht ausreichend spezifisch.
- **Thermographie der Haut**: Nach 2-stündiger Akklimatisierung an kontrollierte Raumbedingungen Nachweis eines Temperaturunterschiedes im Seitenvergleich von mehr als 1,5–2,0°C im distalen Bereich der betroffenen Extremität; Erfassung mit Infrarotkamera (digitales Thermometer möglich, teilweise aber zu ungenau).
- **Quantitative Sudometrie**: Quantitative Feuchtigkeitsmessung (Schwitzen) mit Schweißkammer auf zwei entsprechenden behaarten Hautarealen (im Seitenvergleich); auch Messung einer bereits nach 10 Min. gesteigerten thermoregulatorischen Schweißinduktion (TST – thermoregulatorischer Schwitztest) sowohl im akuten als auch im chronischen Stadium der Erkrankung durch Anregung thermosensitiver Neurone im Hypothalamus nach Trinken von 500 ml heißem Tee (QSART – quantitativer sudometrischer Axonreflex; Birklein et al. 1999). Das Einbringen von 1%igem Carbachol in die Schweißkammer unter Gleichstrom zeigt nur in der Frühphase der Erkrankung eine signifikante Hyperhidrose.

Differenzialdiagnosen. Siehe ▸ Übersicht 26.2.

Übersicht 26.2. Differenzialdiagnose des CRPS Typ I
- Distorsion/Kontusion
- Fraktur
- Peripheres Kompartmentsyndrom
- Thoracic outlet-Syndrom
- Peripheres nervales Engpass-Syndrom (CTS, Guyon u. a.)
- Lymphstau
- Fibromyalgiesyndrom/myofasziales Schmerzsyndrom (s. ▸ Kap. 26.10 und 26.11)
- Phlegmonöse bakterielle Entzündung
- Insektenstich
- Posttraumatischer Vasospasmus
- Raynaud-Syndrom
- pAVK
- Thrombose/Thrombophlebitis
- Rheumatoide Arthritis

Therapie
- Stadiengerechte multimodale Behandlung (◘ Tab. 26.18).
- Medikamentöse Analgesie
  - Möglichst mit Retard-Präparaten nach dem WHO-Schema
  - NSAR alleine in aller Regel nicht ausreichend analgetisch wirksam
  - Evtl. Steroidgabe (Prednisolon 20–100 mg/die über einen mehrwöchigen Zeitraum!)
  - Calcitonin (100–200 IU) über 1–2 Wochen subkutan oder intranasal
- Radikalfänger als Externa (DMSO – Dimethylsulfoxid) im Frühstadium; Mannitol als niedrig-dosierte i.v.-Infusion (Cave: Hyperosmolarität); lokale Capsicain-Lösung (?).
- Antidepressiva mit analgetischen Effekt auf spinaler Ebene (heben u. a. auch die Schmerzschwelle an!); bei erwünschter nächtlicher Sedierung: Amitryptilin oder Trimipramin, auch Hydroxyzin und Diphenhydramin; bei gewünschter Antriebsteigerung Clomipramin (s. ▸ Kap. 7.7.5).
- Systemische Gabe adrenerger Antagonisten wie Phenoxybenzamin und Prazosin, evtl. Clonidin.
- Bis zum Abklingen der akuten Symptomatik **temporäre Ruhigstellung** der betroffenen Extremität, Hochlagerung, evtl. Kälteapplikation (soweit subjektiv toleriert). Anfänglich aktive Beübung lediglich der rumpfnahen Gelenke unterhalb der Schmerzgrenze – ein zu aggressives Vorgehen führt eher zu einer Verstärkung des Schmerzbildes; vorsichtige manuelle Lymphdrainage zur Ödemreduktion.
- Ziel der **physiotherapeutischen** und **physikalischen Behandlung** ist die schrittweise Wiederherstellung der verloren gegangenen Gelenkbeweglichkeit, des Muskeltonus und der muskulären Kraftentfaltung, außerdem die Rückbildung bereits eingetretener Atrophien und Kontrakturen. TENS ist in etwa 30% der Fälle effektiv, Einsatz v. a. im Rahmen der Reha-Phase sinnvoll.
- Die **Ergotherapie** zielt bei Affektionen im Bereich der Hand in erster Linie auf den wichtigen Funktionserhalt bzgl. der ADL, aber auch im Hinblick auf den späteren beruflichen Einsatz ab. In Einzelfällen kommen eine Schienen- bzw. Orthesenversorgung bin Frage.
- **Akupunktur** zur Reduzierung der Temperaturdifferenz, Normalisierung des Gefäßtonus und damit zur lokalen Analgesie.
- Angst und Stress können die Schmerzwahrnehmung beim CRPS verstärken; unter diesem Aspekt sind im Rahmen der **Psychotherapie**

▼

entspannungs- und konfliktzentrierte Schmerzverarbeitungs- und Stressbewältigungsprogramme sinnvoll. Ziel ist die Wiederherstellung der meist gestörten Körperwahrnehmung.

Die **Sympathikolyse als interventionelle Maßnahme** steht erst am Ende der Behandlungskette nach Ausschöpfung der physiotherapeutischen und physikalischen Strategien und nach erfolgreicher Durchführung einer probatorischen diagnostischen Sympathikusblockade; Anzahl limitiert, bei Misserfolg nach 2–3 Sitzungen abbrechen.

- **Techniken.** Axilläre Plexusblockade (obere Extremität), regionale Blockade des N. femoralis bzw. des N. ischiadicus oder lumbale Grenzstrangblockade (untere Extremität). Sorgfältiges Monitoring (EKG, Pulsoxymetrie, RR-Messung, verbales Monitoring) und engmaschige, etwa 5-minütige Bestimmung der Schmerzintensität (VAS-Skala) wichtig.
- **Verwendete Substanzen.** Buprenorphin oder Fentanyl zur ganglionären lokalen Opioidanalgesie (GLOA).

Ziel ist die Schmerzlinderung durch Beseitigung des pathologischen Reizzustandes mit Erholung des Nervenstoffwechsels und Durchbrechung des Circulus vitiosus der sympathogenen Schmerzverstärkung.

Die **Implantation von Nervenstimulatoren** bleibt wenigen Ausnahmefällen mit chronischen Schmerzzuständen nach Nervenverletzungen (Kausalgien) vorbehalten. Bei therapierefraktärem SMP bringt eine **chirurgische Sympathektomie** auch nach mehrfacher erfolgloser Sympathikolyse durchaus noch häufig positive Resultate; nach gegebener Chronifizierung im Spätstadium sind die Ergebnisse allerdings meist unbefriedigend.

Prognose. Sehr variabler Verlauf; Spontanremissionen möglich. Die Rezidivquote liegt bei 1,8%/Patient und Jahr; in nahezu 50% ist dann die Gegenseite betroffen. Vor allem jüngere Menschen und Patienten mit einer primär kühlen Extremität scheinen eher zu Rezidiven zu neigen.

Einige Fälle (v. a. bei SIP mit primär kühler Extremität) sind gegenüber fast jeder bekannten Behandlungsform resistent. In diesen Fällen resultieren oft schwere bleibende Behinderungen; in Ausnahmefällen kann bei schweren chronischen Schmerzzuständen mit Gebrauchsunfähigkeit der Extremität eine Amputation notwendig werden.

Tab. 26.18. Stadiengerechte multimodale Behandlungsstrategien beim CRPS. (Nach Maier u. Gleim 1998 und Werner et al. 1999)

Stadium	Medikamentöse Therapie	Physiotherapie	Physikalische Therapie	Ergotherapie	Psychotherapie	Invasive Maßnahmen
I	Analgetika (WHO-Schema), evt. Steroide, Psychofarmaka	Dosierte aktive KG (PNF kontralateral), evtl. im Thermalbad, Akupunktur	Hochlagerung, Ruhigstellung in Funktionsposition, milde Kühlung, vorsichtige Lymphdrainage, CO_2-Bäder, Elektrotherapie	Milde Hautstimulation, funktionelles Training, leichte manuelle Tätigkeiten	Entspannungstherapie, Training der Körperwahrnehmung	Sympathikusblockaden, GLOA (ganglionäre lokale Opiodanalgesie nach SMP-Testung
II	Langsames Ausschleichen der Analgetika; Steroide	Aktive ipsilaterale KG unterhalb der Schmerzgrenze; Dekonditionierungstraining (Allodynie), Mobilisationstechniken	Wie I; zusätzlich aufsteigende Bäder	Intensive funktionelle Techniken, Selbsthilfe (ADL), berufsbezogenes Training, evt. Schienenversorgung, Hilfsmittelversorgung	Wie I; evtl. Psychotherapie	Meist keine; evtl. wie I
III	Langsames Ausschleichen der Analgetika; Steroide	Manuelle Gelenkmobilisation, Muskelaufbautraining (MTT), evt. Haltungsschule	Wie I und II	Haushalts- und berufsbezogenes Training; Einzel- oder Gruppenübungen zur Verbesserung der Fein- und Grobmotorik; redressierende Übungen, Hilfsmittelversorgung, evt. orthetische Versorgung	Keine	Keine

26.6 Komplexes regionales Schmerzsyndrom Typ II

Abkürzung. CRPS II (gemäß International Association for the Study of Pain – IASP).

Synonym. Kausalgie.

> **Definition**
> *Schmerzsyndrom nach partieller peripherer Nervenläsion.*

Ätiologie. Auslösung meist durch Traumen, v. a. durch kleinere operative Eingriffe. Im Gegensatz zum Typ I (s. ▶ Kap. 26.5) liegt hier immer eine nachweisbare Verletzung eines peripheren Nerven vor (direkte sympathische Denervation vermutet).

Lokalisation, Klinik. Kardinalsymptome sind spontane Schmerzen und Allodynie auf lokale mechanische und Kältereize; Lokalisation nicht zwingend auf das anatomische Versorgungsgebiet des betroffenen Nerven beschränkt. Die periphere Schwellung und die trophischen Störungen sind meist weniger stark ausgebildet als beim Typ I.

> **Typisches klinisches Bild**
> Siehe ▶ Kap. 26.5.

Kriterien. Siehe ◘ Tab. 26.15 und s. ◘ Tab. 26.17. Typ II unterscheidet sich klinisch kaum vom Typ I. Klinik, Diagnostik und Therapie sind identisch.

Der Ischämietest ist im Gegensatz zum CRPS Typ I oft negativ.

Prognose. Siehe ▶ Kap. 26.5.

26.7 Polyneuropathien

Abkürzung. PNP.

> **Definition**
> *Oberbegriff für alle diffusen systemischen Erkrankungen des peripheren Nervensystemes einschließlich der Hirnnerven. Hierzu zählen nicht nur die eindeutig degenerativen Störungen, sondern auch entzündliche und echt infektiöse Formen (Polyneuritiden, Polyradikulitiden) und polytope Erkrankungen wie die Mononeuritis multiplex und auch sog. Schwerpunkt-Polyneuropathien.*

Einteilung und Ätiologie. Klassifikationen sind möglich unter morphologischen Gesichtspunkten in primär axonal-degenerative bzw. segmentale Markscheiden-Polyneuropathien (▶ Übersicht 26.3), aber auch unter Berücksichtigung der jeweiligen Ätiologie (verantwortliche Grunderkrankung; ◘ Tab. 26.19).

Einteilungen nach dem klinischen Verlauf (akut – subakut – chronisch) bzw. nach dem Befallsmuster (proximal – distal – symmetrisch – asymmetrisch – multiplex bzw. sensibel – motorisch – sensomotorisch) sind eher weniger gebräuchlich.

> **Übersicht 26.3.** Einteilung der Polyneuropathien unter morphologischen Gesichtspunkten
> - **Interstitielle Form**
>   – Postinfektiös: (z. B. Herpes zoster, AIDS u. a.)
>   – Bei Gefäßerkrankungen (z. B. Vaskulitiden, Arteriosklerose u. a.)
>   – Bei Amyloidose
>   – Akut- entzündlich (z. B. beim Guillain-Barré-Syndrom)
>   – u.a.m.
> - **Parenchymatöse Form** (v. a. die Ganglienzellen und/oder die Markscheiden betreffend)
>   – Neuronal und/oder axonal
>   - Toxische Axonopathien (z. B. Isoniazid, Vincristin u. a.)
>   - Metabolische Axonopathien (z. B. bei Diabetes mellitus, Alkoholabusus, malignen Neoplasien, Urämie, Amyloidose u.a.m.)
>   – Myelinopathisch
>   - Akut-entzündlich (z. B. beim Guillain-Barré-Syndrom, Diphtherie u. a.)
>   - Rezidivierend (Polyradikuloneuritis)
>   - Chronisch progredient (M. Waldenstroem, Gangliosidosen, metachromatische Leukodystrophie u. a.)

Klinik. Trotz der Vielfalt der einzelnen verantwortlichen Grunderkrankungen bestehen in aller Regel typische subjektive und objektive Funktionsstörungen im Bereich des peripheren Nervensystems. Hierbei ist der jeweilige Ausprägungsgrad der einzelnen sensiblen und/oder motorischen bzw. vegetativen Symptome meist abhängig von der Art der krankheitsbedingten morphologischen Nervenschädigung:
- **Subjektive Angaben**
  – Dysästhesien als Frühzeichen, später als Schmerz imponierend (meist symmetrisch-distal): kribbelnd, brennend, einschnürend, lanzinierend, überempfindlich auf Berührungsreize (z. B. Druck der Bettdecke)
  – Beschwerdebild in aller Regel belastungs- und bewegungsunabhängig; am quälendsten ausgebildet in Ruhe und v. a. zur Nacht
  – Evtl. Nervenstämme und lokale Muskulatur druckempfindlich

26.7 · Polyneuropathien

Tab. 26.19. Einteilung der Polyneuropathien unter ätiologischen Gesichtspunkten

Grunderkrankung	Pathognomonische klinische Symptomatik	Diagnostik
Stoffwechselerkrankungen		
Diabetische Polyneuropathie	Distal-symmetrisch, asymmetrisch, symmetrisch-paretisch, untere thorakale Radiukulopathie, vegetative Störungen	EMG, NLG, BZ-Tagesprofil
Urämische Polyneuropathie	Meist distal-symmetrisch; in 60–70% aller Patienten mit chronischer Niereninsuffizienz (Langzeitdialyse)!	Nierenwerte (Kreatinin)
Hepathische Polyneuropathie	Meist symmetrisch-demyelinisierend	Leberwerte (Transaminasen, γ-GT, Bilirubin, alkalische Phosphatase u. a.)
Thyreogene Polyneuropathie (Hypo-, auch Hyperthyreose)	Distal-symmetrisch, sensomotorisch	Schilddrüsenwerte (T3, T4, TSH)
Critical illness PNP (CIP)	Atrophische Lähmung aller Extremitäten bei erhaltener Sensibilität	EMG, NLG
Exogen-toxische Einwirkungen		
Alkoholabusus	Akrodistal-betont, symmetrisch, sensomotorisch, vorwiegend axonal	EMG, NLG, Leberwerte
Medikamentös induziert (Tab. 26.20)	Meist distal-symmetrisch, sensomotorisch	EMG, NLG, Anamnese
Lösungsmittel (Arylamid, Hexocarbone, Schwefelkohlenstoffe)	Distal beginnend, später sensomotorisch; evtl. zusätzliche Ataxie, Enzephalopathie	EMG, NLG, Berufsanamnese
Schwermetalle (Blei, Thallium, Arsen)	Klinik (Zahnfleischrand, Fingernägel-Bänder)	Berufsanamnese, Urinuntersuchung
Vitamin (B)-Mangel	B_1 – Beri-Beri B_2 – Pellagra B_{12} – funikuäre Myelose	Blutbild, Vitamin-Serumspiegel
Malabsorption	Sprue, Anorexia nervosa, Kurzdarmsyndrom	Klinik, Anamnese
Kollagenosen		
Panarteriitis nodosa	Mononeuritis multiplex oder symmetrisch, Splenomegalie, renale Hypertonie, Anämie, Eosinophilie, starke BSG-Erhöhung	Muskelbiopsie, Laboruntersuchung (CRP, Rheumafaktoren, Autoantikörper)
Rheumatoide Arthritis	Mononeuritis multiplex oder rein sensibel; zu Beginn an der oberen Extremität, auch akut-sensorisch distal an den Beinen	Suralis-Biopsie, Labordiagnostik
Lupus erythematodes, Sjögren-Syndrom, Churg-Strauß-Syndrom u. a.	Typisches klinisches Bild der jeweiligen Grunderkrankung	Spezifische Antikörper
Immunologische Erkrankungen		
Guillain-Barré-Syndrom	Rasch aszendierende, aber auch langsam progrediente bzw. rezidivierende symmetrische sensible und motorische Ausfälle; oft vorrausgegangener Infekt (Campylobacter jejuni, Epstein-Barr, Varizella-Zoster); vegetative Begleitstörungen Etliche Sonderformen bekannt!	Liquordiagnostik (albumino-zytologische Dissoziation) EMG, NLG, SEP u. a.
HIV	Vollbild von AIDS mit distal-symmetrischer PNP	HIV-Test, Differenzialblutbild
Gammopathie (Dys- bzw. Paraproteinämien)	Schwerpunkt-PNP oder akute Polyneuritis	Immunelektrophorese, Bence-Jones-Protein im Urin
Paraneoplastisches Syndrom	Vorwiegend sensorisch, oft asymmetrisch an den Beinen	Blutbild, Tumorsuche
Genetische Störung		
Hereditäre motorische und sensible Neuropathien (HMSM)	In aller Regel distal beginnend; chronischer Verlauf; atrophische Lähmungen, schmerzhafte Muskelkrämpfe, häufig Ausfall der Vibrations- und Lageempfindung (3 unterschiedliche chromosomale Aberrationen: 1, 3, 17)	Nervenbiopsie, NLG
Akute intermittierende Porphyrie	Meist Mononeuritis multiplex; abdominelle Krisen	Spezielle Labordiagnostik (Porphyrine)
Amyloidose	Distal-sensomotorisch, vegetative Begleitstörungen	Muskelbiopsie, Nervenbiopsie, Schleimhautbiopsie (Rektum)

- Evtl. Muskelkrämpfe, jedoch keine wesentlichen muskulären Schwächen
- Evtl. Hyperhidrose im Bereich der Hände und Füße
- **Objektive neurologische Symptome**
  - Kardinalsymptom: Herabsetzung oder gar Ausfall der Vibrationsempfindung an den Füßen, auch unabhängig von einer möglichen Störung der Lage- und Bewegungsempfindung (Propriozeption)
  - Herabsetzung der Berührungsempfindung (Störung der 2-Punkt-Diskriminierung), oft als strumpf- bzw. handschuhförmig berichtet mit unscharfer Begrenzung nach proximal
  - Qualitative Veränderung der Schmerzempfindung (z. B. unangenehmes Nachklingen; zeitlich verzögerte Schmerzempfindung)
  - Störungen der Kälte- und Wärmeempfindung
  - Ataxie der Extremitäten (sog. Pseudotabes), wenn die Propriozeption und damit die Koordination beeinträchtigt sind
  - Evtl. schlaffe, peripher-neurogene Paresen (v. a. der Fuß- und Zehenstrecker und der kleinen Handmuskeln), die sich nicht auf das Versorgungsgebiet einzelner Nerven oder Nervenwurzeln beschränken; die muskuläre Atrophie hält sich meist in Grenzen
  - Seltene Faszikulationen
  - Eigenreflexe typischerweise abgeschwächt oder erloschen (zuerst ASR, dann PSR, zuletzt obere Extremität betroffen).
- **Häufige begleitende vegetative Störungen**
  - Orthostatische Hypotonie, evtl. mit Schwindelattacken einhergehend; evt distale Zyanose
  - Trophische Hautstörungen
  - Ruhetachykardie, evtl. mit verminderter Pulsvariabilität im Zuge der Hyperventilation
  - Beeinträchtigung des Atemrhythmus, evtl. Schlafapnoe
  - Herabsetzung der Magen-Darm-Motilität
  - Stressinkontinenz der Harnblase
  - Evtl. Potenzstörungen
  - Herabsetzung der Thermoregulation mit anfänglich gesteigerter, später dann nachlassender Schweißsekretion; Hypersensivität auf Kältereize
  - Pupillenanomalien (z. B. verlangsamte Dunkel- oder Helladaptation).

Typisches klinisches Bild
- Meist symmetrische distale Dysästhesien, vorzugsweise in Ruhe (zur Nacht)
- Herabsetzung des Vibrationsempfindens (Füße)
- Beeinträchtigung der 2-Punkte-Diskrimination (Berührungsempfindung)
- Zeitlich verzögertes Schmerzempfinden

Tab. 26.20. Medikamentös bedingte Polyneuropathien (Auswahl)

Präparat	Pathognomische Klinik
Zytostatika	
Vincristin	Distal-sensomotorisch, proximale Myopathie
Cisplatin	Distal-sensomotorisch
Antibiotika	
Penicilin	Seltene Mononeuritis multiplex
Sulfonamide	Motorisch
Streptomycin	Hirnnerven betroffen
Chloramphenicol	Sensibel, evtl. Optikus mit betroffen
Nitrofurantoin	Symmetrisch distal-sensomotorisch
Tuberkulostatika (INH)	Symmetrisch distal-sensorisch
Amphotericin B	In erster Linie motorische Schwerpunkt-PNP
Antirheumatika	
Colchicin	Distal-sensomotorisch
Indometacin	Symmetrisch distal-sensomotorisch
Chloroquin	Symmetrisch proximal-motorisch, auch Hirnnerven
Psychopharmaka	
Diphenylhydantoin	Symmetrisch distal-sensorisch; zerebellare Ataxie
Trizyklische Antidepressiva	Distal-sensomotorisch (selten)
Herz-Kreislauf-Präparate	
Hydralazin	Sensibel
Propranolol	Sensibel
Ergotamin	Distal-sensomotorisch
Antikoagulanzien	Seltene Schwerpunkt-PNP

Diagnostik
- Detaillierte **klinisch-neurologische Befunderhebung** einschließlich vegetativer Funktionstests (Schweißtest); Schellong-Test
- **Elektrodiagnostik**: Diese erlaubt eine Differenzierung motorisch – sensibel – vegetativ, axonal – demyelinisierend, distal – proximal, symmetrisch – asymmetrisch – Hirnnervenbeteiligung)
  - Elektroneurographie: Die Amplitude der sensiblen Nervenaktionspotentiale (NAP) ist nahezu linear zum Ausmaß der axonalen Schädigung reduziert; die maximale sensible und motorische Nervenleitgeschwindigkeit ist bei vorwiegend demyelinisierenden Polyneuropathien mehr oder weniger stark verzögert.
  - Elektromyographie: Nachweis einer abnormen Spontanaktivität in Form von Fibrillationspotenzia-

len und positiv scharfer Wellen (bei akuter axonaler Schädigung)
- SEP
- Evtl. **Nervenbiopsie**
- **Laboruntersuchungen**
  - Klärung der Grunderkrankung
  - Suche nach Antikörpern bzw. toxischen Substanzen
  - Liquoruntersuchung

Besonderheiten der Alkohol-bedingten Polyneuropathie

Prävalenz. Mit deutlich über 30% häufigste Polyneuropathie überhaupt. Der Altersgipfel liegt zwischen dem 40. und 50. Lebensjahr.

Ätiologie. Malnutrition (Vitaminmangel, Schädigung des exokrinen Pankreas), direkte Toxizität (?).

Klinik. Männer sind wesentlich häufiger betroffen als Frauen.

> **Kommentar**
> In aller Regel keine Hirnnervenbeteiligung.

Unterschieden werden zwei Verlaufsformen:
- **Chronische Verlaufsform**: Gering ausgeprägte axonale Schädigung mit relativ guter Prognose.
- **Akute und schwere Verlaufsform**: Überwiegend axonale Schädigung der peripheren Nerven mit nachfolgenden deutlich ausgebildeten Lähmungen; NLG nur leicht herabgesetzt.

Typisches klinisches Bild

Frühstadium
- Sensible und motorische Reizerscheinungen
- Kribbelparästhesien
- Schmerzhafte Muskelkrämpfe
- Evtl. Spontanschmerzen, v. a. im Bereich der Unterschenkel und Füße

Weiterer Verlauf
- Druckschmerzhaftigkeit der langen Nervenstämme (Ischiadikus!)
- Abschwächung der Muskeleigenreflexe (v. a. des ASR)
- Herabsetzung des Vibrationsempfindens im Bereich der Füße
- Abschnittsweise auftretende Hypästhesie und Hypalgesie
- Vasomotorisch-neurotrophische Störungen
- Hyperhidrosis der Füße
- Evtl. Ulzerierungen
- Akrodistal betonte motorische Ausfälle, v. a. im Bereich der unteren Extremitäten

---

Besonderheiten der diabetischen Polyneuropathie

Prävalenz. Häufigste metabolische Polyneuropathie, mit nahezu 30% zweithäufigste aller PNP. Sie tritt v. a. jenseits des 50. Lebensjahres auf und nimmt dann kontinuierlich zu. Im Falle eines juvenilen Diabetes wird sie eher seltener verzeichnet. Bei der Erstdiagnose eines Diabetes besteht in 5–10% bereits eine polyneuropathische Symptomatik, nach 25 Jahren in gut 50% der Fälle!

Pathogenese. Wahrscheinlich multifaktoriell; Mikroangiopathie der Vasa nervorum (?), Störung des Lipid- und Eiweißstoffwechsels (?).

Klinik. Die Symptomatik ist meist uneinheitlich: In 50–70% der Fälle distale symmetrische sensible Störungen (v. a. heftige brennende Fußschmerzen; im Spätstadium Fußulzera, ◘ Abb. 26.7); in 20–25% distal asymmetrisch, auch im Sinne einer Mononeuropathia multiplex; in 5–20% proximal oder distal betonte symmetrisch-paretische Ausfälle; evtl. mit Hirnnervenbeteiligung (Nn. oculomotorius, facialis, abducens).

Spezielle Diagnostik
- **Liquorbefund**
  - Erhöhung des Gesamteiweißgehaltes in der Mehrzahl der Fälle (v. a. Globuline)
  - Zellzahl normal
  - Glukosegehalt parallel zum Blutzucker erhöht
- **EMG**
  - Pathologische Spontanaktivität
  - Motorische und sensible NLG meist nur gering vermindert

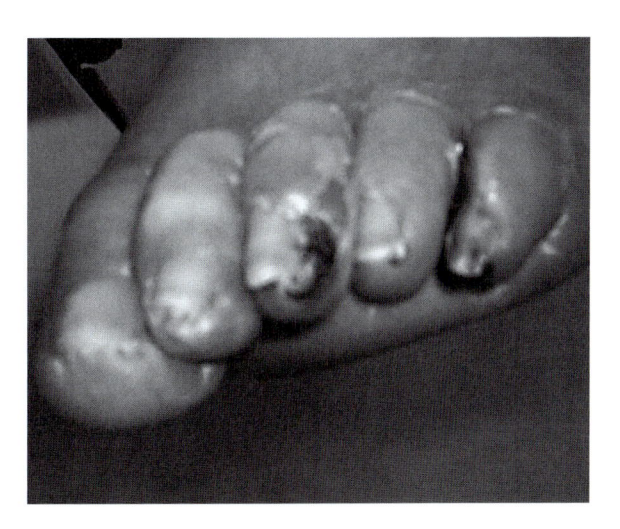

◘ **Abb. 26.7.** Typischer Vorfußbefund mit livider Verfärbung, Teilulzerierungen der Langzehen III und V sowie Nagelmykose im Falle einer diabetischen Durchblutungsstörung und klinischem Beschwerdebild einer distal betonten Polyneuropathie

Sonderform: Guillain-Barré-Syndrom

Abkürzung. GBS.

Ätiologie. Immunologisch-entzündliche Erkrankung der Nervenwurzeln und der peripheren Nerven; aller Wahrscheinlichkeit nach im Sinne einer zellvermittelten humoralen Reaktion nach vorausgegangener Virusinfektion (Zytomegalie- bzw. Epstein-Barr-Virus u. a.; in etwa 65% der Fälle), auch nach Impfungen bzw. Situationen mit herabgesetzter Immunabwehr (z. B. Systemerkrankungen wie Lymphome, metastasierende Karzinome, immunsuppressive Therapie u. ä.).

Pathologische Anatomie. Segmentale Demyelinisierung, Lymphozyten- und Makrophagen-Infiltration im Bereich der Nervenwurzeln und peripheren Nerven, auch der vegetativen Fasern; Spätfolge einer disseminierten Faseratrophie oder einer neurogenen Gruppenatrophie.

Klinik. Prävalenz: 1,5–2 Fälle/100 000 Einwohner und Jahr; 70% aller Patienten sind jünger als 30 Jahre. Keine Geschlechterbevorzugung.

> **Typisches klinisches Bild**
> **Frühstadium**
> - Distale motorische Schwäche im Bereich der unteren Extremitäten
> - Kribbelparästhesien und Taubheitsempfinden akrodistal mit langsamer Ausbreitung (sensible Störungen deutlich im Schatten der motorischen Ausfälle)
> - In 30% myalgische Symptomatik mit druckschmerzhaften Nervenstämmen
> - Muskeldehnungsreflexe stark abgeschwächt bzw. erloschen
>
> **Weiterer Verlauf**
> - Subakute Ausbreitung der Paresen (innerhalb von Stunden bis Tagen), wobei die Rumpf- und Interkostalmuskulatur oft übersprungen werden
> - Evtl. Hirnnervenbeteiligung (N. facialis und N. abducens)
> - Problematisierter Verlauf, wenn die Atemmuskulatur mit betroffen ist (Hypoventilation)

Diagnosesicherung
- **Liquorbefund** mit pathognomonischer albumino-zytologischer Dissoziation (deutlich erhöhter Eiweißgehalt von bis zu 200 mg/l bei normaler oder nur leicht erhöhter Zellzahl).
- **Laborbefunde**: Erhöhung der Immunglobuline in vielen Fällen nachweisbar (vor allem IgM, aber auch IgA und IgG).
- **EMG/Neurographie**: Motorische und sensible NLG in etwa 90% der Fälle in der 3.–6. Krankheitswoche deutlich herabgesetzt mit verlängerter Latenzzeit, wobei die einzelnen Nerven unterschiedlich stark betroffen sein können.

Prognose. In 50–70% rasche und vollständige Rückbildung der klinischen Symptomatik (v. a. im Kindes- und Jugendalter). In 20-40% neurologisches Residual-Syndrom mit Paresen und muskulären Atrophien.

ℹ **Kommentar**
Gesamtletalität: bis zu 15%!

Sonderform: Burning feet-Syndrom

Ätiologie. Komplexes Malabsorptionssyndrom mit unterschiedlichen Vitamin-Mangelzuständen vermutet.

Klinik. Betroffen sind v. a. ältere Menschen, Frauen etwas häufiger als Männer.

> **Typisches klinisches Bild**
> - Symmetrische akro-distale Schmerzsymptomatik im Bereich der unteren Extremitäten (brennend, unter die Haut lokalisiert); Auslösung bereits durch leichte Hautreize (z. B. durch eine aufliegende Bettdecke!)
> - Motorische Unruhe im Bereich der Beine, besonders nachts. Die Patienten laufen zur Nacht häufig umher, legen ihre Füße zur Schmerzlinderung in Eiswasser
> - Diskrete Sensibilitätsstörung
> - Abschwächung der Vibrationsempfindung
> - Leichte Ataxie

> **Generelle Therapiemaßnahmen im Falle einer Polyneuropathie**
> - **Effektive Therapie der Grunderkrankung**
>   - Präzise Einstellung des Blutzuckerspiegels
>   - Alkoholkarenz
>   - Vitamin-Gabe u.a.m.
> - **Bei diabetischer Polyneuropathie (DNPNP)**
>   - Wirksamkeit von α-Liponsäure-Infusionen (600 mg/Tag) belegt (nach einer Infusionsserie über 3-mal 5 Tage kann dann auf eine orale Gabe der Substanz übergegangen werden)
> - **Medikamentöse Analgesie nach dem WHO-Schema oft wenig effizient, daher:**
>   - Trizyklische Antidepressiva (Amitryptilin, Clomipramin, Nortriptylin, Desipramin) mit einer Einstiegsdosis von 10–25 mg abends, dann langsame Steigerung auf bis zu 100 mg/Tag

- Serotonin-Wiederaufnahmehemmer (Parotexin, schrittweise Aufdosierung bis zu 40 mg/die; Citalopram, bis zu 2×20 mg/die)
- Antikonvulsiva (z. B. Carbamazepin, schrittweise Aufdosierung bis zu 2×400 mg/die; Gabapentin, schrittweise Aufdosierung bis zu 3×300 mg/die; Pregabalin, schrittweise Aufdosierung bis zu 3×200 mg/die; u. a.)
- Chininpräparate bei nächtlichen Muskelkrämpfen (z. B. Baclofen 5–25 mg/Tag oder Dantrolen 25 mg/Tag), evtl. Magnesiumsubstitution
- TENS
- Physikalische Maßnahmen (Thermotherapie)
- Krankengymnastische Einzel- oder Gruppentherapie

26.8 Besonderheiten einer perioperativen präemptiven Schmerztherapie

Postoperativer Schmerz hängt neben chirurgischen Faktoren (Nervenverletzung, Weichteiltraumatisierung, Infektion u. a.) auch vom präoperativen Schmerzniveau ab (Niesert u. Zenz 2005). Bei kleinen und mittleren Eingriffen im Bereich der Haltung- und Bewegungsorgane (z. B. bei Operationen in Lokalanästhesie) ist eine postoperative Basisanalgesie in aller Regel ausreichend. Nach großen, insbesondere offenen Eingriffen (z. B. endoprothetischer Ersatz von Hüft- und Kniegelenk, Schulter- und Wirbelsäulenoperationen) ist, je nach Ort, Ausmaß der Schnittführung u. a. in der frühen postoperativen Phase nicht selten über mehrere Tage mit erheblichen Schmerzbildern zu rechnen. Dies bedeutet für den Patienten neben anderen postoperativen Faktoren einen weiteren intensiven Stressfaktor und belastet seine kardiopulmonalen, gastrointestinalen, endokrinen, metabolischen und immunologischen Körperfunktionen und letztlich auch seine psychischen Reaktionen auf den Eingriff. Aus nicht kompensierbaren Dysregulationen können sich dann schwerwiegende Komplikationen entwickeln, die den Patienten erheblich gefährden, kostenintensiv sind und die Liegedauer im Krankenhaus deutlich verlängern.

Die Entwicklung eines chronischen Schmerzsyndroms nach großen operativen Eingriffen im Falle einer nicht ausreichenden medikamentösen Schmerzabdeckung wird in der Literatur als durchaus häufig angegeben (Jage et al. 2005):
- nach einem Polytrauma: 17–50%
- nach einer Thorakotomie: 29–67%
- nach einer Amputation: 30–83%

Unterschiedliche Therapieoptionen:
- Basisanalgesie
  - Zentrale Analgetika wie Paracetamol
  - Peripher wirkende Analgetika wie Metamizol
  - NSAR, jeweils in Standarddosierung
- Bei stärkeren Schmerzen zusätzlich:
  - Tramadol (bevorzugt kontinuierlich i.v. infundiert)
  - Piritramid (nur bei Bedarf parenteral als Kurzinfusion oder s.c.)

Die Basisanalgesie wird vom Operateur angeordnet und von den betreuenden Pflegekräften ausgeführt. Die Maßnahmen im Sinne eines multimodalen perioperativen Gesamtkonzeptes beinhalten hier grundsätzlich:
- Regelmäßige Messungen der Schmerzstärke (numerisch, VAS, verbale Skala), mindestens 1- bis 2-mal/Tag mit Dokumentation im Krankenblatt.
- Adäquate Anpassung der medikamentösen Abdeckung durch Erhöhung der Dosis, Präparatewechsel oder auch Stufenwechsel.
- Eine Verabreichung von Nicht-Opioiden in festen Zeitintervallen und in festen Standarddosierungen.
- Klare Festlegung einer zusätzlichen Bedarfsmedikation.
- Stete Kontrolle der Nebenwirkungen der einzelnen Präparate.
- Evtl. perioperative Applikation eines Lokalanästhetikums als Wundrandinfiltration, als Instillation in das Kniegelenk oder in den Wundkatheter.

Bleiben trotz adaptierter Basisanalgesie stärkere Schmerzen bestehen, wird zur Vermeidung einer analgetischen Unterversorgung der Übergang auf eine Form der **speziellen Schmerztherapie** empfohlen. Diese kann beinhalten:
- Eine **patientenkontrollierte intravenöse Analgesie** (i.v.PCA): Verwendung eines gering dosierten starken Opioids (z. B. Piritramid 10 mg über eine Minute i.v.) (gute Akzeptanz).

> **Cave**
> Übelkeit; kognitive Beeinträchtigung, Schwindelgefühl, milde Sedierung, Obstipation., Atemdepression.
> Unter diesem Aspekt ist eine zusätzliche Gabe eines Nichtopioids sinnvoll, was die tägliche Opioiddosis um etwa 30–50% senken hilft.

- Eine **regionale Anästhesie**: Kontinuierliche oder patientengesteuerte Verabreichung von Lokalanästhetika alleine oder in Kombination mit Opioiden während der epiduralen Analgesie (EDA) oder der peripheren Nervenkatheter-Analgesie (z. B. N. femoralis, Plexus brachialis; hier nur Lokalanästhetika!) mit intensiver Wirkung auf die afferenten Nervenfasern.
  Vorteile (◘ Tab. 26.21. Deutliche Erniedrigung der Schmerzschwelle im Rahmen von Bewegungsübungen (postoperative Physiotherapie) mit relevanter Verbesserung der wichtigen postoperativen Frühmobilisierung; verbessertes (tieferes) Durchatmen zur Pneumonie- und Atelektaseprophylaxe, kräftiger Hustenstoß möglich; geringere nächtliche Hypoxämie, geringere postoperative Erschöpfung u.a.m.

Tab. 26.21. Vorteile regionaler Anästhesietechniken im Vergleich zur Basisanalgesie. (Nach Jage et. al. 2005)

Klinische Problematik	Vorteil
Atonie Magen-Darm-Trakt	Etwa 2 Tage kürzer
Myokardinfakt	Etwa 30% geringer
Kardiovaskuläre Komplikationen	Etwa 75% geringer
Lungenembolie (ohne Thromboseprophylaxe)	Etwa 50% geringer
Thromboembolie (ohne Thromboseprophylaxe)	Etwa 40% geinger
Pulmonale Infektionen	Etwa 30% geringer
Blutverlust, Transfusionsbedarf	Etwa 20–30% geringer
Postoperative Beatmungsdauer	Etwa 40% kürzer
Verweildauer im Krankenhaus	30–50% kürzer
Krankenhauskosten	20–50% geringer

Probleme: Als regionale invasive Verfahren in Einzelfällen methodenspezifische Nebenwirkungen:
- Nervenschäden
- Blutungen/Hämatome
- Infektionen
- systemische toxische Störungen

26.9 Tumorschmerz

Definition
Keine Diagnose. Häufigstes und teilweise auch erstes klinisches Symptom bei Tumorpatienten.

Ätiologie und Klinik. ▶ Übersicht 26.4

Übersicht 26.4. Schmerzursachen und klinisches Bild bei Tumorpatienten. (Nach Strumpf et al. 2005)
Viele dieser klinischen Symptome können einzeln oder in Kombination auftreten.
Tumorbedingt (60–90%)
- Knochen- und Periostschmerz (Nozizeptorschmerz): Infiltration des Tumors in Knochen und/oder Weichteile (Schmerzen v. a. bei körperlicher Belastung, erst im Spätstadium auch in Ruhe und zur Nacht; bei Rippenmetastasen Schmerzen bei Atemexkursionen; hell, lanzinierend, gut lokalisierbar).
- Weichteilschmerz (Nozizeptorschmerz): Infiltration von Skelettmuskulatur oder Bindegewebe (meist Dauerschmerz, unabhängig von Bewegungen; verstärkt bei lokalem Druck und auch beim Sitzen;

eher diffus lokalisiert, brennend, teilweise plötzlich einschießend).
- Ischämieschmerz (Nozizeptorschmerz): lokale Kompression und/oder Infiltration des Tumors von Blut- und Lymphgefäßen (zu Beginn Claudicatio-ähnlich, später Dauerschmerz; Verstärkung bei Bewegung; Haut bläulich-livide verfärbt).
- Viszeraler Schmerz (Nozizeptorschmerz): lokale Verdrängung abdomineller Organe (dumpf, schlecht lokalisierbar, kolikartig).
- Neuropathischer Schmerz als Folge einer Infiltration oder Kompression peripherer Nerven, Nervenplexus oder im zentralen Nervensystem; sensible und seltener auch motorische Ausfälle, erhöhte Reizbarkeit; brennend, Hauttrophik gestört, Hypo- oder Hyperästhesie, Hyperalgesie (ein leichter Reiz wird als extrem stark empfunden); Allodynie (Schmerz überdauert zeitlich den auslösenden Reiz); lanzinierend, spitz, hell, einschießend, attackenartig; evtl. auch schlecht lokalisierbarer brennender Dauerschmerz.
- Tumornekrosen an Schleimhäuten mit Ulzeration und Perforation.
- Hirnödem.

Tumorassoziierte Schmerzen (in Einzelfällen)
- Paraneoplastisches Syndrom
- Zosterneuralgie, Pilzinfektion
- Venenthrombose
- Dekubitus

Therapiebedingt (10–25%)
- Folgen eines operativen Eingriffes (Nervenläsion, Narbenbildung, Gewebeödem, muskuläre Verspannung, Stumpf- oder Phantomschmerz).
- Folgen der Bestrahlung (Fibrose, (Poly)Neuropathie, Strahlenosteomyelitis, aseptische Knochennekrosen, Mukositis).
- Folgen der Chemotherapie (Entzündung, Paravasat, Neuropathie, Mukositis).

Tumorunabhängig (3–10 %)
- Migräne, Spannungskopfschmerz
- Rückenschmerz
- Arthralgie, Arthritis

Diagnosesicherung
- Sorgfältige umfassende Anamnese
- Körperliche Untersuchung mit neurologischem Status
- Erfassung des psychischen und sozialen Umfeldes
- Apparative Diagnostik in Abhängigkeit vom Allgemeinzustand des Patienten und dem Krankheitsstadium (in Kooperation mit Onkologen und Radiologen)

26.10 Fibromyalgie(syndrom)

Synonyme. Generalisierte Tendomyopathie (GTM), Fibrositis-Syndrom, »Weichteilrheumatismus«.

Klinik. Anhaltende globale Schmerzstörung bisher ungeklärter Genese (primäre Form) mit typischerweise herabgesetzter Schmerzschwelle (somatoforme Schmerzverarbeitungsstörung); muskuloskeletale Beschwerdebilder unterschiedlicher Stärke über einen Zeitraum von mehr als drei Monaten. Lokalisation vor allem stammnah, aber auch periartikulär im periostalen Sehneneinstrahlungsgebiet großer Gelenke charakteristisch: Von den 18 typischen tender points (ACR-Kriterien; ◘ Abb. 26.8) bzw. den 24 tender points nach Müller u. Lautenschläger (1990; ◘ Abb. 26.9 und ► Übersicht 26.6) müssen definitionsgemäß mindestens 11 bzw. 12 in drei von vier Körperregionen (Kopf/Hals/Nacken; Schulter/Arme; vordere/hintere Rumpfseite; Becken/Hüfte/Beine) auf einen lokalen Druck von mehr als $4\,kp/cm^2$ positiv sein. Am häufigsten betroffen sind der Trapezius- und der innere Kniebereich (◘ Abb. 26.10, Yunus 1993). Die sog. muskulären Kontrollpunkte nach Genth (1990) sind palaptorisch unauffällig.

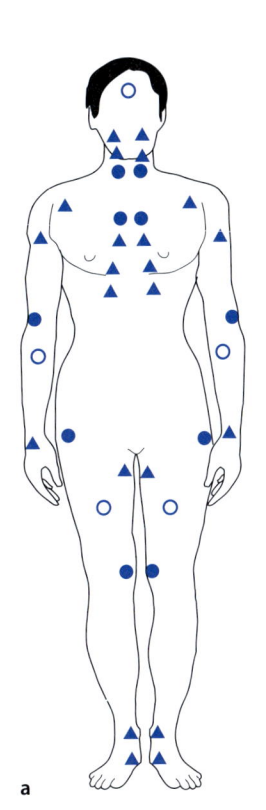

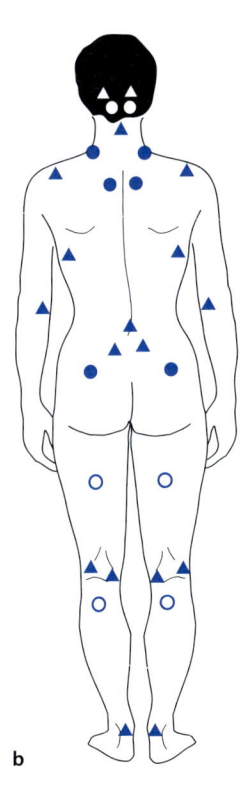

◘ **Abb. 26.8 a, b.** Tender points beim Fibromyalgiesyndrom (Multicenter Fibromyalgia Criteria Committee 1990). **a** Vordere Körperpartie, **b** hintere Körperpartie
● Klassische tender points, ▲ andere häufige Druckschmerzpunkte, ○ negative Kontrollpunkte (nach Genth)

Therapie
Maßnahme der Wahl ist die **bestmögliche kurative Beseitigung** der Schmerzen, sofern diese bei der Grunderkrankung möglich ist:
– **Entfernung bzw. Verkleinerung des Tumors** (evtl. auch nur Palliativbehandlung).

Symptomatisch analog des medikamentösen Stufenschemas der (Tumor)Schmerztherapie der WHO (► Kap. 7.1 ff). **Grundregel bei der Therapie mit Opiaten:**
– Primär nicht-invasive Applikation von Medikamenten (oral, transdermal), um die Selbstständigkeit des Patienten zu erhalten.
– Dosisintervalle abhängig von der Wirkungsdauer des Präparates (möglichst retardierte Substanzen verwenden!).
– Zuerst immer die Dosis einer Dauermedikation. erhöhen und dann erst sekundär das Dosisintervall verkürzen (Opiate)!
– Rektale Applikation nur in Einzelfällen (keine Retard-Präparate vorhanden).
– Subkutane oder intravenöse Applikation über Patienten-kontrollierte Pumpe mit Bolusfunktion zum schnellen Anfluten des Analgetikums bei Durchbruchsschmerzen.
– Keine Indikation für eine intramuskuläre Gabe von Opioiden!
– In schweren Fällen subkutane Dauerinfusion.
– Rückenmarksnahe Applikation nur in Ausnahmefällen:
  – Terminalstadium
  – stärkste Schmerzen
  – erhebliche Nebenwirkungen anderer Applikationswege (s. auch ► Übersicht 26.5).
– Invasive Verfahren wie Nervenblockaden (Ganglion cervicale superius, Ganglion stellatum, Grenzstrang) oder Neurolysen in Abhängigkeit von der Prognose und dem allgemeinen Gesundheitszustand des Patienten.

Übersicht 26.5. Grundregeln der Tumorschmerztherapie. (Nach Strumpf et al. 2005)
– Detaillierte Anamnese und klinische Untersuchung
– Klärung der Schmerzursache
– Stellung der Schmerzdiagnose
– Adäquate medikamentöse Einstellung (WHO-Schema)
  – Das richtige Präparat, in der richtigen Dosis, im richtigen Zeitintervall
  – Orale Applikation zu bevorzugen
  – Analgetikagabe nach (strengem) Zeitplan
  – Individuelle Dosis und Dosisanpassung
  – Evtl. Begleitmedikation

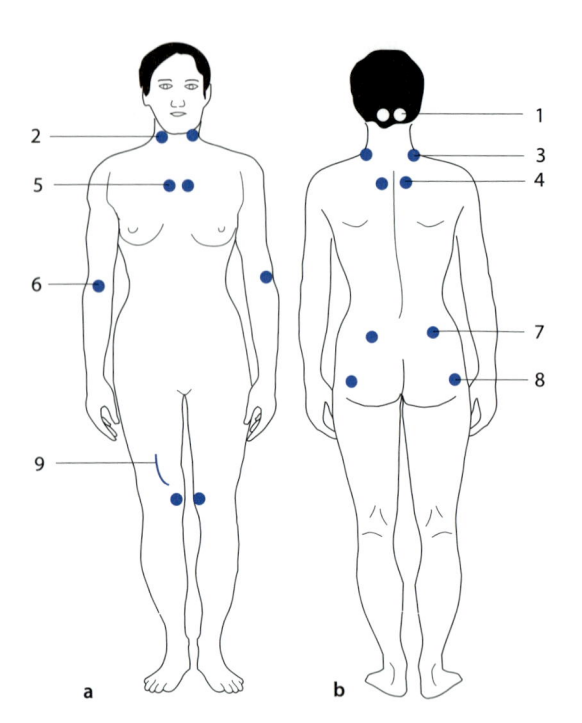

Abb. 26.9 a, b. Tender points beim Fibromyalgie-Syndrom (Kriterien des American College of Rheumatology, ACR). Mindestens 11 von 18 Punkten müssen positiv sein! **a** Vordere Körperpartie, **b** hintere Körperpartie.
1 Okziput (Ansätze des re. und li. M. semispinalis capitis)
2 Tief-zervikal (Ursprünge des M. scalenus anterior am HWK 5–7)
3 Trapezius (Verlauf des M. levator scapulae)
4 Supraspinatus (Ansatz der Pars ascendens des M. trapezius medial am Trigonum spinae scapulae)
5 Knorpel-Knochen-Grenze der 2. Rippe (Ursprung der Pars sternocostalis des M. pectoralis; Ursprung des Caput sternale des M. sternocleidomastoideus nahe dem Ansatz des M. subclavius)
6 Lateraler Humerusepikondylus (Verlauf der Mm. extensor carpi radialis longus et brevis 2 cm distal ihres Ursprunges)
7 Gluteal (Verlauf des vorderen Anteiles des M. gluteus medius)
8 Trochanter major (Ansätze des M. piriformis und des M. obturatorius internus)
9 Innere femorale Kondylen knapp oberhalb des inneren Kniegelenksspaltes (nahe des Ansatzes des M. sartorius)

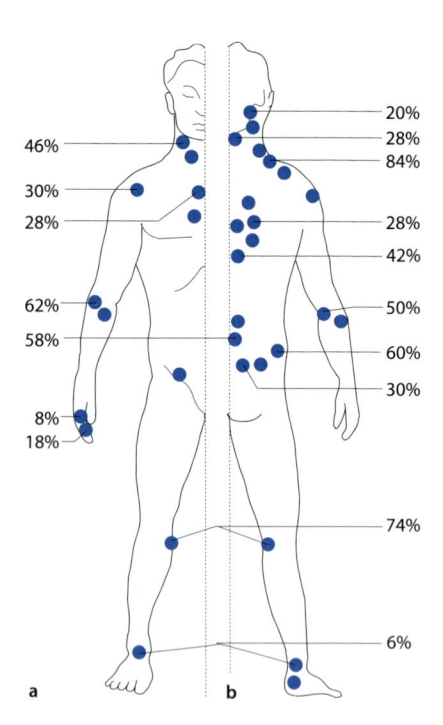

Abb. 26.10. Prozentuale Häufigkeit positiver tender points im Falle einer Fibromyalgie. **a** Ventral, **b** dorsal. (Nach Yunus 1993)

Übersicht 26.6. Lokalisation der tender points beim Fibromyalgie-Syndrom (jeweils 2 im Bereich der rechten und linken Körperseite). (Nach Müller u. Lautenschläger 1990)

Klinische Überprüfung in Rückenlage des Patienten
— Ansatz des M. masseter am Angulus mandibulae
— Knorpel-Knochengrenze der 2. Rippe
— Lange Sehne des M. biceps brachii im Bereich des Sulcus intertubercularis
— Ursprünge der Handgelenksextensoren im Bereich des Epicondylus humeri radialis
— Sehnenverlauf des M. extensor pollicis brevis und des M. abductor pollicis longus im Bereich der Tabatière bei fest gebeugten Daumengelenken
— Weichteile über dem proximalen Anteil des Trochanter major
— Pes anserinus
— Sehnenverlauf unterhalb des medialen Malleolus

Klinische Überprüfung beim sitzenden Patienten
— Ursprungspunkt der Pars descendens des M. trapezius an der Linea nuchae superior des Os occipitale etwa 3 cm lateral der Medianlinie
— M. trapezius in der Mitte des Faserverlaufes zwischen Haaransatz und Akromion
— Mitte des Ursprungspunktes des M. gluteus medius an der Crista iliaca dorsalis
— Ansatzpunkt des M. erector trunci medial der Spina iliaca posterior superior

Begleitende funktionelle vegetative und psychische Störungen wie Abfall der körperlichen Leistungsfähigkeit, schnelle Ermüdbarkeit, Abnahme der Muskelkraft (v. a. von Ausdauer und Maximalkraft), Schlafstörungen, akrale Kälteempfindlichkeit, Spannungs- und Schwellungsgefühl im Bereich der Körpergelenke, Herz- und Atembeschwerden, orthostatische Störungen, Schwindel u.a.m. sind häufig; entzündliche Komponenten fehlen.

Mulitfaktorielle Pathogenese (Abb. 26.11), sehr häufig mit pathologischem life event als auslösender Faktor, Zusammenhang mit psychosozialer Dauerbelastung und Stressfaktoren (sog. sekundäre Form; Abb. 26.12).

26.10 · Fibromyalgie(syndrom)

Lokalisiertes Schmerzsyndrom
(z.B. durch Gelenk- und Wirbelsäulenprozesse u.a.)

Endogene und exogene Reize (z.B. psychosozialer Dauerstress) → Stimmungen, Emotionen, Affekte

Formatio reticularis ← Limbisches System

vegetative — spinale — kortikale — emotionale

"arousal reactions" bei Dauerstress

vegetative Störungen — Muskelverspannungen ↔ Schlafstörungen und andere funktionelle Störungen — Angst

Abb. 26.11. Mögliche Pathogenese des sekundären Fibromyalgiesyndroms

---

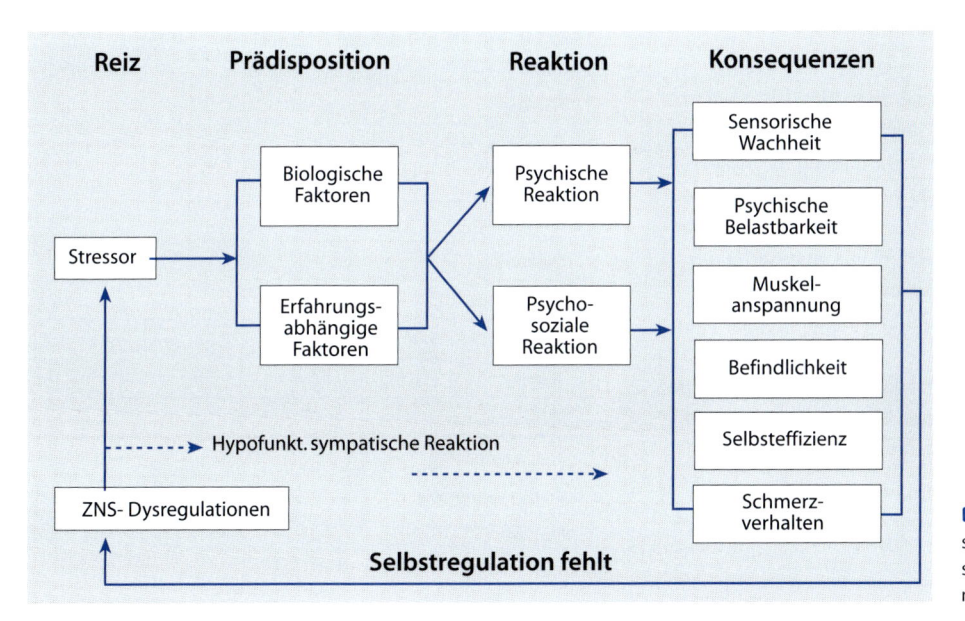

Reiz — **Prädisposition** — **Reaktion** — **Konsequenzen**

Stressor → Biologische Faktoren / Erfahrungsabhängige Faktoren → Psychische Reaktion / Psychosoziale Reaktion → Sensorische Wachheit, Psychische Belastbarkeit, Muskelanspannung, Befindlichkeit, Selbsteffizienz, Schmerzverhalten

Hypofunkt. sympatische Reaktion

ZNS-Dysregulationen

Selbstregulation fehlt

Abb. 26.12. Dynamisches Prozessmodell des sog. Fibromyalgiesyndromes. (Nach Thieme 2004)

Typisches klinisches Bild
- Multilokuläre lokale Druckdolenzen im Bereich definierter Muskel- und Sehnenansätze
- Negative Kontrollpunkte
- Begleitende funktionelle vegetative und psychische Störungen
- Unauffällige bildgebende Diagnostik
- Unauffällige laborchemische Diagnostik

Diagnosesicherung
- Detaillierte, v. a. palpatorische klinische Untersuchung (evtl. in unterschiedlicher Reihenfolge der einzelnen Untersuchungsgänge unter Setzung von Markierungspunkten) erforderlich (tender points, Triggerpunkte, Kontrollpunkte mit jeweils definierter Druckbelastung)
- Bewertung der Schwingungsfähigkeit und der Stimmungslage
- Erfragen von Schicksalsschlägen in der Anamnese (Ehescheidung, Verlust des Arbeitsplatzes, Mobbing als sog. »life events« u. a.)
- **Bildgebende Abklärung**
  - Röntgenbild, CT, NMR, Szintigraphie u. a. meist wenig aufschlussreich
  - Ausschluss degenerativer Gelenkveränderungen bzw. periartikulärer Affektionen (Ossifikationen, Fibroostosen) erforderlich
- **Sonographie** zur Differenzierung möglicher degenerativer periartikulärer Weichteilprozesse (v. a. im Bereich des Schultergelenkes)

- Laborserologie
  - Meist unauffällig
  - In Einzelfällen erniedrigter Serotonin-Spiegel
  - Ausschluss entzündlicher (rheumatischer) Affektionen

Differenzialdiagnose. Myofasziales Schmerzsyndrom (Tab. 26.22, ► Kap. 26.11).

Therapie
Evaluierte Therapiverfahren s. Tab. 26.23.

Frühstadium
- Konsequenter Einsatz zentral wirkender Analgetika (s. ► Kap. 7.2) und Antidepressiva (s. ► Kap. 7.7.5)
- Evtl. zusätzliche Gabe von Muskelrelaxantien (Abb. 26.13 und 26.14)
- NSAR meist wenig hilfreich
- Individuell dosiertes, aerobes, möglichst regelmäßiges und vor allem gleichmäßig durchgeführtes Bewegungs- und Ausdauertraining (ohne kinetische Kraftspitzen), zu Beginn unter physiotherapeutischer Anleitung 2- bis 3-mal/Woche über 20–30 min, dann in erster Linie eigenständiges tägliches Übungsprogramm
- Milde Physiotherapie und Balneotherapie
- Haltungsschulung
- Gruppentherapien mit vorsichtiger passiver Dehnung der oft verkürzten Muskulatur, Tonisierung der hypotonen Muskulatur
- Trockenschröpfung

- Psychotherapeutische Mitbehandlung einschließlich progressiver Muskelentspannung und autogenem Training

Fortgeschrittenes Stadium
- Bei ausgeprägten klinischen Bildern ist zur Strukturierung der häufig polypragmatischen ambulanten Behandlung (sog. »doctor´s shopping«) eine stationäre Rehabilitation in einer psychosomatisch ausgerichteten Klinik über 4–6 Wochen sinnvoll (sog. multimodales Therapiekonzept)

Tab. 26.23. Evaluierte Therapieverfahren bei Fibromyalgie und myofaszialem Schmerzsyndrom

	Evidenzbasiert	Widersprüchliche Evidenz	Keine Evidenz	Nicht untersucht
NSAR			+	
Coxibe				+
Steroide			+	
Amitryptilin	+			
Duloxentin	+			
SSRI-Gruppe		+		
Pregabalin	+			
Tramadol		+		
Tilidin/Naloxon				+
Ausdauertraining	+			
Krankengymnastik			+	
Massage			+	

Tab. 26.22. Differenzialdiagnostische Gesichtspunkte: Fibromyalgiesyndrom vs. myofasziales Schmerzsyndrom

Klinik	Fibromyalgiesyndrom	Myofasziales Schmerzsyndrom (s. ► Kap. 26.11)
Geschlechtsverteilung (m:w)	1:10	2:1
Beginn der Symptomatik	Allmählich	Akut – subakut
Schmerzlokalisation	3 Körperregionen, bilateral, »wide spread«	Oligotop, v. a. stammnah mit Referenzzonen
»tender points«	11 von 18 bzw. 12 von 24	Nicht obligat
Triggerpunkte (TP)	Evtl. zusätzlich	Charakteristisch
Verteilung der TP	Generalisiert	Lokalisiert
Exakte Lokalisation	Muskelansätze	Muskelbauch
Steifigkeit/Schwellneigung	Ausgeprägt, evtl. Ödem	Regional (Kennmuskeln)
Ermüdbarkeit	Ausgeprägt (»burn out«)	Milde Allgemeinschwäche
Vegetative Begleitsymptome	Häufig, u. a. Angst/Depression	Träge Schonhaltung, evtl. leichte Reizbarkeit
Behandlung	Multimodal	TP-Injektion, strech and spray, Haltungsstabilisation (gerätegestützte Krankengymnastik)
Verlauf	Variabel, oft hartnäckig	Mittelfristig günstig

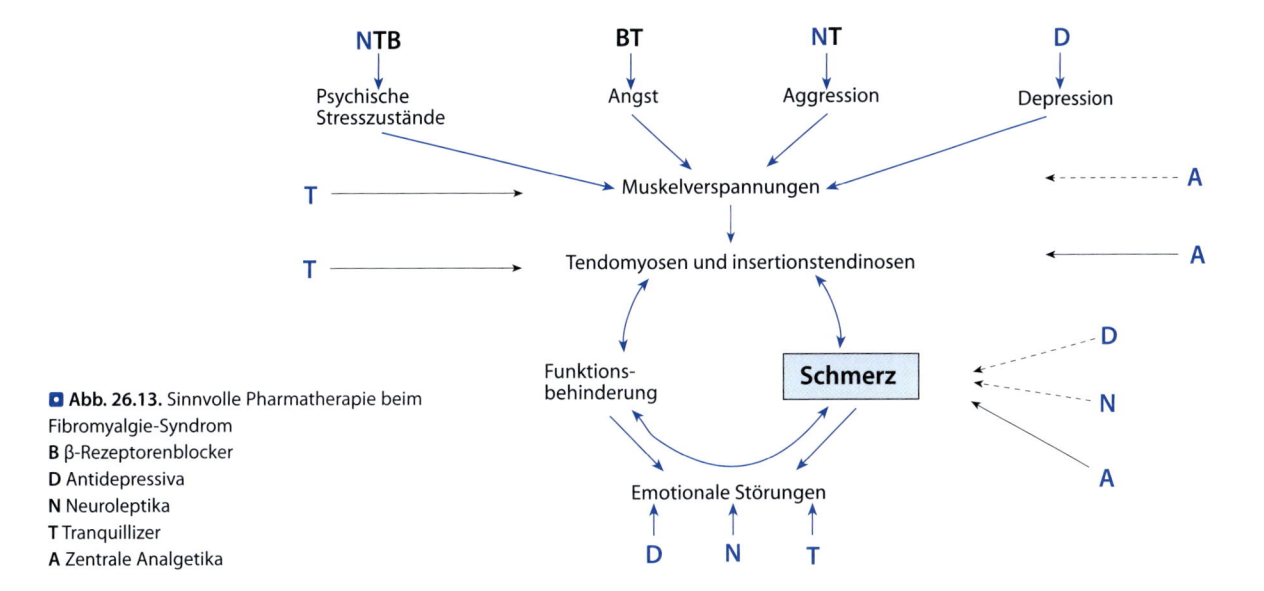

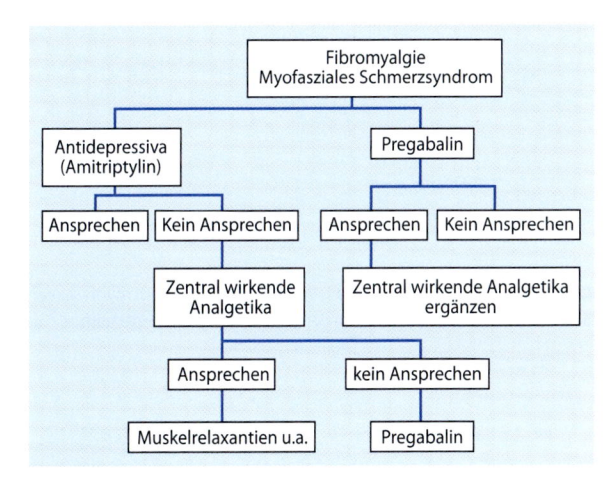

Abb. 26.13. Sinnvolle Pharmatherapie beim Fibromyalgie-Syndrom
B β-Rezeptorenblocker
D Antidepressiva
N Neuroleptika
T Tranquillizer
A Zentrale Analgetika

Abb. 26.14. Medikamentöser Behandlungsalgorithmus bei Fibromyalgie und myofaszialem Schmerzsyndrom

26.11 Myofasziales Schmerzsyndrom

Abkürzung. MSS.

Synonyme. (Extraartikulärer) »Weichteilrheumatismus«; fälschlicherweise nicht selten ebenfalls als Fibromyalgie-(syndrom) bezeichnet.

> **Definition**
> Schmerzsyndrom des Bewegungsapparates, das seinen Ursprung außerhalb der Gelenkkapsel und des Periostes hat und nicht auf eine manifeste Muskelerkrankung im Rahmen einer entzündlich-rheumatischen oder neurologischen Systemerkrankung zurückzuführen ist. In den meisten Fällen handelt es sich um regionale Schmerzsyndrome.

Epidemiologie. Häufigste Form lokaler Muskelschmerzen. Bei Patienten mit chronischen Schmerzbildern soll die Rate bei 85% (!) liegen. Es wird angenommen, dass die überwiegende Mehrzahl der Fälle mit chronischen unspezifischen Rückenschmerzen hier einzureihen ist.

Ätiologie und Pathogenese. Für die klinisch auffälligen lokalen Triggerpunkte werden im Wesentlichen Mikrotraumata durch akute und/oder chronische Überbeanspruchungen (dauernde Fehlhaltung, wiederholt gleichmäßige Bewegungsabläufe wie Fließbandarbeit, Schreibmaschineschreiben u. a.) sowie Makrotraumata (z. B. schweres Heben) verantwortlich gemacht, aber auch reflektorische Störungen im Rahmen von Schmerzen bei Irritationen zentraler Nervenwurzeln oder peripherer Nerven.

Des Weiteren wird ein multifaktorielles Geschehen angenommen, das in den komplexen Metabolismus der Muskelzelle eingreift: Die erhöhte lokale metabolische Aktivität führt zu einer Freisetzung der Gewebshormone Serotonin, Histamin, Kinin und von Prostaglandinen, was sich letztlich für die Erregung der Nozizeptoren verantwortlich zeichnet.

Chronische Triggerpunkte bilden im Verlauf schließlich Fibrosefelder aus, die jedoch keine Nekrosen darstellen und offensichtlich reversibel sind.

Klinik. Typischerweise bestehen meist mehrere (»diffus polytope«) muskuläre Triggerpunkte mit folgenden Charakteristika:
- Lokale, schmerzhafte Druckempfindlichkeit; palpiert wird ein sog. Taut Band (gestrafftes und damit verkürztes Muskelbündel).
- Twitch Response im Sinne einer sichtbaren lokalen Zuckung des Muskels unter der Haut im Zuge der pal-

patorischen Untersuchung; in tieferen Muskelschichten evtl. durch Ultraschalluntersuchung bildgebend darstellbar.
- Sog. Referred Pain (fortgeleiteter Schmerz) bei der Palpation eines Triggerpunktes; das primär lediglich lokale Schmerzempfinden (»tender spot«) wird erst durch einen hinzukommenden fortgeleiteten Schmerz zum aktivem Triggerpunkt.

In vielen Fällen, v. a. bei chronischen Verläufen, bestehen ebenfalls erhebliche psychische und psychovegetative Begleitstörungen.

> **Typisches klinisches Bild**
> - Multilokuläre lokale Druckdolenz im Bereich der peripheren und auch der Rückenmuskulatur (sog. typische Triggerpunkte).
> - Unauffällige bildgebende Diagnostik.
> - Unauffällige laborchemische Diagnostik.

Diagnosesicherung. In erster Linie durch exakte klinische (und evtl. psychiatrische) Untersuchung. Asymptomatische Triggerpunkte im Bereich des Schultergürtels lassen sich bei 54% aller Frauen und bei 45% aller Männer feststellen.

Elektromyographisch findet sich im Bereich eines sog. tender spots eine motorische Endplattenregion, die im Vergleich zu einem Gesunden quantitativ eine vermehrte elektrische Aktivität aufweist, was allerdings qualitativ als solches kein pathologisches Phänomen darstellt!

Differenzialdiagnose. Im Gegensatz zur Fibromyalgie existieren keine tender points der Sehnenansätze; negative Kontrollpunkten (nach Genth, ◘ Abb. 26.15 und s. ◘ Tab. 26.22).

Andere regionale Schmerzursachen (Arthropathien, Osteopathien, Malignome, Radikulopathien) sind auszuschließen.

> **Therapie**
> **Akute Symptomatik**
>
> ⓘ **Kommentar**
> Gute spontane Rückbildungstendenz.
>
> - Unterstützende physikalische Behandlungsmethoden einschließlich aktiver und passiver Dehntechniken
> - Spray-and-Strech-Technik mit gleichzeitiger Anwendung eines Kältesprays
> - Mechanisches Trockennadeln (»dry needling«) der Triggerpunkte

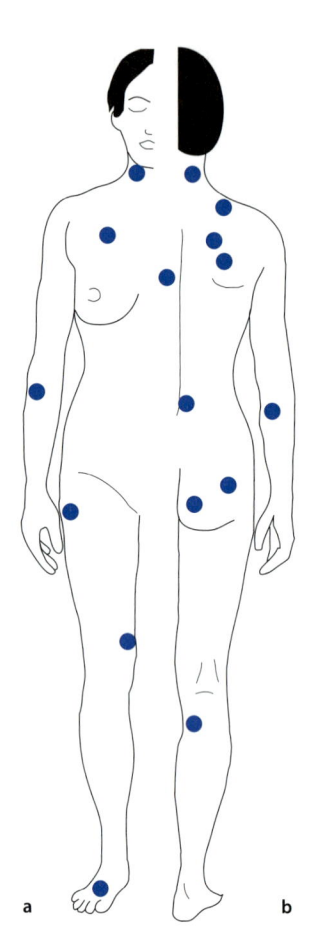

◘ **Abb. 26.15.** Typische positive Triggerpunkte beim sog. myofaszialen Schmerzsyndrom. **a** Vordere Körperhälfte, **b** hintere Körperhälfte

> - Lokale Injektionen (v. a. Lokalanästhetika; Kortikoide sind zwar ebenfalls sehr effektiv, beinhalten aber mögliche myotoxische Nebenwirkungen)
> - Neuerdings wird auch Botulinumtoxin in die Endplattenregion am Rande des Triggerpunktes appliziert (zusätzliche Wirkung auf die freien Nozizeptoren)
>
> **Chronischer Verlauf:** Siehe ► Kap. 26.10 »Fibromyalgiesyndrom«

26.12 Eosinophilie-Myalgie-Syndrom

Abkürzung. EMS.

Prävalenz. Sehr seltene Erkrankung; in Deutschland bisher 130 Fälle beschrieben.

Ätiologie und Pathogenese: Genetische Disposition vermutet mit Neigung zu hyperergischen Immunreaktionen; Erniedrigung der Schmerzschwelle (?).

26.12 · Eosinophilie-Myalgie-Syndrom

Multilokuläre Gewebereaktion auf kurzfristige oder dauernde Einnahme von mit verureinigtem Tryptophan versetzten Nahrungsmitteln. Die Latenzzeit beträgt 10 Tage bis zu 2–3 Jahre.

Klinik. Die Erkrankung kommt in jedem Lebensalter vor. Geschlechtsverhältnis: Frauen:Männer = 5:1.

> **Typisches klinisches Bild**
> - **Frühstadium (I)**
>   - Fieber
>   - Gewichtsverlust
>   - Ödeme
>   - Uncharakteristische Muskel- und Gelenkschmerzen
>   - Müdigkeit
>   - Periphere Dysästhesien
>   - Hauteffloreszenzen
>   - Juckreiz
> - **Zwischenstadium (II)**
>   - Globale Myalgien
>   - Hautmanifestation mit Ulzerationen
>   - Neurologische Störungen
> - **Spätstadium (III)**
>   - Sklerodermie-ähnliche Hautveränderungen
>   - Globale Polyneuropathie mit Parästhesien
>   - Myalgien
>   - Muskelatrophien
>   - Paresen
>   - Allodynie
>   - Eisenmangelanämie
>   - Schilddrüsenfunktionsstörung

> **Therapie**
>
> ❗ **Cave**
> Problematisch!
>
> **Früstadium**
> - Systemische hochdosierte Glukokortikoidgabe über bis zu 3 Monate
>
> **Spätstadium**
> - Behandlungsversuch mit Zytostatika (MTX, Azathioprin u. a.)
> - Plasmapherese
> - Palette der symptomatischen physikalischen Maßnahmen
>   - TENS
>   - Wickel u.a.m.

Begutachtungsfragen in der Schmerztherapie

27.1 Gesetzliche Krankenversicherung – 353

27.2 Private Krankenversicherung – 357

27.3 Gesetzliche Rentenversicherung – 357

27.4 Gesetzliche Unfallversicherung – 358

27.5 Private Unfallversicherung – 358

27.6 Schwerbehindertengesetz – 358

27.7 Besonderheiten bei der Gutachtenerstellung – 360

Auch im Rahmen der Schmerztherapie ist in vielen Fällen eine sozialmedizinische Bewertung der gesundheitlichen Situation erforderlich. Die jeweilige gutachterliche Einschätzung für die unterschiedlichen Kostenträger und Versicherungen verlangt – neben dem klinischen Fachwissen um die einzelnen Krankheitsbilder und deren Verläufe – eine hohe Fachkompetenz. In unserem Gesundheitswesen differieren die einzelnen Bewertungsrichtlinien – je nach Anspruchsvoraussetzung – teilweise erheblich.

Die klinisch-funktionellen Befunde der Haltungs- und Bewegungsorgane im Rahmen eines ärztlichen Gutachtens werden grundsätzlich zur objektiven Nachprüfbarkeit gemäß der sog. Neutral-Null-Methode erhoben und auf standardisierten Messbögen für die obere Extremität, die Wirbelsäule und die untere Extremität (◘ Abb. 27.1–27.3) festgehalten.

27.1 Gesetzliche Krankenversicherung

Im Falle einer Arbeitsunfähigkeit hat der gesetzlich Krankenversicherte Anspruch auf eine Lohnfortzahlung durch den Arbeitgeber von bis zu 6 Wochen. Ist zu diesem Zeitpunkt immer noch keine Arbeitsfähigkeit gegeben, wird von der jeweiligen Krankenkasse – bei regelmäßiger Überprüfung der gesundheitlichen Situation durch den medizinischen Dienst (MdK) – bis zu 18 Monate Übergangsgeld gewährt.

Entscheidend für die Beurteilung der Arbeitsfähigkeit ist die Frage, ob der betroffene Patient in seiner zuletzt ausgeübten Tätigkeit wieder voll leistungsfähig ist oder nicht; die Möglichkeit einer teilweisen (evt. nur stundenweisen) Arbeitsfähigkeit existiert nicht.

Im Falle von vorübergehenden oder bleibenden Beeinträchtigungen im Bereich der Haltungs- und Bewegungsorgane spielen in erster Linie klinisch fassbare funktionelle Defizite der Gelenke und der Wirbelsäule, mögliche entzündliche Reizzustände mit hieraus resultierenden Einschränkungen der Mobilität und Belastbarkeit die entscheidende Rolle. Bei heftigen lumbalgieformen Beschwerdebildern, v. a. aber bei radikulären Irritationen ist in aller Regel von einer weitgehend aufgehobenen Belastbarkeit des Achsenorganes auszugehen. Demgegenüber sind bekanntermaßen radiologisch fassbare degenerative Aufbrauchserscheinungen alleine – bei klinisch oft blander kompensierter Situation – für die Fortattestierung von Arbeitsunfähigkeit nicht entscheidend.

In einigen Fällen wird die ärztliche Einschätzung durch mehr oder weniger objektivierbare, überwiegend subjektiv gefärbte Beschwerdeangaben durch den betroffenen Patienten deutlich erschwert. Dies trifft umso mehr zu für die überwiegend psychosomatisch überlagerten Störungen im Falle eines sog. Fibromyalgiesyndroms (▶ Kap. 26.10) oder eines myofaszialen Schmerzsyndromes (▶ Kap. 26.11).

Im Rahmen der gesetzlichen Pflegeversicherung werden drei unterschiedliche Stufen (I–III) der Pflegebedürftigkeit differenziert.

Messblatt für Obere Gliedmaßen (nach der Neutral-0-Methode)

Name		Untersuchungstag	
geb.	Aktenzeichen	☐ Rechtshänder	☐ Linkshänder

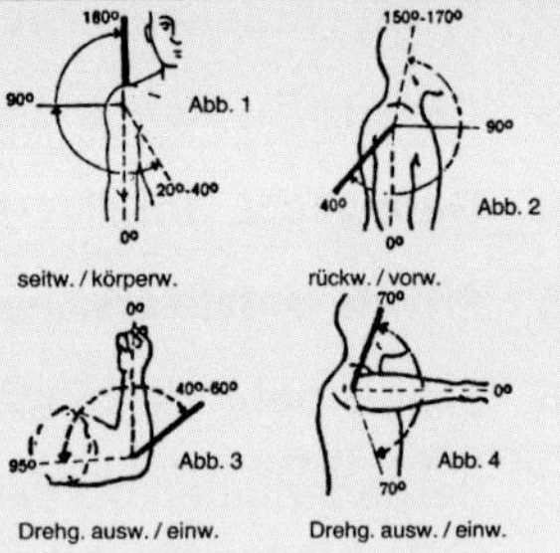

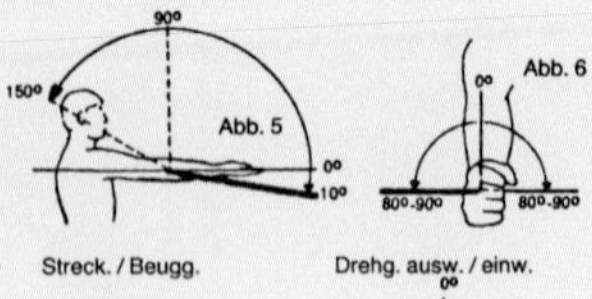

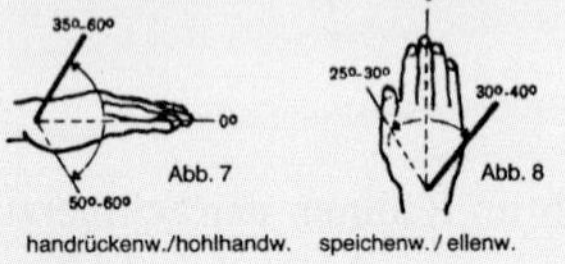

Schultergelenke:

	Rechts				Links			

Arm seitw. / körperw. (Abb. 1) ....
Arm rückw. / vorw. (Abb. 2) ....
Arm ausw. / einw. drehen (Oberarm anliegend) (Abb. 3) ....
Arm ausw. / einw. (Oberarm 90° seitw. abgeh.) (Abb. 4) ....

Ellenbogengelenke:

Streck. / Beugg. (Abb. 5) ....

Unterarmdrehung:

ausw. / einw. (Abb. 6) ....

Handgelenke:

handrückenw. / hohlhandw. (Abb. 7) ...
speichenw. / ellenw. (Abb. 8) ....

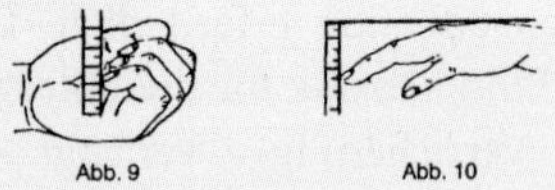

Fingergelenke:
Abstände in cm:

	II	III	IV	V	II	III	IV	V

Nagelrand / quere Hohlhandfalte (Abb. 9) ....
Nagelrand / verl. Handrückenebene (Abb. 10) ....

Daumengelenke:
Streckung / Beugung:

Grundgelenk ....

Endgelenk ....

Abspreizung (Winkel zwischen 1. und 2. Mittelhandknochen)

In der Handebene (Abb. 11) ....   0 | 0
Rechtwinklig zur Handebene (Abb. 12) ....   0 | 0

Ankreuzen, welche Langfingerkuppen mit der Daumenspitze erreicht werden können ....

II	III	IV	V	II	III	IV	V

Handspanne:
Größter Abstand in cm zwischen Daumen- und Kleinfingerkuppe ....

Umfangmaße in cm:
(Hängender Arm)
15 cm ob. äußerem Oberarm-Knorren ....

Ellenbogengelenk ....
10 cm unt. äußerem Oberarm-Knorren ....

Handgelenk ....

Mittelhand (ohne Daumen) ....

Armlänge in cm:

Schulterhöhe / Speichenende ....

Stumpflängen in cm:

Schulterhöhe / Stumpfende ....

Äuß. Oberarmknorren / Stumpfende ...

Abb. 27.1. Standardisierter Messbogen »obere Extremität«

Messblatt für die Wirbelsäule (nach der Neutral-0-Methode)

Name:
Vorname:
geb.:
Aktenzeichen:
Untersuchungstag:

Halswirbelsäule

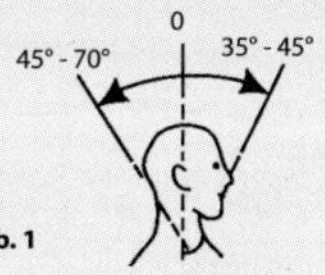

Abb. 1

Vorneigen/Rückneigen (Abb. 1)

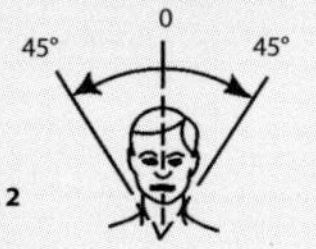

Abb. 2

Seitneigen re./li. (Abb. 2)

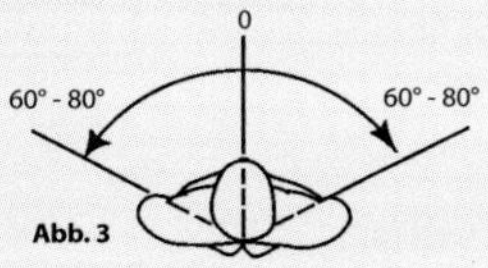

Abb. 3

Drehen re./li. (Abb. 3)

Kinnspitzenschulterhöhenabstand
bei maximaler Drehseitneigung re./li.
Kinnspitze-Brustbein vor/rück

Abb. 4

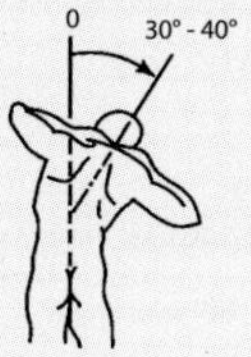

BWS und LWS

Seitneigen re./li. (Abb. 4)

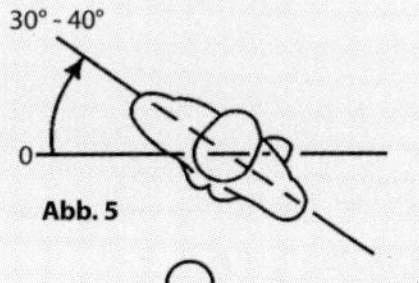

Abb. 5

Drehen im Sitzen re./li. (Abb. 5)

Abb. 6

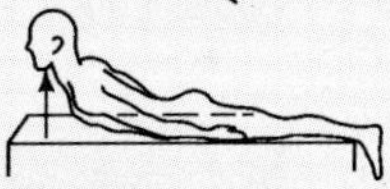

Liegen/Jugulumabstand (cm) (Abb. 6)
Aktive Aufrichtung aus Rückenlage
Messstrecke Liege - DF C7

Fingerbogenabstand (cm)

a) Ott (Abb. 7)
   Messstrecke DF C7 30 cm caudal
b) Schober (Abb. 7)
   Messstrecke DF S1 10 cm cranial
c) Messstrecke 10 cm mit Mittelpunkt (Abb. 7)
   DF L 1

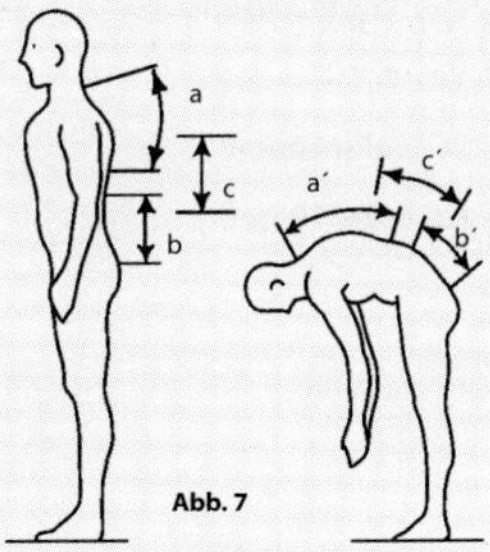

Abb. 7

a : a´ = 30 : 32
b : b´ = 10 : 15
c : c´ = 10 : 13

Beckentiefstand (cm) re./li.

Seitverbiegung

Kyphose

Muskelverspannung

rechts	C1, C2, C3, C4, C5, C6, T1, T2, T3, T4, T5, T6, T7, T8, T9, T10, T11, L1, L2, L3, L4, L5
links	C1, C2, C3, C4, C5, C6, T1, T2, T3, T4, T5, T6, T7, T8, T9, T10, T11, L1, L2, L3, L4, L5

Abb. 27.2. Standardisierter Messbogen »Wirbelsäule«

Messblatt für Untere Gliedmaßen (nach der Neutral-0-Methode)

Name		Untersuchungstag
geb.	Aktenzeichen	Standbein: Rechts/Links

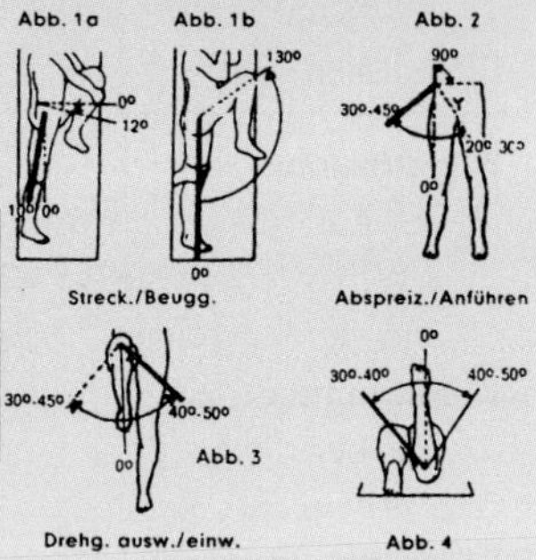

	Rechts	Links	
Hüftgelenke:			
Streck./Beugung (Abb. 1a u. 1b) …			
Abspreiz./Anführen (Abb. 2) …			
Drehg. ausw./einw. (Hüftgel. 90° gebeugt) (Abb. 3) …			
Drehg. ausw./einw. (Hüftgel. gestreckt) (Abb. 4) …			
Kniegelenke:			
Streck./Beugung (Abb. 5) …			
Obere Sprunggelenke:			
Heben/Senken des Fußes (Abb. 6)			
Untere Sprunggelenke:			
Ges.-Beweglichk. (Fußaußenr. heb./senk.) (Abb. 7a/7b) … (in Bruchteilen der normalen Beweglichkeit)			
Zehengelenke: (in Bruchteilen der normalen Beweglichkeit)			

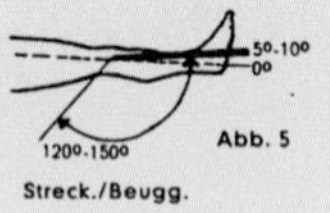

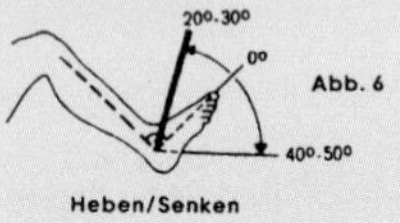

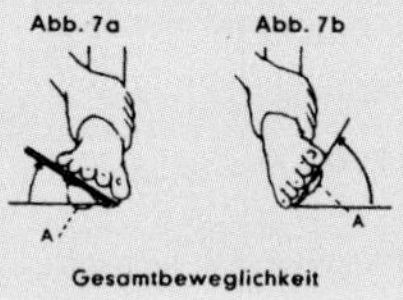

Umfangmaße in cm:

	Rechts	Links
20 cm ob. inn. Knie-Gelenkspalt …		
10 cm ob. inn. Knie-Gelenkspalt …		
Kniescheibenmitte …		
15 cm unterh. inn. Gelenkspalt …		
Unterschenkel, kleinster Umfang …		
Knöchel …		
Rist über Kahnbein …		
Vorfußballen …		

Beinlänge in cm:

Vord. ob. D-beinstachel — Außenknöchelsp. …		

Stumpflänge in cm:

Sitzbein — Stumpfende …		
Inn. Knie-Gelenkspalt — Stumpfende …		

Abb. 27.3. Standardisierter Messbogen »untere Extremität«

27.2 Private Krankenversicherung

Die private Krankenversicherung gewährt, je nach individuell abgeschlossenem Vertrag, **Tagegeldzahlungen** in unterschiedlicher Höhe bis zum Wiedereintritt der Arbeitsfähigkeit, wobei für die ärztliche Beurteilung hier in erster Linie die körperlichen Belastungen in der zuletzt ausgeübten beruflichen Tätigkeit zugrunde gelegt werden. Die sozialmedizinische Bewertung wird – bei aufscheinenden Zweifelsfällen – durch eine gutachterliche Einschätzung beratender Fachärzte vorgenommen. Nicht selten wird eine Weitergewährung von Tagegeldzahlungen abgelehnt, wenn der betroffene Patient seine letzte berufliche Tätigkeit zumindest teilweise wieder aufnehmen kann.

Ist eine berufliche Reintegration in absehbarer Zeit aufgrund erheblicher persistierender Beeinträchtigungen ausgeschlossen, ist der Erkrankte auf längere Sicht nicht mehr in der Lage, zumindest 50% seiner letzten beruflichen Tätigkeiten auszuüben, wird in nicht wenigen Fällen ärztlicherseits **Berufsunfähigkeit** attestiert, was dann die Weiterzahlung von Krankentagegeld ausschließt.

27.3 Gesetzliche Rentenversicherung

Die gesetzliche Rentenversicherung (DRV Bund, DRV Land) leistet **vorzeitige Rentenzahlungen**, wenn ein erkrankter Patient in einer überschaubaren Zeitspanne nicht mehr sinnvoll in das allgemeine Erwerbsleben reintegriert werden kann – finanzielle Leistungen können vorübergehend (auf Zeit) oder auf Dauer gewährt werden (Eingeschränkte bzw. aufgehobene Erwerbsfähigkeit).

Die hierfür zugrunde liegende individuelle sozialmedizinische Bewertung wird in aller Regel im Rahmen eines **fachärztlichen Gutachtens** vorgenommen. Auch hier ist die aktuelle klinische Situation der Haltungs- und Bewegungsorgane mit evtl. gegebenen funktionellen Defiziten, muskulären Schwächen, lokalen oder multilokulären Reizzuständen oder entzündlichen Prozessen, Zirkulationsstörungen, Einschränkungen des Gehvermögens u. a. ausschlaggebend. Eingeschätzt wird einerseits, ob im zuletzt ausgeübten Beruf wieder eine teilweise oder volle Belastbarkeit gegeben ist oder nicht; in vielen Fällen ist allerdings auch bei persistierenden Störungen von einer Verweisbarkeit auf dem sog. allgemeinen Arbeitsmarkt auszugehen. In diesem Zusammenhang gibt der Fachgutachter eine Bewertung des verbliebenen Restleistungsvermögens ab: Hier wird zunächst überprüft, ob **zeitliche (quantitative) Beeinträchtigungen** gegeben sind (vollschichtig, d. h. über 6 Stunden tgl. körperlich einsetzbar/nur noch teilschichtig 3–6 Stunden tgl. belastbar/nur noch weniger als 3 Stunden tgl. auf dem Arbeitsmarkt belastbar). Im Weiteren erfolgt eine sozialmedizinische Überprüfung, ob vorübergehend oder auf Dauer von **qualitativen Beeinträchtigungen** des Leistungsvermögens auszugehen ist (schwere/mittelschwere/leichte Tätigkeiten; spezielle Einschränkungen der Körperhaltung, des Hebens und Tragens von Gewichten oder des beruflichen Umfeldes, mögliche Notwendigkeit längerer Arbeitspausen u.a.m).

> **Kommentar**
> Beurteilt wird das **negative Leistungsbild** (Was kann der Patient nicht mehr?) und das **positive Leistungsbild** (Was ist dem Patienten nicht nur vorübergehend noch zuzumuten?).

Hier spielen auch die Befunde der bildgebenden Diagnostik (z. B. Ausprägungsgrad degenerativer Veränderungen) eine wichtige Rolle. Ebenfalls wesentlich ist die **Wegefähigkeit** des Betroffenen; liegt diese unter 500 m (4-mal tgl. gefordert) und kann dies anderweitig nicht kompensiert werden, ist von **Erwerbsunfähigkeit** auszugehen.

Während bei den meisten krankhaften Veränderungen der Wirbelsäule und auch der Extremitäten aufgrund des klinischen und radiologischen Befundes in aller Regel bei ausreichender Sachkenntnis eine objektive sozialmedizinische Bewertung gut möglich ist, ist diese bei den meist rein subjektiven Störungen der chronischen psychosomatischen Krankheitsbilder des Fibromyalgiesyndromes (▶ Kap. 26.10) und des myofaszialen Schmerzsyndromes (▶ Kap. 26.11) oft nicht unproblematisch.

> **Kommentar**
> Die Attestierung von Erwerbsunfähigkeit auf Zeit bzw. auf Dauer ist bei psychosomatisch überlagerten Störungen im Bereich der Haltungs- und Bewegungsorgane sicher kontraproduktiv und führt eher zu einem Krankheitsgewinn des Patienten mit weiterer psychischer Fixierung.

Auch unter therapeutischen Gesichtspunkten gilt bei Patienten mit chronischen Schmerzbildern ohne somatisches Korrelat in den meisten Fällen:
- Leichte körperliche Tätigkeiten mit gleichmäßigen Bewegungsabläufen ohne kinetische Kraftspitzen können vollschichtig verrichtet werden.
- Möglichst kurzweilige Tätigkeiten ohne monotone Bewegungsabläufe.
- Vermeidung von Akkordarbeiten, von Arbeiten unter Stress und von körperlichen Zwangshaltungen.
- Keine Tätigkeiten mit Heben, Tragen und Bewegen von Lastgewichten von über 5–8 kg.
- Arbeiten in wohltemperierten Räumen unter Ausschluss von Kälte, Nässe und Zugluft.
- Arbeitsübliche Pausen genügen.
- Die Wegefähigkeit ist in aller Regel nicht wesentlich eingeschränkt.

Da bei diesen globalen Störungen klinisch tatsächlich fassbare Funktionsdefizite nur selten vorliegen, in aller Regel auch radiologische und laborserologische Auffälligkeiten fehlen, sollte der orthopädische Begutachter lediglich die aktuelle funktionelle Situation der Haltungs- und

Bewegungsorgane beurteilen und auf die Notwendigkeit einer neurologisch-psychiatrischen Zusatzbegutachtung verweisen (psychogene Überlagerung, Aggravation, Schmerzverarbeitungsstörung?).

27.4 Gesetzliche Unfallversicherung

Die noch auf Bismarck zurückgehende gesetzliche Unfallversicherung (**Träger:** Berufsgenossenschaften) entschädigt im Falle eines Unfallgeschehens während der Arbeit oder auf dem Hin- bzw. Rückweg zur/von der Arbeitsstelle unfallbedingte bleibende funktionelle Defizite. Deren Gradierung erfolgt grundsätzlich prozentual (meist in 10er Schritten) als sog. **Minderung der Erwerbsfähigkeit (MdE)**. Die jeweilige Höhe ist körperregionenspezifisch tabellarisch vorgegeben.

Im Bereich der Haltungs- und Bewegungsorgane werden in erster Linie dauerhaft fortbestehende Bewegungseinschränkungen von Extremitätengelenken und der Wirbelsäule berücksichtigt, persistierende Instabilitäten, eine reduzierte muskuläre Kraftentfaltung, neurologische Defizite, periphere Umlaufstörungen, Beeinträchtigungen der Gesamtmobilität, eine Abhängigkeit von Hilfsmitteln (z. B. das Tragen besonderen Schuhwerkes, Orthesen, Gehhilfen u.a.m.) und letztlich der Umfang evtl. bestehender radiologisch fassbarer traumatisch begründeter degenerativer Veränderungen. Das subjektiv berichtete Ausmaß fortbestehender Beschwerdebilder in Ruhe oder unter Belastungsbedingungen spielt ebenso wenig eine Rolle wie die Art der beruflichen Tätigkeit (maßgeblich ist der sog. allgemeine Arbeitsmarkt).

Unterschieden werden eine (meist großzügigere) Einschätzung der MdE zum Zeitpunkt des Abschlusses des Heilverfahrens mit dem erstmaligen Wiedereintritt der Arbeitsfähigkeit und die oft strengere Bewertung unter sog. Dauerrenten-Gesichtspunkten 3 Jahre nach dem Unfallgeschehen. Eine pekuniäre Auszahlung erfolgt nur bei einer MdE von 20% und mehr; ist diese geringerer, dann nur im Falle einer gleichzeitig bestehenden Stützrente. Zu späteren Zeitpunkten muss bei beabsichtigter Höherstufung bzw. Reduzierung der MdE im weiteren Verlauf jeweils eine wesentliche Verschlechterung bzw. Verbesserung der klinischen Situation gutachterlich belegt werden.

Die finanzielle Entschädigung erfolgt durch eine monatliche Rententeilzahlung, deren Höhe sich am zuletzt verdienten Gehalt orientiert. Eine zeitliche begrenzte oder dauerhafte Abfindung ist möglich.

27.5 Private Unfallversicherung

Im Rahmen des privaten Unfallversicherungsrechtes wird für die Haltungs- und Bewegungsorgane die sog. **Invalidität** im Sinne dauerhaft fortbestehender postakzidenteller körperlicher Beeinträchtigungen oder Behinderungen der körperlichen Leistungsfähigkeit eingeschätzt, wobei – je nach Versicherungsvertrag – evtl. die letzte berufliche Tätigkeit zugrunde gelegt werden kann. Für die Extremitäten gilt hier in aller Regel die sog. **Gliedertaxe** (Angabe des bleibenden Funktionsdefizits als Bruch, z. B. 1/7, 2/3, 3/4 Armwert/Beinwert), für die Wirbelsäule eine prozentuale Gradierung.

> **Kommentar**
> Die gutachterliche Bewertung sollte nicht vor einem Jahr und nicht später als 2 Jahre nach dem Unfallgeschehen in die Wege geleitet werden.

Die gewährte finanzielle Entschädigung erfolgt in aller Regel als einmalige pauschale Abfindung (auch im Hinblick auf möglicherweise sich zukünftig noch ergebende Spätfolgen), nicht als monatliche Rentenzahlung.

Für die Bewertung spielen in erster Linie objektiv fassbare Bewegungstörungen, muskuläre Defizite bzgl. der Kraftentfaltung, Instabilitäten und auch entsprechende bildgebend darstellbare, posttraumatisch begründete, degenerative Aufbrauchserscheinungen die wesentliche Rolle, weniger das subjektiv berichtete Ausmaß des Schmerzempfindens.

27.6 Schwerbehindertengesetz

Das Schwerbehindertengesetz beinhaltet Regelungen der Voraussetzungen für die Inanspruchnahme spezieller Vergünstigungen für bleibend Behinderte, so z. B. Kündigungsschutz, Einkommensteuerersparnis, KFZ-Steuernachlass, evtl. unentgeltliche Beförderung im Nahverkehr, Zusatzurlaub u.a.m.

Von einer Schwerbehinderung ist dann auszugehen, wenn der sog. GdB (**Grad der Behinderung** als absolute Zahl, nicht als Prozentangabe!) 50 oder mehr beträgt. Bei einem GdB von 30 besteht die Möglichkeit der sog. Schwerbehinderten-Gleichstellung, um den Arbeitsplatz durch das Arbeitsamt zu sichern, wenn infolge der gegebenen Behinderung ein geeigneter Arbeitsplatz ansonsten nicht mehr gefunden oder erhalten werden kann.

Die Einschätzung des GdB – abgestuft in 10er Schritten – erfolgt durch die Versorgungsämter bzw. Landesversorgungsämter individuell, wobei hier vom Bundesministerium für Arbeit und Sozialordnung tabellarisch aufgelistete Anhaltspunkte publiziert wurden. Diese berücksichtigen im Bereich der Haltungs- und Bewegungsorgane in erster Linie persistierende (nicht nur vorübergehende) funktionelle Defizite, Instabilitäten, das (bildgebende) Ausmaß möglicher altersübersteigerter degenerativer Veränderungen der Körpergelenke und der Wirbelsäule, weniger den Ausprägungsgrad subjektiv empfundener Beschwerdebilder (◘ Tab. 27.1).

■ **Tab. 27.1.** Differenzierte Bewertung des Grades der Behinderung (GdB) im Falle von Wirbelsäulenschäden

GdB	Art und Ausmaß der jeweiligen Schädigung
0	Keine Bewegungseinschränkung, keine Instabilität
10	Nur geringfügige funktionelle Beeinträchtigungen: – Anatomische Verformungen – Häufig rezidivierende oder anhaltende funktionelle Beeinträchtigungen und/oder Instabilität geringen Ausmaßes – Seltener auftretende, eher leichte und nur kurz andauernde schmerzhafte Wirbelsäulensyndrome – Häufig rezidivierende oder anhaltende funktionelle Beeinträchtigungen und/oder Instabilität mittleren Grades – Häufig rezidivierende, evt. auch Tage andauernde schmerzhafte Wirbelsäulensyndrome
20	Mittelgradige funktionelle Beeinträchtigungen in einem einzelnen Wirbelsäulenabschnitt (HWS, BWS oder LWS): – Anatomische Verformungen – Häufig rezidivierende oder anhaltende funktionelle Beeinträchtigungen und/oder Instabilität mittleren Grades – Häufig rezidivierende, evt. auch Tage andauernde schmerzhafte Wirbelsäulensyndrome
30	Schwere funktionelle Beeinträchtigungen in einem einzelnen Wirbelsäulenabschnitt (HWS, BWS oder LWS): – Anatomische Verformungen – Häufig rezidivierende oder anhaltende funktionelle Beeinträchtigungen und/oder Instabilität schweren Grades – Häufig rezidivierende, evt. auch Wochen andauernde ausgeprägte und schmerzhafte Wirbelsäulensyndrome
30–40	Mittelgradige bis schwere funktionelle Beeinträchtigungen in zwei Wirbelsäulenabschnitten
50–70	Besonders schwere funktionelle Beeinträchtigungen: – Versteifung großer Anteile der Wirbelsäule – Anhaltende Ruhigstellung in einer Rumpforthese, die drei Wirbelsäulenabschnitte umfasst (z. B. Milwaukee-Korsett bei Skoliosebehandlung) – Schwere Skoliosen der Rumpfwirbelsäule (>70° nach Cobb)
80–100	Schwere Belastungsinsuffizienz der Rumpfwirbelsäule bis hin zur Geh- und Stehunfähigkeit

Eine Addition der jeweiligen Behinderungsgrade (obere Extremitäten, Wirbelsäule, untere Extremitäten) ist nicht zulässig, entscheidend für den Gesamtgrad ist das globale Ausmaß der Behinderung im täglichen Leben, unabhängig von der speziellen beruflichen Belastung. Ein GdB von 30 oder mehr ist nur in schweren Fällen mit ausgeprägten Funktionseinschränkungen anzunehmen.

Bei psychosomatisch überlagerten chronischen Schmerzsyndromen ohne sonstige adäquate klinische Auffälligkeiten (Fibromyalgiesyndrom, myofasziales Schmerzsyndrom) sind in Einzelfällen GdBs von 20–30 begründbar.

Ein Nachteilsausgleich (sog. Merkzeichen) kann – neben dem GdB – im Falle spezieller Behinderungen mit dann weiteren Vergünstigungen zugebilligt werden:

— **Erhebliche Gehbehinderung (»G«).** Die Bewegungsfähigkeit (Geh- und Stehfähigkeit) ist im Straßenverkehr so stark beeinträchtigt, dass der Antragsteller nicht ohne erhebliche Schwierigkeiten oder nicht ohne Gefahr für sich und andere in der Lage ist, Wegstrecken im Ortsverkehr zurückzulegen, die üblicherweise noch zu Fuß bewältigt werden können. Die Voraussetzungen sind dann erfüllt, wenn aufgrund von Beeinträchtigungen der unteren Gliedmaßen und/oder der Wirbelsäule ein Einzel-GdB von zumindest 50 vorliegt. Nach der sozialgerichtlichen Rechtssprechung ist dies auch dann der Fall, wenn es dem Behinderten nicht mehr möglich ist, etwa 2 km in 30 min zu Fuß zu bewältigen.

— **Außergewöhnliche Gehbehinderung (»aG«).** Diese liegt dann vor, wenn der Betroffene aufgrund der Schwere seines Leidens mit entsprechenden erheblichen funktionellen Defiziten außerhalb eines Kraftfahrzeuges auf Dauer nur mit fremder Hilfe oder nur mit großer Anstrengung bewegungsfähig ist. Unter sozialmedizinischem Aspekt ist dies dann gegeben, wenn die eigenständige Gehleistung unter 100 m liegt; dies trifft in aller Regel lediglich für Schwerstbehinderte zu mit einem Gesamt-GdB von 80 und mehr aufgrund von Beeinträchtigungen der unteren Extremitäten und/oder der Wirbelsäule, etwa für Doppelamputierte, Querschnittsgelähmte u. ä. zu. Nur für diese Fälle sind vom Versorgungsamt dann auch spezielle Parkerleichterungen vorgesehen.

— **Notwendigkeit ständiger Begleitung (»B«).** Dieses Merkzeichen ist dann zuzubilligen, wenn der Betroffene zur Vermeidung von Gefahren für sich und andere bei Benutzung öffentlicher Verkehrsmittel ständig auf fremde Hilfe angewiesen ist.

— **Befreiung von der Rundfunk- und Fernsehgebührenpflicht (»RF«).** Hier muss der Gesamt-GdB zumindest 80 betragen; der Behinderte ist aufgrund seines Leidens ständig an die Wohnung gebunden; es ist ihm unmöglich, an öffentlichen Veranstaltungen teilzunehmen (z. B. bei schweren Bewegungsstörungen).

— **Hilflosigkeit (»H«).** Bei dieser Kategorie werden unterschiedliche Einstufungen differenziert (I–V), wobei das Bundesversorgungsgesetz die jeweilige Prüfung der Hilflosigkeit und der Notwendigkeit konsequenter Pflege durch einen Arzt (z. B. des MdK) voraussetzt.

27.7 Besonderheiten bei der Gutachtenerstellung

Die Deutsche Gesellschaft für Orthopädie und orthopädische Chirurgie (DGOOC) hat zusammen mit der Deutschen Gesellschaft für Neurologie (DGN), der Deutschen Gesellschaft für Psychiatrie, Psychotherapie und Nervenheilkunde (DGPPM) sowie der Deutschen Gesellschaft für Psychosomatische Medizin und Psychotherapie und dem Deutschen Kollegium für Psychosomatische Medizin (DKPM) Leitlinien für die spezielle Begutachtung von Schmerzen erarbeitet (Schiltenwolf 2004).

Teile der Präambel
Ziel der Leitlinie

Diese Leitlinie soll die Begutachtung von Patienten, die als Leitsymptom Schmerzen beklagen, vereinheitlichen. Sie soll der Komplexität von Schmerz, Schmerzerleben und Schmerzbeeinflussung durch die Beschreibung interdisziplinären Zusammenwirkens gerecht werden. Durch die Beschreibung der fachgebundenen Kompetenz wie auch der Zusammenarbeit zwischen Gutachtern verschiedener Fachdisziplinen sollen qualitätssichernde Maßnahmen für die Gutachtenerstellung und Grundlagen für einheitliche Einschätzungen schmerzkranker Probanden in den verschiedenen Rechtsbereichen ermöglicht werden. Damit soll auch die Verständigung zwischen Ärzten und Juristen verbessert werden.

Inhalt der Leitlinien

Grundlagen der Leitlinie sind einerseits das Basiswissen um Schmerzentstehung, Schmerzverarbeitung und Schmerzchronifizierung sowie die fachgebietsspezifischen Einschätzungen zu schmerzkranken Probanden. Andererseits werden Kenntnisse der Begutachtungsgrundlagen für verschiedene Rechtsformen zugrunde gelegt. Wesentlich war die Zusammenführung fachgebietsspezifischer Erkenntnisse zu einer interdisziplinären Leitlinie. Bestehende Leitlinien zum Thema wurden berücksichtigt.

Zielgruppe

Alle in der Beutachtung tätigen Ärztinnen und Ärzte.

Evidenzgrad

Leitlinien zur Begutachtung sind wegen der nationalen sozialen und juristischen Einbettung normativer Fragen expertenabhängig. Die Leitlinien wurden durch je einen Experten einzelner Fachgesellschaften formuliert. Ein erweiterter Autorenkreis hat den vorgelegten Text kritisch redigiert. Bei der Bewertung des Evidenzgrades sind sowohl medizinische als auch rechtliche Gesichtspunkte wesentlich.

Implementierung

Die Fachgesellschaften sind für die Implementierung der Leitlinie zuständig. Publikationen in den Organen der Gesellschaften sollen die Verbreitung und Umsetzung der Leitlinie sicherstellen.

Zertifizierung auf S1- und S2-Niveau durch die Fachgesellschaften selbst; gemeinsame Weiterleitung an die AWMF zur fachübergreifenden Publikation.

Überprüfung der Anwendung

Die Arbeitskreise für Begutachtungsfragen der einzelnen Fachgesellschaften sollen die Anwendung und ggf. Anwendungsprobleme überprüfen.

Aktualisierung

Hängt vom Zeitpunkt der Verabschiedung ab.

Allgemeine Leitlinien der Begutachtung
Kenntnis der Rechtsnormen

Der Gutachter muss die Grundzüge der unterschiedlichen Rechtsgebiete der sozialmedizinischen bzw. versicherungsmedizinischen Begutachtung kennen und deren spezifische Forderungen berücksichtigen. Soweit die Weiterbildungsordnung in dem Fachgebiet oder Schwerpunkt des Gutachters keine Kenntnisse der Begutachtung vorsieht, ist eine geeignete Zusatzfortbildung erforderlich.

Wahrung der Unparteilichkeit

Der Gutachter arbeitet neutral und nach bestem Wissen und Gewissen. Im Gegensatz zur üblichen ärztlichen Tätigkeit hat es der Gutachter strikt zu vermeiden, Partei für den Untersuchenden oder für den Auftraggeber zu nehmen. Der behandelnde Arzt soll daher nicht gleichzeitig als Gutachter tätig werden.

Bezeichnung

Entsprechend der ärztlichen Weiterbildungsordnung soll das Gutachten nach dem Fachgebiet des erstellenden Arztes benannt werden. Es soll nicht von »psychotherapeutischen Gutachten« oder »schmerztherapeutischen Gutachten« gesprochen werden, da therapeutische Anliegen mit den gutachterlichen Aufgaben nicht in Einklang zu bringen sind.

Wahrung der Sorgfaltspflicht

Die Erstattung von Gutachten setzt eine eingehende Kenntnis der (zu Verfügung stehenden) Unterlagen wie Krankenblätter, Vorbefunde ggf. einschließlich der Leistungsauszüge der Krankenversicherung zu Vorerkrankungen und auch der Vorgutachten sowie eine angemessene Beschäftigung mit dem zu Begutachtenden im Rahmen der Anamneseerhebung und klinischen und bildgebenden Untersuchung voraus.

Aufklärung und Schweigepflicht

Die ärztliche Schweigepflicht und die Verweigerungsrechte des Probanden sind vom Gutachter zu berücksichtigen. Hierzu gehören auch die Aufklärung und Information des

Probanden über die Untersuchung, den Ablauf der Untersuchung sowie über die Funktion, die Stellung des Sachverständigen sowie die Zielsetzung der Begutachtung. Der Proband ist darüber aufzuklären, dass der Gutachter keine Schweigepflicht gegenüber dem Auftraggeber hat; davon ausgenommen kann der Proband die Weitergabe von Selbstauskünften verweigern.

Beschränkung auf den Gutachtenauftrag

Der Sachverständige soll sich in seinem Gutachten auf die Beantwortung der im Gutachtenauftrag gestellten Fragen beschränken. Sofern die Fragen nicht sachdienlich erscheinen, hat er dies vor Abfassung des Gutachtens mit dem Auftraggeber abzuklären.

Umgang mit fremdsprachigen Probanden

Bei fremdsprachigen Probanden muss geklärt werden, ob zur Anamneseerhebung und Untersuchung ein Dolmetscher erforderlich ist. Sofern dies notwendig erscheint, soll der Dolmetscher vom Auftraggeber benannt werden; Familienangehörige, Freunde oder Bekannte sind nicht heranzuziehen. Der Gutachter soll sich darüber im Klaren sein, dass Schmerzempfindung und -schilderung bei Probanden aus anderen Kulturräumen andersartig sein können und damit nur eingeschränkt in die deutsche Sprache übertragbar sind.

Strukturierung des Gutachtens

Eine klare Strukturierung des schriftlichen Gutachtens ist ein wichtiges Qualitätsmerkmal. Es empfiehlt sich folgende Gliederung:
- Darstellung des Sachverhaltes und der Fragestellung
- Angaben des Probanden
- Erhobene klinische, bildgebende und laborchemische Befunde
- Diagnose
- Diskussion der Aktenlage
- Zusammenfassende Beurteilung
- Beantwortung der Beweisfragen

Verpflichtung zur termingerechten Gutachtenerstellung

Gemäß §25 der Berufsordnung für deutsche Ärzte sind Gutachten innerhalb einer angemessenen Frist abzugeben. Längere Intervalle zwischen Untersuchung und Erstellung des Gutachtens mindern den Informationsgehalt und werden ggf. nicht als Erfüllung des Gutachtenauftrages akzeptiert.

Diagnosen

An erster Stelle sollen im Allgemeinen die Funktionsbeeinträchtigungen genannt werden, erst an zweiter Stelle die Diagnosen. Die Beschreibung und Verschlüsselung der Diagnosen erfolgt nach ICD-10. Die konkreten qualitativen und quantitativen Einschränkungen sind aus den Funktionsbeeinträchtigungen und nicht aus den Diagnosen abzuleiten.

Besonderheiten der Begutachtung von Schmerzen

Über die üblichen Vorgaben an den Sachverständigen hinaus sind bei der Begutachtung von Schmerzen nachfolgende Besonderheiten zu berücksichtigen:

Schmerzgutachten

Der Begriff des »Schmerzgutachtens« ist unglücklich und soll vermieden werden. Soweit nicht die Fachgebietsbezeichnung des Sachverständigen für die Klassifizierung des Gutachtens ausreichend erscheint, soll daher von der der »Begutachtung von Schmerzen« gesprochen werden.

Ärztliche Aufgabe

Die Begutachtung von Schmerzen ist eine ärztliche Aufgabe. Psychologen und psychologische Psychotherapeuten können ggf. im Rahmen der psychiatrischen oder psychosomatischen Begutachtung nach Klärung der Kostenübernahme aufgrund ihrer speziellen Kompetenz mit der Erstellung eines Zusatzgutachtens beauftragt werden.

Kenntnis der Krankheitsbilder

Der Gutachter muss über den aktuellen evidenzbasierten Wissensstand der Krankheitsbilder mit Leitsymptom »chronischer Schmerz« verfügen. Hierzu sei auf die entsprechenden Leitlinienseiten der AWMF verwiesen.

Interdisziplinärer Charakter

Die Begutachtung chronischer Schmerzen ist eine interdisziplinäre Aufgabe und erfordert Kompetenz zur Beurteilung körperlicher wie auch psychischer Störungen. An erster Stelle soll durch geeignete Gutachter der Anteil durch Gewebeschäden erklärbarer Schmerzen beurteilt werden. Diese Gutachter sollen über Grundkenntnisse psychisch verursachter Schmerzen im Sinne der psychosomatischen Grundversorgung verfügen.

Sind Schmerzen und das Ausmaß der Beeinträchtigungen gar nicht oder nicht ausreichend durch Gewebeschäden erklärbar, soll die Begutachtung interdisziplinär erfolgen. Ein Zweitgutachten ist dann auf psychosomatischem bzw. psychiatrischem Fachgebiet zu erstellen. Diese Gutachter sollen über eingehende Kenntnisse chronischer Schmerzerkrankungen verfügen.

Problem der Quantifizierung von Schmerzen

Das Ausmaß der Schmerzen ist bislang weder durch bildgebende noch durch neurophysiologische Methoden quantifizierbar, wenngleich diese Verfahren für die Objektivierung von Gewebeschädigungen unverzichtbar sind. Dem Nachweis körperlicher und/oder psychischer Beeinträchtigungen im Alltags- und beruflichen Leben kommt daher bei der Begutachtung von Schmerzen überragende Bedeutung zu. Apparativ gewonnene Zufallsbefunde ohne »Relevanz (z. B. Bandscheibenprotrusionen im CT bzw. NMR) für die beklagten Schmerzen sollen als nicht Schmerz-erklärend« benannt werden.

Bedeutung psychometrischer Untersuchungen

Testpsychologische Verfahren und die Verwendung von Selbstbeurteilungsbögen können die Eigenschilderung der Beschwerden ergänzen und dienen der Standardisierung von Befunden. Wegen der Wiedergabe subjektiver Einschätzungen kommt ihnen jedoch in der gutachterlichen Situation keine Bedeutung als objektives Kriterium zu. Eine unkritische Übernahme der darin geltend gemachten Beeinträchtigungen soll daher unterbleiben. Für die Beurteilung der tatsächlichen Funktionsbeeinträchtigungen sind der erhobene Befund während der Exploration und Untersuchung sowie die Verhaltensbeobachtung wesentlich.

Diagnose und Funktionsminderung

Die Schwere der Krankheit des Probanden ergibt sich aus den Diagnosen und den belegten Funktionsminderungen. Diagnosen allein erklären nicht den Schweregrad einer Schmerzsymptomatik.

Behandelbarkeit und Funktionsminderung

Patienten mit psychisch (mit-)verursachten bzw. unterhaltenen Schmerzen sind häufig einer Behandlung nur schwer zugänglich. Dies kann auch Folge fehlgeleiteter Vorbehandlungen sein (iatrogene Fixierung und Schädigung).

Geringer oder ausbleibender Behandlungserfolg begründen nicht zwangsläufig auch hohen Leidensdruck mit schweren Funktionsbeeinträchtigungen. Hoher Leidensdruck ist dann anzunehmen, wenn sich Beeinträchtigungen im privaten und/oder beruflichen Alltagsleben und in der sozialen Partizipation nachweisen lassen.

Verdeutlichung

Verdeutlichungstendenzen sind der Begutachtungssituation durchaus angemessen und sollen nicht mit Aggravation oder Simulation gleichgesetzt werden. Es handelt sich hierbei um den mehr oder weniger bewussten Versuch, den Gutachter vom Vorhandensein der Schmerzen zu überzeugen. Zunehmende Verdeutlichung kann auch mit einem desinteressierten, oberflächlichen Untersucher zusammenhängen.

Aggravation

Aggravation ist die bewusste verschlimmernde bzw. überhöhende Darstellung einer krankhaften Störung zu erkennbaren Zwecken. Sie ist in der Begutachtungssituation relativ häufig zu beobachten.

Simulation

Simulation ist das bewusste und ausschließliche Vortäuschen einer krankhaften Störung zu bestimmten, klar erkennbaren Zwecken. Simulation gilt als selten. Simulation und auch Aggravation sollen im Gutachten klar beschrieben werden.

Untersucherreaktion und Gegenübertragungsverhalten

Soweit richtungsweisende körperliche Befunde fehlen, gilt in besonderem Maße zu beachten, dass beim Gutachter eigene Wertvorstellungen und Körpererfahrungen, das Erleben des Probanden (z.B. Abwehr bei klagsamen Probanden) und auch eigene Tagesform die Interaktion mit dem Probanden beeinflussen können.

Ablauf der Begutachtung von Schmerzen

Diagnostische Zuordnung. Sämtliche Diagnosen orientieren sich an den Vorgaben des ICD-10 und sind entsprechend zu kodieren. Bei Diagnosen aus dem Kapitel V (F: psychische und Verhaltensstörungen) sollte im Sinne der Qualitätssicherung neben der klinischen Untersuchung zusätzlich eine strukturierte Diagnoseprozedur (z. B. SKID, CIDI, Mini-DIPS, IDCL) verwendet werden.

Erfassung schmerzbedingter Funktionsbeeinträchtigungen. Angesichts des Fehlens geeigneter technischer Messmethoden zur Quantifizierung von Schmerzen ist es Aufgabe des Gutachters, Beeinträchtigungen im täglichen Leben und in der sozialen Partizipation detailliert zu hinterfragen. Hinweise hierzu können auf den Seiten der WHO (http://www.dimdi.de/de/klassi/ICF/) gewonnen werden.

Nachweis schmerzbedingter Funktionsbeeinträchtigungen. Im nächsten Schritt hat der Gutachter Stellung zu beziehen, ob die anamnestisch erfassten Funktionsbeeinträchtigungen im beschriebenem Umfang zur objektiven Gewissheit des Gutachters (sog. »Vollbeweis«) beitragen. Nachfolgende Kriterien können Zweifel am Ausmaß der geklagten Beschwerden aufkommen lassen:
- Diskrepanz zwischen subjektiver Beschwerdeschilderung (einschließlich Selbsteinschätzung im Fragebogen) und körperlicher und/oder psychischer Beeinträchtigung in der Untersuchungssituation.
- Wechselhafte und unpräzis-ausweichende Schilderung der Beschwerden und des Krankheitsverlaufes.
- Diskrepanzen zwischen eigenen Angaben und fremdanamnestischen Informationen (einschließlich Aktenlage).
- Fehlende Modulierbarkeit der geklagten Schmerzen.
- Diskrepanz zwischen geschilderten Funktionsbeeinträchtigungen und eruierbaren Aktivitäten des täglichen Lebens.
- Fehlen angemessener Therapiemaßnahmen und/oder Eigenaktivitäten zur Schmerzlinderung trotz ausgeprägt beschriebener Beschwerden.

- Fehlende sachliche Diskussion möglicher Verweistätigkeiten bei Begutachtungen zur beruflichen Leistungsfähigkeit.

Soweit aufgrund derartiger Beobachtungen eine Klärung des tatsächlichen Ausmaßes der Beschwerden nicht möglich ist, sollte sich der Gutachter nicht scheuen, dies in seinem Gutachten klar auszudrücken. Die Unmöglichkeit einer sachgerechten Beurteilung führt im Rechtsstreit im Allgemeinen zur Ablehnung des Renten- oder Entschädigungsantrages, da die Beweislast beim Antragssteller liegt.

Beurteilung der willentlichen Steuerbarkeit

In einem weiteren Schritt ist der Frage nachzugehen, inwieweit bei der Schmerzsymptomatik eine unbewusste »neurotische« Verschiebung seelischer Konflikte in die Körperebene im Vordergrund steht (»primärer Krankheitsgewinn«), oder inwieweit die Beschwerden dazu benutzt werden, bewusst oder zumindest bewusstseinsnah eigene Wünsche, z. B. nach Versorgung, Zuwendung oder Entlastung von unangenehmen Pflichten gegenüber Dritten durchzusetzen (»sekundärer Krankheitsgewinn«). Während im ersten Fall üblicherweise davon auszugehen ist, dass der Situation Krankheitswert zukommt, ist dies im zweiten Fall – auch bei ansonsten plausibel vorhandenen Funktionsbeeinträchtigungen – schwieriger zu beurteilen. Hier hat der Gutachter zu klären, ob eine selbstbestimmte Steuerbarkeit des Beschwerdebildes vorliegt, oder ob die Symptomatik der bewussten Einflussnahme durch den zu Begutachtenden entzogen ist und damit ebenfalls Krankheitswert besitzt. Nicht selten kommt es im Rahmen einer Chronifizierung dazu, dass eine primär bewusst eingesetzte Schmerzsymptomatik sich zunehmend verselbstständigt und schließlich nicht mehr willentlich zu beeinflussen ist. Alleine die Tatsache lange anhaltender Beschwerden schließt eine bewusstseinsnahe Steuerbarkeit jedoch nicht aus. Hinweise auf eine bestehende Steuerbarkeit der Beschwerden geben insbesondere nachfolgende – möglichst durch Fremdanamnese bestätigte – Befunde:
- Rückzug von unangenehmen Tätigkeiten (z. B. Beruf, Haushalt), jedoch nicht von den angenehmen Dingen des Lebens (z. B. Hobbys, Vereine, Haustiere, Urlaubsreisen).
- Trotz Rückzuges von aktiven Tätigkeiten Beibehalten von Führungs- und Kontrollfunktionen (z. B. Überwachung von Haushaltsarbeit von Angehörigen, Steuerung des Einkaufsverhaltens der Angehörigen u.a.m.).

Einteilung von Schmerzen

In der gutachterlichen Situation sind drei Kategorien von Schmerzen zu unterscheiden:

Schmerz als Begleitsymptom einer körperlichen Störung. Hierbei sind in der Terminologie der Gutachtenliteratur zwei Untergruppen definiert:
- »Übliche Schmerzen« als Begleitsymptom einer körperlich fassbaren Erkrankung bzw. einer Nervenschädigung. Sie stellen bei der Begutachtung im Allgemeinen kein Problem dar und sind in den gutachterlichen Bewertungstabellen bereits berücksichtigt.
- »Außergewöhnliche Schmerzen«, z. B. nach Schädigung bestimmter Hirnstrukturen (»Thalamusschmerz«), nach Amputationen (»Stumpf-« und »Phantomschmerz«) und im Rahmen eines »komplexen regionalen Schmerzsyndroms« (CRPS). Hier bestehen regelmäßig besondere Anforderungen an die Qualität der diagnostischen Abklärung. Ist die Diagnose hinreichend gesichert und sind ggf. Kausalitätsfragen ausreichend geklärt, ergeben sich im Allgemeinen keine wesentlichen gutachterlichen Einschätzungsprobleme.

Schmerz bei Gewebeschädigung und psychischer Komorbidität. Die Auswirkungen von Gewebeschädigungen können durch eine psychische Komorbidität (z. B. Angststörung, depressive Störung, Suchterkrankungen) verschlimmert werden.

Schmerz als Leitsymptom einer psychischen Erkrankung. Hierzu zählen Schmerzen als Symptom einer primär psychischen Erkrankung wie etwa depressive Störungen, Angststörungen, somatoforme Störungen, Anpassungsstörungen und posttraumatische Belastungsstörungen, im Einzelfall auch psychotische Störungen.

Inhalt der Begutachtung

Die Begutachtung von Schmerzen erfordert neben der körperlichen Untersuchung eine detaillierte und umfassende Exploration des Probanden, weswegen hierfür regelmäßig ein deutlich erhöhter Zeitbedarf einzurechen ist. Im Einzelnen sollen Gutachten folgende Punkte enthalten:

Anamnese
- Arbeits- und Sozialanamnese (Berufsausbildung mit/ohne Abschluss, Arbeitsbiographie, besondere psychische und physische Belastungen am Arbeitsplatz, Dauer und Begründung für Arbeitslosigkeit und Arbeitsunfähigkeit, Entwicklung der familiären Situation und deren Belastungen).
- Allgemeine Anamnese der körperlichen und psychischen Erkrankungen (aktuell und unter Einbeziehung früherer Lebensabschnitte einschließlich familiärer Belastungen).
- Bei »kausalen« Fragestellungen außerdem Angaben zu Unfallereignissen und anderen ursächlichen Einwirkungen und zum Verlauf danach.

- **Spezielle Schmerzanamnese** (Lokalisation, Häufigkeit und Charakter der Schmerzen; Abhängigkeit von verschiedenen Körperhaltungen, Tätigkeiten und Tageszeiten; Verlauf mit/ohne Remissionen).
- Dauer, Intensität und Ergebnis **bisheriger Behandlungsmaßnahmen** (Häufigkeit und Regelmäßigkeit von Arztbesuchen, Häufigkeit und Dauer der Einnahme von Medikamenten und deren Nebenwirkungen, Intensität physiotherapeutischer Behandlungen, Einbringen eigener Bewältigungsstrategien); symptomverstärkende und -unterhaltende ärztliche Maßnahmen.
- Einschränkungen in den **Aktivitäten des täglichen Lebens** (Schlaf, Tagesablauf, Mobilität, Selbstversorgung, Haushaltsaktivitäten wie Kochen, Putzen, Waschen, Bügeln, Einkaufen, Gartenarbeit, erforderliche Ruhepausen, Fähigkeit zum Auto- und Radfahren).
- Einschränkungen der **Partizipation in verschiedenen Lebensbereichen** (Familienleben einschließlich Sexualität und schmerzbedingter Partnerprobleme; soziale Kontakte einschließlich Freundschaften und Besuche; Freizeitbereich wie Sport, Hobbys, Vereinsleben, Halten von Haustieren, Urlaubsreisen).
- **Eigene Einschätzung des positiven und negativen Leistungsbildes** (z. B. anhand der Diskussion von geläufigen Verweistätigkeiten mit geringer körperlicher Beanspruchung).
- **Biographische Schmerzerfahrungen.** Körperliche Misshandlung, emotionale Vernachlässigung, chronische familiäre Disharmonie, Parentifizierung, mehrfache postoperative Schmerzsituationen, Schmerzmodell bei wichtigen Bezugspersonen.
- Soziale Unterstützung und Qualität der **Partnerbeziehung**.
- Fremdanamnese immer mit Einverständnis des Probanden. Es bestehen bei den Autorem kontroverse Ansichten, inwieweit die Fremdanamnese in Anwesenheit des Probanden erhoben werden sollte.

Klinische Befunde
- **Beobachtung** während der Begutachtung (Gangbild vor/während/nach der Begutachtung, Spontanmotorik, Fähigkeit zum Stillsitzen, erforderliche Entlastungsbewegungen, Bewegungsmuster beim An- und Auskleiden)
- **Allgemeine Befunde** (Körperpflege und äußeres Erscheinungsbild, Hand- und Fußbeschwielung, Muskulatur, Körperbräune)
- **Körperlicher Befund**
- **Psychopathologischer Befund** (bei psychosomatischen und psychiatrischen Gutachten sollte dieser möglichst systematisch in Form einer standardisierten Diagnoseprozedur wie z. B. SKID, CIDI oder Mini-DIPS erhoben werden)
- **Apparative Zusatzbefunde** (soweit in Abhängigkeit von der Fragestellung/Erkrankung erforderlich)
- **Auswertung von Selbsteinschätzungsskalen**

Diagnosen
Die Diagnosen sollen sich an ICD-10-Kriterien orientieren, wobei für gutachterliche Belange die Funktionsstörungen an entscheidender Stelle genannt werden.

> **Fazit**
>
> Die abschließende gutachterliche Beurteilung von Schmerzen unterscheidet sich grundsätzlich nicht von der gutachterlichen Bewertung anderer Gesundheitsstörungen. Im Allgemeinen sind 4 Fragen zu beantworten:
> 1. Welche Gesundheitsstörungen lassen sich »ohne vernünftigen Zweifel« **nachweisen**?
> 2. Bei kausalen Fragestellungen: Auf **welche Ursache(n)** sind die Gesundheitsstörungen »mit Wahrscheinlichkeit« zurückzuführen? Je nach Rechtsgebiet (z. B. Sozial- oder Zivilrecht) gelten dabei unterschiedliche Kriterien der Kausalitätsbewertung.
> 3. Welche **quantitativen und qualitativen Auswirkungen** haben diese Gesundheitsstörungen? Je nach Rechtsgebiet (z. B. gesetzliche oder private Unfallversicherung, gesetzliche Rentenversicherung, Berufsunfähigkeits(zusatz)versicherung, Schwerbehindertenrecht) kann die Bemessung der Funktionsstörungen unterschiedlich sein.
> 4. Welche **Prognose** haben die nachweisbaren Gesundheitsstörungen?
>
> Aufgrund des Fehlens geeigneter technischer Messmethoden zur Quantifizierung von Schmerzen stehen beim Nachweis und bei der Beurteilung der Auswirkungen schmerzbedingter Funktionsstörungen zwei Fragen im Vordergrund:
> 1. Inwieweit ist der Gutachter anhand der Zusammenschau von Exploration, Untersuchung und Verhaltensbeobachtung bei kritischer Würdigung der Befunde davon überzeugt, dass entsprechende **Funktionsbeeinträchtigungen** bestehen?
> 2. Inwieweit besteht ein möglicher »**sekundärer Krankheitsgewinn**«? Hierbei gilt insbesondere zu klären, ob und inwieweit die geklagtem Beschwerden bewusst bzw. bewusstseinsnah zur Durchsetzung eigener Wünsche eingesetzt werden, oder ob die »Schmerzkrankheit« den Lebensablauf und die Lebensplanung übernommen hat. Bei kausalen Fragestellungen kann der »sekundäre Krankheitsgewinn« gleichzeitig einen Teilaspekt der Frage nach schädigungsunabhängigen Faktoren darstellen.

Teil III Literatur

Abenhaim L.; M. Rossignol; J. P. Valat; M. Nordin; B. Avouac; F. Blotman; J. Charlot; R. L. Dreiser; E. Legrand; S. Rozenberg; P. Vautravers: The role of activity in the therapeutic management of back pain. Report of the International Paris Task Force on Back Pain. Spine 25 (2000) 1S

Acquadro MA, Borodic GE: Treatment of myofascial pain with botulinum A toxin. Anesthesiology. 1994 Mar; 80(3):705–6

Adams, M.A.; P. Dolan; W. C. Hutton: The stages of the disc degeneration as revealed by dioscograms. J. Bone Jt. Surg. 68-B (1986) 36

Adams, M.A.; A. F. Mannion; P. Dolan: Personal risk factors for first-time low back pain. Spine 24 (1999) 2497

Andersen, G.; K. Vestergaard; M. Ingeman-Nielsen; T.S. Jensen: Incidence of central post-stroke pain. Pain 61 (1995) 187

Anderson, R. T.: An orthopaedic ethnography in rural Nepal. Medical Anthropology 8 (1984) 46

Analgetika und Antiphlogistika in der Schwangerschaft: AMB (2004) 38

Argoff, C.E.: Pharmacologic management of chronic pain. J. Am. Osteopath. Assoc. 102 (2002) 21

Aronoff, G.M. (ed.): Evaluation and treatment of chronic pain. Williams u. Wilkins, Baltimore (1998)

Arzneimittelkommission der Deutschen Ärzteschaft: Empfehlungen zur Tumorschmerztherapie. Sonderheft Therapieempfehlungen (2000)

Arzneimittelkommission der deutschen Ärzteschaft: Kreuzschmerzen: Therapieempfehlungen der Arzneimittelkommission der deutschen Ärzteschaft. 2. Aufl.(2000)

Ärzteschaft Add: Evidenzbasierte Therapieleitlinien. Deutscher Ärzte-Verlag, Köln (2002)

Auberger, H.; E. Biermann: Praktische Schmerztherapie. Thieme, Stuttgart (1988)

Backonja, M.; A. Beydoyn: Gabapentin for the symptomatic treatment of painful neuropathy in patients with diabetes mellitus. JAMA 280 (1998) 1831

Barolin, G. S.: Kopfschmerzen – multifaktoriell. Enke, Stuttgart (1994)

Baron, R.: Neuropathische Schmerzen. In: Diener H. C.; C. Maier (Hrsg.): Das Schmerztherapie-Buch. Urban u. Schwarzenberg, München Wien Baltimore (1997) 135

Baron, R.; W. Jänig: Schmerzsyndrome mit kausaler Beteiligung des Sympathikus. Anästhesist 47 (1998) 4

Basler, H.D.: Chronifizierungsprozesse von Rückenschmerzen. Therapeut. Umschau 51 (1994) 395

Basler, H.D.; Kröner-Herwig, B: Psychologische Therapie bei Kopf- und Rückenschmerzen: Ein Schmerzbewältigungsprogramm zur Gruppen- und Einzeltherapie. Quintessenz, München (1995)

Baune, B.T.: Multimodale Schmerztherapie in Nordrhein-Westfalen. Schmerz 13 (1999) 367

Becker, A.; J.-F. Chenot; W. Niebling; M. M. Kochen: Leitlinie »Kreuzschmerzen" – Eine evidenzbasierte Leitlinie der Deutschen Gesellschaft für Allgemeinmedizin und Familienmedizin. Z. Orthop. 142 (2004) 716

Bellach BM, Knopf H, Thefeld W: Gesundheitswesen. 1998 Dec;60 Suppl 2:S59-68. The German Health Survey. 1997/98

Bellach B.M.; U. Ellert; M. Radoschewski: Epidemiologie des Schmerzes – Ergebnisse des Bundesgesundheitssurveys 1998; Bundesgesundheitsbl. Gesundheitsforsch. Gesundheitsschutz 43 (2000) 424

Bennett, P. H.; T. A. Bruch: Population studies of the rheumatic diseases. Excerpta Medica Foundation, Amsterdam (1968), 305

Berger-Schmitt R.; T. Kohlmann; H. Raspe: Rückenschmerz in Ost- und Westdeutschland. Gesundheitswesen 58 (1996) 519

Berghoff, I.; B. E. Berghoff: Regeln der medikamentösen perioperativen Schmerztherapie. Klinikarzt 34 (2005) 166

Berliner, M.; S. Schwalen; W. Seidel; H. Hänzschel: Fentanyl-TTS bei durch rheumatoide Arthritis bedingten Schmerzen. Akt. Rheumatol. 27 (2002) 230

Bernard, M.; K. H. Bridwell: Segmental analysis of the sagittal plane alignment of the normal thoracic and lumbar spines and thoracolumbar junction. Spine 7 (1989) 717

Bernard, Th.: Lumbar diskography followed by computed tomography. Spine 15 (1990) 690

Berry, H.; D. R. Hutchinson: Tizanidine and ibuprofen in acute low-back pain: results of a double-blind multicentre study in general practice. J. Int Med. Res. 16 (1988) 83

Bigos S. L.; M. C. Battie; D. M. Spengler; L. D. Fischer; W. E. Fordyce; T. H. Hansson; A. L. Nachemson; M. D. Wortley: A prospective study of work perceptions and psychosocial factors affecting the report of back injury. Spine 16 (1991) 1

Birklein, F.; B. Riedl; N. Griessinger; B. Neundörfer: Komplexes regionales Schmerzsyndrom – Klinik und autonome Störungen während akuter und chronischer Krankheitsstadien. Nervenarzt 70 (1999) 335

Bitsch, T.: Differentialdiagnose des Gelenkschmerzes. Orthopäde 27 (1998) 869

Block, A. R.; H. Vanharanta; D. D. Ohnmeiss; R. D. Guyer: Discographic pain report. Influence of psychological factors. Spine 21 (1996) 334

Boden, S.; S. Wiesel: Lumbosacral segmental motion in normal individuals. Spine 15 (1990) 571

Bogduk, N.: The anatomical basis for spinal pain syndromes. J. Manipul. Physiol. Ther. 18 (1995) 603

Bogduk, N.: Musculoskeletal pain: Toward precision diagnosis. In: Jensen, T. S.; J. A. Turner; Z. Wiesenfeld-Hallin (eds.): Proceedings of the 8th World Congress on Pain. Progress in Pain Research and Management, Vol. 8 (1997) 507

Bogduk, N.: Cervical spine disorders. Curr. Opin.Rheumatol. 10 (1998) 261

Bolten W.; A. Kempel-Waibel; W. Pförringer: Analyse der Krankheitskosten bei Rückenschmerzen. Med. Klin. 93 (1998) 388

Bonica, J. J.; J. D. Loeser: Medical evaluation of the patient with pain. In: Bonica, J. J. (ed.). The Management of Pain. Lea u. Febiger, Philadelphia (1990) 563

Bovin, G.; H. Schrader; T. Sand: Neck pain in the general population. Spine 19 (1994) 1307

Bowsher, D.: Central pain: clinical and physiological characteristics. Neurol. Neurosurg. Psychiatry 61 (1996) 62

Brückle, W.; J. Lautenschläger: Die Therapie der generalisierten Tendomyopathie (Fibromyalgie-Syndrom). Akt. Rheumatol. 20 (1995) 13

Buchbinder, R.; D. Jolley; M. Wyatt: Population based intervention to change back pain beliefs and disability: three part evalution. BMJ 322 (2001) 1516

Buetti-Bäuml, C.: Funktionelle Röntgendiagnostik der Halswirbelsäule. (Fortschritte auf dem Gebiet der Röntgenstrahlen, Ergänzungsband 70). Thieme, Stuttgart (1954) 19

Bugaj, R.: The cooling, analgesic and rewarming effects of ice massage on localized skin. Phys. Ther. 55 (1995) 11

Burton, A. K.; G. Waddell; K. M. Tillotson; N. Summerton: Information and advice to patients with back pain can have a positive effect. A randomized controlled trial of a novel educational booklet in primary care. Spine 24 (1999) 2484

Bush, K.; S. Hillier S: A controlled study of caudal epidural injections of triamcinolone plus procaine for the management of intractable sciatica. Spine 16 (1991) 572

Carette, S; R. Leclaire; S. Marcoux et al.: Epidural corticosteroid injections for sciatica due to herniated nucleus pulposus. N. Engl. J. Med. 336 (1997) 1634

Carey, T. S.; J. M. Garrett; A. Jackman; N. Hadler: Recurrence and care seeking after acute back pain: results of a long-term follow-up study. North Carolina Back Pain Project. Med. Care 37 (1999) 157

Carrazana, E.; I. Mikoshiba: Rationale and evidence for the use of oxcarbazepine in neuropathic pain. J. Pain Symptom Manage 25 (2003) 31

Casale, R.: Acute low back pain: symptomatic treatment with a muscle relaxant drug. Clin. J. Pain 4 (1988) 81

Castro, W. H . M., P. F. Akkerveeken: Der diagnostische Wert der selektiven lumbalen Nervenwurzelblockade. Z. Orthop. 129 (1991) 374

Castro, W. H. M., D. Grönemeyer, J. Jerosch et al.: How reliable is lumbar nerve root sheath infiltration? Europ. Spine J. 3 (1994) 255

Castro, W. H. M.; G. Bongartz; K.-P. Schulitz: Stellenwert der CT-Diskographie in der differenzierten Therapie des Bandscheibenvorfalles. Dtsch. Ärztebl. 92 (1995) 261

Castro, W. H. M.; M. Schilgen: Kreuzschmerzen. Ursachen, Behandlung, Vorbeugung. Springer, Berlin (1995)

Chalkiadaki A, Rohr UP, Hefter H: Early pain reduction in the treatment of spasticity after a single injection of botulinum A toxin. Dtsch Med Wochenschr. 2001 Nov 30;126(48):1361–4

Chandler, S.: Oral transmucosal fentanyl citrate: a new treatment for breakthrough pain. Am J. Hos. Palliat. Care 16 (1999) 489.

Cheshire WP, Abashian SW, Mann JD: Botulinum toxin in the treatment of myofascial pain syndrome. Pain. 1994 Oct;59(1):65-9

Chesterton, L.S. et al.: Cender differences in pressure pain threshold in healthy humans. Pain 101 (2003) 259

Cheville, A.; A. Chen; G. Oster; L. McGarry; E. Narcessian: A randomized trial of controlled-release oxycodone during inaqtient rehabilitation following unilateral total knee arthroplasty. J. Bone Jt. Surg. 83-A (2001) 572

Clinical Standards Advisory Group: UK Management guidelines for back pain. London: HMSO. (1994)

Cohen, R. L.; R. Chopra; C. Upshur: Guide toconservative, medtcal, and procedural therapies. Geriatrics 56 (2001) 38

Codman EA: Rupture of the supraspinatus tendon. 1911. Clin Orthop Relat Res. 1990 May; (254):3–26

Corry IS, Cosgrove AP, Walsh EG, McClean D, Graham HK: Botulinum toxin A in the hemiplegic upper limb: a double-blind trial. Dev Med Child Neurol. 1997 Mar;39(3):185-93

Cousins, M.; P. O. Bridenbaugh (eds.): Neural blockade in clinical anaesthesia and management of pain. 2nd ed. Lippincott, Philadelphia (1988)

Croft, P. R.; A. S. Rigby: Socioeconomic influences on back problems in the community in Britain J. Epidemiol. Comm . Health 48 (1994) 166

Croft, P. R.; G. J. Macfarlane; A. C. Papageorgiou; E. Thomas; A. J. Silman: Outcome of low back pain in general practice: a prospective study. BMJ 316 (1998) 1356

Crombie I.K.: The potential of epidemiology. In: Crombie I.K.; P. R. Croft P.R.; S. J. Linton; L. LeResche; M. von Korff M. (eds): Epidemiology of Pain. Seattle: IASP Press (1999)

Davies H.T.; I. K. Crombie; W. A. Macrae: Where does it hurt? Describing the body locations of chronic pain. Eur. J. Pain 2 (1998) 69

Degner, R.: Psychologische Entspannungsverfahren – Anwendungsmöglichkeiten und Wirksamkeit. Arthr. Rheum. 23 (2003) 160

Delank, H.-W.: Neurologie. Enke, Stuttgart (1995)

Denner A.: Die wirbelsäulenstabilisierende Muskulatur chronischer Rückenpatienten. Man. Med. 35 (1997) 94

Derra, C.: Entspannungsverfahren bei chronischen Schmerzpatienten. Schmerz 11 (1997) 282

Desmeules, J. A.; C. Cedraschi; V. Piguet; A. F. Allaz; P. Dayer: Advances with analgesics and NSAIDs for the treatment of spinal disorders. Best Pract. Res. Clin. Rheumatol. 6 (2002) 105

Deyo, R. A.; J. Rainville; D. L. Kent: What can the history and physical examination tell us about low back pain? JAMA 268 (1992) 760

Deyo, R.A.: Low back pain. Sci. Am. (1998) 48

Diener, H. C.; C. Maier (Hrsg.): Das Schmerztherapiebuch. Urban u. Schwarzenberg, München Wien Baltimore (1997)

Dihlmann, W.: Gelenke-Wirbelverbindungen: klinische Radiologie einschließlich Computertomographie – Diagnose, Differentialdiagnose. Thieme, Stuttgart (1987)

Dillmann, U.; P. Nilges; H. Saite; H. U. Gerbershagen: Behinderungseinschätzung bei chronischen Schmerzpatienten. Schmerz 8 (1994) 100

Dosch, M.; P. Dosch: Leitfaden zur Neuraltherapie. Haug, Heidelberg (1990).

Dvorak, J.; D. Fröhlich; L. Penning; H. Baumgartner; M. M. Panjabi: Functional radiographic diagnostic of the cervical spine: flexion/extension. Spine 13 (1988) 748

Dvorak, J.: Funktionelle Röntgendiagnostik der oberen Halswirbelsäule. Orthopäde 20 (1991) 121

Dvorak, J., et al.: Functional radiographic diagnosis of the lumbar spine – flexion – extension and lateral bending. Spine 16 (1991) 562

Dvorak, H.M V. Dvorak; W. Schneider; H. Spring; T. Tritschler: Manuelle Medizin-Diagnostik. (1997)

Dworkin S.F.; L. LeResche: Research diagnostic criteria for temporomandibular disorders: review, criteria, examinations an specifications, critique. J. Craniomandib. Disord. 6 (1992) 301

Eder, M.; H. Tilscher: Chirotherapie. Hippokrates, Stuttgart (1995)

Egle, U. T.; C. Derra; W. A. Nix; R. Schwab: Spezielle Schmerztherapie: Leitfaden für Weiterbildung und Praxis. Schattauer, Stuttgart (1999) 178

Egle, U. T.; R. Nickel; R. Schwab; S. O. Hoffmann: Die somatoforme Schmerzstörung. Dt. Ärztebl. 97 (2000) B-1249

Ekkernkamp, M.; O. Mittag; C. Matthis; A. Raspe; H. Raspe: Anamnestische und klinische Befunde bei schweren Rückenschmerzen: eine klinisch epidemiologische Untersuchung an einer Stichprobe von LVA-Versicherten. Z. Orthop. 142 (2004) 720.

Ensink F.B.; M. Bautz; B. Brüggenjürgen; G. G. Hankop: Migräneprävalenz in Deutschland. Schmerz 8 (1994) 155

Erlenkämper, A.: Arzt und Sozialrecht. Steinkopff, Darmstadt (2003)

Ernst, E.: Massage therapy for low back pain: a systematic review. J. Pain Symom. Manage 17 (1999) 65

Ettlin, M.; H.E. Kaeser (Hrsg.): Muskelverspannungen. Thieme, Stuttgart, New York (1998)

Evans, A. M.: Enatioselective pharmacodynamics and pharmacokinetics of chiral non-steroidal anti-inflammatory drugs. Eur. J. Clin. Pharmacol. 42 (1992) 237.

Fairbank, J.C.; J. Couper; J.B. Davies; J.P. O´Brian: Oswestry low back pain disability questionnaire. Physiother. 66 (1980) 271

Farrar, J.T.; J.P. Young Jr.; L. LaMoreaux; J. L. Werth; R. M. Poole: Clinical importance of changes in chronic pain intensity measured on an 11-point numerical pain rating scale. Pain 94 (2001) 149

Faustmann, P.M.: Neuroanatomische Grundlagen des diskogenen Schmerzes. Z. Orthop. 142 (2004) 706

Fehlings D, Rang M, Glazier J, Steele C: An evaluation of botulinum-A toxin injections to improve upper extremity function in children with hemiplegic cerebral palsy. J Pediatr. 2000 Sep;137(3):331–7

Ferreira, S.H.: Peripheral analgesic Sites of action of anti-inflammatory drugs. Int. J. Clin. Pract. Suppl. (2002) 2

Feuerstein, T.J.: Antidepressiva zur Therapie chronischer Schmerzen. Schmerz 11 (1997) 213.

Feve A, Decq P, Filipetti P, Keravel Y: Treatment of spasticity with injections of botulinum toxin. Review of the Literature. Neurochirurgie. 1998 Sep;44(3):192–6

Fiorucci, S.; E. Antonelli; A. Morelli: Mechanism of non-steroidal anti-inflammatory drug-gastropathy. Dig. Liver Dis. 33, Suppl. 2 (2001) 35

Fischer, A. A.: Pressure algometry in differential diagnosis of muscle pain. In: Rachlin, E. S. (ed.): Myofascial Pain and Fibromyalgia. (1994) 121

Fleischhauer, M.; D. Heimann; U. Hinkelmann: Leitfaden Physiotherapie in der Orthopädie und Traumatologie. Urban u. Fischer, München, Jena (2002)

Flöter, (Hrsg.): Grundlagen der Schmerztherapie. Urban u. Vogel, München (1998)

Flor, H: Psychobiologie des Schmerzes. Huber, Bern (1991)

Flor, H.; T. Fydrich; D. C. Turk: Efficacy of multidisciplinary pain treatment centers: A meta-analytic review. Pain 49 (1992) 221

Flor, H.; Hermann, C.: Kognitiv-behaviorale Therapie. In: Basler, Franz, Kröner-Herwig, Rehfisch (Hrsg) Psychologische Schmerztherapie. Springer, Berlin (2004)

Foster L, Clapp L, Erickson M, Jabbari B: Botulinum toxin A and chronic low back pain: a randomized, double-blind study. Neurology. 2001 May 22;56(10):1290–3

France, R. D.; B. J. Urban; F. J. Keefe: Long-term use of narcotic analgesics in chronic pain. Soc. Sci. Med. 19 (1984) 1379

Franck, L. S.; C. S. Greenberg; B. Stevens: Pain assessment in infants and children. Pediatr. Clin. North Am. 47 (2000) 487

Frank, J.W.; A.S. Brooker; S.E. DeMaio; M.S. Kerr; A. Maetzel; H.S. Shannon; T.J. Sullivan; R.W. Norman; R.P. Wells: Disability resulting from occupational low back pain. Spine 21 (1996) 2918

Freedman, G.M: Chronic pain. Clinical management of common causes of geriatric pain. Geriatrics 57 (2002) 36

Freund BJ, Schwartz M: Treatment of chronic cervical-associated headache with botulinum toxin A: a pilot study. Headache. 2000 Mar;40(3):231–6

Fresenius, M.; H. Hatzenbühler; M. Heck: Repetitorium Schmerztherapie. Springer, Heidelberg (2004)

Frettlöh, J.; Kröner-Herwig, B.: Einzel- und Gruppentherapie in der Behandlung chronischer Schmerzen – Gibt es Effektivitätsunterschiede? Zeitschrift für Klinische Psychologie 28: 256–266 (1999)

Freye, E.: Opioide in der Medizin. Wirkung und Einsatzgebiete zentraler Analgetika. 6. Aufl. Springer, erlin-Heidelberg-New York (2004).

Freynhagen, R.; R. Baron: Neuropathischer Schmerz. Ein praxisorientierter Leitfaden. 2. Aufl. Pfizer GmbH, Karlsruhe (2003)

Friedenberg, A. H.; W. T. Miller: Degenerative disc disease of the cervical spine. J. Bone Jt. Surg. 45 (1963) 1171

Frisch, H. Programmierte Untersuchung des Bewegungsapparates. Springer, Berlin, Heidelberg, NewYork, Tokio 4. Auflage, 1991

Fritsch, E.; J. Heisel; S. Rupp: The failed back surgery syndrome. Spine 21 (1996) 626

Fröhlich, R.: Die Bedeutung der muskulären Dysfunktion beim Kopfschmerz. Gallacchi, G.; B. Pilger: Schmerzkompendiuzm. Thieme, Stuttgart (2005)

Geissner, E.: Die Schmerzempfindungs-Skala (SES). Hogrefe, Gottingen (1996)

Geissner, E.: Fragebogen zur Erfassung der Schmerzverarbeitung (FESV) Hogrefe, Göttingen (2001)

Geissner, E; Jungnitsch, G. (Hrsg): Psychologie des Schmerzes. Diagnose und Therapie. Psychologie Verlags Union, Weinheim

Genth, E.: Fibromyalgie und Rückenschmerz. Med Welt 41 (1990) 1026

Genth E. Progress in molecular biology and pathophysiology of pain manifestation. New aspects for pain therapy in rheumatology. Z Rheumatol. 2001 Dec; 60(6):401–2

Giamberardino, M. A., de Bigontina P, Martegiani C, Vecchiet L.: Effects of shockwave lithotripsy on referred hyperalgesia from renal/uretral calculosis. Pain. 1994 Jan; 56(1):77-83.

Gerbershagen, H. U.: Schmerztherapie – ein neuer Bereich ärztlicher Tätigkeit. Sonderheft Ärzteblatt Rheinland-Pfalz. Kirchheim, Mainz (1997) 29

Gerbershagen, H. U.; G. Lindena; J. Körb; S. Kramer: Gesundheitsbezogene Lebensqualität bei Patienten mit chronischen Schmerzen. (2002)

Gesellschaft für Neurologie: Botulinum-Toxin in der speziellen Schmerztherapie. Schmerz 17 (2003) 149

Gibbons, J.; P.R. Wilson: RSD scores: criteria for the diagnosis of reflex sympathetic dystrophy and causalgia. Clin. J. Pain 8 (1992) 260

Gibson, M.; J. Buckley; R. Mawhinney et al.: Magnetic resonance imaging and diskography in the diagnosis of disk degeneration. J. Bone Jt. Surg. 68-B (1986) 369

Glier, B.: Qualitätssicherung in der Therapie chronischer Schmerzes: V. Verfahren zur Erfassung kognitiver Schmerzverarbeitung (Schmerzkognitionen) und Schmerzbewältigung (Coping). Schmerz 9:206–211 (1995)

Gnielinski, M.; H.A. Adams: Perioperative Schmerztherapie bei Traumapatienten. Unfallchir. 98 (2004) 92

Göbel D, Gratz S, von Rothkirch T, Becker W.: Chronic polyarthritis and radiosynoviorthesis: a prospective, controlled study of injection therapy with erbium 169 and rhenium 186. Z Rheumatol. 1997 Jul-Aug;56(4):207-13

Göbel H.; M. Pjetersen-Braun; D. Soyka: Die Prävalenz von Kopfschmerzen in Deutschland. Schmerz 7 (1993) 287

Goebel D, Gratz S, von Rothkirch T, Becker W.: Chronic polyarthritis and radiosynoviorthesis: a prospective, controlled study of injection therapy with erbium 169 and rhenium 186. Z Rheumatol. 1997 Jul-Aug; 56(4):207-13

Göbel, H., P. Buschmann; A. Heinze; K. Heinze-Kuhn: Nutzen spezialisierter Schmerzbehandlung. Versicherungsmed. 52 (2000) 57

Göbel, H.; A. Heinze: Treatment of acute migraine attack. Schmerz 1(2002) 60

Göbel, H.; A. Heinze: Prophylactic drug treatment of migraine. Schmerz 3 (2002) 224

Göbel H, Jost WH; Botulinum toxin in specific pain therapy. Schmerz. 2003 Apr;17(2):149–65

Göbel, H.: Die Kopfschmerzen. Ursache, Mechanismen, Diagnostik und Therapie in der Praxis. 2. Aufl. Springer, Berlin, Heidelberg, New York (2004)

Goris, R. J. A.: Reflex sympathetic dystrophy – another view. Eur. J. Trauma 27 (2000) 99

Gottesdiener, K.; T. Schnitzer; C. Fisher; B. Bockow: Ergebnisse einer randomisierten Dosisfindungsstudie mit Etoricoxib bei Patienten mit Osteoarthrose. Rheumatology 41 (2002) 1052

Gradiger, R.; G. Opitz; S. von Gumppenberg; W. Göbel; E. Hipp: Operative Therapie von primären und sekundären malignen Tumoren der BWS und LWS. Z. Orthop. 127 (1989) 410

Graf, B.M.; E. Martin: Periphere Nervenblockaden. Anästhesist 50 (2001) 312

Gralow, I.: Psychosoziale Risikofaktoren in der Chronifizierung von Rückenschmerzen. Schmerz 14 (2000) 104

Greenspan, A.: Skelettradiologie. Chapmann u. Hall, Weinheim-London (1993)

Grifka, J.: Injektionstherapie bei Zervikalsyndromen. Orthopäde 25 (1996) 524

Grifka, J.; E. Broll-Zeitvogel; S. Anders: Injektionstherapie bei Lumbalsyndromen. Orthopäde 28 (1999) 922

Grond, S.; L. Radbruch: Schwach wirksame Opioide. Metaanalyse zur Therapie chronischer Schmerzen. Schmerz 12 (1998) 142

Grubb, S.; H. Lipscomb; B. Guilford: The relative value of lumbar roentgenograms, metrizamide myelography, and discography in the assessment of patients with chronic low-back syndrome. Spine 12 (1987) 282

Gustorff B.: Intravenous opioid testing in patients with chronic non-cancer pain. Eur J Pain. 2005 Apr;9(2):123–5

Güthlin, C.; H. Walach: Die Wirksamkeit der klassischen Massage bei Schmerzpatienten; eine vergleichende Studie. Physik. Ther. 21 (2000) 717

Gunn, C.C.; E. Milbrandt: Early and subtile signs of low back pain. Spine. 1978 Sep;3(3):267-81.

Gutzwiller F.; H. Wydler; O. Jeanneret: Prävention und Gesundheitsförderung. In: Gutzwiller F.; O. Jeanneret O. (Hrsg.): Sozial- und Präventivmedizin, Public Health. Hans Huber Bern: Hans Huber (1996)

Guyer, R.D.; D.D. Ohnmeiss: Contemporary concepts in spine care – Lumbar discography. Spine 20 (1995) 2048

Haarer-Becker, R.; D. Schoer: Physiotherapie in Orthopädie und Traumatologie. 2. Aufl. Thieme, Stuttgart, New York (1998)

Haase, H.; H. Ehrenberg; M. Schweizer: Lösungstherapie in der Krankengymnastik. Pflaum, München (1985)

Hackenthal, E.: Paracetamol und Metamizol in der Therapie chronischer Schmerzen. Übersicht über klinische Studien. Schmerz 11 (1997) 269

Hankemeier, U.; K. Schüle-Hein; F. Krizanits (Hrsg.): Tumorschmerztherapie. 2. Aufl. Springer, Berlin, Heidelberg, New York (2001)

Hansen, F. R.; T. Bendix; P. Skov; C. V. Jensen; J. H. Kristensen; L. Krohn; H. Schioeler: Intensive, dynamic back-muscle exercises, conventional physiotherapy, or placebo-control treatment of low-back pain. A randomized, observer-blind trial. Spine 18 (1993) 98

Literatur

Hardin, J.: Pain and the cervical spine. Bull. Rheum. Dis. 50 (2001) 1
Harter, W.H.: Trainingstherapie bei chronischen Rückenschmerzpatienten. Orth. Prax. 35 (1999) 721
Hasenbring, M.: Chronifizierung bandscheibenbedingter Schmerzen. Schattauer, Stuttgart (1992)
Hasenbring, M.: Kieler-Schmerz-Verarbeitungs-Inventar (KSI). Huber, Bern (1994)
Hasenbring, M.; Pfingsten, M.: Psychologische Mechanismen der Chronifizierung. In: Basler, Franz, Kröner-Herwig, Rehfisch (Hrsg) Psychologische Schmerztherapie. Springer, Berlin (2004)
Hautzinger, M.; Bailer, M.: Allgemeine Depressionsskala. Beltz, Weinheim (1993)
Haynes, R.B.; P.J. Devereaux; G.H. Guyatt: Physicians' and patients' choices in evidence based practice. Editorial. BMJ 324 (2002) 1350
Heger, S.: Zur Psychosomatik des Failed-back-Syndroms: warum Rückenschmerzen. Nervenarzt 70 (1999A) 225
Heisel, J.: Entzündliche Gelenkerkrankungen. Bücherei des Orthopäden Bd. 58. Enke, Stuttgart (1992)
Heisel, J.: Diagnostik und Behandlungsstrategien beim Fibromyalgie-Syndrom. In: Imhoff, A. B. (Hrgb.): Fortbildung Orthopädie 2 – Die ASG-Kurse der DGOT. Steinkopff, Darmstadt (1999)
Heisel, J.: Manual Wirbelsäule. Ecomed, Landsberg/Lech (2003)
Heisel, J.: Physikalische Medizin. Thieme, Stuttgart (2005)
Hermann, O.; W. H.M. Castro: Rückenbeschwerden bei Zahnärzten. Arbeitsmed. Sozialmed. Umweltmed. 34 (1999) 282
Hesse S, Reiter F, Konrad M, Jahnke MT. Botulinum toxin type A and short-term electrical stimulation in the treatment of upper limb flexor spasticity after stroke: a randomized, double-blind, placebo-controlled trial. Clin Rehabil. 1998 Oct; 12(5):381–8
Hildebrandt, J., A. Weyland: Die perkutane lumbale Facettendenervation. Z. Orthop. 125 (1987) 154
Hildebrandt, J.; M. Pfingsten; P. Saur; J. Jansen: Prediction of success from a multidisciplinary treatment program for chronic low back pain. Spine 22 (1997) 990
Hinz, B.; K. Brune: Spezifische Cyclooxygenase-2-Inhibitoren. Anästhesist 49 (2000) 964
Hoerster, W.; R. Reining: Sympathische Reflexdystrophie (Morbus Sudeck). In: Flöter, T (Hrsg.): Grundlagen der Schmerztherapie. Urban u. Vogel, München (1998) 351
Hoppe, F.: Die Hamburger Schmerz-Adjektiv-Liste (HSAL). Beltz, Weinheim (1991)
Hoppenfeld S . Physical examination of the spine and. extremities. Aunders, Philapelphia, 1982
Hoppenfeld, S.: Klinische Untersuchung der Wirbelsäule und der Extremitäten. Fischer, Stuttgart (1992)
Huber, H.; E. Winter: Checkliste Schmerztherapie. Thieme, Stuttgart (2005)
Husebo, S.; E. Klaschik (Hrsg.): Praktische Einführung in die Schmerztherapie, Ethik und Kommunikation. Springer, Berlin, Heidelberg, New York (2000).
Innes, G.D.; P. Croskerry; J. Worthington; R. Beveridge; D. Jones: Ketorolac versus acetaminophen-codeine in the emergency department treatment of acute low back pain. J. Emerg. Med. 16 (1998) 549
Jackson, R.; R. Jacobs: Computed Tomography – Diskography. In: Weinstein, J.; S. Wiesel (eds.): The Lumbar Spine. Saunders, Philadelphia (1990)
Jacobi, E.; J. Wolg; W. Jäckel; H. L. Krüskemper: Untersuchungen zur physikalischen Therapie der Coxarthrose. Akt. Rheumattol. 7 (1982) 14
Jage, J.: Essentials der postoperativen Schmerztherapie. Thieme, Stuttgart (2004)
Jage, J.; M. Gryba; E. Neugebauer; H. Wulf; M. Rothmund; P. M. Rommens; H. Van Aken: Postoperative Schmerztherapie – eine interdisziplinäre Notwendigkeit. Dtsch. Ärztebl. 102 (2005) A 361
Jage, J.; C. Maier: Missbrauch und Abhängigkeit unter Opioiden bei nicht-tumorbedingtem Schmerz. Klinikarzt 34 (2005) 174

Jain, N.K.; S.K. Kulkarni; A. Singh: Modulation of NSAID-induced antinociceptive and anti-inflammatory effects by a2-adrenoceptor agonists with gastroprotective effects. Life Sci. 70 (2002) 2857
Jamali, F.; D.R. Brocks: Clinical pharmacokinetics of ketoprofen and its enatiomers. Clin Pharmacokinet. 19 (1990) 197
Janda, V.: Manuelle Muskelfunktionsdiagnostik. Ullstein-Mosby, Berlin. (1994)
Jarvik, J. G.; R. A. Deyo: Imaging of lumbar intervertebral disk degeneration and aging, excluding disk herniations. Radiol. Clin. North Am. 38 (2000) 1255
Jenrich, W.: Grundlagen der Elektrotherapie. Urban u. Fischer, München-Jena (2000)
Jensen MP, Turner JA, Romano JM, Karoly P.: Coping with chronic pain: a critical review of the literature. Pain. 1991 Dec;47(3):249-83
Jensen, M. P.; J. A. Turner; J. . Romano; L. D. Fisher: Comparative reliability and validity of chronic pain intensity measures. Pain 83 (1999) 157
Jerosch, J.; W.H.M. Castro; H. U. Sons; M. Moersler: Zur Ätiologie des subakromialen Impingement-Syndroms – eine biomechanische Untersuchung. Beitr. Orthop. und Traumatologie 36 (1989) 411
Jerosch, J.; A. Ritchen; M. Marquardt: Sonographische Befunde an Schultergelenken von Bodybuildern. Dtsch. Zschr. Sportmed. 12 (1989) 437
Jerosch, J.; T. Müller; W. H.M. Castro: The incidence of rotator cuff rupture – an anatomic study. Acta Orthop. Belg. 57 (1991) 124
Jerosch, J.; J. Assheuer: Kernspintomographische Veränderungen der Supraspinaussehne beim Impingement-Syndrom des Sportlers. Sportverl.-Sportschad. 5 (1991) 12
Jerosch, J.; J.M. Strauss; T. Schneider: Die arthroskopische subakromiale Dekompression. 1-3 Jahresergebnisse. Z. Orthop. 130 (1992) 406
Jerosch, J., W. H.M. Castro, H. Halm, G. Müller-Silvergieter: Langzeitergebnisse nach perkutaner lumbaler Facettenkoagulation. Z. Orthop. 131 (1993) 241
Jerosch, J., W. H.M. Castro: Das Facettensyndrom: Ursachen, Diagnostik, Therapie, Prophylaxe. Bücherei des Orthopäden, Bd. 62. Enke, Stuttgart (1994)
Jerosch, J., W.H.M.Castro: Klinische und bildgebende Diagnostik in Orthopädie und Traumatologie. Enke, Stuttgart, 1995
Jerosch, J.; M. Schröder; J. Steinbeck; H. Halm: Arthroskopische Erfahrungen bei der adhesiven Kapsulitis. Orthop.Prax. 31, 480-484 (1995)
Jerosch, J.; U. Witting; D. Brunsmann (Hrsg.): Berufsbedingte Erkrankungen der Wirbelsäule. Enke, Stuttgart (1996)
Jerosch, J.; J. M. Strauss; S. Schmiel: Arthroscopic treatment of calcific tendinitis. J. Shoulder Elbow Surg. 7 (1998) 30
Jerosch, J.; W.H.M. Castro (Hrsg.): Orthopädisch-traumatologische Gelenk- und Wirbelsäulendiagnostik. Thieme Stuttgart, New York (2002)
Jerosch, J.; J. Heisel: Lumbales Facettensyndrom. Springer, Berlin, Heidelberg, New York (2006)
Jobe, F.W.; J.E. Tibone; J. Perry; D. Moynes: An EMG analysis of the shoulder in throwing and pitching. Am. J. Sports Med. 11 (1983) 3
Jöhr, M.: Postoperative Schmerztherapie bei Kindern. Anästhesist 47 (1998) 889
Johnson, M.I.; C.H. Ashton; J.W. Thompson: An in-depht study of long-term users of transcutaneous electrical nerve stimulation (TENS). Implication for clinical use of TENS. Pain 44 (1991) 221
Johnson, R.: Does diskography injure normal disc? Spine 14 (1989) 424
Johnson MI, Hajela VK, Ashton CH, Thompson JW. The effects of auricular transcutaneous electrical nerve stimulation (TENS) on experimental pain threshold and autonomic function in healthy subjects. Pain. 1991 Sep; 46(3):337–42
Junker, U.; T. Nolte: Grundlagen der speziellen Schmerztherapie. Medizin u. Wissen, München (2004)

Keeser, W. et al. (Hrsg.): Schmerz. Urban u. Schwarzenberg, München (1982)

Kellgren, J.H.: Observation on referred pain arising from muscle. 3 (1938) 175

Kelm S, Gerats G, Chalkiadaki A, Hefter H.: Reduction of pain and muscle spasms by botulinum toxin A. Nervenarzt. 2001 Apr; 72(4):302–6

Kerr, G.W.; A. C. McGuffie; S. Wilkie: Tricyclic antidepressant overdose: a review. Emerg. Med. J. 18 (2001) 236

Klaber Moffett, J; D. Torgerson; S. Bell-Syer; D. Jackson; H. Llewlyn-Phillips; A. Farrin; J. Barber: Randomized controlled trial exercise for low back pain. Br. Med. J. 319 (1999) 279

Klimczyk, K.; I. Haase; O. Kuhnt; M. Ruoß: Wirksamkeit multimodaler Behandlung bei chronischen Schmerzen. Orth. Prax. 38 (2002) 361

Klimczyk, K.; I. Haase; O. Kuhnt; M. Ruoß: Nachhaltigkeit multimodaler Behandlung bei chronischen Schmerzen. Orth. Prax. 40 (2004) 702

Kloke, M.: Chronische Schmerzen bei Patienten mit schweren internistischen Begleiterkrankungen. Klinikarzt 34 (2005) 187

Kniesel, B.: Diskogene lumbale Rückenschmerzen – Pathomechanismus, Diagnostik und Klinik. Z. Orthop. 142 (2004) 709

Köck, F.X.; N. Borisch; B. Koester; J. Grifka: Das komplexe regionale Schmerzsyndrom Typ I (CRPS I). Orthopäde 31 (2003) 418

Koelz, H.R.; B. Michel: Nichtsteroidale Antirheumatika. Magenschutztherapie oder COX-2-Hemmer? Dtsch. Ärztebl. 101 (2004) B 2571

Kohlmann T.: Schmerzen in der Lübecker Bevölkerung. Schmerz 5 (1991) 208

Kohlmann, T; H. H. Raspe: Zur Graduierung von Rückenschmerzen. Therapeutische Umschau 5 (1994) 375

Kohlmann, T; H. H. Raspe: Der Funktionsfragebogen Hannover Rücken zur alltagsnahen Diagnostik der Funktionsbeeinträchtigung durch Rückenschmerzen (FFbH-R). Rehabil. 35 (1996) I

Koityn, K. F.: Analgesia following exercise: a review. Sports Med. 29 (2000) 85

Kolster, B.; G. Ebelt-Paprot+ny: Leitfaden Physiotherapie. 3. Aufl. Fischer, Lübeck, Stuttgart, Jena, Ulm (1998)

Koman LA, Mooney JF 3rd, Smith BP, Walker F, Leon JM.: Botulinum toxin type A neuromuscular blockade in the treatment of lower extremity spasticity in cerebral palsy: a randomized, double-blind, placebo-controlled trial. BOTOX Study Group. J Pediatr Orthop. 2000 Jan-Feb; 20(1):108–15

Konstam, M.A.; M.R. Weir: Current perspective on the cardiovascular effects of coxibs. Clevel. Clin. J. Med.69, Suppl. 1 (2002) 147

Kopf, A; W. Janson; C. Stein: Opioid therapy in chronic non-malignant pain. Anaesthesist 52 (2003) 10

Korff von, M.; S.F. Dworkin; L. LeResche: Graded chronic pain status: an epidemiologic evaluation. Pain 40 (1990) 279

Korff von, M.; J. Ormel; F. J. Keefe; S. F. Dworkin: Grading the severity of pain.1. Pain 50 (1992) 133

Kossmann, B.; U. Thoden: Opioide für nicht tumorbedingte Schmerzen? Schmerz 5 (1991) 88

Kozek-Langenecker SA.The effects of drugs used in anaesthesia on platelet membrane receptors and on platelet function. Curr Drug Targets. 2002 Jun;3(3):247–52

Krämer, Jürgen: Bandscheibenbedingte Erkrankungen Ursachen, Diagnose, Behandlung, Vorbeugung, Begutachtung. Stuttgart, Thieme, 1986

Krämer, J.: Bandscheibenbedingte Erkrankungen. Thieme, Stuttgart, New York (1994)

Krämer, J.: Kreuzschmerzen aus orthopädischer Sicht. Dtsch. Ärztebl. 5 (1994) 227

Krämer, J.;S. Brandenburg: Anerkennung von Wirbelsäulenschäden als Berufskrankheit. Dtsch. Ärztebl. 38 (1995) 1834

Krämer, J.: Besonderheiten der orthopädischen Schmerztherapie bei Erkrankungen der Wirbelsäule. Schmerz 10 (1996) 269

Krämer, J.: Orthopädische Schmerztherapie. Dt. Ärztebl. 93 (1996) 1961

Krämer, J.; U. Bickert; R. Haaker; H. Witte: Die paravertebrale lumbale Schmerztherapie. Standards – Leitlinien – neue Techniken – Ergebnisse. Z. Orthop. 135 (1997) 9

Krämer, J.; C. G. Nentwig: Orthopädische Schmerztherapie. Enke, Stuttgart (1999)

Krämer, J: Orthopädische Schmerztherapie und »Evidence based medicine«. Z Orthop 137 (1999); Oa 6

Krämer, K.-L.; M. Stock; M. Winter: Klinikleitfaden Orthopädie. Untersuchung, Diagnostik, Therapie, Notfall. Jungjohann, Stuttgart (1993)

Krämer J, Nentwig Ch. Orthopädische Schmerztherapie. Thieme, Stuttgart, 2000

Krasny, C.; H. Tilscher; M. Hanna: Nackenschmerz – klinische und radiologische Befunde im Vergleich zur Schmerztopik. Orthopäde 34 (2005) 65

Kraus, H.: Clinical treatment of back and neck pain. McGraw-Hill, New York (1970)

Kress, H. G.: Aktuelle Schmerztherapie. Standards und Entwicklungen. Ecomed, Landsberg/Lech (2004)

Kröner-Herwig B, Fritsche G, Brauer H.The physiological stress response and the role of cognitive coping in migraine patients and non-headache controls. J Psychosom Res. 1993 Jul; 37(5):467-80

Kröner-Herwig, B.: Klinische Schmerzdiagnostik. In: Basler, Franz, Kröner-Herwig, Rehfisch (Hrsg) Psychologische Schmerztherapie. Springer, Berlin (2004)

Lange, A.: Physikalische Medizin. Springer, Berlin, Heidelberg, New York (2003)

Laser, T.: Fibromyalgie. 3. Aufl. Thieme, Stuttgart, New York (2004)

Legat, M.; R. Brandmaier; H.-R. Casser: Der FADI-Score – eine Möglichkeit zur quantifizierten Differenzialdiagnose des diskogenen Schmerzes. Z. Orthop. 143 (2005) 302

Lewit, K.: Manuelle Medizin. Urban u. Schwarzenberg, München (1977)

Lieberman, J.R.; D. J. Berry; M.A. Mont; R.K. Aaron; J. J. Callaghan; A. Rayadhyaksha; J. R. Urbaniak: Osteonecrosis of the Hip: Management in the Twenty-First Century. J. Bone Joint Surg. 84-A (2002) 834.

Liedtke, D.: Osteopathische Überlegungen zu chronischen Thoraxschmerzen. Arthr. Rheum. 23 (2003) 154

Lindstrom, I.; C. Ohlund; C. Eek; L. Wallin; L. E. Peterson; A. L. Nachemson: Mobility, strength, and fitness after a graded activity program for patients with subacute low back pain. A randomized prospective clinical study with a behavioral therapy approach. Spine 17 (1992) 641

Lindstrom, I.; C. Ohlund; C. Eek; L. Wallin; L. E. Peterson; W. E. Fordyce; A. L. Nachemson: The effect of graded activity on patients with subacute low back pain: a randomized prospective clinical study with an operantconditioning behavioral approach. Phys Ther 72 (1992) 279

Linton SJ, Vlaeyen J, Ostelo R.: The back pain beliefs of health care providers: are we fear-avoidant? J Occup Rehabil. 2002 Dec; 12(4):223-32

Ljutow, A.; B. Nagel: Wie schätze ich die Rückenschmerzsituation meines Patienten ein? Z. Orthop. 143 (2005) 311

Locher, H.: Schmerz ist nicht gleich Schmerz. Orthopädie und Rheuma 3 (2005) 41

Löhr, J.F.; H.K. Uthoff: The microvascular pattern of the supraspinatus tendon. Clin. Orthop. 254 (1990) 35

Loeser, J.D.; Egan, K.J.: Managing the chronic pain patient. Raven Prerss, New York (1989)

Lundberg BJ, Nilsson BE: Osteopenia in the frozen shoulder. Clin Orthop Relat Res. 1968 Sep-Oct;60:187–91

Lundeberg, T.: Acupuncture in headache. Cephalagia 19 (1999) 65

Lynch, M. E.: Antidepressants as analgesics: a review of randomized controlled trials. J. Psychiatry

MacNab, I.: The traction spur. J. Bone Jt. Surg. 53-A (1971) 663

Maier, C.; J. Hildebrandt: Opioide für nicht tumorbedingte chronische Schmerzen? Schmerz 5 (1991) 90.

Maier, C.; J. Wawersik (Hrsg.): Schmerztherapie bei nischämischen Krankheiten. Fischer, Stuttgart (1991)

Maier, C.: Ganglionäre lokale Opioidanalgesie (GLOA) – Ein neues Therapieverfahren bei persistierenden neuropathischen Schmerzen. Thieme, Stuttgart (1996)

Maier, C.; M. Gleim: Diagnostik und Therapie des sympathisch unterhaltenen Schmerzes. Schmerz 12 (1998) 282

Maier, C.; J. Hildebrandt; R. Klinger; C. Henrich-Eberl; G. Lindena: Morphine responsiveness, efficacy and tolerability in patients with chronic non-tumor associated pain – results of a double-blind placebo-controlled trial (MONTAS). Pain 97 (2002) 223

Maier, E.: Wissenschaft und Wirksamkeit der sogenannten Fußrefelexzonenmassage. Versicherungsmed. 51 (1999) 75

Main, C.J.; C. Spanswick: Pain management, an interdisciplinary approach. Churchill Livingstone, Edinburgh (2000)

Malanga, G.A.; S.F. Nadler: Nonoperative treatment of low back pain. Mayo Clin. Proc. 74 (1999) 1135

Mannion A.F.; P. Dolan; M.A. Adams: Psychological questionnaires: do «abnormal» scores precede or follow first-time low back pain? Spine 21 (1996) 2603

Mannion A..F.; M. Müntener; S. Taimela; J. Dvorak: A randomised clinical trial of three active therapies for chronic low back pain. 1999 Volvo Award Winner in Clinical Studies. Spine 24 (1999) 2435

Mannion A.F.; A. Junge; S. Taimela; M. Müntener; L. Käser; J. Dvorak: Active therapy for chronic low back pain. Part 3. Factors influencing self-rated disability and its change following therapy. Spine 26 (2001) 920

Mannion A. F.; M Müntener; S. Taimela; J. Dvorak: Comparison of three active therapies for chronic low back pain: results of a randomised clinical trial with one year follow up. Rheumatology 40 (2001) 772

Masuhr, K. F.;M. Neumann: Neurologie. Hippokrates, Stuttgart (1992)

Matsen, F. A.; S. B. Lippit; J. A. Sidles; D. T. Harryman (eds.): Practical evaluation and management of the shoulder. Saunders, Philadelphia (1994)

Matsumoto, A.K.; A. Melian; D.R. Mandel; H. H. McIlwain; D. Borenstein; P.L. Zhao; C.R. Lines; B.J. Gertz; S. Curtis: A randomized, controlled, clinical trial of Etoricoxib in the treatment of rheumatoid arthritis. J. Rheumatol. 29 (2002) 1623.

Mattia, C.; F. Paoletti; F. Coluzzi; A. Boanelli: New antidepressants in the treatment of neuropathic pain. A review. Minerva Anesthesiol. 68 (2002) 105

Mayer T, McMahon MJ, Gatchel RJ, Sparks B, Wright A, Pegues P.: Socioeconomic outcomes of combined spine surgery and functional restoration in workers' compensation spinal disorders with matched controls. Spine. 1998 Mar 1;23(5):598–605; discussion 606

McCulloch, J. A.; G. Waddell: Lateral lumbar diskography. Brit. J. Radiol. 51 (1978) 498

McQuay, H. J.; R. A. Moore; C. Eccleston; S. Morley; A. C. Williams: Systematic review of outpatient Services for chronic pain control. Health Technol. Assess. 1 (1997) 1

Melchart, D.; A. Streng; A. Hoppe; S. Jürgens; W. Weidenhammer; K. Linde: Akupunktur bei chronischen Schmerzen. Dt. Ärzteblatt 103 (2006) B 160

Melzack, R.; P.D. Wall: Pain mechanisms: a new theory. Science 150 (1965) 971

Melzack R.From the gate to the neuromatrix. Pain. 1999 Aug; Suppl 6: S121-6

Mense, S.: Neue Entwicklungen im Verständnis von Triggerpunkten. Man. Med. 37 (1999) 115

Mense, S.; D.G. Simons (ed.): Muscle pain. Understanding its nature, diagnosis and treatment. Lippincott Williamsu.Wilkins, Baltimore (2000)

Mense, S.: Tonusänderungen der Muskulatur als Schmerzursache. Orth. Prax. 40 (2004) 696

Mense, S.: Besonderheiten des Muskelschmerzes im Vergleich zum Hautschmerz- Orth. Prax. 41 (2005) 410

Merskey, H.: Classification of chronic pain: Descriptions of chronic pain syndromes and definitions. Pain (Suppl. 3) (1986) 1

Merskey, H.; N. Bogduk: Classification of chronic pain: description of chronic painsyndromesand definitions of pain terms. Seattle: IASP Press (1994)

Merzt, D. P.: Neue therapeutische Versuche gegen Phantomschmerzen. Dt. Ärztebl. 83 (1986) 2448.

Middleton, R. S.: A comparison of two analgesic muscle relaxant combinations in acute back pain. Br. J. Clin. Pract. 38 (1984) 107

Mucha, C.: Physikalische Therapie der Arthrose – was ist gesichert. Physik. Ther. 24 (2003) 419 u. 462

Mucha, C.: Physikalische Therapieformen in der Schmerztherapie. Physik. Ther. 26 (2005) 150

Müller, G.: Trainingstherapie im Rahmen der manuellen Medizin. Man. Med. 4 (1997) 210

Müller, W.; J. Lautenschläger: Die generalisierte Tendomyopathie (GTS). Teil I: Klinik, Verlauf und Differentialdiagnose. Z. Rheumatol. 49 (1990) 11

Müller, W.; J. Lautenschläger: Die generalisierte Tendomyopathie (GTM). Teil II: Pathogenese und Therapie. Z. Rheumatol. 49 (1990) 22

Müller-Busch, H. C.: Klinik, Pathophysiologie und Therapie des Fibromyalgiesyndroms. Schmerz 8 (1994) 133.

Müller-Schwefe, G.: Opioide differenziert einsetzen. StK. 17 (2001) 3

Müller-Schwefe, G.: Flupirtin bei muskulosketltalen Schmerzen. Fortschr. Med. 121 82003) 3

Mumenthaler, M.; H. Schliack; M. Stöhr (Hrsg.): Läsionen peripherer Nerven. Thieme, Stuttgart (1998)

Murphy, T.M.: Treatment of chronic pain. In: Miller, (ed.): Anesthesia. Churchill, Livingstone 22 (1986) 2077

Nachemson, A.L.: The influence of spinal movements on the lumbar intradiscal pressure and on the tensile stresses in the annulus fibrosus. Acta Orthop. Scand. 33 (1963) 183

Nachemson, A.L.: Newest knowledge of low back pain. Clin. Orth. Rel Res. 279 (1992) 8

Nachemson A. Low-back pain. Are orthopedic surgeons missing the boat? Acta Orthop Scand. 1993 Feb;64(1):1–2

Nachemson, A.L.; E. Jonsson (eds.): Neck and Back Pain: The Scientific Evidence of Causes, Diagnosis, and Treatment. Lippincott Williams u. Wilkins, Philadelphia (2000)

Nagel, B; H.U. Gerbershagen; G. Lindena; M. Pfingsten: Entwicklung und empirische Überprüfung des Deutschen Schmerzfragebogens der DGSS. (2002)

Neer, C.S.: Anterior acromioplasty for the chronic impingement of the shoulder. J. Bone Joint Surg. 54A (1972) 41

Neubauer, E.; P. Pirron; A. Junge; H. Seemann; M. Schiltenwolf: Welche Fragen sind geeignet, ein Chronifizierungsrisiko von akuten Rückenschmerzen vorherzusagen? Eine prospektive klinische Studie. Z. Orthop. 143 (2005) 299

Neumann, H. D.: Manuelle Medizin. Springer, Berlin, Heidelberg, New York (1994)

Niesel, H. C. (Hrsg.): Regionalanästhesie. Lokalanästhesie. Regionale Schmerztherapie. Thiekme, Stuttgart (1994)

Niesert, W.; M. Zenz: Prophylaxe chronischer Schmerzen. Dtsch. Ärztebl. 102 (2005) A 1586

Niethard, F.U.: Kinderorthopädie. Thieme, Stuttgart, New York: Thieme (1997)

Nilges, P; E. Wichmann-Dorn: Anamneseerhebung bei chronischen Schmerzpatienten. In: Geissner, E.; G. Jungnitsch (Hrsg.): Psychologie des Schmerzes. Psychologie Verlags Union, Weinheim (1992) 45

Nilges, P.; H.U. Gerbershagen: Befund und Befinden von Schmerz. Rep. Psychol. 8 (1994) 12

Nilges, P.; A. Ljutow: Die Rolle von multidisziplinären Schmerzbehandlungsteams in der Therapie chronischer Rückenschmerzen. Rheumatol. Eur. 28 (1999) 22

Nix, W.A.: Was ist gesichert in der Schmerztherapie? Haben Neuroleptika eine analgetische Potenz?

Ochs, M.: Kopfschmerz im Kindes- und Jugendalter. Dt. Ärztebl. 97 (2000) B-474

Opitz, G.: Akupunktur häufiger orthopädischer Schmerzbilder. Zukschwerdt, München (2003)

Osti, O.; R. Fraser; B. Vernon-Roberts: Discitis after diskography. J. Bone Jt. Surg. 72-B (1990) 271

O´Sullivan, P. B.; L. T. Tworney; G. T. Allison: Evaluationbof a specific stabilzing exercise in the treatment of chronic low back pain. A pragmatic, randomized, single-blinded, controlled trial with 1 year follow-up. Spine 23 (1998) 2616

Palmer, K. T.; K. Walsh; H. Bendall; C. Cooper; D. Coggon: Back pain in Britain: comparison of two prevalence surveys at an interval of 10 years. BMJ 320 (2000) 1577

Panjabi, M.; J. Dvorak; J. Duranceau et al.: Three dimensional movements of the upper cervical spine. Spine 12 (1988) 726

Park, W.: Lumbar Diskography. In: Jayson, M. (ed.): The Lumbar Spine and Back Pain. Grune u. Stratton, New York (1976)

Penning, L.: Normal movements of the cervical spine. Amer. J. Roentgenol. 130 (1978) 317

Petersson, C.J.; C.F. Gentz: Ruptures of the supraspinatus tendon. The significance of distally pointing acromioclavicular osteophytes. Clin. Orthop. 174 (1983) 143

Pfaffenrath, V.; W.-D. Gerber: Chronische Kopfschmerzen. Kohlhammer, Stuttgart (1992)

Pfaffenrath, V.; K. Brune; H. C. Diener; W. D. Gerber; H. Göbel: Behandlung des Kopfschmerzes vom Spannungstyp. Schmerz 12 (1998) 156

Pfingsten, M.; J. Hildebrand; E. Leibing; G. Franz; P. Saur: Effectiveness of a multimodal treatment program for chronic low-back pain. Pain 73 (1997) 77

Pfingsten, M.; J. Hildebrand: Neue Wege in der Behandlung chronischer Rückenschmezen. Psychomed. 9 (1997) 107

Pfingsten, M.; P. Schöps; T. Wille; L. Terp; J. Hildebrandt: Chronifizierungsausmaß von Schmerzerkrankungen. Schmerz 14 (2000) 10

Nilges P. Psychological pain therapy and opioids – a contradiction? Schmerz 2005 Oct; 19(5):441-6

Phillips, R.: Foreword: In: Waddell, G. (ed.): The back pain revolution«. Churchill Livingstone, Edinburgh (1998).

Pongratz, D.: Therapie des myofaszialen Schmerzsyndroms mit Botuninumtoxin. Orth. Prax. 40 (2004) 692

Porta M.: A comparative trial of botulinum toxin type A and methylprednisolone for the treatment of tension-type headache. Curr Rev Pain. 2000;4(1):31–5

Portenoy, R. K.; K. M. Foley: Chronic use of opioid analgesics in nonmalignant pain: report of 38 cases. Pain 25 (1986) 171

Porter, F.: Pain in the Newborn. Clin. Perinat. 16 (1989) 549

Pothmann, R.: Chronische Schmerzen im Kindesalter. Hippokrates, Stuttgart (1988)

Rachlin, E.S.: Myofascial pain and Fibromyalgia. Trigger points. Management. Mosby, St. Louis (1994)

Radbruch, L.; F. Nauck: Morphin und andere Opioide in der Tumorschmerztherapie – Die Empfehlungen der EAPC. Schmerz 16 (2000) 186

Raj, P.; H. Nolte; M. Stanton-Hicks: Atlas der Regionalanästhesie. Springer, Berlin Heidelberg New York (1988).

Ransford, A. O.; D. Cairns; V. Mooney: The pain drawing as an aid to the psychologic evaluation of patients with low back pain. Spine 1 (1976) 127

Raspe, H.; T. Kohlmann T: Rückenschmerzen – eine Epidemie unserer Tage? Dtsch. Ärztebl. 90 (1993) A 2920

Raspe H.; T. Kohlmann: Disorders characterised by pain: a methodological review of population surveys. H. Epidemiol. Communitiy Health 48 (1994) 531

Rathbun, J. B.: I. MacNab: The microvascular pattern of the rotator cuff. J. Bone Joint Surg. 52B (1970) 540

Raymond J, Dumas JM.: Intraarticular facet block: diagnostic test or therapeutic procedure? Radiology. 1984 May;151(2):333–6

Reddy, S; R. B. Patt: The benzodiazepines as adjuvant analgesics. J. Pain Symptom Manage 9 (1994) 510

Neurosci. 26 (2001) 30Mayer, T. G.; R. J. Gatchel: Functional Restauration for Spinal Disorders. Lea u. Febiger, Philadelphia (1998)

Reeve, J.; D. Menon; P. Corabian: Transcutaneous electrical nerve Stimulation (TENS): a technology assessment. Int. J. Technol. Assess. Health Care 12 (1996) 299

Reischauer, F: Lumbago, ischialgia and brachialgia, their relation to the intervertebral disks. Langenbecks Arch Klin Chir Ver Dtsch Z Chir. 1951;267:418-37

Reischauer, F.: Technik der Novocainblockade bei dem lumbalen Bandscheibensyndrom. Dtsch. Med. Wschr. 78 (1953) 1375

Rho, R. H.; R.P. Brewer; T.J. Lamer; P.R. Wilson: Complex regional pain syndrome. Mayo Clin. Proc. 77 (2002) 174

Richardson J. Chronic pain after thoracic surgery. Acta Anaesthesiol Scand. 2000 Feb; 44(2):220

Ringe, J.D.; H. Faber; O. Bock; S. Valentine; D. Felsenberg; M. Pfeifer; H. W. Minne; S. Schwalen: Transdermal fentanyl for the treatment of back pain caused by vertebral osteoporosis. Rheumatol. Int. 22 (2002) 199

Ringe, J. D.; P. Farahmand: Opioide und Osteoporose. Insuffiziente Schmerztheapie begünstigt Fortschreiten der Osteoporose. Arzneimittelther. 22 (2004) 265

Robert Koch Institut (Hrsg.): Chronische Schmerzen. Gesundheitsberichterstattung des Bundes, Heft 7. Berlin (2003)

Robinson, A. J.: Transcutaneous electrical nerve stimulation foe the control of pain in musculo-skeletal disorders. J. Orthop. Sports Phys. Ther. 24 (1996) 208

Roland, M.; R. Morris: Study of natural history of back pain. Part I: Development of reliable and sensitive measure of disability in low back pain. Spine 8 (1983) 141

Rothdach A.J.; C. Trenkwalder; J. Haberstock; U. Keil; K. Berger: Prevalence and risk factors of RLS in an elderly population: the MEMO study. Neurology 54 (2000) 1064

Rolf, L.H.: Placebo-Analgesie. Dt. Med. Wschr. 107 (1982) 283

Rote Liste 2004: Editio Cantor, Aulendorf (2004)

Roth, S.H.; R.M. Fleischmann; F.X. Burch et al.: Around-the-clock, controlled-release oxycodone therapy for osteoarthritis-related pain: placebo-controlled trial and long-term evaluation. Arch. Intern. Med. 160 (2002) 853

Rubenthaler, F.; J. Krämer; H. Kleinert: Kreuzschmerzen. Z. Orthop. 143 (2005) R67

Rubin, B. R.; R. Burton; S. Navarra; J. Antigua; J. Londono; K. G. Pryhuber; M. Lund; E. Chen; D. K. Najarian; R. A. Petruschke; Z. E. Ozturk; G. P. Geba: Efficacy and safety profile of treatment with Etoricoxib 120 mg once daily compared with Indometacin 50 mg three times daily in acute gout. Arthr. Rheum. 50 (2004) 598.

Sabatowsfi, R.; S. Schwalen; K. Rettig; K. W. Herberg; S. M. Kasper; L. Radbruch: Driving ability under long-term treatment with transdermal fentanyl. J Pain Symptom Manage 25 (2003) 38

Sachs, B.; H. Vanharanta; M.M. Spivey et al.: Dallas discogram description. Spine 12 (1987) 287

Salminen, J.J.; M.O. Erkintalo; J. Penttu; A. Oksanen; M. J. Kormano: Recurrent low back pain and early disc degeneration in the young. Spine 24 (1999) 1316

Sandkühler, J.: Learning and memory in pain pathways. Pain 88 (2000) 1113

Sandkühler, J.: Schmerzgedächtnis. Entstehung, Vermeidung und Löschung. Dt. Ärztebl. 98 (2001) A 2725

Sartor, H.; U. Thoden: Antikonvulsiva zur Therapie chronischer Schmerzen. Schmerz 11 (1997) 411

Sattler HD, Richter P, Fritzsche M, von Turner A, Barnett W.: Neurophysiologic tests during antidepressive treatment - an exploratory study. Pharmacopsychiatry. 2000 Nov;33(6):229–33

Saur, P.; J. Hildebrandt; M. Pfingsten; D. Seeger; U. Steinmetz; A. Traub; J. Hah; B. Kasi; R. Heinemann; D. Koch: Das Göttinger Rücken Inten-

Literatur

siv Programm (GRIP). – ein multimodales Behandlungsprogramm für Patienten mit chronischen Rückenschmerzen. Teil 2. Schmerz 10 (1996) 237

Savage, R.A.; G.H. Whitehouse; N. Roberts: The relationship between the magnetic resonance imaging appearance of the lumbar spine and low back pain, age and occupation in males. Eur. Spine J. 6 (1997) 106

Schaerer, J.P.: Radiofrequency facet rhizotomy in the treatment of chronic neck and low-back pain. Int. Surg. 63 (1978) 53

Schiltenwolf, M.: Leitlinien für die Begutachtung von Schmerzen., Version 8.3 vom 9.7.2004. Z. Orthop. 142 (2004) 37

Schmid, J.: Neuraltherapie. Springer, Wien, New York (1988)

Schmidt, C.O.; T. Kohlmann: Was wissen wir über das Symptom Rückenschmerz? Epidemiologische Ergebnisse zu Prävalenz, Inzidenz, Verlauf, Risikofaktoren. Z. Orthop. 143 (2005) 292

Schochat, I.; W. Rehberg; J. von Kempis; G. Stucki; W.H. Jackel: The North American Spine Society Lumbar Spine Outcome Assessment Instrument: translation and psychometric analysis of the German version in rehabilitation patients with chronic back pain. Z. Rheumatol. 59 (2000) 303

Schockenhoff, B. (Hrsg.): Spezielle Schmerztherapie. Urban u. Fischer, München-Jena (1999)

Schoser, B.G.H.: Myofasszialsyndrom und Triggerpunkte – ein pathophysiologisches Konzept. Orth. Prax. 41 (2005) 416

Schuhmacher J.; E. Brähler: Prävalenz von Schmerzen in der deutschen Bevölkerung. Schmerz 13 (1999) 275

Schultitz, K.-P., G. Lenz: Das Facetten-Syndrom, Klinik und Therapie. In Hohmann, D.; B. Kügelgen; K. Liebig; M. Schirmer (Hrsg.): Neuroorthopädie. 2. Aufl. Springer, Berlin (1984)

Schultitz, K.-P.; K. Schöppe: Die neuroradiographische Diagnostik degenerativer Bandscheibenschäden – Das Düsseldorfer diagnostische Diskusprogramm (DdD). Z. Orthop. 132 (1994) 25

Schwenkreis, P.; M. Tegenthoff: Neuroplastizität. Zentralnervöse Veränderungen bei chronischen Schmerzsyndromen. Klinikarzt 34 (2005) 180

Senn, E.: Formen der Physikalischen Therapie bei chronisch-rezidivierenden Thoraxschmerzen. Arthr. Rheum. 23 (2003) 144

Siebert, G.K. (Hrsg.): Gesichtsschmerzen und Kopfschmerzen. Carl Hauser, München (1992)

Simons DG, Travell JG.Myofascial origins of low back pain. 3. Pelvic and lower extremity muscles. Postgrad Med. 1983 Feb; 73(2):99-105, 108

Simons, D.G.: Clinical and etiological update of myofascial pain from trigger points. J. Musculoskeletal Pain 4 (1996) 93

Simons, D.G.; S. Mense: Understanding and measurement of muscle tone as related to clinical muscle pain. Pain 75 (1998) 1

Simpson CA.: Integrating chiropractic in managed care. Manag Care Q. 1996 Winter; 4(1):50-8

Skovron, M. L.: Epidemiology of low back pain. Baillieres Clin.Rheumatol. 6 (1992) 559

Söllner, W.; S. Doering: Psychologische Therapieverfahren bei chronischen nicht-radikulären Rückenschmerzen. Schmerz 11 (1997) 418

Solomon, S.; A. Elkind: Safety and effectiveness of cranial electrotherapy in the treatment of tnesion headache. Headache 29 (1989) 445

Sorgatz, H; G. Hege-Scheuing; A. Kopf et al.: Consensus building on »Long-term opioid administration and non-tumor pain«. Z. Ärztl. Fortbild. Qualitätssich. 96 (2002) 317

Sorge, J.; C. Werry; I. Pichlmayr: Stark wirksame Opioide zur Therapie chronischer Schmerzen. Metaanalyse. Schmerz 11 (1997) 400

Spacek, A.; H.G. Kress: Akupunktur bei sympathischer Reflexdystrophie? Schmerz 11 (1997) 20

Stechow von, D.; M. Rittmeister: Die intraartikuläre Injektion. Substanzen und Techniken. Orthopäde 32 (2003) 1127

Speer, K.P.; R.F. Warren; L. Horowitz: The efficacy of cryotherapy in the postoperative shoulder. J. Shoulder Elbow Surg 5 (1996) 62

Stein, C.: Grundlagen der medikamentösen Schmerztherapie. Arthr. Rheum. 23 (2003) 126

Spierings, E. L. H.: Chronic daily headache: a review. Headache 11 (2000) 181

Stiehl, M.: Retardiertes Oxycodon – eine neue Option in der Behandlung starker und stärkster Schmerzen. MMW 146 (2004) 61

Striebel„ H. W.: Therapie chronischer Schmerzen. 4. Aufl. Schattauer, Stuttgart, New York (2002).

Strumpf, M.: Krebsschmerz. In: Zenz, M.; I. Jurna (Hrsg.): Lehrbuch der Schmerztherapie. Wiss. Verlagsgesellschaft, Stuttgart (2001) 715

Strumpf, M.; A. Willweber-Strumpf; M. Zenz: Tumorschmerz. Dtsch. Ärztebl. 102 (2005) A 916

Sudeck, P.: Über die akute (trophoneurotische) Knochenatrophie nach Entzündungen und Traumen der Extremitäten. Dtsch. Med. Wschr. 28 (1902) 336

Sudeck, P.: Die sogenannte akute Knochenatrophie als Entzündungsvorgang. Chirurg 14 (1942) 44

Taikhela, S.; U. M. Kujala; J. J. Salminen; T. Viljanen: The prevalence of low back pain among children and adolescents. A nationwide, cohort-based questionnaire survey in Finland. Spine 22 (1997) 1132

Taimela S, Kujala UM, Salminen JJ, Viljanen T.: The prevalence of low back pain among children and adolescents. A nationwide, cohort-based questionnaire survey in Finland. Spine. 1997 May 15;22(10):1132-6

Tarsy D, First ER.: Painful cervical dystonia: clinical features and response to treatment with botulinum toxin. Mov Disord. 1999 Nov;14(6):1043-5

Taubert, K.: Physiotherapie primärer Kopfschmerzen. Z. ärztl. Fortbild. 82 (1988) 1251

Tennant, F. Jr; D. Robinson; A. Sagherian; R. Seecof: Chronic opioid treatment of intractable, non-malignant pain. NIDA Res. Monogr. 81 (1988) 174

Thieme, K.: Neuroendokrine Veränderungen und Maladaptationen bei Fibromyalgie. Orthopäde 33 (2004) 576.

Thoma, R.: Grundlagen interventioneller Therapieverfahren beim Thoraxschmerz. Arthr. Rheum. 23 (2003) 130

Thomann, K.D.: Vom »sechsten Sinn" zur somatoformen Schmerzstörung. In: Kügelgen, B; L. Hanisch (Hrsg.) Begutachtung von Schmerz. Genther, Stuttgart (2001) 33

Tilscher, H.: Das obere Zervikalsyndrom. Z. Orthop. 112 (1977) 6

Tilscher, H.; M. Eder: Spinal diseases: vertebral complaints in relation to site and age. Wien. Med. Wschr. 143 (1993) 269

Travell, J.; D. G. Simons: Myofascial Pain and Dysfunction. The Trigger Point Manual. Vol. 1khuation. Pain 40 (1990) 279

Tulder van MW.: Treatment of low back pain: myths and facts. Schmerz. 2001 Dec;15(6):499–503

Turk, D. C.; H. Flor: Etiological theories and treatments for chronic back pain. I Somatic models and interventions. Pain 19 (1984) 105

Turner, J.A.: Educational and behavioural interventions for back pain in primary care. Spine 21 (1996) 2851

Uhthoff, H.K.; K. Sarkar: Classification and definition of tendinopathies. Clin. Sports Med. 10 (1991) 707

Vaitl, D.; Petermann, F. (Hrsg): Handbuch der Entspannungsverfahren. Psychologie Verlags Union, Weinheim (2000)

VanTulder, M.W.; B.W. Koes; L.M. Bouter: Conservative treatment of acute and chronic nonspecific low back pain. A systematic review of randomized controlled trials of the most common interventions. Spine 22 (1997) 2128

Van Tulder, M;A. Malmivaara; R. Esmail; B. Koes: Exercise Therapy for low Back Pain. A systematic Review Within the Framework of the Cochrane Collaboration Back Review Group. Spine 25 (2000) 2784

Van Tulder, M. W.: Die Behandlung von Rückenschmerzen. Schmerz 15 (2001) 499

Videman, T.; J. Heikkila; T. Partanen: Double-blind parallel study of metamizol versus diflunisal in the treatment of lumbago. Curr. Med. Res. Opin. 9 (1984) 246

Volinn, E.: The epidemiology of low back pain in the rest of the world. Spine 22 (1997) 1747

Waddell, G; J. McCulloch; E. Kummel; R. Venner: Nonorganic physical ssigns in low back pain. Spine 5 (1980) 117

Waddell, G.; M. Bircher; D. Finlayson; C. J. Main: Symptoms and signs: Physical disease or illness behaviour? Brit. Med. J. 289 (1984) 739

Waddell, G.; I. Pilowsky; M.R. Bond: Clinical assessment and interpretation of abnormal illness behaviour in low back pain. Pain 30 (1989) 41

Waddell, G.: Low back disability. A syndrome of western civilization. Neurosurg. Clin. North Amer. 2 (1991) 719

Waddell G, Somerville D, Henderson I, Newton M. Objective clinical evaluation of physical impairment in chronic low back pain. Spine. 1992 Jun; 17(6):617-28

Waddell, G.: The back pain revolution. Churchill Livingstone, Edinburgh. (1998)

Walch G, Liotard JP, Boileau P, Noel E: Postero-superior glenoid impingement. Another shoulder impingement. Rev Chir Orthop Reparatrice Appar Mot. 1991; 77(8):571–4

Wall, P.D.: The gate control theory of pain mechanisms. Brain 101 (1978) 1

Wall, P.D.; R. Melzack (eds.): Textbook of pain. 3rd ed. Churchill Livingstone, Edinburgh (1994)

Walsh, G.; P. Boileau; E. Noel; S. T. Donell: Impingement of the deep surface of the supraspinatus tendon on the posterosuperior glenoid rim: an arthroscopic study. J. Shoulder Elbow Surg. 1 (1992) 238

Warner, J.S.: Rebound Headaches – a review. Headache 10 (1999) 207

Weh, L.: Grundzüge der medikamentösen Schmerztherapie. Extr, Orth. 21 (1998) 18

Weinschütz, T.: Akupunktur bei Kopfschmerzen. Der Schmerz 10 (1996) 149

Werner, G.T. et al: Behandlung beim komplexen regionalen Schmerzsyndrom (Sympathische Reflexdystrophie). Leitlinien der Deutschen Gesellschaft für Physikalische Medizin und Rehabilitation. AMWF-Leitlinien-Register Nr. 036/006 (1999)

Wessel, K.; P. Vieregge; C. Kessler; D. Kompf: Thalamic stroke: correlation of clinical symptoms, somatosensory evoked potentials, and CT-findings. Acta Neurol. Scan. 90 (1994) 167

Wiedemann, B.: Ketamin zur Therapie des Schmerzes. Metanalyse. Schmerz 4 (1997) 276

Willweber-Strumpf, A.; M. Zenz; M. Strumpf: Verschreibung von Betäubungsmitteln – Analyse der ambulanten Versorgung bei Patienten der AOK. Schmerz 6 (1992) 255

Winkelhake, U.; F. J. Ludwig; H. H. Daalmann: Schmerzchronifizierung und Therapieerfolg in der stationären Rehabilitation von Rückenpatienten. Orth. Prax. 76 (2003) 351

Winkelmüller, W.: Voll implantierbare Neurostimulationssysteme zur Rückenmarkstimulation. Dtsch. Ärztebl. 102 (2005) A 1286

Wissel J, Muller J, Heinen F, Mall V, Sojer M, Ebersbach G, Poewe W: Safety and tolerance of single-dose botulinum toxin Type A treatment in 204 patients with spasticity and localized associated symptoms. Austrian and German botulinum toxin A spasticity study group. Wien Klin Wochenschr. 1999 Oct 29;111(20):837–42

Witt, C. M.; B. Brinkhaus; S. Jena; D. Selim; C. Straub; S. N. Willich: Wirksamkeit, Sicherheit und Wirtschaftlichkeit der Akupunktur. Dt. Ärztebl. 103 (2006) B 169

Wittchen, H.U.; Wunderlich, U.; Gruschwitz, S.; Zaudig, M.: Strukturiertes klinisches Interview für DSM-IV. Hogrefe, Göttingen (1997)

Wörz, R.: Flupirtin bei chronischen myofasziellen Schmerzzuständen. Fschr. Med. 109 (1991) 158

Wolff,, H.D.: Manuelle Medizin und ihre wissenschaftlichen Grundlagen. Verlag für Medizin, Heidelberg (1970)

Woolf, C.J.; M.W. Salter: Neuronal plasticity: increasing the gain in Pain. Science 288 (2000) 1765

World Health Organization: Cancer pain relief. 3rd ed. Genf (1996)

Wright, A.; K.A. Sluka: Nonpharmacological treatments for musculoskeletal pain. Clin. J. Pain 17 (2001) 33

Wurmthaler, C; H.U. Gerbershagen; G. Dietz G; J. Korb; P. Nilges; S. Schillig: Chronifizierung und psychologische Merkmale - Die Beziehung zwischen Chronifizierungsstadien bei Schmerz und psychophysischem Befinden, Behinderung und familiären Merkmalen. Z. Gesundheitspsychol. 4 (1996) 113

Yamamoto, T.; Y. Katayama; T. Hirayama; T. Tsubokawa: Pharmacological classification of central post-stroke pain: comparison with the results of chronic motor cortex stimulatiuon therapy. Pqain 72 (1997) 5

Yasuma, T.; R. Ohno; Y. Yamauchi: False-negative lumbar diskograms. J. Bone Jt. Surg. 70-A (1988) 1279

Yu, S.; V. Haughton et al.: Criteria for classifying normal and intervertebral disks. Radiology 170 (1989) 523

Yunus, M. B.: Research in fibromalgia and myofascial pain syndromes. J. Muskuloskel. Pain 1 (1993) 23

Zech, D.: Opioide für nicht tumorbedingte chronische Schmerzen? Schmerz 4 (1990) 121

Zenz, M.: Peridurale Opiat-Analgesie. Dtsch. Med. Wschr. 106 (1981) 483

Zenz, M; M Strumpf; M. Jryba: Long-term oral opioid therapy in patients with chronic nonmalignant pain. J. Pain Symptom Manage 7 (1992) 69

Zenz, M.; I. Jurna: Lehrbuch der Schmerztherapie. Wissenschaftliche Verlagsgesellschaft Stuttgart (2001)

Zenz, M; M Strumpf;A. Willeweber-Strumpf: Taschenbuch dr Schmerztrherapie. 2. Aufl. Wissenschaftliche Verlagsgesellschaft Stuttgart (2004)

Zerssen von, D.: Die Beschwerdeliste. Beltz, Weinheim (1976)

Zieglgänsberger, W.: Kann man Schmerz vergessen? Arthr. Rheum. 23 (2003) 122

Zimmermann M.: Epidemiologie des Schmerzes. Internist 35 (1994) 2

Stichwortverzeichnis

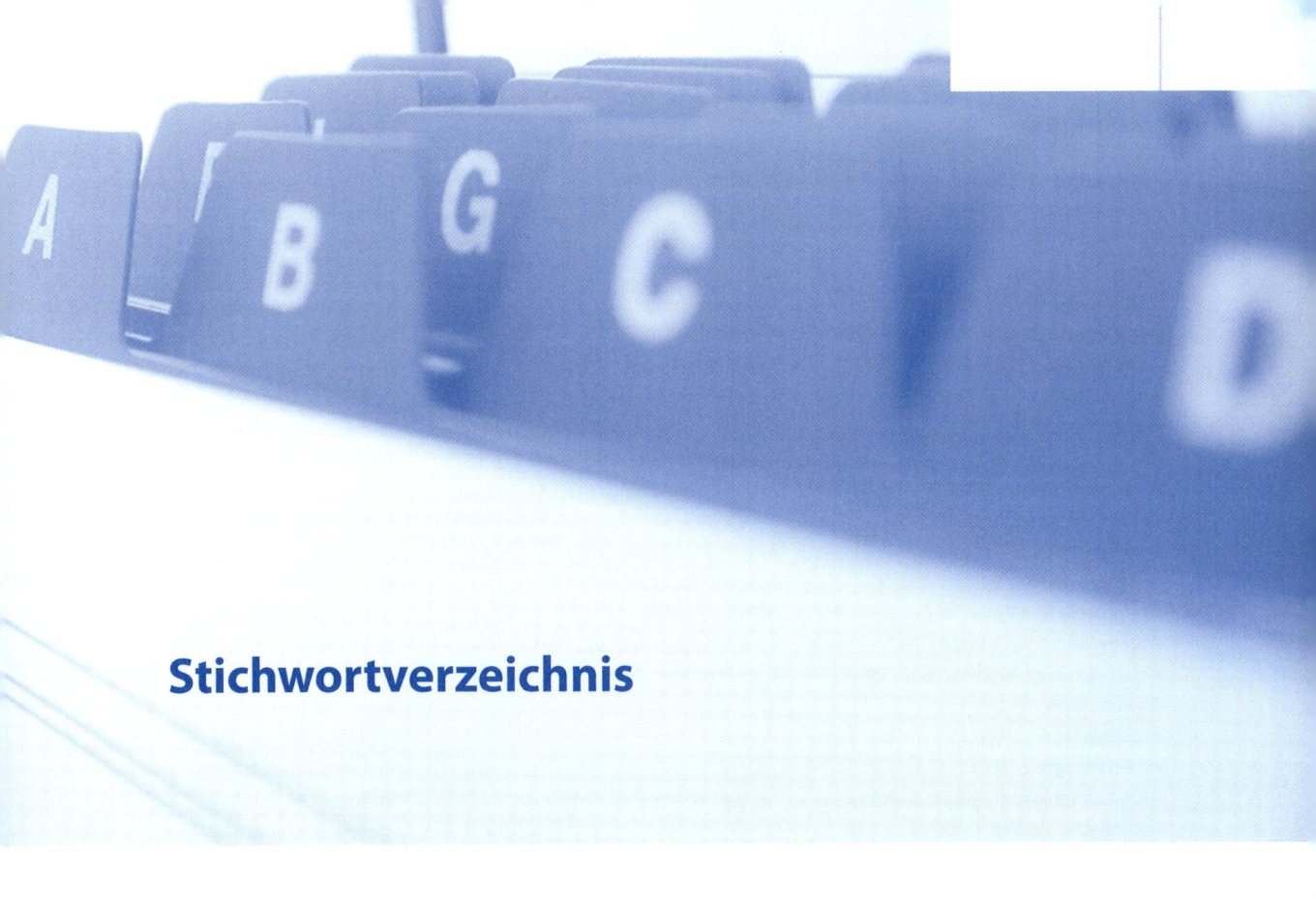

A

A.-vertebralis-Test 166
A. psoriatica 328
ABC-Pflaster 99
Abduktorentendinose 280, 281
Abklatschung 127
Abreibung 127
Aceclofenac 80
Acemetacin 80
Acetylcholin 92, 137
Acetylsalicylsäure 78, 80, 205
Achillessehnenruptur 94
Achillodynie 142, 146, 310
Achselgehwagen 181
Achselkrücke 181
Adduktionsphänomen 239
Adduktorentendopathie 279
Adelmann'sche Hohlhand-
 verschmälerung 235
ADL 179, 285
Adnexe 243
ADS 23, 36
Adson-Test 221
Aerodyn 130
Affektionen, rheumatische 264
Aggravation 362
AIDS 250, 338, 339
Akineton 97

Akromegalie 248
Akromioklavikulargelenk 119, 216
Akromiontypen 211
Aktivierungstherapie 195
Akupunktmassage 133
Akupunktur 20, 173, 195, 200,
 201, 205, 207, 208, 244, 253, 286,
 324, 336
Akupunkturdauernadel 193
Akupunkturpunkte 173
Akupunkturverfahren 191
Akutschmerzen 14
Alarmpunkte 187
Alcock-Kanal 281
Algodystrophie 174, 242
Alkohol 83, 99, 108, 116
Alkoholabusus 338, 339
Allen-Handgriff 221
Allgemeiner Arbeitsmarkt 358
Alloästhesie 3, 4
Allochirie 4
Allodynie 3, 4, 18, 19, 26, 30, 32, 113,
 321, 322, 334, 335, 338, 344
Alterspolyarthritis 325
Amidotrizoat 91
Amitryptylin 89, 97, 205, 208, 318,
 321, 323, 324, 336, 342
Amitryptilinoxid 97
Amphotericin 340
Amplitudenmodulation 143

Amygdala 19
Amyloidose 236, 332, 338, 339
ANA 331
Analgesie 3, 4, 73, 82, 84, 130
Analgetika 11, 13, 77, 78, 86, 123,
 205
Analgie 4
Anämie, perniziöse 319
Anamnese 21, 34
Ananas 95
Anästhesie 3, 4
Anästhesietechniken, regionale 344
Andersson-Läsion 267
Anelektrotonus 135
Angina pectoris 190, 241
Angioneuropathien 137
Angor 242
Angststörungen 363
Anhidrose 222, 306, 335
Anode 136, 137
Anorexia nervosa 339
Anpassungsstörungen 363
Ansatztendopathien 167
Antiarthrotika 328
Antichronifizierungssysteme 19
Antidepressiva 19, 77, 97, 207, 318,
 321, 324, 348
– trizyklische 340
Antidepressiva (Thymoleptika) 97
Antidiabetika 81

Antiemetika 13, 83
Antiepileptika 19
Antihypertonika 81
Antikoagulanzien 81, 340
Antikonvulsiva 77, 96, 324
Antikörper 331
Antiphlogese 128, 130
Antiphlogistika 12, 79, 99
— nichtsteroidale 77
Aorta thoracica 243
Aortenaneurysma 248
AP-Verschiebung, laterale 159
Apophysitis 310
Apoplex 321
Apoptose 18, 19
Appley-Grinding-Zeichen 297
Arachidonsäure-Stoffwechsel 79
Arachnoiditis 262
Arachnopathie 190
Arbeitsfähigkeit 358
Arbeitsunfähigkeit 22, 24, 247, 353
Archimedes-Prinzip 169
Armspastik 94
Arrestantenlähmung 229
Arsen 339
Arteriitis temporalis 202
Arthralgien 146, 344
Arthritiden
— postenteritische reaktive 328
— viral bedingte 328
Arthritis 328
— bakterielle 326–328
— juvenile chronische 325, 330, 331
— reaktive 289, 299
— rheumatoide 220, 228, 233, 236, 284, 289, 299, 301, 308, 313, 314, 319, 324–328, 330–332, 336, 339
— tuberkulöse 328
Arthritis bei Leukämien 328
Arthritis bei Spondylitis ankylosans 330
Arthritis psoriatica 266, 330, 331
Arthritis urica 316
Arthrographie 297
Arthropathien, neuropathische 328
Arthrosen 144, 302, 324
Arthroskopie 43
Arthrosonographie 327
Arzneiverordnungsreport 11
Ascorbinsäure 137
Ataxie 342
Atementspannungsübungen 184
Atemhilfsmuskulatur 241
Atemtherapie 191, 244

Atlastherapie 168
Attribution 184
Aufbautraining 163
Auflage 127
Auftrieb 169
Auraphase 201
Ausdauertraining 162
Außenrotator-Test 210
Ausweichbewegungen 162, 179
Autoantikörper 327
Autogenes Training (AT) 74, 184, 185, 348
Automobilisation 162
Autostabilisation 162
AWMF 71, 361
Ayurvedische Medizin 194
Azopropazon 80
Azulfidine 300, 309

B

Baclofen 95, 96, 105, 207, 343
Bäder 195
Bädertherapie 169
Baker-Zyste 299, 302, 326
Baldrian 99
Balneotherapie 126, 169, 286, 348
Bambusstab-Wirbelsäule 265
Bandscheibendegeneration 249
Bandscheibenoperation 42, 170, 262
Bandscheibenprotrusion 251
Bandscheibensequester 45
Bandscheibenstuhl 260
Bandscheibenveränderungen 40
Bandscheibenvorfall 161, 219, 240, 248, 250, 251
— zervikaler 40, 218
Basisstrom 138
Basistherapie 220
Baunscheidt-Verfahren 192
BDI 23
Beck'sche Bohrung 224
Beckenschiefstand 280
Begleitung 359
Begutachtung 353
Behandlungsprogramm nach McKenzie 157
Behinderte 358
Beinlängendifferenzen 290
Beinverkürzung 285
Beri-Beri 339
Berufsgenossenschaft 358
Berufsunfähigkeit 357

Berührungsempfindung 340
Betamethason 120
Betäubungsmittel-Verschreibungsverordnung 11
Betäubungsmittelgesetz 84
Bewegungsbad 127, 133
Bewegungsharmonisierung 155
Bewegungstherapie 153, 154
Bildwandler 37, 41, 42
Bindegewebsmassage 133, 187, 244
Bing-Horton-Syndrom 202
Biofeedback 183, 184, 186
Bisacodyl 91
Bisphosphonate 98, 99
Bizepssehnenreflex 238
Blasenstörungen 255
Blei 339
Blockade, diagnostische 324
Blockierung 248, 250, 277
Blutbild 36
Blutegeltherapie 191
Blutige Schröpfung 188
Blutsenkungsgeschwindigkeit 36
Bogen, schmerzhafter 211
Borreliose 322, 326, 327
Botulinumtoxin 92, 350
Bouchard-Arthrose 326
Brachialgia nocturna 189
Brachialgia paraesthetica 236
Brachialgien 188
Bradykinin 135
Brennnesselextrakte 95
Bromelain 95
Brügger-Technik 156, 259
Brunkow 156, 259
Bruxismus 208
BtM-Anforderungsschein 84
BtM-Rezept 84
BtMVV 84
Bupivacain 109, 112, 114–117, 120
Buprenorphin 77, 86, 88, 89, 114, 117, 207, 337
Burning feet-Syndrom 318, 342
Bursa anserina 301, 305
Bursa calcanei 119
Bursa infrapatellaris profunda 301
Bursa olecrani 119
Bursa praepatellaris 119, 301
Bursa subcutanea infrapatellaris 301
Bursa subtendinea 301
Bursa suprapatellaris 301
Bursa trochanterica 119
Bursitis 129, 151, 301, 305, 311, 313, 327

Stichwortverzeichnis

Bursitis olecrani 226
Bursitis trochanterica 290, 326
Bürstenmassage 133

C

C-reaktives Protein 36
Calcitonin 324
Cannabioide 19
Capsicain 323, 336
Carbachol 336
Carbamazepin 90, 96, 205–207, 323, 324, 343
Celecoxib 80
Cephalaea 199
Charcot-Gelenk 327
Cheiralgia paraesthetica 237
Cherry-Blockade 104
Chirotherapie 165, 195, 262
Chloramphenicol 340
Chloroquin 300, 309, 340
Chondroblastom 301
Chondroitinsulfat 328
Chondrokalzinose 279, 291, 326, 328
Chondromatose 217, 222, 224, 301
Chondromatosis synvialis 285
Chondrosarkom 224, 299
Chondrozytentransplantation 307, 328
Chordotomie, zervikale 244
Chronifizierung 252, 253
Chronifizierungsstadium 74, 76
Churg-Strauß-Syndrom 339
Circle-sign 228
Cisplatin 340
Citalopram 343
Claudicatio 26
Claudicatio spinalis intermittens 258
Clomipramin 89, 97, 336, 342
Clonazepam 90
Clonidin 104, 105, 336
Clusterkopfschmerz 25, 26, 199, 201, 202, 206
Coccygodynie 111
Codein 86, 88
Colchicin 340
Colitis ulcerosa 264, 327, 331
Computertomographie (CT) 39, 40, 42, 251
Costen-Syndrom 208
Costochondritis 242

Counterstrain-Methode 168
Coxa valga 284
Coxa vara 284
Coxibe 19, 79, 80, 86
Coxitis 284, 287, 288
– bakterielle 289
– spezifische 288
Coxitis fugax 282, 283
CPM-Schiene 328
CREST-Syndrom 331
Critical illness PNP (CIP) 339
CRPS 32, 113, 115, 117, 190, 235, 238, 319
CRPS 1 29, 128
CRPS II 338
CTS 336
Cyanocobalamin 99

D

Dampfbad 127
Dampfdusche 127, 130
Dantrolen 343
Dauerkopfschmerz, medikamenten-induzierter 199, 205
Dauerrenten-Gesichtspunkte 358
Daumensattelgelenk 119
Deafferenzierungsschmerz 98
Deep brain stimulation (DBS) 190
Deep friction 133, 225
Defibrillator 74
Defizitmodell 14
Dehnung 132
Dekompression 170, 288
Dellon-Zeichen 229
Deltarad 181
Demenz 14
Denervationsverfahren 72, 74
Depression 14, 200, 330
Depressionsskala 23
Derangement-Syndrom 158
Dermato-/Polymyositis 331
Dermatodynie 3
Dermatomyositis 330
Dermographismus 117
Desipramin 97, 342
Detonisierung 128, 155
Dexamethason 120
Dexketoprofen 80
Dezimeterwelle 145
DGSS 23, 35, 59, 71
Diabetes mellitus 236, 318, 319, 330, 338

Diacerein 328
Diadynamische Ströme 138
Diagnostik
– invasive 43
– laborchemische 36
– psychosoziale 23
Diagnostische Blockade 101
Diaphragma 243
Diathermie 130, 144, 149
Diätvorschriften 194
Diazepam 95, 96
Dickdarm 243
Diclofenac 80, 137
Digoxin 81
Dihydrocodein 77, 85, 86
Dimenhydrinat 91
Dimethylsulfoxid 336
Diphenhydramin 336
Diphenylhydantoin 340
Diphtherie 338
Diskographie 42
Diskomanometrie 42
Diskusprotrusion, weiche 239
Dissoziation, albumino-zytologische 342
Distanzstrahler 145
Distensionstest 42
Distorsion 129, 137
Distraktion 154, 166
Diszitis 166, 250, 251, 263
Diuretika 81
DLA 108
DLI 108
DMSO 336
Doctor's shopping 21
Dokumentation 59
Domnik Massage 240
Domperidon 91, 201
Doxepin 89, 97
Drehmann-Zeichen 283, 285
Dreiphasentest 278
Drop-arm-sign 210
Druckalgometer 12, 32
Druckschmerzschwelle 12
Drückung 132
Druckwellenmassage 133
Dry needling 350
Dünndarm 243
Duodenum 243
Duraleckage 251
Durasackpassage 111
Durchbruchsschmerzen 345
Dysästhesie 4
Dysbalancen 33
– muskuläre 93

Dysfunktions-Syndrom 158
Dysplasiekoxarthrose 284
Dystonie, sympathische 244

E

EBM 72, 75
EDA 343
Eigenregulationsmechanismen 191
Einlagenversorgung 328
Einpunkt-Aufhängung 159
Einzelbehandlung 155, 162, 170, 179, 184
Eisabtupfungen 129
Eisbeutel 128, 129
Eischips 129
Eisenmangel 318
Eisenmangelanämie 319
Eisgranulat 129
Eiskompressen 128
Eismassagen 129
Eisroller 129
Eistauchbad 126
Eiswasser(teil)bad 126, 127
Eiswickel 128
Eiweißelektrophorese 36
Elektrolyte 36
Elektromyographie 340
Elektroneurographie 340
Elektrostimulatoren 101
Elektrotherapie 125, 130, 135, 169, 174, 187, 195, 253, 260
Ellenbogengelenksarthrose 222
EMS 350
Endangitis obliterans 137, 318
Endgefühl 167
Endocannabinoide 19
Endoprothese 328
Endorphine 19, 131
Endphasenschmerz 28
End of range-Problem 167
Engpass-Syndrom 222, 230, 290, 306, 310
Enkephaline 173
Entenschnabeldeformität 233
Entlordosierung 257
Entspannung 183
Entspannungstherapie 191, 208
Entspannungstraining 13, 200
Entspannungsverfahren 184
Entwirrbewegung 168
Entzugsbehandlung 74
Eosinophilie-Myalgie-Syndrom 350

Epidurale Blockade 104
Epiduroskopie 45
Epikondylitiden 218
Epikondylitisspange 225
Epikondylitis radialis humeri 93
Epikondylopathien 138, 142, 143, 151
Epileptischer Anfall 202
Epiphyseolysis capitis femoris 282, 284
Ergotamin 13, 205, 340
Ergotherapie 15, 179, 195, 260, 336
Ermüdungsfraktur 313
Ernährungsberatung 74
Ernährungstherapie 191
Ersatzbewegungen 179
Erwerbsunfähigkeit 357
Erythromelagie (Akromelagie) 318
Erythroprosopalgie 202
Esomeprazol 81
ESWT 150
Etagendiagnostik 238, 239
Etanercept 267
Etoricoxib 80
Eutonie nach Alexander 156
Eutonisierung 131
Expander 155
Exponentialströme 135, 138
Extensionsbehandlung 161
Extensionsliege 161
Extensionsmassage 133
Externa 12
Extrakorporale Stoßwellentherapie 150

F

Facette 106
Facettenarthrose 248, 251
Facettenganglien 40
Facettenganglion 41, 107, 254
Facettengelenke 188
Facetteninfiltration 107, 109, 258, 259
Facetteninjektion 108
Facettenkoagulation 258
Facettenschluss 257
Facettensyndrom 121, 148, 250, 257, 285
Fachgebiet
– psychiatrisches 361
– psychosomatisches 361
Fähigkeitsstörung 179
Faktoren, antinukleäre 36
Fallarm 212

Fallfluss 254
Fango-Anwendung 127, 177, 255, 258, 260, 262
Faradische Ströme 138
Fasciitis plantaris 93, 313
Faszikulationen 340
FBSS 262
Feldenkrais-Therapie 157
Felty-Syndrom 331
Fenamate 80
Fentanyl 77, 85, 86, 88, 89, 337
Fernsehgebührenpflicht 359
Fersenfallschmerz 264
Fersensporn
– dorsaler 310
– plantarer 313
Fesselungslähmung 229
Fettgewebsbelastung 145
Fettgewebsentlastung 145
Fibrillationen 30
Fibromatose 314
Fibromyalgie 168, 189, 242, 350
Fibromyalgie-Syndrom 177, 327, 336, 345, 348, 353, 357, 359
Fibrose 190
Fibrosefelder 349
Fibrositis-Syndrom 148, 345
Fieber, rheumatisches 327, 328, 332
Fingerpolyarthrose 148
Finkelstein-Zeichen 229, 234
Finocchietto-Zeichen 297
Flaschenzeichen 236
Flimmersehen 200
Flimmerskotome 201
Flipping disk 250
Flupirtinmaleat 82
Folsäure-Mangel 319
Fontanellentherapie 193
Foramina intervertebralia 161
Formenkreis, rheumatischer 230, 250
Fortifikation 201
Fragebogen 36, 59, 252
Frakturrisiko 43
Friktion 132
Frohse-Syndrom 227
Froment-Zeichen 237
Fründ-Zeichen 294
Füllgelose 187
Funktionelle Bewegungslehre (FBL) (nach Klein-Vogelbach) 155, 157
Funktionelle ISG-Störung 277
Funktionsaufnahmen 37
Funktionsstörungen der HWS 189
Funktionstraining 179
Fusion 160

Fußheberlähmung 257
Fußreflexzonenmassage 133
Fußulzera 341

G

GABA 18, 95
Gabapentin 90, 96, 323, 343
Gadolinium-DTPA 40, 262, 336
Gaenslen-Zeichen 233, 315, 326
Gammopathie 339
Ganganalyse 155
Ganglion, intraossäres 301
Ganglion cervicale superius 105, 345
Ganglion coeliacum 99
Ganglion pterygopalatinum 105
Ganglion stellatum 105, 121, 345
Gangtraining 260
Gate control theory 136, 150
GBS 342
GCS-GLOA 114
Gefäßzone 29
Gegenirritation 20, 150
Gehbehinderung
– außergewöhnliche 359
– erhebliche 359
Gehbock 181
Gehhilfen 155, 156, 328
Gehwagen 181
Gelenk, glenohumerales 219
Gelenkbinnen-Neoplasma 326
Gelenkchondromatose 284
Gelenkfehlhaltung 153
Gelenkkörper, freier 307
Gelenkmaus 223
Gelenkmobilisation 141, 163
Gelenkpunktion 327
Gelenkschule 155
Gelenkschutz 179
Gelose 173, 187
Gelpackung 128, 129
Genehmigungspflicht 72
Generalisierte Tendomyopathie (GTM) 345
Genu valgum 294
Gerinnungsstörung 102
Gerinnungstherapie 102
Geröllzystenbildung 285
Gesichtsneuralgien 199
Gesichtsschmerz 76, 199
– atypischer 201, 207
– typischer 205
Gesprächstherapie 194

Gewebeschaden 17
Gewöhnungseffekt 136, 140, 142
Gicht 291, 313, 326, 328, 332
Gichtanfall 325
Gichtarthritis 327
Gichtarthropathie 230
Giving way 297
– Phänomen 294
Glanzauge 243
Gleichstrom 135
Gleiten 165
Gleitschall 146
Gliedertaxe 358
Glisson-Schlinge 161
GLOA 105, 207, 337
Glucosaminsulfat 328
Glukokortikoide 81, 101, 120, 351
Glutamat 17
Glutamatrezeptoren 17
Glyzerin 83, 91, 146
Golferellenbogen 225
Gonarthrose 151, 160, 161, 189, 193, 291, 293, 299
Grad der Behinderung (GdB) 358, 359
Grenzstrang 105, 345
Grenzstrangblockade 110, 116
– lumbale 337
Grisel-Syndrom 166
Großfeldstrahler 145
Großzehengrundgelenksarthrose (Hallux rigidus) 316
Grotthus-Draper-Regel 148
Gruppentherapie 155, 170, 179, 184
– psychologische 195
Gruppentraining 162
Guajakholz 95
Guanethidin 116, 334
Guillain-Barré-Syndrom 338, 342
Gürtelrose 322
Güsse 127, 195, 201, 244
Gutachtenerstellung 360
Gutachter 360
Guyon-Logensyndrom (Ulnartunnelsyndrom) 146, 236, 336
Gymnastik 191

H

Haglund-Exostose 311
Halbseitenschmerz 24, 29
Hallux valgus 315, 318

Haloperidol 83, 91, 97
Halsrippen(syndrom) 221
Haltungs-Syndrom 157
Haltungsschulung 348
Hämatom 129, 137
Hämochromatose 328
Hand- und Fingeraffektionen, rheumatische 233
Handgelenksarthrose 230
Handgelenksganglion 119, 234
Handstock 181
Hanteln 162
Harnsäurespiegel 36
Harpagosid 95
Hartspann 31
Hautausleitende Verfahren 191
Hautquaddelung 117, 121, 244
Hautveränderungen 26
Head-Zonen 28, 133, 187
Heberden-Arthrose 326
Heilerde 127
Heileurhythmie 194
Heilmittel 177
– anthroposophische 193
Heilwässer 177
Heiße Rolle 127, 167, 260, 278
Heißluftanwendung 130, 255, 258, 260, 262
Heißluftganzbäder 130
Heizkissen 130
Helmgefühl 200
Hemikranie, chronische paroxysmale 203
Hemilaminektomie 262
Heparin 137
Hepatitis B 327
Herdanbohrung 298, 307
Herpes zoster 96, 137, 139, 146, 150, 192, 242, 322, 330, 338
Herz 243
Herzinfarkt 242
Heublume 99
Heublumensack 130
Hilflosigkeit 359
Hilfsmittel 328
Hilfsmittelversorgung 180, 260, 286
Hinterhornganglion, lokalisierte 104
Hinterwurzeln 104
Hirntumor 199
Hirtenstab-Deformität 284
Hirudin 137, 192
Histamin 135, 137, 349
Hitzekoagulation 104

HIV 339
HLA-Assoziationen 332
HLA-B 27 331
HLA-Typisierung 36
HLAB-Antigene 327
HMSM 339
Hochdruckstrahler 149
Hochvolttherapie 142
Hohlbettung 313
Hohlfeldstrahler 145
Hohmannscher Handgriff 315
Homöopathie 193
Horner-Syndrom 115, 222
Howship-Romberg-Syndrom 306
Hüftgelenk 119, 277
Hüftkopfnekrose 284, 286, 288, 289
Hüftleiden 250
Hüft(pfannen)dysplasie 284
Humeroglenoidalgelenk 119
Humerusepikondylitis 225, 227
Humeruskopfnekrose 217, 219
Hunting response 128
HWS-Syndrom 202, 219
Hyaluronidase 137
Hyaluronsäurederivate 328
Hydralazin 340
Hydrodynamik 169
Hydrogalvanische Bäder 138
Hydromorphon 85, 86, 88, 89
Hydrotherapie 125, 138, 169, 191
Hydroxyprolin 148
Hydroxyzin 336
Hypalgesie 4, 32
Hypalgie 4
Hypästhesie 4, 32
Hyperalgesie 4, 18, 19, 28, 29, 335
Hyperalgie 4
Hyperästhesie 4, 113
Hyperhidrose 340
Hyperhidrosis 243, 333
Hyperkyphose 242
Hyperlordosierung 257
Hypermobilität 162, 166
Hyperparathyreoidismus 36, 248, 327
– sekundärer 332
Hyperpathie 4
Hyperreflexie 166
Hyperstimulationsanalgesie 150
Hyperthyreose 236, 339
Hypnose 74, 183, 185
Hypochlorit 92
Hypomobilität 162
Hypoparathyreoidismus 36
Hypothermie 128

I

IASP 3, 8
Ibandronsäure 99
Ibuprofen 79, 80, 205
ICH 199
IDET 123
IgA-Rheumafaktoren 330
IgM-Rheumafaktoren 330
IGOST 254
IGOST-Therapie-Algorithmus 254
IHS 26
IHS-Kriterien 10
Ilioinguinalissyndrom 281
Iliosakralgelenk 250
Iliosakralgelenksarthritis 264, 278
Iliosakralgelenksarthrose 278
Imagination 185
Imaginationsübungen 184
Imipramin 89, 97, 318
Immunglobuline 327
Impingement 160, 306
– kapsulotendinöses funktionelles 215
– posteriores 226
Impingement-Syndrom 209, 239
– posterokraniales 215
Impulsdauer 135
Impulsschall 146
Impulsströme 135
Incisura scapulae-Syndrom 219
Indometacin 80, 340
Induktionskabel 145
Infiltrationen 253
Infiltrationstechniken 101
Infiltrationstherapie 253
Influenza 330
Infrarotlichttherapie 148
Infrarotstrahler 130
Injektion 259
– dorsal-epidurale 111
– dorsal-interlaminäre 111
– epidural-dorsale 111
– Intraartikuläre 117
– segmentale-epidurale 111
Injektionstechniken 101
Injektionstherapie 253
Innenmeniskusschädigung 296
Innenrotator-Test 210
Insertionstendopathie 144, 174, 280, 290
Inspektion 29
Instabilität 166
Insult, apoplektischer 29

Interferenzstrom 142, 255, 258, 260, 262, 286
Interkostalblockade 107
Interkostalmuskulatur 241
Interkostalnerv 104
Interkostalneuralgie 107, 108, 121, 141, 188, 189, 193, 242, 322
Invalidität 358
Invasive Schmerztherapie 101
Involutionsosteoporosen 143
Inzidenz 8
Iontophorese 137, 286, 303, 305
Iridozyklitis 265, 267
Iritis 265, 267
Ischämieschmerzen 76, 344
Ischämiesyndrom, akrales 237
Ischiadruckpunkte 255
Ischialgie 189
Ischiasdehnungszeichen 255, 278
Ischiasskoliose 255
ISG 281
– Infiltration 109
Isoniazid 338
IVRA 116
IVRSB 116

J

Jejunum 243
Jobe-Test 210, 212, 215
Joint play 31

K

Kahnbeinpseudarthrose 228
Kaliumjodat 137
Kaliumkanalöffner 19
Kalkdepot 213, 219
Kalmus 99
Kälteallergie 129
Kältehyperpathie 4
Kältekammer 128
Kältekompresse 129
Kältespray 129
Kältesysteme 128
Kältetherapie 20, 117, 125, 128
Kalte Peloide 129
Kalte Wickel 129
Kaltgase 129
Kaltluft 129
Kaltwasserbad 126

Kalzium 18, 36
– Spiegel 36
Kantharidenextrakt 192
Kantharidenpflaster 192
Kapselmuster 285, 326
Kapsulitis, adhäsive 94, 214, 219
Karpaltunnel 119, 146
Karpaltunnel-Syndrom (CTS) 138, 236
Kartoffelbrei 130
Kassenärztliche Vereinigung 74–76
Kastenwirbel 267
Kathode 136, 137, 140, 141
Kaudalanästhesie 111
Kaudalverschiebung 159
Kaudasymptomatik 257
Kaudasyndrom 254
Kausalgie 4, 113, 337, 338
Kausalitätsbewertung 364
Kennmuskulatur 239
Kernspintomographie (MRT, NMR) 40, 148, 258
Ketamin 19, 321, 324
Ketoprofen 80
Kiblertest 32, 33
Kiefergelenksmyarthropathie 202
Kiefergelenkssyndrom 208
Kinesitherapie 153
Kinin 349
Kinn-Jugulum-Abstand 30
Klassifikation 27
Klassifikationsprinzipien 247
Klavikulafraktur 220, 221
Klimatherapie 177, 191
Klingelknopfzeichen 315
Klopfung 132
Kneipp-Verfahren 125, 191
Knetung 132
Kniebandinsuffizienz, chronische 297
Kniegelenk 119
Kniekehlenganglion 302
Knöchelfraktur 306, 310
Knochenbrüche 248
Knochenmetastasen 36
Knochennekrose 317
– aseptische 222, 328
Knochenschmerz 344
Knochenstoffwechsel 39
Knochenzyste 36
Knopflochdeformität 233
Knorpelplastik 328
Ko-Analgetika 77, 94
Ko-Morbidität 8, 9
Koagulation 123
Koaxialkabel 145

Kochsalzlösung 111
– physiologische 120
Kognitiv-behaviorale Therapie 183
Kohortenstudie 8, 9
Kokzygodynie 279
Kollagenmarker 148
Kollagenose 241, 324, 327
Kollateralbandläsion 305
Kolloquium 73
Kolon 243
Kolumnotomie 267
Kombinationsmassage 133
Kombinationspräparate 81, 84
Komorbidität 24
Kompartment-Syndrom 304, 336
Kompensationstraining 179
Kompression 154
Kompressionssyndrom 40, 217, 220
Kondensatorfeldbehandlung 145
Kontaktgel 146
Kontaktstrahler 145
Kontrakturprophylaxe 182
Kontrastmittel 40, 41, 108, 116, 117
Kontrastmittelausfluss 42
Kontrastmittelgabe 104
Kontrastmittelinjektion 37, 42
Kontrollpunkte 347
Kontusion 129
Koordination 155
Kopf-Gesichts-Schmerzen 26
Kopfdampfbad 130
Kopfschmerz 10, 12, 26, 76, 98, 199
– medikamenten-induzierter 25, 26
– zervikogener 203
Kopfschmerz-Tagebuch 13
Kopfschmerzdiagnostik 57
Kopfschmerzsyndrome 8
Korakoid-Impingement 219
Korakopektoralsyndrom (Hyperabduktionssyndrom) 221
Körperhabitus 29
Körperschema 24
Körperspannung 156
Korrekturosteotomie 288
Kortikoid-Kristallsuspension 111
Kortikoidstoß 255, 259
Kortikosteroide 91
Koxarthrose 151, 160, 161, 188, 189, 193, 281, 284, 286, 291, 292
Kraftausdauer 162
Kranialverschiebung 159
Kraniosakrale Therapie 168
Krankengymnastik 15, 200

Krankenversicherung
– gesetzliche 353
– private 357
Krankheitsgewinn
– primärer 363
– sekundärer 363
Kreide 127, 177
Kreuz-Darmbein-Gelenk 281
Kreuzbandersatzplastik 160
Kreuzbandruptur 291
Kristallarthropathie 326, 330
Kristallkortikoide 117
Kryalgesie 4
Kryanalgesie 4
Kryanästhesie 4
Kryästhesie 4
Kryhypalgesie 4
Kryhypästhesie 4
Kryhyperästhesie 4
Kryodenervierung 104
Kryoglobulinämie 319
Kryotherapie 125, 128, 174, 208
Kryparästhesie 4
Kugelbauch 265
Kunsttherapie 194
Kur 177
Kurzdarmsyndrom 339
Kurzwelle 145
Kurzwellenströme 130
Kyphose 29

L

L-Dopa 319
L-Methadon 86
LA-Test 214
Lactulose 91
Lagerung 156, 160, 259
Lagerungsprobe nach Ratschow 32
Lagerungsschienen 182
Lagerungstechnik 154
Laktose 83
Lamotrigin 96
Langfeldstrahler 145
Längsdurchflutung 139
Längsdurchströmung 135
Längsgalvanisation 136
Längsmeridiane 173
Längssegmentation nach Fitzgerald 187
Lansoprazol 81
Lärmempfindlichkeit 26
Lasèguesches Zeichen 290

Laser-Strahler 130
Lasertherapie 149
Läsionen, osteopathische 168
Lateraler Patellawinkel 294
Latissimus-dorsi-Transfer 213
Lauenstein-Aufnahme 287
Lauenstein-Ebene 283
Läuferknie 304
Lebenszeitprävalenz 8, 10
Leber u. Gallenwege 243
Leergelose 187
Lehm 127, 177
Leinsamen 130
Leistenbandsyndrom 290
Leistungsbild 357
Leitungsanästhesie 72, 324
Lendenstrecksteife 255
Lepra 330
Leukämie 324, 330
Leukodiapedese 144
Levomepromazin 97, 318
Levomethadon 85, 86, 88
Lichtempfindlichkeit 26
Lichttherapie 148
Lidocain 99, 112, 120
Life event 346, 347
Lift-off-Test 210, 212
Lipom 302
Liquorbefunde 37
Lithium 81, 203, 318
Löfgren-Syndrom 326
Lokalanästhesie 72, 108, 187, 205, 257, 262
Lokalanästhetika 19, 33, 101, 105, 106, 111, 113, 117, 120, 121, 137, 259, 343, 350
Lokalanästhetikum 103, 105, 107, 108, 110, 112, 113, 211, 334
Lonazolac 80
Lordose 29
Lornoxicam 80
Lösungsmittel 339
Lösungstherapie nach Schaarschuch-Haase 158
LPT 18
LSPA 109
Lübecker Rückenschmerzstudie 10
Lübecker Rückenschmerzuntersuchung 7
Lumbalgie 250, 262
Lumbalmieder 255
Lumbalpunktion 41
Lumbalshift 158
Lumbocruralgie 254

Lumboischialgie 138, 141, 161, 189, 254, 266
Lunatummalazie (M. Kienböck) 228, 231
Lunge 243
Lungenembolie 241, 242
Lupus, systemischer 327
Lupus erythematodes 331, 339
Lymphdrainage 133
Lymphmassage 131

M

M. Ahlbaeck 292, 293
M. Bechterew 264, 328
M. Behçet 332
M. Crohn 264, 327, 331
M. Dupuytren 235, 314
M. Hodgkin 222
M. Köhler I 311
M. Köhler II 317
M. Ledderhose 146, 314
M. Osgood-Schlatter 302
M. Paget 36
M. Perthes 282, 283, 284
M. Raynaud 117, 137
M. Reiter 264, 278, 328, 331, 332
M. Scheuermann 248
M. Schoenlein-Henoch 332
M. Sinding-Larsen-Johansson 295
M. Sudeck 113, 115, 131, 135, 137, 138, 142, 189, 333
M. Waldenstroem 338
Macrogol 91
Magen 243
Magnesium 36, 343
Magnetfeldtherapie 147, 288
Mainzer Pain Staging System – MPSS 252
Mainzer Stadienmodell 252
Maitland-Therapie 167
Malabsorption 339
Malabsorptionssyndrom 342
Malnutrition 341
Mamma 241
Manipulation 165, 166
– chirotherapeutische 253
Mannitol 336
Manuelle Medizin 165, 253
Marschfraktur 316
Massage 125, 131, 195, 253, 260, 262
Massageöl 132
Massageroller 132

Maßnahmen, gruppentherapeutische 180
Mastalgie 241
Mastdarmstörungen 255
Mausarm 225
Maximalpunkte 133, 187
McKenzie 187, 255
Mechanotherapie 153
Medialverschiebung 159
Medikamenteninduzierter Dauerkopfschmerz 202
Medikamentenpumpe 101, 105, 244
Meditationsübungen 184
Medizinische Trainingstherapie (MTT; gerätegestützte Krankengymnastik) 161, 259
Mefenaminsäure 80
Melanom 222
Melisse 99
Meloxicam 80
Meniskopathie 161, 292, 296, 302, 304
– laterale 305
Meniskuläsion 295, 296
Meniskusganglion 305
Mennell-Zeichen 265, 278
Mephenesin 96
Mepivacain 109, 116, 120
Meralgia des N. saphenus 306
Meralgia paraesthetica nocturna 290
Mergel 177
Merkzeichen 359
Metamer-Therapie 168
Metamizol 77, 78, 86, 137, 343
Metatarsalgie 312
– chronische 316
Methadon 89
Methocarbamol 96
Methotrexat 81, 300, 309
Metoclopramid 83, 91, 201
Meyerding 261
Mieder 258
Migräne 12, 26, 199, 200, 202, 344
Migräneaura 200
Migräneprävalenz 10
Mikrofontanelle 193
Mikroklysmen 91
Mikrosystem-Akupunktur 173
Mikrowelle 145, 303
Milz 243
Minderung der Erwerbsfähigkeit (MdE) 358
Minifontanelle 193
Minimalimpuls 168
Mirtazepin 97
Mischkollagenose 330, 331

Misoprostol 81
Mistelpräparate 193
Mobilisation 162, 166, 167
– widerlagernde 155
Mobilisationsbank 162
Mofebutazon 80
Momentary pain-Problem 167
Mononeuritis multiplex 338, 339
Moorbäder 260
Moorerde 127
Mophinhemisulfat 85
Morgensteifigkeit 292
Morphin 15, 77, 86, 89, 321
Morphinsulfat 85, 86, 88
MORTON-Neuralgie (Metatarsalgia Morton) 315
Mosaikplastik 298, 307
Motilium 201
Moxibustion 193
MPSS 24, 58, 59
Mukopolysaccharidose 236
MultiBioSignal-Therapie (MBST) 148
Multimodalität 27
Multimorbidität 14
Multiples Myelom 36
Münzmassage 133
Musiktherapie 195
Muskelaufbautraining 163
Muskelbelastungstraining 163
Muskelenergietechniken 167
Muskelentspannung 92, 348
– nach Jacobson 201
Muskel(funktions)test 31, 154
Muskelrelaxantien 77, 95, 253, 259, 348
Muskeltonus 158
Muskelverhärtung 93
Muskelverspannung 130, 153
Muskuläre Kontrollpunkte nach Genth 345
Myalgie 131, 137, 138, 144, 146, 148, 174
Mydriasis 243
Myelo-CT 42, 251
Myelographie 41, 42
Myelom 332
Myelose, funikuäre 339
Myogelose 121, 131, 133, 134, 137, 142, 144, 148, 188, 250
Myose 242
Myositis 242
Myotendinose 146, 242
Myotendopathie 148
Myotonolytika 205
Myrmezismus 5

N

N. femoralis 188
N. iliohypogastricus 281
N. ilioinguinalis 188, 281
N. interosseus anterior-Syndrom 228
N. interosseus posterior-Syndrom 229
N. occipitalis-Neuralgie 202
N. pudendus 281
N. trigeminus 104
Nachteilsausgleich 359
Nachtschiene 182
Nachtschmerz 28
Nadelimpulsströme 141
Naloxon 82
Naloxonsaft 91
Naproxen 80
Nativaufnahmen 37
Natriumkanal-Blocker 19
Natriumpicosulfat 91
Nefopam 78
Nemec-Verfahren 142
Nervenbiopsie 341
Nervenblockade 33
Nervenkompressionssyndrome 250, 281, 327
Nervenläsion 190
Nervenleitgeschwindigkeit 128
Nervenstimulatoren 337
Nervenwurzelblockade 104
Neuralgia brachialis 238
Neuralgia trigeminalis 205
Neuralgie 4, 5, 28, 86, 96, 137, 138, 141–143, 146, 188, 189
– postzosterische 113–115, 190
Neuralgie des R. dorsalis n. ulnaris 229
Neuraltherapie 106
Neurinom 302
Neuritiden 143
Neurofibrom 302
Neurofibromatose Typ Recklinghausen 222
Neuroleptika 91, 97, 324
Neurolyse 72, 74, 244
Neurolytische Blockaden 104
Neurome 323
Neurontin 324
Neuropathia patellae 306
Neuropathie 4, 5
– periphere 96
Neurostimulationsverfahren 244
Neurostimulator 189
Neurotransmitter 17

Neutral-Null-Methode 353
NHV 191
Niere 243
Nikotinsäure 137
Ninhydrintest 33
Nitrofurantoin 340
NMR 42
Noradrenalin 82
Nortriptylin 97, 342
Nozizeptoren 17
NSAR 14, 77, 79, 81, 84, 205, 253, 343, 348

O

Objektivlisten 26
Obturatoriusblockade 286
Ochronose 328, 332
Ödemhemmung 128
Ohrmuschel 173
Okzipitalisneuralgie 188, 189, 193
Öle, ätherische 99
Omeprazol 81
Opiat-Pflaster 85
Opiate 19, 77, 83, 105, 323, 345
Opioidanalgesie, ganglionäre lokale 337
Opioidapplikation 74
Opioide 14, 19, 77, 82, 97, 105, 111, 123, 205, 207, 323, 324
Organreflexzonen 187
Organschmerzen 14
Orphenadrin 96
Orthese 182, 253
Orthetische Versorgung 260
Ösophagus 243
Osteitis pubis 279
Osteoarthrose 324
Osteochondromatose 328
Osteochondrose 295, 304
Osteochondrosis dissecans 223, 294, 298, 299, 307, 326, 328
Osteodensitometrie 42, 251
Osteolyse 248
Osteomalazie 36, 135, 251
Osteomyelitis 135, 248, 263, 288, 324, 327
Osteonekrose 231, 293, 327
Osteopathie 30, 167, 205, 244, 262
Osteopenie 13, 251
Osteoporose 13, 36, 43, 135, 166, 170, 242, 248, 251, 327, 334
Ostitis 263

Oszillation 165
Os acromiale 216, 219
Ott-Zeichen 30
Oxaceprol 80
Oxikame 80
Oxycodon 77, 85, 86, 88, 89

P

Packungen 127, 130, 178, 195
Pain Disability Index 23
Pallanästhesie 4, 5
Palldysästhesie 4
Pallhypästhesie 4, 5
Pallhyperästhesie 4
Pallparästhesie 4
Palpation 30
Pamidronsäure 99
Panarteriitis nodosa 330–332, 339
Pancoast-Tumor 219, 222, 241
Pankreas 243
Pantoprazol 81
Paracetamol 77, 78, 86, 205, 343
Paraffin 83, 146
Paraffinemulsion 91
Parästhesie 4, 5
Parasympathikotonus 130
Pariertrauma 229
Parkerleichterungen 359
Parotexin 343
Paroxysmale Hemikranie 202
Paspertin 201
Patellaspitzensyndrom 215, 295
Patrick-Kubis-Test 278
Pattern 158
pAVK 319
Payrsches Zeichen 297
PCA 343
PDS 262
Pellagra 339
Peloide 125, 127, 177
PEMP 147
Penicilin 340
Pentazocin 85, 88
Periarthropathia humeroscapularis (PHS) 209
Periarthropathie 131, 134, 138, 139, 141, 143, 144, 146, 148, 151
Pericoxalgie 160, 290
Periduralanästhesie 324
Periodenprävalenz 8
Periostitis calcanei 310
Periostmassage 133

Periostose 129, 146
Periostschmerz 344
Periphere Nervenblockade 103
Peritoneum 243
Perlsches Gerät 161
Peronealsehnenluxation, chronische 310
Pes anserinus-Syndrom 305
Pethidin 85, 88
Pfefferminzöl 99, 200
Pflegeversicherung 353
Phagozytose 130, 144
Phalen-Zeichen 236
Phantomgefühl 5, 323
Phantomschmerz 4, 5, 86, 96, 117, 141, 190, 323, 344, 363
Phenol 99, 108
Phenoxybenzamin 336
Phentolamin 334
Phenylbutazon 80
Phenytoin 81, 90, 96
Phonoiontophorese 138, 147
Phonosensibilität 200
Phosphat 36
Phosphatase, alkalische 36
Phosphatspiegel 36
Photosensibilität 200
Phototherapie 148
Physikalische Therapie 187, 253
Physiotherapie 200
Phytopharmaka 77
Phytotherapeutika 94, 99
Phytotherapie 191, 194
Pimozid 318
Pinchsign 228
Piriformis-Syndrom 250, 281
Piritramid 85, 86, 88, 343
Piroxicam 79, 80
Plasmozytom 43
Plastizität, neurogene 18
Plattenelektrode 136, 147
Pleura 243
Plexus 73
Plexusanästhesie 324
Plexusblockade 337
Plexusläsion 190
Plexus brachialis 116, 221
Plexus coeliacus 105, 116
Plica mediopatellaris 295, 296
PLMS 319
Pneumothorax 106, 107, 117
PNF-Pattern 155
PNF-Übung 159
PNP 338
Pokerrücken 265

Polyarthrose 230
Polychondritis 331
Polycythaemia vera 318
Polymyalgia rheumatica 327
Polymyositis 327, 331
Polyneuritiden 338
Polyneuropathie 26, 98, 138, 238, 319, 338
— alkohol-bedingte 341
— diabetische 339, 341
— hepathische 339
— thyreogene 339
— urämische 339
Polyradikulitiden 338
Polyradikuloneuritis 338
Polysomnographie 319
Popliteazyste 302
Popliteussehnen-Tendinose 305
Porphyrie 339
Positiver Derbulowski-Test 278
Post-Myelo-CT 258
Postamputationsschmerz 323
Postdiskektomiesyndrom 262
Postdiskographie-Computertomogramm 123
Postdiskotomie-Syndrom 193
Postdiskotomiesyndrom 111, 117, 141, 262
Postnukleotomiesyndrom 98, 250, 262
Postthrombotisches Syndrom 192
Postzosterneuralgie 242
PPT-Werte 12
Präamputationsschmerz 324
Prävalenz 8
Prävention 9
Prazosin 336
Prednisolon 255
Prednisolon-Stoß 203
Pregabalin 96, 343
Prellung 129, 137
Pridie-Bohrung 224
Pridinolmesilat 96
Prilocain 116, 120
Primärprävention 9
Probebehandlung 166
Probestimulation 190
Probezug 166
Procain 120
Profene 80
Proglumetacin 80
Progressive Muskelrelaxation (PMR) (nach Jacobsen) 157, 184, 185
Promethazin 318
Pronator-teres-Syndrom 228, 236

Pronatorlogen-Syndrom 228
Propranolol 340
Propriozeptive neuromuskuläre Fazilitation (PNF) 156, 158
Prostaglandine 19, 81, 135, 349
Proteinaseinhibitoren 192
Proteoglykane 148
Protonenpumpenhemmer 81
Protrusio acetabuli 285
Provokationstest 29, 32
Proximales Ulnartunnel-Syndrom 226
PSA 109
Pseudoneurom 315
Pseudospondylolisthese 261
Pseudotabes 340
Psoriasis 264, 278
Psoriasisarthritis 308, 325, 326, 327
Psychologische Therapieverfahren 183
Psychopharmaka 83
Psychosen 330
Psychosyndrom, algogenes 3
Psychotherapeutische Verfahren 15
Psychotherapie 74, 194, 336
Pulsierende Signaltherapie 147
Pulsmonitoring 74
Punktelektrode 149
Punktprävalenz 8
Pustulanzien 192
Pyrazolon-Derivate 80
Pyridoxin 99

Q

QSART = quantitativer sudometrischer Axonreflex 336
Quaddelbehandlung 187
Quadrantenschmerz 24
Quadrantensyndrom 29, 243
Qualitätssicherung 71
Qualitätssicherungsmaßnahme 75
Quark 129
QUAST 71
Quellsedimente 177
Quengelung 182
Querdurchflutung 139
Querdurchströmung 135
Querfriktion 165
Quergalvanisation 136
Querschnittssyndrom 95

R

R. ventralis-Syndrom 238
Rachitis 36
Racz-Technik 262
Radfahrerlähmung 237
Radikulitis 96
Radikulo-Sakkographie 41
Radikulopathie 28, 98, 190, 242, 319
Radiofrequenz-Thermoläsion 244
Radiofrequenztherapie 104
Radiogene Spätlähmung 222
Radiohumeralgelenk 119
Radiokarpalgelenk 119
Radiokulopathie 322
Radiopharmaka 119
Radiosynoviorthese 119, 121, 223, 299, 300, 328
Radiukulopathie, thorakale 339
Radiusperiostreflex (RPR) 238
Radiusplusvariante 231
Radonanwendung 267
Raynaud-Symptomatik 222
Raynaud-Syndrom 129, 237, 336
Reboundphänomen 205
Redression 182
Referred pain 28, 241, 243, 244, 350
Reflexausfälle 255
Reflexdystrophie 131, 190, 333
— sympathische 4, 24, 26, 76
Reflextherapie 187
Reflexzonen 243
Reflexzonenmassage 187
Reflexzonentherapie 133
Refraktärzeit 128
Regulationsmedizin 191
Rehabilitation 161, 191, 244
Reibung 132
Reiz-Regulations-Prinzipien 191
Reiz-Regulations-Therapie 173
Reizaufnahme 17
Reizdauer 135
Reizintervall 135
Reizmodulation 17
Reizstärke 135
Reizströme 135, 147
Rektum 243
Relaxation 126
Relokationstest 215
Rentenversicherung, gesetzliche 357
Rentenzahlungen 357
Restleistungsvermögen 357
Restless-Legs-Syndrom 318

Retterspitz 127, 129
Reverse-Phalen-Test 236
Rheumafaktoren 36
Rheumatischer Formenkreis 12
Rheumatoide Arthritis 219
Riesenzelltumor 301
Rippenaffektionen 242
RLS 318
Rollator 181
Rollenzüge 162
Rollung 132
Romanus-Läsion 265, 267
Röntgenabsorptiometrie, duale 42
Röntgeneinblickaufnahme des ISG 265
Röntgenkontrastdarstellung 41
Röntgennativdiagnostik 251
Röntgenreizbetrahlung 150
Röntgenübersichtsaufnahme 41
Röntgenuntersuchung 37
Ropivacain 109, 114, 120
Rosmarin 99
Rotationslisthese 261, 262
Rotatorenmanschette 209
Rotatorenmanschetten-Partialruptur 219
Rotatorenmanschettenruptur 94, 212
Rotlichttherapie (sichtbares Licht) 148
Rückenmarksnahe Blockaden 104
Rückenschmerz 25, 26, 27, 247
— nicht-radikulärer 250
— unspezifischer 250
Rückenschule 155, 254
Rucksacklähmung 221
Ruheschmerz 28
Ruhetachykardie 340
Rundfeldstrahler 145
Rundfunkgebührenpflicht 359

S

SADOA 328
Sakrale Periduralanalgesie (SPA) 111
Sakralgie 262
Sakroiliitis 146, 278
Salizylsäure 80, 137
Sand 127, 130
Saphenus-Neuropathie 306
Sauerstofftherapie 194
Saunagänge 130
Schädelakupressur nach Yamamoto (YNSA) 173
Schafgarbe 99

Schanzsche Halskrawatte 240
Schaukelbrett 155
Scheibenmeniskus 296
Schellong-Test 340
Schenkeltrainer 162
Schienen 182
Schienenphänomen 265
Schizophrenie 330
Schlafapnoe 340
Schlafstörungen 346
Schlick 127, 177
Schlingentisch 155, 158, 160, 255, 258
Schlüsselzonenmassage 133
Schmerz
— akuter 3
— arthrogener 249
— chronischer 3
— diskoligamentärer 249
— medikamenteninduzierter 76
— muskuloskelettaler 76
— neuropathischer 26, 76
— übertragender 28
— viszeraler 26
— zentraler 321
Schmerzanalyse 72
Schmerzanamnese 72, 364
Schmerzbild, klinisches 287
Schmerzcharakteristik 26
Schmerzchronifizierung 19, 59
Schmerzdokumentation 71
Schmerzedukation 184
Schmerzempfindungsskala (SES) 26
Schmerzerleben 35
Schmerzfragebogen 23, 26, 46, 74
Schmerzgedächtnis 18, 19, 20
Schmerzintensität 9, 26
Schmerzkonditionen 8
Schmerzkonferenz 75
Schmerzlokalisation 24, 27
Schmerzmedikamente 11
Schmerzmessung 71
Schmerzmuster 28
Schmerzprophylaxe 71
Schmerzpunktbehandlung 135
Schmerzpunktsuche 147
Schmerzqualität 35
Schmerzschwelle 12
Schmerzsyndrom
— chronisches 7
— myofasziales 93, 168, 177, 242, 336, 348, 353, 357, 359
— patellofemorales 293
Schmerzsyndrom Typ I, komplexes regionales 333
Schmerztagebuch 35, 56, 59, 74

Schmerztherapie, multimodale interdisziplinäre 253
Schmerztherapie-Kommission 73, 74
Schmerztoleranz 128
Schmerzverarbeitung 12, 20
Schmerzverarbeitungsprogramm 324, 337
Schmerzverarbeitungsstörung 345
Schmerzverlauf 27
Schmerzverstärkung 26
Schmerzwahrnehmung 12
Schober-Zeichen 30
Schrägbrett 162
Schröpfbehandlung 133, 195
Schröpfpunkte 187
Schröpfschnäpper 188
Schuhaußen- bzw. -innenranderhöhung 328
Schulter-Arm-Syndrom 188, 189, 238
Schultersteife 147, 160
Schüttelung 132
Schwanenhalsdeformität 233
Schwannom 222
Schwebung 142
Schweißkammer 336
Schweißmessung 33
Schweißtest 340
Schwellenströme 135, 138
Schwellstrom 139
Schwerbehindertengesetz 358
Schwerpunkt-Polyneuropathien 338
Schwindel 200
Scopolamin 91
Sedativa 19
Segmentmassage 117, 133
Segmenttherapie 117
Sehnenscheidenganglion 302
Sekundärprävention 9
Selbstberuhigung 185
Selbstheilungstendenz 191
Selbsthilfetraining 179
Selbstregulation 185
Selbstsuggestion 185
Selbstwirksamkeit 184
Senfmehl 99
Senk-Spreizfuß 315, 316
Serotonin 135, 348, 349
Sesamoiditis 316
Shift 158, 255
Shining corner 265
Short-Form-36 24
Simulation 362
SIN-Problem 167
Sinusitis 202
— maxillaris 206

Sinus tarsi-Syndrom 314
Sjögren-Syndrom 319, 330, 331, 339
Skalenus-Syndrom 220
Skalenuslücke 220
Skaphoidpseudarthrose 232
Skarifikation 188
SKID 35
Skin-rolling-Test 32
Sklerodermie 328, 330, 331
Skoliose 29, 248
Skoliosierung 29
SLE 328, 332
slipped-rib-Syndrom 242
Sluder-Neuralgie 202
Smiley-Symbol 12
SMP 113, 114
Sole 177
Somatisierungsstörung 35
Sonneneinstrahlung 177
Sonographie 38, 251
Sozialanamnese 22
Soziale Belastungsformen 22
SPA 111, 112
Spannungskopfschmerz 13, 26, 31, 98, 141, 157, 174, 199, 202, 208, 344
Spastik 94, 128, 131, 134
Spezielle Schmerztherapie 71, 73
Spinalanalgesie 107
— diagnostische 104
Spinalkanalstenose 26, 40, 42, 111, 248, 250, 254, 258
Spinalnervenanalgesie 109
Spinal cord-Stimulation (SCS) 189
Spinoskopie 45
Spond(yla)rthritiden 248, 264, 327
Spondylarthritis, seronegative 278
Spondylarthropathie 327
Spondylarthrose 146, 148, 220, 257
Spondylitis 166, 262, 327
— spezifische 266
Spondylitis ankylosans 146, 151, 264, 278, 289, 299, 313, 325, 327, 331
Spondylodese 166
Spondylodiszitis 25, 166, 251, 263, 266
Spondylolisthese 248, 250, 254, 261, 285
Spondylolyse 261
Spondyloptose 261
Spondylosis deformans 146, 151
Spongiosaplastik 288
Spontanschmerz 4, 5, 19
Spreizfußbildung 312
Sprue 339
Sprunggelenksarthrose 306

Sprunggelenksinstabilität, chronische 309
Sprungschanzenphänomen 261
Spulenfeldbehandlung 145
Squarring-Phänomen 265
Stabilisation 162, 163
Stabilitätstest 166
Stadieneinteilung 27, 232
Stadienmodell 58
STAI 36
Stangerbad 138, 169, 255, 260
Startschmerz 28
Steinmann I-Zeichen 296
Steinmann II-Zeichen 297
Steinträgerlähmung 221
Stellatum-GLOA 115
Stellatumblockade 114, 207, 323
Stemmführung 156
Stenose, subakromiale 211
Sternumaffektionen 242
Stimulation, zentrale 72, 74
Stimulationstechniken 74
Stimulationsverfahren 187
Stochastische Reizströme 140, 142
Stöckli-Wickel 129
Störfeld 117, 187
Störungen
– depressive 363
– psychotische 363
– somatoforme 363
Strahlenbefall 230, 326, 328
Streichung 132
Streptomycin 340
Stress 200
Stressbewältigungsprogramm 337
Stressbewältigungstraining 200
Stressoren 168
Stretching 105
Stromstärke 136
Strukturstörungen 31
Strumpfanziehhilfe 182
Stufenbett 255
Stufenlagerung 154, 161
Stumpfmassagen 324
Stumpfneuralgie 323
Stumpfschmerz 4, 5, 141, 190, 323, 344, 363
Subakromialraum 119
Subarachnoidalblutung 202
Subokzipitalpunktion 41
Sudometrie 336
Sudomotorik 33
Sulcus n. ulnaris-Syndrom 226, 237
Sulfonamide 340
Sulkus-Winkel 294

Sulkus-Zeichen 215
Supinatorloge 146
Supinatorlogen-Syndrom 227
Supraspinatus-Outlet-Syndrom 219
Surveys 8
Süßholzwurzel(extrakte) 95
Sympathektomie 337
Sympathically maintained pain = SMP 333
Sympathikolyse 337
Sympathikus 106, 110
Sympathikusblockaden 73, 74, 105, 113, 323, 324, 337
Symptomausweitung 244
Symptomenwandel 14
Syndesmorphyten 265, 267
Syndrom
– adiposogenitales 283
– hyperkinetisches 168
– kostoklavikuläres 221
– vasospastisches 237
Synovektomie 160, 220, 223, 300
Synoviale Chondromatose 299
Synovialflüssigkeit 327
Synovialom 301, 302
Synovialpunktat 329, 330
Synovitis villonodularis 328
Syphillis 330
Syringomyelie 131, 219
Systemischer Lupus erythematodes 330
Szintigraphie (Scanning) 39, 251

T

Tabes dorsalis 242
Tagegeldzahlung 357
Talusnekrose 312
Talusosteochondrose 308
Tanztherapie 195
Tarsaltunnelsyndrom (TTS)
– dorsales 310
– vorderes 315
Taut Band 349
TCM 173
Teamsitzung 76, 196
Techniken, neurodestruktive 244
Teiladerlass 187
Teilbad 138
Telescoping 5
Tender points 30, 135, 345, 346, 347
tender spot 350
Tendinitis 305, 327

Tendinitis calcarea 213, 219
Tendinitis calcificans 213
Tendinose 129, 151
Tendomyose 134
Tendopathie 151
Tendoperiostose 149
Tendovaginitis 129, 234, 236
Tendovaginitis stenosans 229
Tennisellenbogen 225
Tenosynovitis 325, 326
TENS 20, 72, 74, 140, 174, 187, 190, 201, 205, 207, 244, 255, 260, 286, 324, 336, 343, 351
TENS-Gerät 323
Terraintherapie 177, 195
Tertiärprävention 9
Tetrapode 181
Tetrazepam 95, 96
Teufelskrallenwurzel 94
Thalamusprozesse 29
Thalamusschmerz 24, 321, 363
Thalassotherapie 177
Thallium 339
Therabänder 155
Therapeutische Lokalanästhesie 74
Therapiebuch 196
Therapiekonzept, multimodales 348
Thermalbad 127, 260
Thermalgesie 5
Thermalquelle 177
Thermanalgesie 4
Thermanästhesie 4, 5
Thermdysästhesie 4
Therme 177
Thermhypalgesie 4
Thermhypästhesie 4, 5
Thermhyperalgesie 4
Thermhyperästhesie 4, 5
Thermographie 336
Thermokoagulation 207
Thermoläsion 104, 105
Thermotherapie 125, 135, 144, 169, 191
Thermparästhesie 4
Thiamin 99
Thomashandgriff 285
Thoracic outlet-Syndrom 219, 220, 336
Thorakolumbalskoliose 221
Thorakolumbalsyndrom 170
Thorakotomie 242
Thoraxschmerz 241
Thrombangitis obliterans 117, 190
Thrombophlebitis 192, 336
Thrombose 336
Thromboseprophylaxe 102
Through range-Problem 167

Tiaprofensäure 80
Tibialis anterior-Syndrom 303
Tic doloreux 205
Tietze-Syndrom 188, 189, 193, 242
Tilidin 77, 78, 82
Tilidin/Naloxon 86
TINE-Test 264, 288
Tinel-Hoffmann-Zeichen 236, 237, 310
Tinnitus 188, 189
Tizanidin 96
TLA 105, 106, 108, 195, 200, 205, 207
TLI 108
TLS 108
Tolperison 96
Ton 177
Tonnenwirbel 265, 267
Tonstein 177
Topiramat 96
Torf 127, 177
Torsionsskoliose 242
Torticollis spasmodicus 92
Tractus iliotibialis-Syndrom 304
Traditionelle chinesische Medizin 191
Trägerfrequenz 142
Training, isokinetisches 163
Trainingstherapie, medizinische 195
Trainingstisch 162
Traktion 155, 160, 161, 165, 253, 259
Traktionsmassage 133
Tramadol 77, 78, 82, 86, 89, 343
Trampolin 155
Trance 186
Transiente ischämische Attacke (TIA) 202
Triamcinolon 106, 107, 108, 109, 110, 112, 113, 120, 205
Trigeminus 96, 137
Trigeminus-Neuralgie 202, 205
Trigeminusast 114, 115
Trigeminusneuralgie 25, 26, 32, 201, 207, 208, 322
Triggerfaktoren 200
Triggermuskel 281
Triggerpunkte 28, 31, 105, 121, 134, 139, 187, 195, 243, 244, 278, 326, 347, 349
— myofasziale 30
Triggerpunktinfiltration 105
Triggerung 206
Triggerzone 105
Trimipramin 318, 336
Triptane 13, 201, 205
Trizepssehnenreflex 238
Trockenschröpfung 187, 348
Trophoedem 30, 31, 32, 33

TST = thermoregulatorischer Schwitztest 336
TTS
— distales 310
— proximales 310
Tuberkulose 128, 326, 330
Tuberkulostatika 340
Tuff 177
Tuffite 177
Tumorerkrankungen 217
Tumorschmerzen 76, 86, 98, 103, 344
Twitch Response 349

U

UAG 181
Übergangsgeld 353
Ulnaminusvariante 231
Ultraphonophorese 147
Ultrareizstrom 139
Ultraschall(anwendung) 125, 130, 139, 145, 167, 303, 305
Ultraviolette Strahlung 149
Umstimmungsverfahren 194
Undercutting decompression 260
Unfallversicherung
— gesetzliche 358
— private 358
Unkovertebralarthrose 239
Unkovertebralgelenke 238
Unterarmgehstütze 181
Untersuchung
— internistische 32
— neurologische 32
— psychologische 33
Unterwasser(druckstrahl)massage 133
Unterwassermassage 260
Urämie 338
Ureter 243
Urinbefunde 332
Urindiagnostik 327
Urtica 95

V

Vakuummassage 133
Varusgonarthrose 293
Vaskulitiden 326, 327, 338
Vasomotorik 33
Venenthrombose 319
Verapamil 203

Verätzungsgefahr 137
Verdeckungseffekt 136, 139, 140
Verdeutlichungstendenzen 362
Verdunstungskälte 129
Vereinsamung 14
Verfahren, psychotherapeutische 15
Verhaltensprävention 9
Verhältnisprävention 9
Vernichtungsschmerz 203
Verriegelungsblock 200
Vertebralsyndrom, zervikales 238
Verweisbarkeit 357
Vibration 132
Vibrationsempfindung 340, 342
Viererzeichen 257
Vierzellenbad 169
Villonoduläre Synovitis 300
Vincristin 338, 340
Viskosesupplementation 120, 292, 307
Vitamin-B-Analoga 259
Vitamin-B-Kombinationspräparate 98
Vitamin-D-Mangel 36
Vitamin-D-Überdosierung 36
Vitamin (B)-Mangel 339
Vollbad 138, 244
Vorspannung 166

W

Wadenschmerz 319
Walking 132
Wannenbad 126, 127, 260
Wärme-Pad 130
Wärmeanwendung 20
Wärmepackung 244
Wärmetherapie 117, 125, 130, 174, 208
Wärmewirkung 126
Wärmflasche 130
Wartenberg-Syndrom 229
Waschung 127
Wasserauftrieb 126
Watson-Test 232
WDR-Neurone 19
Wechselbad 127
Wechselstrom 135
— hochfrequenter 144
— mittelfrequenter 142
— niederfrequenter 138
Wegefähigkeit 357
Wegenersche Granulomatose 331
Weichteilrheumatismus 345
Weichteilschmerz 344
Weichteiltechnik 165

Weidenrinde 95
Weißer Aderlass 192
WHO-Schema 82
WHO-Stufenschema 77
Wiberg 294
Wickel 127, 130, 195, 244, 260
Wirbelbad 133
Wirbel(körper)fraktur 166, 242, 248
Wirbelsäulensyndrom 174
Wright-Test 222
Wring-out-Effekt 213
Wurstzeh 308
Wurzelblockade 255
Wurzelreizsyndrom 109, 117
– lumbales 254, 278
Wurzelreizung 104
Wurzelschädigung 242

X

Xiphoidalgie 242

Y

Yersinia-Infektion 331

Z

Zentralisationsphänomen 158, 159
Zerebralparese, infantile 92, 94
Zervikalgie 106
Zervikalsyndrome 143, 174, 238
Zervikobrachialgie 106, 138, 141, 161, 220, 238, 239
Zervikozephalgie 106, 203
Zinnkraut 99
Zirkelung 132
Zohlen-Zeichen 294
Zökum 243
Zoster-Neuralgie 206, 322, 344
Zoster bilateralis 322
Zoster duplex 322
Zweipunkt-Aufhängung 159
Zweizellenbad 169, 255
Zytostatika 351